NEUROLOGY Image-Based Clinical Review

Jonathan Howard / Anuradha Singh

临床神经影像学病例精粹

编 著 〔美〕乔纳森·霍沃德
安奴莱德哈·塞音
主 审 张云亭
主 译 张 静 陈 薇

天津出版传媒集团
天津科技翻译出版有限公司

著作权合同登记号:图字:02-2017-202

图书在版编目(CIP)数据

临床神经影像学病例精粹/(美)乔纳森·霍沃德(Jonathan Howard),(美)安奴莱德哈·塞音(Anuradha Singh)编著;张静,陈薇主译. —天津:天津科技翻译出版有限公司,2022.7

书名原文:Neurology Image-Based Clinical Review

ISBN 978-7-5433-4211-8

Ⅰ.①临… Ⅱ.①乔… ②安… ③张… ④陈… Ⅲ.①神经系统疾病-影像诊断-病案 Ⅳ.①R741.04

中国版本图书馆 CIP 数据核字(2022)第 010615 号

The original English language work:

Neurology Image-Based Clinical Review, 1e, ISBN: 9781620701034

by Jonathan Howard MD & Anuradha Singh MD

has been published by:

Springer Publishing Company

New York, NY, USA

授权单位:Springer Publishing Company, LLC.

出　　版:天津科技翻译出版有限公司

出 版 人:刘子媛

地　　址:天津市南开区白堤路 244 号

邮政编码:300192

电　　话:(022)87894896

传　　真:(022)87893237

网　　址:www.tsttpc.com

印　　刷:天津海顺印业包装有限公司分公司

发　　行:全国新华书店

版本记录:889mm×1194mm　16 开本　26.5 印张　600 千字

2022 年 7 月第 1 版　2022 年 7 月第 1 次印刷

定价:280.00 元

(如发现印装问题,可与出版社调换)

译者名单

主　审　张云亭

主　译　张　静　陈　薇

副主译　李　丽　姜艳丽

译　者　（按姓氏汉语拼音排序）

白玉萍　陈　薇　崔文俊　甘铁军

姜艳丽　李　丽　刘光耀　吴　闯

岳松虹　张　静

中文版前言

医学科技的发展,使神经系统疾病的诊断技术有了快速提高。磁共振成像即为体现这一技术飞速发展的一个缩影,其为神经系统疾病诊断开启了新的视角。磁共振成像技术从最初呈现病变的解剖结构关系、反映大体病理表现,到现在量化反映组织细胞与分子水平的微观功能成像;从过去的静态成像,到现在动态显示心脏搏动,极大地推动并加深了对神经系统疾病的认知与理解。其所体现的价值得到了广大医疗和科研工作者的认可和推崇,并持续成为神经科学研究的重要方向之一。研究成果的快速转化也促进了神经科疾病诊疗理念的更新,提高了疾病的精准诊疗水平。

美国学者乔纳森·霍沃德和安奴莱德哈·塞音精心编著的《临床神经影像学病例精粹》是一部极具实用价值的神经系统疾病影像学著作。作者以典型临床病例入手,对疾病发生、影像学和诊治经过进行阐述,并对影像学表现及临床病理机制进行了较为详细的解析,举一反三,扩展并深化了对每一类神经科疾病的认识和理解。本书共列举了超过170个临床病例,涵盖了癫痫、脑血管病、感染、自身免疫疾病、脱髓鞘性疾病、创伤性脑病、神经系统变性疾病和神经系统肿瘤等疾病,内容丰富而全面,且每个病例均资料翔实,条理清楚,行文流畅,图片精美,是神经病学领域难得的一本好书,也是神经科和影像科医师进步与提高不可或缺的专业著作。本书注重实践,以临床病例入手,一步步引人入胜,无疑是临床医师学习与实践的一本必备工具书。

作为本书主译,本着忠于原著、知书达意的初衷,我们在翻译本书的过程中尽量采用规范且易于理解的语言,对一些专业术语也进行了准确的表述,以便让读者能够更好地理解和参考。在此,我们要特别感谢参与本书翻译工作的各位同仁,感谢他们在繁忙的工作之余,花费大量时间和精力对原著进行研读,并对译文进行推敲。

由于本书内容颇有深度,且涉及面广,加上中外语言、语境表达存在差异,翻译团队虽竭尽所能,但书中翻译不当之处仍难避免,敬请各位读者不吝赐教,批评指正。

衷心希望本书能帮助读者开阔视野,从而有助于广大同仁实现学术和能力上的进步和提高。

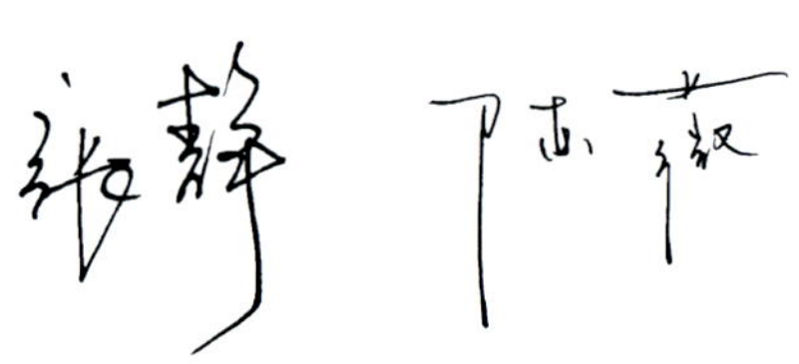

前　言

对神经科医师而言，正确的解释以及独立并熟练运用神经影像学至关重要。不同的病变通常有不同的MRI和CT表现，这大大缩小了鉴别诊断的范围，从而避免了如脑组织活检或脑血管造影等有创检查的应用。与此同时，神经科医师需要了解这些检查的优势和局限性，从而更好地将影像学表现与临床相结合。

俗话说：百闻不如一见。与传统的文本阅读相比，临床病例的影像学资料带给我们的视觉记忆更易于保留和吸收。本书中的每个章节都由一个临床病例引出，并有大量的CT、MRI、MRA和血管造影图像，从而方便读者能更好地理解这些表现，以及不同表现与预后的关系。

为便于阅读，我们采用了统一的格式。每种疾病都以简短的临床病例和影像图开始，随后简要介绍每种疾病的临床表现、影像学表现、诊断要点、鉴别诊断和治疗，最后是参考文献，以方便读者进一步研究。这种格式能为读者提供最相关以及必要的临床信息，避免冗长的叙述。我们希望本书能成为一本手册，读者在需要时可以很方便地浏览，或成为一本可视化的学习指南，帮助读者进行自我评估和考试复习。

本书中的大量插图涵盖了神经科学的主要领域，包括癫痫、脑血管病、感染、自身免疫疾病、脱髓鞘性疾病、创伤性脑病、神经系统变性疾病和神经系统肿瘤等。这种模式能使读者阅读到1500余幅有关各种神经系统疾病的图像，同时还包括附表、大体和显微神经病理图像以及脑电图插图。当读者阅读本书时，我们希望通过每部分总结的关键点来提高他们的临床技能。

作为临床医师，我们积累的经验往往来源于既往患者的救治过程，进而制订未来的诊断和治疗策略，本书的编排结构正是想再现这一过程。我们相信，随着医学生和神经科医师将影像学知识不断应用于临床治疗决策中，他们会认识到本书的价值。

致谢

衷心感谢Robin Mitnick博士倾注的大量心血，从而使本书的图像细节更加完美。没有她的贡献，本书的部分内容不可能完成。

感谢Dimitri Agamanolis、Roberta Seidman和Seema Shroff博士愿意分享他们收集的神经病理学图片，使本书的内容更加丰富多彩。

感谢Dhanashri Miskin和Shavonne Massey博士为我们提供了大量脊柱和儿科部分的内容。感谢Ritvij Bowry和Keith DeSousa博士为血管神经病学相关的内容进行润色。感谢Aaron Nelson博士对婴儿痉挛症治疗方面的贡献。感谢Dana Price博士在Lennox-Gastaut综合征的内科和外科治疗方面给予的指导。感谢Stephen Trevick、Alexandra Lloyd-Smith、Jessica Lin、Danielle Stember和Deepti Anbarasan博士对部分章节的校对，并提出了宝贵的建议。

最后，我们衷心感谢医学院的学生、神经内科住院医师、同事、主治医师以及Demos医学出版社的工作人员，感谢他们为本书出版所做出的贡献。

缩略语

ABRA	β-淀粉样蛋白相关性血管炎
ACA	大脑前动脉
AC	蛛网膜囊肿
ACTH	促肾上腺皮质激素
AD	阿尔茨海默病
ADC	表观扩散系数
ADEM	急性播散性脑脊髓炎
AED	抗癫痫药物
ALS	肌萎缩侧索硬化
AML	血管平滑肌脂肪瘤
AMN	肾上腺脊髓神经病
ASA	脊髓前动脉
AS	强直性脊柱炎
AVM	动静脉畸形
BOEC	儿童良性枕叶癫痫
BOLD	血氧水平依赖
CAA	大脑淀粉样血管病
CADASIL	伴有皮层下梗死和白质脑病的常染色体显性遗传性脑动脉病
CBD	皮层基底节变性
CBF	脑血流量
CBV	脑血容量
CCM	脑海绵状血管瘤
CDM	铜缺乏性脊髓病
CIS	临床孤立综合征
CJD	克雅病
CM Ⅰ	ChiariⅠ畸形Ⅰ型
CM Ⅱ	Chiari畸形Ⅱ型
CNS	中枢神经系统
CO	一氧化碳
COMT	儿茶酚-O-甲基转移酶
CPM	脑桥中央髓鞘溶解症
CPR	心肺复苏
CSF	脑脊液
CSM	脊髓型颈椎病
CTA	计算机断层扫描血管造影
DAI	弥漫性轴索损伤
DBS	深部脑刺激
DIS	空间播散性
DNET	胚胎发育不良性神经上皮肿瘤
DVA	发育性静脉畸形
DWI	弥散加权成像
DWS	Dandy-Walker综合征
EEC	El Escorial诊断标准
EEG	脑电图
EGFR	内皮生长因子受体
EMG	肌电图
ESR	红细胞沉降率
FALS	家族性肌萎缩性脊髓侧索硬化
FCD	局灶性皮层发育不良
FLAIR	液体衰减反转恢复序列
fMRI	功能性磁共振成像
FMSE	局灶性运动性癫痫持续状态
FSRT	分次立体定向放射治疗
FTD	额颞叶痴呆
GCSE	全面性惊厥性癫痫持续状态
GH	生长激素
GTC	全身强直-阵挛性发作
HAART	高效抗反转录病毒治疗
HCG	人绒毛膜促性腺激素
HD	亨廷顿病
HDL	高密度脂蛋白
HH	下丘脑错构瘤
HIE	新生儿缺氧缺血性脑病
HIVD	HIV痴呆综合征
HS	海马硬化

HSV	单纯疱疹病毒
HTN	高血压
ICA	颈内动脉
ICP	颅内压
ICU	重症监护病房
IDH1	异柠檬酸脱氢酶
IGF	胰岛素生长因子
ILAE	国际抗癫痫联盟
IMRT	调强放疗
INR	国际标准化比值
IPH	脑实质内出血
IRIS	免疫重建炎症综合征
IS	婴儿痉挛症
ITP	免疫性血小板减少性紫癜
IVH	脑室内出血
IVIG	静脉注射免疫球蛋白
IV	静脉注射
JC	乳头多瘤空泡病毒
JME	青少年肌阵挛癫痫
KD	生酮饮食
LAM	淋巴管平滑肌瘤病
LDL	低密度脂蛋白
LE	边缘系统脑炎
LFFEBRT	有限场分次外照射放射治疗
LH	淋巴细胞性垂体炎
LPA	少词型进行性失语
MAD	改良阿特金斯饮食
MAP	平均动脉压
MBP	髓鞘碱性蛋白
MCA	大脑中动脉
MCT	中链三酸甘油酯
MEG	脑磁图
MELAS	线粒体脑肌病,伴乳酸中毒及卒中样发作
MERCI	脑缺血机械取栓
MERRF	肌阵挛癫痫伴破碎红纤维综合征
MLD	异染性脑白质营养不良
MMPH	多灶性小结节性肺细胞增生
MProsV	前脑内侧静脉
MRA	磁共振血管成像
MRI	磁共振成像
MRS	磁共振波谱成像
MSA	多系统萎缩
MS	多发性硬化
MTS	颞叶内侧硬化
MTT	平均通过时间
NCSE	非痉挛性癫痫持续状态
NF 1	神经纤维瘤病1型
NF 2	神经纤维瘤病2型
NIV	无创机械通气
NMD	神经元移行障碍
NMO	视神经脊髓炎
NPH	正常压力脑积水
ON	视神经炎
PCA	大脑后动脉
PCD	副肿瘤性小脑变性
PCNSL	原发性中枢神经系统淋巴瘤
PD	帕金森病
PEG	经皮内镜下胃造口术
PFC	持续性高热惊厥
PICA	小脑下后动脉
PLED	周期性一侧癫痫样放电
PME	进行性肌阵挛癫痫
PMG	多小脑回畸形
PML	进行性多灶性白质脑病
PNFA	进行性非流利性失语
PPA	原发性进行性失语
PPMS	原发进展型多发性硬化
PRES	可逆性后部脑病综合征
PSA	脊髓后动脉
PSP	进行性核上性麻痹
RE	Rasmussen脑炎
RIS	放射学孤立综合征
RRMS	复发缓解型多发性硬化
RT	放射治疗
SAH	蛛网膜下隙出血
SBH	皮层下带状灰质异位
SCA	小脑上动脉
SCD	镰状细胞病
SDH	硬膜下血肿
SEA	硬脊膜外脓肿
SEDH	硬脊膜外血肿
SEGA	室管膜下巨细胞型星形细胞瘤

SE	癫痫持续状态
SISCOM	发作期SPECT减影和MRI融合成像术
SOD	视隔发育不良
SPECT	单光子发射计算机断层扫描
SPMS	继发进展型多发性硬化
SRS	立体定向放射治疗
STIR	短时反转恢复序列
SV	语义性痴呆
T1WI	T1加权像
T2WI	T2加权像
TBI	创伤性脑损伤
TIA	短暂性脑缺血发作
TLE	颞叶癫痫
TMP-SMX	甲氧苄啶-磺胺甲恶唑
TSC	结节性硬化症
VA	椎动脉
VD	血管性痴呆
VEEG	视频脑电图
VEGF	血管内皮生长因子
WBRT	全脑放射治疗
WD	Wilson病/肝豆状核变性

谨以此书，献给我们的患者，多年来，他们教会了我们很多临床知识。献给一直以来给予我们极大支持的同事们。在此，也对一直爱护和支持我们的父母及亲人们表示衷心的感谢。

目 录

第1章 脑缺血

1.1 缺血性脑卒中

病史

患者,女,77岁,突发左侧肢体麻木无力。查体发现患者存在肌力减弱和感觉丧失,左侧同向性偏盲,并向右斜视。但患者并未意识到其视野缺损,否认自己有问题。

诊断:缺血性脑卒中

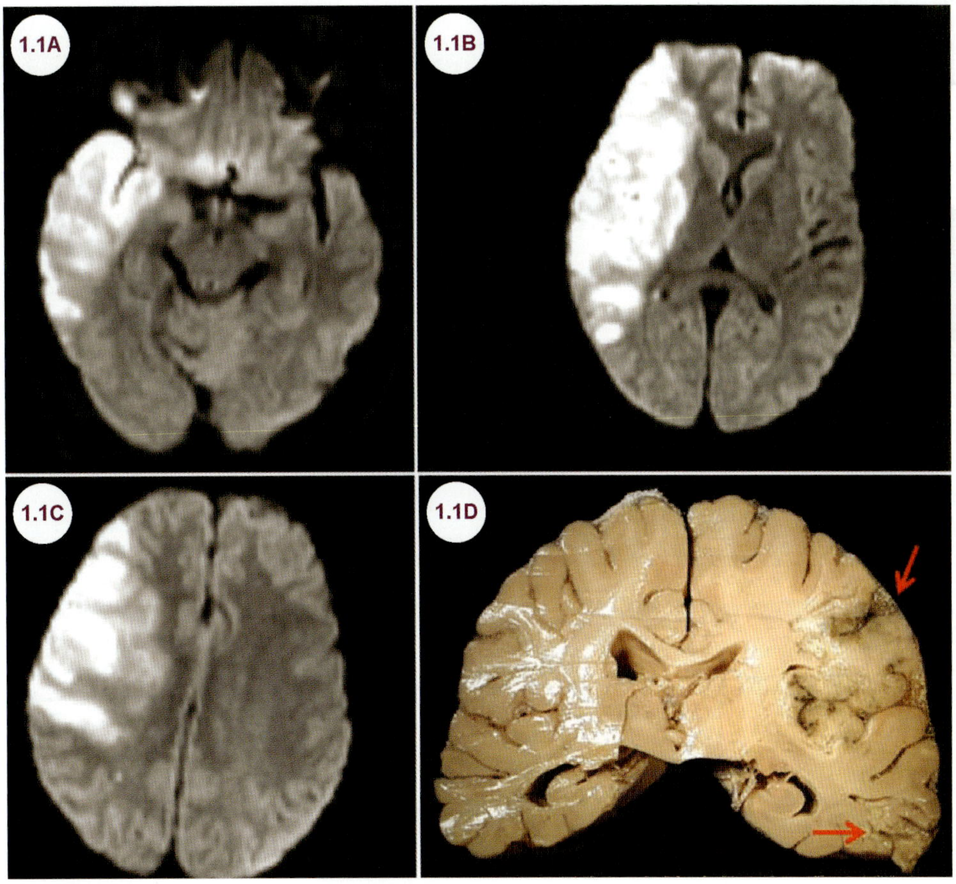

图 1.1A~D (A~C)轴位 DWI 示右侧大脑中动脉供血区梗死。(D)右侧大脑中动脉供血区亚急性脑梗死的大体标本。

概述

大脑的血供来源于两条成对的动脉,即颈内动脉(ICA)和椎动脉(VA)。右侧颈总动脉起自头臂动脉,而左侧颈总动脉直接起自主动脉弓。颈总动脉又分成颈外动脉和ICA。

在颅内,颈内动脉发出眼动脉、脉络膜前动脉和后交通动脉,然后分出大脑前动脉(ACA)和大脑中动脉(MCA)。VA 起自锁骨下动脉,走行于颈椎的横突孔内。两侧 VA 各发出一支小脑下后动脉(PICA),然后于脑桥延髓交界处汇合形成基底动脉。基底动脉再依次发出小脑下前动脉(AICA)和小脑上动脉(SCA),最后发出成对的大脑后动脉(PCA)。

两侧的 ACA、一条前交通动脉、两侧 ICA、PCA,以及两侧后交通动脉构成了 Willis 环。前循环和后循环通过 Willis 环相连接。然而,只有不到 50%的人群可以显示完整的 Willis 环。

前循环是指由 ICA、MCA 和 ACA 供血的脑区,包括额叶、颞叶外侧、顶叶、尾状核、豆状核以及内囊。后循环是指由 VA、基底动脉和 PCA 供血的脑区,包括脑干、小脑、枕叶、颞叶内侧以及丘脑。

当供应中枢神经系统(CNS)的血管闭塞而产生

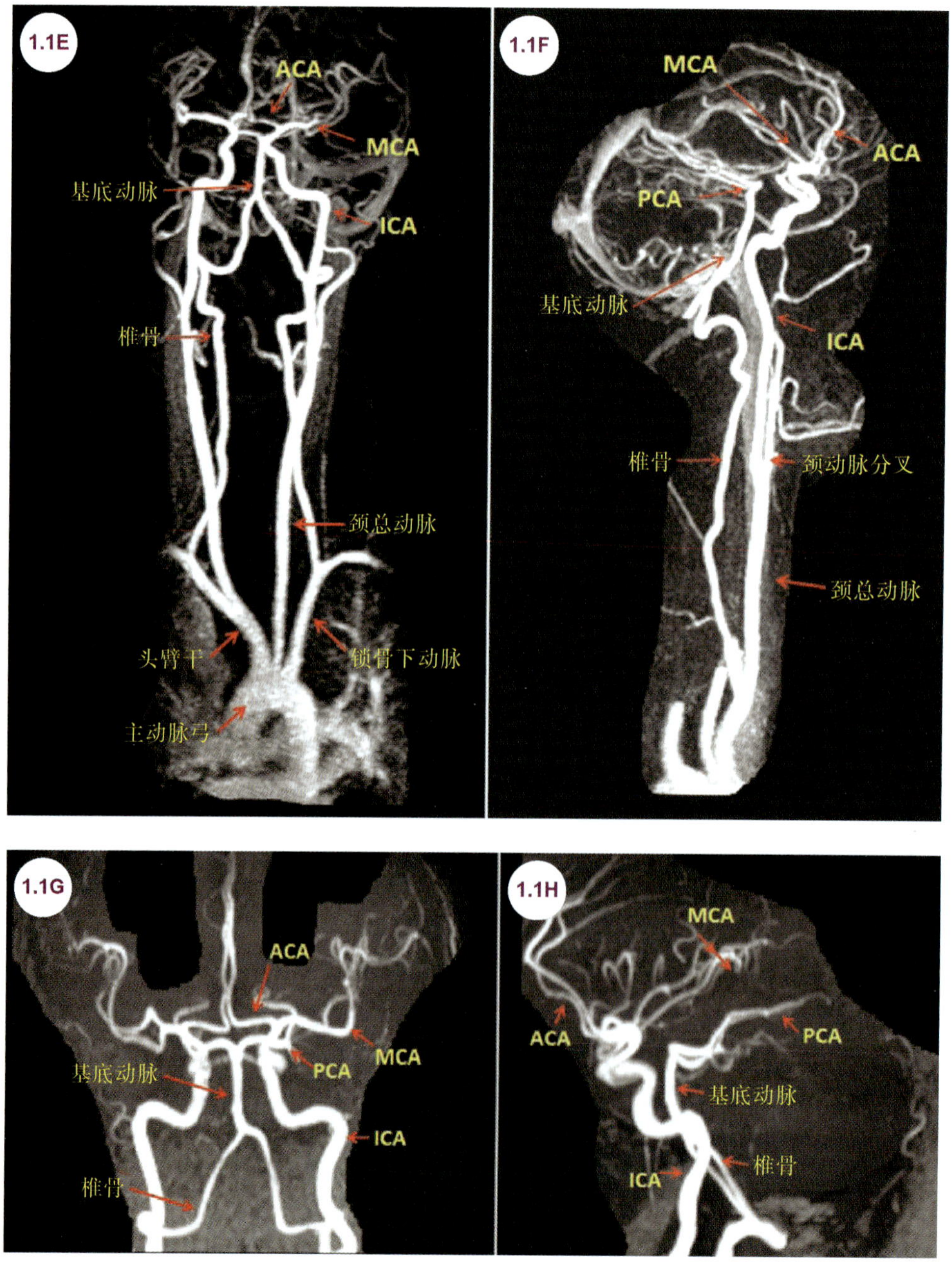

图 1.1E~H (E,F)颈部和头颅 MRA 图像显示正常的颅内、外血管。(G,H)头颅 MRA 显示正常的颅内血管。

局灶性神经功能损害时，即会发生缺血性卒中，这些症状通常是突发的，持续 24 小时以上。按照定义，任何神经功能损害只要持续时间少于 24 小时，均被定义为短暂性脑缺血发作(TIA)，尽管多数 TIA 要远短于这个时间。脑卒中是美国的第三大主要死亡原因，也是导致成年人残疾的首要原因。在美国，每年有接近 75 万人发生脑卒中，20 万人死亡。80%为缺血性卒中，20%为出血性卒中。

临床表现

临床表现取决于发生闭塞的血管。

ACA

ACA 供应额叶内侧部分、顶叶前部、胼胝体以及扣带回。ACA 主干闭塞时，只要通过前交通动脉的侧支循环血液供应充足，就具有较好的耐受能力。

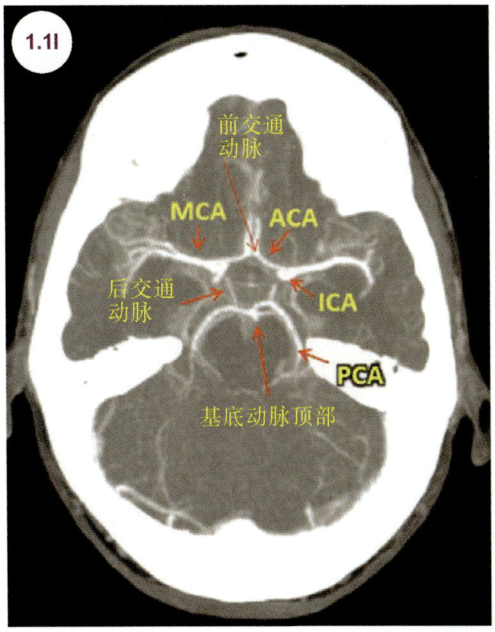

图 1.1I 头颅 CTA 显示正常的 Willis 环。

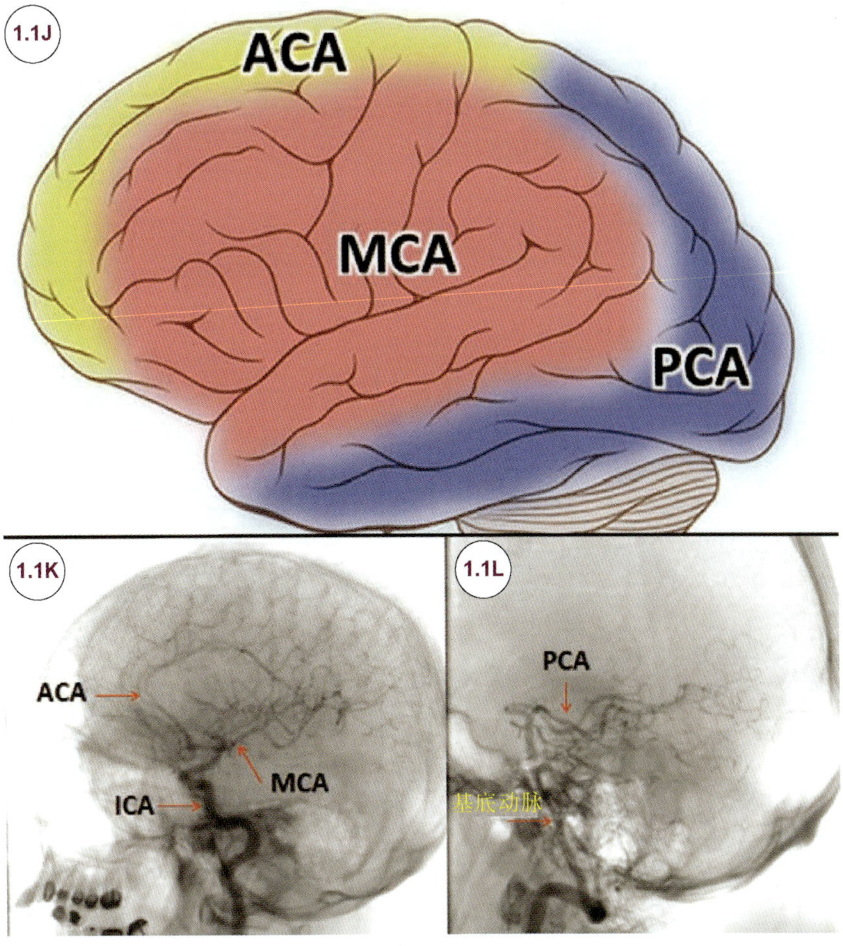

图 1.1J~L (J)皮层血管供血区的示意图(image credit Dr. Frank Gaillard)。(K,L)ICA 和 VA 的导管介入血管造影显示正常的颅内血管。

ACA 梗死会造成对侧肢体无力和感觉丧失，主要是下肢，因为“运动小人”这部分位于半球间裂内。由于破坏了排尿抑制中枢，患者会出现尿失禁，但这一症状常被忽视。患者也可能表现为情感淡漠或意志减退，当梗死位于左侧时可能会出现运动性失语，而发生于右侧时可能会产生偏侧忽略症。

MCA

MCA 完全闭塞造成的梗死会产生对侧偏瘫、偏身感觉障碍以及同向偏盲。左侧大脑半球受累会表现为完全性失语，而右侧大脑半球受累则会产生偏侧忽略症和语言失去节律。额眼区损伤会导致双眼向患侧偏斜，如图 1.1A~C。

MCA 有三条分支：上部分支、下部分支和深穿支。上部分支供血外侧裂以上的额叶外侧，上部分支梗死会引起对侧肢体偏瘫，左侧区域梗死会引起布洛卡失语，而右侧梗死则会引起偏侧忽略症。

下部分支供应额叶后部、顶叶前部以及颞叶外侧部。左侧梗死会造成韦尼克失语，而累及右侧则会引起左侧忽略症。无论是哪一侧梗死，由于视辐射受到损害，都会引起对侧视野缺损，但该症状在患有明显偏侧忽略症或失语的患者中难以查出。发生于顶叶者，则会出现皮质感觉障碍，通常无或有轻微运动障碍。

深穿支动脉供应范围包括皮层下白质和基底节区。这部分区域梗死会表现为对侧偏瘫及感觉障碍。病灶较大时也可引起失语或偏侧忽略症。

PCA

PCA 供应颞叶下内部和枕叶。小的穿支动脉供应部分中脑和丘脑。PCA 梗死会引起对侧同向性偏盲。

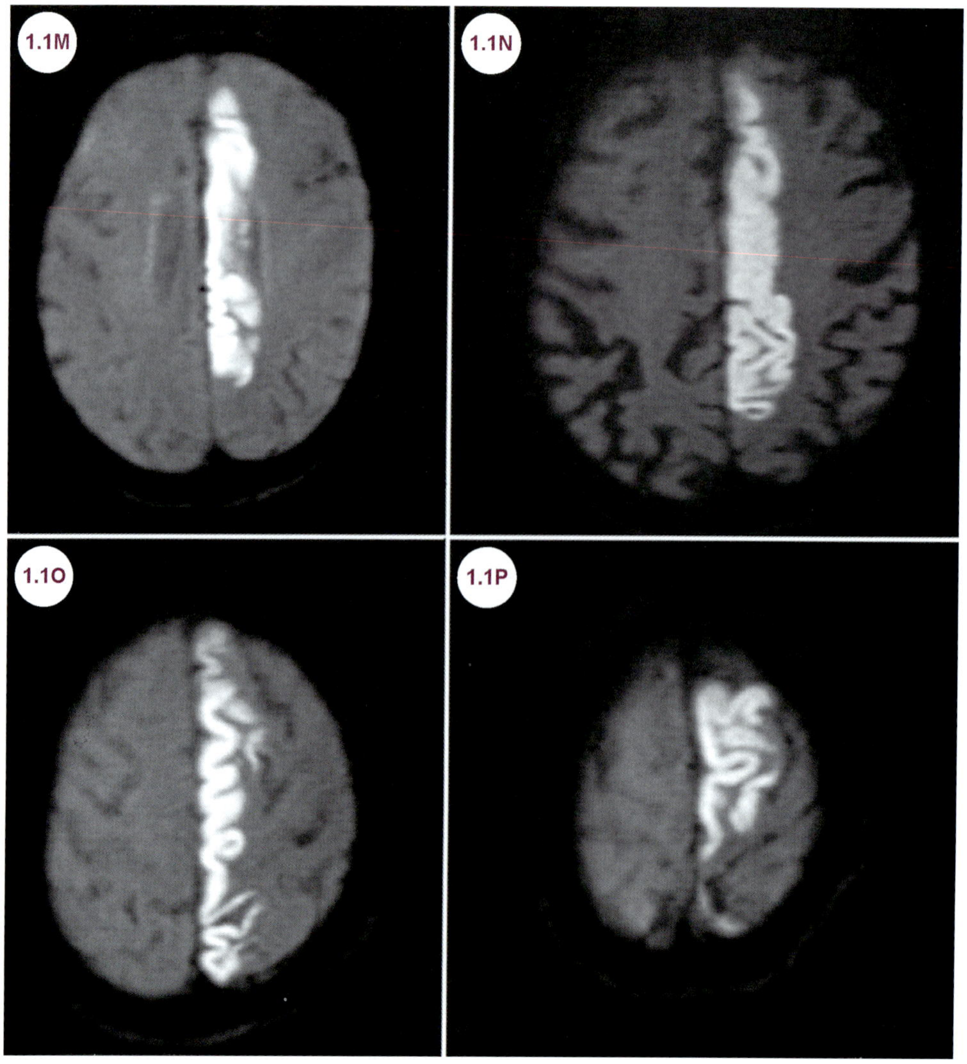

图 1.1M~P　轴位 DWI 示左侧 ACA 供血区急性梗死。

由于枕极有来自 MCA 的侧支循环供血，有可能会出现中央视野不受累现象(黄斑回避)。如果累及丘脑，则出现感觉障碍。如果累及中脑，则可导致运动障碍、上位脑神经瘫、垂直凝视损害或昏迷。左侧梗死累及胼胝体压部时会引起失读，但不伴失写症。

当后交通动脉径线大于 PCA 时，即为胚胎型

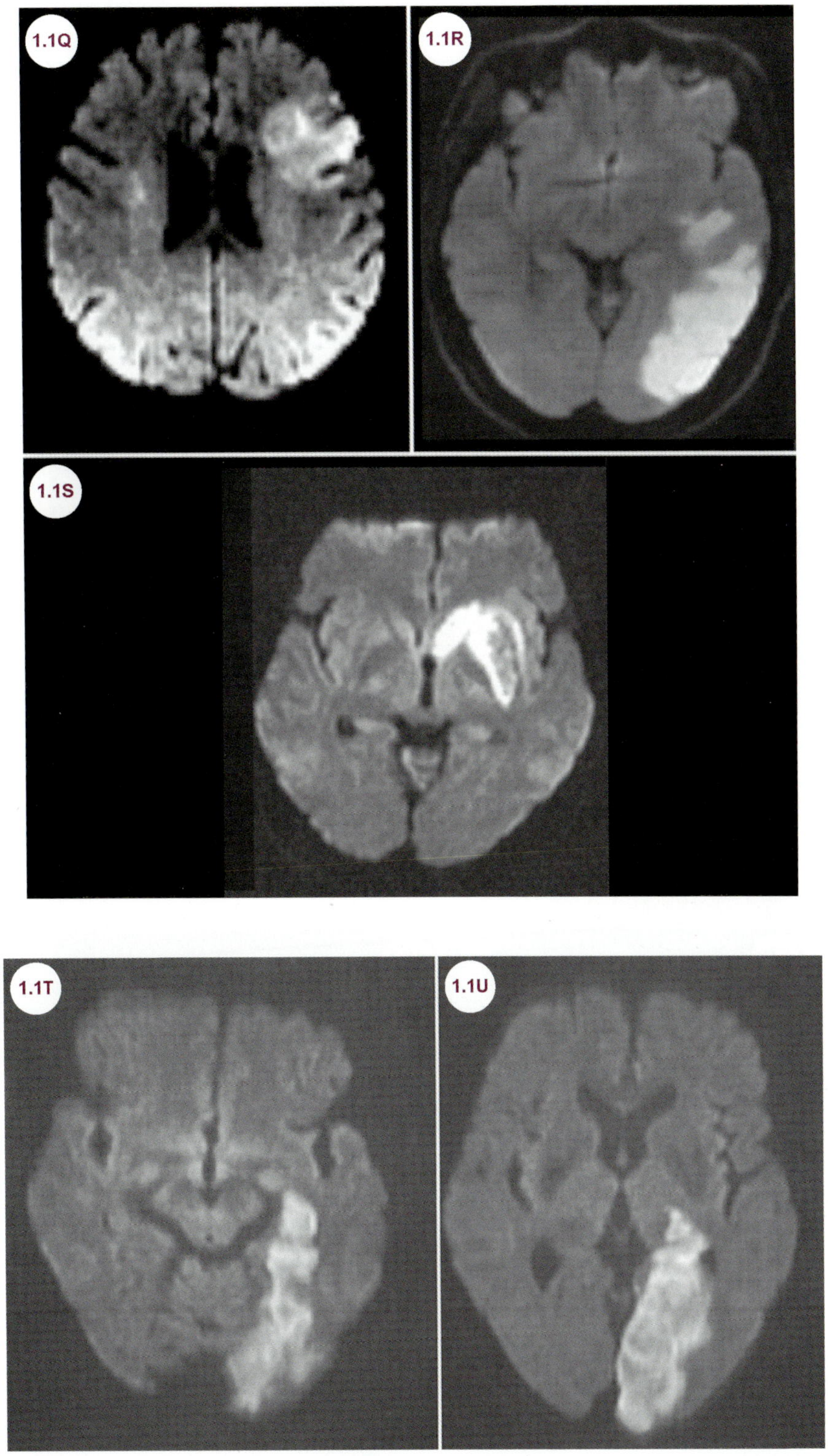

图 1.1Q~U　(Q)轴位 DWI 示 MCA 上部分支供血区域急性梗死。(R)轴位 DWI 示 MCA 下部分支供血区域急性梗死。(S)轴位 DWI 示 MCA 深穿支供血区域急性梗死。(T,U)轴位 DWI 示左侧 PCA 发生急性梗死。

PCA。这是一种常见变异，发生于20%~30%的人群中。在这种情况下，当前循环发生病变时，由后循环正常供血的脑区也有可能发生梗死。

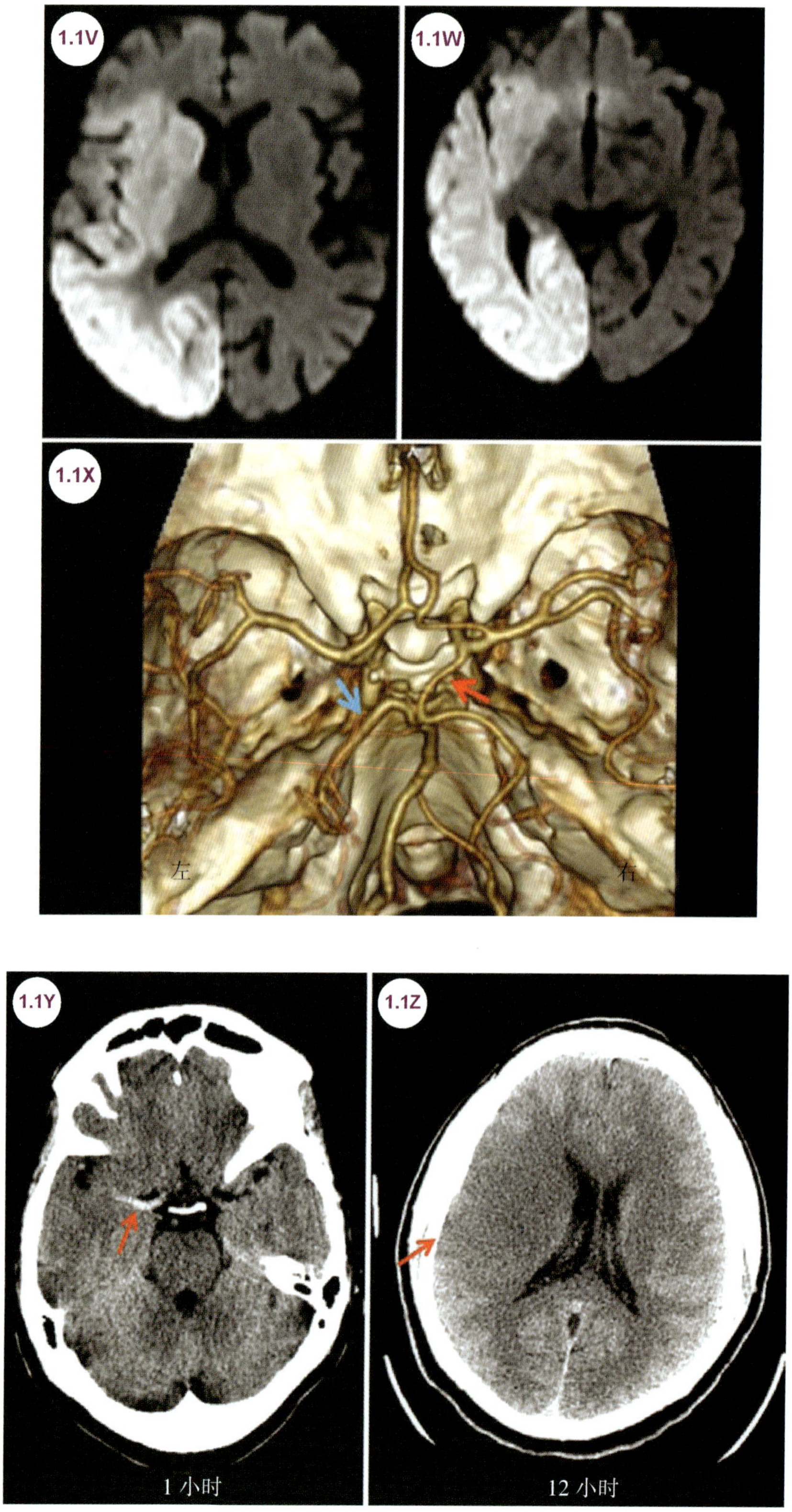

图 1.1V~Z (V,W)轴位 DWI 示右侧 MCA 及 PCA 供血区的急性梗死。(X)CTA 示右侧胚胎型 PCA(红色箭头)，左侧 PCA 显示正常(蓝色箭头)。(Y)轴位 CT 示右侧 MCA 高密度影(红色箭头)。(Z)轴位 CT 示右侧大脑半球灰-白质交界区界限模糊(红色箭头)。

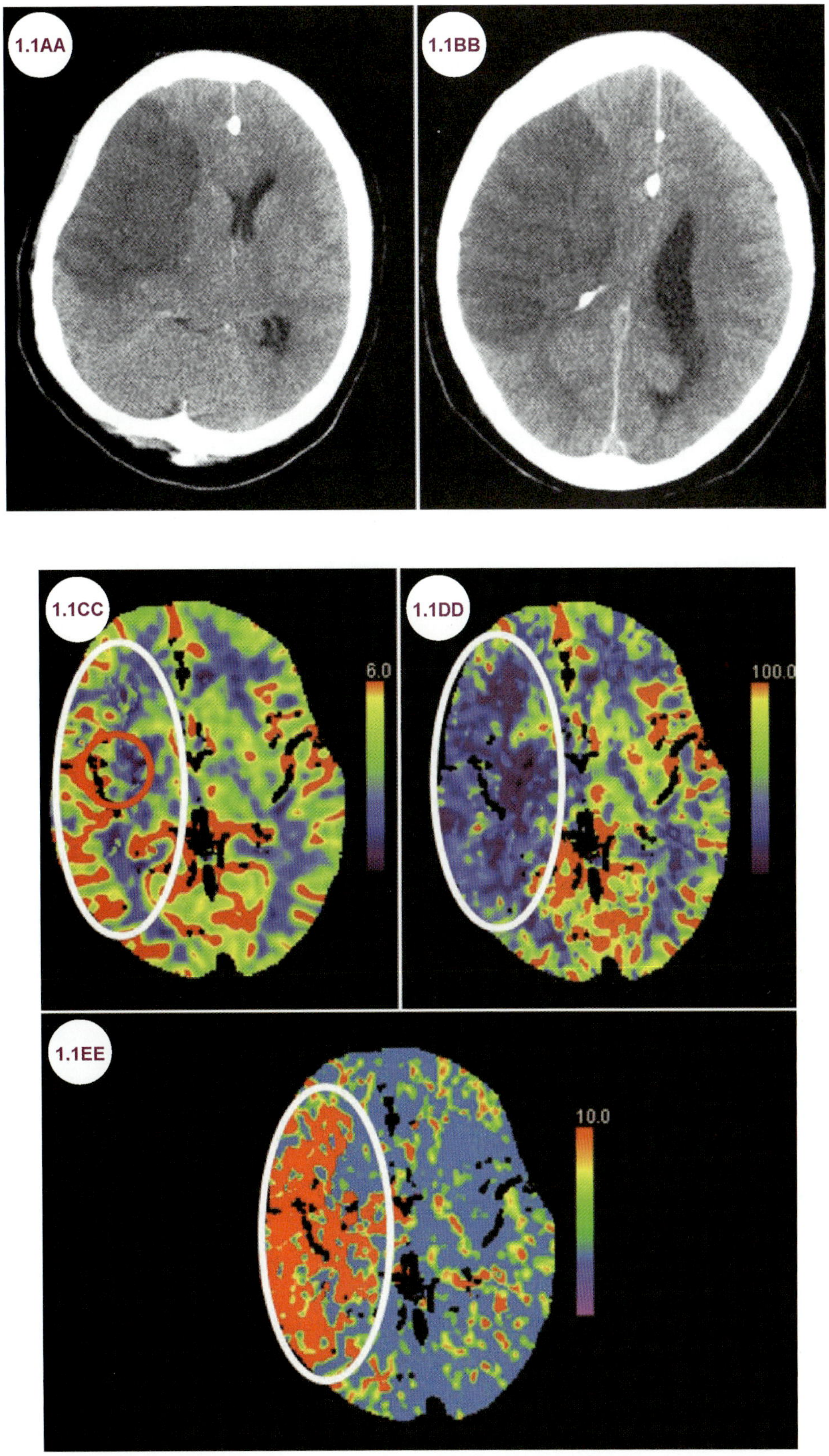

图 1.1AA~EE (AA,BB)轴位 CT 示右侧 MCA 供血区低密度影,伴中线移位和侧脑室受压。(CC~EE)CT 灌注示急性右侧 MCA 供血区梗死。在本例中,红色圆圈勾画的是梗死核心,而白色椭圆形勾画的是缺血半暗带。

影像学表现和诊断

对于任何突发神经功能缺损的患者，都需要行头颅CT平扫检查，以排除颅内占位或出血，二者症状可类似于缺血性卒中。在缺血性卒中的超急性期，大血管的血栓可表现为高密度（被称为“MCA高密度”征），但脑实质可表现为正常。6~12小时后，脑灰白质的界限会变得模糊。

数天后，梗死的脑组织密度会明显降低，肿胀和水肿也会很明显。

在梗死核心区，数分钟内就会有神经元的死亡。缺血半暗带是指有梗死风险，一旦血流迅速恢复，即可保留脑组织区域。CT灌注扫描可用于在梗死急性期检测平均通过时间（MTT）、脑血流量（CBF）和脑血容量（CBV），以确定是否存在缺血半暗带。

梗死核心区的结果如下：

- MTT或T_{max}延长。
- CBF显著降低。
- CBV显著降低。

缺血半暗带的结果如下：

- MTT或T_{max}延长。
- CBF中度降低。
- CBV接近正常或增高。

对于急性期梗死，MRI较CT更加敏感，尤其是较小的梗死。DWI序列能够反映水的不规则运动，是检测急性缺血事件最敏感的序列。如果在表观扩散系数（ADC）图上发现与DWI序列对应的低信号，有相应的临床表现，则可以确定诊断。更重要的是，其他一些疾病，如多发性硬化的活动性病灶、脓肿或肿瘤（如淋巴瘤），也可以表现为弥散受限。在急性期，必须考

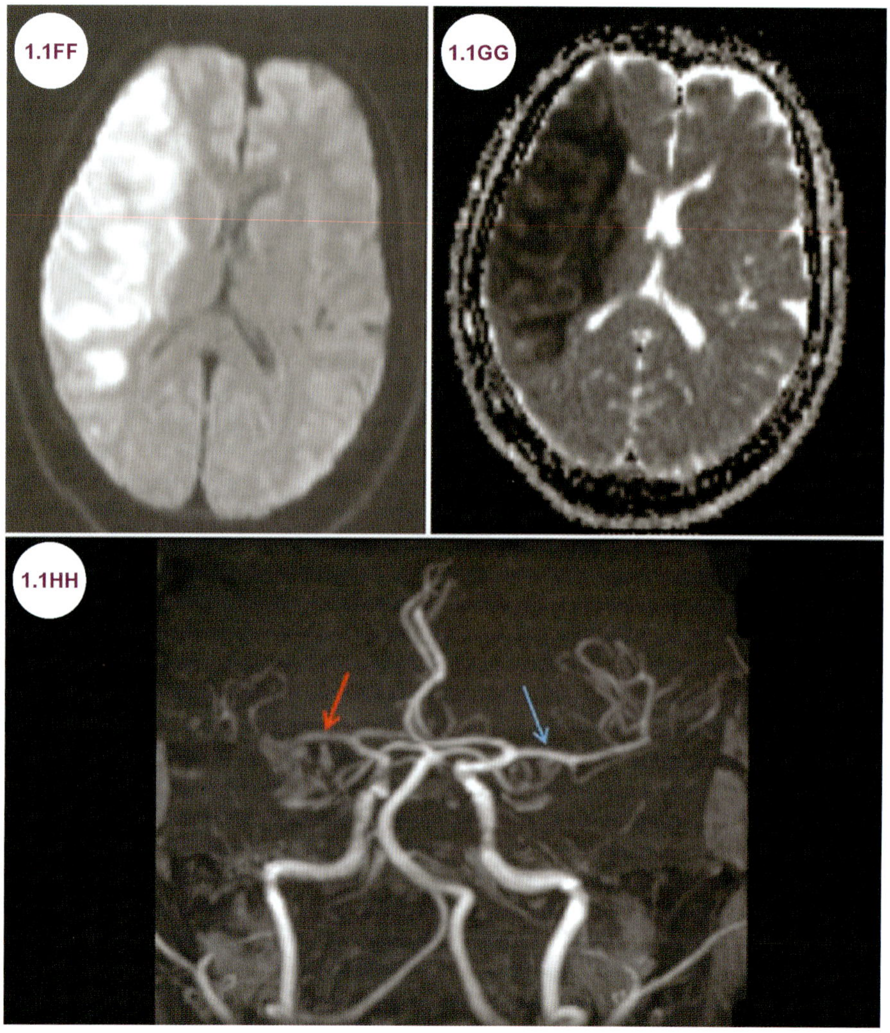

图 1.1FF~HH （FF,GG）轴位DWI和ADC示右侧MCA供血区梗死弥散受限。（HH）MRA示右侧MCA闭塞（红色箭头），对侧MCA显示正常（蓝色箭头）。

虑到应用 MRI 明确卒中诊断的优势，以防溶栓治疗延迟。使用磁共振血管成像(MRA)可以显示闭塞的血管。

任何一例患者出现突发、局灶性神经功能缺失，都应首先考虑到脑卒中。牢记与卒中相似的疾病非常重要，这些疾病如下。

- 癫痫：癫痫持续状态的患者或那些发作后麻痹的患者(Todd 麻痹)也有可能表现为局灶性神经功能缺失。以运动损害最常见，也可以出现失语。
- 偏头痛：偏头痛患者也可能出现局灶性神经功能缺失，这种情况下的偏头痛被称作复杂性偏头痛。
- 肿瘤：肿瘤可表现出突发的局灶性神经功能缺失症状，尤其是肿瘤内存在出血时。
- 多发性硬化：多发性硬化患者可发生急性神经功能缺失症状或出现新症状。在多发性硬化的活动性脱髓鞘区域也可显示为弥散受限，其影像学表现也和新发梗死类似。
- 精神疾病：患有各种精神疾病的患者可能出现和卒中类似的神经功能缺失症状。患者可能表现为有意识的虚构症状，医学术语称之为癔症(如果再次发病，则称之为佯病症)。患者也可能在转换性障碍的情况下为无意识的表现。
- 中毒/代谢性疾病：中毒或代谢性疾病患者也可表现为局灶性神经功能缺失症状。最常见的情况是之前患有卒中的患者症状再次出现或有系统性疾病的患者症状加重，很容易和新出现的神经症状相混淆。

治疗

急性卒中的治疗

急性缺血性卒中是神经内科急症。急性期治疗的目的是挽救缺血半暗带。对于 3 小时内能够接受治疗的患者，如无禁忌证，都应给予溶栓剂-组织纤溶酶原激活物(t-PA)。新的数据显示有效的治疗时间窗能够延长到 4.5 小时。如果无血液供应，脑组织会快速死亡，溶栓治疗越早，其潜在的获益会越大。相比于安慰剂，使用 t-PA 可以使在 3 个月内致残的风险降低 30%。主要的风险为颅内出血，其发生率为 6%。出血的风险会随着梗死面积的增加以及卒中发病时间的延长而增加，同时由于 t-PA 使用是否规范，结果会有偏差。对于不适合 t-PA 溶栓的脑卒中患者，可以选择阿司匹林治疗。研究表明，发病 48 小时内使用阿司匹林可以降低死亡率。

介入治疗可用于机械性取栓或将溶栓剂直接运送到血栓处。脑缺血机械取栓(MERCI)实验研究了在卒中发作 8 小时内运用螺旋装置机械性去除动脉内的血栓。Penumbra 系统是另一种用来抽吸管腔内血栓的介入装置。

MR CLEAN 试验证明了在 6 小时时间窗内完成介入治疗的有效性。近来的多个其他试验(SWIFT PRIME，EXTEND-IA，ESCAPE，REVASCAT)，尽管入选标准多样，但都证明，在有明显出血风险的缺血性

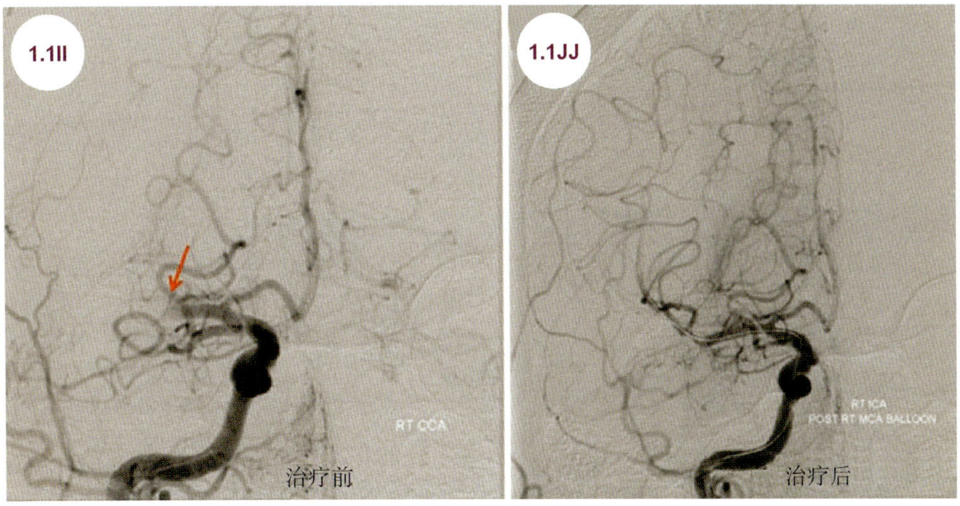

图 1.1II,JJ　一例大面积 MCA 梗死患者的血管造影图显示 MCA 无血流(红色箭头)。血栓清除后闭塞的动脉部分血流恢复。

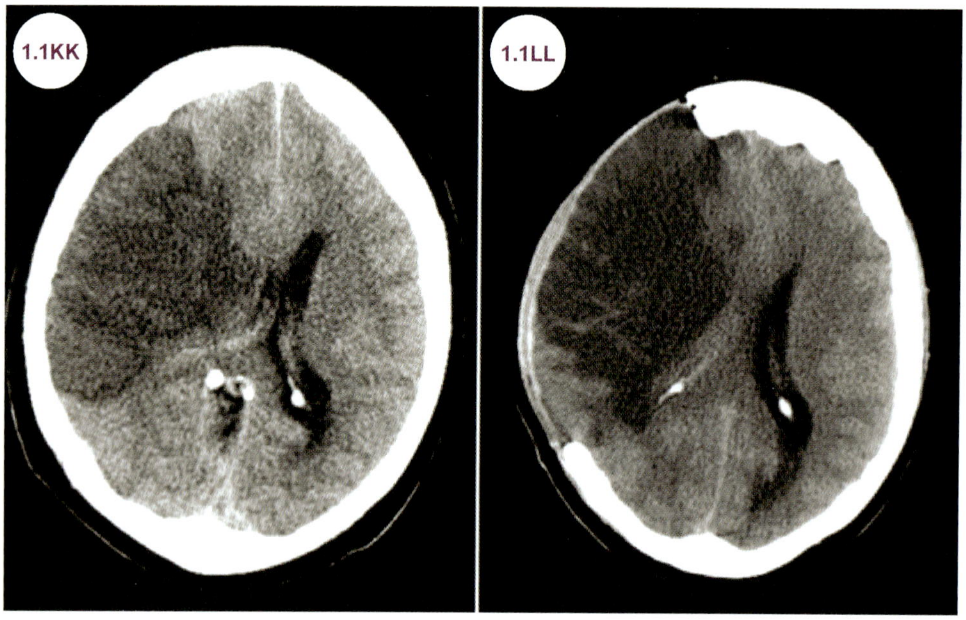

图 1.1KK,LL (KK)轴位 CT 示右侧 MCA 大面积梗死,伴中线结构明显向左移位。(LL)同一患者右侧颅骨切除术后,轴位 CT 示占位效应部分减轻。

卒中患者中,紧急血管介入治疗具有确定的优势。一些试验还证明有降低死亡率的可能。随着血管再通程度的提高,患者预后也越好,而且越早治疗的患者预后更好。前循环的卒中预后最好。

MCA 的大面积梗死,有时被称为恶性 MCA 梗死,可引起脑肿胀、脑疝形成甚至死亡。脑肿胀的高峰时间为第 3~5 天,且越年轻的患者(无脑萎缩)越容易受损。渗透剂,如甘露醇和过度通气可用于降低颅内压。在某些情况下,去除颅骨(偏侧颅骨切除术)也可能是一种挽救生命的方法。

避免深静脉血栓形成、进行吞咽困难检查以避免误吸、护理以避免皮肤破损、防止肌肉挛缩,以及早期康复练习、专业治疗及语言疗法等都非常关键。

脑卒中二级预防

一旦患者病情稳定,后续治疗包括明确卒中机制,以防止二次卒中,同时还应进行康复。所有患者危险因素的处理如下。

- 高血压:无论是缺血性还是出血性卒中,高血压都是最重要的危险因素。卒中的风险和血压升高直接相关,甚至在尚不满足高血压标准的患者中也是如此。对于卒中患者而言,目标血压应为 120/80mmHg (1mmHg≈0.133kPa)。
- 血脂:胆固醇和低密度脂蛋白(LDL)升高是缺血性卒中的危险因素。高密度脂蛋白(HDL)升高具有保护性。卒中患者即使无 LDL 升高,也应开始服用他汀类药物(HMG-CoA 还原酶抑制剂)。
- 糖尿病:糖尿病是所有卒中亚型患者的高危因素。尽管如此,严格的血糖控制并不能够预防卒中。
- 生活方式:卒中患者应改善吸烟、肥胖、过量饮酒,以及久坐等不良生活方式。
- 颈动脉狭窄:约 30%的缺血性卒中患者是由动脉-动脉的血栓栓塞引起的。任何进入颅内血管的脉管系统都可能是栓子的来源,包括主动脉弓、颈总动脉、ICA 或 VA。其中,颈动脉分叉是栓子最常见的来源。颈动脉狭窄>70%的患者可通过颈动脉内膜剥脱术或狭窄动脉支架植入术进行干预。患者药物治疗稳定后,应立即完成上述手术治疗,因为发生二次卒中风险最高的时间为首次卒中发生后的第一个 72 小时内。
- 房颤:约 20%的缺血性卒中为心源性栓塞。最常见的原因为房颤,房颤患者每年的卒中发生率为 5%。血液在左心房瘀滞会形成血栓,随后血栓脱落阻塞颅内血管。
- 充血性心力衰竭、感染性心内膜炎、冠状动脉疾病、心脏肿瘤和心壁运动异常(尤其是心肌梗死之后)等,也都是心源性栓塞的危险因素。
- 对于可能发生心源性栓塞事件的患者,应行经食管超声心动图,以筛查心脏内的血栓,同时应行心电图(EKG),以筛查房颤。对于 EKG 正常的患者,应使用长期心脏监测,因为患者有可能发生阵发性房颤,单次 EKG 可能监测不到。

- 心脏内血栓和房颤的患者应接受抗凝治疗。应用华法林将国际标准化比值(INR)维持于 2~3 的房颤患者,其卒中的发生概率可降低 66%,这比其抗凝所致的 1%年出血率更有价值。除华法林外也有其他选择,达比加群酯是一种直接凝血酶抑制剂。已经表明应用于房颤患者时,在同等出血可能条件下其作用优于华法林。与华法林不同,如患者出现出血事件,尚无有效的拮抗药物去逆转其药物作用。阿哌沙班是一种凝血因子 Xa 直接抑制剂,与华法林相比,在平均 1.8 年中可避免21%以上的卒中发生, 同时可减少 31%的较大出血事件。利伐沙班也是一种凝血因子Xa

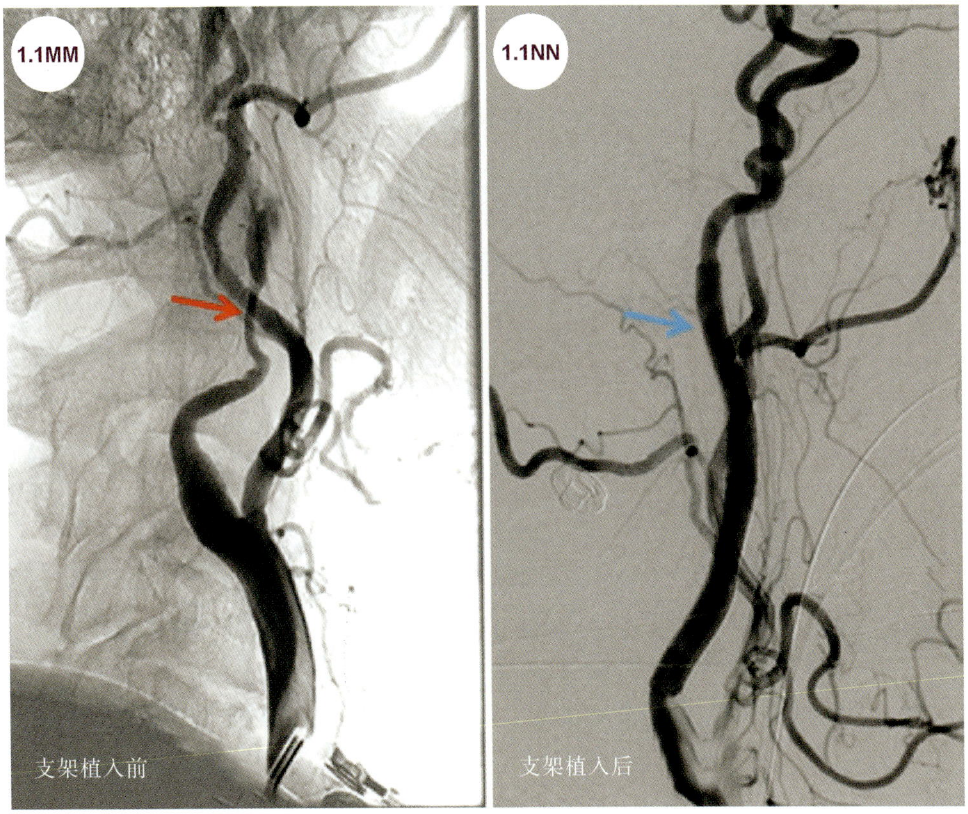

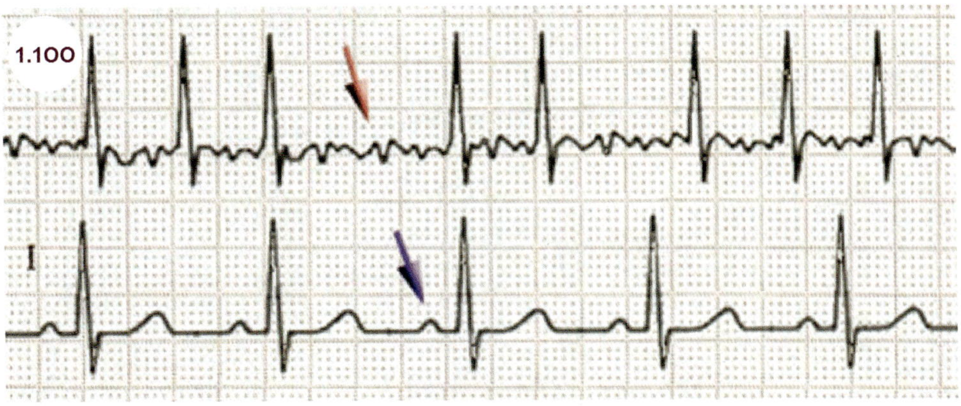

图 1.1MM~OO (MM,NN)血管造影示 ICA 明显狭窄(红色箭头),支架植入后 ICA 恢复正常(蓝色箭头)。(OO)房颤 EKG(顶部)和正常 EKG(底部)。紫色箭头指示 P 波,房颤时 P 波消失(image credit J.Heuser)。

直接抑制剂，研究显示其能有效预防房颤患者卒中的发生。携带各种机械性心脏瓣膜的患者也应进行抗凝治疗。

- 抗血小板药物：对于动脉粥样硬化的患者，需行抗血小板药物治疗（表 1.1.1）。

约 20%的卒中是隐源性的或是由于其他机制，这些机制包括：

- 高凝状态：遗传性凝血障碍经常在 30 岁之前发生卒中，最常累及静脉系统。这些疾病包括抗凝血酶Ⅲ缺乏症、蛋白 C 和蛋白 S 缺乏症、活化蛋白 C 抵抗/V 因子 Leiden 突变以及凝血酶原基因突变。抗磷脂抗体综合征是一种高凝状态，更常见于女性患者，可能表现为反复发生的、自发性流产，该病可通过检测狼疮凝集物和抗心磷脂抗体进行筛查。遗传性凝血障碍应使用华法林治疗。系统性恶性肿瘤也可导致高凝状态，口服避孕药也可引起，尤其是吸烟的女性。

- 反常栓塞：当存在房间隔缺损或卵圆孔未闭时，静脉血栓绕过肺进入左心和动脉系统，最终到达颅内动脉，从而发生反常栓塞。其在卒中所起的作用还尚有争议，因为它并非少见的偶发事件。如果认为这是卒中机制，则需要对缺损进行外科修补。

表 1.1.1 抗血小板药物

抗血小板药物	剂量	机制	副作用	备注
阿司匹林	50~325mg/d	乙酰化血小板的环氧化酶，其通过抑制血栓素 A2 来抑制血小板的凝聚	便宜且应用广泛，但会引起胃部不适、溃疡以及出血，出血可能是致命的	IST 和 CAST 试验发现卒中 48 小时内服用阿司匹林可以减少卒中复发，但对死亡率影响很小
氯吡格雷	75mg/d	阻断二磷酸腺苷与血小板的结合，防止纤维蛋白原与血小板结合以及血小板的凝集	副作用最小	CAPRIE 研究发现在卒中预防方面，氯吡格雷稍优于阿司匹林。MATCH 研究发现氯吡格雷和阿司匹林联合治疗无效，且会增加出血率
阿司匹林/潘生丁	50~200mg，2 次/天	抑制腺苷的吸收同时增加环磷酸腺苷的水平，二者都能抑制血小板的凝集	最主要的副作用是头痛、肠胃不适，以及阿司匹林造成的出血	PRoFESS 研究发现在预防卒中方面与氯吡格雷的作用相当。ESPS-2 研究表明联合应用阿司匹林和潘生丁要优于单独使用阿司匹林

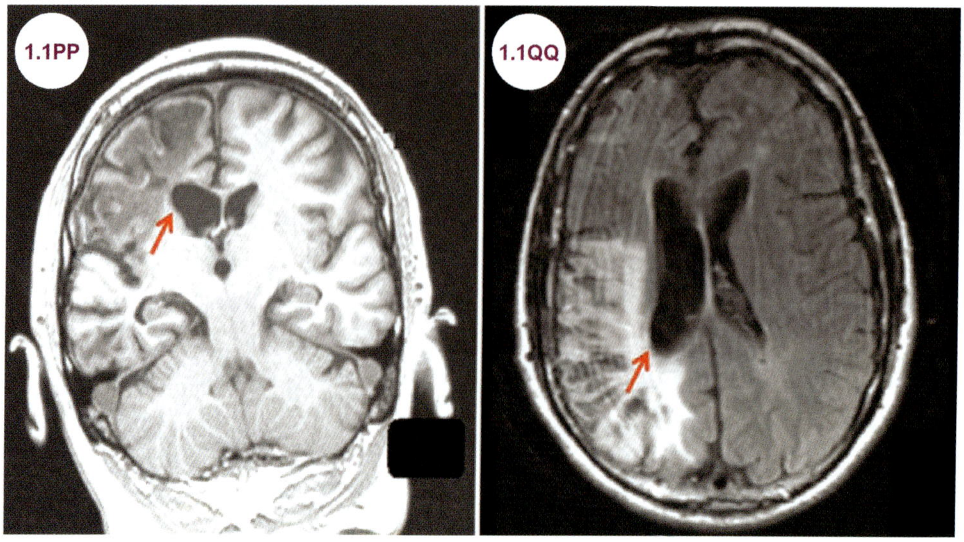

图 1.1PP，QQ 冠状位 T1WI 和轴位 FLAIR 示右侧 MCA 供血区陈旧性梗死，邻近侧脑室（红色箭头）出现相应的扩大。

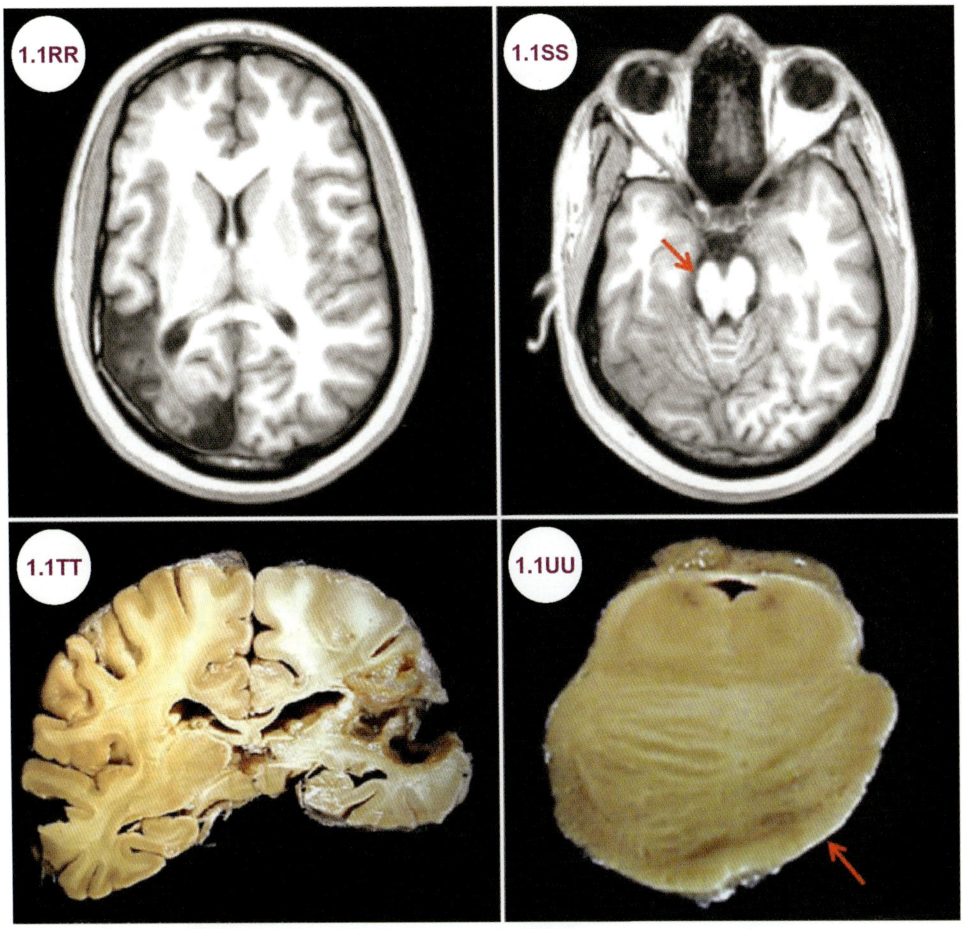

图 1.1RR~UU　(RR)轴位 T1WI 示右侧 MCA 后部及 PCA 供血区陈旧性梗死。(SS)同一患者轴位 T1WI 示由沃勒变性而导致的右侧大脑脚萎缩(红色箭头)。(TT,UU)大体病理标本示右侧 MCA 陈旧性梗死以及继发的脑桥萎缩。

- 梗死后期:表现为受累脑区的脑软化。由于邻近脑组织破坏,脑室会代偿性扩大,术语称之为代偿性脑积水。
- 大脑皮层的损伤会导致 CNS 内皮质脊髓束走行区的变性,这一表现被称为沃勒变性。

参考文献

1. Berkhemer OA, Fransen PS, Beumer D, et al. A randomized trial of intraarterial treatment for acute ischemic stroke. *N Engl J Med*. January 2015;372(1):11–20.
2. Powers WJ, Derdeyn CP, Biller J, et al. 2015 American Heart Association/American Stroke Association focused update of the 2013 guidelines for the early management of patients with acute ischemic stroke regarding endovascular treatment: A guideline for healthcare professionals from the American Heart Association/American Stroke Association. *Stroke*. October 2015;46(10):3020–3035.
3. Jauch EC, Saver JL, Adams HP Jr, et al. Guidelines for the early management of patients with acute ischemic stroke: a guideline for healthcare professionals from the American Heart Association/American Stroke Association. *Stroke*. March 2013;44(3):870–947.

1.2 脑干卒中综合征

病史

患者,男,66岁,突发双侧视力不能平衡。查体发现患者左侧展神经麻痹和左上肢共济失调,右侧肢体轻度肌力减弱。

诊断:脑干卒中

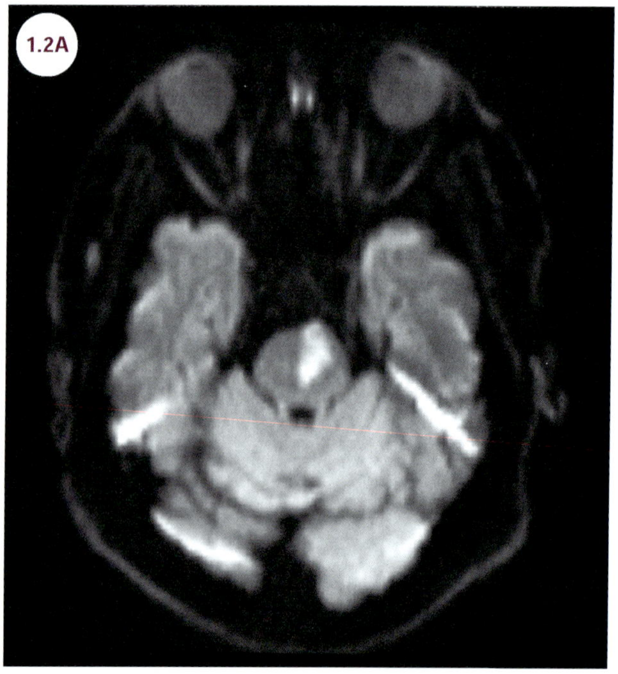

图 1.2A DWI 示脑桥内侧梗死。

概述

脑干包括中脑、脑桥和延髓。脑干不仅包含第Ⅲ~Ⅻ对脑神经核以及运动传导通路、感觉传导通路和小脑传导通路,同时它还是许多神经递质产生的部位,脑干网状激活系统是参与维持意识清醒的重要结构。脑干的血供来自 VA 和基底动脉系统。

临床表现

脑干梗死会产生多种不同的临床综合征,取决于梗死的大小和位置。这些临床综合征可以是毁灭性的,导致昏迷和死亡,或者仅产生轻微症状和表现。其典型症状和体征包括头晕、眩晕、共济失调、恶心、平衡失调、复视、眼球震颤、构音障碍和吞咽困难。脑干损伤具有"交叉性损害"的特点,即脑干病变同侧的脑神经损害表现,伴病灶对侧运动和(或)感觉受损,这是因为感觉和运动传导通路在脑干交叉到对侧,而脑神经位于同侧。位于脑干的网状激活系统主要负责维持清醒的意识,因此脑干病灶可造成昏迷。

中脑:中脑内侧梗死是由来自基底动脉上段的小穿支动脉闭塞所致,而中脑外侧梗死是由 PCA 近端闭塞所致。症状包括同侧动眼神经麻痹、对侧偏身共济失调和震颤(累及红核和小脑传导通路),以及对侧肢体无力(累及大脑脚内的皮质脊髓束)等不同的组合。

1.2B

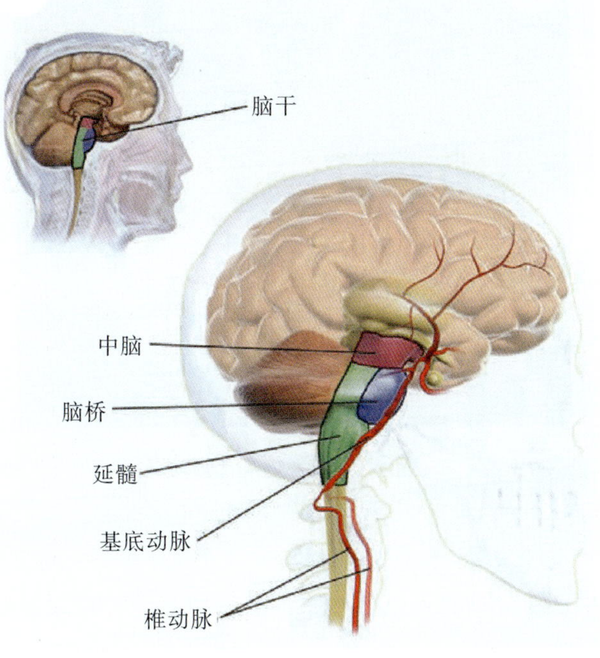

图 1.2B　脑干血供（Blausen.com. staff. "Blausen gallery 2014." *Wikiversity Journal of Medicine*）。

脑桥：脑桥梗死是由基底动脉的旁正中分支闭塞引起的，症状取决于卒中发生的部位，是位于脑桥的上部或下部，内侧或外侧。脑桥上部内侧的梗死会导致同侧性共济失调、核间性眼肌麻痹以及对侧运动性缺失。脑桥上部外侧梗死会导致同侧性共济失调、头晕、恶心、呕吐、眼球震颤、不良性共轭凝视、霍纳综合征以及对侧感觉缺失（脊髓丘脑束或内侧丘系受累）。脑桥下部内侧梗死会导致同侧共济失调、眼震、病灶侧的共轭凝视、展神经麻痹以及对侧运动缺失。脑桥下部外侧梗死会产生同侧共济失调、头晕、恶心、呕吐、眼震、不良共轭凝视、面部感觉缺失、面瘫、听力障碍（耳蜗神经核受累）以及对侧感觉缺失（脊髓丘脑束或内侧丘系受累）。

延髓：VA 或 PICA 闭塞致延髓背外侧（Wallenberg）综合征，表现为吞咽困难、声音嘶哑、头晕、恶心和呕吐、眼震、平衡和步态协调问题，以及身体对侧和面部同侧痛温觉丧失。由于脑干交感神经通路被破坏，霍纳综合征常见。延髓内侧部梗死较少见。该部位梗死会导致舌麻痹（损伤舌下神经及其核团）和对侧上、下肢瘫（损伤皮质脊髓束）。内侧丘系受累会导致对侧肢体的本体感觉和精细触觉的损害。

基底动脉闭塞：栓子阻塞基底动脉可导致整个脑

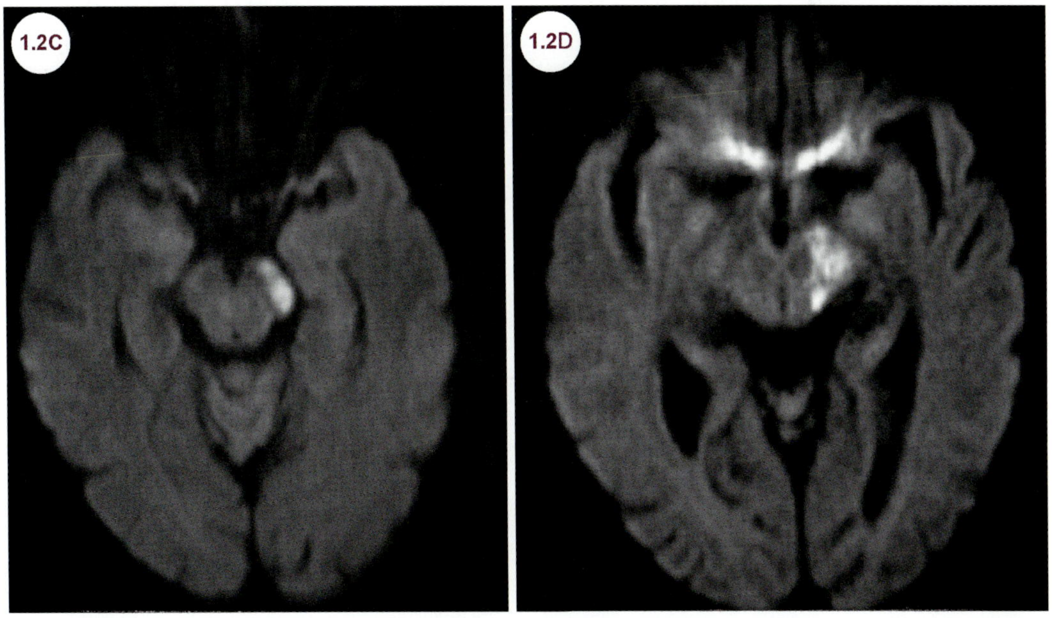

图 1.2C，D　（C）轴位 DWI 示中脑左侧大脑脚梗死，该患者表现为同侧动眼神经麻痹和对侧肢体无力（Weber 综合征）。（D）轴位 DWI 示中脑左侧梗死灶，同时累及红核和大脑脚，该患者表现为左侧动眼神经麻痹和对侧肢体无力、共济失调（Claude 综合征）。

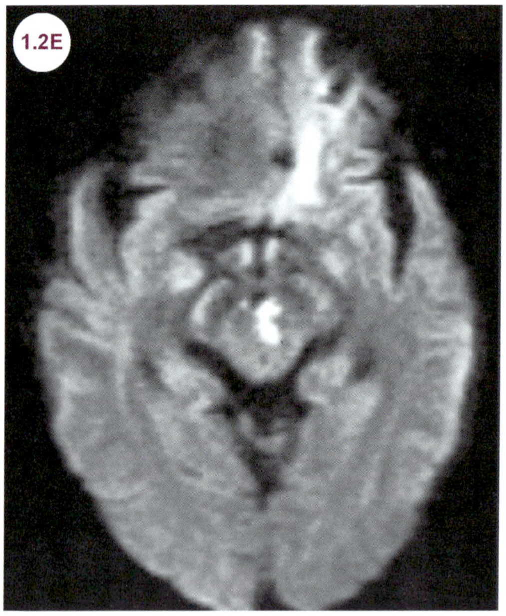

图 1.2E 轴位 DWI 示中脑左侧旁正中区梗死灶，该患者表现为左侧动眼神经麻痹、对侧共济失调以及对侧肢体轻度无力(Benedikt 综合征)。

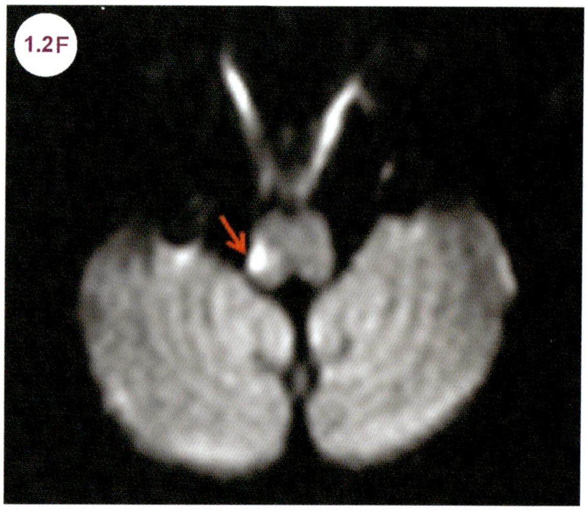

图 1.2F 轴位 DWI 示延髓右外侧梗死(红色箭头)。

桥梗死，引起所谓的闭锁综合征，这是一种患者保持意识清醒，但除了垂直眼动外无其他随意运动的状态，因垂直眼动是受中脑的垂直凝视中心控制。

Percheron 动脉闭塞：Percheron 动脉(AOP)是一种丘脑和中脑血管的变异，其特征为起自一侧 PCA 近端的孤立动脉干同时供血双侧的丘脑和中脑。它的闭塞导致双侧对称性的丘脑旁正中区梗死。表现为定向障碍、意识障碍、嗜睡、深昏迷、无动性缄默、健忘、构音障碍、失语、发声过弱或言语声律障碍。Percheron 动脉还供应中脑嘴部，梗死会导致双侧动眼神经麻痹。

影像学表现和诊断

与任何可疑卒中一样，需要 CT 扫描以排除出血，DWI 是检测缺血最敏感的方法。

治疗

治疗原则依照缺血性卒中。同大血管梗死一样，对腔隙性梗死采取急性溶栓治疗同样有效。治疗高血压并协同抗血小板药物以及其他并发症是主要治疗方式。

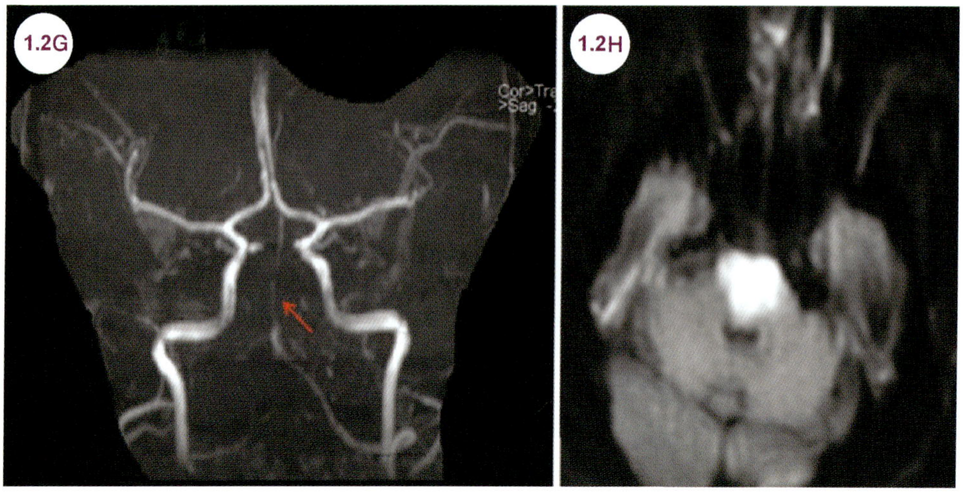

图 1.2G,H (G)MRA 示基底动脉的血流信号消失(红色箭头)。(H)轴位 DWI 示整个脑桥弥散受限。

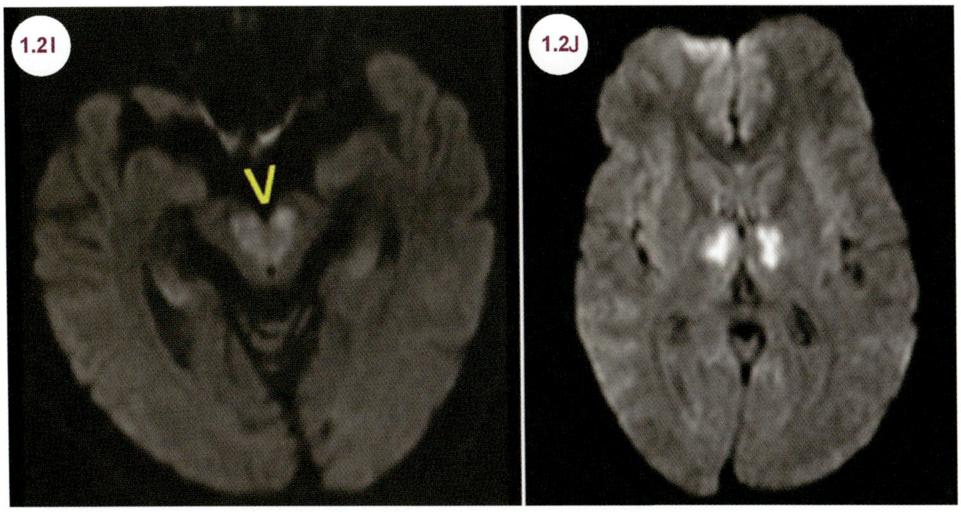

图 1.2I,J　(I)轴位 DWI 示双侧中脑嘴部弥散受限,呈“V”字征。(J)轴位 DWI 图像示双侧丘脑旁正中区梗死。

1.3　小脑卒中

病史

患者,男,30 岁,突发恶心、眩晕和共济失调。查体:左侧霍纳综合征,同时由于平衡障碍而无法行走。

诊断:小脑梗死

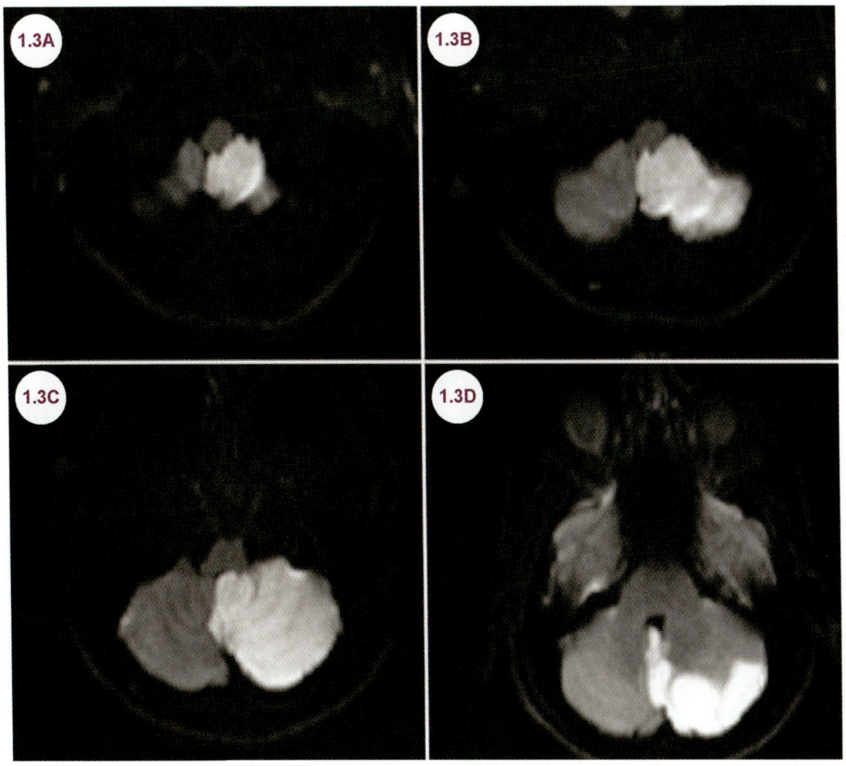

图 1.3A~D　轴位 DWI 示左侧小脑下后动脉急性梗死。

概述

小脑的血供来自三条主要动脉。

PICA 在起自椎动脉融合形成基底动脉之前，供应延髓两侧以及小脑半球和小脑蚓部下部的大部分。

AICA 起自基底动脉，供应脑桥的下外侧、小脑中脚以及小脑前部的一小部分。AICA 还发出迷路动脉，供应内耳结构。

SCA 起自基底动脉的顶部，恰好在其分成双侧 PCA 之前发出，供应脑桥上外侧、小脑上脚以及小脑蚓和小脑半球的上部。

临床表现

PICA 梗死表现为眩晕、步态共济失调、恶心和呕吐。延髓背外侧(Wallenberg)综合征也很常见，尤其当基础病因为椎动脉夹层时。较大的 PICA 梗死会引起小脑的明显肿胀，以致阻塞第四脑室，引起致命性的梗阻性脑积水。肿胀会在梗死首次发病后几天达到高峰。

AICA 梗死表现为眩晕、恶心和呕吐、眼球震颤、向病灶侧倾倒(由于前庭神经核损伤)、同侧听力丧失或耳鸣、同侧面瘫和感觉丧失。

SCA 梗死少见，表现为眩晕、恶心和呕吐、头痛、

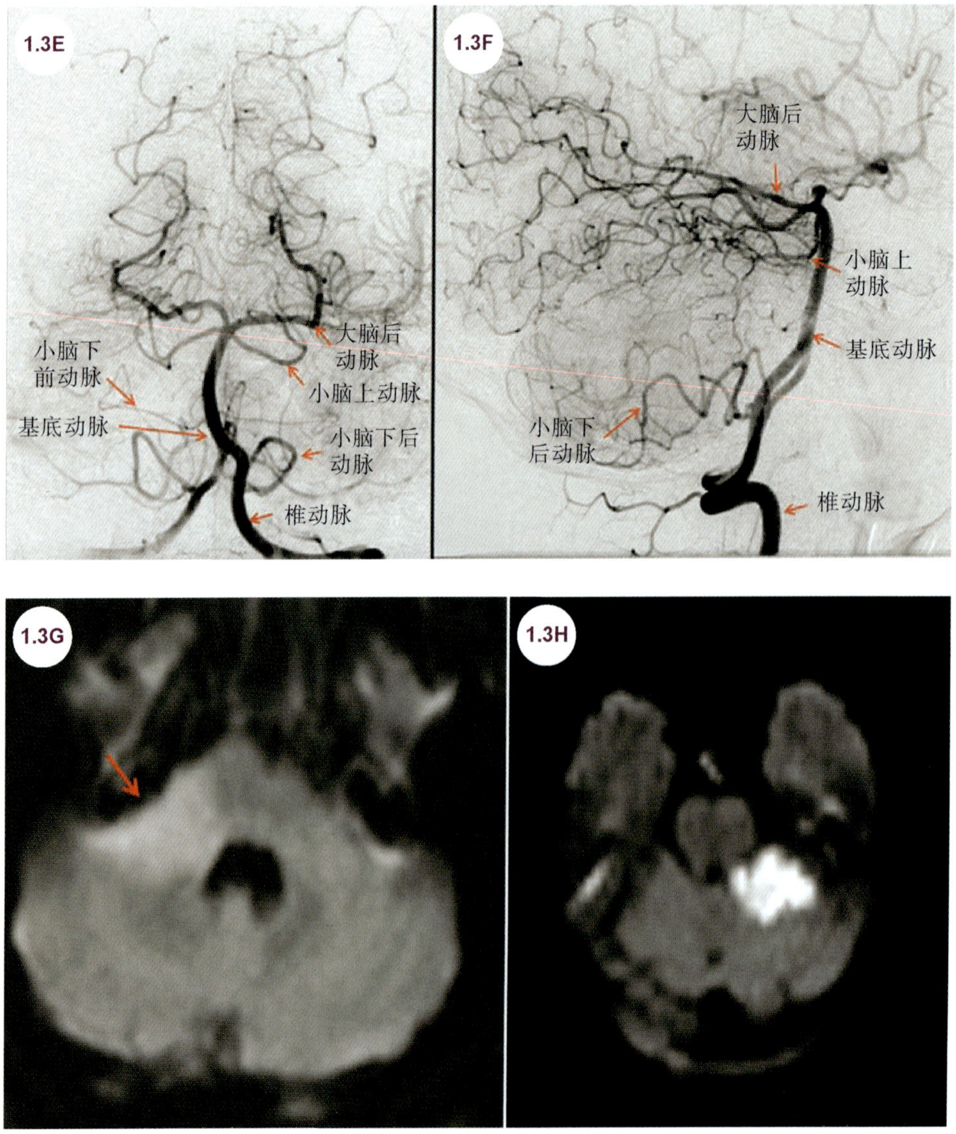

图 1.3E~H (E,F)介入血管造影显示正常的后循环血管结构。(G)轴位 DWI 示右侧小脑下前动脉急性梗死(红色箭头)。(H)轴位 DWI 示左侧小脑上动脉急性梗死。

步态共济失调以及复视。

影像学表现和诊断

尽管需行 CT 扫描以排除脑出血，但 DWI 被认为是评估可疑缺血性脑卒中的首选成像方法。缺血区域会显示弥散受限。

治疗

在 PICA 梗死阻塞第四脑室的情况下，脑室引流可挽救生命。

参考文献

1. Erdemoglu AK, Duman T. Superior cerebellar artery territory stroke. *Acta Neurol Scand*. October 1998;98(4):283–287.
2. Montgomery AK, Maixner WJ, Wallace D, Wray A, Mackay MT. Decompressive craniectomy in childhood posterior circulation stroke: a case series and review of the literature. *Pediatr Neurol*. September 2012;47(3):193–197.
3. Tsitsopoulos PP, Tobieson L, Enblad P, Marklund N. Surgical treatment of patients with unilateral cerebellar infarcts: clinical outcome and prognostic factors. *Acta Neurochir (Wien)*. October 2011;153(10):2075–2083.
4. Nouh A, Remke J, Ruland S. Ischemic posterior circulation stroke: a review of anatomy, clinical presentations, diagnosis, and current management. *Front Neurol*. April 2014;5:30.

1.4 腔隙性脑卒中

病史

患者，男，60 岁，吸烟者，血压控制不良，突发左侧肢体麻木。查体：患者左半侧身体（包括面部）感觉减退。

诊断：腔隙性脑卒中

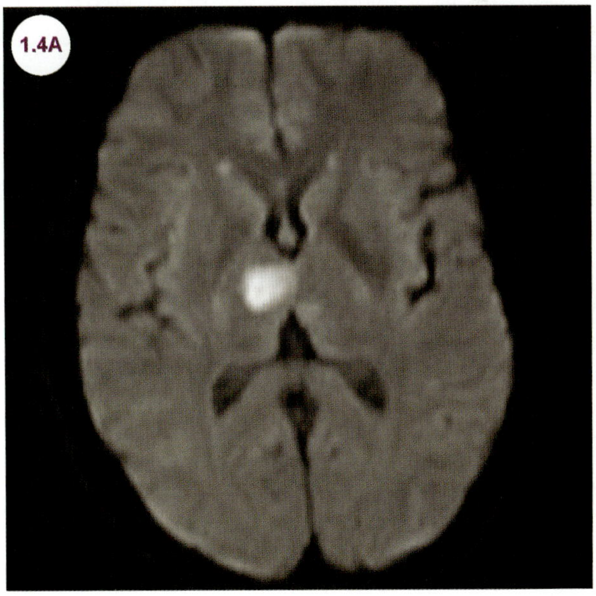

图 1.4A 轴位 DWI 示右侧丘脑弥散受限。

概述

腔隙性梗死是由穿入深部脑结构供血的小的、单发穿支动脉闭塞引起的，其小动脉的病理学改变被称为脂质透明变性。长期控制不良的高血压为主要的高危因素。

总体而言，腔隙性脑卒中约占所有缺血性脑卒中的 20%。

临床表现

该病有以下几种表现。

- 单纯运动性偏瘫:梗死位于内囊后肢、皮层下白质或脑桥。
- 单纯感觉性症状:梗死主要位于丘脑。
- 共济失调性偏瘫:梗死主要位于脑桥基底部。
- 手笨拙/构音障碍:梗死主要位于脑桥基底部或内囊后肢的膝部。

腔隙性梗死通常和较高级的皮层功能障碍无关,如失语症和忽视综合征。但发生在丘脑的梗死例外,可伴发行为及认知障碍。

许多患者临床上无症状,或仅表现为认知下降,或者病灶多发时出现帕金森病。

影像学表现和诊断

与任何其他可疑卒中一样,CT 是排除出血的首选检查。DWI 序列是检出缺血最敏感的成像序列。

腔隙性脑卒中是由 MCA 的豆纹动脉(供应基底核、内囊和放射冠的白质)、PCA 的丘脑穿动脉(供应丘脑),或基底动脉的穿支(供应脑桥)闭塞引起的。小脑是腔隙性脑卒中的好发部位。

治疗

急性期的治疗依照缺血性卒中。同大血管梗死一样,急性期溶栓治疗对腔隙性梗死同样有效。

由于控制不良的高血压是腔隙性脑卒中的首要危险因素,因此控制高血压,连同应用抗血小板药物并预防其他并发症是治疗的主体。

参考文献

1. Caplan LR. Lacunar infarction and small vessel disease: pathology and pathophysiology. *J Stroke*. January 2015;17(1):2–6.
2. Mok V, Kim JS. Prevention and management of cerebral small vessel disease. *J Stroke*. May 2015;17(2):111–122.
3. Norrving B. Lacunar infarcts: no black holes in the brain are benign. *Pract Neurol*. August 2008;8(4):222–228.
4. Pantoni L, Fierini F, Poggesi A. Thrombolysis in acute stroke patients with cerebral small vessel disease. *Cerebrovasc Dis*. 2014;37(1):5–13.

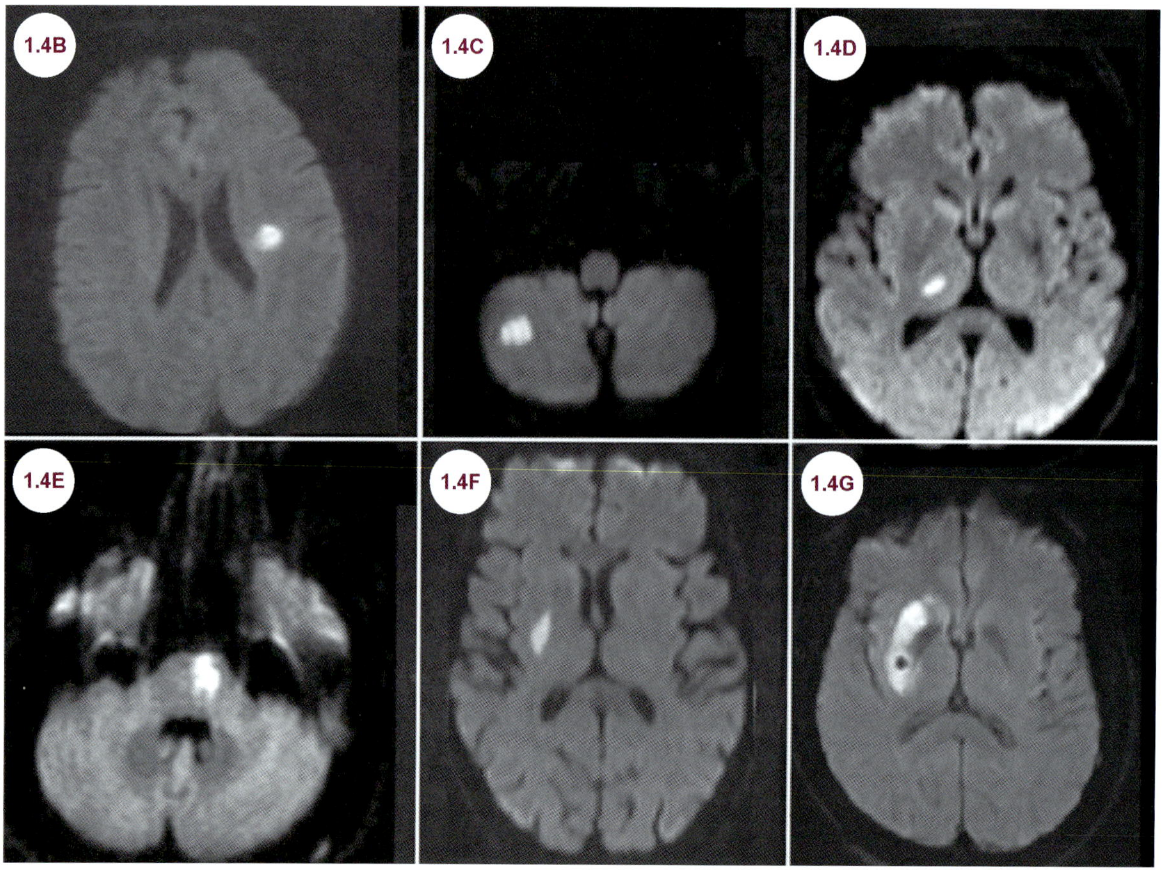

图 1.4B~G 轴位 DWI 示腔隙性脑卒中的常见部位。包括:皮层下白质(B)、小脑(C)、丘脑(D)、脑桥(E)、内囊(F)和基底节(G)。

1.5　分水岭脑梗死

病史

患者，男，76 岁，有高血压和糖尿病病史，在行冠状动脉搭桥手术后出现严重的失血。清醒后，发现患者右上肢无法活动，除非焦躁不安时，否则不能说话。

诊断：分水岭脑梗死

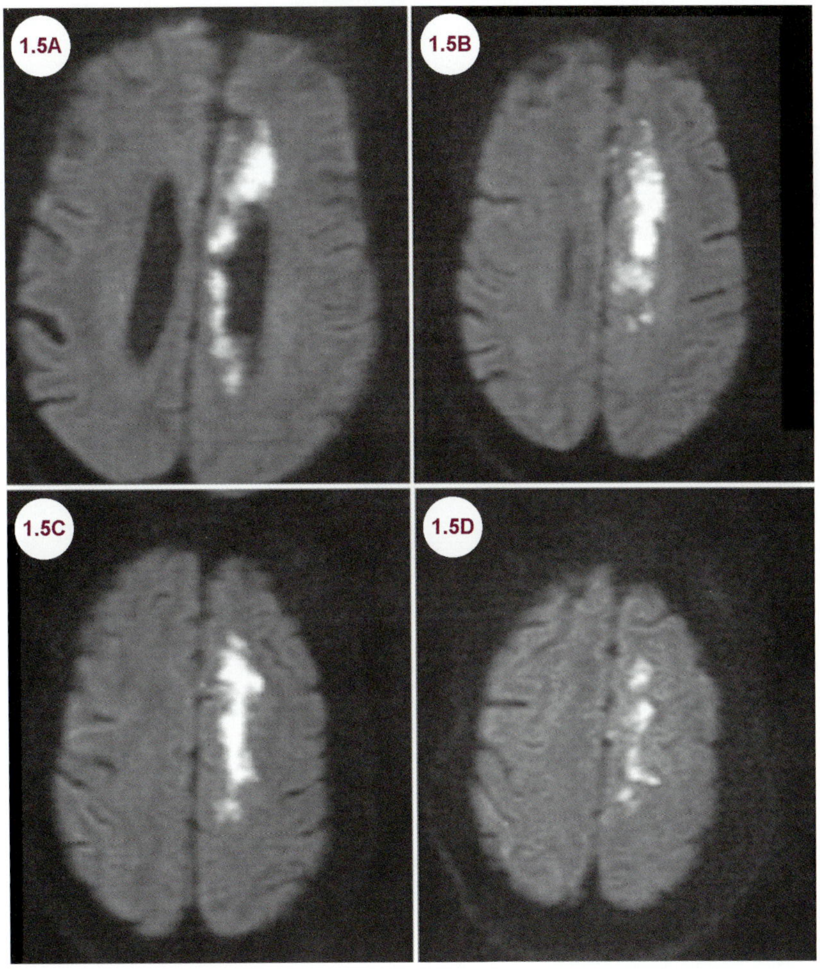

图 1.5A~D　轴位 DWI 示左侧皮层下分水岭脑梗死。

概述

分水岭脑梗死主要累及远离主要大脑动脉直接灌注的脑区，常发生于 ACA/MCA 交界区或 MCA/PCA 交界区，其在脑卒中中占比高达 10%。

系统性低血压、充血性心力衰竭或重度颈动脉狭窄的患者由于脑灌注降低，可造成分水岭脑梗死。在无上述危险因素的患者中，微栓子被认为是其可能的致病机制。

分水岭脑梗死分两型。

- 皮层或外部性分水岭脑梗死：发生在 MCA/ACA 或 MCA/PCA 交界区，被认为主要是由微栓子所致。

• 内部性或皮层下分水岭脑梗死：发生于邻近侧脑室的脑白质，位于 MCA 的深穿支和皮层支之间，或是 MCA 和 ACA 的皮层支之间，被认为是由低血压或严重的颈动脉狭窄所致。

临床表现

患者表现为四肢近端肌力减弱，而手和足的肌力保留，这就是所谓的“桶人综合征”的临床表现。左侧

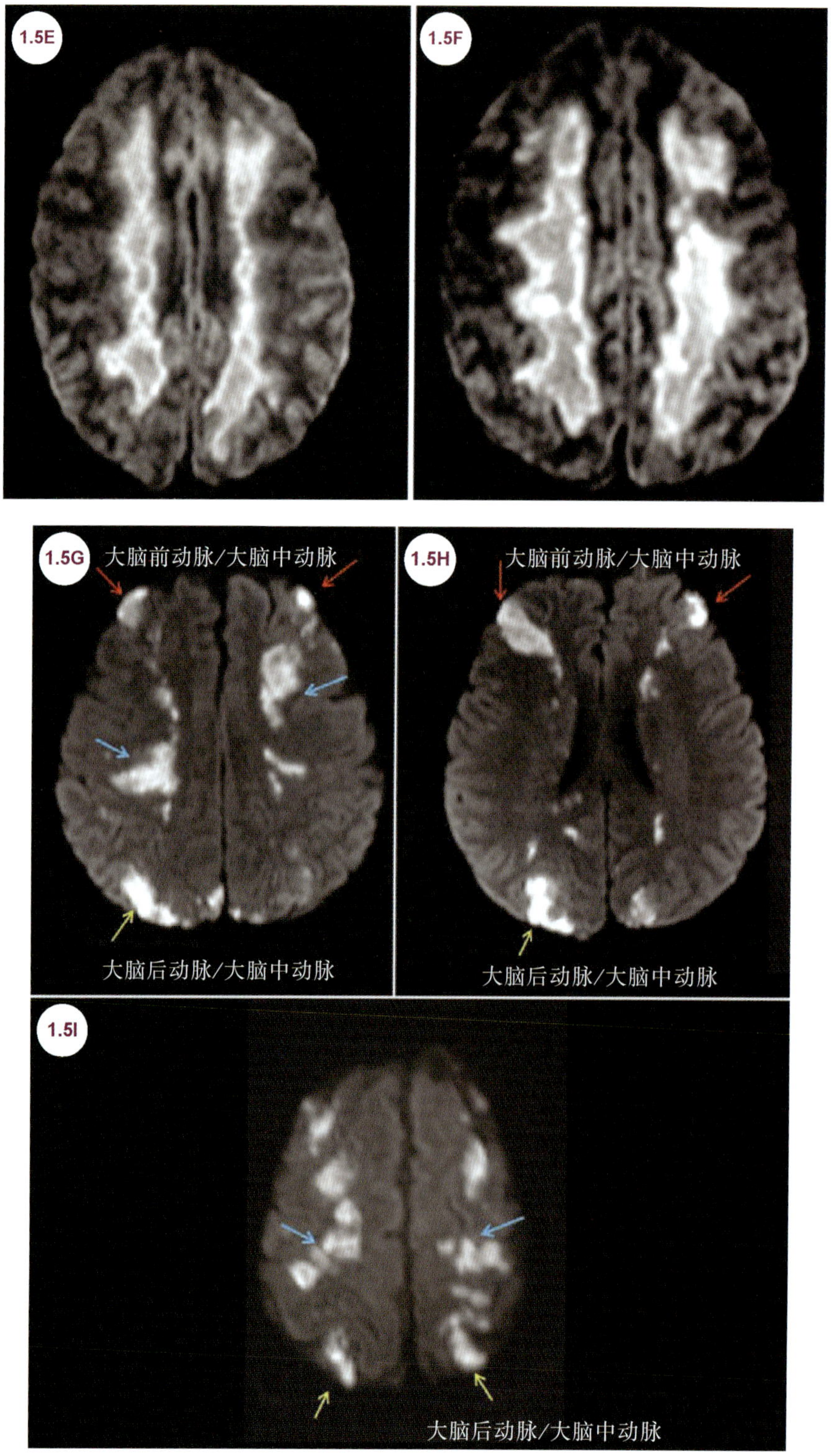

图 1.5E~I (E,F)轴位 DWI 示大脑镰旁皮层下白质弥散受限。(G~I)轴位 DWI 示双侧 ACA 和 MCA 间的(红色箭头)以及 PCA 和 MCA 间的(黄色箭头)皮层分水岭脑梗死，伴有广泛的皮层下分水岭脑梗死(蓝色箭头)。

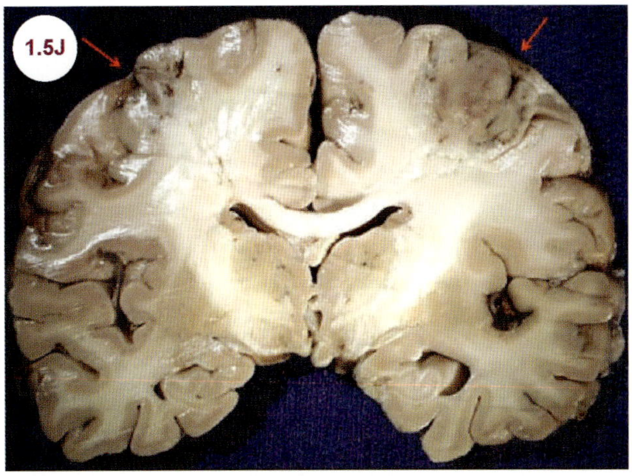

图 1.5J　大体病理标本显示近期的双侧分水岭脑梗死，位于大脑前和大脑中动脉远端分支供血区。

分水岭梗死可能会发生无动性缄默症，这种情况下患者可以说话，但仅在有足够的刺激时才这样做。右侧的分水岭梗死会出现忽视综合征。分水岭梗死的患者抽搐较常见，其原因不明。

影像学表现和诊断

和任何其他可疑卒中一样，CT 检查是必需的，以排除出血，DWI 是检出缺血最敏感的成像方式。

内部性分水岭脑梗死会在大脑镰旁皮层下白质内形成带状梗死区。

在外部性或皮层分水岭脑梗死中，梗死表现为 MCA 和 ACA 或 MCA 和 PCA 交界区的楔形异常区域。

治疗

治疗依照缺血性脑卒中，同时应特别注意要评估颈内动脉的狭窄情况。

参考文献

1. D'Amore C, Paciaroni M. Border-zone and watershed infarctions. *Front Neurol Neurosci*. 2012;30:181–184.

1.6　缺氧–缺血性损伤

病史

患者，男，76 岁，被发现晕倒在家中。查体：咽反射和瞳孔对光反射迟钝，其他任何神经系统功能均不存在。

诊断：缺氧–缺血性损伤

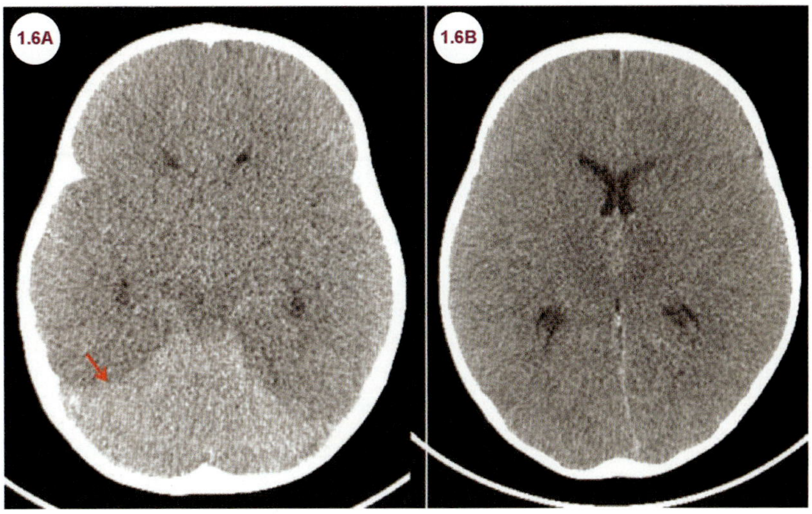

图 1.6A，B　轴位 CT 示广泛的脑水肿、灰白质界限消失、脑沟消失、双侧钩回疝、整个脑室系统广泛受压以及基底池完全消失。小脑高密度被称为“反转”征（红色箭头）。

概述

当存在脑灌注降低，如心搏骤停时，或者由呼吸骤停、溺水、窒息或一氧化碳中毒引起的血氧饱和度降低，缺氧-缺血性损伤即发生。

临床表现

该病表现为典型的破坏性事件，患者处于昏迷或微意识状态。症状较轻的患者会出现注意力和记忆力障碍。患者还可表现为多种运动障碍，如帕金森病和肌张力障碍。

影像学表现和诊断

在 CT 上，出现广泛的皮层水肿，伴有灰白质界限模糊。和大脑相比，小脑的相对高密度被称为“反转”征，这一征象提示预后较差。

壳核、尾状核、苍白球、丘脑、海马和黑质对缺氧-缺血性损伤特别敏感，T2WI 图上表现为这些结构的高信号影，随着时间的推移，在 CT 上会变成低密度影。海马异常是预后差的一个因素。

其他征象包括在分水岭分布区的皮质层状坏死和梗死。该病在 DWI 图上观察最佳，且能最早发现异

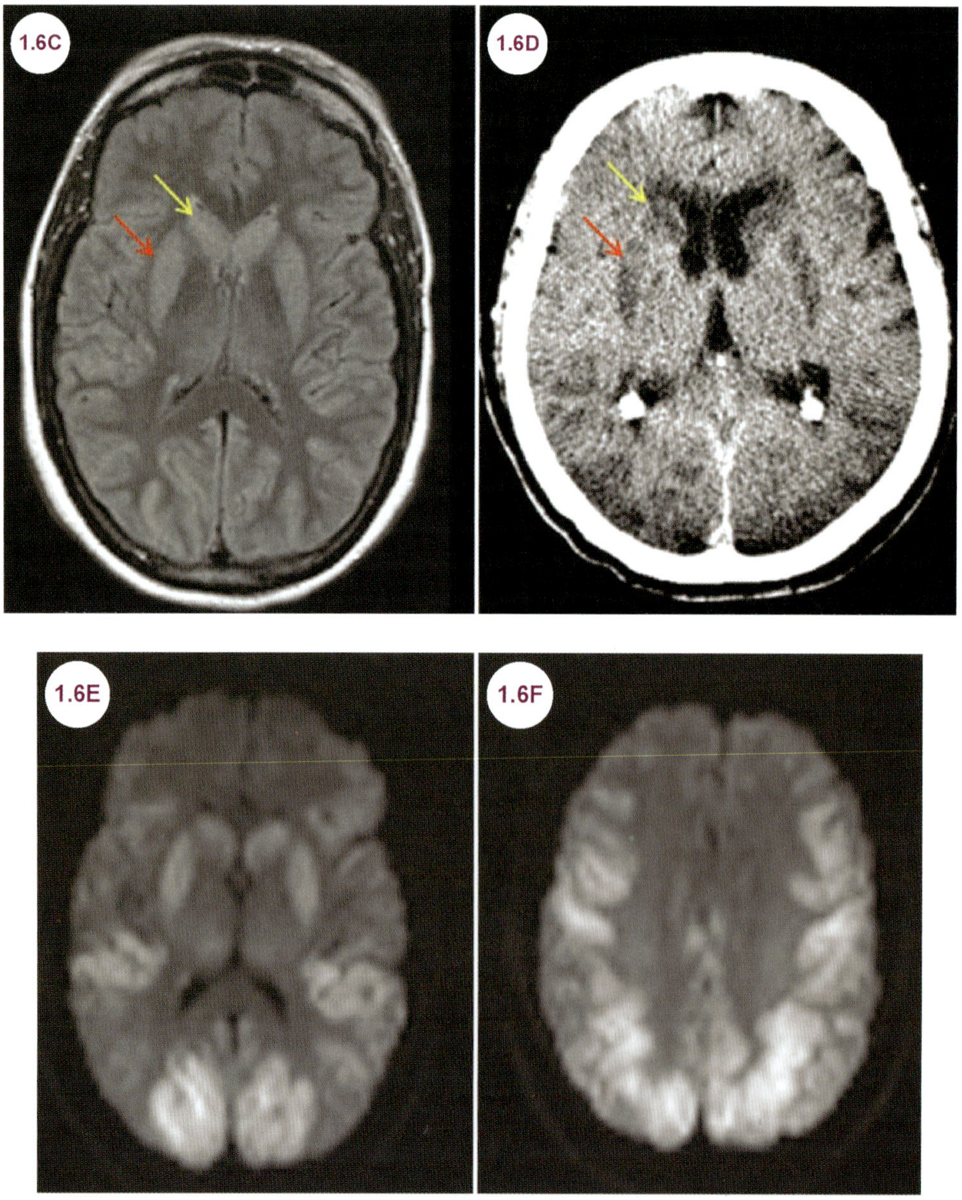

图 1.6C~F （C，D）轴位 FLAIR 图和 CT 示尾状核头（黄色箭头）和壳核（红色箭头）高信号和低密度。（E，F）轴位 DWI 示基底节和皮质带状弥散受限。

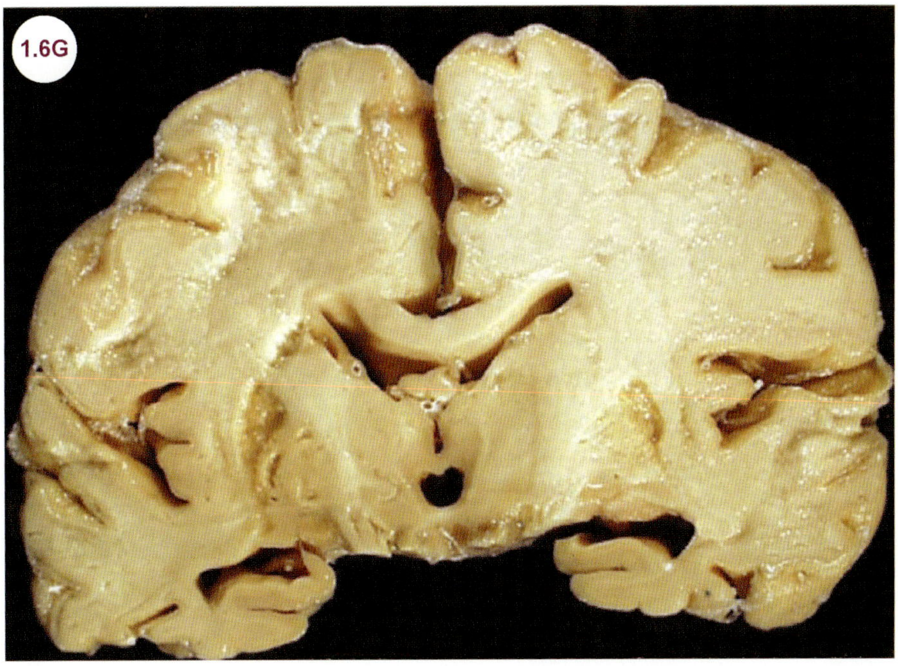

图 1.6G 大体病理示大部分皮质带变薄和深部灰质萎缩。

常表现。

治疗

诱导性低温治疗能改善心功能，可在短时间内恢复患者的预后，目前已成为心搏骤停患者的标准治疗。

参考文献

1. Arrich J, Holzer M, Havel C, Müllner M, Herkner H. Hypothermia for neuroprotection in adults after cardiopulmonary resuscitation. *Cochrane Database Syst Rev*. September 2012;9:CD004128.
2. Greer DM, Scripko PD, Wu O, et al. Hippocampal magnetic resonance imaging abnormalities in cardiac arrest are associated with poor outcome. *J Stroke Cerebrovasc Dis*. October 2013;22(7):899–905.
3. Greer D, Scripko P, Bartscher J, et al. Clinical MRI interpretation for outcome prediction in cardiac arrest. *Neurocrit Care*. October 2012;17(2):240–244.

1.7 静脉窦血栓

病史

患者，女，34 岁，突发左侧肢体无力和嗜睡。发病前一周出现严重的头痛，但未就医治疗。除身体无力外，眼底检查提示视盘水肿。

诊断:静脉窦血栓

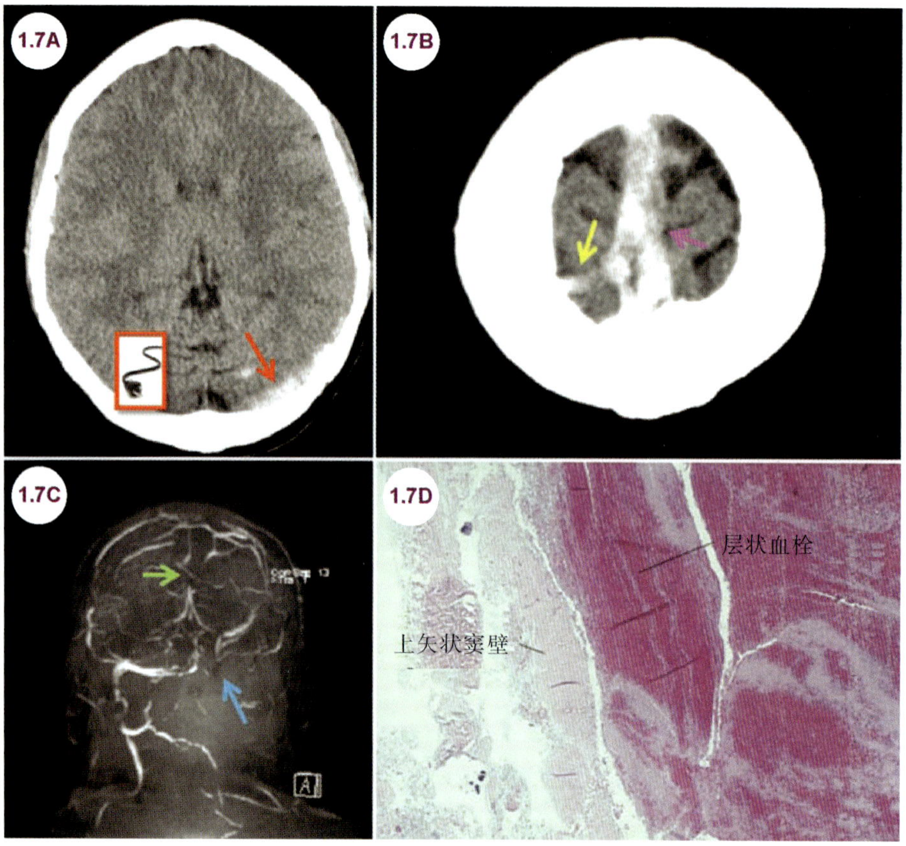

图 1.7A~D (A,B)轴位 CT 示左侧横窦(红色箭头)、上矢状窦和一支皮层静脉(黄色箭头)高密度。(C)同一患者的 MRV 提示左侧横窦(蓝色箭头)和上矢状窦(绿色箭头)广泛性血栓形成(血流信号消失)。(D)上矢状窦血栓的病理标本。

概述

大脑的静脉引流如表 1.7.1 所示。皮层静脉引流大脑浅表部位的静脉血汇入相应的静脉窦,包括上矢状窦、下矢状窦、直窦、Galen 静脉、枕窦、横窦、岩窦和乙状窦。所有这些静脉窦最终引流至颈内静脉。窦汇不是实际的窦,更确切地说是一个参考点,直窦、上矢状窦和横窦在这里交汇。

表 1.7.1 脑的静脉引流

静脉窦	引流到
下矢状窦	直窦
上矢状窦	右侧横窦
直窦	左侧横窦
枕窦	窦汇
蝶顶窦/眼上静脉	海绵窦
海绵窦	岩上和岩下窦
岩上窦	横窦
横窦	乙状窦
岩下窦	乙状窦
乙状窦	颈内静脉

当静脉系统闭塞时,就会发生静脉窦血栓(SVT),常导致脑梗死。闭塞既可以是上图所示的深静脉系统(下矢状窦、直窦和 Galen 静脉)的闭塞,也可以是表浅静脉系统(上矢状窦和横窦)的闭塞。

SVT 的危险因素包括各种高凝状态、妊娠/生产后、中耳乳突炎、恶性肿瘤以及药物。同时,口服避孕药和吸烟是非常危险的因素。

临床表现

患者表现为头痛及其他颅内压增高症状。重症患者可出现迟钝或昏迷。约 40%的患者发生癫痫。约 50%的 SVT 患者发生脑梗死。和动脉性脑梗死相比,静脉性梗死起病缓慢,可在血栓形成的几天或几周后发生，也无特定的损伤类型，但局灶性神经功能损害取决于大脑受累的部位。深静脉系统梗死可导致双侧丘脑梗死，造成精神错乱及意识水平下降，这可能是这类梗死仅有的临床表现。

影像学表现和诊断

CT 上栓塞的静脉表现为高密度，当横窦受累时(图 1.7A)，出现"索条"征。多数情况下，MRV 即能确定诊断。

在增强后的图像上，上矢状窦内无对比剂流入，形成一个三角形的充盈缺损，称之为"空 δ"征。

在脑实质内任何梗死区域都可见弥散受限。图 1.7I~L 显示深静脉系统也可受累。

严重者 T2WI 上可看到高信号，且会看到明显的出血。

对于可疑病例，需行脑血管造影。它是最敏感的成像方式，并且能够直接将溶栓剂推送到血栓处。

治疗

治疗的标准方案为立即应用肝素，即使在有出血

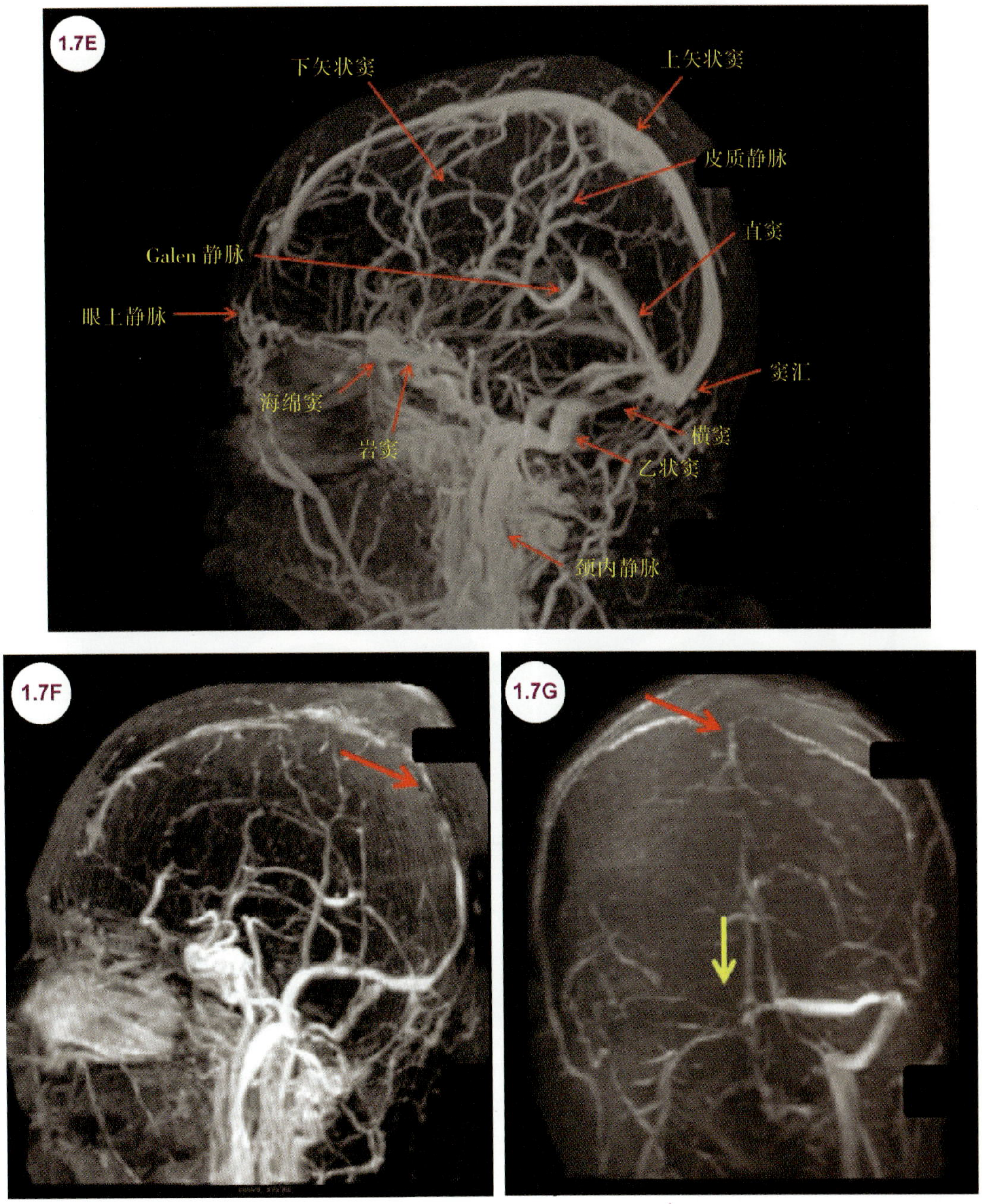

图 1.7E~G (E)正常的 MRV。(F,G)MRV 示上矢状窦(红色箭头)和左侧横窦(黄色箭头)的血流信号消失，符合静脉管腔内血栓。

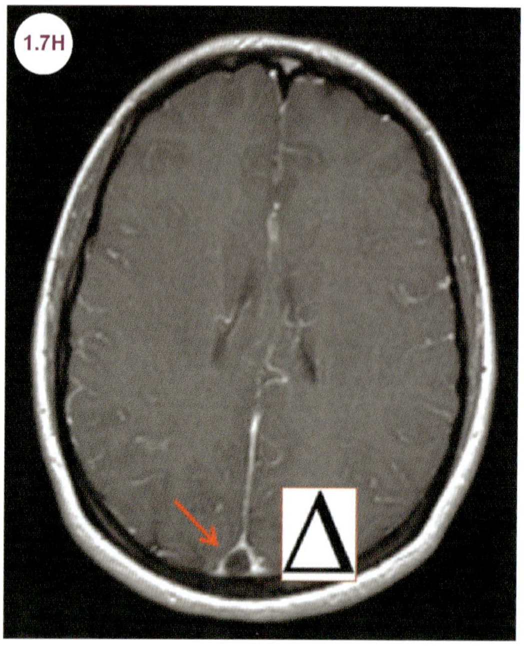

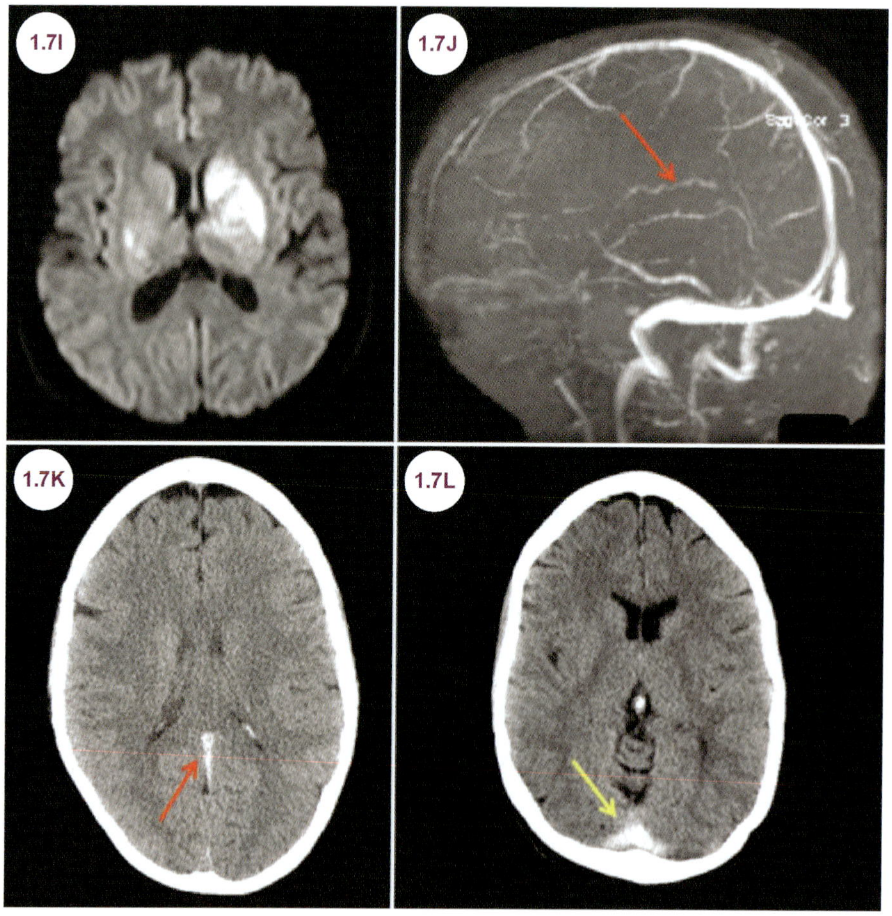

图 1.7H~L (H)轴位增强 T1WI 示上矢状窦(红色箭头)内对比剂缺失,即“空 δ”征。(I)轴位 DWI 示左侧基底节区及双侧丘脑梗死。(J)MRV 示深静脉系统(红色箭头)消失。(K,L)轴位 CT 示下矢状窦(红色箭头)和窦汇区(黄色箭头)高密度。

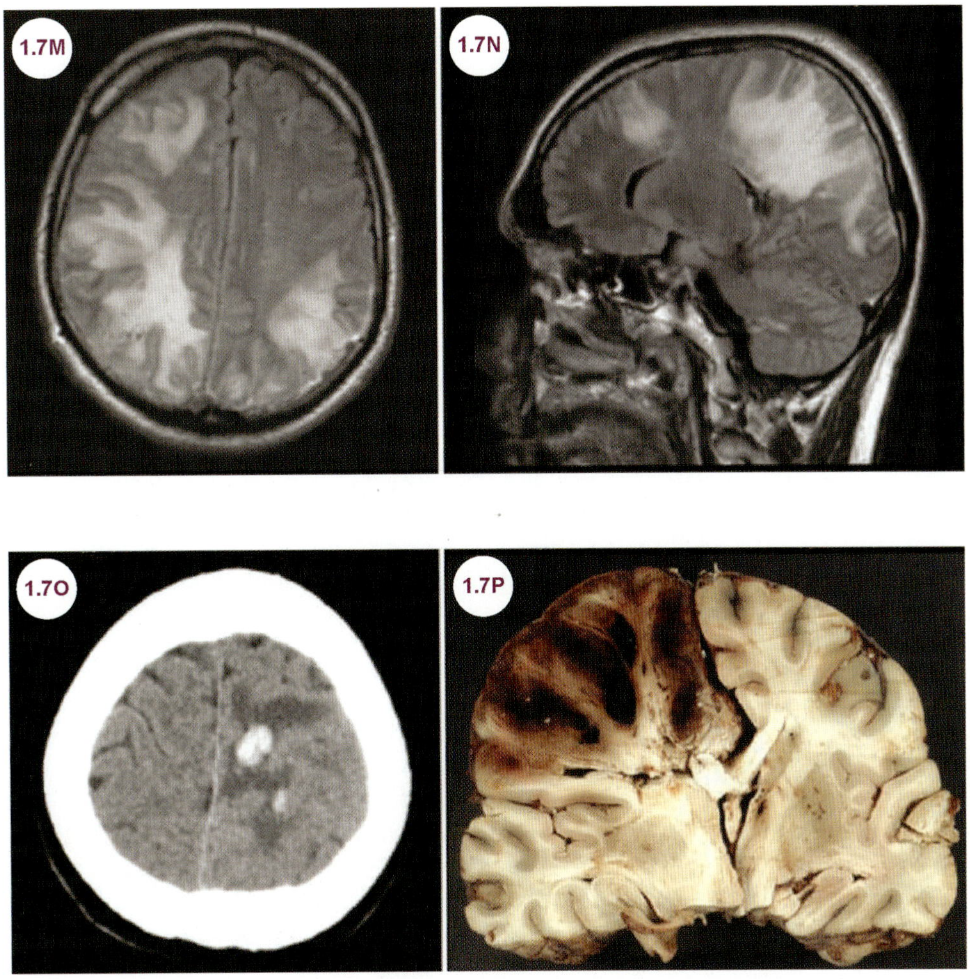

图 1.7M~P　(M,N)轴位和矢状位 FLAIR 示一上矢状窦血栓患者出现严重的双侧脑白质病变。(O)轴位 CT 示左侧额叶出血灶。(P)大体病理标本示上矢状窦血栓患者出血性脑梗死。

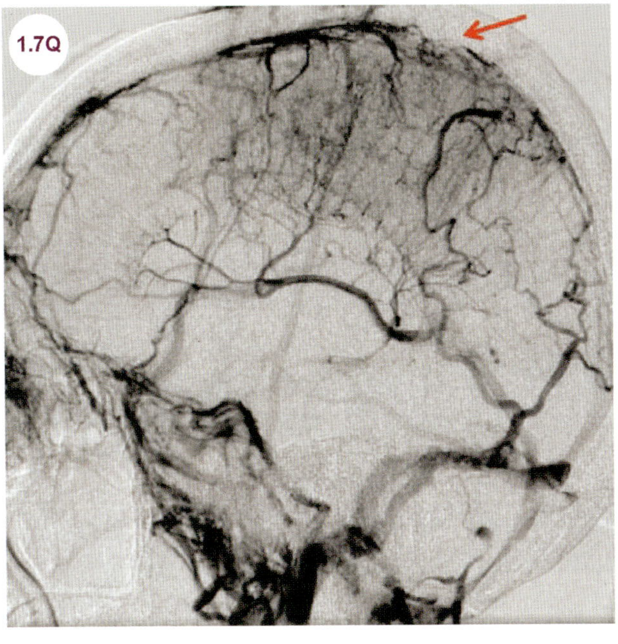

图 1.7Q　血管造影示上矢状窦(红色箭头)的血流消失，为静脉窦血栓患者静脉管腔内血栓。

的情况下。患者常需要口服抗凝药物治疗数月，这取决于静脉系统的再次评估。严重者可采取神经介入方法将溶栓剂直接推送到血栓处，颅内压持续升高的患者需行脑室系统分流术。即使如此，严重者仍有可能死亡。

参考文献

1. Stam J. Thrombosis of the cerebral veins and sinuses. *N Engl J Med*. April 2005;352(17):1791–1798.
2. Ferro JM, Canhão P. Cerebral venous sinus thrombosis: update on diagnosis and management. *Curr Cardiol Rep*. September 2014;16(9):523.
3. Kumral E, Polat F, Uzunköprü C, Callı C, Kitiş Ö. The clinical spectrum of intracerebral hematoma, hemorrhagic infarct, non-hemorrhagic infarct, and non-lesional venous stroke in patients with cerebral sinus-venous thrombosis. *Eur J Neurol*. April 2012;19(4):537–543.
4. Sagduyu A, Sirin H, Mulayim S, et al. Cerebral cortical and deep venous thrombosis without sinus thrombosis: clinical MRI correlates. *Acta Neurol Scand*. October 2006;114(4):254–260.

1.8 伴有皮层下梗死和白质脑病的常染色体显性遗传性脑动脉病

病史

患者，女，46岁，表现为偏头痛和两处腔隙性梗死灶，其他方面健康。

诊断：伴有皮层下梗死和白质脑病的常染色体显性遗传性脑动脉病

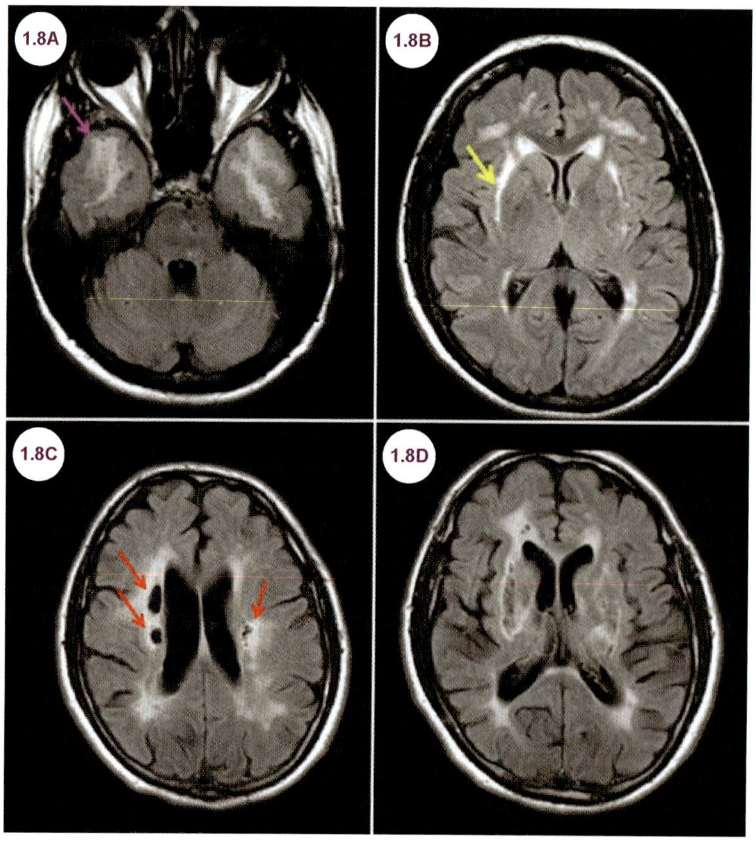

图 1.8A~D 轴位 FLAIR 示广泛性、对称性白质高信号，伴有多发的陈旧性腔隙性梗死灶（红色箭头）。特别是在颞极的白质内（粉色箭头）和外囊（黄色箭头）出现高信号。

概述

伴有皮层下梗死和白质脑病的常染色体显性遗传性脑动脉病(CADASIL)是最常见的遗传性脑卒中疾病,是一种常染色体显性遗传病,基因突变位于 19 号染色体的 notch 3 基因。微血管结构的平滑肌细胞发生退行性变,增厚的血管壁导致血流受阻和缺血,这种改变在脑血管中最明显。

该病可在任何年龄发病,但多数患者在中年时期出现症状。

临床表现

中年患者会出现偏头痛和多发性腔隙性梗死,但缺乏卒中的其他危险因素。在偏头痛期间常有视力或感觉障碍,部分患者会发生癫痫。精神障碍和人格改变常见。最终,患者发展为痴呆。

影像学表现和诊断

T2WI 和 FLAIR 上显示融合的白质高信号影,且绝大多数患者在颞前叶和外囊内可见高信号。丘脑、脑桥和基底节病变常见,枕叶和眶额叶皮层相对不受累。多发陈旧性腔隙性梗死表现为在基底节和皮层下白质的囊性病灶。微出血发生在约 50%的患者中。后期可见全脑萎缩。

动脉病变并不局限于 CNS,皮肤活检有助于诊断。确定诊断需通过基因检测。

治疗

目前尚无直接的治疗措施。使用抗血小板药物是为了预防进一步梗死。尽量减少脑血管病的其他危险因素也很重要,如吸烟、高血压、糖尿病以及血脂异常。几乎所有患者在 65 岁前就已发展为痴呆,很少能超过 70 岁。

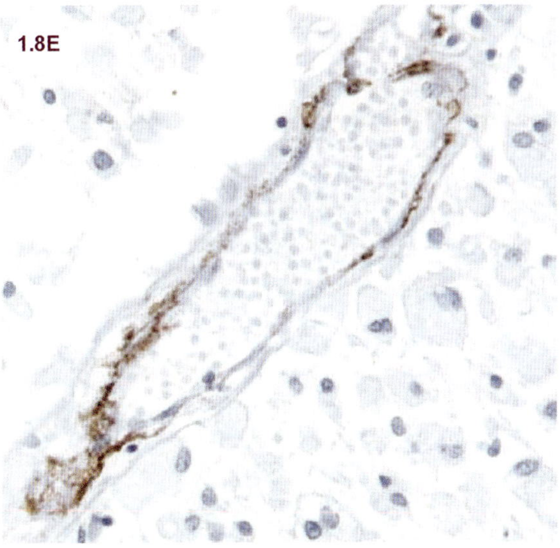

图 1.8E 小血管的 notch 3 免疫组化染色示携带 notch 3 基因的平滑肌和周细胞存在点状染色 (image credit nephron;https://commons.wikimedia.org/wiki/File:CADASIL_-_very_high_mag.jpg)。

参考文献

1. Chabriat H, Joutel A, Dichgans M, Tournier-Lasserve E, Bousser MG. Cadasil. *Lancet Neurol*. July 2009;8(7):643–653.
2. Rinnoci V, Nannucci S, Valenti R, et al. Cerebral hemorrhages in CADASIL: Report of four cases and a brief review. *J Neurol Sci*. July 2013;330(1–2):45–51.
3. Liem MK, Oberstein SA, van der Grond J, Ferrari MD, Haan J. CADASIL and migraine: A narrative review. *Cephalalgia*. November 2010;30(11):1284–1289.

1.9 镰状细胞病

病史

患者,13 岁,患有镰状细胞贫血,出现多次小卒中发作,伴认知功能损害。

诊断：镰状细胞病

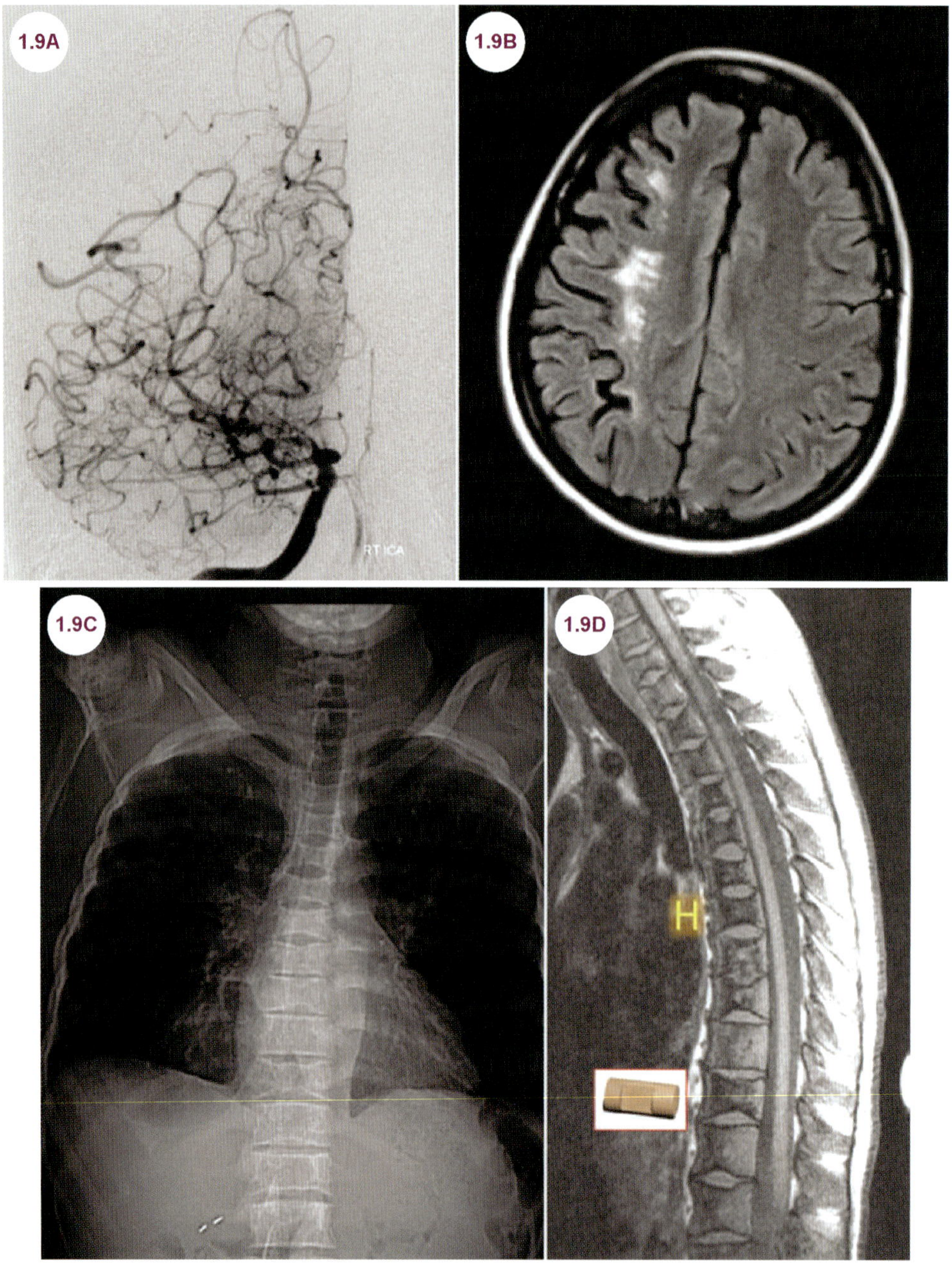

图 1.9A~D (A)血管造影示血管管腔明显不规则，累及 ICA 右侧分叉处和右侧 MCA 的 M1 段，伴有豆纹动脉增生形成的代偿性血管网，类似烟雾病。(B)轴位 FLAIR 示右侧白质多发高信号影。(C，D)一例患有镰状细胞贫血的患者，脊柱前后位 X 线片和矢状位 T1WI 示“林肯积木”征和 H 形椎体。

概述

镰状细胞病(SCD)是一种常染色体隐性遗传性疾病，主要发生在非洲裔人群，也见于地中海或中东血统人群。

在 SCD 中，编码血红蛋白(HbS)β-肽链的基因发生突变，形成两条异常的 β-肽链，这些异常的血红蛋白(HbS)黏结在一起，使红细胞发生扭曲变形，形成拉长的镰刀形红细胞。镰状红细胞僵硬，可塑性降低，无法顺利通过微血管床，导致广泛的缺血和梗死。

临床表现

患者常在儿童早期突然发病，表现为骨骼或腹腔内脏器的剧烈疼痛，常合并感染或脱水。疼痛是由微

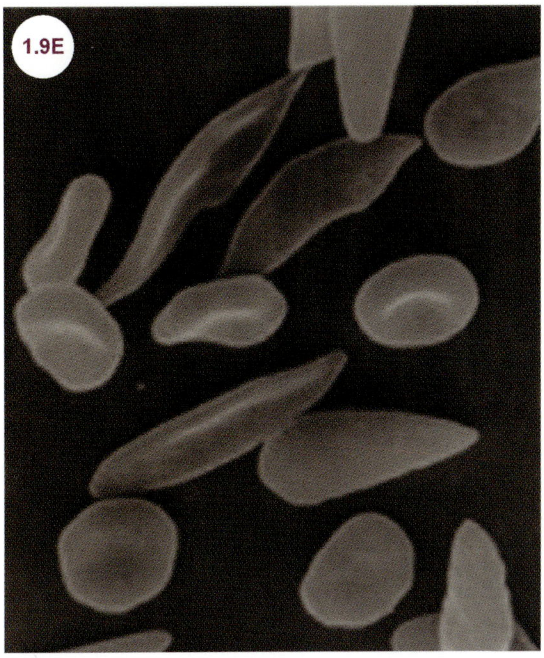

图 1.9E 外周血涂片示镰状红细胞[image credit Drs. Noguchi, Rodgers, and Schechter of the National Institute of Diabetes and Digestive and Kidney Diseases (NIDDK)]。

血管阻塞和随后发生的缺血引起的。

进一步发展,多器官可受累,包括肺(急性胸痛综合征、肺炎)、肾衰竭、腹痛、自体脾切除、骨梗死、骨髓炎、溶血性贫血以及剧烈腹痛。

最常见的神经系统并发症包括大血管及小血管性卒中和认知障碍,发生概率约为该病的 25%。

影像学表现和诊断

在神经系统成像上可观察到包括脑和脊柱的多种表现。脑萎缩最常见,其次为大血管和小血管卒中。也可发生各种血管畸形,包括 moyamoya 综合征、颅内动脉迂曲和动脉瘤。

在脊柱中,终板的微血管梗死会引起终板中心受压,而前缘和后缘不累及,形成椎体的"H"形外观或称"林肯积木"征。但这并不是 SCD 的特异性征象,在 Gaucher 病中也能看到。

外周血涂片显示特征性的镰状红细胞。

治疗

血管闭塞的危险期要使用止痛药、吸氧、水化以及镇痛治疗。羟基脲可使血管阻塞危象的严重程度降到最低。输血可用来治疗症状明显的贫血患者。经颅内多普勒超声可用于 2 岁以上儿童的筛查,并且当存在高危因素时 (>200cm/s),输血治疗可以降低高达 90%的卒中风险。抗血小板和抗血栓形成的药物还尚未在卒中预防方面通过正式治疗测试。骨髓移植是目前已知的唯一治疗方法。

参考文献

1. Hansen GC, Gold RH. Central depression of multiple vertebral end-plates: a "pathognomonic" sign of sickle hemoglobinopathy in Gaucher's disease. *AJR Am J Roentgenol*. August 1977;129(2):343–344.
2. Lenchik L, Rogers LF, Delmas PD, Genant HK. Diagnosis of osteoporotic vertebral fractures: importance of recognition and description by radiologists. *AJR Am J Roentgenol*. October 2004;183(4):949–958.
3. Venkataraman A, Adams RJ. Neurologic complications of sickle cell disease. *Handb Clin Neurol*. 2014;120:1015–1025.
4. Gebreyohanns M, Adams RJ. Sickle cell disease: Primary stroke prevention. *CNS Spectr*. June 2004;9(6):445–449.

1.10 脊髓卒中

病史

患者,男,45 岁,晨起时发现背痛和截瘫。查体:双腿无法运动,感觉丧失,但关节位置觉仍保留,同时伴有尿失禁。

诊断:脊髓前动脉梗死

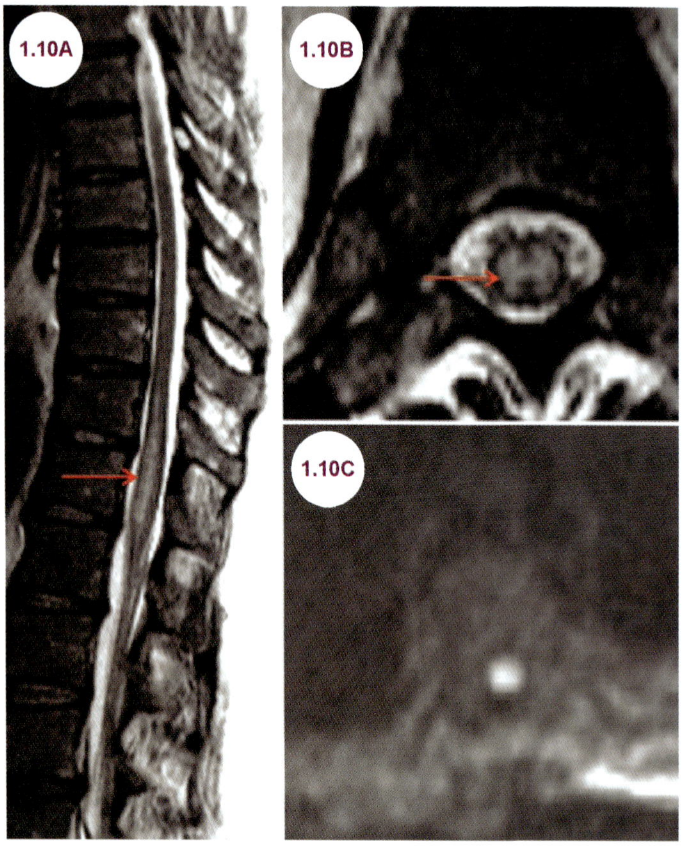

图 1.10A~C (A,B)矢状位和轴位 T2WI 示脊髓圆锥处(红色箭头)的高信号。在轴位图上,病灶位于灰质。(C)轴位 DWI 示脊髓中央弥散受限。

概述

脊髓接受来自其腹侧面的单一脊髓前动脉(ASA)和背侧成对的两条脊髓后动脉(PSA)供血,但在胸椎中段水平以下,这样的结构并不常见。ASA 供应颈段和上胸段脊髓前 2/3 的血供,而 PSA 供应脊髓后索。

在颈段,脊髓的血供来自椎动脉和所谓的节段动脉。在胸腰段,供应脊髓的为根动脉,起自主动脉后面。最大的一只根动脉为 Adamkiewicz 动脉,起自左侧肋间后动脉,供应脊髓的下 2/3。

中段胸髓是一个分水岭区,容易罹患脊髓缺血,原因包括系统性低血压、腹部手术或降主动脉疾病,尤其是在 Adamkiewicz 动脉附近的病变。

ASA 梗死的主要原因为血管炎、伴有抗磷脂抗体的系统性红斑狼疮、严重的动脉粥样硬化、夹层动脉瘤(在起源处闭塞或撕裂)、胆固醇栓塞[手术后、血管成形术后或心肺复苏(CPR)后]、纤维软骨栓塞、脊髓动静脉畸形(AVM)破裂、心源性栓塞疾病、系统性低血压或主动脉手术操作。更多的情况下原因不明。

临床表现

ASA 梗死累及脊髓前 2/3,脊髓上下累及范围不同。以四肢瘫或截瘫,以及病灶水平以下的痛温觉丧失为特征。此外,还包括自主神经功能紊乱以及肠道膀胱潴留或失禁。如果颈髓受累,呼吸也会受影响。常伴明显的疼痛。由于脊髓休克,患者可表现为急性下运动神经元症状,即四肢软瘫和反射消失。由于脊髓后索不受累,轻触觉和关节位置觉是保留的。

与脑梗死急性起病不同,ASA 梗死症状逐渐加重,持续时间超过 10 小时。

影像学表现和诊断

在 MRI 上,T2WI 显示脊髓的前 2/3 呈高信号影,灰质常先受累。弥散受限在数小时内就能观察到,并且持续到 1 周。增强后有轻微强化或无强化。在超急性期,由于前角细胞呈高信号,可以看到“猫头鹰眼”征的影像表现,但这一征象也可见于其他神经系统疾

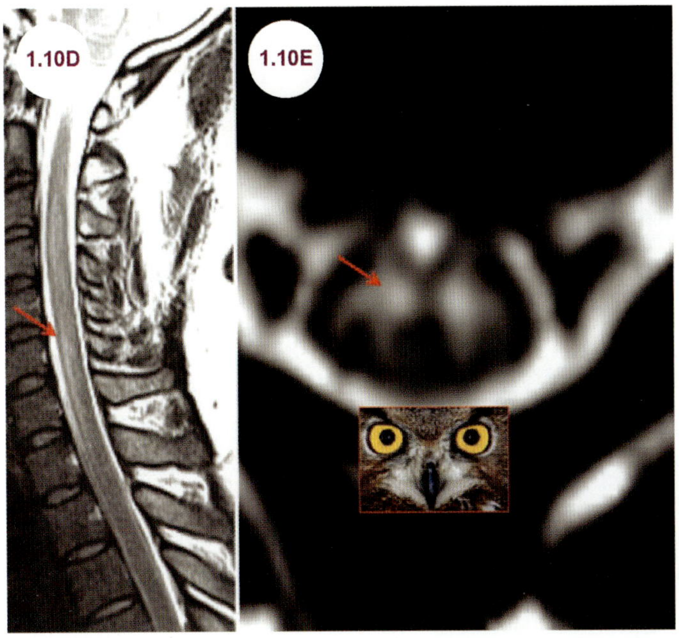

图 1.10D,E　脊髓前动脉梗死患者，矢状位和轴位 T2WI 示脊髓前角细胞高信号，轴位图上呈“猫头鹰眼”征。

病，如视神经脊髓炎。

在某些病例中，需行脊髓血管造影，以证实血管闭塞的存在，与炎性或感染性脊髓病相鉴别。然而，和这些脊髓病相比，ASA 梗死时脑脊液(CSF)是正常的。

治疗

目前，无直接有效的治疗措施，支持性治疗包括膀胱和直肠功能的护理，以及积极进行康复治疗。仅有 50%的患者能恢复独立行走能力。

参考文献

1. Rigney L, Cappelen-Smith C, Sebire D, Beran RG, Cordato D. Nontraumatic spinal cord ischaemic syndrome. *J Clin Neurosci.* October 2015;22(10):1544–1549.
2. Gaeta TJ, LaPolla GA, Balentine JR. Anterior spinal artery infarction. *Ann Emerg Med.* July 1995;26(1):90–93.

1.11　脑小血管病

病史

患者，男，76 岁，他的妻子注意到患者在过去几年内有轻微的认知障碍。

诊断：脑小血管病

见图 1.11A~D。

概述

血管性痴呆(VD)，也被称为多发性梗死性痴呆，典型者以认知的缓慢逐步下降为特征。但表现可能轻微或缺乏临床症状，因为梗死灶可能是临床静默型，或者患者在出现临床表现前就已经恢复了功能。皮层下血管性痴呆(Binswanger 病)特指的就是皮层下血管病引起的痴呆。

筛选方法和诊断标准的不同导致报道中的患病率和发生率存在差异。据估计，超过 65 岁的个体患病率为 1.2%~4.2%。

脑小血管病(MVD)是 FLAIR 和 T2WI 图上高信号的常见原因，常见于患高血压和有其他血管风险因素的老年患者，如吸烟、糖尿病和血脂异常。

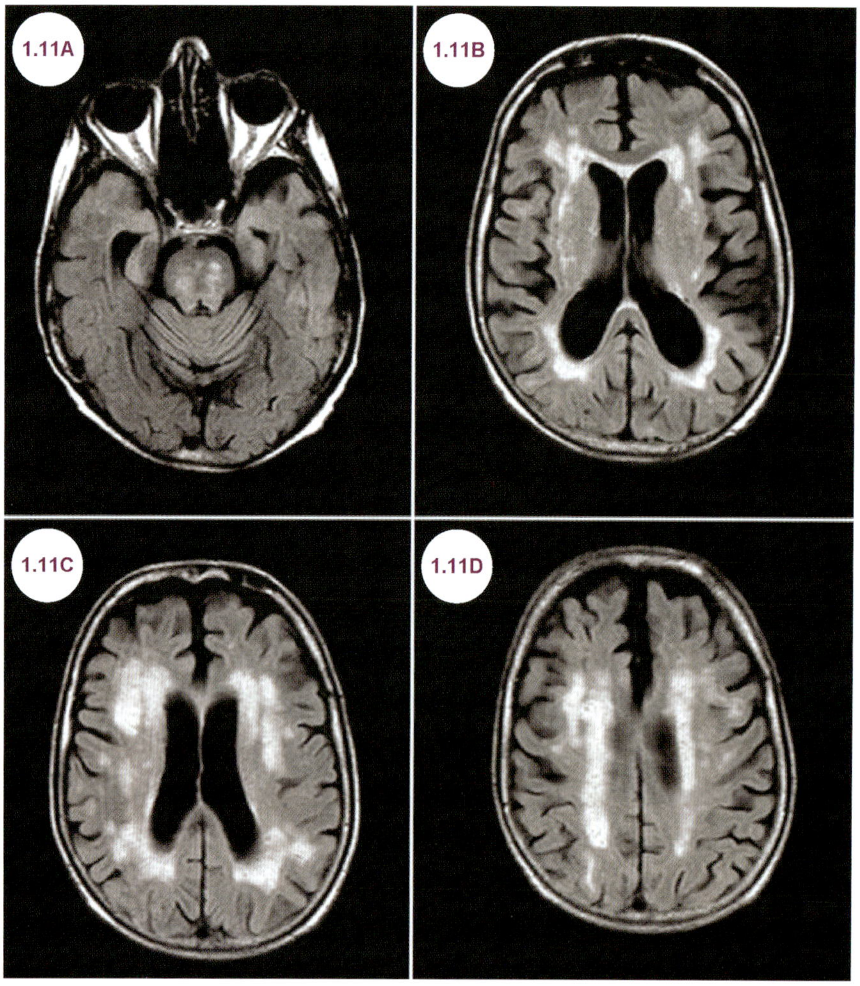

图 1.11A~D 轴位 FLAIR 示对称性、融合的脑室周围高信号病灶，在脑桥中心也有类似病灶，符合 MVD。

临床表现

在老年患者中，一定程度的 MVD 是正常的。广泛的病灶可能会引起皮层下痴呆。其特征包括以下几点。

- 局灶性运动症状。
- 早期步态障碍，如磁性步态或帕金森样步态。
- 站立不稳或频繁跌倒。
- 早期无法解释的尿频、尿急或尿失禁。
- 假性延髓性麻痹。
- 人格改变，如淡漠或抑郁。
- 认知损害，尤其是执行功能。

影像学表现和诊断

MVD 表现为 FLAIR 和 T2WI 上的白质高信号影，无占位效应或强化。在许多情况下，MVD 和 MS的病灶难以鉴别。由 MVD 引起的白质病变比 MS 引起的更常见，尤其在老年人中。因此评估时，病史和体格检查至关重要。MVD 的病灶更加散在，贯穿整个大脑白质，而在 MS 中，病灶更常见于脑室周围。此外，MS 病灶在胼胝体和幕下可以出现，但很少见。在 MVD 严重的患者中，白质病灶具有融合的影像表现。

治疗

对于有轻度认知损害或在影像上有轻度脑血管病证据的患者，建议采取措施降低风险因素，包括控制高血压、糖尿病，以及生活方式和行为的改变，如健康饮食、戒烟和锻炼。

参考文献

1. Román GC, Erkinjuntti T, Wallin A, Pantoni L, Chui HC. Subcortical ischaemic vascular dementia. *Lancet Neurol*. November 2002;1(7):426–436.
2. Biessels GJ. Diagnosis and treatment of vascular damage in dementia. *Biochim Biophys Acta*. November 22, 2015.

（吴阖　张静 译）

第2章 脑出血

2.1 高血压性脑出血

病史

患者,女,54岁,突发头痛并晕倒在家。查体患者无意识。

诊断:高血压性脑出血

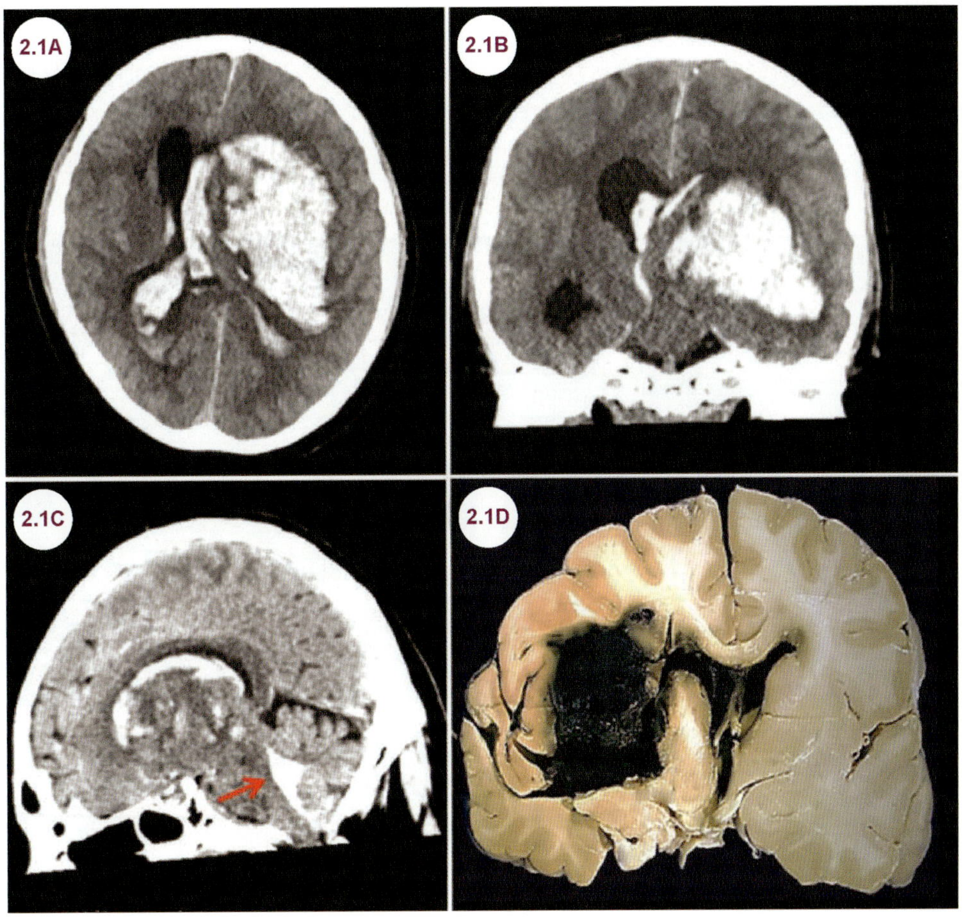

图 2.1A~D (A~C)轴位、冠状位及矢状位CT示左侧基底节区大量出血,并破入侧脑室内及第四脑室(红色箭头)。(D)基底节并脑室内出血的大体病理标本。

概述

脑实质内出血(IPH)占脑卒中的10%~20%。病理机制是小的穿支动脉破裂,由慢性高血压(HTN)所致动脉管壁薄弱,是IPH最大但可改变的危险因素。慢性HTN会导致脑内小的穿支动脉管壁脂肪透明样变性。

高密度胆固醇的降低也会增加IPH的发生风险,

尤其是在患有 HTN 的患者中。IPH 在亚裔和非裔美国人中更常见，且男性多于女性，可能是由于在这些人群中 HTN 的发生率更高。

抗凝药物的应用是 IPH 最常见的医源性因素。应用华法林的患者发生 IPH 的总体风险为每年 0.5%~1%，对于 INR>2 的患者，其发生率显著增加。患者抗凝治疗时，额外应用阿司匹林、HTN、高龄、大脑淀粉样血管病（CAA），均会增加脑出血的风险，这样的出血往往是毁灭性的，常导致死亡。

过度饮酒和吸烟以及拟交感神经药物，如可卡因和安非他命均会增加脑出血的风险。这些物质会引起血管炎或者血压急性升高，导致已经存在病变的血管发生破裂。

临床表现

单独依靠临床症状，高血压性 IPH 很难与缺血性脑卒中相鉴别，尽管二者会有一些差异。与缺血性脑梗死倾向于急性发作不同，IPH 症状逐渐进展持续超过 30 分钟，24 小时后血肿的扩大并不常见，一旦发生，常提示预后较差。和缺血性卒中相比，IPH 由于血肿快速扩大引起的占位效应以及增加的颅内压（ICP），更容易引起意识水平下降、头痛以及恶心和呕吐。最后，脑出血引起的临床表现比缺血性事件引起的多少有些不同，因为出血并不遵从界限清晰的血管支配区。

高血压性 IPH 的常见部位为基底节区（尤其是壳核）、丘脑、脑桥和小脑。

- 基底节区：基底节，尤其是壳核，是 IPH 最常见的部位。患者表现为对侧偏瘫和感觉障碍。较大的出血可造成失语或忽视综合征（取决于大脑的哪一侧受累）、视觉障碍以及意识水平下降，可进展为昏迷，尤其是发生在脑干伴有占位效应时。大量出血会破入脑室系统，引起意识水平下降、严重头痛以及恶心和呕吐。最后，可出现脑积水导致长期的认知障碍。
- 丘脑：丘脑出血表现为对侧感觉障碍以及偏

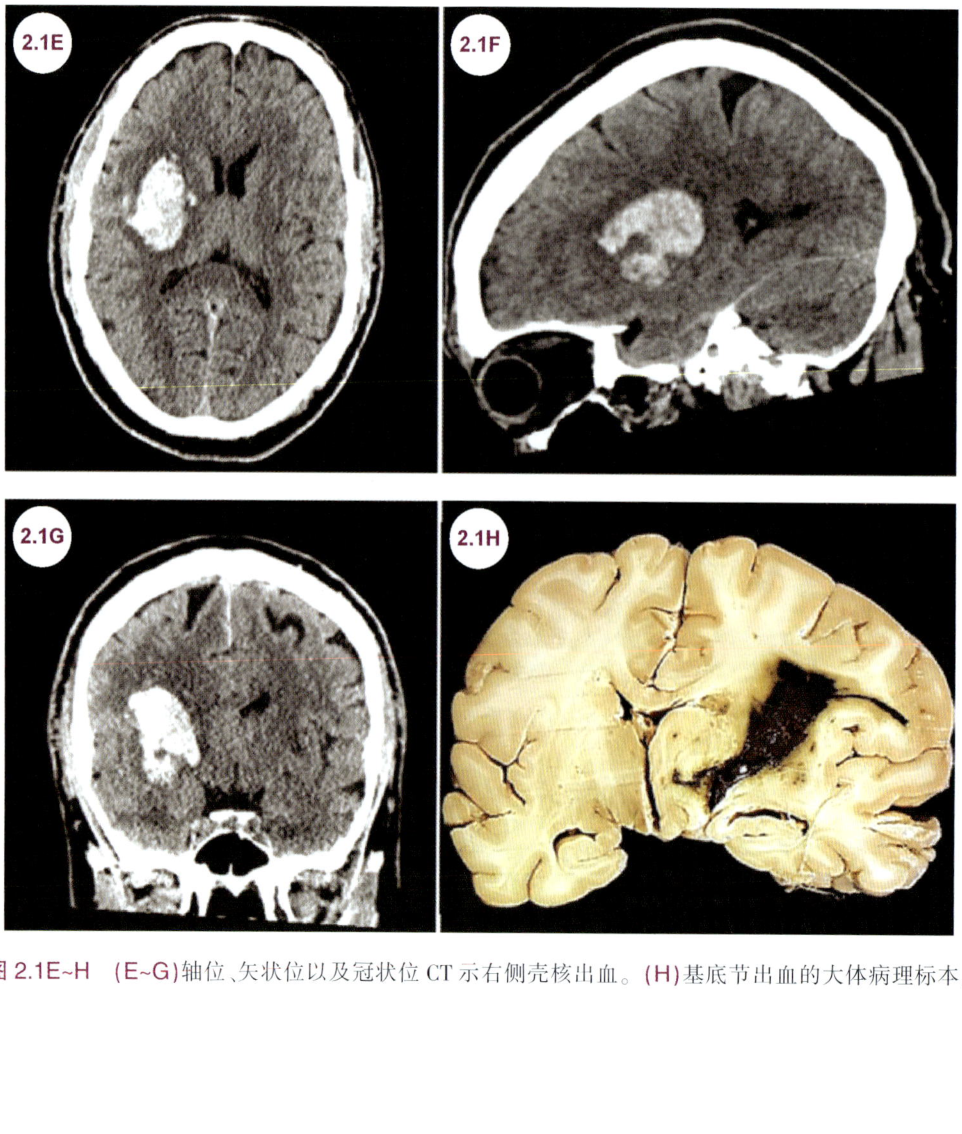

图 2.1E~H　(E~G)轴位、矢状位以及冠状位 CT 示右侧壳核出血。(H)基底节出血的大体病理标本。

瘫，这是由通过内囊后肢的皮质脊髓束受压所致。可引起失语或忽视综合征。较大的丘脑出血也可破入脑室或推挤丘脑上部，从而引起垂直凝视障碍。

- 脑桥：脑桥出血是毁灭性的，且往往是致命性的。脑桥出血是由起自基底动脉进入脑桥的穿支动脉破裂所致。患者快速出现四肢硬瘫痪和去大脑强直。

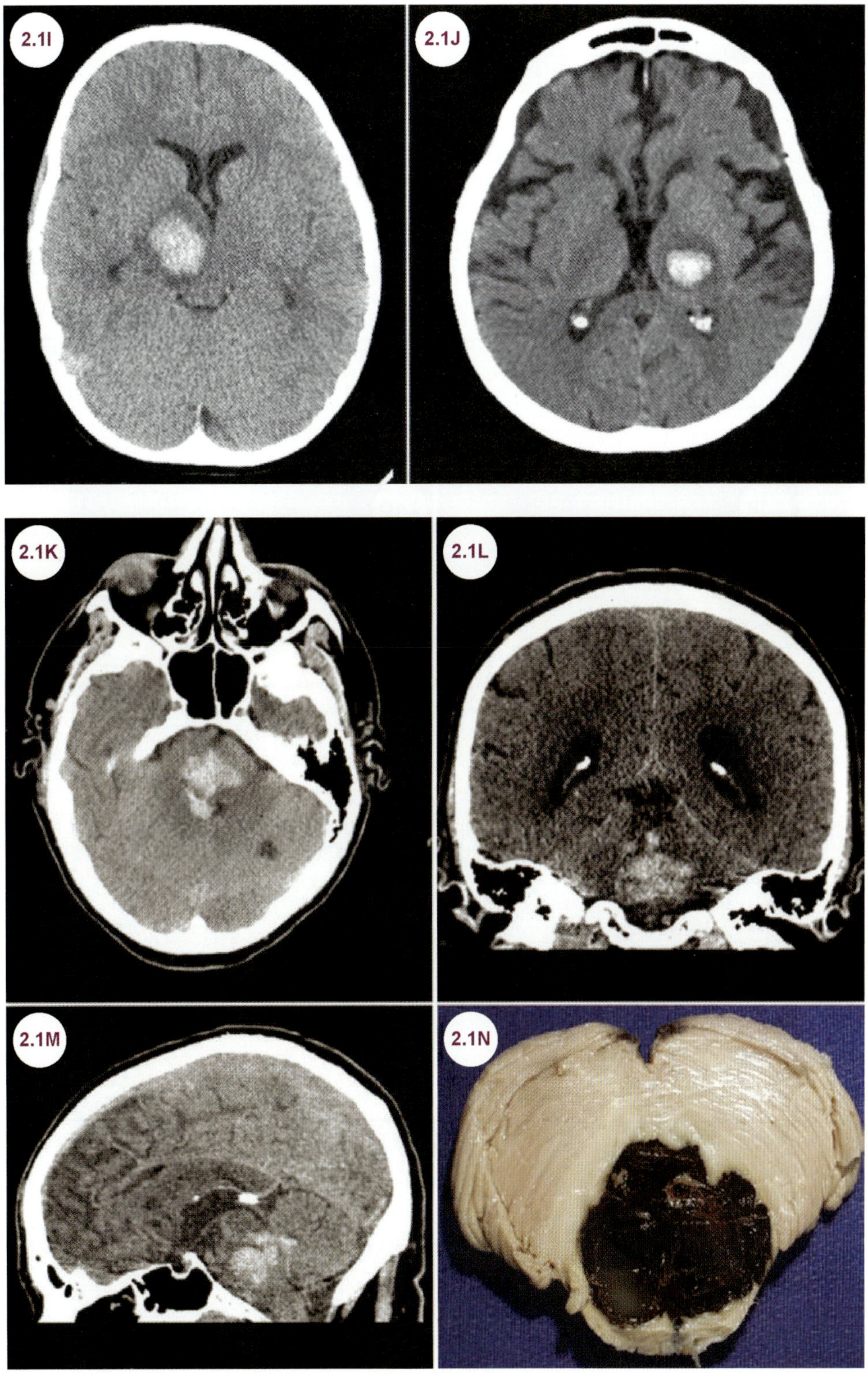

图 2.1I~N (I,J)轴位 CT 示两例不同患者右侧和左侧丘脑的出血。(I)显示对中脑的占位效应明显。(K~M)轴位、冠状位和矢状位 CT 示脑桥出血并破入第四脑室。(N)脑桥出血的大体病理标本。

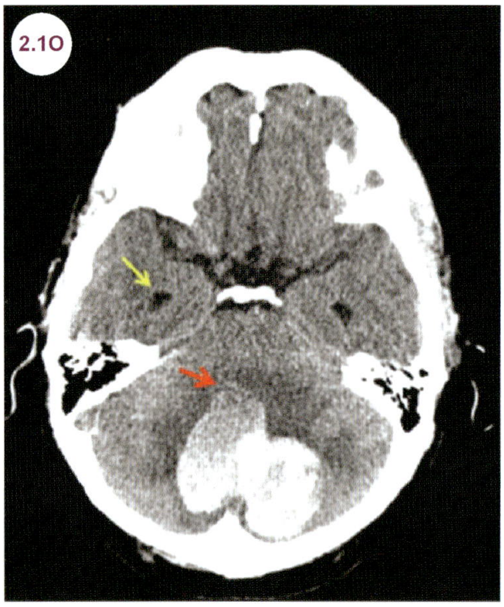

图 2.1O 轴位 CT 示小脑出血并破入第四脑室（红色箭头）。黄色箭头显示侧脑室颞角扩大。

典型者表现为昏迷和微弱的脑干反射，针尖样瞳孔。患者整体预后较差，尤其是出现昏迷时。多数患者无法存活，即便存活，也是没有意义的。在某些情况下，如果一开始出血量很少或是由潜在血管病变引起的出血，一定程度的恢复也是有可能的。

- 小脑：小脑出血约占所有 IPH 的 10%。临床表现为头痛、共济失调、眩晕/头晕和呕吐。由于第四脑室阻塞，患者可能会发生急性、致命性的梗阻性脑积水。

影像学表现和诊断

对于怀疑 IPH 的患者，CT 是首选影像检查。对急性高血压性脑出血具有 100%的敏感性和特异性。

MRI 主要用于检出任何可能导致 IPH 的病因。出血的表现取决于 MRI 检查的时间和应用的序列（T1WI 对T2WI），如表 2.1.1。MRI 表现反映了血肿内

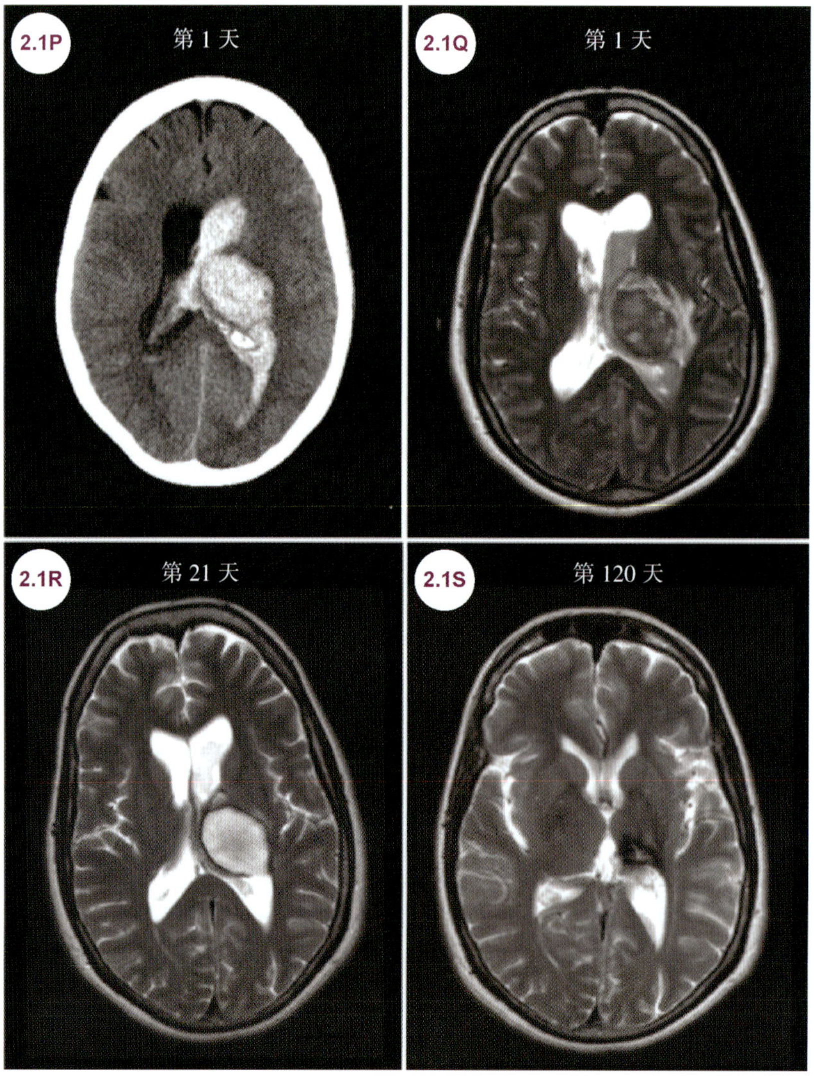

图 2.1P~S （P）轴位 CT 示左侧丘脑巨大出血并破入脑室。（Q~S）轴位 T2WI 示第 1 天、第 21 天和第 120 天的脑出血表现。

表 2.1.1 血液的 MRI 表现

时间	T1WI	T2WI	成分
超急性期 (0~1 天)	等信号	高信号	氧合血红蛋白
急性期 (1~3 天)	等信号	低信号	脱氧血红蛋白
亚急性早期 (4~7 天)	高信号	低信号	细胞内高铁血红蛋白
亚急性晚期 (>7 天)	高信号	高信号	细胞外高铁血红蛋白
慢性期 (>2 周)	低信号	低信号	含铁血黄素/铁蛋白

的成分。梯度回波序列是检测已分解的陈旧性出血的最佳序列。

治疗

患者应被收住监护病房，以密切监测呼吸和循环状态。由于脑干功能障碍或意识水平低迷而不能保证气道安全的患者应行机械通气。IPH 患者意识降低最常见的原因是早期血肿扩大，其发生率约为 40%。

针对血肿本身，目前尚无被证实能改善预后的治疗。一项试验表明活化的凝血因子Ⅶa 可以降低血肿扩大的体积，但却不能影响患者预后。应用抗凝治疗的患者应给予维生素 K，以及新鲜冰冻血浆或重组凝血因子Ⅶa 二者中的一种。目前，尚无证据支持患者输注血小板作为抗血小板的药物。

对于巨大血肿和神经功能差的患者，放置脑室内监视器以测量颅内压(ICP)是有帮助的。ICP 升高的患者可以通过脑室插管行脑脊液引流。对于即将发生脑疝的患者，应采取其他减轻脑水肿的干预措施，如甘露醇或过度换气。

美国心脏协会对于高血压的治疗指南如下。

- 如果收缩压>200mmHg 或平均动脉压(MAP)>150mmHg，应考虑通过持续静脉滴注积极降低血压，同时要频繁检查血压(每 5 分钟)。
- 如果动脉压>180mmHg 或 MAP>130mmHg，同时有证据证明或怀疑 ICP 升高时，应考虑监测 ICP，同时间断或持续静脉给药降低血压，以维持大脑灌注压为 60~80mmHg。
- 如果收缩压>180mmHg 或 MAP>130mmHg，同时无证据证明或可疑 ICP 升高，应考虑适度降低血压(目标 MAP 为 110mmHg 或目标血压为 160/90 mmHg)，同时每 15 分钟检查一次血压。

谨防危重患者并发症的发生至关重要，如感染、深静脉血栓以及电解质紊乱。抗癫痫药物仅建议对发生抽搐(其在脑叶出血的患者中更常见)的患者使用。

“致命性肠胃炎”定义为由未知小脑疾病引起的恶心、呕吐并最终致命。通过脑室外引流缓解 ICP 的增高可以挽救生命。直径>3cm 的血肿是造成神经功

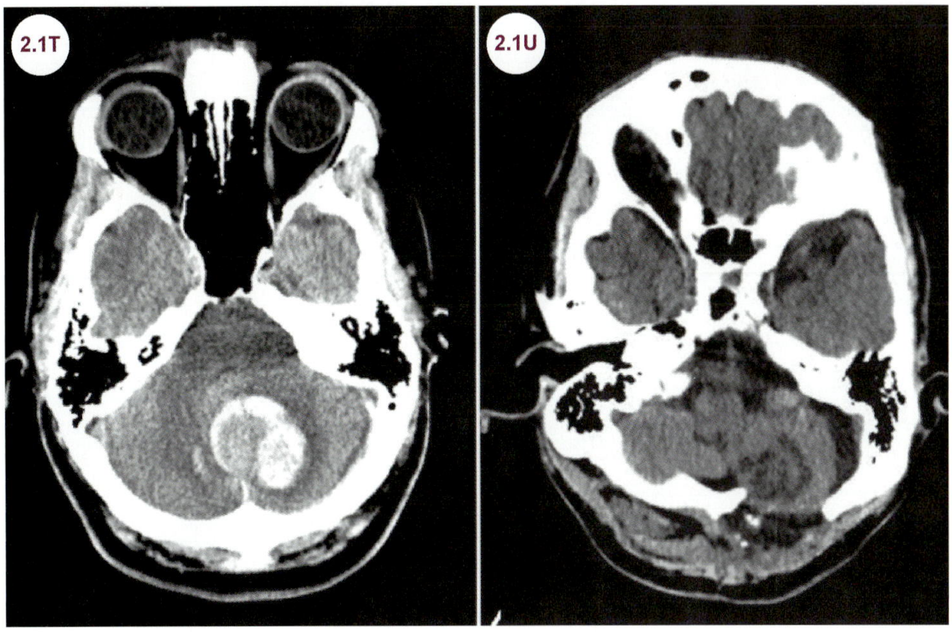

图 2.1T，U (T)轴位 CT 示小脑出血。(U)血肿清除后的轴位 CT。

能下降的最危险因素，应行神经外科血肿清除手术。对于血肿较小的患者，应通过临床和影像两方面密切监测血肿是否扩大。

参考文献

1. Elliott J, Smith M. The acute management of intracerebral hemorrhage: a clinical review. *Anesth Analg*. May 2010;110(5):1419–1427.
2. Flower O, Smith M. The acute management of intracerebral hemorrhage. *Curr Opin Crit Care*. April 2011;17(2):106–114.
3. Manno EM. Update on intracerebral hemorrhage. *Continuum (Minneap Minn)*. June 2012;18(3):598–610.
4. Adeoye O, Broderick JP. Advances in the management of intracerebral hemorrhage. *Nat Rev Neurol*. November 2010;6(11):593–601.
5. Hemphill JC 3rd, Greenberg SM, Anderson CS, et al. Guidelines for the management of spontaneous intracerebral hemorrhage: A guideline for healthcare professionals from the American Heart Association/American Stroke Association. *Stroke*. July 2015;46(7):2032–2060.

2.2 叶性出血/脑叶出血

病史

患者，男，75 岁，突发头痛和双眼左侧同向性偏盲。

诊断：淀粉样脑血管病引起的脑叶出血

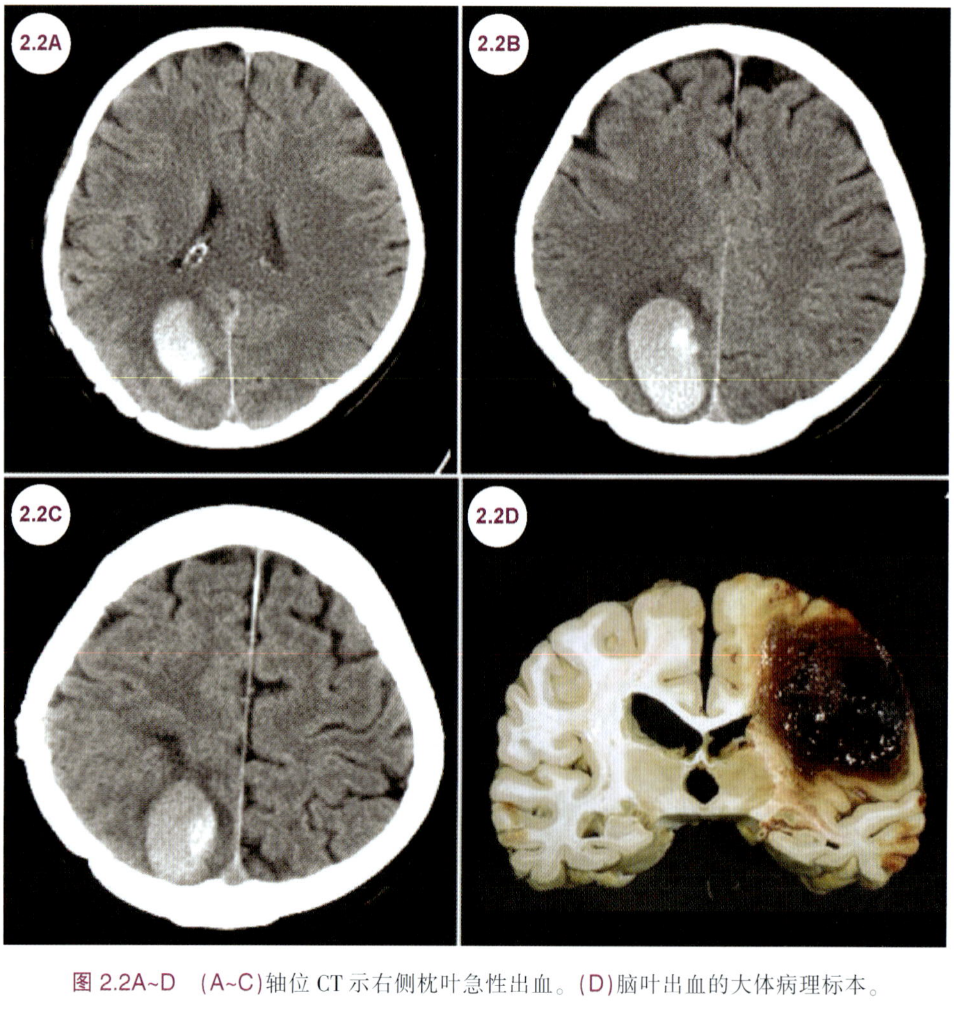

图 2.2A~D (A~C)轴位 CT 示右侧枕叶急性出血。(D)脑叶出血的大体病理标本。

概述

皮层下脑叶内出血被称作脑叶出血。脑叶出血最常见于老年人和非高血压患者，并且和 CAA 密切相关。当皮层和脑膜的小动脉内 β-淀粉样蛋白异常聚集时，易发生出血，典型者表现为同时发生或处于不同阶段的多发出血。出血常见于额叶和枕叶，以基底节、脑干和小脑不受累为特征，原因不明。

具有载脂蛋白 E 基因的同位基因 e2 或 e4 的患者，脑叶出血风险会增高，其同时也是慢性高血压的独立风险因素。

临床表现

患者表现为头痛和快速进展的局灶性神经功能损害，取决于出血部位。如果脑干受压明显或 ICP 快速升高，可导致意识丧失。

影像学表现和诊断

CT 扫描对脑叶出血具有 100%的敏感性。

CAA 可能的诊断可以通过恰当的临床检查和影像的支持性证据获得，但确诊必须通过对血管的病理检查。淀粉样蛋白用刚果红染色明显，同时在偏振光下显示为黄-绿双折射。

治疗

并没有确定性的治疗，但应避免抗血小板药物及抗凝治疗。在某些情况下，尤其是存在威胁生命的占位效应时，应考虑外科血肿清除，但尚无证据支持这种做法。患者应被收住监护室，以密切监测呼吸和循环状态。

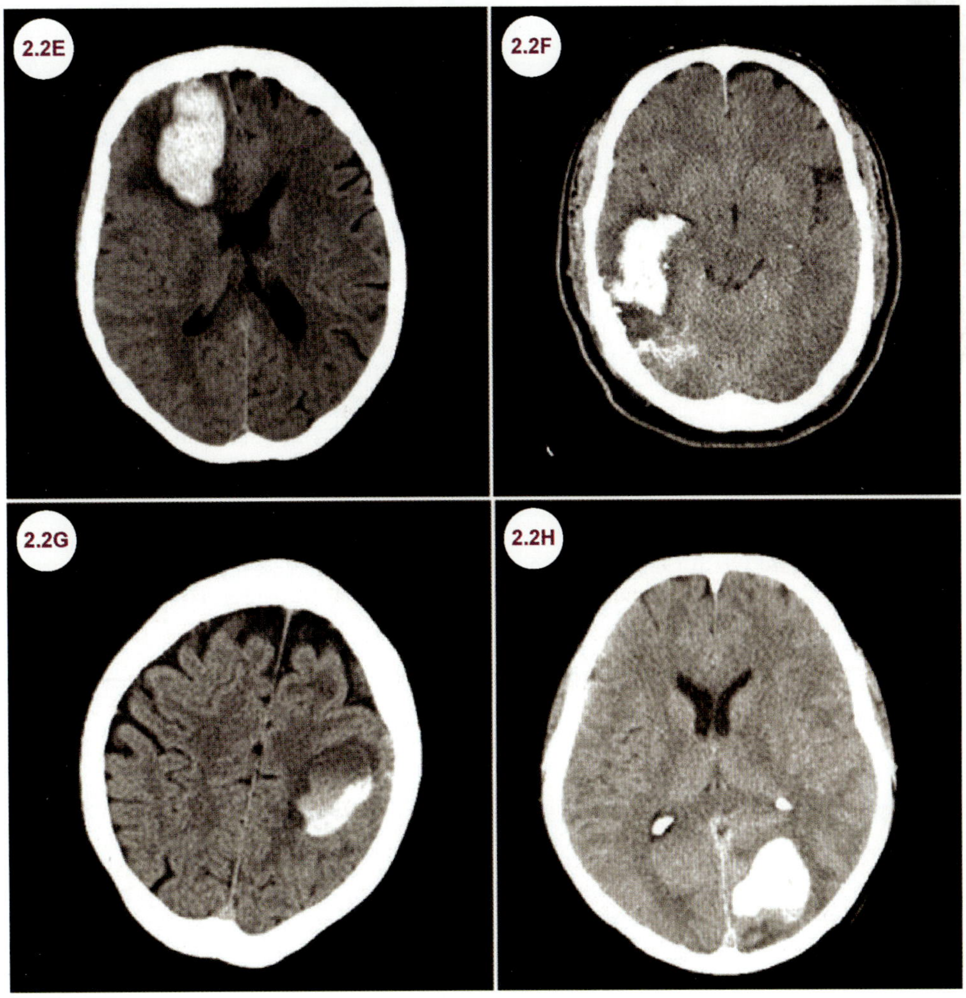

图 2.2E~H 轴位 CT 示四例不同患者的额叶、颞叶、顶叶和枕叶出血。

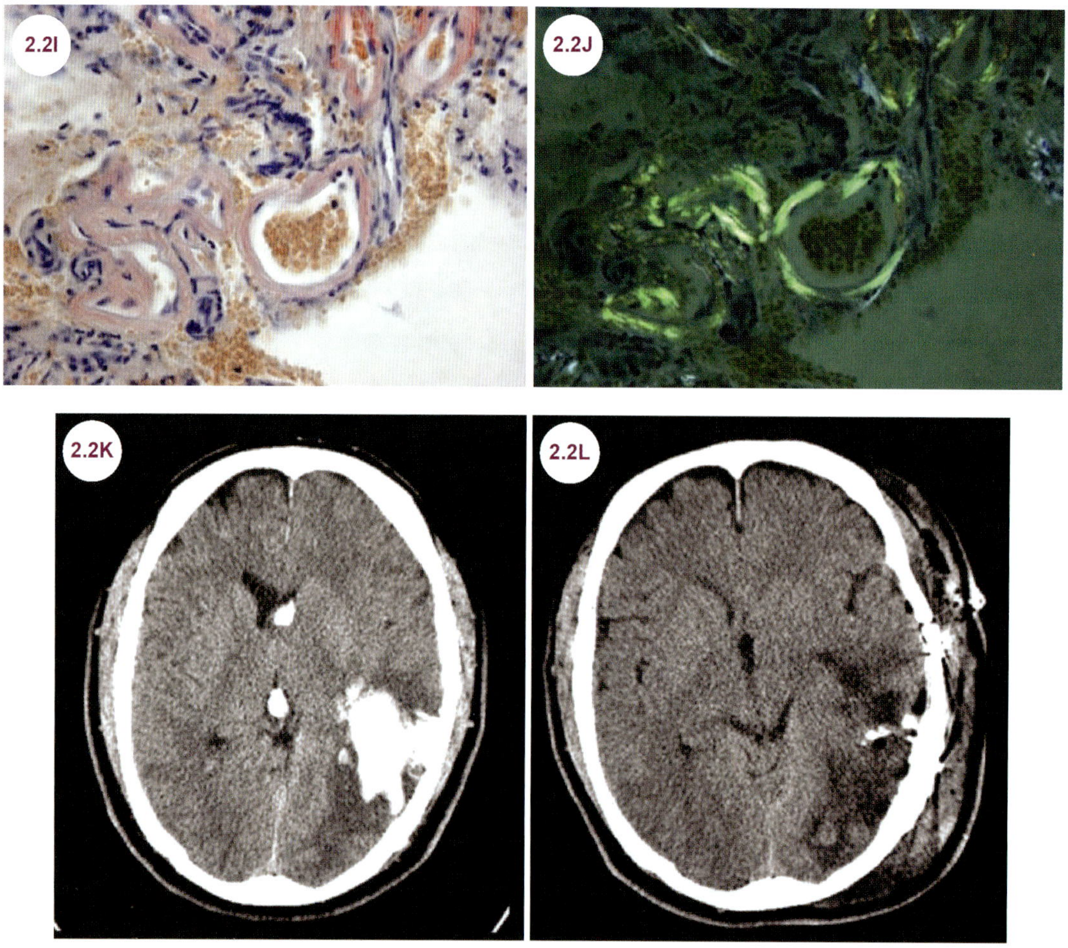

图 2.2I~L (I,J)脑淀粉样血管病在刚果红染色时在透明的血管壁有淀粉沉积(红色),在偏振光下有双折射(image credit Marvin 101)。(K,L)轴位 CT 示左侧颞叶血肿清除前后。

参考文献

1. Li XQ, Su DF, Chen HS, Fang Q. Clinical neuropathological analysis of 10 cases of cerebral amyloid angiopathy-related cerebral lobar hemorrhage. *J Korean Neurosurg Soc*. July 2015;58(1):30–35.
2. Mehndiratta P, Manjila S, Ostergard T, et al. Cerebral amyloid angiopathy-associated intracerebral hemorrhage: pathology and management. *Neurosurg Focus*. April 2012;32(4):E7.
3. Izumihara A, Suzuki M, Ishihara T. Recurrence and extension of lobar hemorrhage related to cerebral amyloid angiopathy: multivariate analysis of clinical risk factors. *Surg Neurol*. August 2005;64(2):160–164.
4. Thanvi B, Robinson T. Sporadic cerebral amyloid angiopathy—an important cause of cerebral haemorrhage in older people. *Age Ageing*. November 2006;35(6):565–571.

2.3 β-淀粉样蛋白相关性血管炎

病史

患者,男,65 岁,既往健康,近期出现进行性痴呆。

诊断：β-淀粉样蛋白相关性血管炎

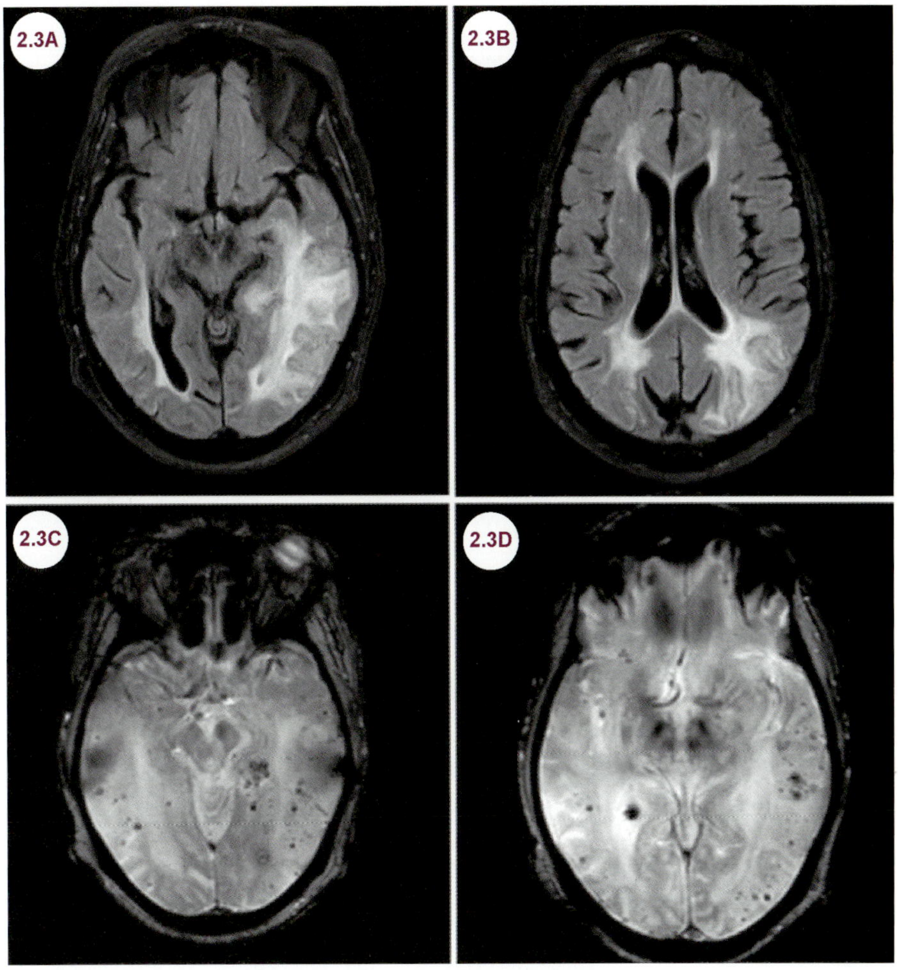

图 2.3A~D　(A,B)轴位 FLAIR 示广泛的白质病变，主要位于左侧颞叶和双侧枕叶。(C,D)轴位梯度回波成像示广泛点状陈旧性出血灶，散在分布于整个脑实质，主要位于枕叶和颞叶。

概述

β-淀粉样蛋白相关性血管炎（ABRA）是以淋巴细胞和巨噬细胞透壁浸润血管壁为特征，在 CAA 背景下，伴有肉芽肿和多核巨细胞形成。

血管炎累及小-中等大小的柔脑膜动脉，被认为

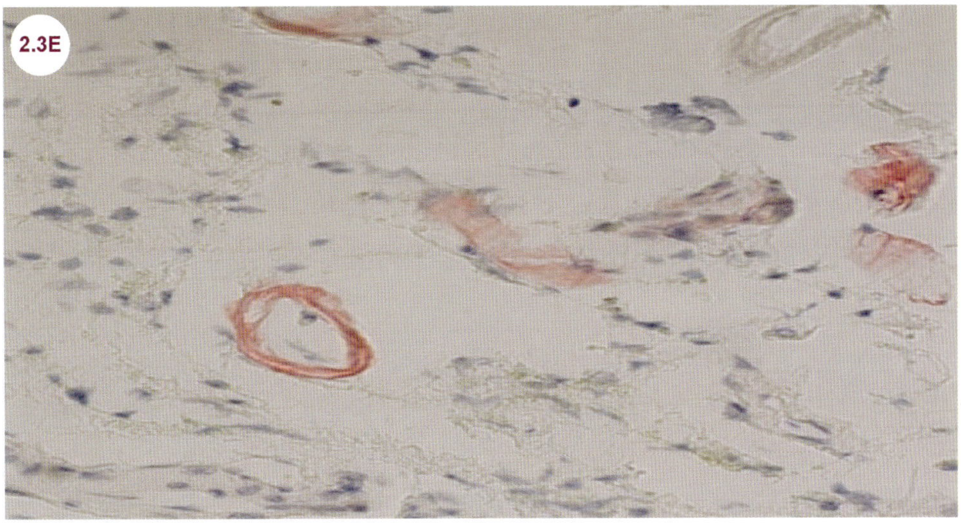

图 2.3E　刚果红染色示血管壁淀粉样蛋白沉积［image credit Dr. Seema Shroff, Fellow, New York University Langone Medical Center (NYULMC)］。

是沉积在血管壁的β-淀粉样蛋白引起的免疫反应。

临床表现

患者表现为亚急性痴呆、癫痫、局灶性神经功能症状和头痛，和那些非炎性CAA相比，该病发病年龄更小。

影像学表现和诊断

影像表现为白质区高信号影，常是非对称性，微出血在MRI梯度回波或T2WI上观察最佳。微出血的分布与白质病灶并不匹配，同时临床病程和病灶大小具有相关性。病灶缩小则临床症状改善，病灶扩大则症状复发。明确诊断需活检。

治疗

应用免疫抑制剂治疗。

参考文献

1. Tschampa HJ, Niehusmann P, Marek M, Mueller CA, Kuchelmeister K, Urbach H. MRI in amyloid beta-related brain angiitis. *Neurology*. July 2009;73(3):247.
2. Danve A, Grafe M, Deodhar A. Amyloid beta-related angiitis—a case report and comprehensive review of literature of 94 cases. *Semin Arthritis Rheum*. August 2014;44(1):86–92.

2.4 缺血性脑卒中出血性转化

病史

患者，女，71岁，缺血性脑卒中接受t-PA治疗后，出现抽搐和反应迟钝。

诊断：缺血性脑卒中出血性转化

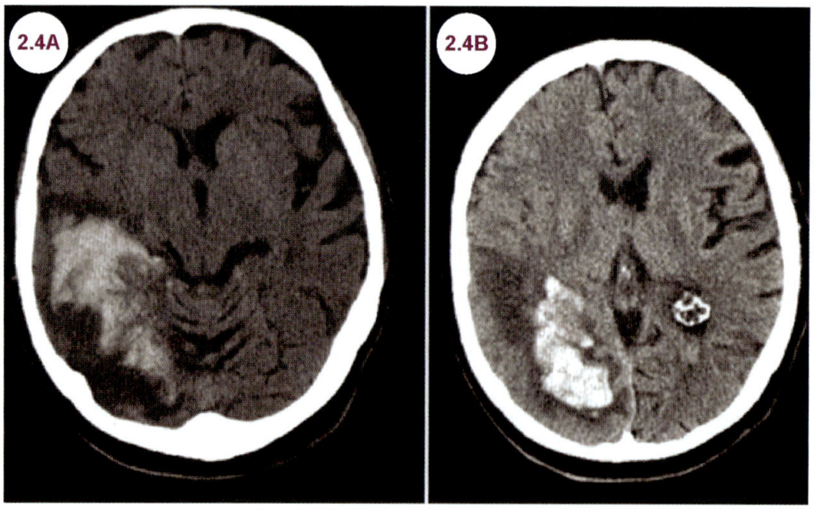

图2.4A，B 轴位CT示在右侧大脑后动脉梗死区内出现大片状出血。

概述

缺血性脑卒中，尤其是应用t-PA治疗后，是发生IPH的重要原因。脑梗死应用t-PA后出现有症状性出血的概率约为6%，且会因为某些因素出现偏差而增高，这些因素包括标准化t-PA方案、较大的梗死、皮层梗死、房颤所致梗死、高龄、血小板减少以及高血糖。在这些因素中，大面积梗死是最危险的因素。

脑梗死后可以观察到两种类型的出血：小的点状出血，被称作出血性梗死；缺血区中较大的血肿，被称作脑实质血肿。

点状出血可见于约 50%的较大梗死中，而较大的脑实质血肿并不常见。接受溶栓治疗的患者，脑实质血肿常发生在 24 小时内，而未接受溶栓治疗的患者，则会在 4 天内发病。

临床表现

点状出血是无症状的，也不会产生临床后果，被认为是较大梗死内血管床再灌注后自然演变的一部分。

较大的脑实质血肿可以导致病情快速、明显的恶化。临床表现取决于出血发生的区域及大小。发生脑实质血肿的患者预后较差，死亡率高。

影像学表现和诊断

对于怀疑出血性转化的患者，CT 是首选的检查方式。点状出血表现为小的高密度灶，典型者发生在侧支循环丰富的灰质区。

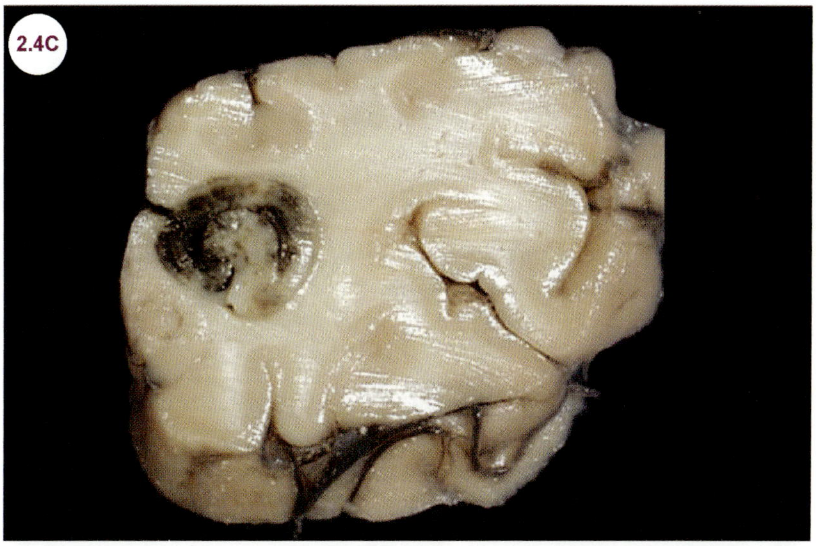

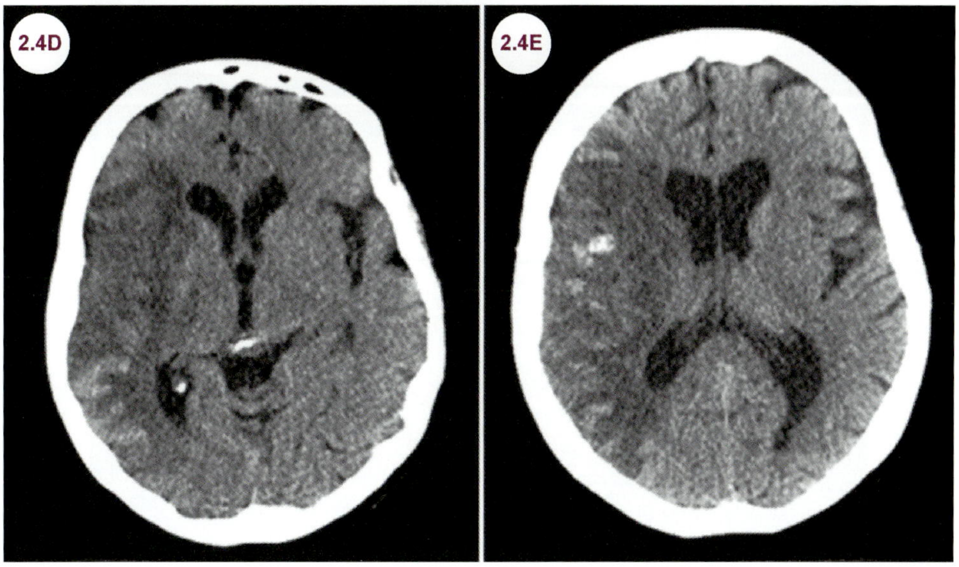

图 2.4C~E　(C)出血性梗死的大体病理标本。(D,E)轴位 CT 示右侧大脑中动脉梗死区内点状出血。

如图 2.4A,B 所见，较大的脑实质出血可能会占据整个梗死区域，对周围脑组织产生明显的占位效应,伴继发性梗死。

治疗

经证实的有效的治疗非常有限,仅限于支持治疗以及防范出血和血肿扩大。

参考文献

1. Zhang J, Yang Y, Sun H, Xing Y. Hemorrhagic transformation after cerebral infarction: current concepts and challenges. *Ann Transl Med*. August 2014; 2(8):81.
2. Sussman ES, Connolly ES Jr. Hemorrhagic transformation: a review of the rate of hemorrhage in the major clinical trials of acute ischemic stroke. *Front Neurol*. June 2013;4:69.

2.5 肿瘤性出血

病史

患者,女,76 岁,出现头痛和右侧视野缺损。

诊断:肿瘤性出血

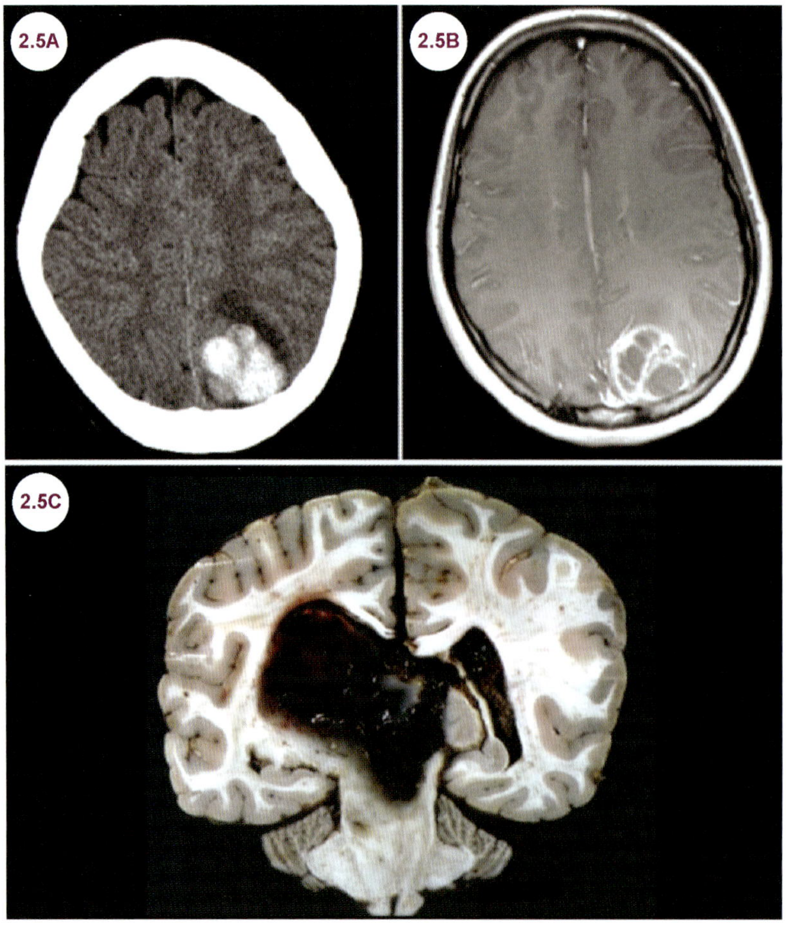

图 2.5A~C (A)轴位 CT 示左侧顶叶出血灶。(B)轴位增强 T1WI 示一潜在的肿瘤。(C)一破入脑室的出血性肿瘤的大体病理标本(image credit www.wikidoc.org via Professor Peter Anderson, DVM, PhD, and published with permission © PEIR, University of Alabama at Birmingham, Department of Pathology)。

概述

高级别原发脑肿瘤可出血并进入肿瘤坏死中心，且出血是肿瘤的主要症状。8%~9%的胶质母细胞瘤会发生出血，约 2%的患者出血是其主要症状。在儿童，髓母细胞瘤是和出血相关的常见肿瘤。低级别肿瘤较少出血。

其他易伴发出血的原发性中枢神经系统(CNS)肿瘤包括少突胶质细胞瘤、颅咽管瘤、听神经鞘瘤、室管膜瘤、垂体腺瘤以及脉络丛乳头状癌。

某些转移瘤也易于出血。有高度出血倾向的转移瘤为黑色素瘤、肾细胞癌、绒癌以及甲状腺癌，在这些肿瘤中，约 50%的患者出血是其主要症状。由于肺癌和乳腺癌整体发病率高，出血性转移最有可能是这两种肿瘤引起的。

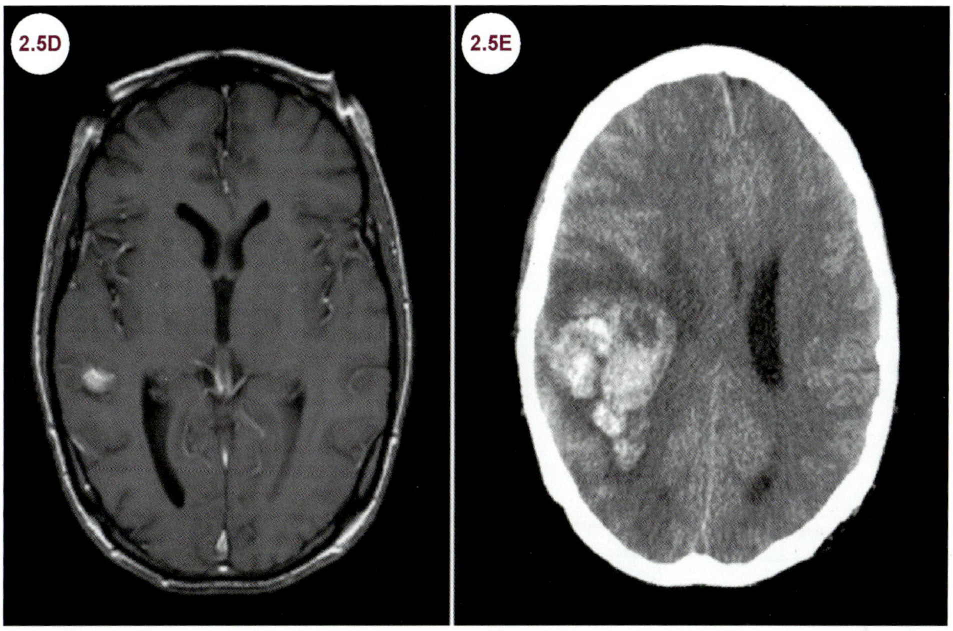

图 2.5D，E (D)一黑色素瘤患者，轴位增强 T1WI 示右侧颞叶小的强化灶。(E)轴位 CT 示同一患者在几周后该处发生大的致命性出血。

临床表现

由于肿瘤体积突然增大，患者会出现头痛和其他颅内压增高症状，进一步的症状取决于血肿发生的部位。

影像学表现和诊断

对于怀疑出血的患者，CT 是首选的检查。多数情况下，基础的肿瘤常被出血成分所掩盖，需要活检或 MRI 复查，以发现肿瘤。

在幕上，出血性转移和原发性肿瘤难以区分。然而在小脑半球，在成人，绝大多数出血性肿瘤为转移。

治疗

治疗主要是针对脑肿瘤。

参考文献

1. Lieu AS, Hwang SL, Howng SL, Chai CY. Brain tumors with hemorrhage. *J Formos Med Assoc*. May 1999;98(5):365–367.
2. Wakai S, Yamakawa K, Manaka S, Takakura K. Spontaneous intracranial hemorrhage caused by brain tumor: its incidence and clinical significance. *Neurosurgery*. 1982;10:437–444.

2.6 硬脊膜外血肿

病史

患者,女,46岁,突发颈部剧烈刺痛,伴四肢无力。

诊断:硬脊膜外血肿

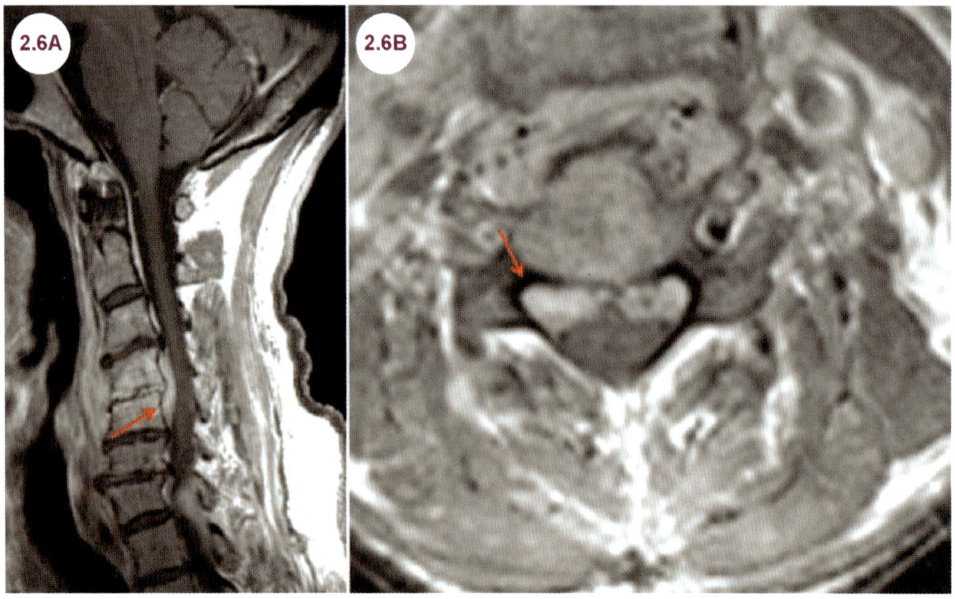

图 2.6A,B 矢状位和轴位 T1WI 示颈椎硬膜外血肿(红色箭头),伴颈髓受压。

概述

自发性硬脊膜外血肿(SEDH)为血液在硬膜与骨之间潜在间隙内的聚集,胸腰段背侧最容易发生。尽管动脉性出血也可发生,硬膜外静脉丛是常见的出血原因,且血肿范围局限于几个椎体水平。

整体来说,硬脊膜外血肿较少发生,常见于四五十岁的患者。它可能是自发性的,或见于凝血功能障碍的患者。在凝血功能障碍的患者中,腰椎穿刺有可能促使硬膜外血肿形成。肿瘤和外伤也是危险因素。

临床表现

SEDH 以突发剧烈刺痛为特点, 常呈根性放射痛,继之以脊髓病变的体征,这取决于出血的位置和血肿形成的速度。病变水平以下会有不同程度的肌力减弱和感觉丧失。

影像学表现和诊断

MRI 显示 SEDH 的位置和范围是最佳的。典型表现为在硬膜外间隙内边界清楚的双凸形血肿。在 24 小时以内,血肿在 T1WI 呈等信号,在 T2WI 为不均质的高信号。24 小时后，血肿在 T1WI 为高信号，在 T2WI 上和脑脊液信号相同。

治疗

及时诊断和早期外科干预(36~48 小时内)是决定性治疗措施，手术方式有减压性椎板切除术和血肿清除术，可预防术前无神经功能损害的患者出现严重的和永久的神经功能损伤。

参考文献

1. Ng WH, Lim CC, Ng PY, Tan KK. Spinal epidural hematoma: MRI-aided diagnosis. *J Clin Neuroscience*. 2002;9:92–94.
2. Liu Z, Jiao Q, Xu J, Wang X, Li S, You C. Spontaneous spinal epidural hematoma: analysis of 23 cases. *Surg Neurol*. March 2008;69(3):253–260.
3. Groen RJ. Non-operative treatment of spontaneous spinal epidural hematomas: a review of the literature and a comparison with operative cases. *Acta Neurochir (Wien)*. February 2004;146(2):103–110.

(吴阎 张静 译)

第3章 血管畸形/血管病

3.1 蛛网膜下隙出血

病史

患者,男,45岁,出现严重头痛,并瘫倒在地。

诊断:蛛网膜下隙出血

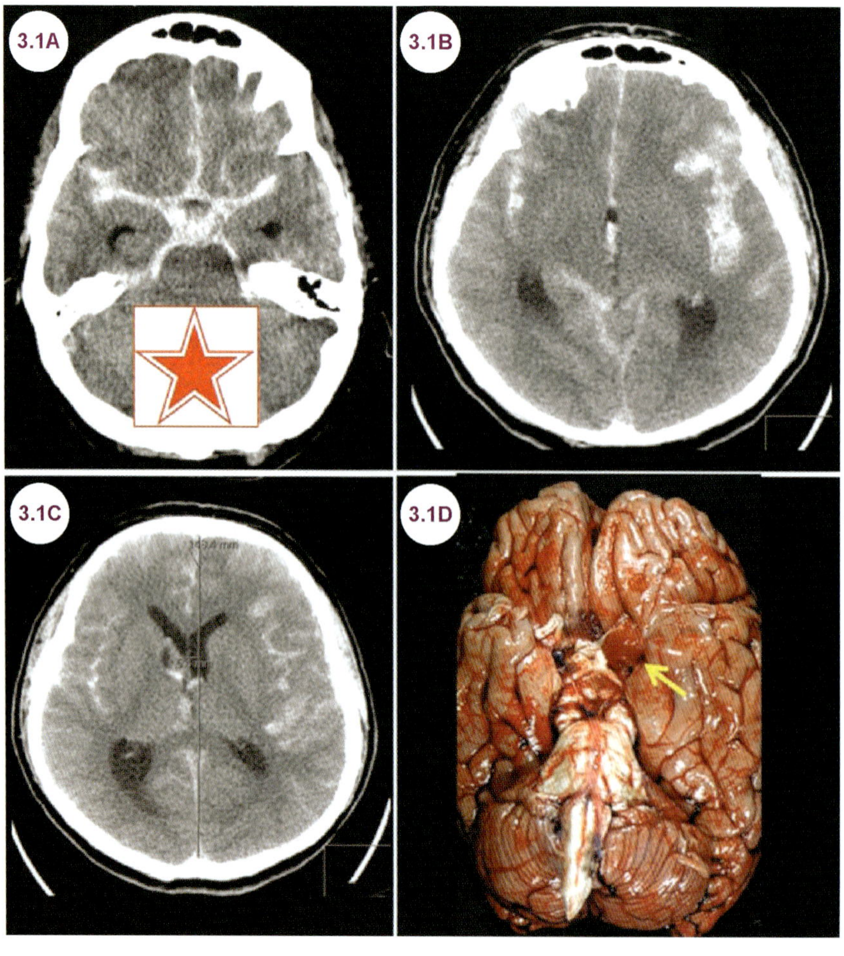

图 3.1A~D (A~C)轴位 CT 示蛛网膜下隙弥漫出血。蛛网膜下隙出血显示"星形"征。(D)动脉瘤破裂伴蛛网膜下隙出血(黄色箭头)的大体病理标本(image credit www.wikidoc.org via Professor Peter Anderson, DVM, PhD, and published with permission © PEIR, University of Alabama at Birmingham, Department of Pathology)。

概述

蛛网膜下隙出血(SAH)最常见的原因不是外伤,而是浆果状动脉瘤破裂。

动脉瘤性 SAH 的危险因素包括一些物质的使用(如可卡因、安非他命、香烟、乙醇)、家族史、高血压、多囊肾、马方综合征、Ehlers-Danlos 综合征和纤维肌性发育不良等。

SAH 在所有脑卒中约占 5%，且大部分是老年人。

临床表现

SAH 表现为突发剧烈头痛。患者的典型主诉为“一生中最剧烈的头痛”。很多患者由于突发颅内压升高而意识丧失。有超过 50%的患者在动脉瘤破裂之前几周会出现轻微头痛，被认为是一种前哨性头痛，推测是由动脉瘤少量渗血所致。

SAH 严重程度最常用的分级系统是 Hunt & Hess 分级，其他分级系统还包括改良 Hunt & Hess 分级、世界神经外科医师联盟量表和 Ogilvy & Carter 分级。

Hunt & Hess 分级：

1 级：无症状，或轻微头痛及轻度颈项强直。

2 级：中度或严重头痛，颈项强直，可有脑神经麻痹，但无神经功能障碍。

3 级：嗜睡，意识模糊，轻度局限性神经功能障碍。

4 级：木僵，中度或严重偏瘫。

5 级：昏迷，去大脑强直。

影像学表现和诊断

如果在 24 小时内接受检查，超过 95%的病例 CT 可以发现出血。

Fisher 量表用于 CT 上出血的定量分级。

1 级：无蛛网膜下隙出血。

2 级：弥漫或薄层出血(垂直测量厚度<1mm)。

3 级：有血凝块或厚层出血(垂直测量厚度≥1mm)。

4 级：脑室内或脑实质出血。

如图 3.1A 所示，基底池、外侧裂池和纵裂出血影像被称为“星形”征。

所有突发剧烈头痛的患者如果 CT 表现正常，都应行腰穿检查。脑脊液(CSF)检查红细胞计数未升高可以排除 SAH。穿刺性损伤连续管中脑脊液红细胞数

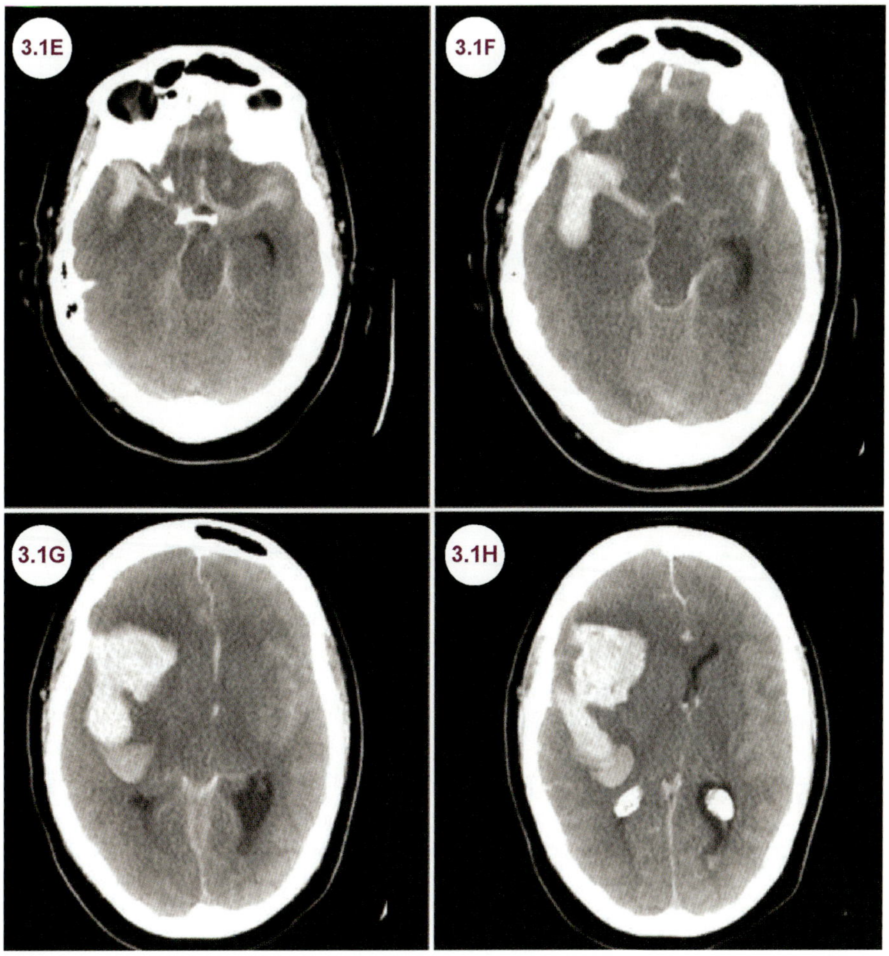

图 3.1E~H 轴位 CT 示 4 级 SAH。蛛网膜下隙弥漫性出血，右额颞叶脑实质出血，伴中线结构移位及脑疝形成。

应该会下降,且不会变黄。黄变症指 SAH 患者由于脑脊液中红细胞破裂,导致在 6~12 小时后出现的 CSF 黄色外观。

治疗

大约 50%的病例是致命的,幸存者常遗留明显的神经功能缺陷。所有 SAH 患者都应被收住重症监护室,密切监测呼吸窘迫或神经功能恶化的迹象。

SAH 并发症包括再出血、血管痉挛、低钠血症、神经源性心功能障碍及脑积水。

再出血

未经治疗的动脉瘤再破裂的发生率约为 30%,而且第一周风险性最高。发生二次出血的患者约 50%最终死亡。

动脉瘤破裂的治疗方法是开颅夹闭术或动脉瘤血管内栓塞。国际动脉瘤治疗研究表明:与手术相比,血管内栓塞治疗的患者死亡率降低了 23%。对于临床上表现良好的患者,早期修复动脉瘤(3 天内)有利于预防再出血。对于药物控制不稳定的患者,早期干预发生并发症的可能性很大。在这种情况下,干预应推迟到 7~10 天后,以便于水肿的消退。

血管痉挛

血管痉挛导致缺血性卒中是 SAH 的主要并发症。30%的患者会出现这种情况,最终导致卒中或死亡。它的高发期是在出血后 7~10 天。很少发生在第 4 天之前或 21 天之后。经颅多普勒超声可以诊断血管痉挛,表现为狭窄动脉的血流增加,或通过计算机断层扫描血管造影(CTA)来诊断。

药物治疗是预防血管痉挛引起的高血压、高血容量和血液高稀释度。这就是所谓的"3H"疗法。

钙通道阻滞剂尼莫地平具有神经保护作用,但不清楚是否是通过减少血管痉挛来实现的。

对于难治性血管痉挛的病例,可以将钙通道阻滞剂直接传送到受累的动脉,或通过血管造影,行经腔内球囊血管成形术。经过治疗的血管在 3~4 周内可以防止再次痉挛的发生。

低钠血症

低钠血症被认为是抗利尿激素不适当分泌的结果,被称为"脑盐耗综合征"。它出现在发病第 3~7 天,应静脉注射生理盐水、口服钠片,或在特殊情况下注射高渗盐水。限制自由水的摄入是治疗禁忌,因为

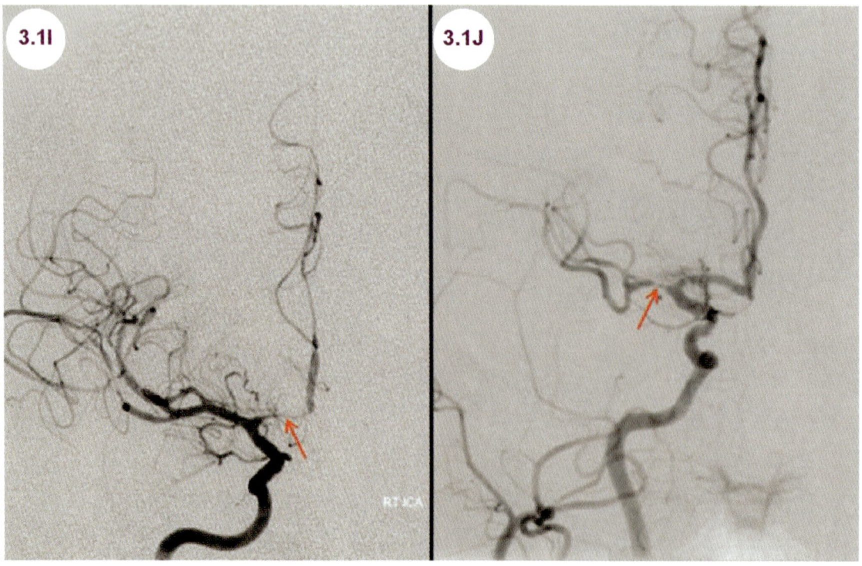

图 3.1I,J 血管造影显示大脑前动脉 A1 段(I)和大脑中动脉 M1 段(J)明显的血管痉挛(红色箭头)。

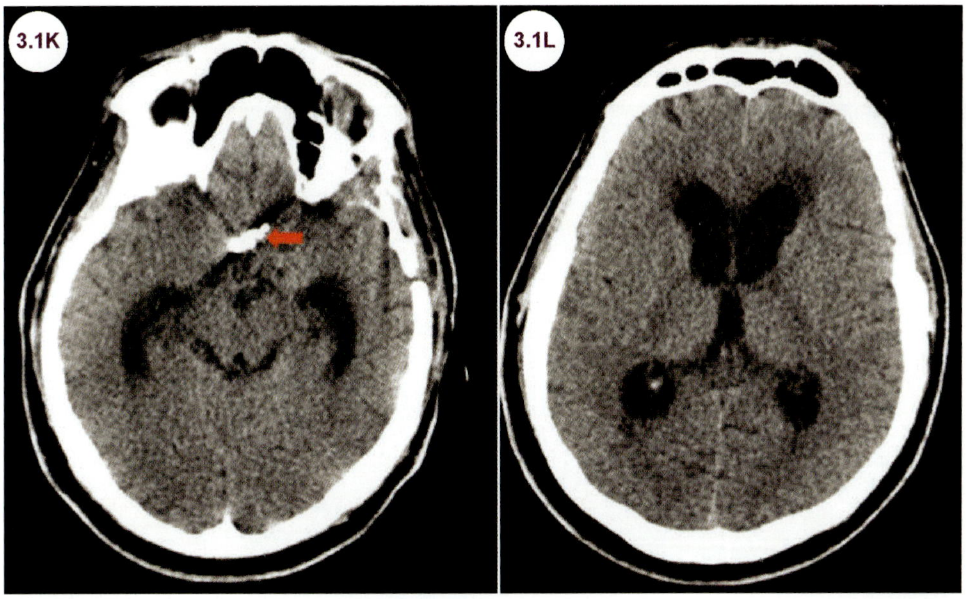

图 3.1K,L　轴位 CT 示蛛网膜下隙出血患者数月后出现脑室扩大，可见动脉瘤夹（红色箭头）。

它会导致脑缺血。

心功能不全

颅内压升高导致的脑损伤患者心电图常出现 T 波倒置和 ST 段抬高，与心肌缺血的改变非常相似。部分患者因心肌损伤出现充血性心力衰竭，被认为是由儿茶酚胺激增所致，在 3~4 周后，心脏功能通常恢复正常。

脑积水

脑积水是 SAH 的常见并发症。该病可以急性起病，表现为迟钝或昏迷，在这种情况下，紧急脑室引流可以挽救生命。它也可以发生在数周甚至数月后，由于出血阻碍了蛛网膜颗粒对脑脊液的重吸收。当临床出现典型三联征，即步态失调、痴呆和尿失禁时，必须进行脑室分流。

参考文献

1. Suarez JI. Diagnosis and management of subarachnoid hemorrhage. *Continuum (Minneap Minn)*. October 2015;21(5 Neurocritical Care):1263–1287.
2. Aisiku I, Abraham JA, Goldstein J, Thomas LE. An evidence-based approach to diagnosis and management of subarachnoid hemorrhage in the emergency department. *Emerg Med Pract*. October 2014;16(10):1–24.
3. Inagawa T. Risk factors for cerebral vasospasm following aneurysmal subarachnoid hemorrhage: a review of the literature. *World Neurosurg*. September 2015. pii: S1878-8750(15)01068-2.
4. Lo BW, Fukuda H, Nishimura Y, Farrokhyar F, Thabane L, Levine MA. Systematic review of clinical prediction tools and prognostic factors in aneurysmal subarachnoid hemorrhage. *Surg Neurol Int*. August 2015;6:135.

3.2　动脉瘤

病史

患者，男，56 岁，临床表现为右侧瞳孔扩大。

诊断：浆果样动脉瘤

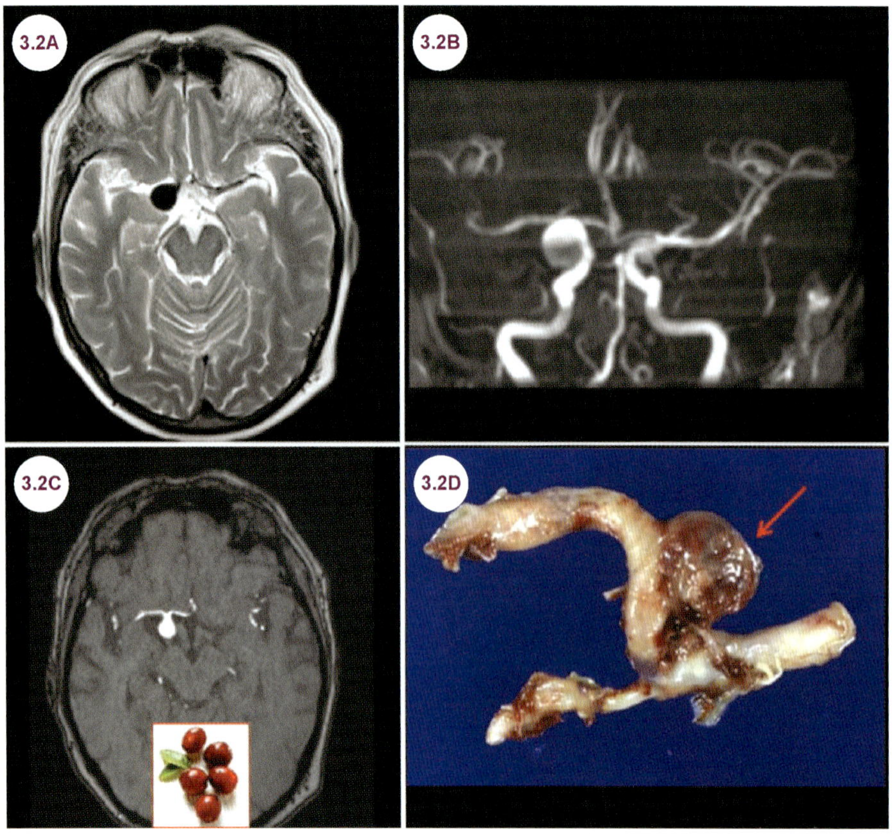

图 3.2A~D (A~C)轴位 T2WI、MRA 最大密度投影(MIP)及轴位增强 T1WI 示右侧后交通动脉浆果样动脉瘤，(D)颈内动脉和大脑中动脉交界处浆果样动脉瘤的大体标本 (image credit www.wikidoc.org via Professor Peter Anderson, DVM, PhD, and published with permission © PEIR, University of Alabama at Birmingham, Department of Pathology)。

概述

动脉瘤是因动脉管壁薄弱而出现的异常扩张。囊状或浆果样动脉瘤有明显的颈部和底部，而梭形动脉瘤则是动脉均匀的扩张。

约 2%的成年人患有颅内动脉瘤，在美国，每年大

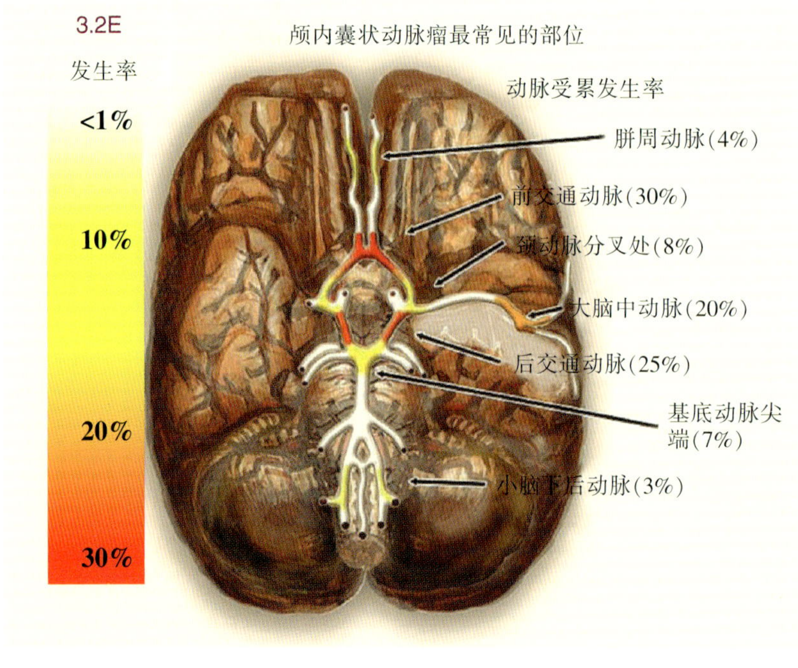

图 3.2E 颅内囊状动脉瘤最常见的部位 (image credit Nicholas Zaorsky, MD)。

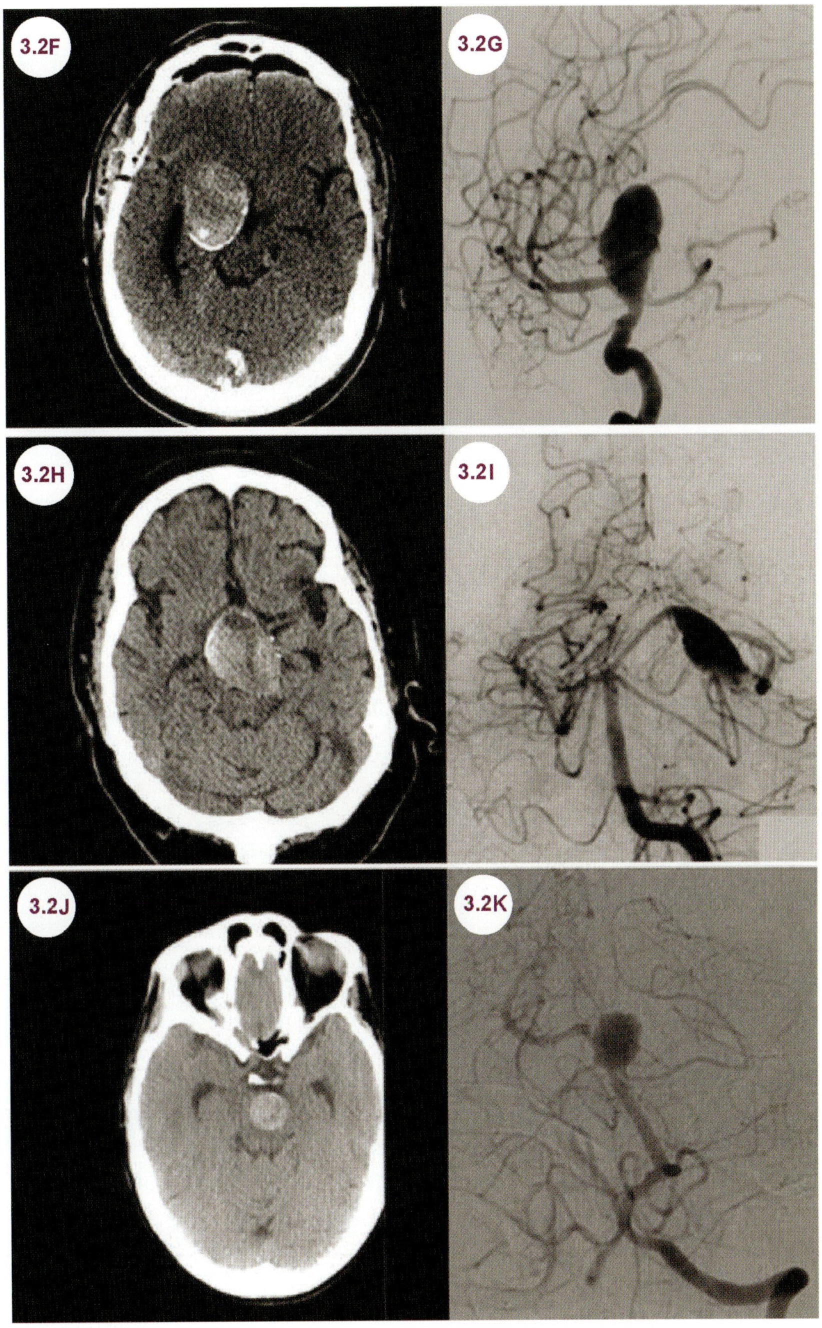

图 3.2F~K　(F,G)轴位 CT 及血管造影图像示右侧 ICA 巨大动脉瘤。(H,I)轴位 CT 示鞍上巨大高密度肿块,血管造影示巨大梭形动脉瘤伴大部分血栓形成累及左侧 PCA 的 P2 段。(J,K)轴位 CT 示脚间窝高密度大肿块。脑血管造影图像显示基底动脉尖端巨大动脉瘤。

约有 30 000 例动脉瘤破裂。

90%的动脉瘤起自前循环，其余 10%起自后循环,以基底动脉尖端最常见。动脉瘤好发于 Willis 环各主要动脉的分叉处,最常见部位是前交通动脉和大脑前动脉(ACA)的交界处、后交通动脉和颈内动脉(ICA)交界处、大脑中动脉(MCA)的分支处和基底动脉尖端。

临床表现

动脉瘤出现临床症状通常是由于破裂继发蛛网膜下隙出血或对邻近结构的占位效应。动眼神经麻痹,尤其是首先累及瞳孔时,则提示后交通动脉动脉瘤。

较大的动脉瘤更易于破裂。直径<10mm 的动脉

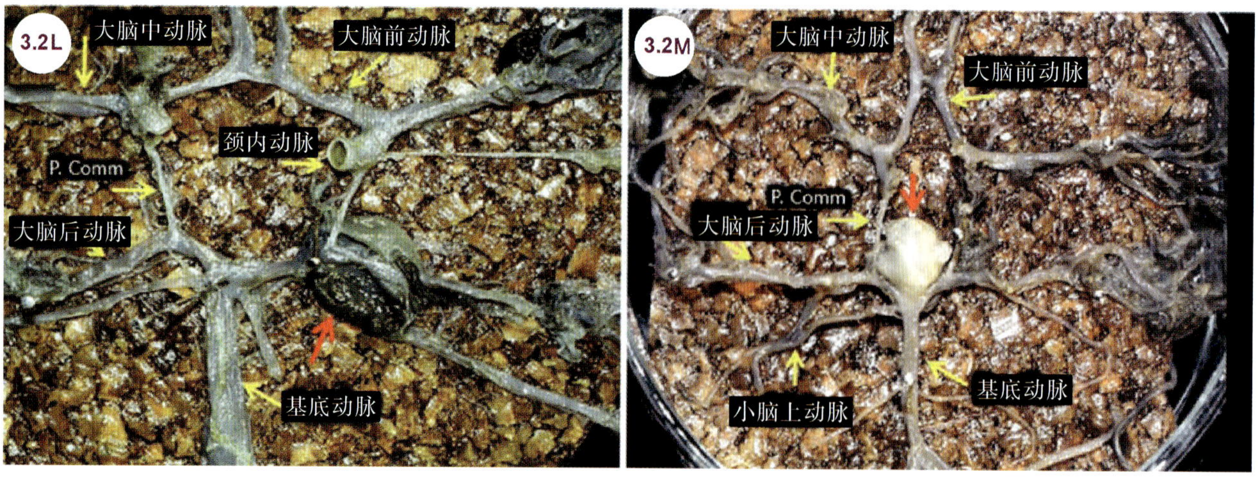

图 3.2L,M 大体病理示大脑后动脉与后交通动脉交界处较大的动脉瘤(L)和基底动脉尖端大动脉瘤(M)。

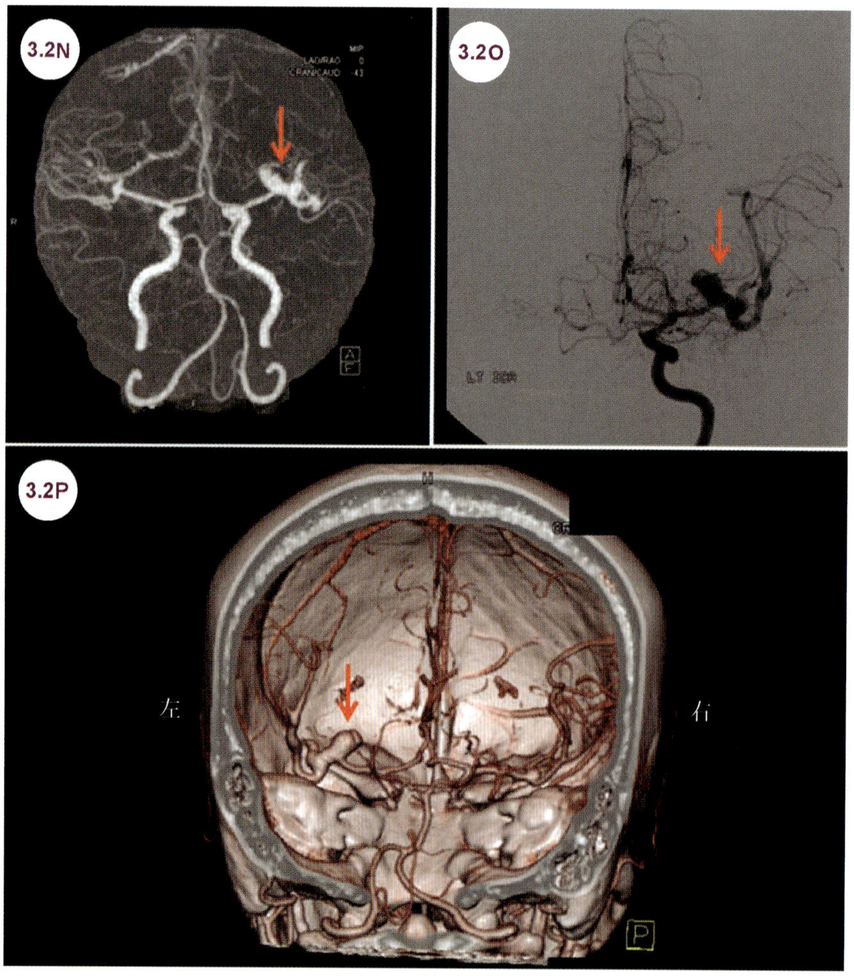

图 3.2N~P MRA、血管造影和 CTA 示左侧 MCA 分叉处动脉瘤(红色箭头)。

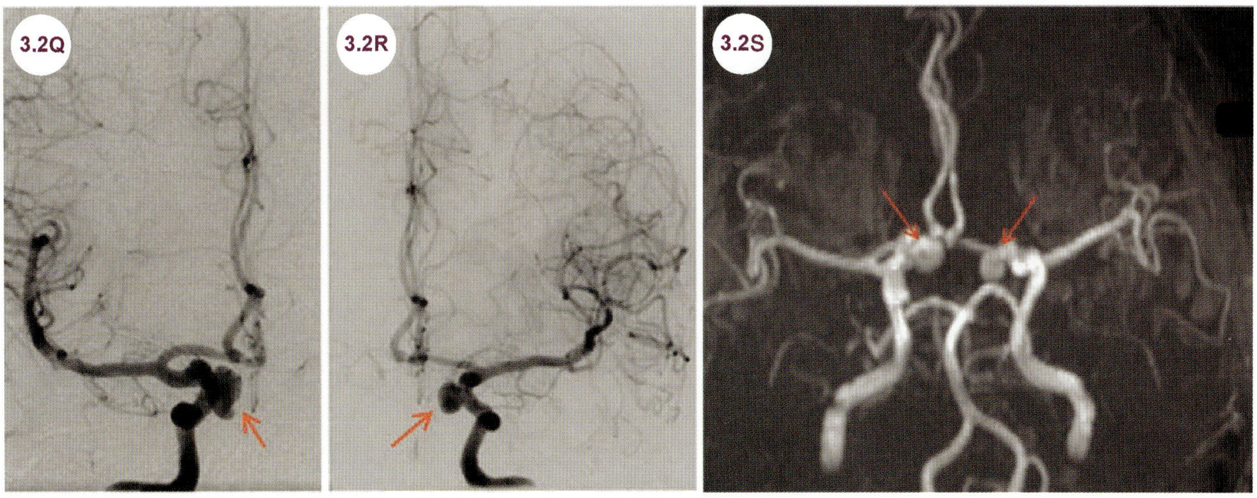

图 3.2Q~S　(Q,R)血管造影示双侧 ICA 动脉瘤(红色箭头)。(S)同一患者的 MRA。

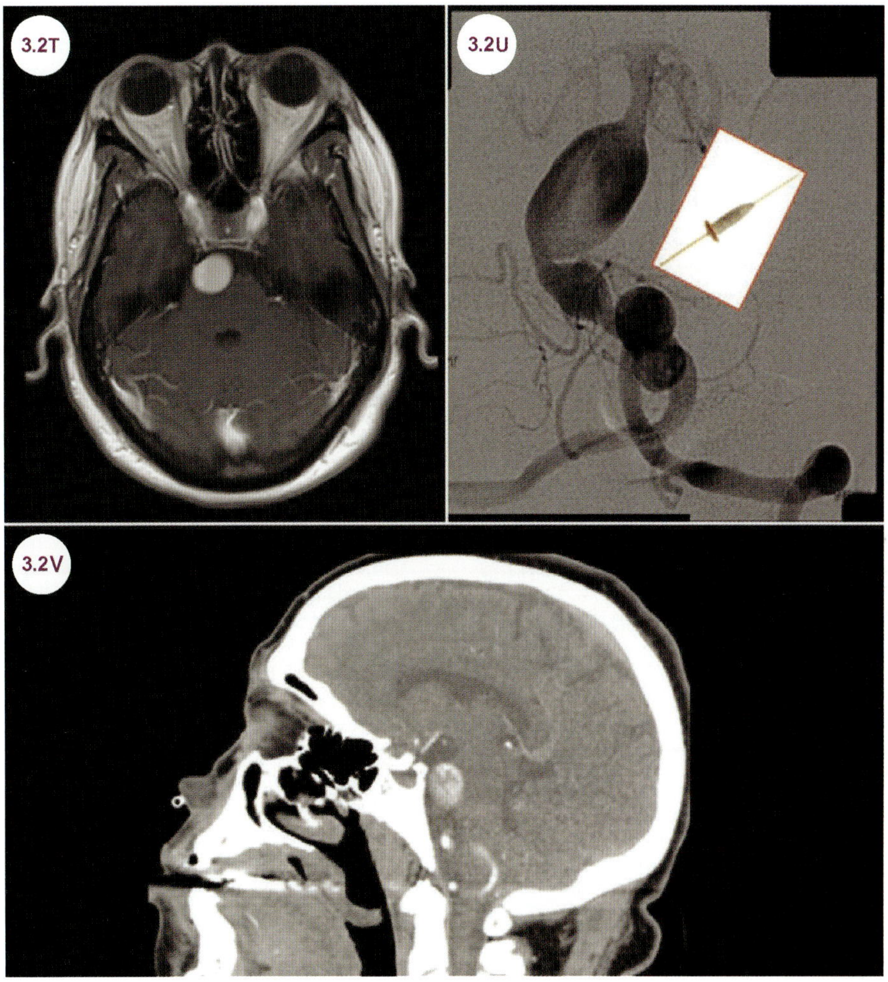

图 3.2T~V　轴位增强 T1WI、血管造影和矢状位 CT 血管造影图像示双侧椎动脉远端及基底动脉梭形动脉瘤。

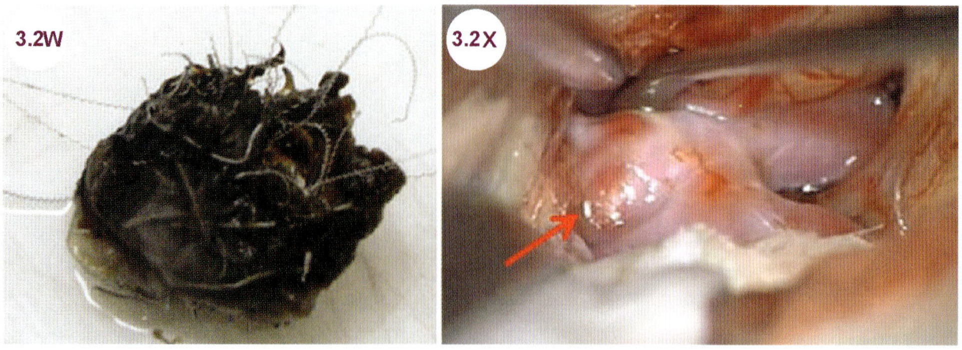

图 3.2W,X (W)手术切除的充满弹簧圈的 MCA 动脉瘤(image credit Marvin 101)。(X)术中图像显示前交通动脉动脉瘤夹闭(红色箭头)。

瘤的年破裂率约为 0.1%，而>10mm 的动脉瘤年破裂率约为 1%。25mm 以上的巨大动脉瘤年破裂率约为 6%,但在破裂前,因其对相邻结构的占位效应,患者已经出现临床症状。

基底动脉梭形动脉瘤最常出现缺血症状或脑干和脑神经的受压症状。

许多动脉瘤临床无症状,由于其他原因行影像检查时偶然被发现。

影像学表现和诊断

在 CT 上,多数动脉瘤由于瘤内血栓形成表现为高密度。对于继发蛛网膜下隙出血的患者,可能需要常规血管造影，因为出血会掩盖动脉瘤本身。图 3.2E~W 示巨大动脉瘤的 CT 和血管造影。

MRI 上，动脉瘤通常呈 T1WI 低信号和 T2WI 高信号,但其表现可以是多样的,这取决于血栓的形成程度。尽管血管造影被认为是诊断金标准,大动脉瘤几乎在所有成像方式中均能被发现。大脑中动脉分叉处动脉瘤显示在图 3.2M~O 中的 MRA、血管造影和 CTA 中(注意常规的左右方向在 CTA 是相反的)。

10%~30%的颅内动脉瘤病是多发的，但多数情况下只能发现两个动脉瘤。

和囊状动脉瘤不同,梭形(纺锤形)动脉瘤的特点是动脉管腔均匀一致的扩张。

治疗

有症状的动脉瘤可以进行血管内弹簧圈栓塞或神经外科动脉瘤颈夹闭术。

偶然发现的颅内动脉瘤是否需要治疗是有争议的,决策应基于动脉瘤的大小和位置、患者年龄、医疗状况和外科医生的经验。

直径<10mm 的动脉瘤破裂率低。

参考文献

1. Unruptured intracranial aneurysms—risk of rupture and risks of surgical intervention. International Study of Unruptured Intracranial Aneurysms Investigators. *N Engl J Med*. December 1998;339(24):1725–1733.
2. Juvela S, Poussa K, Lehto H, Porras M. Natural history of unruptured intracranial aneurysms: a long-term follow-up study. *Stroke*. September 2013;44(9):2414–2421.
3. Brown RD Jr, Broderick JP. Unruptured intracranial aneurysms: epidemiology, natural history, management options, and familial screening. *Lancet Neurol*. April 2014;13(4):393–404.
4. Graziano F, Iacopino DG, Ulm AJ. Insights on a giant aneurysm treated endovascularly. *J Neurol Surg A Cent Eur Neurosurg*. July 2016;77(4):367–371.
5. Qureshi AI, Janardhan V, Hanel RA, Lanzino G. Comparison of endovascular and surgical treatments for intracranial aneurysms: an evidence-based review. *Lancet Neurol*. September 2007;6(9):816–825.
6. Serrone JC, Gozal YM, Grossman AW, et al. Vertebrobasilar fusiform aneurysms. *Neurosurg Clin N Am*. July 2014;25(3):471–484.

3.3　动脉夹层

病史

患者，女，23 岁，剧烈运动后出现颈部疼痛、头晕、眩晕、构音障碍、面部感觉异常以及霍纳综合征。

诊断：动脉夹层

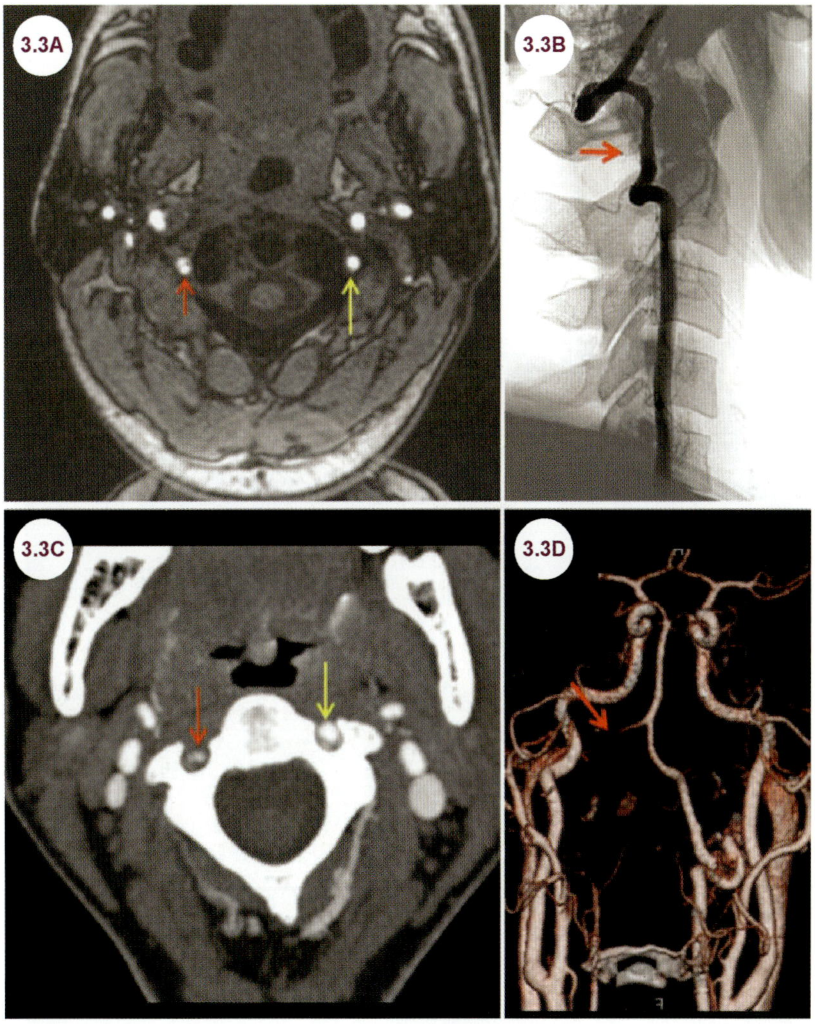

图 3.3A~D　(A)MRA 示椎动脉夹层患者右侧椎动脉血流信号降低且壁内血肿形成(红色箭头)。对比左侧为正常椎动脉(黄色箭头)。(B)常规血管造影显示该水平动脉管腔严重狭窄。(C,D)CTA 示右侧椎动脉颅外段远端和颅内段近端完全闭塞(红色箭头)。

概述

血管夹层是在血管内膜出现撕裂时发生，这时血液在血管壁间流动，而不是在血管腔内。椎动脉和颈内动脉容易受累。

夹层主要好发于年轻人，是这个年龄组缺血性梗死的最常见原因。

椎动脉和颈内动脉夹层均可自发，特别是在结缔组织病变患者。它们也可以在颈部创伤后发生。颈椎按摩治疗是诱发椎动脉夹层的常见危险因素。

临床表现

颈内动脉夹层患者表现为颈部疼痛、眶后疼痛和脑缺血。夹层会诱发血栓形成，栓子脱落会造成脑梗死。梗死也可以通过低灌注造成远端的脑供血不足产生，尽管常通过代偿机制产生侧支循环减少损伤。

椎动脉夹层表现为颈后痛和后循环梗死。椎动脉夹层是延髓背外侧(Wallenberg)综合征的常见原因。

颈内动脉夹层和椎动脉夹层一样经常伴有霍纳综合征，因为交感神经与颈动脉伴行。

占位效应压迫颈内动脉邻近的舌咽和迷走神经，会出现吞咽困难和构音障碍。

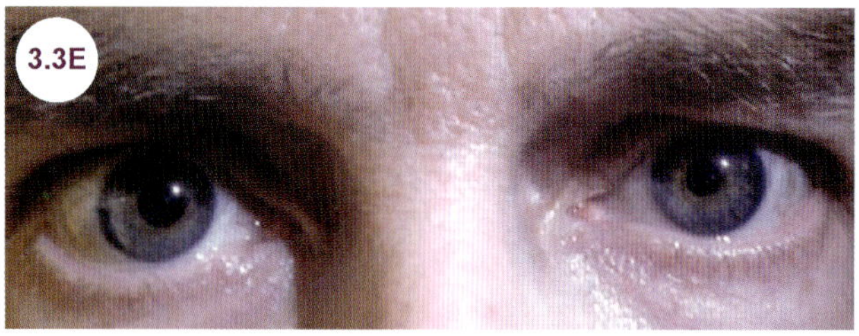

图 3.3E 显示左侧霍纳综合征。表现为瞳孔缩小和轻微的上睑下垂。

影像学表现和诊断

CTA、MRA 和常规血管造影在诊断夹层中均有作用。血管壁通常能见到血肿。

治疗

夹层可以用抗凝或抗血小板药物治疗。似乎还没有很好的数据来说明哪种方法更好。对于反复发生缺血的患者，可以进行神经介入手术治疗。这些介入手

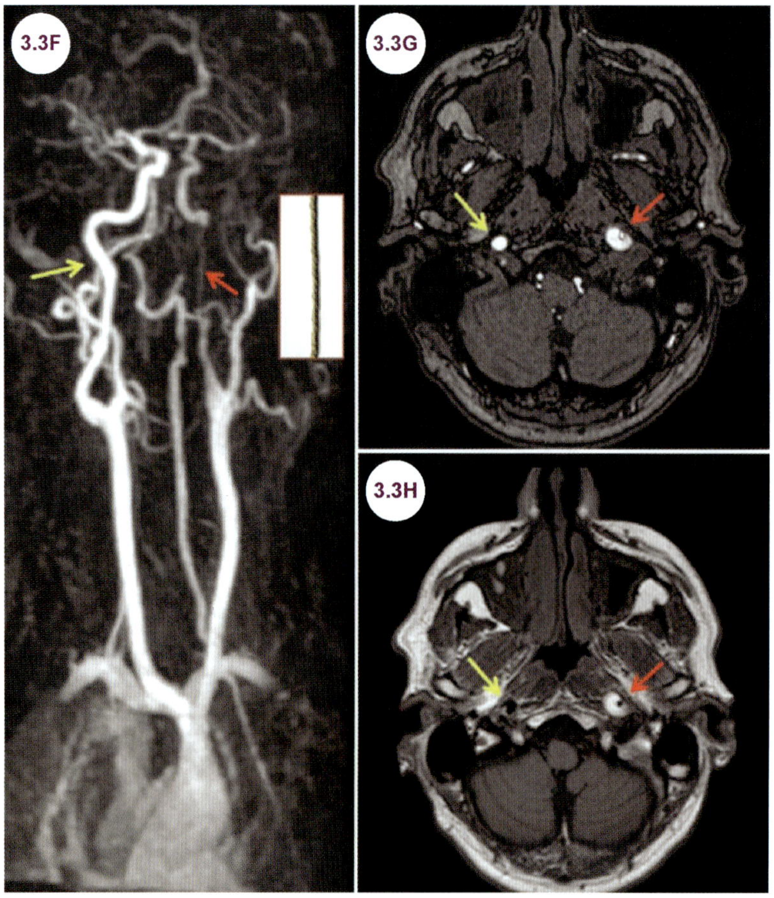

图 3.3F~H (F)颈部 MRA 图像显示左颈内动脉严重狭窄(红色箭头)。被称为"串珠"征。(G)MRA 原始图像显示动脉腔内的壁内血肿(红色箭头)。(H)轴位 T1WI 示高信号血肿。每幅图中的黄色箭头指的是正常的颈动脉。

术包括血管成形术和支架植入术。

参考文献

1. Redekop GJ. Extracranial carotid and vertebral artery dissection: A review. *Can J Neurol Sci*. May 2008;35(2):146–152.
2. Jensen MB, Chacon MR, Aleu A. Cervicocerebral arterial dissection. *Neurologist*. January 2008;14(1):5–6.
3. Kadkhodayan Y, Jeck DT, Moran CJ, Derdeyn CP, Cross DT 3rd. Angioplasty and stenting in carotid dissection with or without associated pseudoaneurysm. *AJNR Am J Neuroradiol*. October 2005;26(9):2328–2335.

3.4　中枢神经系统血管炎

病史

患者,47 岁,表现为头痛及多次小卒中。

诊断:中枢神经系统血管炎

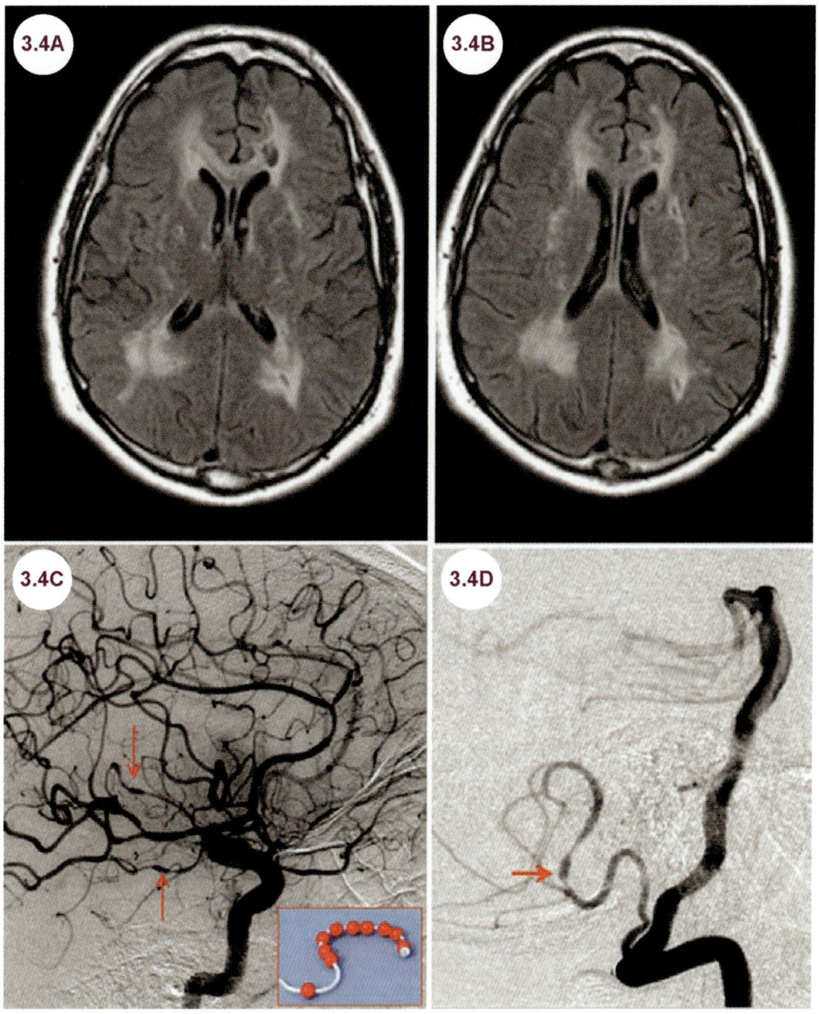

图 3.4A~D　(A,B)轴位 FLAIR 示严重的脑白质病和多发陈旧性梗死低信号影。(C,D)血管造影示中枢神经系统血管炎的典型“串珠样”改变(红色箭头)。

概述

原发性血管疾病，如结节性多动脉炎、川崎病、肉芽肿性多血管炎、Takayasu 动脉炎，会侵犯颅内血管导致脑缺血，最常累及眼后循环。孤立性或原发性中枢神经系统脉管炎罕见，每百万人中有 1~2 人患病。毛细血管、小动脉/小静脉和较大的动脉/静脉都可能受累。

中枢神经系统血管炎可与全身性风湿性疾病同时发生，如白塞病、干燥综合征、系统性红斑狼疮和类风湿性关节炎等。

滥用药物，如可卡因，3、4-亚甲二氧基甲基安非他明(MDMA 或致幻剂)和安非他命，可引起血管炎，感染性疾病也会引起血管炎，如结核病、梅毒、水痘-带状疱疹病毒和单纯疱疹病毒。

该病在恶性肿瘤患者中也可以见到，如淋巴瘤和白血病。

临床表现

缺血性卒中是中枢神经系统最常见的表现。然而，患者临床表现多样，还包括脑出血、脑膜炎和认知功能障碍。颅外血管受累会出现头痛、视力下降、下颌发作性运动障碍伴疼痛、颅骨压痛。发热、体重减轻和全身不适等全身症状常见。

影像学表现和诊断

在 MRI，T2WI 会出现脑室周围白质对称高信号，伴随有不同时期的小梗死灶，但这些并不是血管炎的特异性表现。

血管造影是显示中枢神经系统血管炎最敏感的成像技术，显示受累血管为不规则局灶性节段狭窄，呈“串珠样改变”。在感染性血管炎中，基底池血管最常受累，而梅毒可能会影响大脑中动脉的远端分支。血管造影表现正常不能排除血管炎，可能需要脑膜活检以确诊。

根据病因，反映炎症的血清标志物，如红细胞沉降率(ESR)和 C 反应蛋白通常升高，特别是颞动脉炎患者。在原发性中枢神经系统血管炎患者中，脑脊液检查显示淋巴细胞轻度增多，总蛋白轻度升高。

治疗

类固醇用于缓解中枢神经系统血管炎急性期炎症。许多患者需要长期服用免疫抑制剂。

参考文献

1. Amara AW, Bashir K, Palmer CA, Walker HC. Challenges in diagnosis of isolated central nervous system vasculitis. *Brain Behav.* September 2011; 1(1):57–61.
2. Berlit P, Kraemer M. Cerebral vasculitis in adults: what are the steps in order to establish the diagnosis? Red flags and pitfalls. *Clin Exp Immunol*. March 2014;175(3):419–424.
3. Lucke M, Hajj-Ali RA. Advances in primary angiitis of the central nervous system. *Curr Cardiol Rep*. 2014;16(10):533.

3.5 烟雾病

病史

患者，女，12 岁，表现为几年内出现多次缺血性脑卒中。

诊断：烟雾病

见图 3.5A，B。

概述

烟雾病(Moyamoya，在日语中称之为“烟雾”)是一种进行性、闭塞性动脉病变，常累及颈内动脉末端，以及大脑前动脉和大脑中动脉近端。近 50%的患者大脑后动脉亦受累。血管闭塞通常是缓慢进展，同时数支不同来源形成的侧支循环向缺血组织供血。最常见的侧支循环是来自基底节的穿支动脉和颈外动脉分支。

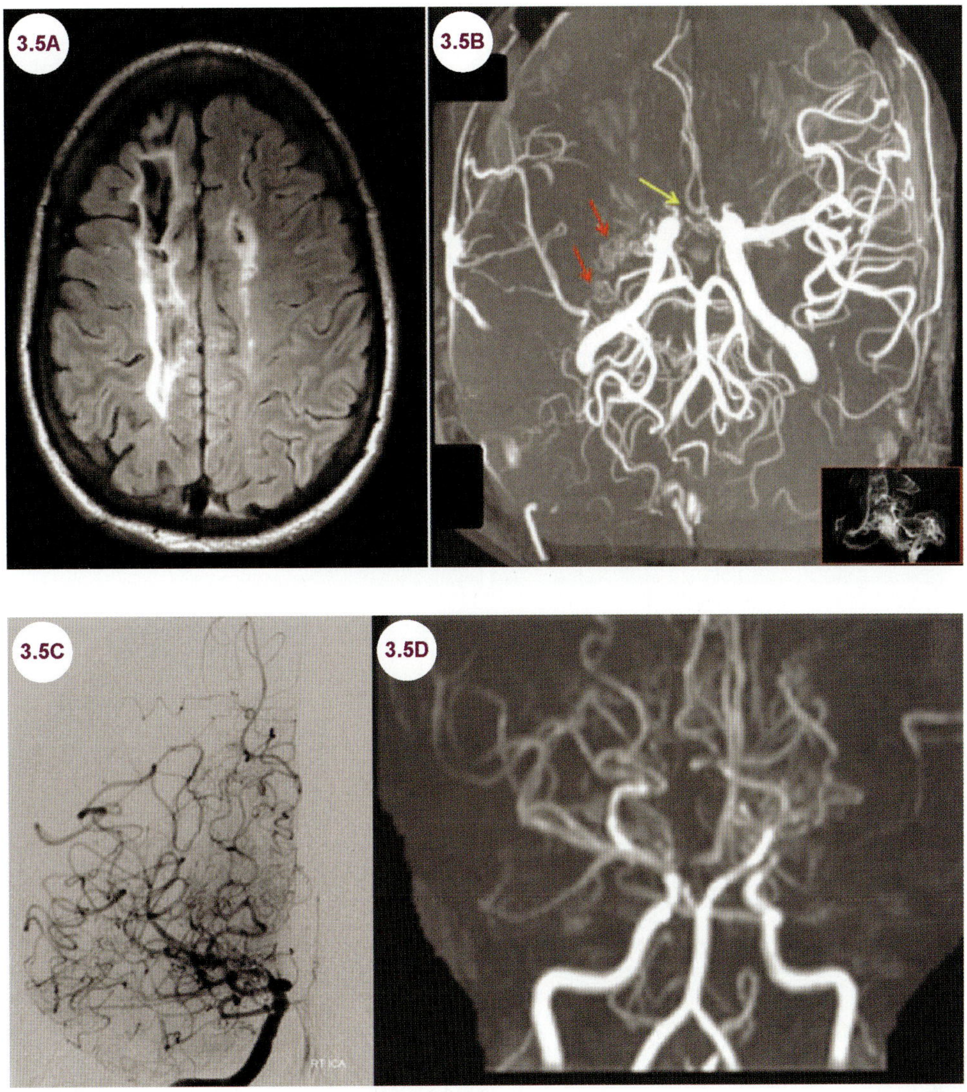

图 3.5A~D (A)轴位 FLAIR 示双额顶叶陈旧性分水岭区脑梗死。(B)MRA 示右侧大脑中动脉近端完全闭塞伴侧支循环形成,右侧豆纹动脉大量扩张(红色箭头),这种表现被称为“烟雾”。此外,双侧大脑前动脉严重狭窄(黄色箭头)。(C)血管造影示一烟雾病患者右侧颈内动脉分叉处及大脑中动脉 M1 段管腔不规则,伴过度扩张的豆纹动脉代偿网络。(D)MRA 示双侧大脑前动脉及大脑中动脉严重狭窄伴豆纹动脉过度扩张。

烟雾病通常是一种特发性疾病，但与放射治疗、镰状细胞病、神经纤维瘤病 1 型、唐氏综合征和慢性感染也有关。

发病年龄呈双峰分布,大多数病例发生在 4 岁以下的儿童,第二个发病高峰为 30~40 岁。该病在亚裔人群中更常见,且女性发病率是男性的 2 倍。约 10% 的病例具有家族遗传性。

临床表现

儿童常表现为缺血性卒中或癫痫发作,而成人颅内出血更常见。分水岭区脑梗死特别常见,导致局灶性神经功能损害和广泛的认知功能障碍。

影像学表现和诊断

表现为受累血管狭窄,来自深穿支动脉(豆纹动脉、丘脑穿支动脉)和表面血管(软脑膜动脉和硬脑膜动脉)的侧支循环血管网形成。经导管血管造影时,随着造影剂的注入,会出现特征性的“烟雾”表现。

基底节区常可见多发血管流空。

广泛的软脑膜侧支血管因流动缓慢可能表现为显著增强和 FLAIR 图像高信号,这被称为“常春藤”征,就像大脑被覆盖在常春藤里一样。

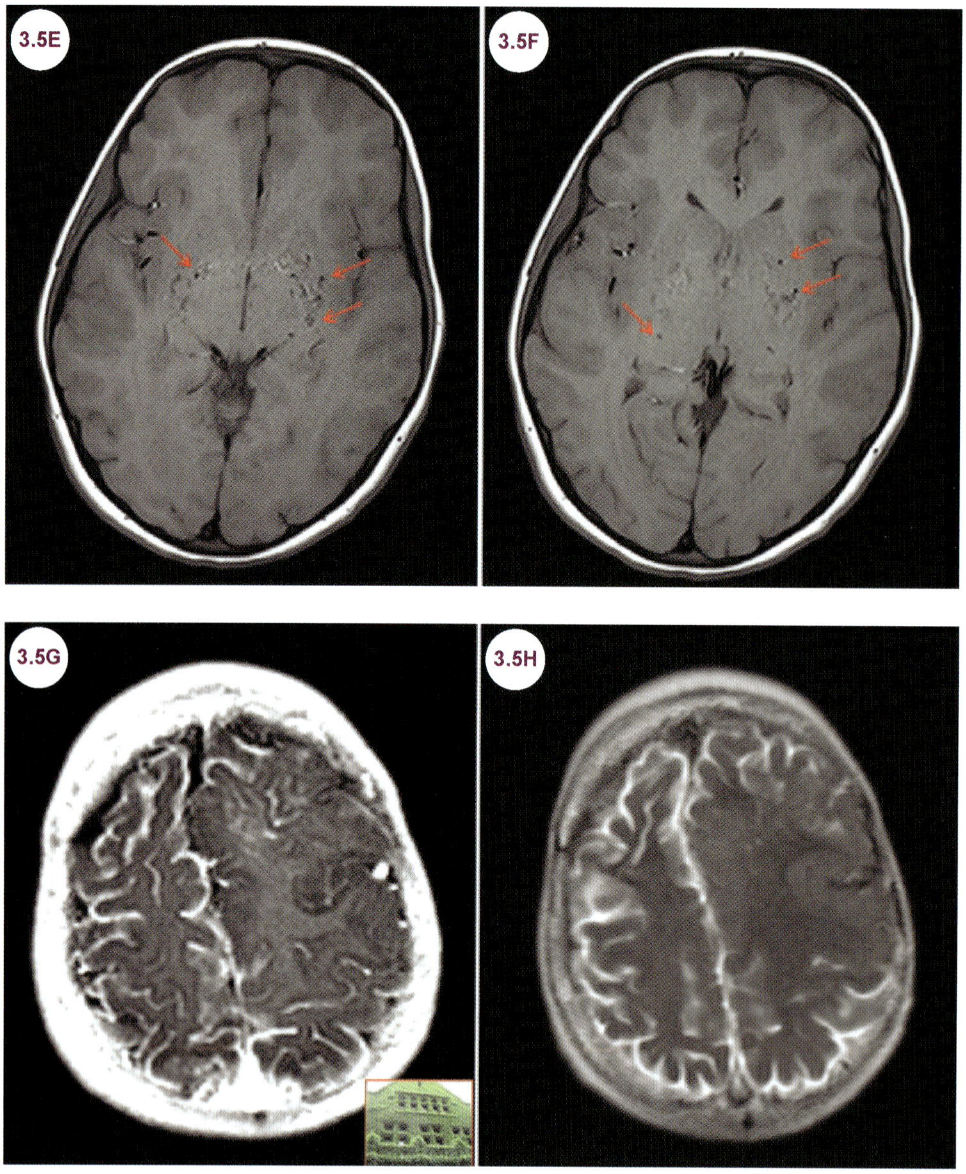

图 3.5E~H (E,F)轴位 T1WI 示基底节区低信号的增生血管影(红色箭头)。(G,H)轴位增强 T1WI 和 FLAIR 图像分别显示广泛的脑膜强化和血管高信号。

治疗

闭塞血管搭桥手术是治疗烟雾病的最常见方法。将颈外动脉或颞浅动脉连接到大脑中动脉是另一种常见的干预措施。也可应用脑-硬脑膜-动脉血管融合术，这种手术是将头皮动脉连接到正常情况下由 MCA 供血的大脑皮层区。

参考文献

1. Yoon HK, Shin HJ, Chang YW. "Ivy sign" in childhood moyamoya disease: depiction on FLAIR and contrast-enhanced T1-weighted MR images. *Radiology*. May 2002;223(2): 384–389.
2. Hertza J, Loughan A, Perna R, Davis AS, Segraves K, Tiberi NL. Moyamoya disease: a review of the literature. *Appl Neuropsychol Adult*. 2014;21(1):21–27.
3. Thines L, Petyt G, Aguettaz P, et al. Surgical management of Moyamoya disease and syndrome: current concepts and personal experience. *Rev Neurol (Paris)*. 2015 Jan;171(1):31–44.

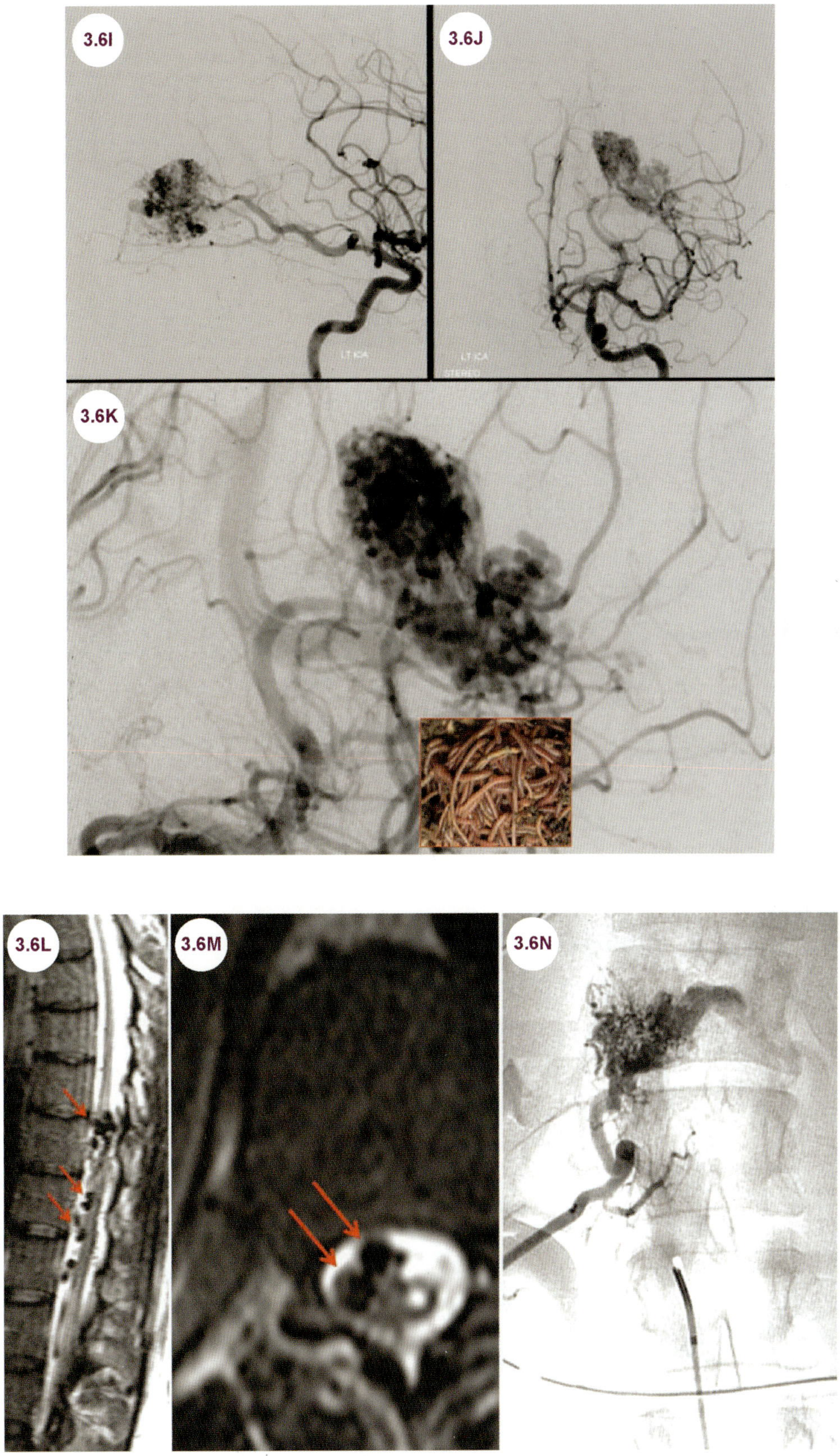

图 3.6I~N (I~K)血管造影示起自大脑中动脉分支的 AVM。为“蠕虫袋”样表现。(L,M)矢状位和轴位 T2WI 示腰椎椎管内 AVM 的多发血管流空信号影。(N)AVM 的脊髓血管造影表现。

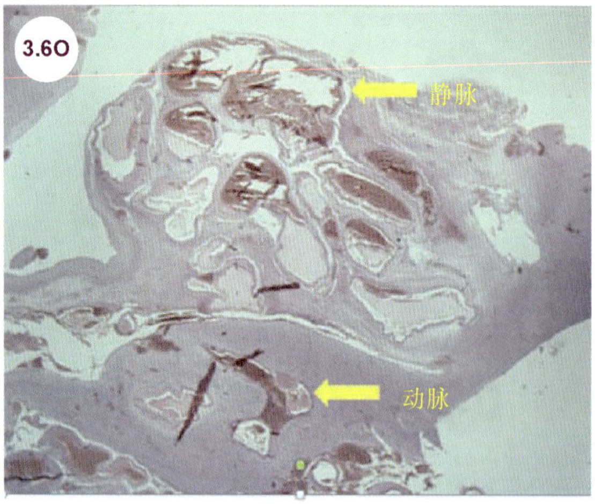

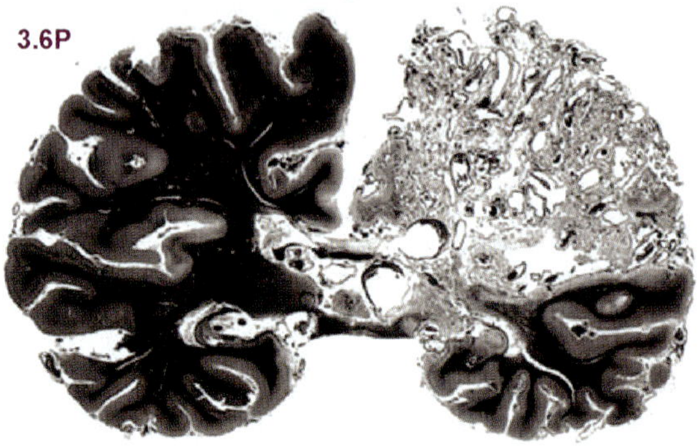

图 3.6O,P 苏木精–伊红(HE)染色和脑组织病理切片显示 AVM。

流静脉。

MRI 对于 AVM 的显示更好。在 T2WI 图像上,异常血管表现为脑实质内多发血管流空影,周围的脑实质经常出现萎缩和胶质增生,这是由于盗血现象,血供优先从大脑流到 AVM。血流量增加可能导致动脉瘤和静脉瘤形成,增强后明显强化。

血管造影可以提供最详细的解剖图像。在血管造影中,供血动脉、AVM 畸形血管团和引流静脉能很好地显示。AVM 显示为实性的肿块,在动脉期可以看到扩张的引流静脉。其外观似"蠕虫袋"。

不到 15%的 AVM 位于小脑幕下。MRI 可以诊断出脊髓 AVM,同脑内一样,脊髓 AVM 的异常血管也表现为多发血管流空影。脊髓内常有高信号。脊髓血管造影能很好地显示病变的解剖结构。

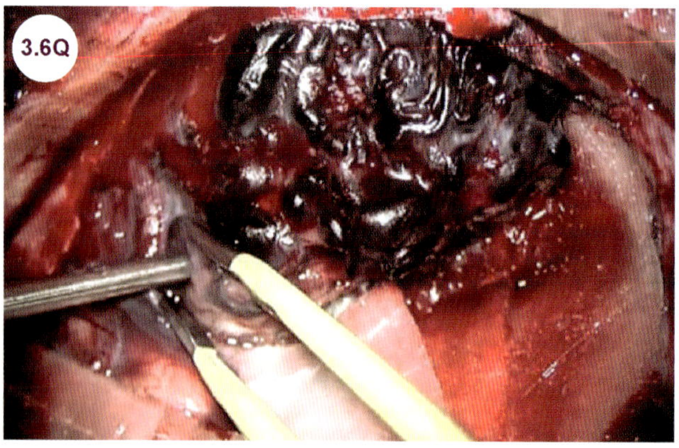

图 3.6Q AVM 术中切除的图片。

治疗

有症状的 AVM 应通过开放性外科手术结扎或切除、血管内介入栓塞、放疗等综合治疗。与松散型 AVM 相比,紧密型 AVM 更适合手术切除。

已破裂的 AVM 每年再出血的发生率约为 5%,未破裂的 AVM 出血风险要低得多,每年为 2%~3%。老年患者发生破裂的风险会更大。ARUBA 试验发现,对于未破裂的 AVM,超过 33 个月的保守治疗优于介入治疗,尽管这个试验研究的设计和解释受到很多质疑。

参考文献

1. Mohr JP, Parides MK, Stapf C, et al. Medical management with or without interventional therapy for unruptured brain arteriovenous malformations (ARUBA): a multi-centre, non-blinded, randomised trial. *Lancet*. February 2014;383(9917):614–621.
2. Kim H, Al-Shahi Salman R, McCulloch CE, Stapf C, Young WL, MARS Coinvestigators. Untreated brain arteriovenous malformation: patient-level meta-analysis of hemorrhage predictors. *Neurology*. August 2014;83(7):590–597.
3. Cohen-Gadol A, Conger A, Kulwin C, Lawton M. Diagnosis and evaluation of intracranial arteriovenous malformations. *Surg Neurol Int*. 2015;6:76.
4. Lawton MT, Kim H, McCulloch CE, Mikhak B, Young WL. A Supplementary grading scale for selecting patients with brain arteriovenous malformations for surgery. *Neurosurgery*. April 2010;66(4):702–713.

3.7 毛细血管扩张症

病史

两例患者因头痛行 MRI 检查,偶然发现异常。

诊断:毛细血管扩张症

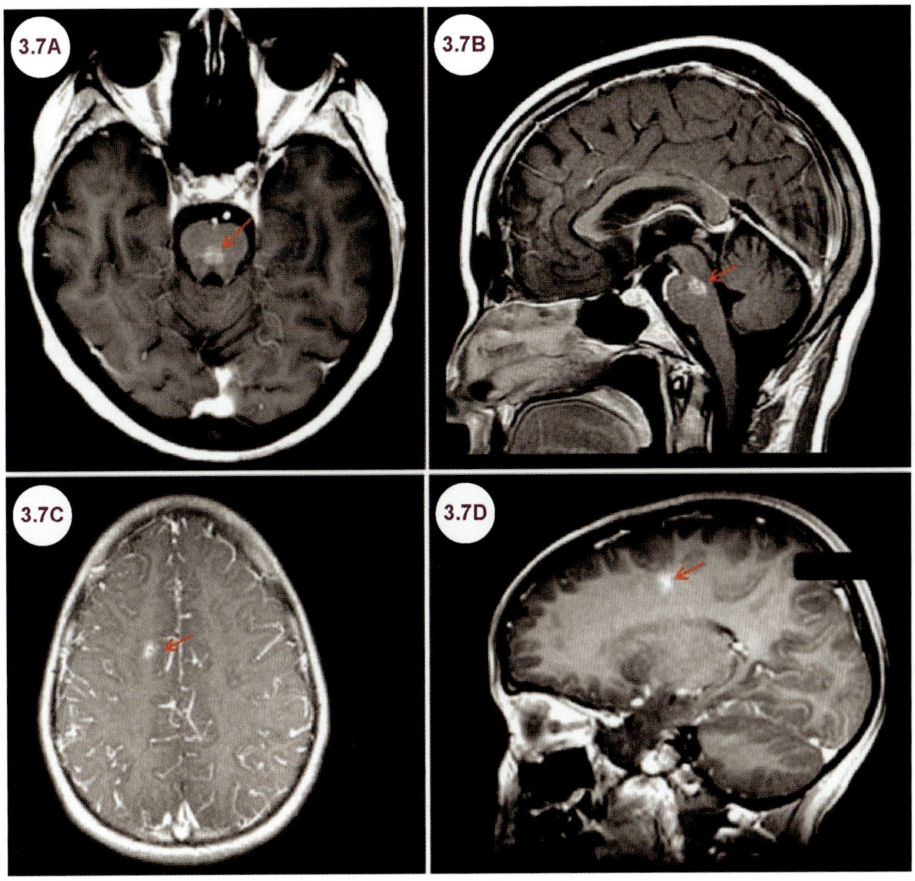

图 3.7A~D (A,B)轴位和矢状位增强 T1WI 示脑桥毛细血管扩张(红色箭头)。(C,D)轴位和矢状位增强 T1WI 示右侧额叶毛细血管扩张(红色箭头)。

概述

中枢神经系统血管畸形有四种类型:毛细血管扩张症、动静脉畸形、海绵状血管瘤和发育性静脉畸形。毛细血管扩张症由扩大的毛细血管网构成,其周围的脑组织正常。

临床表现

它们很少有临床意义,常是由于其他原因做影像学检查被偶然发现。这种疾病很少会出血,也很难明确它和出血的因果关系。

影像学表现和诊断

MR平扫通常是正常的，但在T2WI图像上可能会呈略高信号影，无占位效应。增强T1WI显示毛细血管扩张症最清楚，表现为多种强化方式。

毛细血管扩张症最常见于脑桥，但在大脑、小脑和脊髓的任何部位都可以看到。

治疗

无须治疗，随访即可。

参考文献

1. Gross BA, Puri AS, Popp AJ, Du R. Cerebral capillary telangiectasias: a meta-analysis and review of the literature. *Neurosurg Rev.* April 2013;36(2):187–193.
2. Gelal F, Karakaş L, Sarsilmaz A, Yücel K, Dündar C, Apaydin M. Capillary telangiectasia of the brain: imaging with various magnetic resonance techniques. *JBR-BTR.* July–August 2014;97(4):233–238.

3.8 脑海绵状血管畸形

病史

患者，男，58岁，发生癫痫。

诊断：脑海绵状血管畸形

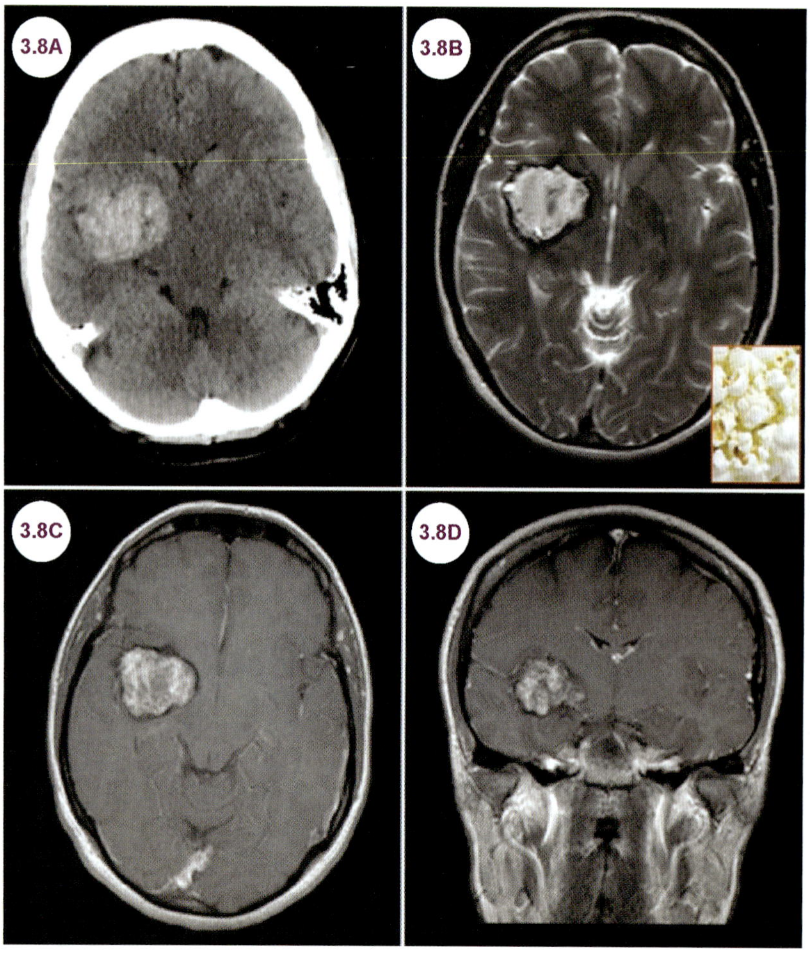

图3.8A~D 轴位CT扫描、轴位T2WI、轴位和冠状位增强T1WI示右侧基底节区肿块影。分别呈高密度、高信号，强化，"爆米花"外观符合海绵状血管瘤的影像表现。

概述

脑海绵状血管畸形(CCM),也被称为海绵状血管瘤,以毛细血管腔异常扩大为特征。与动静脉畸形相比,海绵状血管瘤周围脑实质不受累及。

临床表现

约 75%的患者无临床症状,如果合并出血,会出现头痛、癫痫或局灶性神经功能缺损。CCM 可表现为急性出血,或者为逐渐进展的症状,这是由瘤内反复出血,CCM 缓慢增大导致。多数患者中年发病。

脊髓海绵状血管合并出血时表现为急性起病。患者突发严重的背部疼痛、轻瘫、肢体麻木伴感觉平面分离、腱反射亢进和大小便失禁。临床表现也可以逐渐出现,表现为慢性脊髓病的缓慢进展,这是由微出血或瘤体变大压迫周围神经结构所致。

约 25%的患者为多发 CCM, 甚至部分患者有无数个 CCM, 这是由于 CCM1、CCM2、CCM3 这三个基因的其中之一发生了突变。这些患者的 CCM 数量和大小会随时间增加。多发 CCM 也可在放射性治疗后形成。

影像学表现和诊断

由于血池的原因,CT 上 CCM 通常为高密度,但较小的 CCM 无法显示。

MRI 上最具特征的表现是显示不同时期的出血产物。T2WI 上典型的特征就是含铁血黄素低信号环围绕正铁血红蛋白高信号区,类似“爆米花”。增强检查无强化,在常规血管造影中也无法显示。

大多数 CCM 位于皮质下白质浅表处, 即与大脑皮层相邻处,在这个区域常引起癫痫发作。然而,也可位于中枢神经系统的任何部位,包括小脑、脑干(最常见于脑桥)和脊髓。

在家族性 CCM 突变患者中,梯度回波或 T2* 图像比 T1WI 或 T2WI 能更敏感地检测多发海绵状血管瘤。

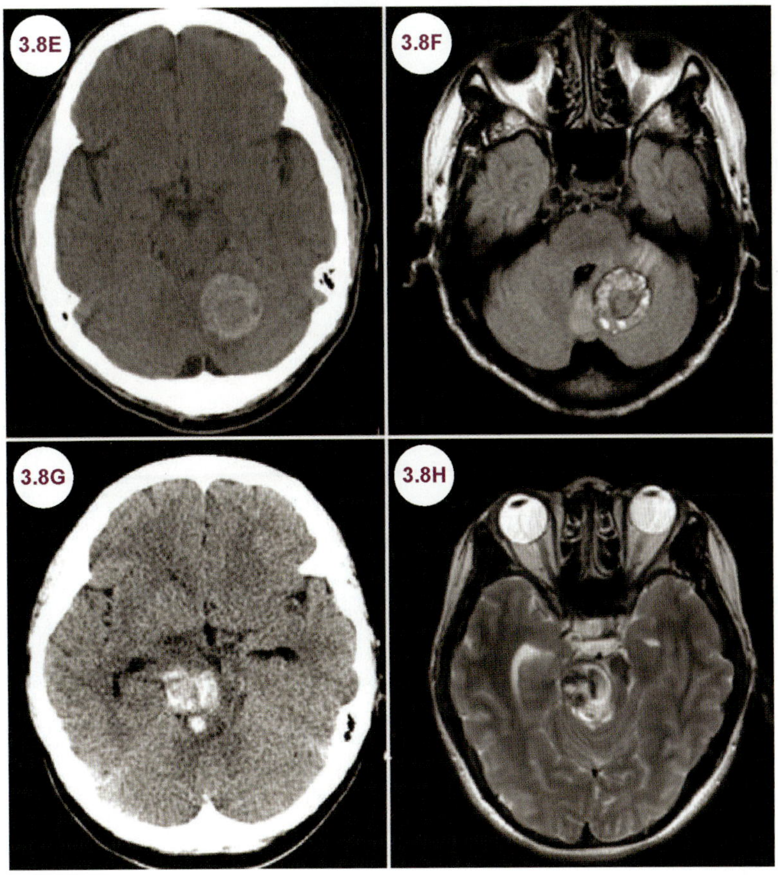

图 3.8E~H (E,F)轴位 CT 和 FLAIR 示小脑较大的海绵状血管瘤。(G,H)轴位 CT 和 T2WI 示脑干海绵状血管瘤。

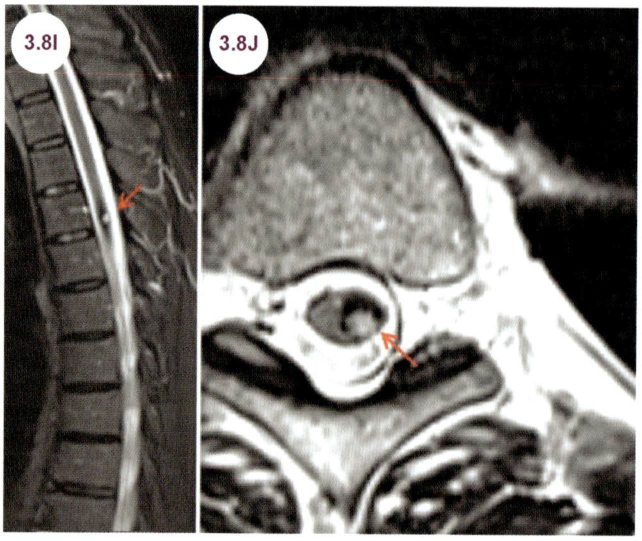

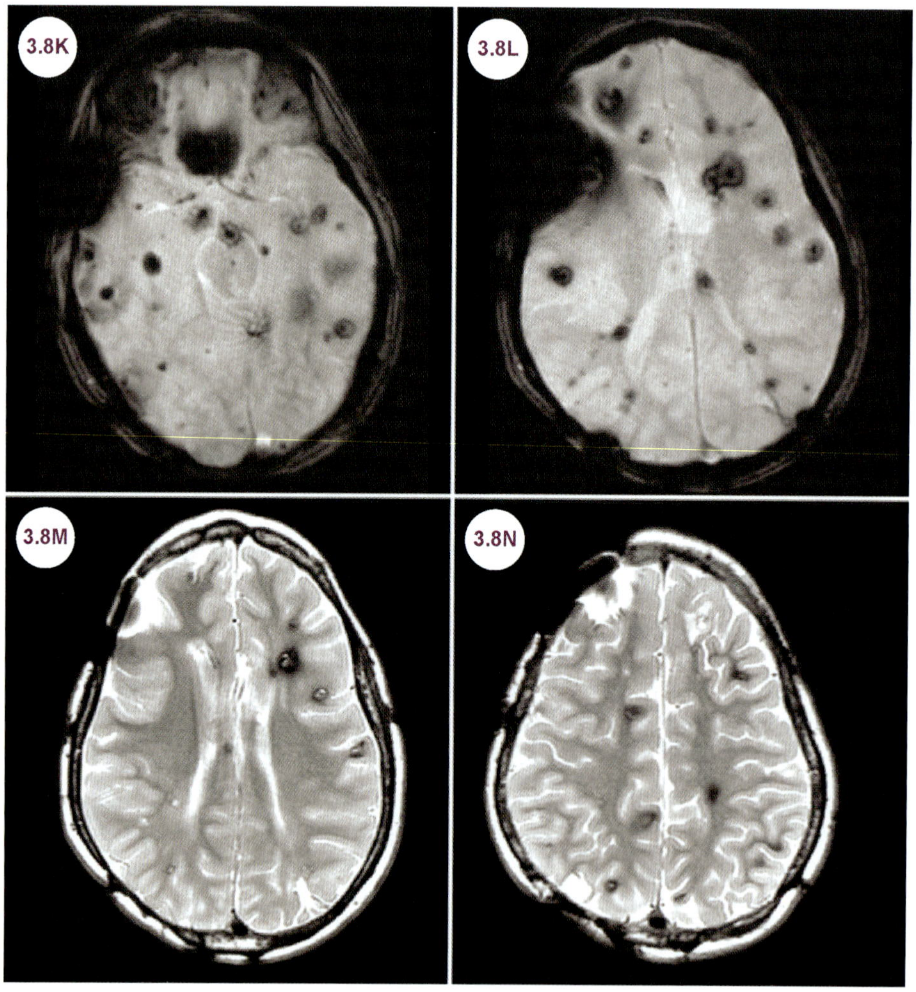

图 3.8I~N (I,J)矢状位及轴位 T2WI 示胸髓海绵状血管瘤伴近期出血出现的低信号环。(K~N)轴位 GRE 示多发海绵状血管瘤的出血产物。T2WI 上也能看到多发海绵状血管瘤。

治疗

如果有反复出血或出现药物难治性癫痫,可以手术治疗。手术切除有效,但并不是所有 CCM 都可以实施手术,如位于脊髓或脑干的 CCM。

参考文献

1. Toulgoat F, Lasjaunias P. Vascular malformations of the brain. *Handb Clin Neurol*. 2013;112:1043–1051.
2. Hegde AN, Mohan S, Lim CC. CNS cavernous haemangioma: "popcorn" in the brain and spinal cord. *Clin Radiol*. April 2012;67(4):380–388.

3.9 发育性静脉畸形

病史

患者,女,34 岁,因头痛行 MRI 检查偶然发现异常。

诊断:发育性静脉畸形

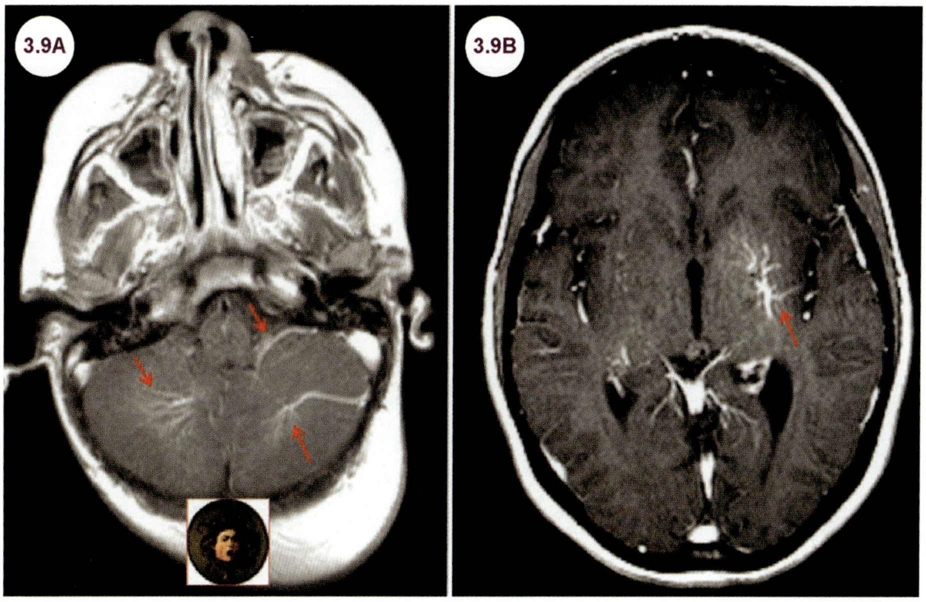

图 3.9A,B 轴位增强 T1WI 示在小脑和基底节区多发发育性静脉畸形(红色箭头)。如图所示的"海蛇头"征。

概述

发育性静脉畸形(DVA),也被称为静脉血管瘤,是脑血管畸形最常见的一种类型。DVA 由一簇扩大的静脉组成并汇入一条较大的静脉。

DVA 最常见于额叶和顶叶,引流入侧脑室的额角。小脑是第二常见部位,它们引流入第四脑室。

临床表现

DVA 几乎都是偶然被发现的,在少部分病例中可能会出现静脉血栓与出血。约 20%的病例合并其他血管畸形,最常见的是海绵状血管瘤。

影像学表现和诊断

该病在增强 T1WI 图像中显示清晰,表现为簇状静脉并汇入中心静脉。影像上与美杜莎的多蛇头外观相似，因此被称为“海蛇头”征。磁场强度为7T的磁敏感加权成像是检测DVA最敏感的技术。

治疗

手术切除是禁忌，因为它可能导致静脉梗死。然而，在对并发的血管畸形考虑外科干预时，了解DVA的存在很重要。

参考文献

1. Töpper R, Jürgens E, Reul J, Thron A. Clinical significance of intracranial developmental venous anomalies. *J Neurol Neurosurg Psychiatry*. August 1999;67(2):234–238.
2. Ruíz DS, Yilmaz H, Gailloud P. Cerebral developmental venous anomalies: current concepts. *Ann Neurol*. September 2009;66(3):271–283. doi:10.1002/ana.21754.
3. Frischer JM, Göd S, Gruber A, et al. Susceptibility-weighted imaging at 7 T: Improved diagnosis of cerebral cavernous malformations and associated developmental venous anomalies. *Neuroimage Clin*. September 2012;1(1):116–120.

3.10 椎基底动脉延长扩张症

病史

患者，男，65岁，表现为右侧面神经和三叉神经麻痹。

诊断：基底动脉延长扩张症

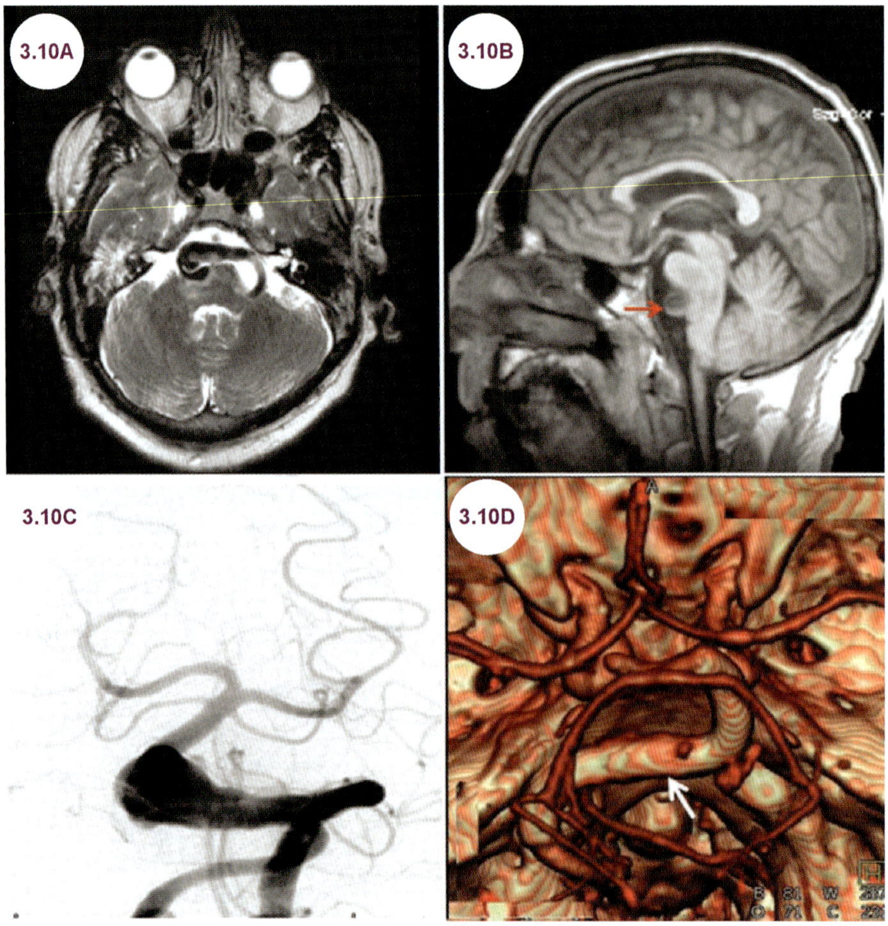

图3.10A~D 轴位T2WI、矢状位T1WI、血管造影和CTA示明显延长扩张呈梭形的基底动脉，伴右侧动脉瘤形成（红色箭头和白色箭头）。

概述

椎基底动脉延长扩张症是指由血管内膜退化和血管壁薄弱致动脉伸长、扩张。常见原因为长期高血压，也可能与常染色体显性遗传多囊肾病有关。

临床表现

基底动脉最常受累，患者出现脑干和小脑缺血。脑神经功能障碍也很常见，以面神经或三叉神经常见，动眼神经、前庭蜗神经和滑车神经也可受累。出血性卒中和蛛网膜下隙出血不常见，但也可能出现。部分患者会出现继发性脑积水。

影像学表现和诊断

基底动脉扩张、迂曲，并压迫脑干和脑神经。对于该病，血管内径>4.5mm 即可确诊。颈内动脉也可能会受到影响。

治疗

除积极治疗高血压等危险因素外，目前尚无特异性治疗方法。血管内支架可能是未来的一种治疗方法。

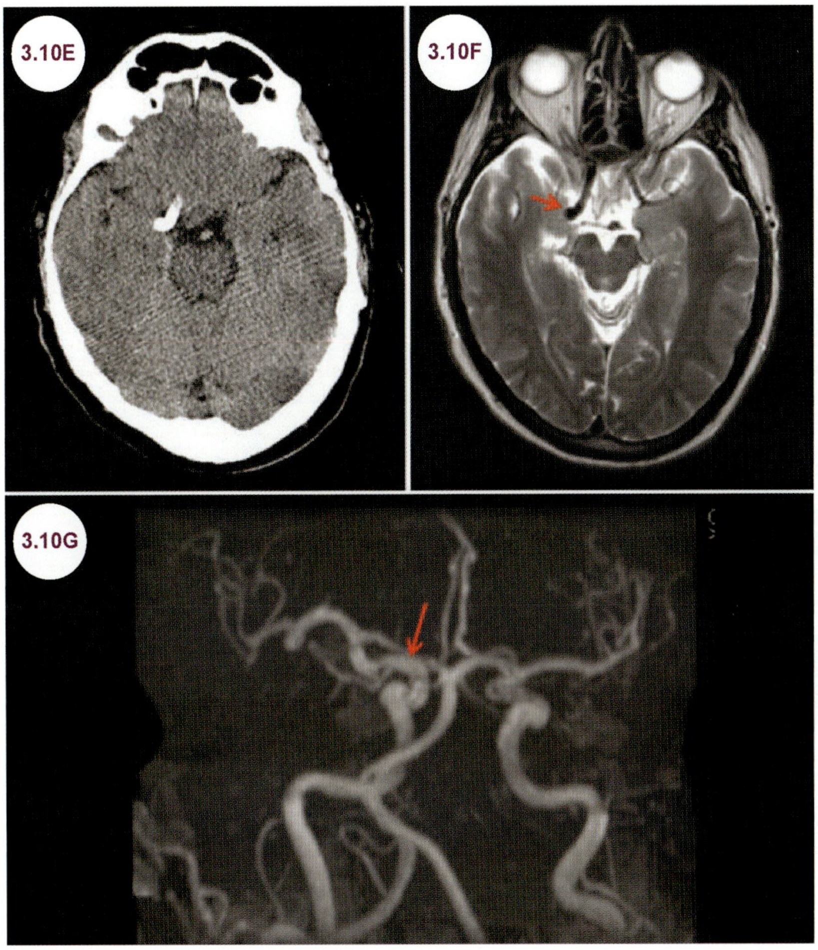

图 3.10E~G (E)轴位 CT 示右侧颈内动脉显著钙化。(F,G)轴位 T2WI 和 MRA 示右侧大脑中动脉延长扩张症(红色箭头)。该病是因为其他原因行影像检查被偶然发现。

参考文献

1. Passero SG, Rossi S. Natural history of vertebrobasilar dolichoectasia. *Neurology*. January 2008;70(1):66–72.
2. Wolfe T, Ubogu EE, Fernandes-Filho JA, Zaidat OO. Predictors of clinical outcome and mortality in vertebrobasilar dolichoectasia diagnosed by magnetic resonance angiography. *J Stroke Cerebrovasc Dis*. November–December 2008;17(6):388–393.
3. Ubogu EE, Zaidat OO. Vertebrobasilar dolichoectasia diagnosed by magnetic resonance angiography and risk of stroke and death: a cohort study. *J Neurol Neurosurg Psychiatry*. January 2004;75(1):22–26.
4. Wolters FJ, Rinkel GJ, Vergouwen MD. Clinical course and treatment of vertebrobasilar dolichoectasia: a systematic review of the literature. *Neurol Res*. March 2013;35(2):131–137.
5. Yuan YJ, Xu K, Luo Q, Yu JL. Research progress on vertebrobasilar dolichoectasia. *Int J Med Sci*. August 2014;11(10):1039–1048.
6. Förster A, Ssozi J, Al-Zghloul M, Brockmann MA, Kerl HU, Groden C. A comparison of CT/CT angiography and MRI/MR angiography for imaging of vertebrobasilar dolichoectasia. Clin Neuroradiol. December 2014;24(4):347–353.

3.11 基底动脉开窗畸形

病史

患者，男，56 岁，出现脑干梗死。

诊断：基底动脉开窗畸形

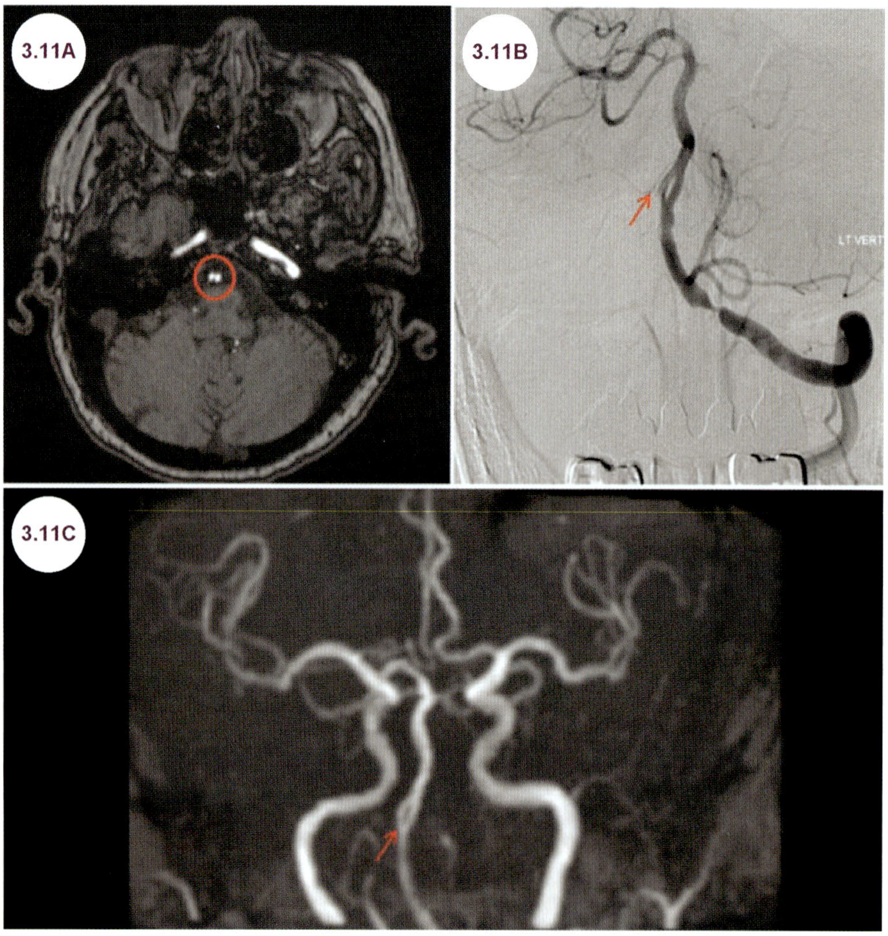

图 3.11A~C 轴位 GRE、血管造影和 MRA 示基底动脉中段开窗畸形（红色箭头和圆圈）。

概述

开窗畸形是动脉先天分叉成两个不等同的血管通道。可发生于中枢神经系统任何部位的血管结构，但在基底动脉的下段最常见，即两侧椎动脉融合的稍上方。

临床表现

基底动脉开窗畸形经常是偶然被发现的。然而，它也是脑干下部和小脑缺血的危险因素。其发生囊状动脉瘤的概率似乎会稍高一些，可能是由于动脉内血液流动异常。

影像学表现和诊断

脑血管成像显示基底动脉分为两个不等同的通道。

治疗

偶然发现的开窗畸形无须治疗。动脉瘤可采用血管内介入的方法治疗或手术夹闭。

参考文献

1. van Rooij SB, Bechan RS, Peluso JP, Sluzewski M, van Rooij WJ. Fenestrations of intracranial arteries. *AJNR Am J Neuroradiol*. June 2015;36(6):1167–1170.
2. Tanaka M, Kikuchi Y, Ouchi T. Neuroradiological analysis of 23 cases of basilar artery fenestration based on 2280 cases of MR angiographies. *Interv Neuroradiol*. January 2006;12(Suppl. 1):39–44.
3. Sogawa K, Kikuchi Y, O'uchi T, Tanaka M, Inoue T. Fenestrations of the basilar artery demonstrated on magnetic resonance angiograms: an analysis of 212 cases. Interv Neuroradiol. December 2013;19(4):461–465.
4. Gao LY, Guo X, Zhou JJ, Zhang Q, Fu J, Chen WJ, Yang YJ. Basilar artery fenestration detected with CT angiography. *Eur Radiol*. October 2013;23(10):2861–2867.
5. Patel MA, Caplan JM, Yang W, Colby GP, Coon AL, Tamargo RJ, Huang J. Arterial fenestrations and their association with cerebral aneurysms. *Clin Neurosci*. December 2014;21(12):2184–2188.

3.12 永存三叉动脉

病史

患者,男,66 岁,发生腔隙性脑梗死,发现有血管异常。

诊断:永存三叉动脉

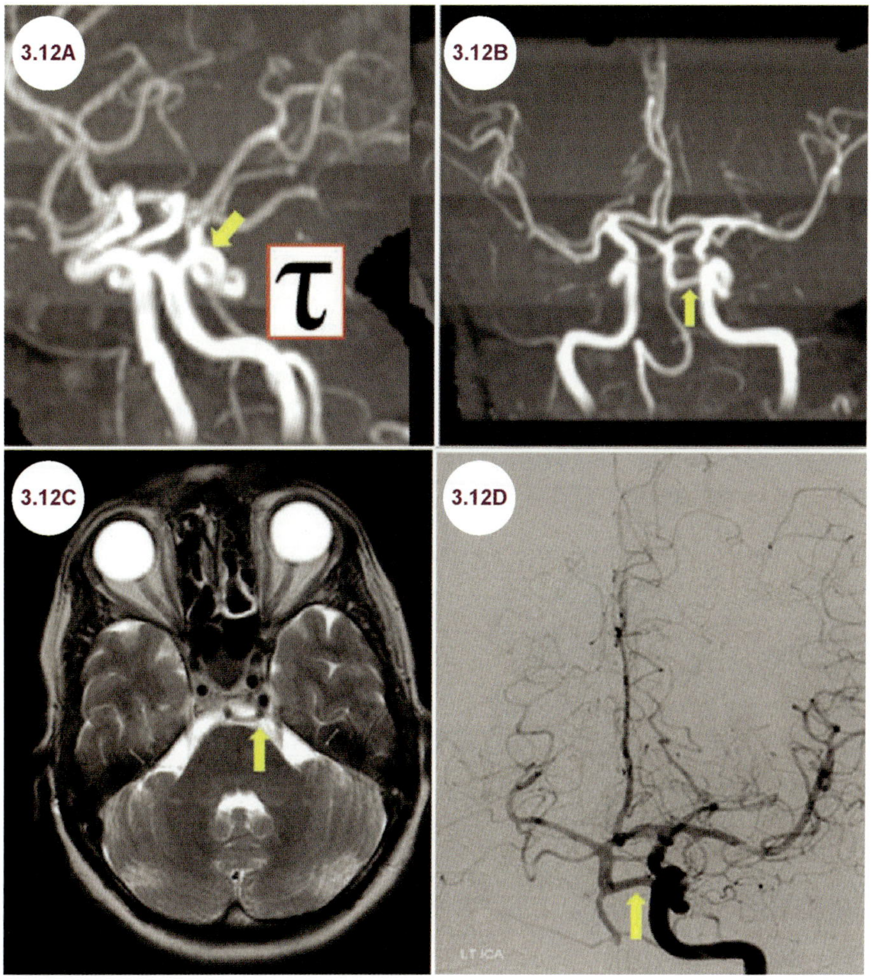

图 3.12A~D (A,B)MRA 示左侧椎动脉通过永存三叉动脉连接到左颈内动脉(黄色箭头)。在矢状位上可见“τ”征。(C,D)轴位 T2WI 和血管造影均显示左椎动脉通过永存三叉动脉(黄色箭头)连接到左侧颈内动脉。

概述

在颈内动脉和椎基底动脉系统之间有三个胚胎性血管连接，分别为三叉动脉、耳动脉和舌下动脉。胎儿发育过程中，在后循环其他血管发育形成前由三叉动脉给基底动脉供血。

在成人中，永存三叉动脉是前后循环间最常见的残留胚胎性血管连接，其在健康成人中发生率为1%。

临床表现

虽然他们通常是偶然发现，但合并其他血管畸形的发生率较高，如动脉瘤和动静脉畸形。患者还可能出现脑神经损害和三叉神经痛。

影像学表现和诊断

脑血管成像显示从颈内动脉发出的三叉动脉。在矢状位图像上，其与希腊字母τ相似，被称为“τ”征。在常规血管造影中，颈动脉注入造影剂时椎基底动脉会显影。

治疗

无须治疗，但外科医师在进行颅底手术之前，应知道存在这种解剖变异。

参考文献

1. Azab W, Delashaw J, Mohammed M. Persistent primitive trigeminal artery: a review. *Turk Neurosurg*. 2012;22(4):399–406.
2. Alcalá-Cerra G, Tubbs RS, Niño-Hernández LM. Anatomical features and clinical relevance of a persistent trigeminal artery. *Surg Neurol Int*. 2012;3:111.

3.13 颈动脉对吻征

病史

患者，女，45岁，闭经。

诊断：颈动脉对吻征

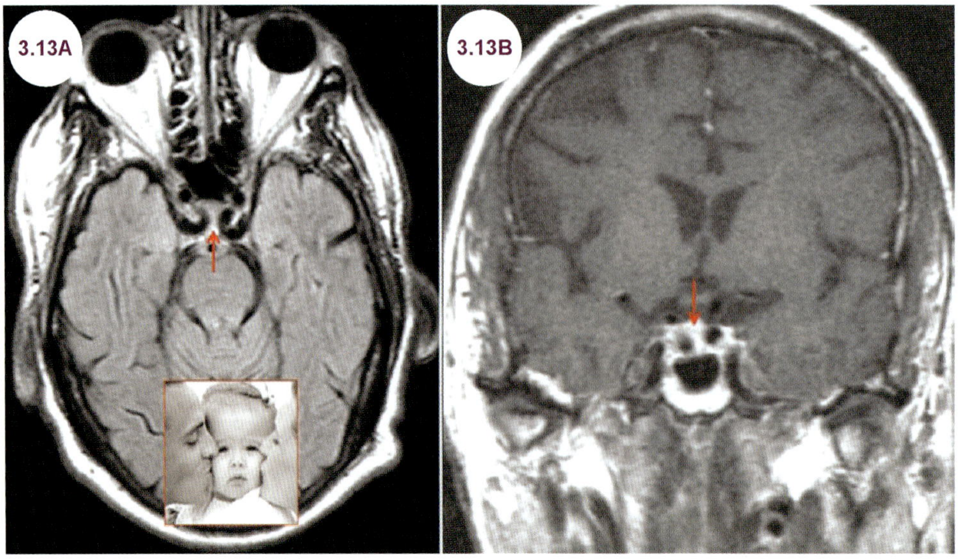

图 3.13A，B 轴位 FLAIR 和冠状位增强 T1WI 示双侧颈内动脉海绵窦段内偏移。

概述

对于 ICA 的分段有不同的分类方法。其中，Bouthillier 分类如下。

- 颈段(C1)。
- 岩段(C2)。
- 破裂孔段(C3)。
- 海绵窦段(C4)。
- 床突段(C5)。
- 眼(床突上)段(C6)。
- 交通(终末)段(C7)。

颈动脉在鞍区时会向内侧偏斜，称之为“颈动脉对吻”征。

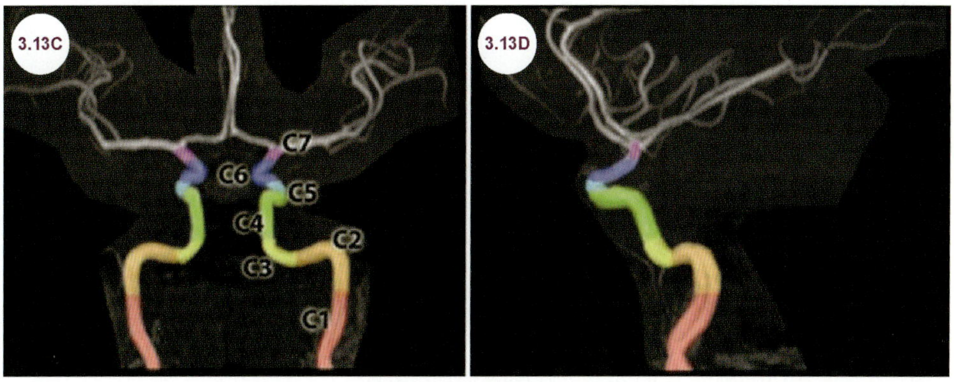

图 3.13C,D　ICA 分段正常血管造影图示(image credit Behrang Amini)。

临床表现

它们会压迫垂体柄，引起垂体功能紊乱，但往往是偶然被发现的。

影像学表现和诊断

脑血管成像显示颈动脉迂曲、延长并向内侧偏斜。

治疗

无须治疗，但外科医师在行垂体经蝶手术前，必须认识到它们的存在。

参考文献

1. Guo L, Qiu Y, Ge J, Zhang X. Kissing aneurysms of the internal carotid artery treated with surgical clipping. *Neurol India.* May–June 2012;60(3):353–355.
2. Gowdh NS, Gill FJ, Regan LA, Wilkie SW. Kissing carotid arteries: an unusual cause of prevertebral swelling. *BMJ Case Rep.* October 2014;2014. pii: bcr2014206099.
3. Okahara M, Kiyosue H, Mori H, Tanoue S, Sainou M, Nagatomi H. Anatomic variations of the cerebral arteries and their embryology: a pictorial review. *Eur Radiol.* October 2002;12(10):2548–2561.
4. Sahin M, Dilli A, Karbek B, et al. Unusual cause of primary amenorrhea due to kissing internal carotid arteries. *Pituitary.* June 2012;15(2):258–259.

3.14　颈内动脉缺如

病史

患者，男，56 岁，突发头痛，发现有蛛网膜下隙出血。

诊断:先天性颈内动脉缺如

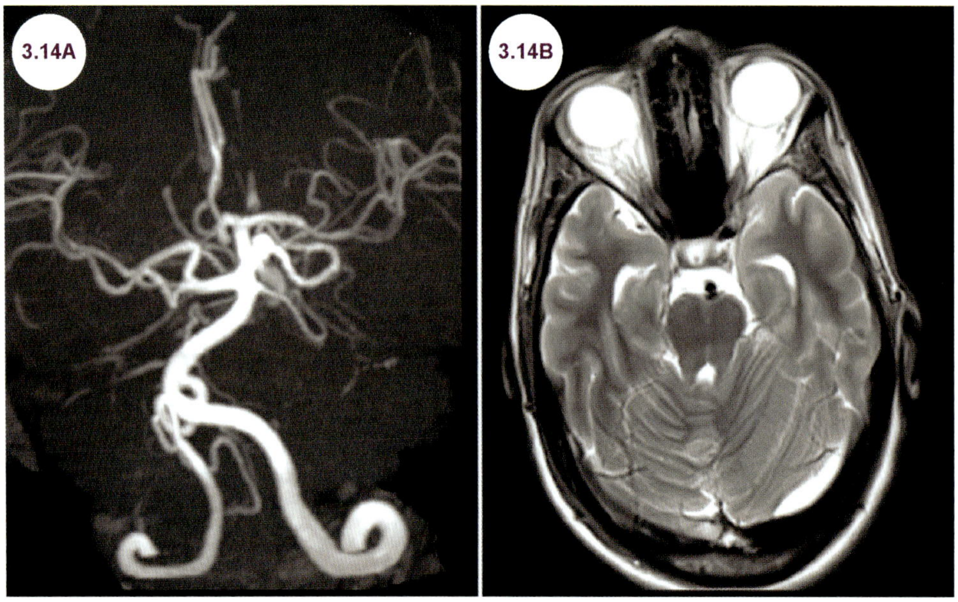

图 3.14A,B 冠状位 MRA 与轴位 T2WI 示异常血管,双侧颈内动脉缺如。后循环扩张,以右侧椎动脉扩张为主。

概述

先天性颈内动脉缺如是一种非常罕见的异常,发生率约为 1/10 000。双侧颈内动脉缺如更罕见。经 Willis 环流向前循环的侧支循环通常是来自永存胚胎血管或颈外动脉经颅侧支循环。

临床表现

ICA 缺如可合并动脉瘤,但 ICA 缺如常是由于其他原因行影像检查而发现。在 158 例 ICA 未发育/发育不良中,27.5%的患者发现有动脉瘤。

影像学表现和诊断

所有的影像成像都表现为颈内动脉缺如。前循环区的侧支血流取决于发育不良或未发育的程度,以及侧支循环的程度。

治疗

该病无特殊治疗。然而,这一发现与潜在的神经外科手术和缺血性卒中患者的评估相关。

参考文献

1. Taşar M, Yetişer S, Taşar A, Uğurel S, Gönül E, Sağlam M. Congenital absence or hypoplasia of the carotid artery: radioclinical issues. *Am J Otolaryngol*. September–October 2004;25(5):339–349.
2. Lee JH, Oh CW, Lee SH, Han DH. Aplasia of the internal carotid artery. *Acta Neurochir (Wien)*. February 2003;145(2):117–125.
3. Zink WE, Komotar RJ, Meyers PM. Internal carotid aplasia/hypoplasia and intracranial saccular aneurysms: series of three new cases and systematic review of the literature. *J Neuroimaging*. April 2007;17(2):141–147.

3.15 颈动脉体副神经节瘤

病史

患者,女,35 岁,表现为无痛性颈部肿块,舌肌无力。

诊断：颈动脉体副神经节瘤

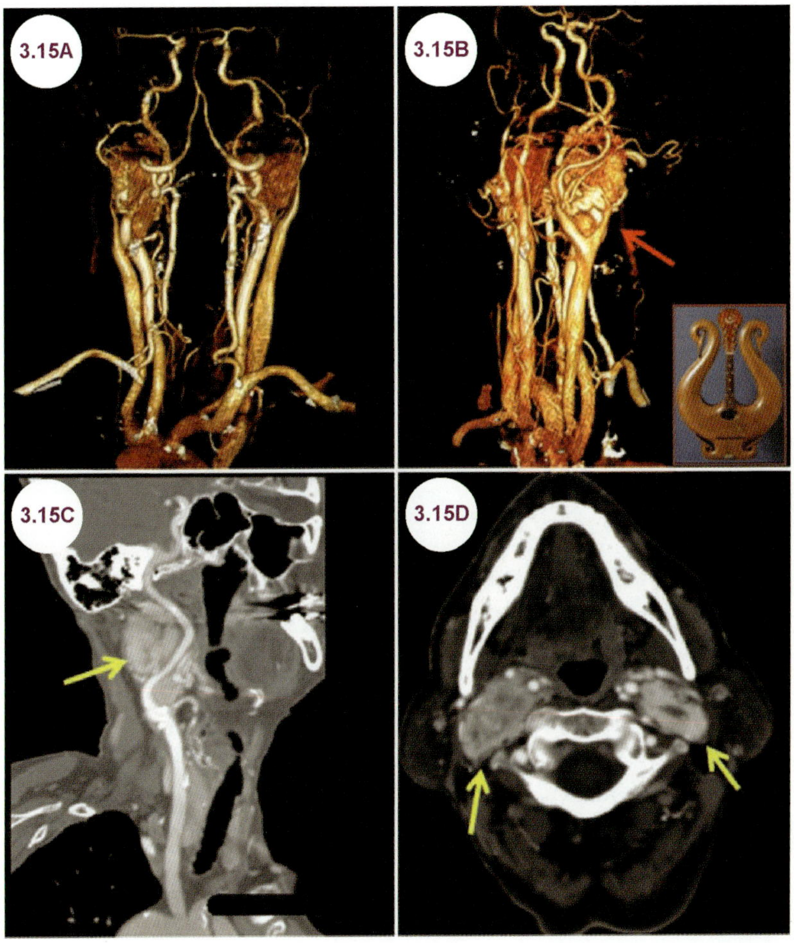

图 3.15A~D　(A,B)CTA 的三维及矢状位重建图像示颈动脉体瘤，颈内外动脉被撑开呈“竖琴”征(红色箭头)。(C,D)矢状位与轴位增强 CT 示颈动脉体瘤(黄色箭头)。

概述

副神经节瘤是一种罕见的神经内分泌肿瘤，其中，绝大多数是良性的。它们是血管球瘤的变异，起源于非嗜铬副神经节细胞。它们可以发生在腹部、胸部和颈部，当发生在颈部时，位于颈内、外动脉分叉处。

大多数病例是散发的，但大约 10%是家族性的，常伴发神经皮肤综合征或多发性内分泌肿瘤。

患者发病年龄通常为 30~50 岁。

临床表现

该病通常表现为颈部无痛性肿块，但也可能由于肿块压迫走行在颈动脉鞘的第Ⅸ~Ⅻ对脑神经而出现症状。少数情况下，可分泌儿茶酚胺而表现为内分泌紊乱。肿块是可以移动的，且是水平移动，不能纵向移动。

影像学表现和诊断

CT 增强扫描能很好地分辨出肿瘤，表现为软组织密度肿块。颈内外动脉被肿瘤撑开称为“竖琴”征。在 MRI 上，病灶信号混杂，出现“盐与胡椒”征。

治疗

通过外科手术切除肿瘤，效果很好，大的肿瘤无法进行外科手术时，则需要放射治疗。

参考文献

1. Wieneke JA, Smith A. Paraganglioma: carotid body tumor. *Head Heck Pathol*. December 2009;3(4):303–306.
2. Suárez C, Rodrigo JP, Mendenhall WM, et al. Carotid body paragangliomas: a systematic study on management with surgery and radiotherapy. *Eur Arch Otorhinolaryngol*. January 2014;271(1):23–34.

3.16 中脑周围非动脉瘤性蛛网膜下隙出血

病史

患者,女,65 岁,表现为急剧头痛。

诊断:中脑周围蛛网膜下隙出血

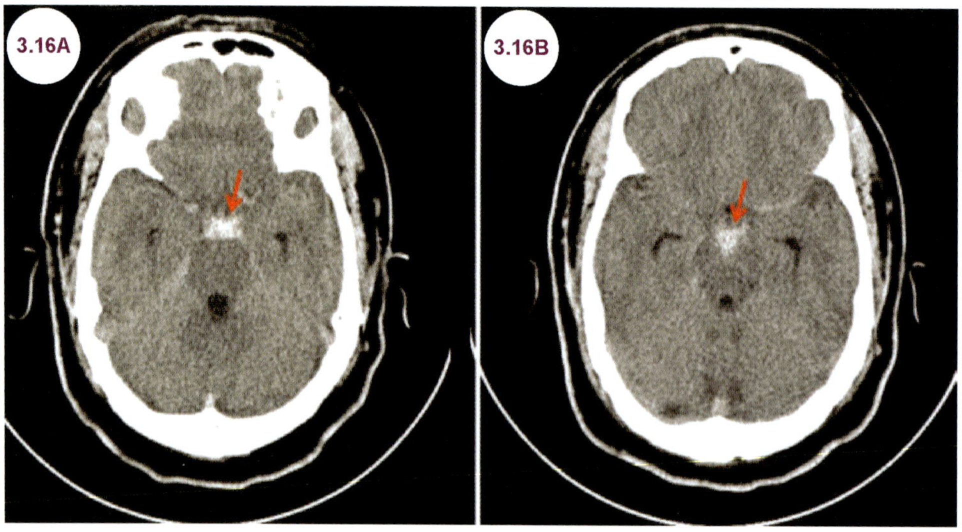

图 3.16A,B 轴位 CT 示脚间窝急性出血(红色箭头)。

概述

中脑周围非动脉瘤性蛛网膜下隙出血是一种良性疾病,被认为是由静脉或动脉毛细血管破裂引起的。

临床表现

该病成年发病,表现为急性剧烈头疼。可能会出现意识改变,但与动脉瘤性蛛网膜下隙出血相比,意识改变少见得多。

影像学表现和诊断

头部 CT 是首选的影像学检查方法,于脑桥和中脑前方的脚间窝可见出血。大量出血时,可见于基底池、鞍上池、外侧裂和大脑纵裂。

需行血管造影,其虽然不能确定该病的起源,可以排除动脉瘤。

治疗

这种出血的预后良好。

参考文献

1. Rinkel GJ, Wijdicks EF, Vermeulen M, et al. Nonaneurysmal perimesencephalic subarachnoid hemorrhage: CT and MR patterns that differ from aneurysmal rupture. *AJNR Am J Neuroradiol*. September–October 1991;12(5):829–834.
2. Schwartz TH, Solomon RA. Perimesencephalic nonaneurysmal subarachnoid hemorrhage: review of the literature. *Neurosurgery*. September 1996;39(3):433–440.

3.17　可逆性后部脑病综合征

病史

患者,男,65 岁,表现为意识模糊及皮质盲,在急诊测量的血压为 231/180mmHg。

诊断:可逆性后部脑病综合征

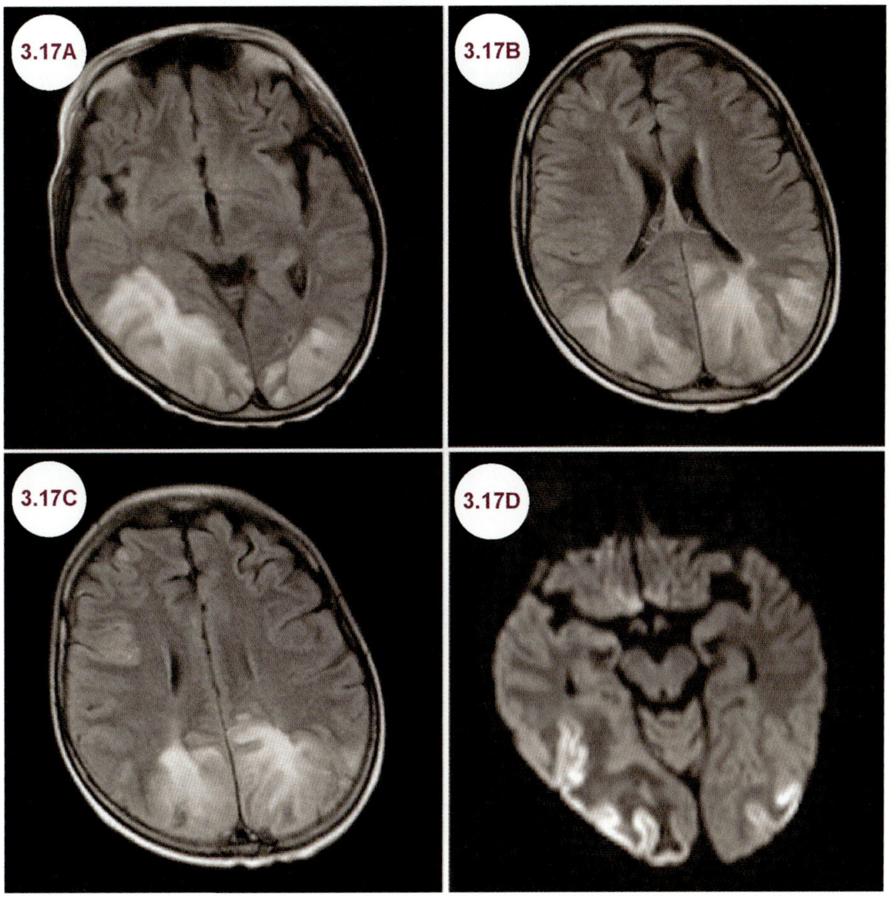

图 3.17A~D　一例可逆性后部脑病综合征患者,轴位 FLAIR 和 DWI 示双侧枕叶和颞后叶水肿和脑回肿胀,且 DWI 图像呈高信号。

概述

可逆性后部脑病综合征(PRES)一般在血压急剧升高的情况下发生,如子痫,或者由于使用某些免疫抑制剂,如他克莫司或环孢素。其发生也可以和自身免疫疾病相关,如系统性红斑狼疮。

该病的病理生理与大脑自动调节紊乱相关,主要是大脑后部血管结构的自身调节。

临床表现

表现为失明、癫痫、头痛和精神状态改变。

影像学表现和诊断

T2WI 示后循环主要是枕叶及颞后叶水肿及弥漫高信号，分水岭区和额上沟也可受到影响。在这些病例中，脑梗死发生率约为 20%，脑出血发生率约为 10%。

这种影像表现是暂时的，其会随患者临床症状的改善而逐步消退。

治疗

PRES 患者的治疗应积极降低血压，中止相关药物的使用。随着血压的正常化或相关责任药物的中止，可逆性后部白质脑病是可逆的，然而有些患者会遗留永久的视力缺陷。

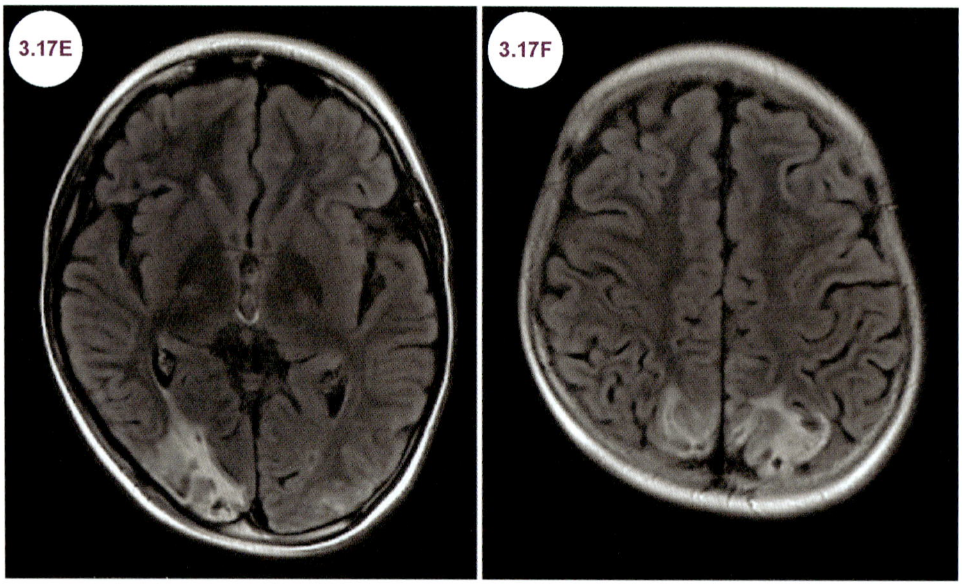

图 3.17E，F　同一患者 3 周后的轴位 FLAIR 示明显的、但未完全吸收的白质高信号。

参考文献

1. Thompson RJ, Sharp B, Pothof J, Hamedani A. Posterior reversible encephalopathy syndrome in the emergency department: case series and literature review. *West J Emerg Med*. January 2015;16(1):5–10.
2. Granata G, Greco A, Iannella G, Granata M, Manno A, Savastano E, Magliulo G. Posterior reversible encephalopathy syndrome—Insight into pathogenesis, clinical variants and treatment approaches. *Autoimmun Rev*. September 2015;14(9):830–836.
3. Lamy C, Oppenheim C, Mas JL. Posterior reversible encephalopathy syndrome. *Handb Clin Neurol*. 2014;121:1687–701.
4. Lamy C, Oppenheim C, Méder JF, Mas JL. Neuroimaging in posterior reversible encephalopathy syndrome. *J Neuroimaging*. April 2004;14(2):89–96.

（白玉萍　张静 译）

第 4 章 颅脑肿瘤性病变

4.1 胶质母细胞瘤

病史

患者,男,56 岁,因癫痫入院,自述头痛数月,反应迟钝,且过去几个月内经常"撞到东西"。

诊断:多形性胶质母细胞瘤

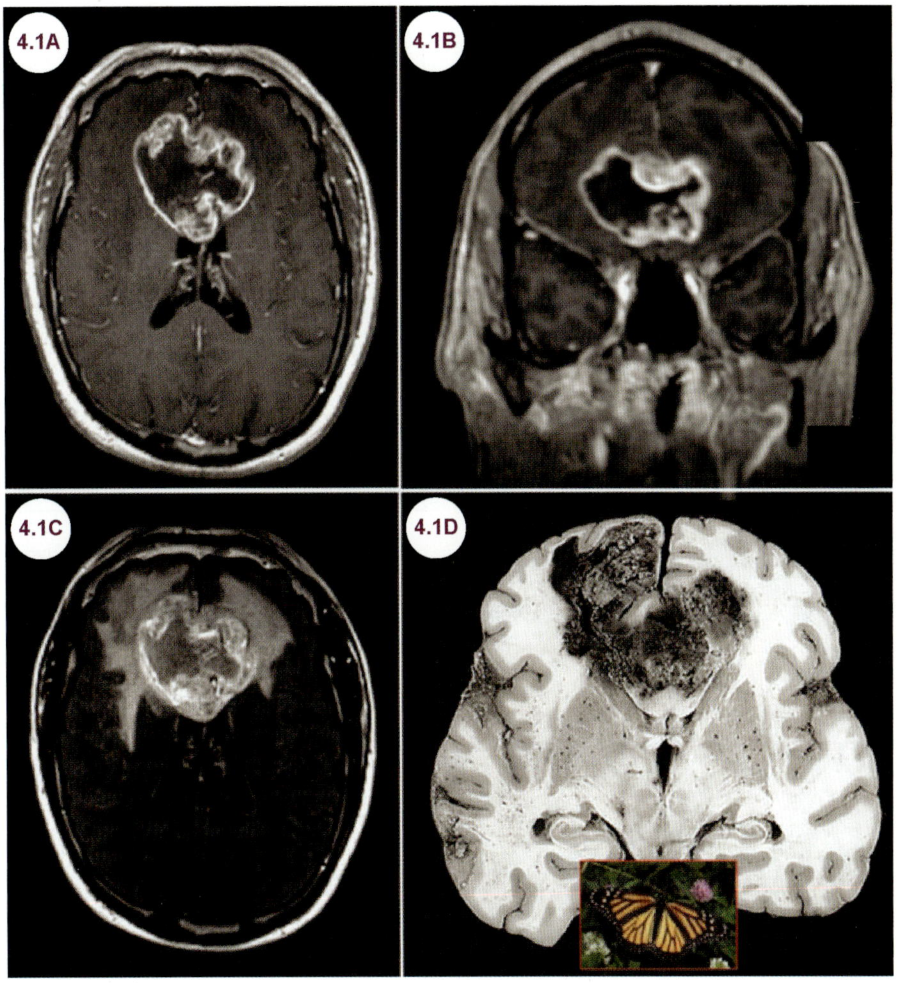

图 4.1A~D (A~C)轴位、冠状位增强 T1WI 及轴位 FLAIR 示横跨胼胝体压部的肿块,明显强化,伴占位效应及水肿。高级别胶质瘤双侧对称表现,形成特征性的"蝴蝶"样表现。(D)脑胶质瘤的大体病理标本(image credit The Armed Forces Institute of Pathology)。

概述

胶质母细胞瘤属Ⅳ级星形细胞瘤,是最常见且致死率最高的一类星形细胞瘤,中位生存期不到一年。该病最常见于 50 岁以上人群,男性略多于女性,多起自大脑半球。即使看起来呈不连续的肿块,但肿瘤细胞沿白质通路播散，确诊时往往已侵及大脑。除射线和罕见的遗传病，如Li-Fraumeni综合征外，尚不了解其他危险因素。

Ⅰ/Ⅱ级占星形细胞瘤的15%~20%，Ⅲ级占30%~35%，Ⅳ级(最高级别)占40%~50%。表4.1.1显示了中枢神经系统肿瘤WHO分级细则。

表 4.1.1 神经胶质瘤WHO分级

WHO分级	肿瘤分类	平均寿命
Ⅰ	幼稚型毛细胞星形细胞瘤、室管膜下巨细胞星形细胞瘤(通常伴结节性硬化)、多形性黄色星形细胞瘤	可通过根治性切除术治愈，最常见于儿童
Ⅱ	弥漫性或纤维性星形细胞瘤、少突胶质细胞瘤	7~8年
Ⅲ	间变型星形细胞瘤、间变型少突胶质细胞瘤	2~3年
Ⅳ	多形性胶质母细胞瘤	9~12个月

临床表现

中枢神经系统肿瘤主要包括以下4方面症状：

- 渐进的、局灶性神经功能障碍。
- 头痛，以平躺时加剧为特征，常伴有恶心、呕吐及其他颅内压增高症状。
- 癫痫，发生于大脑皮层受到刺激时。
- 逐渐加重的认知障碍和性格改变。

患者表现的症状取决于肿瘤的位置和生长速度(表4.1.2)。生长缓慢的肿瘤可以长得很大，占位效应明显，但临床症状轻微。偶尔，患者会出现突发的神经系统症状，往往与肿瘤内出血有关，但也会发生于其他原因不明的情况下。中枢神经系统肿瘤患者出现系统性病变症状，如发热、体重减轻等时，则更常见于转移性病变而非原发性中枢神经系统肿瘤。

原发性胶质母细胞瘤起源于胶质细胞，而继发胶质母细胞瘤则是起源于较低级别的肿瘤，鉴别点见表4.1.3。

异柠檬酸脱氢酶(IDH1)突变在继发胶质瘤中常见(80%)，在原发性胶质瘤中罕见(10%)。IDH1突变是预后良好的强有力预测因子，是继发胶质瘤的高选择性分子标志物，也是临床与原发性胶质瘤鉴别的有力补充。此外，O6-甲基鸟嘌呤-DNA甲基转移酶(MGMT)是一种重要的DNA修复酶，可导致胶质瘤对替莫唑胺产生耐药性。据报道，甲基化的MGMT对胶质瘤患者是一个良好的预测因子。

表 4.1.2 恶性胶质瘤的临床表现

肿瘤位置	临床表现
前额叶	无力，主要发生于对侧下肢 人格改变，包括去抑制、辨别力低下、认知障碍，以及左半球病变导致的失语症 尿失禁，由排尿抑制中心控制中断所导致 眼区受累时出现凝视 原始反射，如抓取、吮吸和噘嘴反射 癫痫
后额叶	对侧无力 表达性失语(多由左侧半球病变引起，右侧半球病变少见) 癫痫
颞叶	记忆障碍 韦尼克型失语(左侧病变引起) 对侧颞上象限盲，右侧半球病变较少引起 癫痫
枕叶	对侧同向偏盲，幻视 失读症(不伴失写)，由累及胼胝体的左侧半球病变引起 癫痫
丘脑	对侧感觉丧失 失语症，由左侧半球病变引起
脑干	头痛和脑积水，由脑室系统梗阻引起 脑神经功能障碍 运动和感觉障碍
小脑	外侧肿瘤的同侧肢体共济失调，中线区肿瘤的躯干共济失调 恶心、呕吐 头晕、眩晕 头痛，晨起时加重 脑积水，第四脑室梗阻时引起

表 4.1.3 原发性和继发性胶质母细胞瘤的特征

原发性胶质母细胞瘤	继发性胶质母细胞瘤
占活检或切除病例总数的90%以上	占胶质母细胞瘤的不到5%
好发于老年人(中位年龄为60岁)	好发于年轻人(中位年龄为45岁)
由胶质细胞原发形成，约5%的病例为多灶性	由低级别或间变型星形细胞瘤发展而来 约70%的低级别胶质瘤在确诊后5~10年内可进一步进展

影像学表现和诊断

胶质母细胞瘤通常表现为不均匀强化的肿块，而无强化区代表坏死。在 T2WI 上显示肿瘤占位效应和水肿最佳。如图 4.1A~C 所示，肿瘤经常跨越胼胝体形成一种“蝴蝶”状的外观。亦常见环状强化伴中心坏死。

胶质母细胞瘤需要经组织活检确诊。典型的病理特征包括坏死、血管增生、内皮细胞肥大、坏死周围的假栅栏状细胞和非典型的有丝分裂象，如图 4.1E~H。

特殊病例

大脑胶质瘤病和多中心胶质瘤

大脑胶质瘤病是一种恶性胶质瘤，其特点是肿瘤广泛浸润，无明确的肿块或坏死区，可以看到小范围增强。该病无典型临床表现，但可出现头痛、癫痫发作、人格改变或痴呆，或渐进性乏力。这种肿瘤通常见于 40 岁以下人群，可行全脑放疗和化疗。治疗后，可以延长近 3 年的生存期。约 5%的胶质瘤是多中心的。这些病变很难与转移或脱髓鞘疾病相鉴别。

脑干胶质瘤

脑干肿瘤表现为：①头痛，脑室系统梗阻时可出现脑积水；②病灶同侧的脑神经损伤；③病灶对侧的感觉和运动障碍。

这些肿瘤不适于外科切除。

治疗

手术目的是减少肿瘤负荷(减瘤术或肿瘤细胞减灭术)，从而缓解症状，延长生存期。一组包含 1229 例对象的研究证实，患者存活时间与肿瘤切除程度直接相关。完整切除 FLAIR 上的病变区域者，比仅切除 T1WI 所示强化部分的肿瘤患者预后更好。通常在确诊时，肿瘤细胞在全脑呈弥漫性生长，甚至有些区域影像学无法显示，因此不可能完全切除肿瘤。此外，脑干肿瘤不适于外科手术。

多数高级别胶质母细胞瘤最终会产生抗药性，但其临床表现可与假性进展相混淆，特别是化疗后，强化区域会略有增大，但肿瘤并未进展，此时需借助其他成像手段鉴别假性进展和真性复发，如 MRS、PET 和 SPECT。

放疗具有短期副作用(脱发、皮肤刺激征、恶心、呕吐、乏力等)和长期后遗症(如神经损害、辐射引起的坏死和血管炎)。

化疗：

- 替莫唑胺是一种口服烷基化剂，可用于胶质

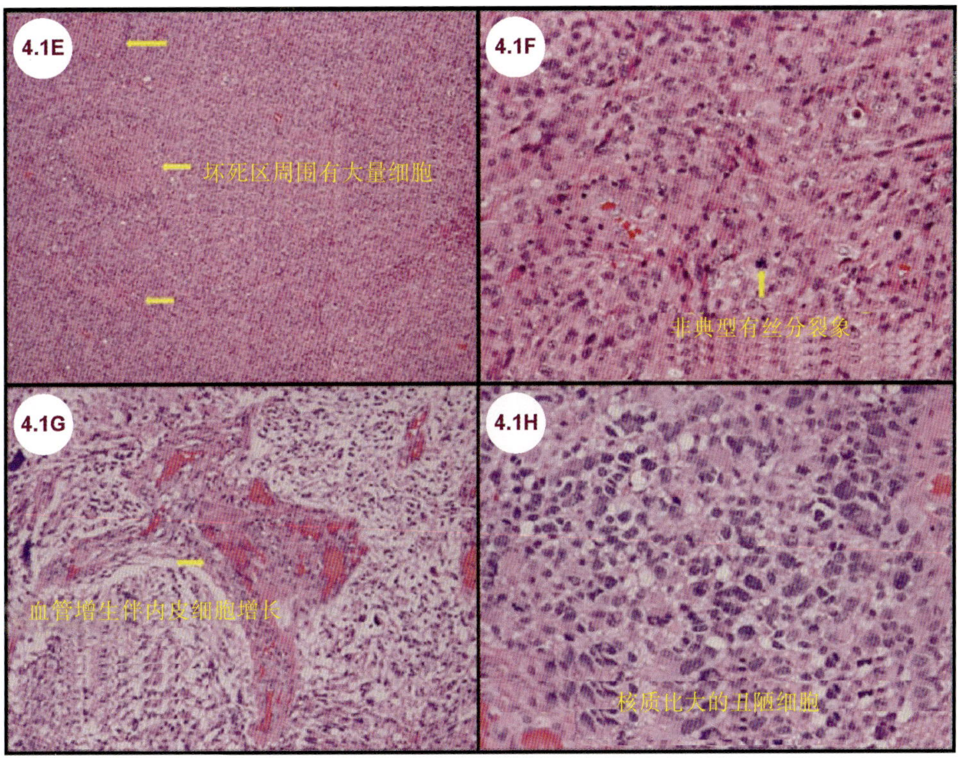

图 4.1E~H　胶质母细胞瘤的病理组织学特征(image credit Kia Newman, MD)。

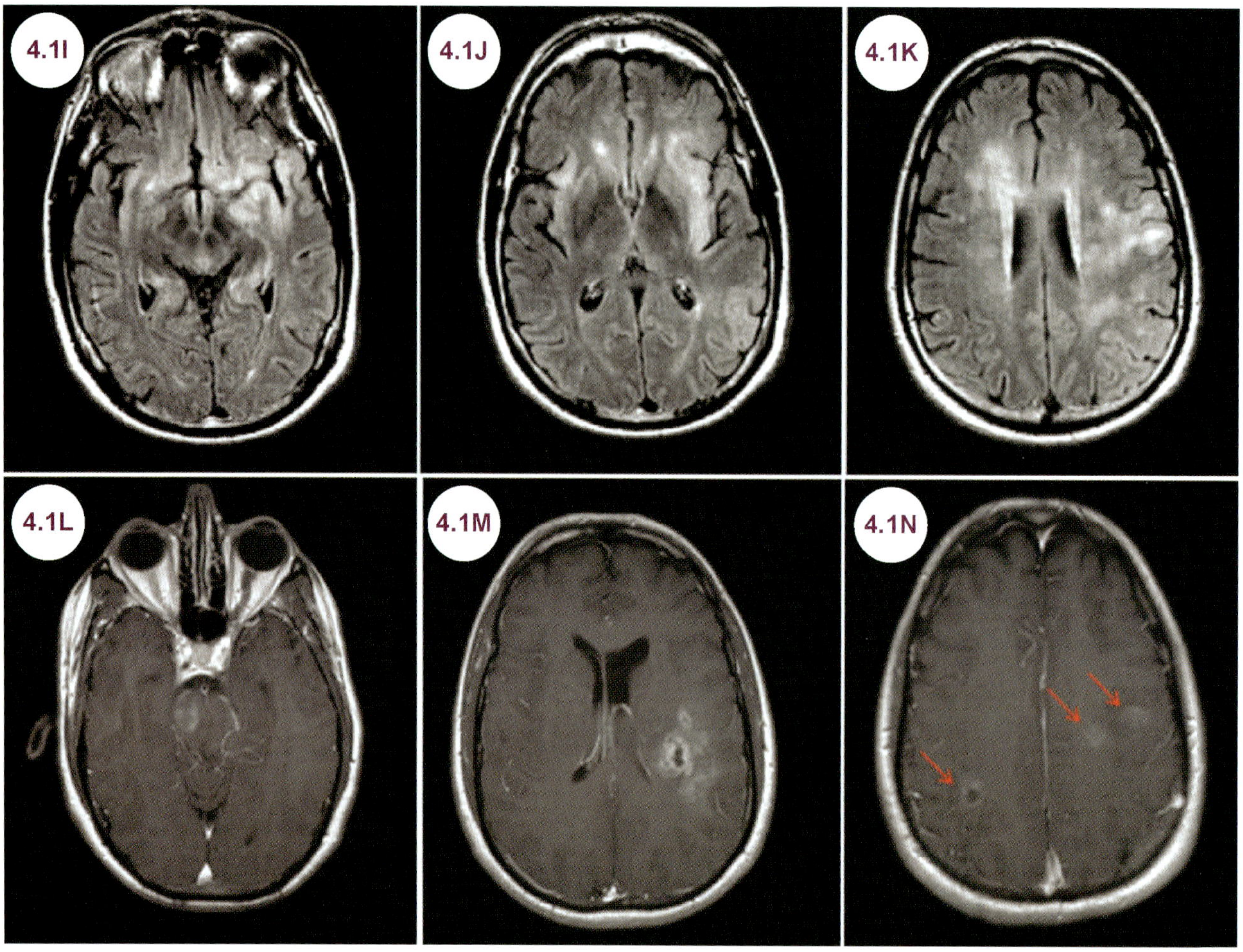

图 4.1I~N (I~K)轴位 FLAIR 示双侧大脑半球多发高信号影，活检证实为大脑胶质瘤病。(L~N)另一患者轴位增强 T1WI 示双侧大脑半球不规则强化(红色箭头)区。经活检证实为胶质母细胞瘤。

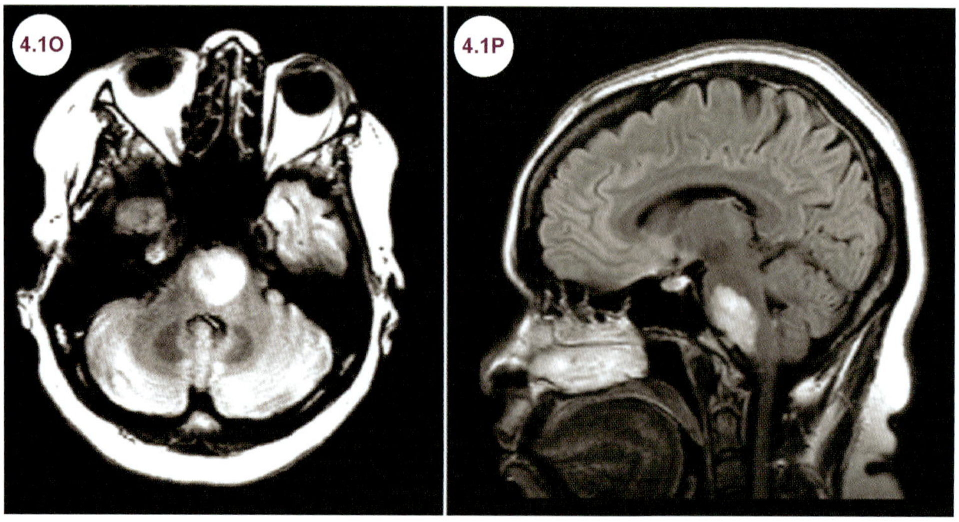

图 4.1O，P 轴位和矢状位 FLAIR 及 T1WI 示一强化且伴有坏死的肿块(红色箭头)，延伸至脑桥，主要位于左侧。

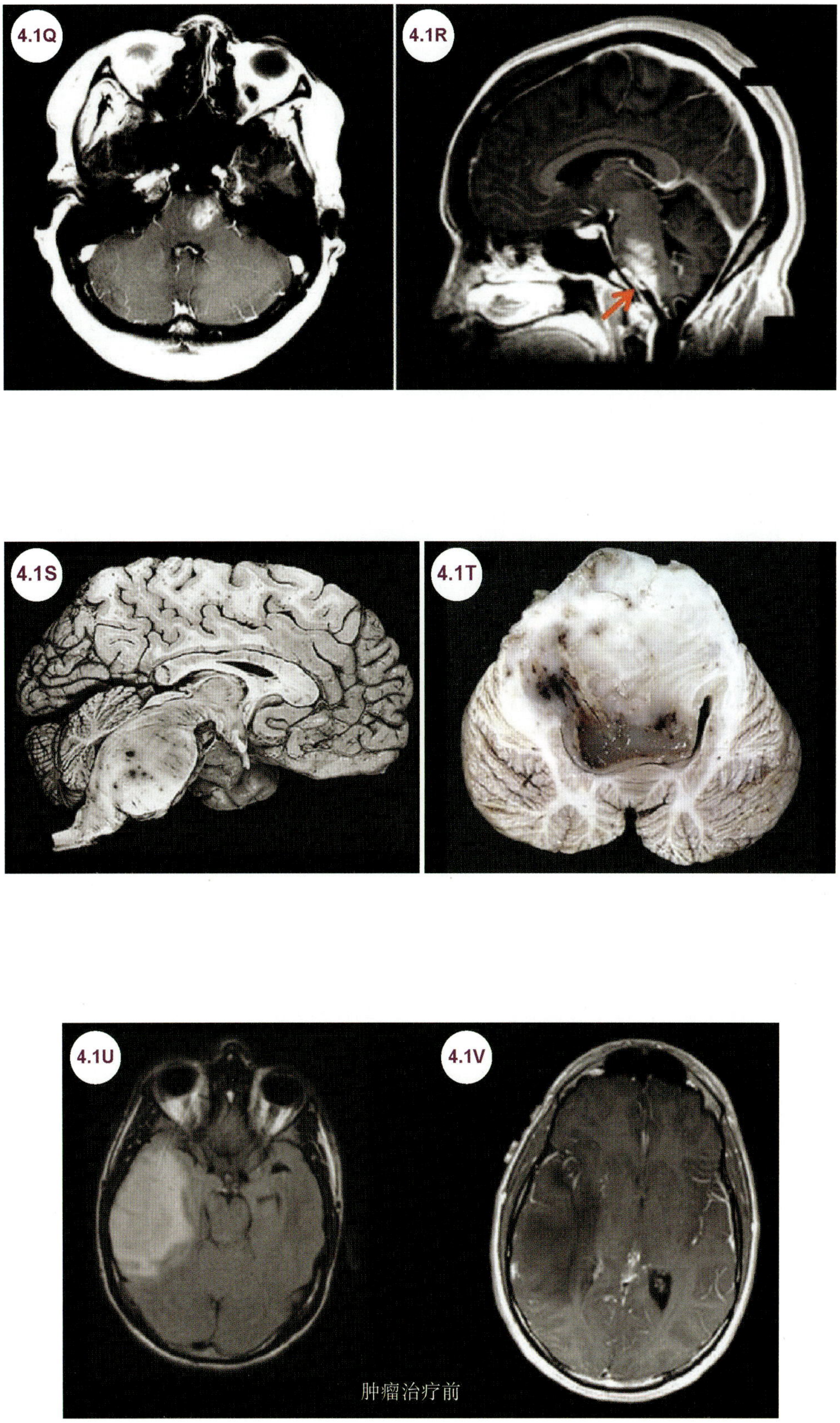

图 4.1Q~V　(S,T)脑干胶质瘤的大体病理标本(image 4.1S credit The Armed Forces Institute of Pathology. Image 4.1T credit www.wikidoc.org via Professor Peter Anderson, DVM, PhD, and published with permission © PEIR, University of Alabama at Birmingham, Department of Pathology)。(U,V)轴位 FLAIR 和增强 T1WI 示右侧颞叶 T2 高信号肿块,无明显强化。

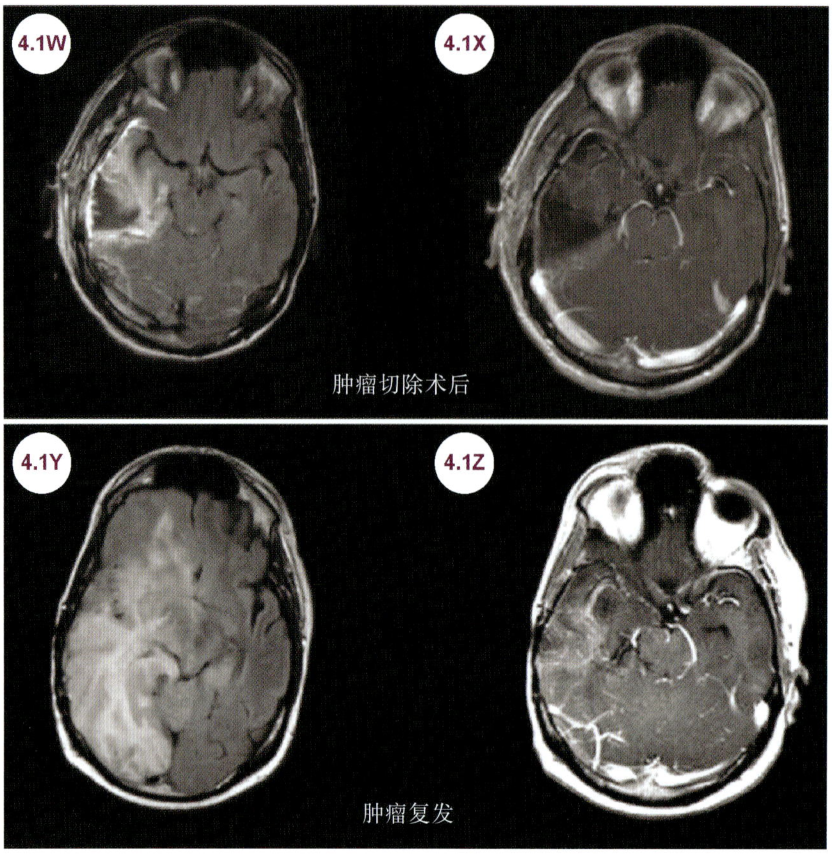

图 4.1W~Z (W,X)轴位 FLAIR 和增强 T1WI 示肿瘤术后改变,组织学证实为间变胶质瘤。(Y,Z)术后 2 年轴位 FLAIR 和增强 T1WI 显示广泛的 FLAIR 高信号且强化,提示肿瘤复发。

母细胞瘤或复发的间变型星形细胞瘤。在一项与单纯放疗患者的对比实验中发现,2 年时,口服替莫唑胺的患者存活率为 26.5%,而单纯放疗者仅为 10.4%。

- 贝伐单抗:肿瘤释放血管内皮生长因子(VEGF)蛋白,导致肿瘤周围新血管的产生,这一过程被称为血管生成。这些血管为肿瘤提供血供。贝伐单抗是能够与 VEGF 蛋白特异性结合的治疗性抗体,理论上能够阻止肿瘤的血液供应,从而抑制癌细胞生长。
- 其他二线化疗药物包括丙卡巴肼、卡铂和 BCNU/CCNU。

近来的治疗方法有所进展,但胶质母细胞瘤的预后依然不容乐观,很少有患者能存活 2 年以上。

对症治疗包括使用类固醇(减轻血管源性水肿)、止吐药、抗生素和抗凝剂,因为静脉栓塞发生率为 20%~30%。抗凝治疗方法有所进展,但下腔静脉滤器植入仍是重要的治疗方法。癫痫发作患者可使用抗癫痫药物,但仅能对症治疗,并不能起到预防作用。

参考文献

1. Omuro A, DeAngelis LM. Glioblastoma and other malignant gliomas: a clinical review. JAMA. November 2013;310(17):1842–1850.
2. Mukundan S, Holder C, Olson JJ. Neuroradiological assessment of newly diagnosed glioblastoma. *J Neurooncol*. September 2008;89(3):259–269.
3. Minniti G, Scaringi C, Baldoni A, et al. Health-related quality of life in elderly patients with newly diagnosed glioblastoma treated with short-course radiation therapy plus concomitant and adjuvant temozolomide. *Int J Radiat Oncol Biol Phys*. 2013;86:285.
4. Barnholtz-Sloan JS, Williams VL, Maldonado JL, et al. Patterns of care and outcomes among elderly individuals with primary malignant astrocytoma. *J Neurosurg*. 2008;108:642.
5. Malmstrom A, Gronberg BH, Marosi C, et al. Nordic clinical brain tumour study group (NCBTSG). Temozolomide versus standard 6-week radiotherapy versus hypofractionated radiotherapy in patients older than 60 years with glioblastoma: the Nordic randomised, phase 3 trial. *Lancet Oncol*. September 2012;13(9):916–926.
6. Stupp R, Hegi ME, Mason WP, et al. Effects of radiotherapy with concomitant and adjuvant temozolomide versus radiotherapy alone on survival in glioblastoma in a randomised phase III study: 5-year analysis of the EORTC-NCIC trial. *Lancet Oncol*. May 2009;10(5):459–466.
7. Stupp R, Mason WP, van den Bent MJ, et al. European Organisation for Research and Treatment of Cancer Brain

Tumor and Radiotherapy groups; National Cancer Institute of Canada Clinical Trials Group. Radiotherapy plus concomitant and adjuvant temozolomide for glioblastoma. *N Engl J Med*. March2005;352(10):987–996.

8. Li YM, Suki D, Hess K, Sawaya R. The influence of maximum safe resection of glioblastoma on survival in 1229 patients: Can we do better than gross-total resection? *J Neurosurg*. October 2015;124(4):977–988.

4.2 青少年毛细胞型星形细胞瘤

病史

患儿，7 岁，渐进性头痛和共济失调。

诊断：青少年毛细胞型星形细胞瘤

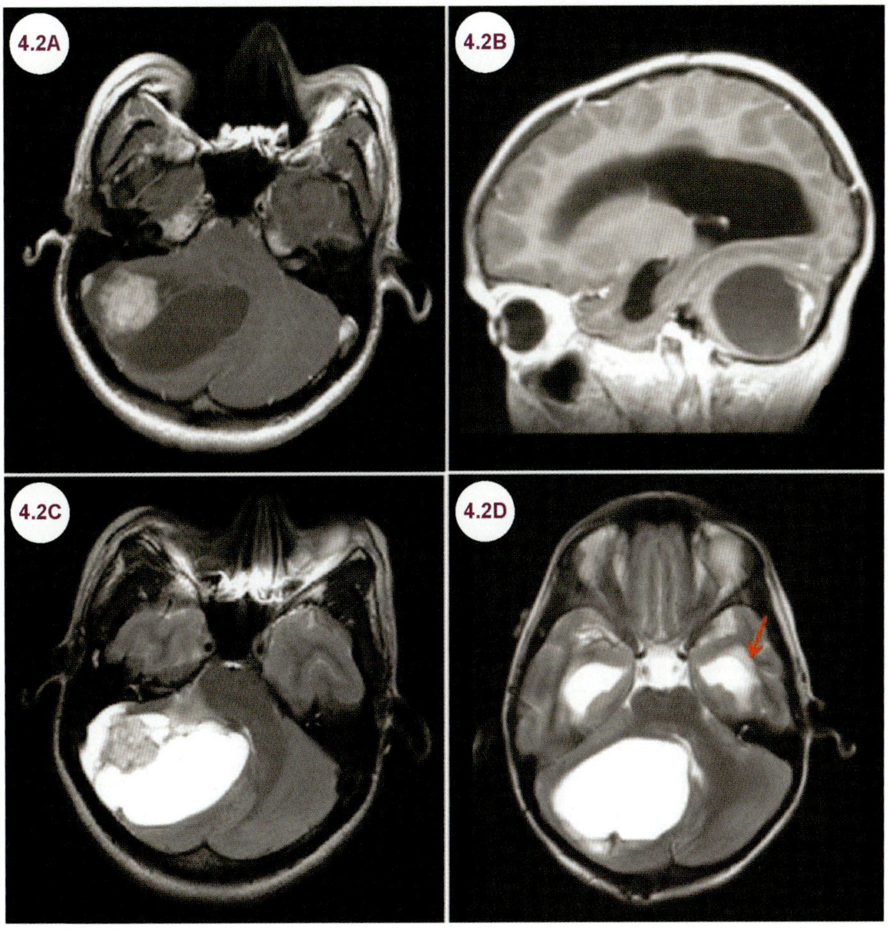

图 4.2A~D 轴位和矢状位增强 T1WI、轴位 T2WI 示右侧小脑半球一囊性为主肿物，边缘可见强化壁结节，伴有占位效应、第四脑室受压和梗阻性脑积水（红色箭头）。

概述

星形细胞瘤是儿童和青年最常见的颅内肿瘤，约占颅内肿瘤的 50%。其中，75%为青少年毛细胞型星形细胞瘤（JPA），是 WHO Ⅰ级良性肿瘤。

临床表现

典型的 JPA 发生于小脑半球，表现为颅内压增高

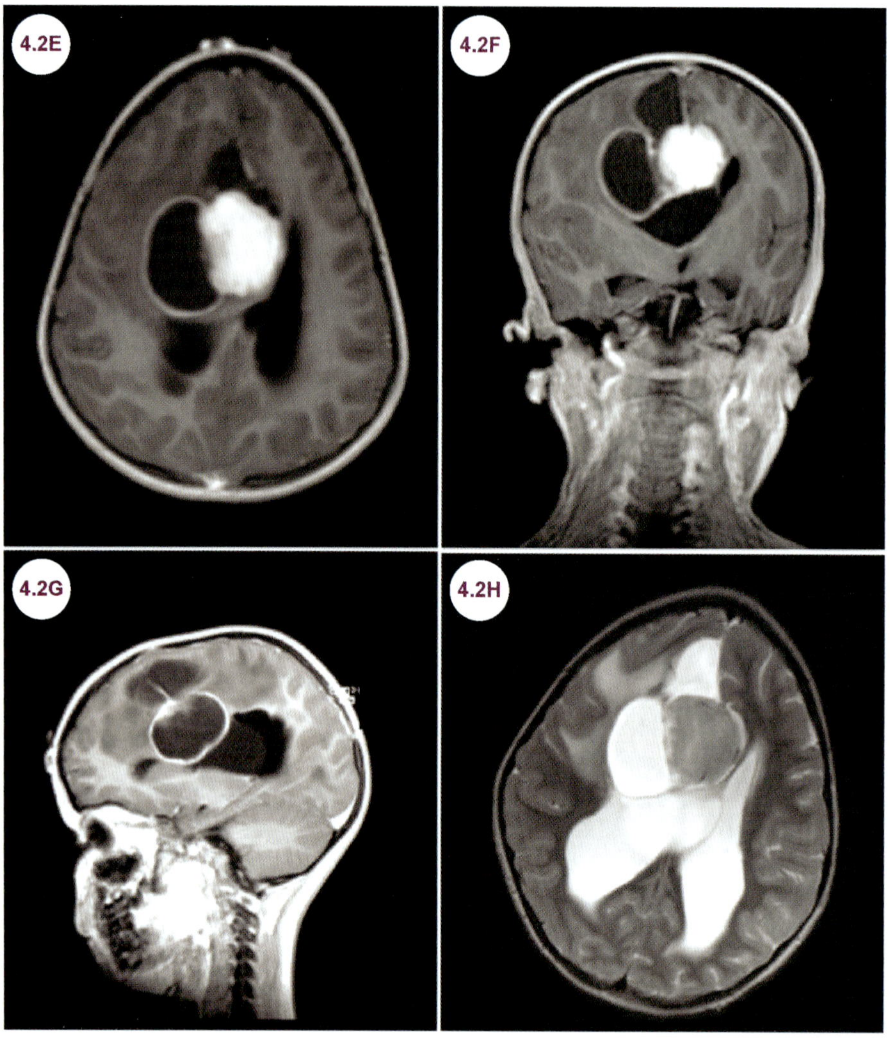

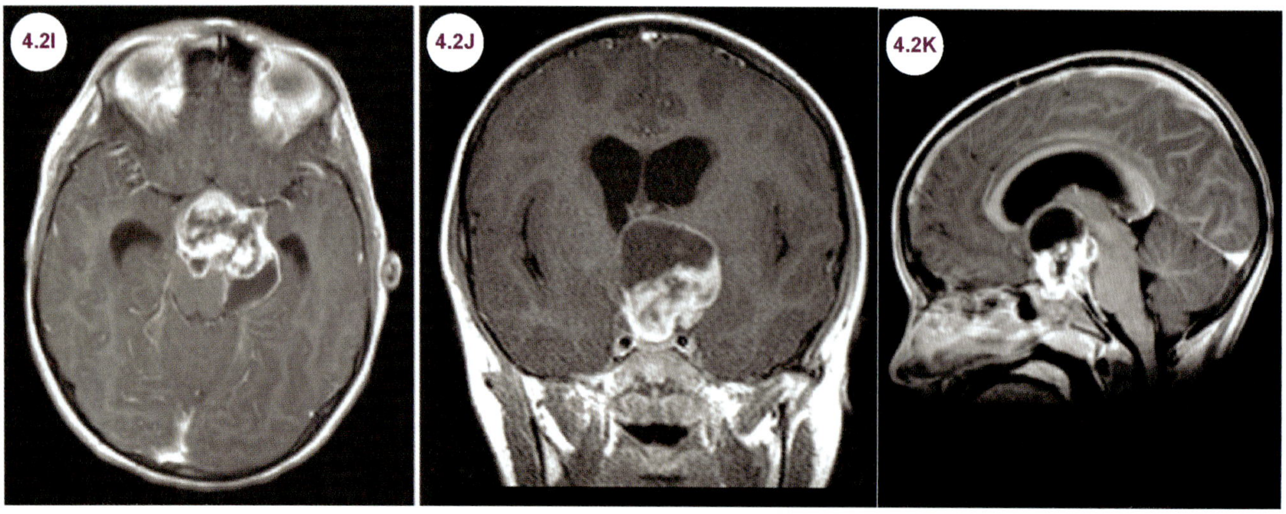

图 4.2E~K (E~H)轴位、冠状位和矢状位增强 T1WI，以及轴位 T2WI 示起源于胼胝体的复杂囊性肿块，既有环形强化，又有实体部分强化，伴有右额叶占位效应和脑积水。(I~K)轴位、冠状位和矢状位增强 T1WI 示起源于视交叉的复杂囊性肿物，该患者为神经纤维瘤病Ⅰ型。

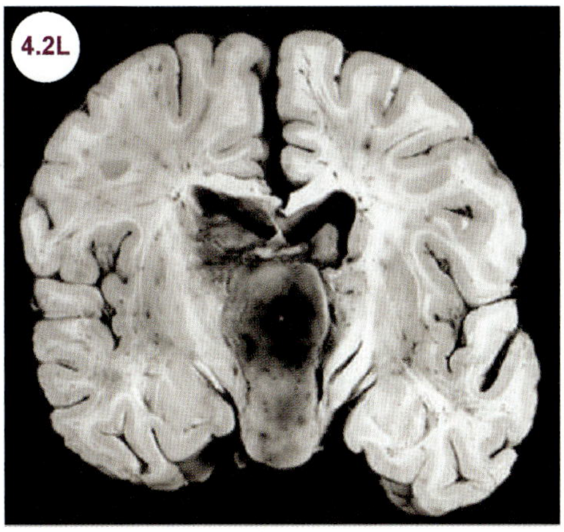

图 4.2L　下丘脑区毛细胞型星形细胞瘤的大体病理标本(image credit The Armed Forces Institute of Pathology)。

和共济失调,出血罕见。在该部位,其发病率仅次于髓母细胞瘤。JPA 50%以上发生于小脑半球,但亦可发生于中枢神经系统的任何部位, 小脑外者更常见于成人。

视神经、视交叉和视束的 JPA 常见于神经纤维瘤病 I 型患者。

JPA 也可发生于脊髓。其最常见于颈髓,表现为中央脊髓,或半脊髓综合征及肢体疼痛。

影像学表现和诊断

JPA 在 MRI 上表现为边缘清晰的肿块,通常表现为大囊,伴有一强化壁结节。囊性部分在所有序列上均与 CSF 信号相等,但囊内如含有高蛋白成分,则在特定序列上,信号高于 CSF。约 30%的病例含有较多的实性成分或完全呈实性,此时鉴别诊断主要为血管网状细胞瘤。

组织学上, 胞质内包涵体有 Rosenthal 纤维是 JPA 的特征,呈细长串珠状或螺旋形。

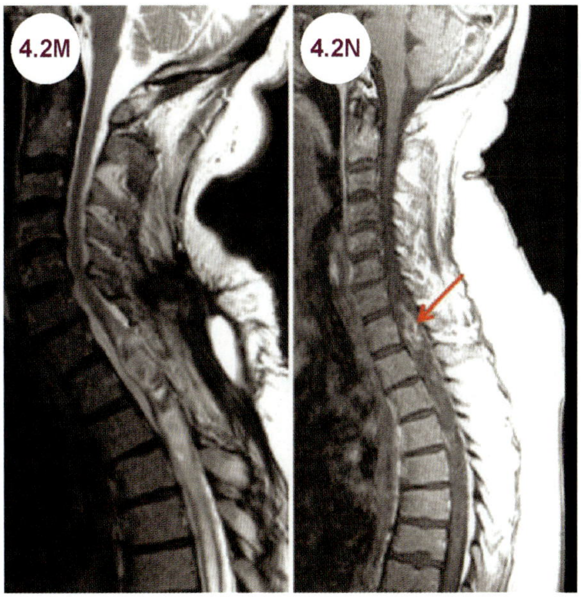

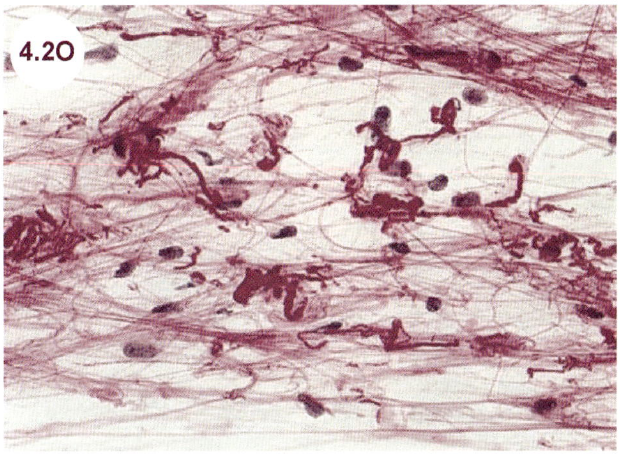

图 4.2M~O　(M,N)矢状位 T2WI 和矢状位增强 T1WI 示下颈髓一不均匀强化肿物(红色箭头)伴其下方脊髓空洞,证实为青少年毛细胞型星形细胞瘤。(O)HE 染色显示了 JPA 的 Rosenthal 纤维(image credit The Armed Forces Institute of Pathology)。

治疗

JPA 通常适合手术切除，且预后良好。鉴于大多数患者年龄较小，因此对不全切除者能否实施放、化疗仍存在争议。脊髓胶质瘤不适于手术根治性切除，但往往需要手术来确诊，且减瘤术能够延缓症状进展。

参考文献

1. Bonfield CM, Steinbok P. Pediatric cerebellar astrocytoma: a review. *Childs Nerv Syst*. October 2015;31(10):1677–1685.
2. Chourmouzi D, Papadopoulou E, Konstantinidis M, et al. Manifestations of pilocytic astrocytoma: a pictorial review. *Insights Imaging*. June 2014;5(3):387–402.

4.3 少突胶质细胞瘤

病史

患者，男，47 岁，以癫痫发作就诊，既往体健，神经系统检查有轻微的左侧肢体无力。

诊断：少突胶质细胞瘤

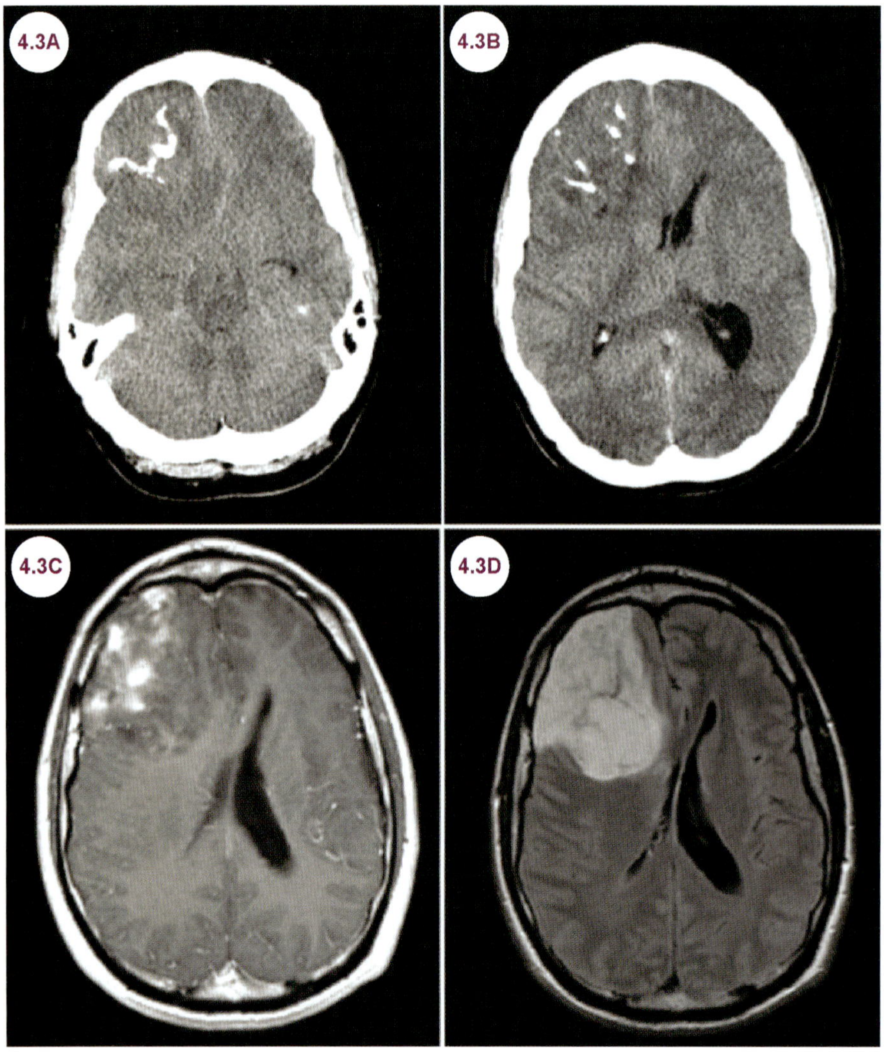

图 4.3A~D 轴位 CT、轴位增强 T1WI 和 FLAIR 示右侧额叶肿块，伴有钙化，FLAIR 呈高信号，斑片状强化，伴有占位效应和侧脑室受压。

概述

少突胶质细胞在中枢神经系统构成轴突周围的髓鞘，能够使神经元产生的动作电位快速增加。单个少突胶质细胞最多包绕 50 个神经元。

少突胶质细胞瘤起源于少突胶质细胞，占成人原发中枢神经系统肿瘤的 5%~10%，女性多见，通常发生于 40~50 岁。

WHO 分类：

- 少突神经胶质瘤（WHO Ⅱ级；低级别）：分化良好，弥漫浸润，由类似少突胶质细胞的细胞组成。
- 间变型少突胶质细胞瘤（WHO Ⅲ级；高级别）：恶性特征，如伴或不伴有坏死、血管增生、有丝分裂增多和核异型增加等。

临床表现

患者表现为癫痫、头痛、认知功能障碍，和与肿瘤位置相关的局灶性神经功能异常。

影像学表现和诊断

少突胶质细胞瘤无可靠的影像学特征可以与其他胶质肿瘤相鉴别。其在 T1WI 呈低信号，在 T2WI 呈高信号，并伴有占位效应。与胶质母细胞瘤相比，少突胶质细胞瘤在 CT 扫描上更多见钙化，且强化程度相对较低。只有约 50%的少突胶质细胞瘤出现强化，且多为不均匀强化。

少突胶质细胞瘤 85%位于幕上，最常见于额叶。

组织学上，细胞呈典型的“煎蛋”样表现。其中一些也会伴有星形细胞瘤的特征，被称为少突星形细胞瘤，含星形细胞成分多的肿瘤预后较差。

最常见的基因异常是染色体臂 1p 和 19q 的共缺失，约 70%的病例有此表现。这种共缺失高发生率是少突胶质细胞瘤的遗传特征，伴有共缺失的肿瘤预后较好，且对化疗更敏感。

治疗

治疗方法为联合手术切除、辅助化疗（丙卡巴肼、CCNU、长春新碱或替莫唑）和放疗。

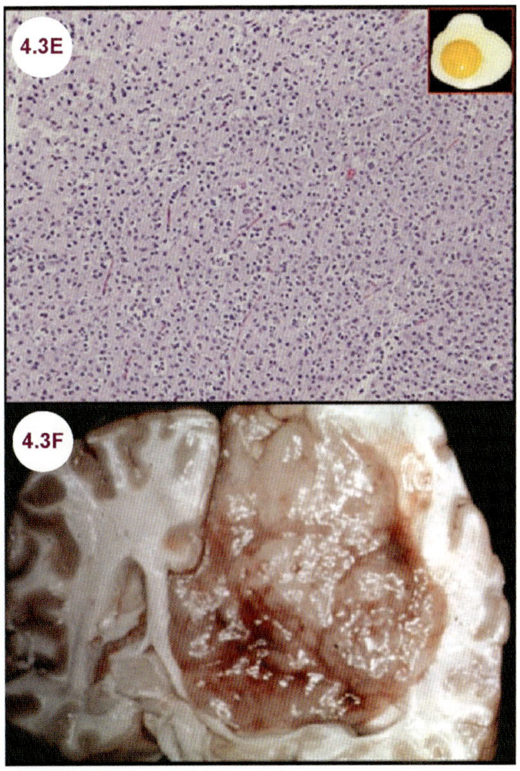

图 4.3E，F （E）组织学标本显示少突胶质细胞瘤“煎蛋”样外观。（F）少突胶质细胞瘤大体表现（image credit www.wikidoc.org via Professor Peter Anderson，DVM，PhD，and published with permission © PEIR，University of Alabama at Birmingham，Department of Pathology）。

自然规律是由低级别肿瘤逐渐发展为具有间变性质的高级别病变。与星形细胞瘤相比，少突胶质细胞瘤的临床疗效更好，5 年生存率为 50%~75%。很多患者可能存活 10 年或更长。预后不良的危险因素包括年龄较大、功能状况不佳、肿瘤>4mm、额叶外肿瘤，以及染色体臂 1p 和 19q 的共同缺失。

参考文献

1. Roth P, Wick W, Weller M. Anaplastic oligodendroglioma: a new treatment paradigm and current controversies. *Curr Treat Options Oncol*. December 2013;14(4):505–513.
2. Jiang H, Zhang Z, Ren X, et al. 1p/19q-driven prognostic molecular classification for high-grade oligodendroglial tumors. *J Neurooncol*. 2014 Dec;120(3):607–614.
3. Bromberg JE, van den Bent MJ. Oligodendrogliomas: molecular biology and treatment. *Oncologist*. February 2009;14(2):155–163.
4. van den Bent MJ. Diagnosis and management of oligodendroglioma. *Semin Oncol*. October 2004;31(5):645–652.

4.4 原发性中枢神经系统淋巴瘤

病史

患者,男,45 岁,表现为渐进性右侧肢体麻木、无力。

诊断:原发性中枢神经系统淋巴瘤

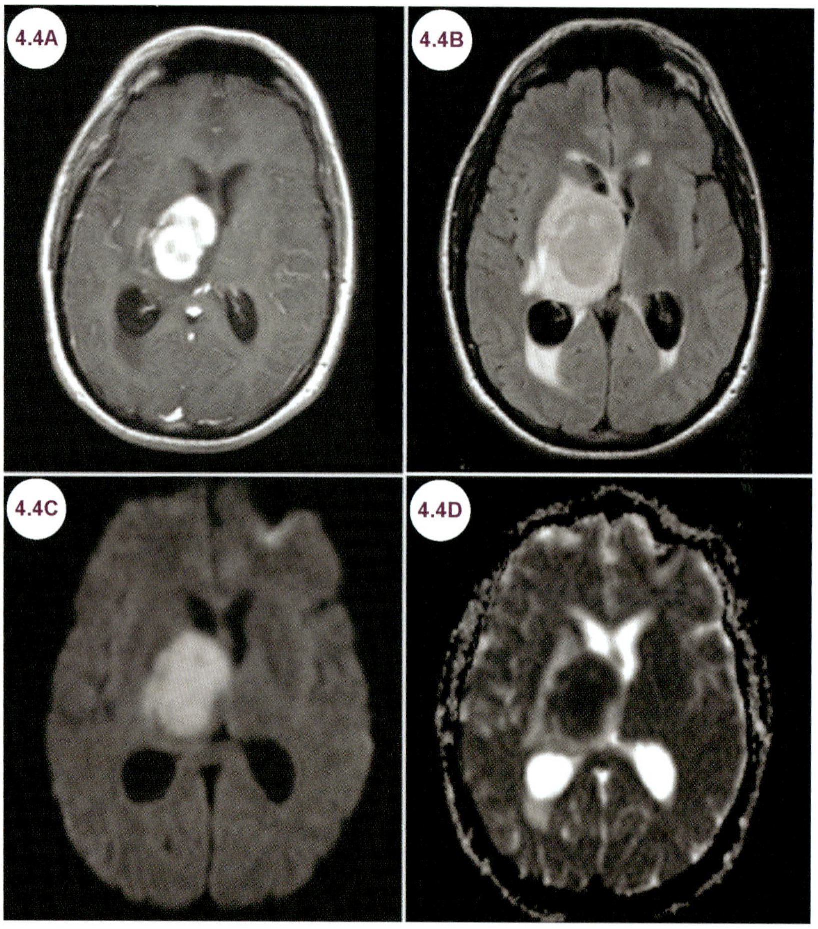

图 4.4A~D 轴位增强 T1WI、FLAIR、DWI 和 ADC 示右侧丘脑强化肿物,FLAIR 呈高信号,扩散受限。

概述

原发中枢神经系统淋巴瘤(PCNSL)是 HIV 携带者中最常见的颅内肿瘤。约 5%的艾滋病患者会发展为 PCNSL,确诊时 CD4+计数平均值为 50/μL。在免疫正常的患者中,PCNSL 占所有颅内肿瘤的 2%~3%。该病在过去几十年内发病率呈上升趋势,原因尚不明确。

该病多起源于 B 细胞。在老鼠身上发现了与静脉窦并行的淋巴通道,但 CNS 并不含淋巴组织,因此这些肿瘤的细胞来源尚不清楚。

在免疫功能低下患者中,PCNSL 与 Epstein-Barr 病毒(EBV)高度相关。

临床表现

患者表现为认知功能降低和局灶性神经功能障碍，也可出现头痛和癫痫。该病可经脑脊液播散，也可累及眼和骨骼。

影像学表现和诊断

PCNSL 通常位于皮层下，靠近室管膜或蛛网膜表面。T1WI 呈低信号，T2WI 表现多样，与脑白质相比，可呈等信号、低信号和高信号，注入对比剂后呈明显均匀强化。肿瘤级别高者，强化更明显。典型表现是明显弥散受限。该病占位效应和水肿较其他脑内肿瘤轻。该病细胞数量多，因此在 T1WI 常呈高信号。

PCNSL 可发生于脑室内，但并不常见，已发现的病例占不到 10%。

与免疫功能正常患者相比，在免疫功能低下患者或 AIDS 患者中，PCNSL 常表现为环形强化肿块。多发病变也很常见，可能与弓形体病难以鉴别，此时应针对弓形体病进行经验性治疗，临床或影像学无反应时应行活检。

治疗

免疫功能健全的患者通常对化疗（主要为甲氨蝶呤）和放疗较敏感，但生存期仅有 3~4 年。HIV 携带者预后较差，生存期仅有几个月，且外科手术无任何作用。

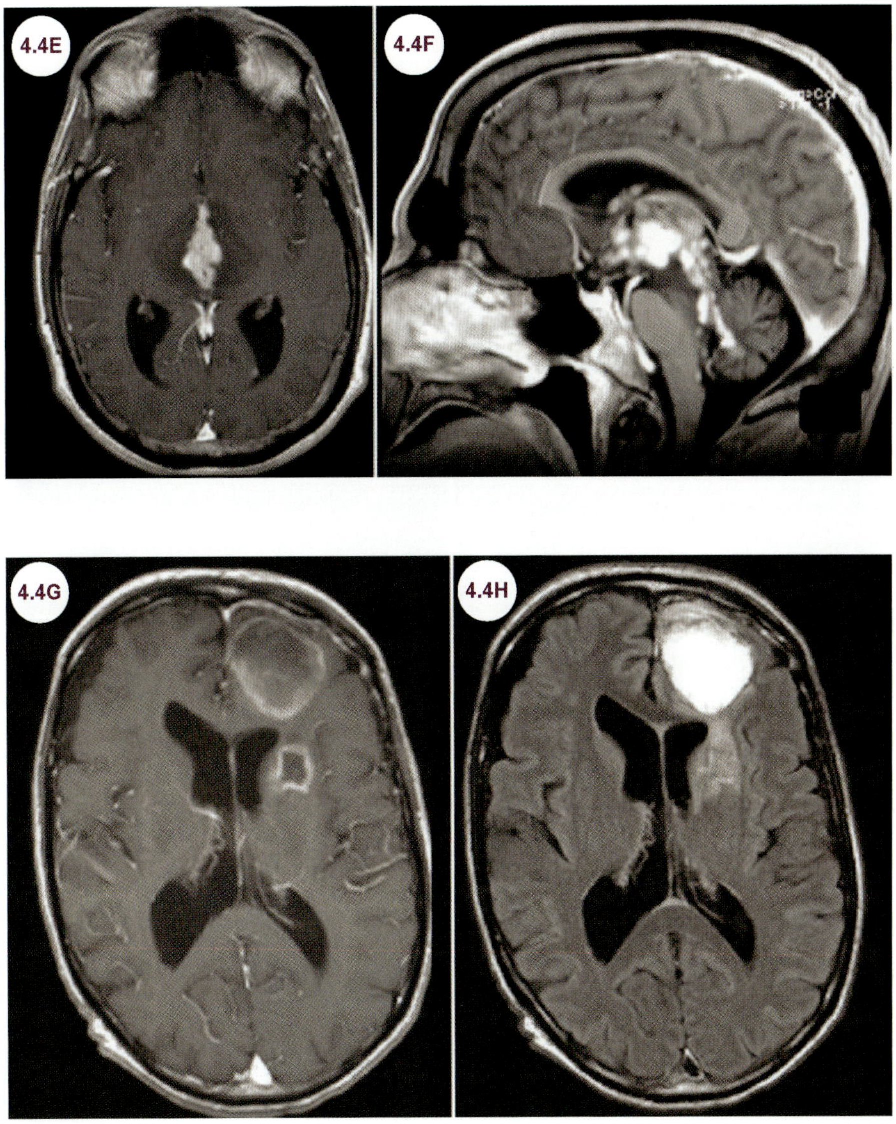

图 4.4E~H　(E,F) 轴位和矢状位增强 T1WI 示围绕脑室系统的分叶状、明显强化肿块。(G,H) 轴位增强 T1WI 和 FLAIR 示一例 HIV 阳性患者左侧额叶两个高信号、环形强化病灶，确诊为淋巴瘤。

糖皮质激素治疗对肿瘤的影像表现有显著改善，肿瘤可能会明显缩小，强化可消失。

参考文献

1. Patrick LB, Mohile NA. Advances in primary central nervous system lymphoma. *Curr Oncol Rep*. December 2015;17(12):60.
2. Hoang-Xuan K, Bessell E, Bromberg J, et al. Diagnosis and treatment of primary CNS lymphoma in immunocompetent patients: guidelines from the European Association for Neuro-Oncology. *Lancet Oncol*. July 2015;16(7):e322–e332.

4.5 胚胎发育不良性神经上皮肿瘤

病史

患者，女，12 岁，表现为局灶性难治性部分癫痫。

诊断：胚胎发育不良性神经上皮肿瘤

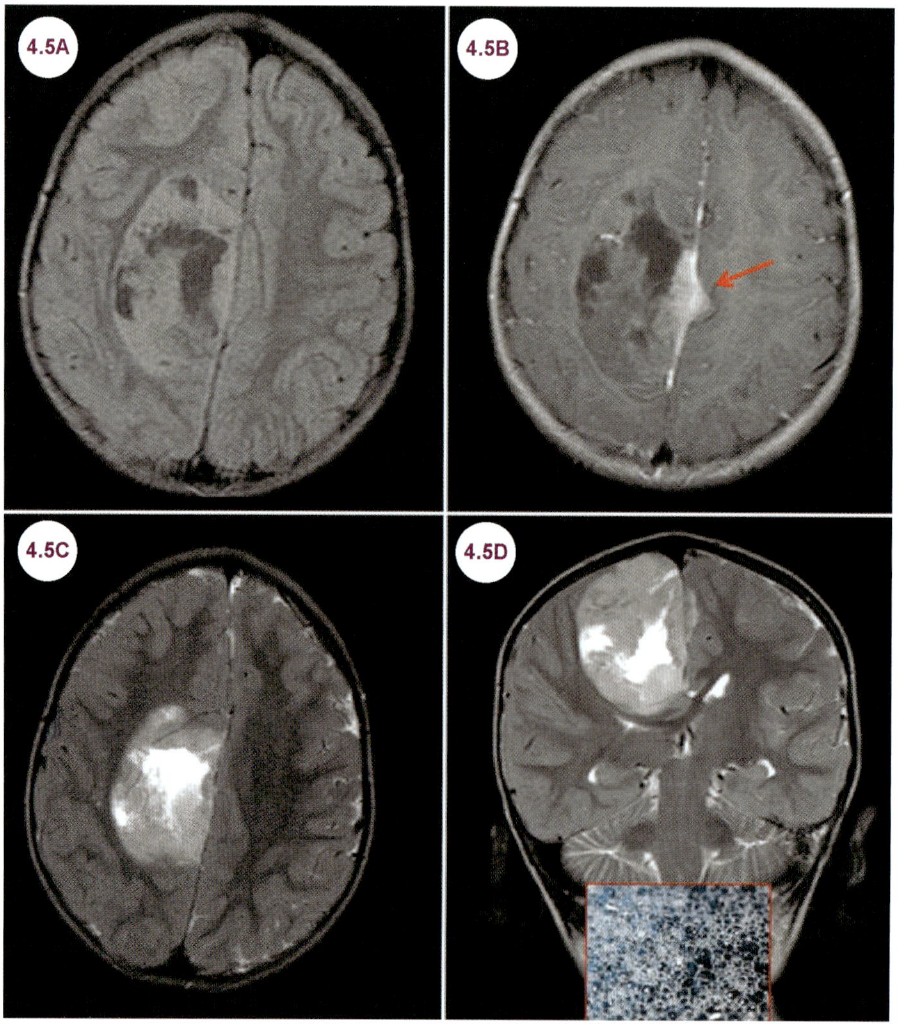

图 4.5A~D 轴位 FLAIR、轴位增强 T1WI、轴位和冠状位 T2WI 示右额叶较大肿块，混杂信号呈“皂泡”样表现。增强后，壁结节轻度强化（红色箭头）。

概述

胚胎发育不良性神经上皮肿瘤(DNET)是良性肿瘤(WHO Ⅰ级),生长缓慢,最常起源于颞叶皮层。

该病罕见,占颅内肿瘤的不到 1%。

临床表现

DNET 多见于儿童和青少年,表现为局灶性难治性癫痫,一般不伴有进行性加重的神经功能障碍。

影像学表现和诊断

DNET 表现为 T1WI 低信号,T2WI 高信号,呈"皂泡"样改变,多达 80%的患者伴皮质发育不良。约 30%的患者可出现强化,常为壁结节强化。DNET 无周围水肿并伴轻微占位效应。

治疗

对于难治性癫痫患者,通常建议手术,且大多数能够治愈。

参考文献

1. Zhang JG, Hu WZ, Zhao RJ, Kong LF. Dysembryoplastic neuroepithelial tumor: a clinical, neuroradiological, and pathological study of 15 cases. *J Child Neurol*. November 2014;29(11):1441–1447.
2. Shinoda J, Yokoyama K, Miwa K, et al. Epilepsy surgery of dysembryoplastic neuroepithelial tumors using advanced multitechnologies with combined neuroimaging and electrophysiological examinations. Epilepsy Behav Case Rep. July 2013;1:97–105.
3. Lee DY, Chung CK, Hwang YS, et al. Dysembryoplastic neuroepithelial tumor: radiological findings (including PET, SPECT, and MRS) and surgical strategy. J Neurooncol. April 2000;47(2):167–174.

4.6 室管膜瘤

病史

患儿,4 岁,严重头痛、恶心、呕吐和视力模糊数月。体检发现其视力下降,视盘水肿。

诊断:室管膜瘤

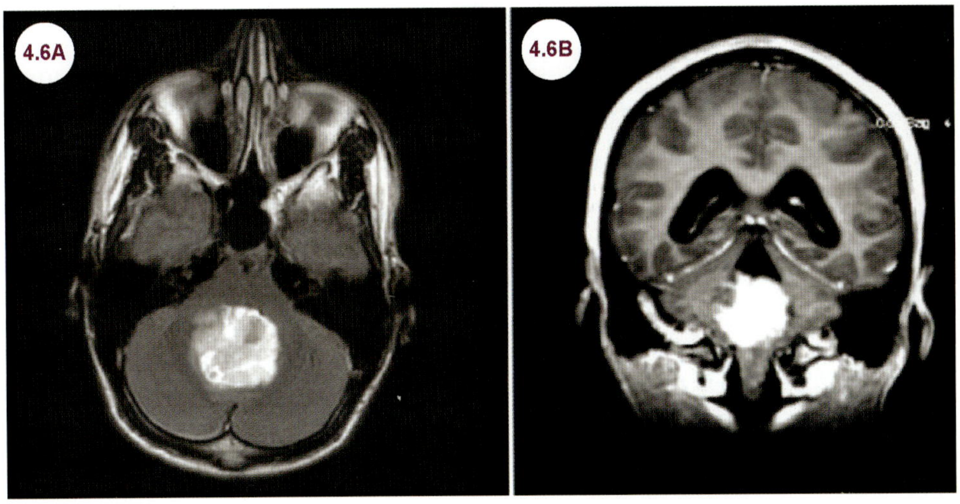

图 4.6A,B 轴位、冠状位和矢状位增强 T1WI 示起源于第四脑室底部均匀强化的高信号肿块,伴梗阻性脑积水。

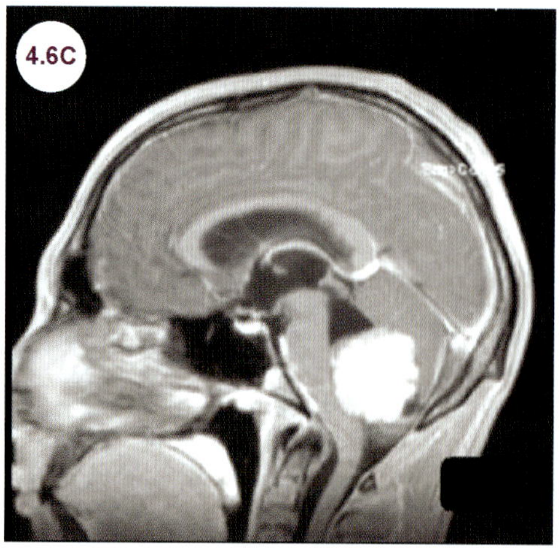

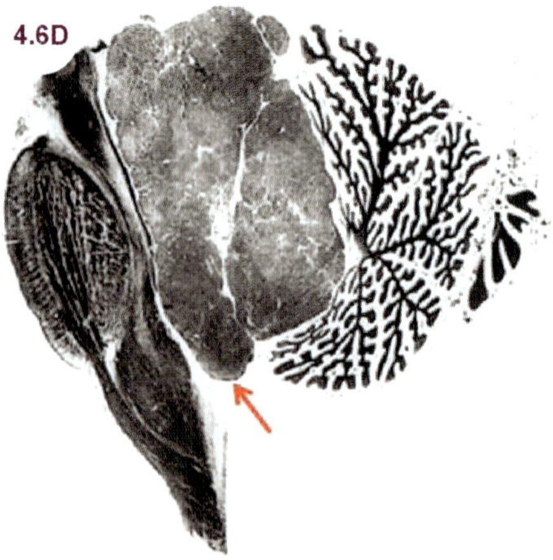

图 4.6C,D 室管膜瘤大体病理标本(image credit The Armed Forces Institute of Pathology)。

概述

在中枢神经系统，室管膜细胞衬覆于脑室壁,网状的室管膜细胞和毛细血管构成脉络丛。室管膜细胞分泌脑脊液,并帮助脑脊液在脑室系统中循环。室管膜瘤是起源于室管膜细胞的肿瘤。

室管膜瘤占颅内肿瘤的 2%~9%，约占儿童脑部肿瘤的 12%,发病年龄呈双峰分布,发病高峰分别为 1~5 岁和 20~30 岁。

约 70%的室管膜瘤发生在幕下，第四脑室最常见，是继青少年毛细胞型星形细胞瘤和髓母细胞瘤后,第三常见的儿童后颅窝肿瘤。发生于幕上者不到 50%。

根据其多形性、有丝分裂计数、细胞数、血管增殖和浸润情况,WHO 将室管膜瘤分为三级。

- WHO Ⅰ级:黏液乳头型室管膜瘤、室管膜下瘤。
- WHO Ⅱ级:室管膜瘤(富于细胞型、乳头型、透明细胞型、伸展细胞型)。
- WHO Ⅲ级：间变型室管膜瘤是一种侵袭性强、生长迅速的肿瘤。

成人室管膜瘤可发生于椎管。脊髓室管膜瘤是最常见的髓内肿瘤,常见于颈髓,其次是胸髓。脊髓黏液乳头型室管膜瘤好发于脊髓圆锥和终丝。

室管膜瘤关键的组织学特征是血管周围的假菊形团和室管膜菊形团。如果未见到该菊形团结构,则需依靠电子显微镜鉴别室管膜瘤和胶质瘤。

肿瘤内 1q25 和内皮生长因子受体(EGFR)过度表达与预后不良有关。相反，间变型室管膜瘤患者 6q25.3 基因的缺失往往提示预后良好。核仁蛋白低表达也提示预后良好。这些可能与神经纤维瘤病 2 型相关。

临床表现

颅内室管膜瘤:儿童主要表现为头围增大,由脑室系统梗阻致颅压增高和脑积水，出现相应的表现。此外，肿瘤常通过脑脊液从第四脑室扩散到椎管,即所谓的种植转移。幕上室管膜瘤可出现癫痫、头痛和与发病位置相关的局灶性神经功能障碍,幕下病变可引起恶心、呕吐、共济失调和眼球震颤。

脊髓室管膜瘤:主要表现为背部、颈部疼痛和缓慢进展的脊髓病变。

黏液乳头型室管膜瘤:表现为腿部和(或)后背部疼痛以及马尾综合征,多见于 30~40 岁患者。

影像学表现和诊断

颅内室管膜瘤:如图 4.6A~C 所示,室管膜瘤常充满第四脑室,并通过第四脑室侧孔、中孔和枕骨大孔向外蔓延。T2WI 上呈不均匀高信号，但明显均匀强化,与髓母细胞瘤难以鉴别,但近 50%的室管膜瘤中可见钙化灶,因此 CT 在鉴别中起着重要作用。此外,出血和囊变在室管膜瘤中也更为常见。

脊髓室管膜瘤:是髓内肿瘤,因此可导致脊髓增粗。T2WI 呈高信号，50%以上的病例会伴有水肿。T2WI 上约 1/4 病例可见肿瘤周围低信号的含铁血黄素环（即“帽”征),但这并不是室管膜瘤的特异征象。注射对比剂后,肿瘤呈明显强化。组织学上,多数是透

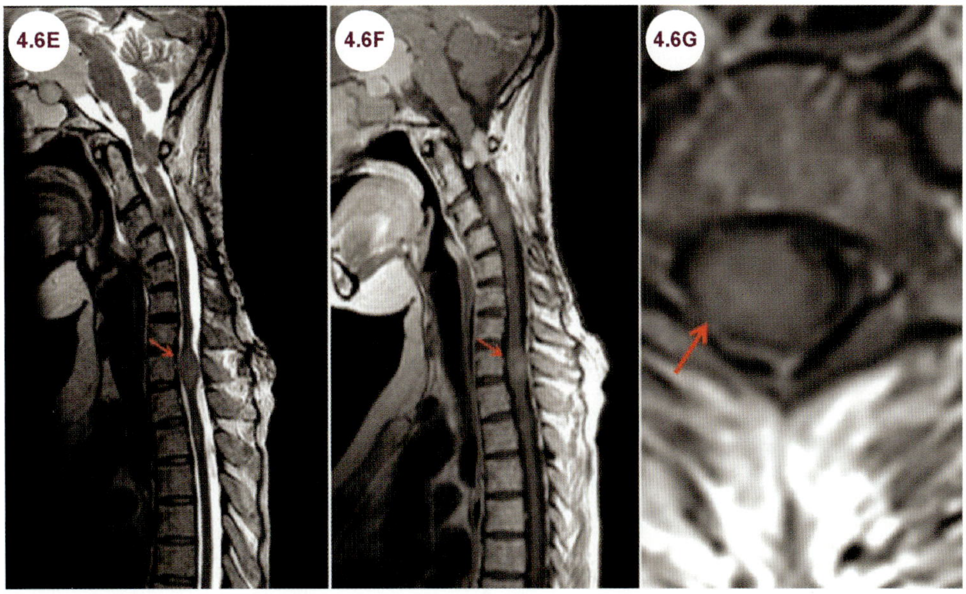

图 4.6E~G　矢状位 T2WI、矢状位和轴位增强 T1WI 示一神经纤维瘤病 2 型患者颈髓内多发均匀强化肿物。红色箭头所示为其中一较大肿物，最终证实为室管膜瘤。

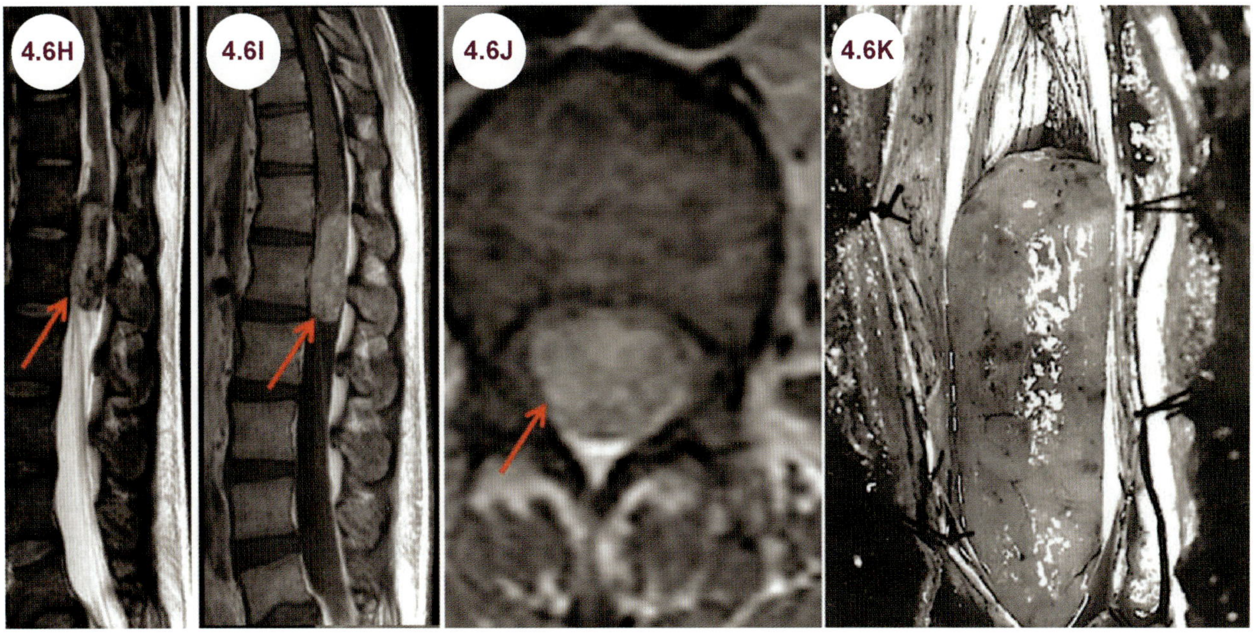

图 4.6H~K　(H~J)腰椎矢状位 T2WI、矢状位和轴位增强 T1WI 示腰髓内均匀强化肿块(红色箭头)，压迫马尾神经。(K)室管膜瘤的大体病理标本(image credit The Armed Forces Institute of Pathology; Dr. E. Michael Scott)。

明细胞型。

黏液乳头型室管膜瘤：是髓外硬膜下肿瘤。较大的肿瘤会使马尾神经根移位，而较小的肿瘤则会包绕神经根。典型表现为 T2WI 高信号，周围可见出血所致的低信号环绕。增强后，病变呈明显均匀强化。

治疗

幕上室管膜瘤患者可给予药物治疗，包括类固醇(治疗瘤周水肿)和抗惊厥药物。对于颅内 WHO Ⅱ级室管膜瘤，还可进行辅助治疗，包括常规放疗、伽马刀，或术后进行有限场分次外照射放射治疗(LFFEBRT)和化疗。

对于 WHO Ⅱ级室管膜瘤术后 MRI 发现的残留病灶，或不论切除程度如何的 WHO Ⅲ级间变型室管膜瘤，均推荐进行术后 LFFEBRT。如果术后脊柱 MRI 或腰椎穿刺(LP)发现异常，不论肿瘤分级和切除程度

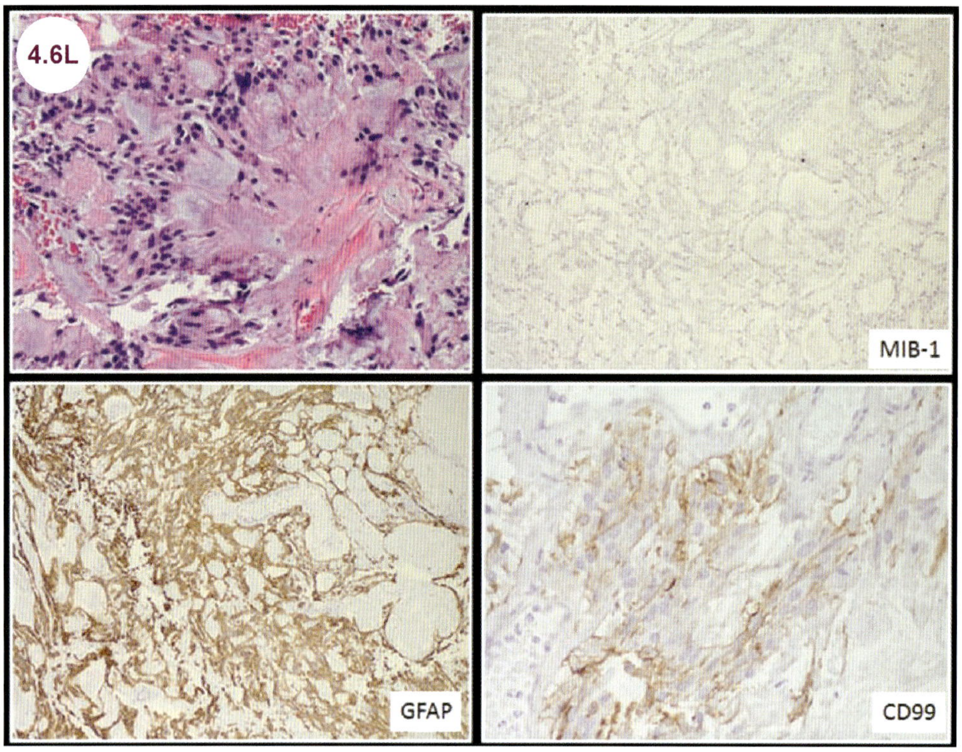

图 4.6L 黏液乳头型室管膜瘤：HE 染色低倍镜下，血管周围可见相对均一的细胞排列成团和大量蓝色黏液。该肿瘤生长缓慢（最常见于马尾），MIB-1 增生指数低（右上）。胶质纤维酸性蛋白(GFAP)染色阳性，有时 CD99 也呈阳性（image courtesy of Dr. Seema Shroff，Fellow，Neuropathology，NYULMC）。

如何，都应进行全脑、全脊髓放疗。

后颅窝占位的儿童可通过枕骨下中线入路进行手术。脑积水可行脑室外引流、脑室–腹腔分流术，以及不常用的第三脑室造瘘术。

终丝室管膜瘤应尽可能行肿物全切。

颅内室管膜瘤：能够完全切除的肿瘤预后良好，但由于其位置影响很难做到，需给予辅助放疗，5 年生存率高达 75%。间变型室管膜瘤预后较差。

脊髓室管膜瘤：通常是良性肿瘤，生长缓慢，不会侵及脊髓，能够转移至髓外，但非常罕见。约 50%的病例手术可以完全切除，5 年生存率接近 90%，很少复发。如肿瘤不能完全切除，5 年生存率下降到 60%。

黏液乳头型室管膜瘤：通常可以完全切除，预后良好。脑脊液播散罕见。

参考文献

1. Cage TA, Clark AJ, Aranda D, et al. A systematic review of treatment outcomes in pediatric patients with intracranial ependymomas. *J Neurosurg Pediatr.* June 2013;11(6):673–681.
2. Joaquim AF, Ghizoni E, Tedeschi H. Myxopapillary ependymomas. *J Neurosurg Spine.* May 2014;20(5):598–599.
3. Benesch M, Weber-Mzell D, Gerber NU, et al. Ependymoma of the spinal cord in children and adolescents: a retrospective series from the HIT database. *J Neurosurg Pediatr.* August 2010;6(2):137–144.
4. Monoranu CM, Huang B, Zangen IL, et al. Correlation between 6q25.3 deletion status and survival in pediatric intracranial ependymomas. *Cancer Genet Cytogenet.* 2008;182:18–26.
5. Modena P, Lualdi E, Facchinetti F, et al. Identification of tumor-specific molecular signatures in intracranial ependymoma and association with clinical characteristics. *J Clin Oncol.* 2006;24:5223–5233.

4.7　室管膜下瘤

病史

患者,男,45 岁,头痛,发现颅内病灶多年,并稳定无变化。

诊断:室管膜下瘤

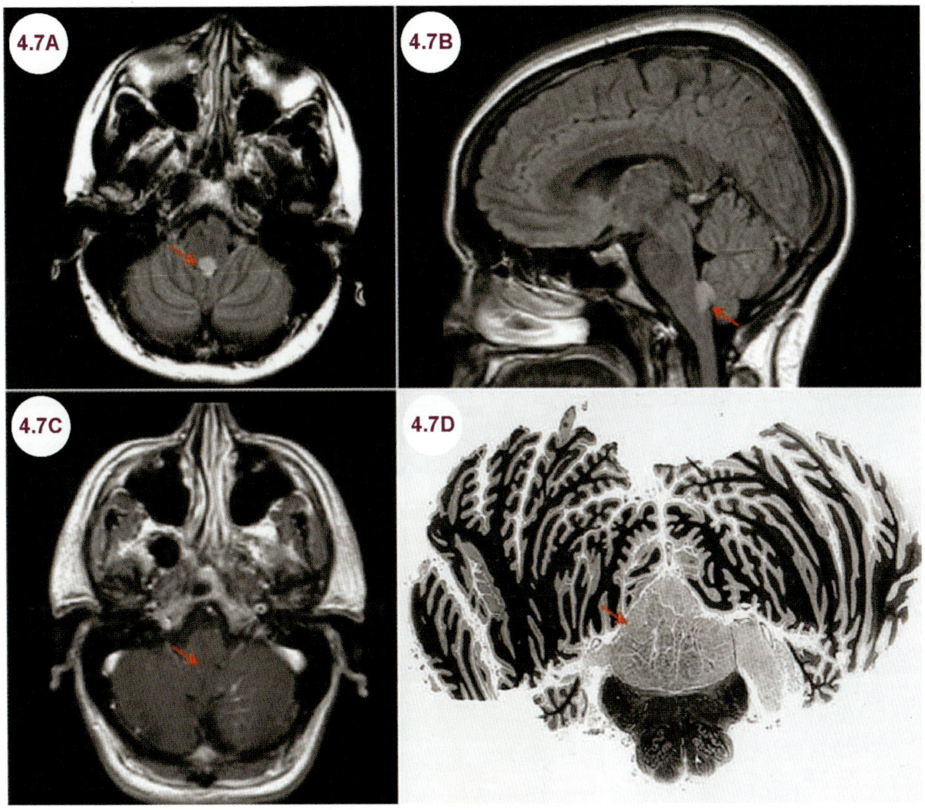

图 4.7A~D　(A,B)轴位和矢状位 FLAIR 示桥延联合水平病灶,起源于延髓背侧面,符合低级别肿瘤。(C)轴位增强 T1WI 示病灶无强化。(D)室管膜下瘤大体病理标本(image credit The Armed Forces Institute of Pathology)。

概述

室管膜下瘤是 WHO Ⅰ级良性生长缓慢的室管膜肿瘤。

该病最常见于第四脑室, 不侵犯大脑或小脑,也可起源于侧脑室。

临床表现

该病常为偶然发现,但在中年患者,如果阻塞脑室系统,也可出现颅压增高的表现。

影像学表现和诊断

MRI 是发现此肿瘤的首选检查方式。T2WI 呈高信号,较大的肿瘤可呈混杂信号,T1WI 与脑白质相比呈低或等信号,增强后几乎不强化。

治疗

手术是一种有效的治疗方式,但适应证仅限于有脑积水症状或随访中病灶有增大的患者。

参考文献

1. Bi Z, Ren X, Zhang J, Jia W. Clinical, radiological, and pathological features in 43 cases of intracranial subependymoma. *J Neurosurg*. January 2015;122(1):49–60.
2. Jain A, Amin AG, Jain P, et al. Subependymoma: clinical features and surgical outcomes. *Neurol Res*. September 2012;34(7):677–684.

4.8 髓母细胞瘤

病史

患儿,男,9 岁,伴有严重头痛、步态不稳和视力模糊。

诊断:髓母细胞瘤

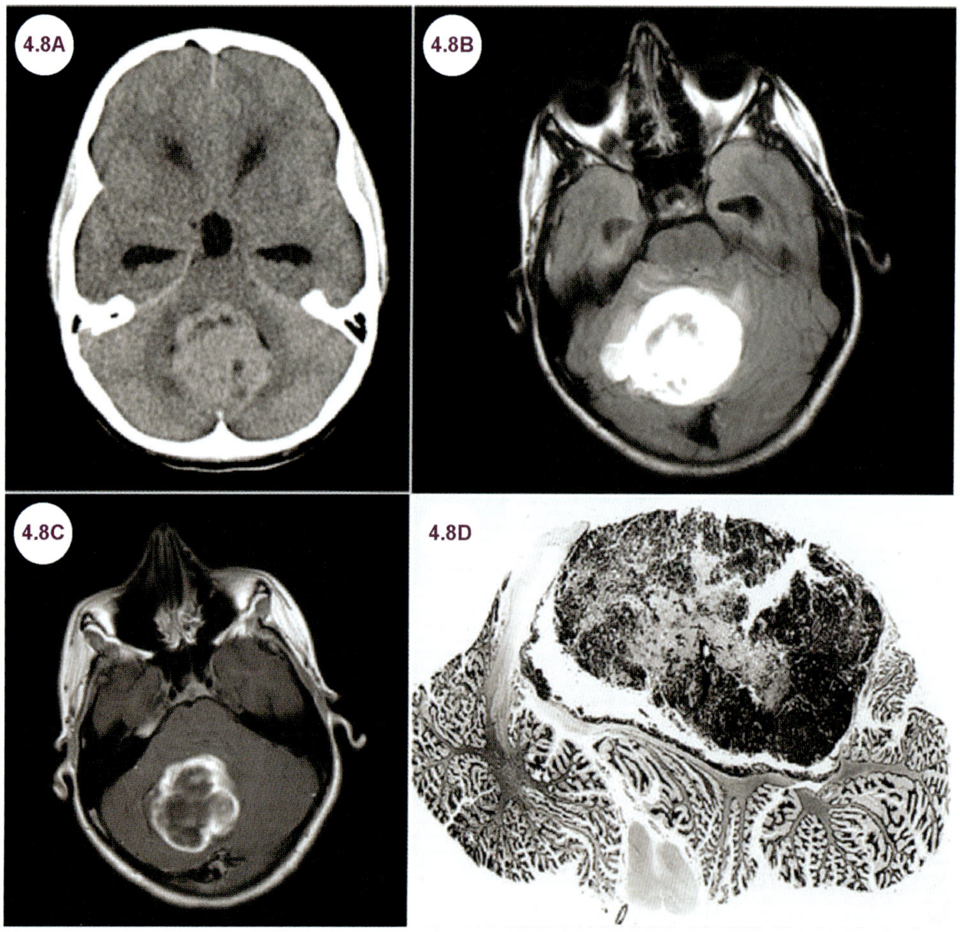

图 4.8A~D (A~C)轴位 CT、FLAIR和增强 T1WI 示在小脑中线区高密度/高信号肿块,位于第四脑室内并向外扩张,伴有继发性脑积水,增强后表现为明显环形强化,并伴中心坏死。(D)髓母细胞瘤的病理标本 (image credit The Armed Forces Institute of Pathology)。

概述

髓母细胞瘤是一种常见于儿童的肿瘤,起源于第四脑室小脑蚓部的原始神经外胚层。

该病约占所有儿童脑肿瘤的 20%,小脑肿瘤的 50%。男性多于女性,平均发病年龄为 9 岁。髓母细胞瘤在成人肿瘤中占比不到 1%。

临床表现

主要临床表现为第四脑室梗阻引起的颅内压增高相关症状，或小脑受压导致的共济失调。症状一般出现在几周内。

影像学表现和诊断

髓母细胞瘤起源于小脑蚓部，并延伸进入第四脑室。在 CT 上表现为高密度，50%伴有囊变坏死。在 T2WI 呈高信号，增强后呈不均匀强化。

髓母细胞瘤最常与室管膜瘤相混淆。但室管膜瘤往往源于第四脑室并使其增大。而髓母细胞瘤常压迫第四脑室，导致脑积水。髓母细胞瘤钙化(约 10%)较室管膜瘤(约 50%)少见。JPA 有时也可位于小脑中线，但更常见于小脑半球。

治疗

手术切除是主要的治疗手段，部分患者需要辅助以放疗和化疗。髓母细胞瘤可通过 CSF 播散到中枢神经系统的其他位置，因此，全神经系统成像非常重要。

对于无转移且肿瘤标志物阴性的患者，可行根治性手术切除，5 年生存率约为 80%。如已发生转移，不能完全手术切除的患者，生存率降至 20%。3 岁以下儿童预后较差。

参考文献

1. Gerber NU, Mynarek M, von Hoff K, Friedrich C, Resch A, Rutkowski S. Recent developments and current concepts in medulloblastoma. *Cancer Treat Rev*. April 2014;40(3):356–365.
2. Dhall G. Medulloblastoma. *J Child Neurol*. November 2009;24(11):1418–1430.
3. Martin AM, Raabe E, Eberhart C, Cohen KJ. Management of pediatric and adult patients with medulloblastoma. *Curr Treat Options Oncol*. December 2014;15(4):581–594.
4. Fruehwald-Pallamar J, Puchner SB, Rossi A, et al. Magnetic resonance imaging spectrum of medulloblastoma. *Neuroradiology*. June 2011;53(6):387–396.

4.9　神经节胶质细胞瘤

病史

患儿，12 岁，表现为癫痫。

诊断：神经节胶质细胞瘤

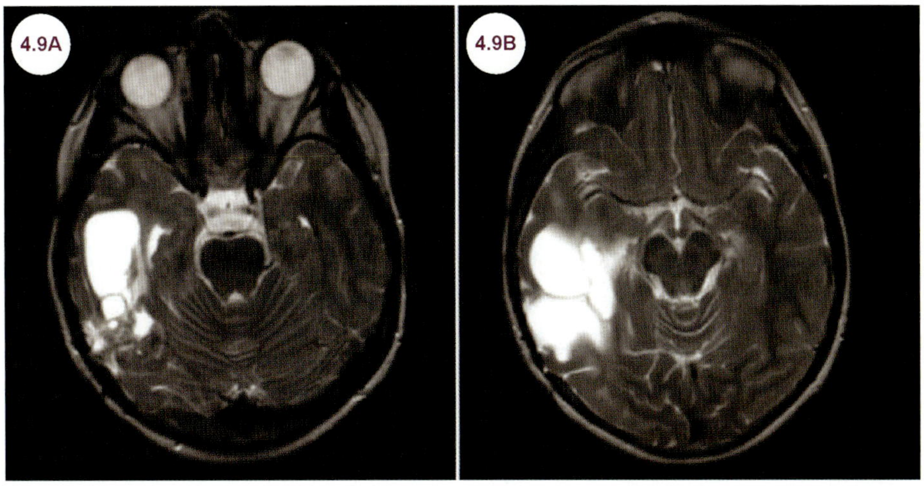

图 4.9A，B　轴位 T2WI 和增强 T1WI、冠状位 FLAIR 示右颞叶囊性肿物，伴有小强化结节。

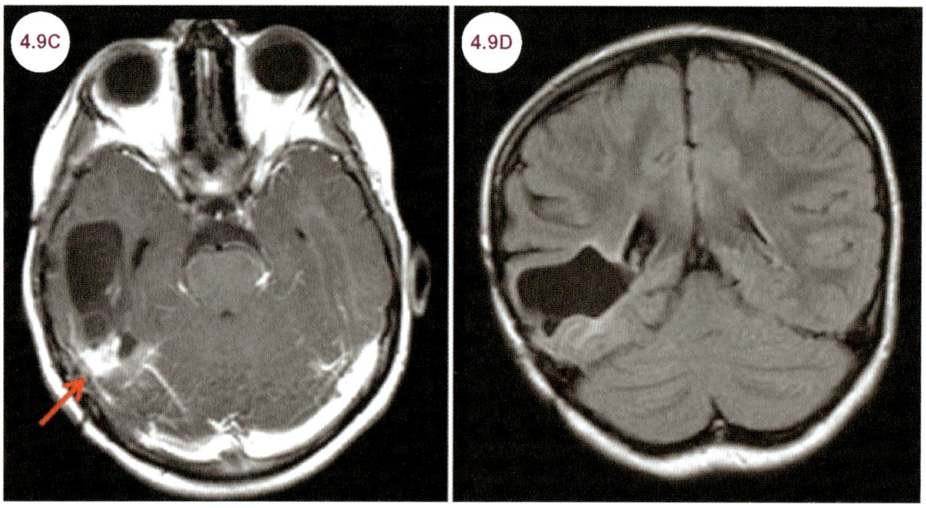

图 4.9C,D

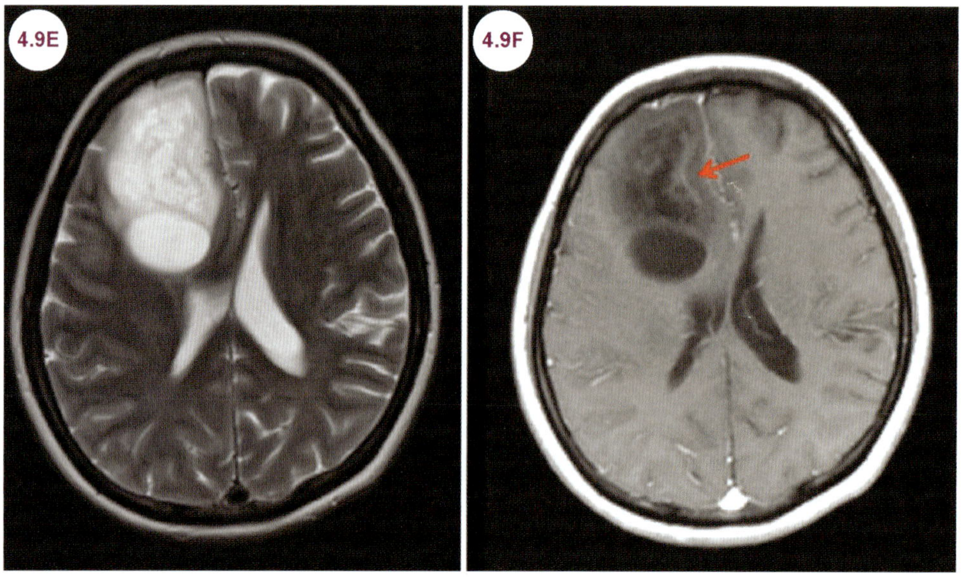

图 4.9E,F 轴位 T2WI 和增强 T1WI 示右额叶肿物,伴大部囊变,瘤壁轻度强化(红色箭头)。

概述

神经节胶质细胞瘤生长缓慢，最常发生于儿童和年轻人。神经节胶质细胞瘤由胶质细胞和神经元成分混合构成,属于 WHO Ⅰ级或Ⅱ级肿瘤,极少数会发生恶变。当神经元成分占优势时,被称为神经节细胞瘤。

神经节胶质细胞瘤占儿童原发性中枢神经系统肿瘤的 10%。

临床表现

在儿童和年轻人可表现为顽固性癫痫。

影像学表现和诊断

神经节胶质细胞瘤通常是囊性肿瘤,伴或不伴有实性成分,T1WI 呈等或低信号,T2WI 呈高信号,通常不伴瘤周水肿。强化程度不一,约 50%可见强化。约 40%的病灶可在 CT 上显示钙化，有助于与青少年毛细胞型星形细胞瘤和多形性黄色星形细胞瘤相鉴别。

神经节胶质细胞瘤最常见于颞叶，其次是额叶、顶叶和枕叶,也可见于下丘脑附近和幕下。

治疗

手术是主要治疗方式,完全切除时能够治愈。因肿瘤位置不能完全切除或有恶性组织学特征时，可以增加放疗和化疗。

参考文献

1. Karremann M, Pietsch T, Janssen G, Kramm CM, Wolff JE. Anaplastic ganglioglioma in children. *J Neurooncol*. April 2009;92(2):157–163.
2. Ogiwara H, Nordli DR, DiPatri AJ, Alden TD, Bowman RM, Tomita T. Pediatric epileptogenic gangliogliomas: seizure outcome and surgical results. *J Neurosurg Pediatr*. March 2010;5(3):271–276.
3. Hu WH, Ge M, Zhang K, Meng FG, Zhang JG. Seizure outcome with surgical management of epileptogenic ganglioglioma: a study of 55 patients. *Acta Neurochir (Wien)*. May 2012;154(5):855–861.

4.10 血管外皮细胞瘤

病史

患者，男，45 岁，表现为癫痫发作。

诊断：血管外皮细胞瘤

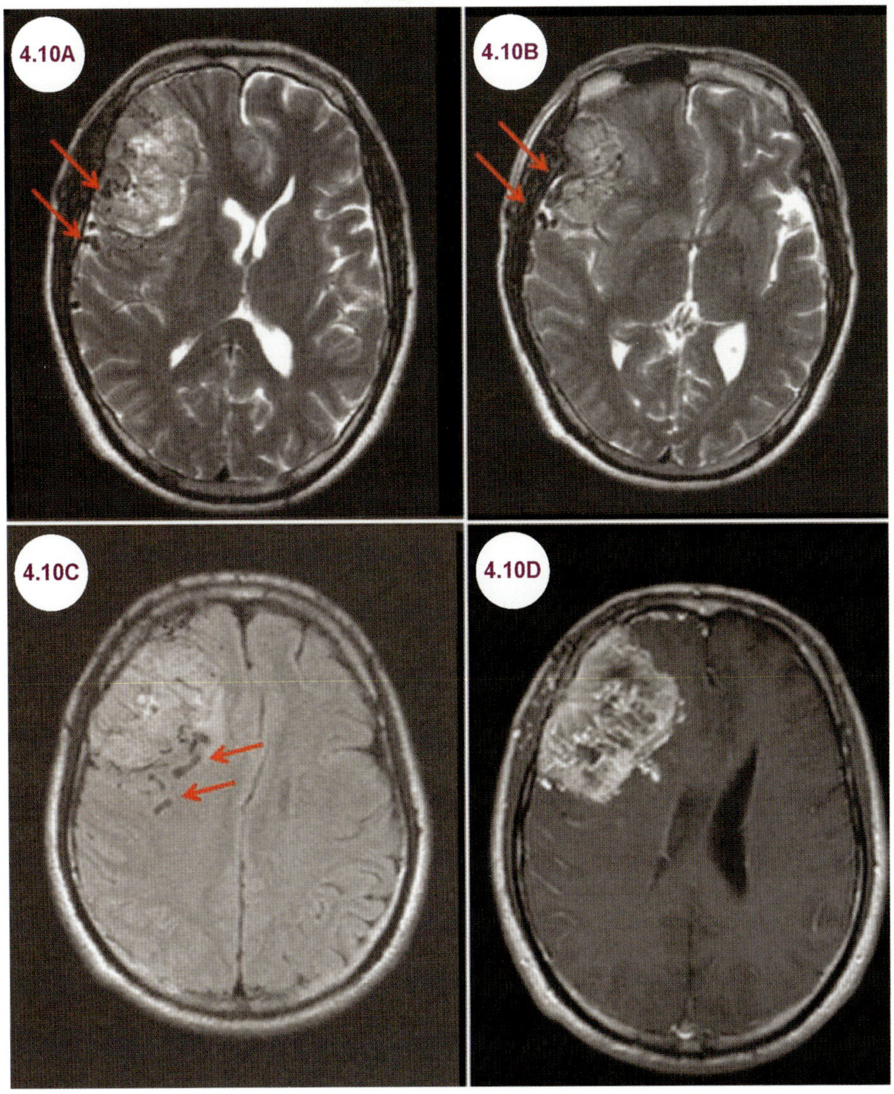

图 4.10A~D 轴位 T2WI、FLAIR 和增强 T1WI 示右额部脑外占位，伴有占位效应。由于血管丰富，可见多发流空信号（红色箭头）。增强后，可见显著不均匀强化。

概述

血管外皮细胞瘤是一种起源于脑膜的脑外肿瘤，为 WHO Ⅱ级，具有侵袭性，系富于血管的间质肿瘤。间变型血管外皮细胞瘤，侵袭性更高，为 WHO Ⅲ级，可以转移到中枢神经系统之外。

该病不常见，约占全部颅内肿瘤的不到 1%。

临床表现

患者的临床表现取决于肿瘤位置，可出现头痛、癫痫和局限性神经功能障碍。该病可发生于任何年龄，最常见于 30~40 岁成人。

影像学表现和诊断

血管外皮细胞瘤在 T1WI 上与灰质信号相等，在 T2WI 表现为等或高信号，且在 T2WI 上常可见到血管丰富而产生的流空信号。增强后可表现为显著的不均匀强化，可与增强后均匀强化的脑膜瘤相鉴别。和脑膜瘤相似的是，血管外皮细胞瘤也附着于硬脑膜，因此常见脑膜尾征。

与脑膜瘤不同，血管外皮细胞瘤 CT 无钙化，尽管可侵犯周围骨质，不会出现骨质增生肥厚。

治疗

可手术切除，但即使完全切除所见肿瘤，也容易出现复发，因此术后应辅以化疗和放疗。预后与肿瘤切除程度相关，中位生存期为 8~16 年。

参考文献

1. Rutkowski MJ, Sughrue ME, Kane AJ, et al. Predictors of mortality following treatment of intracranial hemangiopericytoma. *J Neurosurg*. August 2010;113(2):333–339.
2. Rutkowski MJ, Jian BJ, Bloch O, et al. Intracranial hemangiopericytoma: clinical experience and treatment considerations in a modern series of 40 adult patients. *Cancer*. March 2012;118(6):1628–1636.
3. Melone AG, D'Elia A, Santoro F, et al. Intracranial hemangiopericytoma--our experience in 30 years: a series of 43 cases and review of the literature. *World Neurosurg*. March–April 2014;81(3–4):556–562.

4.11 松果体母细胞瘤

病史

患者，女，11 岁，出现头痛和眼球上视受限。

诊断：松果体母细胞瘤

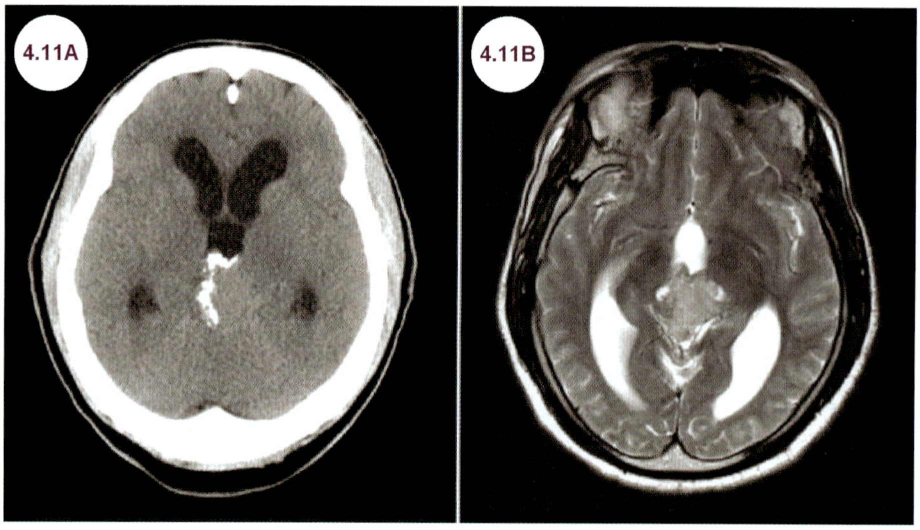

图 4.11A,B 轴位 CT、轴位 T2WI、轴位和矢状位增强 T1WI 示不均匀强化的松果体区肿物，伴周围钙化。

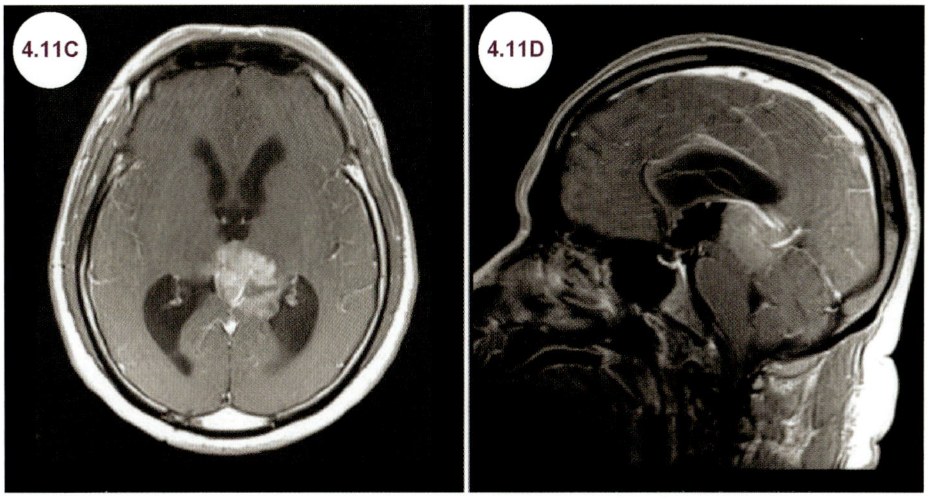

图 4.11C，D

概述

松果体的原发肿瘤被称为松果体瘤，包括松果体细胞瘤和松果体母细胞瘤。松果体母细胞瘤是 WHO Ⅳ级肿瘤。该病见于 20 岁前，尤以 10 岁以下儿童最常见。松果体细胞瘤是低度恶性肿瘤，不发生于儿童。

松果体瘤占松果体区肿瘤的 15%~20%，无性别差异，而生殖细胞瘤好发于男性。

临床表现

松果体区肿瘤表现为背侧中脑综合征，包括昼夜节律紊乱、脑积水，以及因颅压增高而引起的头痛。

松果体细胞瘤通常无明显临床症状，肿瘤累及中脑时可引起视觉症状，主要表现为上视麻痹，有时会导致昼夜节律紊乱。肿瘤较大可直接侵犯周围脑组织。

影像学表现和诊断

松果体瘤周围常见钙化。而生殖细胞瘤的钙化多位于肿瘤中心。无论在 T1WI 还是在 T2WI 上，肿瘤都与相邻的脑实质信号相等。瘤内囊变多见。增强时呈均匀强化。确诊需要活检。

近 50%的患者会发生中枢神经系统转移，因此全神经系统成像非常必要。

治疗

松果体母细胞瘤需手术切除，并对全脑和脊髓进行放射治疗，预防潜在转移。肿瘤可沿蛛网膜下隙播散。松果体母细胞瘤 5 年生存率仅约为 50%。松果体细胞瘤仅需手术治疗，5 年生存率接近 90%。

参考文献

1. Farnia B, Allen PK, Brown PD, et al. Clinical outcomes and patterns of failure in pineoblastoma: a 30-year, single-institution retrospective review. *World Neurosurg*. December 2014;82(6):1232–1241.
2. Tate M, Sughrue ME, Rutkowski MJ, et al. The long-term postsurgical prognosis of patients with pineoblastoma. *Cancer*. January 2012;118(1):173–179.
3. Lee JY, Wakabayashi T, Yoshida J. Management and survival of pineoblastoma: an analysis of 34 adults from the brain tumor registry of Japan. *Neurol Med Chir (Tokyo)*. March 2005;45(3):132–141.

4.12 松果体生殖细胞瘤

病史

患者,男,11岁,头痛和视力模糊数月。检查发现患儿上视困难,瞳孔对光反射存在,但调节功能差。

诊断:松果体生殖细胞瘤

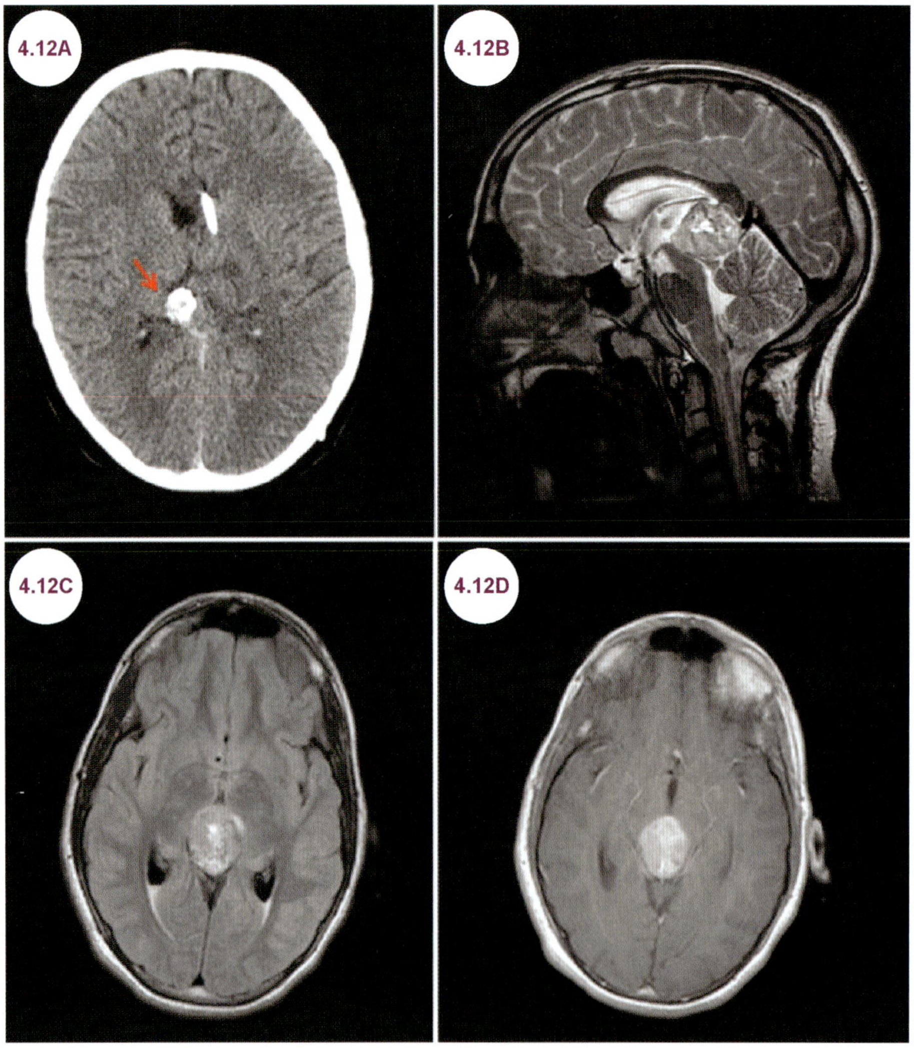

图 4.12A~D 轴位CT、矢状位T2WI、轴位FLAIR和轴位增强T1WI示松果体区均匀强化肿物,中心可见钙化,T2WI呈混杂信号。

概述

松果体是位于中线区的内分泌腺体,能够分泌调节睡眠周期的褪黑素。该激素受黑暗刺激分泌,而光线起抑制分泌作用。

松果体区肿瘤占所有CNS肿瘤的1%,可细分为松果体本身来源的肿瘤(松果体细胞瘤和松果体母细胞瘤)和生殖细胞来源肿瘤(生殖细胞瘤、畸胎瘤、胚胎瘤和绒毛膜癌)。

大多数松果体肿瘤起源于生殖细胞,其中生殖细胞瘤约占所有生殖细胞肿瘤的 60%,占松果体区所有肿瘤的 40%。生殖细胞瘤也常见于鞍上区和第三脑室底部。

其他生殖细胞肿瘤包括畸胎瘤、胚胎癌和绒毛膜癌,被统称为非生殖细胞性生殖细胞肿瘤。畸胎瘤是第二常见的生殖细胞肿瘤。

临床表现

松果体区肿瘤表现为垂直凝视麻痹、昼夜节律紊乱、脑积水,当阻塞中脑导水管,会导致颅压增高引起的头痛,偶尔也会有 Galen 静脉血栓形成,因其横跨于松果体上方引起头痛。

背侧中脑综合征(Parinaud 综合征)是动眼和瞳孔联合功能障碍,常见原因是松果体肿瘤。其主要特征为:

- 严重的上视受限,保留向下注视。在第一眼位,眼球由于外展无力而向下、向内偏离("落日"征)。
- 调节麻痹,表现为患者对光反射消失,但调节反射存在,也被称为瞳孔光-近反射分离。感染神经梅毒时,被称为阿-罗(Argyll Robertson)瞳孔。
- 辐辏-回缩性眼球震颤。
- 眼睑回缩征(Collier 征)。

垂体柄受累时常导致尿崩症、垂体功能低下和由视交叉受累导致的视觉障碍。

松果体区的生殖细胞瘤多见于男性和亚裔,好发于 10~13 岁儿童,20 岁以上者仅占 10%。

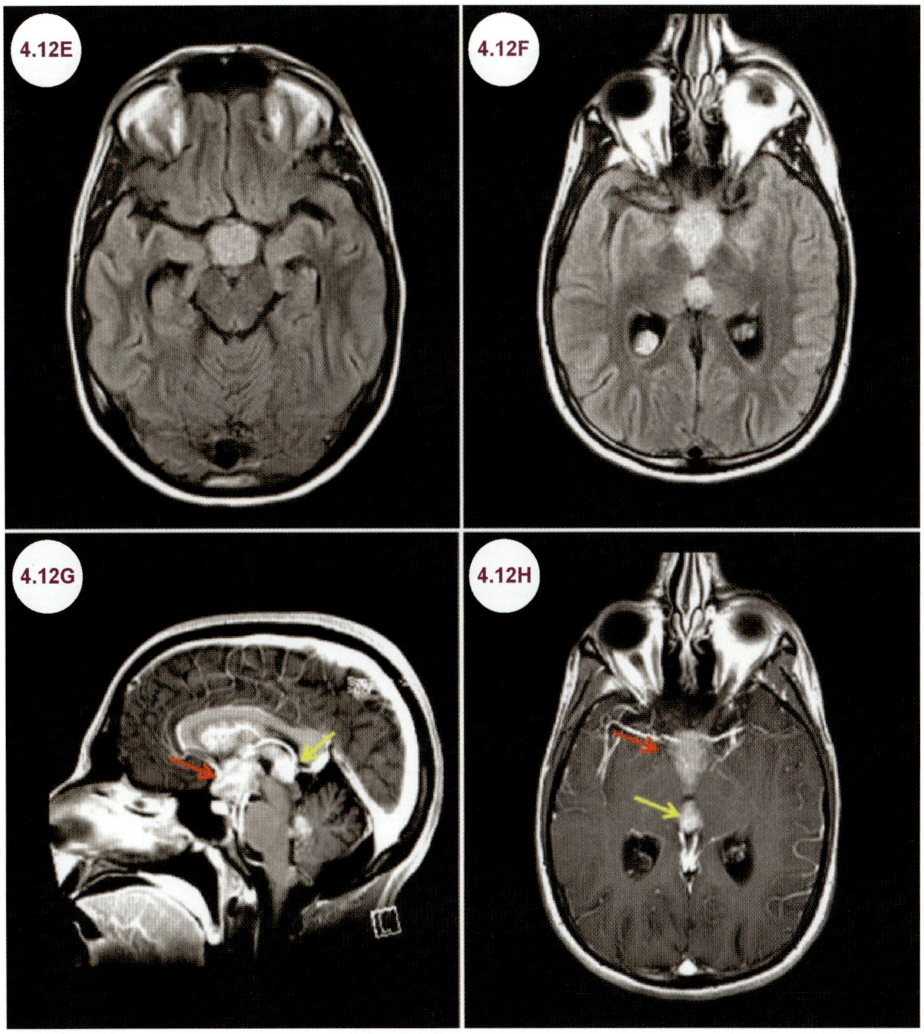

图 4.12E~H 轴位 FLAIR、轴位和矢状位增强 T1WI 示生殖细胞瘤患者,垂体柄(红色箭头)、松果体(黄色箭头)及脑室系统内多发强化病灶。

影像学表现和诊断

生殖细胞瘤在 CT 上由于细胞排列致密而呈高密度，肿瘤中心常见钙化。钙化在 6 岁以下儿童往往是病理性的，在 12 岁以下儿童，仅 10%是生理性的。在 T1WI 和 T2WI 上，均与脑质信号相等或略高，50%可伴囊变。增强后，呈明显、均匀强化。生殖细胞瘤常见于松果体区和脑室系统内。

除影像学特征外，生殖细胞瘤还可伴有血清标志物异常，如人绒毛膜促性腺激素（HCG）和胎盘碱性磷酸酶升高，但确诊还需活检。

与生殖细胞瘤均匀强化不同，畸胎瘤由于含有骨、脂肪、钙和皮脂等多种成分，因此增强后呈不规则强化并伴有囊性成分。

绒毛膜癌常伴出血，血清内含有 β-人绒毛膜促性腺激素（β-hCG）和胎盘泌乳素。

治疗

生殖细胞瘤对化疗和放疗较敏感，手术不是首选治疗。高达 90%的肿瘤可通过放射治疗治愈。肿瘤细胞常经脑脊液播散，但并不影响长期预后。

与生殖细胞瘤相比，畸胎瘤和绒毛膜癌预后较差。

参考文献

1. Salzman KL, Rojiani AM, Buatti J, et al. Primary intracranial germ cell tumors: clinicopathologic review of 32 cases. *Pediatr Pathol Lab Med*. September–October 1997;17(5):713–727.
2. Westphal M, Emami P. Pineal lesions: a multidisciplinary challenge. *Adv Tech Stand Neurosurg*. 2015;42:79–102.
3. Dufour C, Guerrini-Rousseau L, Grill J. Central nervous system germ cell tumors: an update. *Curr Opin Oncol*. November 2014;26(6):622–626.
4. Echevarría ME, Fangusaro J, Goldman S. Pediatric central nervous system germ cell tumors: a review. *Oncologist*. June 2008;13(6):690–699.

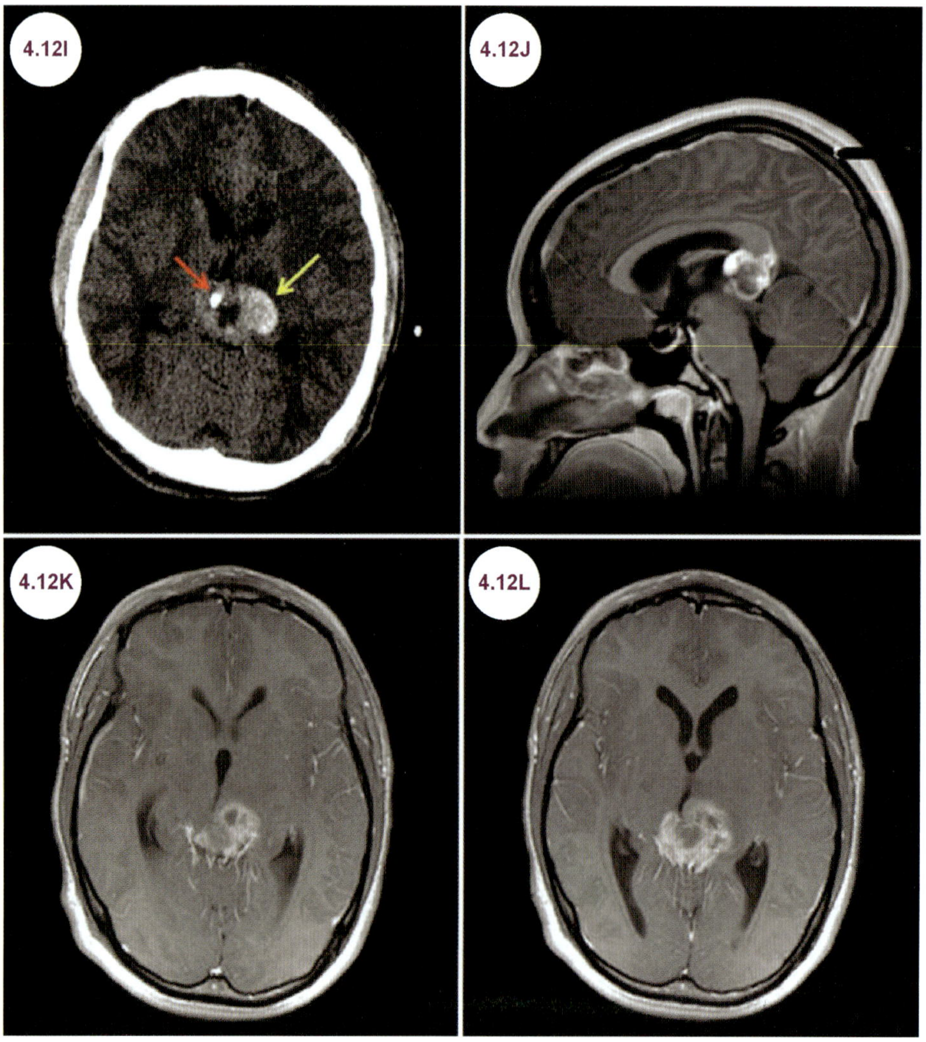

图 4.12I~L　轴位 CT、矢状位和轴位增强 T1WI 示松果体区一高密度肿块，中心见钙化（红色箭头）和出血（黄色箭头），增强后均匀强化。病理证实为绒毛膜癌。

4.13 中枢神经细胞瘤

病史

患者，女，34 岁，剧烈头痛数月，伴视力模糊，晨起为重。

诊断：中枢神经细胞瘤

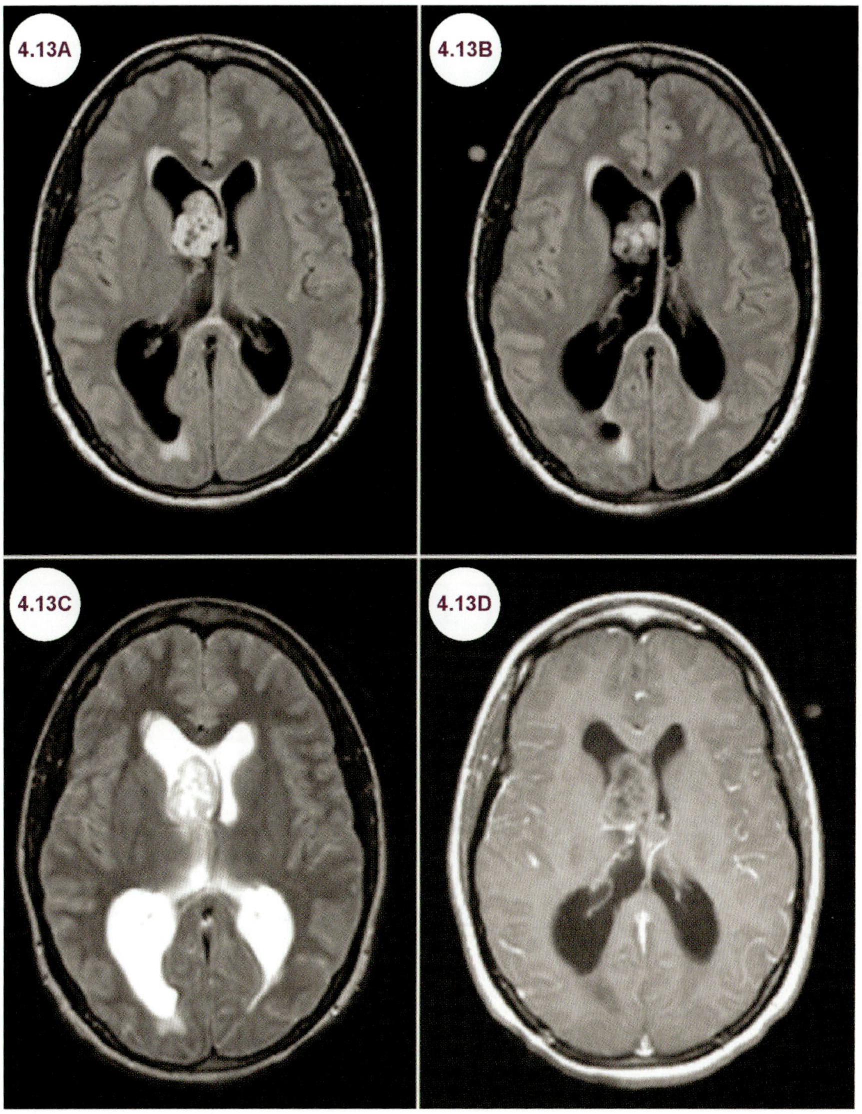

图 4.13A~D 轴位 FLAIR、T2WI 和增强 T1WI 示右侧额角一高信号肿块，伴有囊变，中度强化。

概述

中枢神经细胞瘤最常位于侧脑室，紧邻透明隔近室间孔区。

该瘤常为良性，但也存在恶性潜能，因此，WHO 将其归为Ⅱ级。

该病罕见，占颅内肿瘤的不到0.5%。

临床表现

患者表现为颅压增高症状，特别是堵塞室间孔时症状更为明显，如头痛、恶心、呕吐和视物模糊。

症状常持续数月，逐渐加重。肿瘤一旦长出脑室系统，可引起癫痫，极少数情况下可伴有出血。

该病好发于20~40岁成人，亚裔常见。

影像学表现和诊断

肿瘤呈囊实性，实性部分在T2WI呈等或稍高信号，可见流空信号，强化程度多样，可无强化，也可明显强化。病灶内常见点状钙化，以CT显示最佳。

表4.13.1列出了一些可能与中枢神经细胞瘤误诊的脑室内肿瘤。

病理上，中枢神经细胞瘤具有神经元特征，由单一细胞组成，胞质少，常见核周空晕征（类似少突胶质细胞瘤），盐和胡椒样细小核染色质，嵌入嗜酸纤维基质，但少见Homer Wright菊形团和神经节细胞。中枢神经细胞瘤不常见坏死、边缘浸润、内皮细胞增生和有丝分裂，但偶尔也能见到坏死和有丝分裂。免疫组化染色Syn、Neu-N和NSE均为阳性。

表4.13.1 中枢神经细胞瘤鉴别诊断

室管膜瘤
室管膜下瘤
脉络丛乳头状瘤
脑室内脑膜瘤
脑室内转移瘤
少突胶质细胞瘤

治疗

手术通常能够治愈，5年生存率超过80%。复发率约为20%，可进行辅助化疗和放疗。

参考文献

1. Donoho D, Zada G. Imaging of central neurocytomas. *Neurosurg Clin N Am*. January 2015;26(1):11–19.
2. Patel DM, Schmidt RF, Liu JK. Update on the diagnosis, pathogenesis, and treatment strategies for central neurocytoma. *J Clin Neurosci*. September 2013;20(9):1193–1199.
3. Monaco EA 3rd, Niranjan A, Lunsford LD. The management of central neurocytoma: radiosurgery. *Neurosurg Clin N Am*. January 2015;26(1):37–44.
4. Garcia RM, Ivan ME, Oh T, Barani I, Parsa AT. Intraventricular neurocytomas: a systematic review of stereotactic radiosurgery and fractionated conventional radiotherapy for residual or recurrent tumors. *Clin Neurol Neurosurg*. February 2014;117:55–64.

4.14 下丘脑错构瘤

病史

患儿，男，5岁，痴笑性癫痫发作，伴有行为异常。

诊断：下丘脑错构瘤

见图4.14A~D。

概述

下丘脑错构瘤（HH）罕见，属于先天性良性病变，由神经节细胞呈簇或散在分布于纤维基质内。

该病起源于灰结节（属异位神经元组织），多数发生于下丘脑，也可见于皮层下和脑室周围区域。

临床表现

发病年龄可从新生儿到儿童早期，偶见于成人。HH分为有蒂和无蒂两种类型。

无蒂肿瘤呈宽基底附着于下丘脑，典型者常伴有痴笑性癫痫，以阵发不可控性大笑为特征，常仅有几秒，一般持续不到30秒，意识不受影响。需注意的是颞叶和额叶内侧病变也可引起痴笑性癫痫。其他癫痫

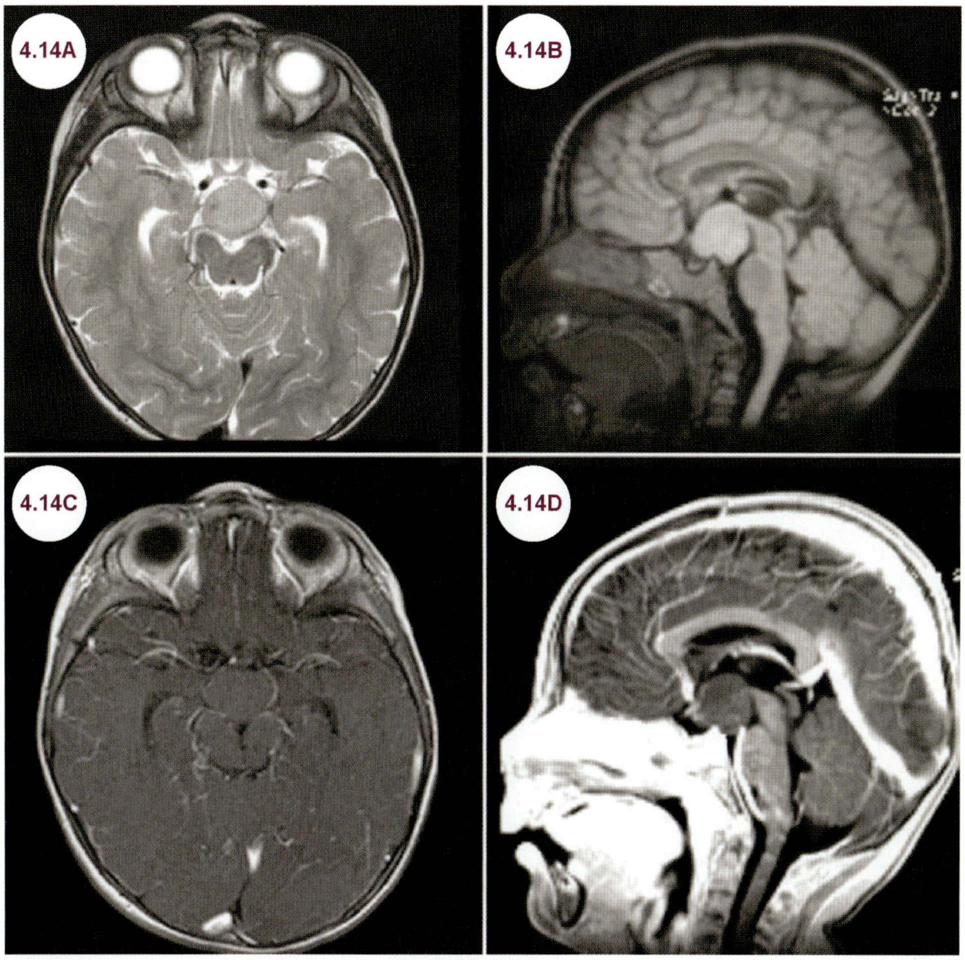

图 4.14A~D　(A)轴位 T2WI 示下丘脑区圆形、不均匀等信号肿块，视束受压张开、视交叉前移，第三脑室底部上抬，脚间窝内可见两侧大脑脚向外侧移位，周围无水肿。(B~D)矢状位和轴位增强 T1WI 示肿块使第三脑室底部抬高，无强化。

类型还包括非强直性、强直性和强直-阵挛性，也可见局灶性癫痫发作。

有蒂肿瘤与性早熟有关，是由神经节细胞异常分泌下丘脑激素所致。肿瘤压迫视交叉时可引起视力丧失。患者还可出现抑郁、行为异常和认知障碍。

影像学表现和诊断

怀疑 HH 时应首选 MRI 检查。HH 在所有序列上均呈等信号，无强化，随访肿瘤基本无变化。肿瘤在发现时即可很大，也可伴发其他先天性异常或神经元移行异常。

治疗

性早熟患者应给予激素抑制治疗，如亮丙瑞林(一种黄体生成素受体兴奋剂)，同时也能控制癫痫发作。

手术选择多样，包括内镜、微创、立体定向放射治疗(SRS)和激光烧灼，每种手术方式各有利弊，因此可采取多模态分期治疗。

参考文献

1. Pati S, Sollman M, Fife TD, Ng YT. Diagnosis and management of epilepsy associated with hypothalamic hamartoma: an evidence-based systematic review. *J Child Neurol*. July 2013;28(7):909–916.
2. Mittal S, Mittal M, Montes JL, Farmer JP, Andermann F. Hypothalamic hamartomas. Part 1. Clinical, neuroimaging, and neurophysiological characteristics. *Neurosurg Focus*. June 2013;34(6):E6.
3. Striano S, Santulli L, Ianniciello M, Ferretti M, Romanelli P, Striano P. The gelastic seizures-hypothalamic hamartoma syndrome: facts, hypotheses, and perspectives. *Epilepsy Behav*. May 2012;24(1):7–13.
4. Fenoglio KA, Wu J, Kim do Y, et al. Hypothalamic hamartoma: basic mechanisms of intrinsic epileptogenesis. *Semin Pediatr Neurol*. 2007;14(2):51–59.
5. Kameyama S, Shirozu H, Masuda H, Ito Y, Sonoda M, Akazawa K. MRI-guided stereotactic radiofrequency thermocoagulation for 100 hypothalamic hamartomas. *J Neurosurg*. May 2016;124(5):1503–1512.

4.15 斜坡脊索瘤

病史

患者,女,21 岁,头晕伴吞咽困难数月,体检发现其构音障碍,四肢反射活跃。

诊断:斜坡脊索瘤

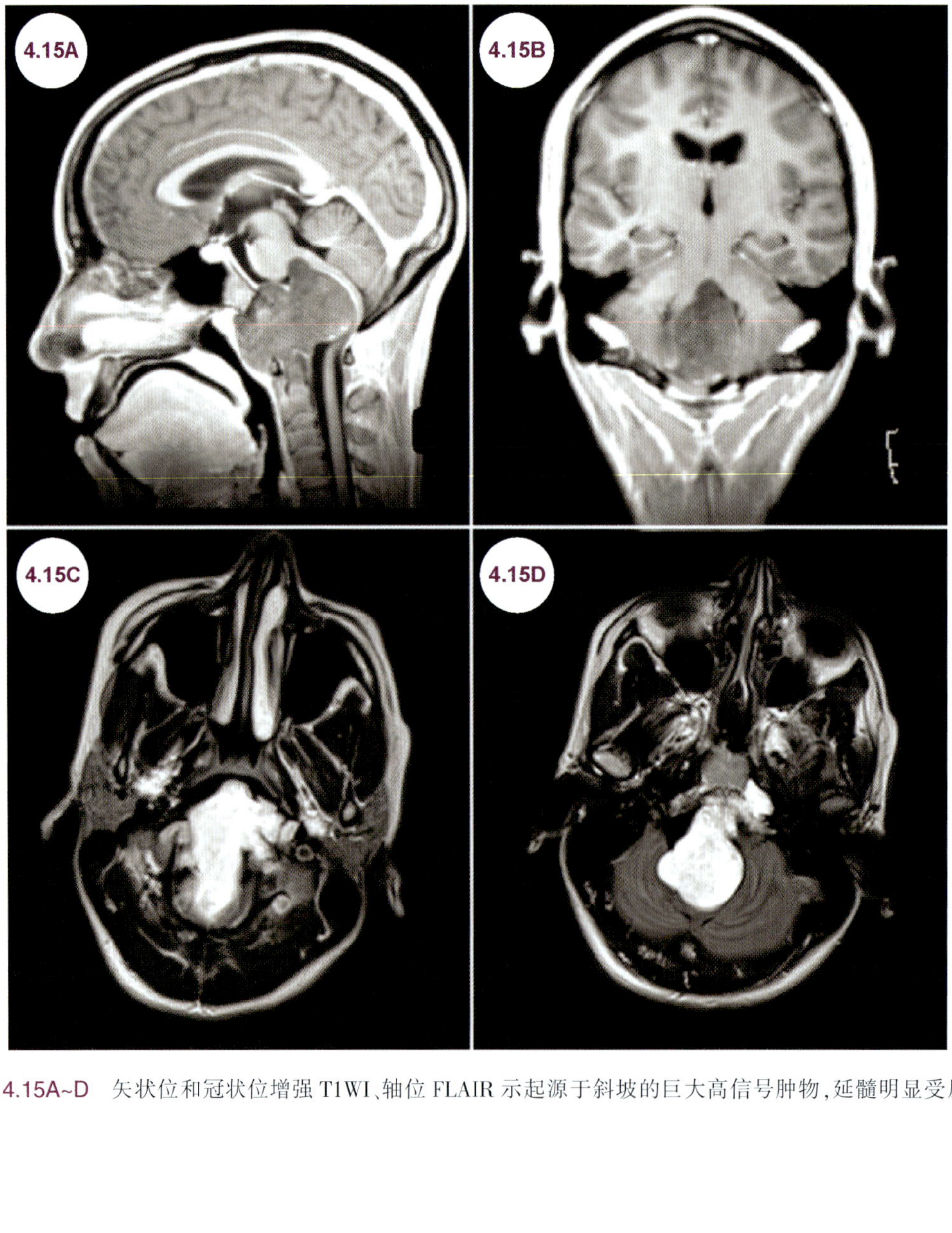

图 4.15A~D 矢状位和冠状位增强 T1WI、轴位 FLAIR 示起源于斜坡的巨大高信号肿物,延髓明显受压。

概述

脊索瘤起源于胚胎残余的脊索组织，原本应该构成脊柱的一部分，但未能正常发育为骨组织。

尽管常侵犯周围骨质，脊索瘤通常为良性，约10%的患者会发生转移而被称为脊索肉瘤。

脊索瘤生长缓慢，最常累及中轴骨，30%~40%侵犯颅底（在斜坡蝶枕骨软骨结合处），约 49%发生于骶骨，约 15%发生于脊柱，以颈椎常见。

脊索瘤起源于骨质，属脑外肿瘤，发生率不足颅内肿瘤的 1%。

脊索瘤由排列成肝小梁状的上皮样细胞组成，上皮样细胞位于黏液样基质中，胞质嗜酸，呈多泡状。这种多泡细胞被称为空泡细胞。

颅内脊索瘤通常较小，表现为附着于脑干的胶样肿物，边界清晰，组织学类似于脊索瘤，为良性生长的脊索残余物。

另两种中枢神经系统软骨样肿瘤为第三脑室脊索样胶质瘤和脊索样脑膜瘤。

脊索瘤有 3 种类型，免疫组化标志物可鉴别，分别为：

- 普通型：缺乏软骨或其他间质成分，角蛋白(+)，EMA(+)，S100(+)，CEA(-)。

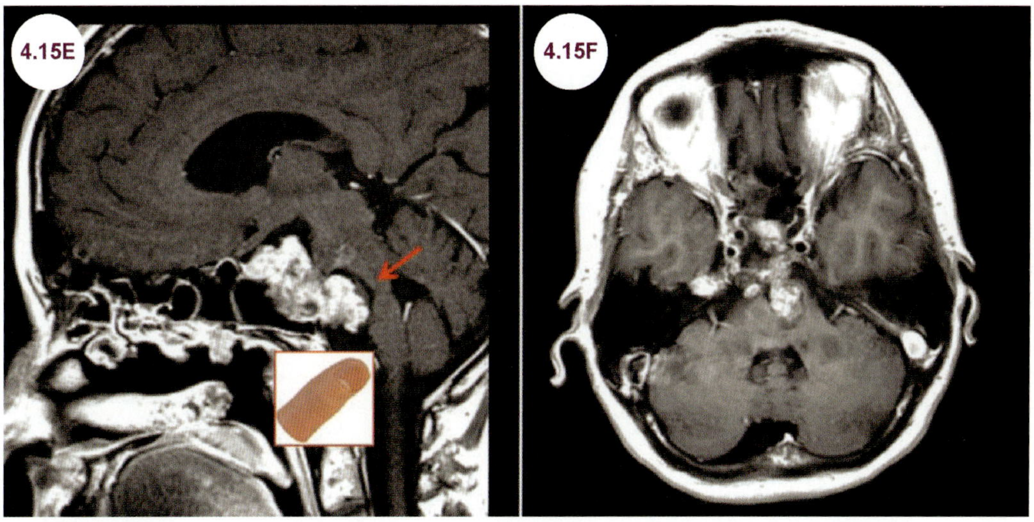

图 4.15E，F　矢状位和轴位增强 T1WI 示一压迫脑桥的不均匀强化肿块，形成所谓的“拇指”征。

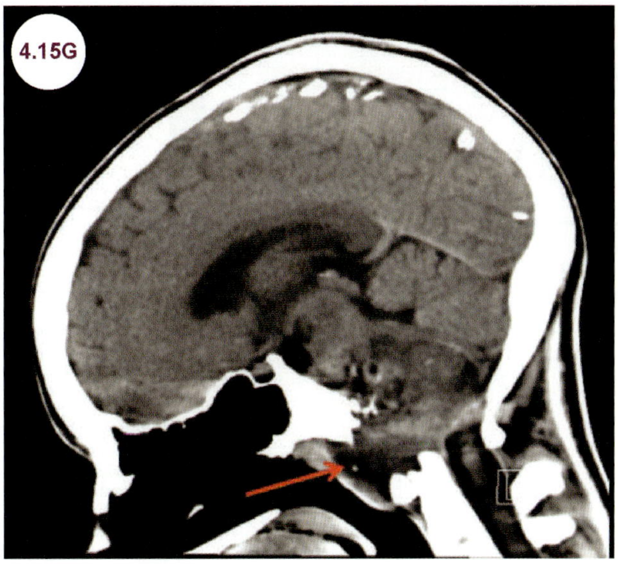

图 4.15G　一例证实为斜坡脊索瘤的患者，矢状位 CT 重建图示斜坡骨质被破坏（红色箭头）。

- 软骨样脊索瘤：具有软骨瘤和脊索瘤特征，好发于蝶枕交界区，占所有脊索瘤的 5%~15%。脊索肉瘤 S100(+)，角蛋白(-)，EMA(-)。
- 分化不良型：2%~8%会恶变为脊索肉瘤，典型者角蛋白(+)，EMA(+)，CEA(+)，而 S100 通常(-)。

临床表现

斜坡脊索瘤好发于年轻人（20~40 岁），可表现为骨质破坏引起的疼痛、脑神经病变（特别见于海绵窦受累时）和脑干受压症状。

骶尾骨脊索瘤好发于年长者，表现为背部疼痛，坐位明显，也可表现为马尾综合征，包括鞍区麻痹、膀胱和(或)肠道功能紊乱。

影像学表现和诊断

斜坡脊索瘤 T2WI 呈高信号,T1WI 呈等信号,不均匀强化,典型者可见脑桥受压改变,被称为“拇指”征。

CT 最易显示局部骨质破坏,典型的肿瘤呈等密度或稍高密度肿块,可见出血或钙化。

治疗

颅底脊索瘤治疗效果最好的方式为手术治疗,辅助大剂量质子治疗。胸腰椎的脊索瘤可手术整体切除,对病情控制和远期预后均有效。该病复发率较高,生存期 10 年以上患者不到 50%。

与其他低级别恶性肿瘤类似,脊索瘤对化疗不敏感,而其中不到 5%的高分化脊索瘤对化疗有效。细胞毒性化疗基本无作用,而分子靶向治疗效果喜人,具有应用前景。

参考文献

1. Neelakantan A, Rana AK. Benign and malignant diseases of the clivus. *Clin Radiol*. December 2014;69(12):1295–1303.
2. Radner G, Dross PE. Clivus chordoma. *Del Med J*. September 1997;69(9):467–469.
3. Géhanne C, Delpierre I, Damry N, Devroede B, Brihaye P, Christophe C. Skull base chordoma: CT and MRI features. *JBR-BTR*. November–December 2005;88(6):325–327.

4.16 胼胝体脂肪瘤

病史

患者,女,23 岁,癫痫发作。

诊断:胼周脂肪瘤

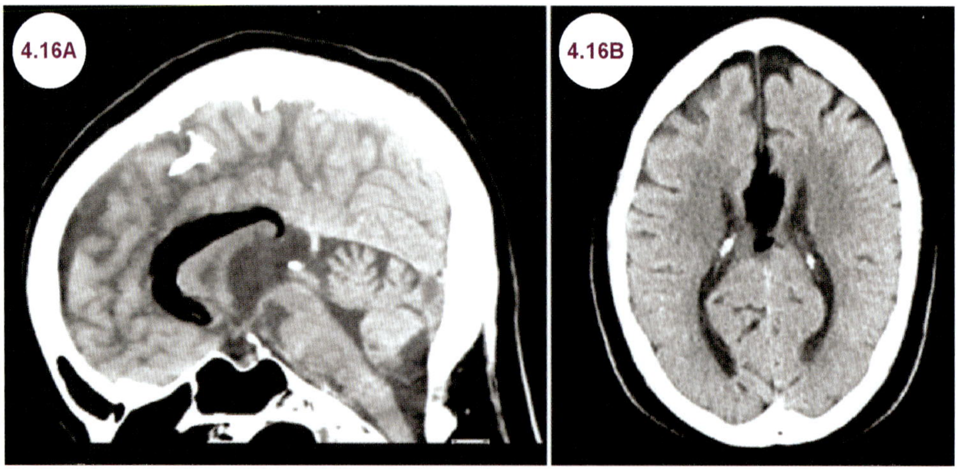

图 4.16A,B 矢状位和轴位 CT 示胼胝体区低密度肿块,符合脂肪瘤。

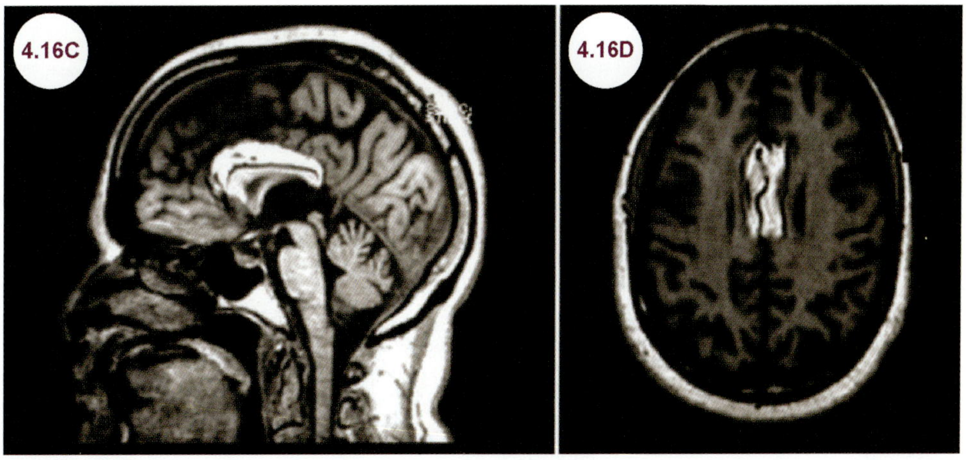

图 4.16C,D　矢状位和轴位 T1WI 示胼胝体周围高信号肿块,符合脂肪瘤。

概述

胼周脂肪瘤是大脑纵裂区的先天性脂性病变,沿胼胝体方向走行,胼胝体常发育不良。

该病少见,约占所有颅内肿瘤的不足 1%。

临床表现

癫痫是最常见的表现。该病严重程度不一,在成年人中常被意外发现。

影像学表现和诊断

脂肪瘤在所有序列均为脂肪信号。CT 表现为低密度,可伴有钙化。T1WI 呈高信号,无强化。

分两种类型:管样结节型和线样型。管样结节型脂肪瘤较厚(>2cm),位置偏前,圆形或分叶状。这种类型更常见,患者可伴有面部发育异常,胼胝体显著变形。线样脂肪瘤更薄(<1cm),位置偏后,沿胼胝体走行,但不挤压胼胝体。

治疗

抗癫痫药物治疗是主要的治疗方法。无须手术。

参考文献

1. Karakaş E, Doğan MS, Çullu N, Kocatürk M, et al. Intracranial lipomas: clinical and imaging findings. *Clin Ter*. 2014;165(2):e134–e138.
2. Loddenkemper T, Morris HH, Diehl B, Lachhwani DK. Intracranial lipomas and epilepsy. *J Neurol*. 2006;253:590–593.

4.17　脑膜瘤

病史

患者,女,65 岁,表现为性格改变、偏执、思维混乱数月。体检发现轻度双侧视盘水肿及双下肢无力。

诊断:脑膜瘤

见图 4.17A~D。

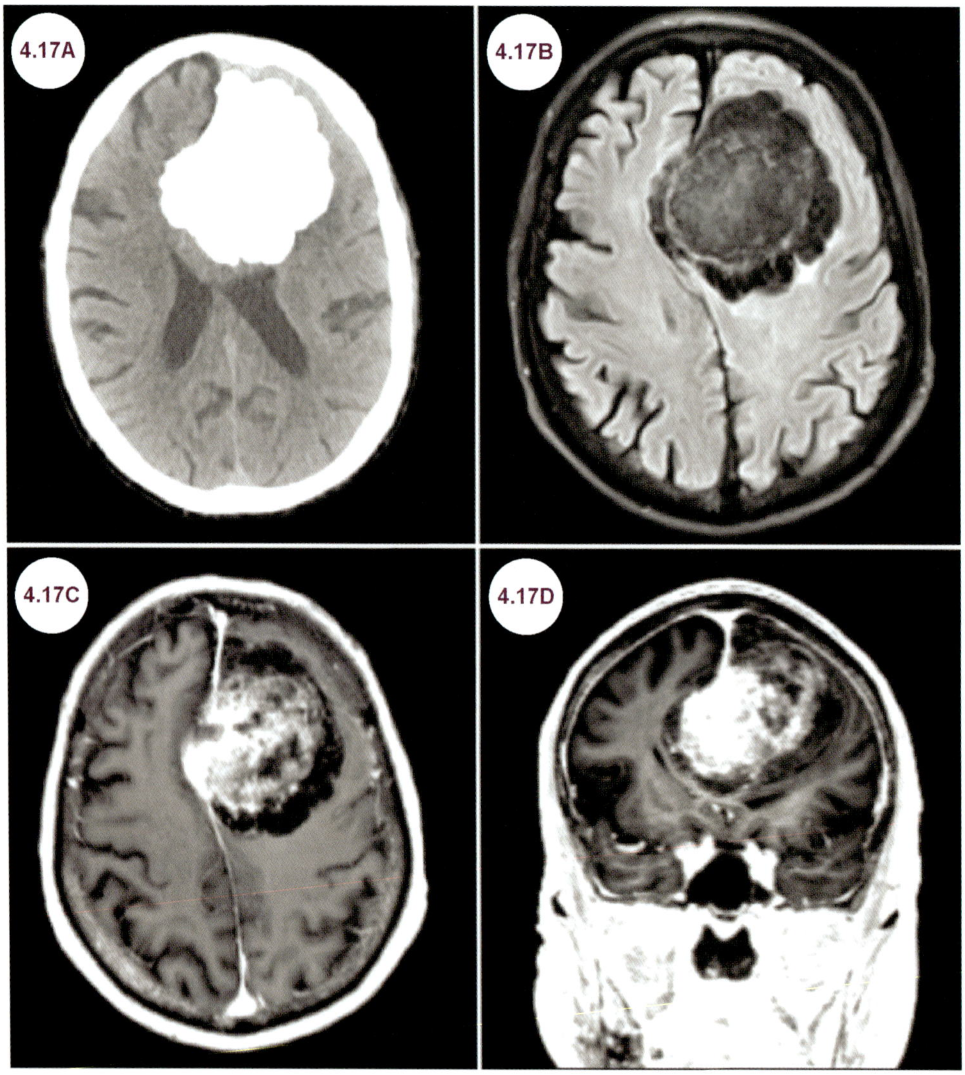

图 4.17A~D 轴位 CT(A)、轴位 FLAIR(B)、轴位(C)及冠状位增强 T1WI(D)示纵裂大脑镰一脑外占位,伴有钙化,与灰质信号相等,强化基本均匀,符合脑膜瘤。

概述

脑膜瘤生长缓慢,大部分为良性,占所有原发性中枢神经系统肿瘤的 20%,是最常见的良性、颅内肿瘤,发病率仅次于胶质瘤。

该瘤起源于蛛网膜细胞,稳固地附着于硬脑膜上,仅有很少的肿瘤侵犯脑组织及邻近骨质。

该瘤最常发生于中年女性,多发脑膜瘤可发生于神经纤维瘤病 2 型患者。放疗病史(常因其他肿瘤)是目前已知的唯一环境危险因素。

脑膜瘤有许多病理亚型,绝大多数是 WHO Ⅰ级。不典型的脑膜瘤是 WHO Ⅱ级,间变型或恶性脑膜瘤是 WHO Ⅲ级,有丝分裂指数高(表 4.17.1)。间变型脑膜瘤非常罕见,不超过 1%。2007 年和 2000 年 WHO 分级最主要的不同是脑膜瘤脑部侵犯被从Ⅰ级划分到了Ⅱ级。

表 4.17.1 脑膜瘤亚型及 WHO 分级

WHO分级	类型
Ⅰ级	脑膜上皮型、纤维型、过渡型、砂粒体型、血管瘤型、微囊型、分泌型、淋巴浆细胞型、化生型
Ⅱ级	不典型、透明细胞型、脊索瘤型
Ⅲ级	间变型、乳头状型、横纹肌样型

临床表现

脑膜瘤是脑外肿瘤,由于外压神经组织产生症状。可表现为头痛、癫痫及因肿瘤部位产生局部神经症状。

肿瘤可见于硬脑膜分布的任何部位,95%以上位于幕上。部位包括大脑镰(25%)、大脑凸面(20%)、桥小脑角区(CPA)、蝶骨翼(20%)、鞍上区(10%)、蝶骨嵴/嗅沟(10%)、后颅窝(CPA 小脑幕 10%)、脑室内(2%)、眼眶和脊髓。脑膜瘤生长缓慢,可无或有临床症状,症状可随发生部位的不同而不同(表 4.17.2)。

绝大多数脑膜瘤是良性的,即使是Ⅰ级脑膜瘤,有时也会侵犯血管,并可发生转移,最常转移到肺。

影像学表现和诊断

在 CT 上,脑膜瘤密度较脑组织高。约 25%的病例可有钙化。水肿也很常见,CT 上表现为低密度。

脑膜瘤极少侵犯脑,但常侵犯颅骨并使之重塑。这种重塑或二次过度生长被称为骨质增生,CT 显示最佳。一些脑膜瘤会出现囊变。

表 4.17.2 脑膜瘤的常见部位及症状

部位	症状
鞍旁或额下	Foster-Kennedy 综合征
脑室	由梗阻性脑积水引起的头晕、头痛和感觉异常
大脑凸面	癫痫、头痛和神经功能障碍
大脑镰和矢状窦旁	性格改变、幻视、头痛、视力障碍和四肢无力
嗅沟	嗅觉丧失、性格或视力改变
眶内	视力丧失
桥小脑角区	感觉神经性耳聋
岩斜部	三叉神经痛
枕骨大孔	头痛、行走困难
椎管	背痛、感觉丧失、下肢轻瘫或无力

在 MRI 上,典型表现是 T1WI 呈等信号,T2WI 呈等或高信号。可见明显的瘤周水肿,有时(但不一定)

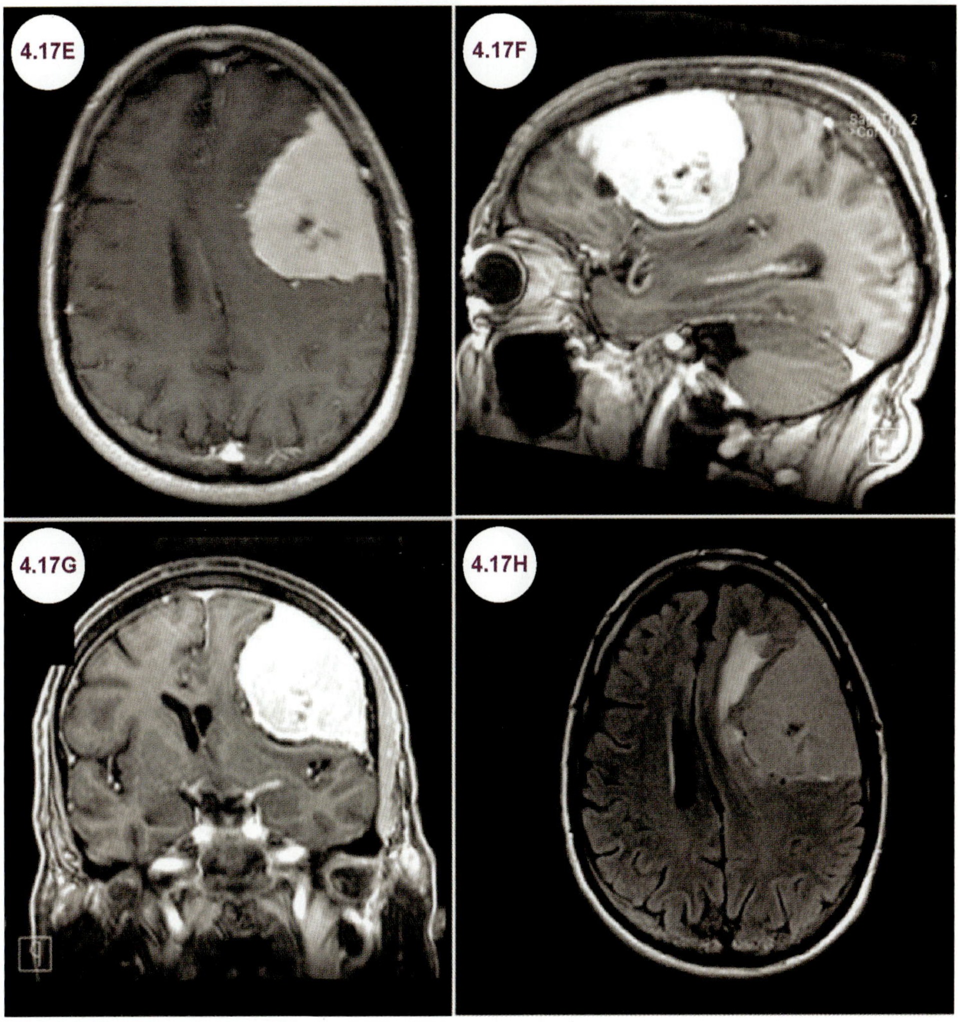

图 4.17E~H (E~G)轴位、矢状位及冠状位增强 T1WI 示左侧大脑凸面脑膜瘤伴占位效应。(H)轴位 FLAIR 示瘤周水肿。

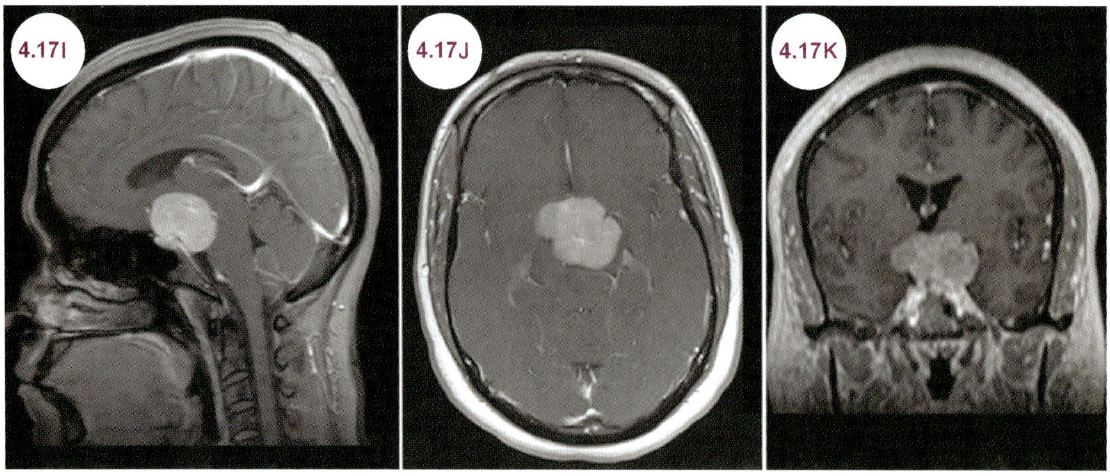

图 4.17I~K 矢状位、轴位及冠状位增强 T1WI 示鞍上区均匀强化的肿物。

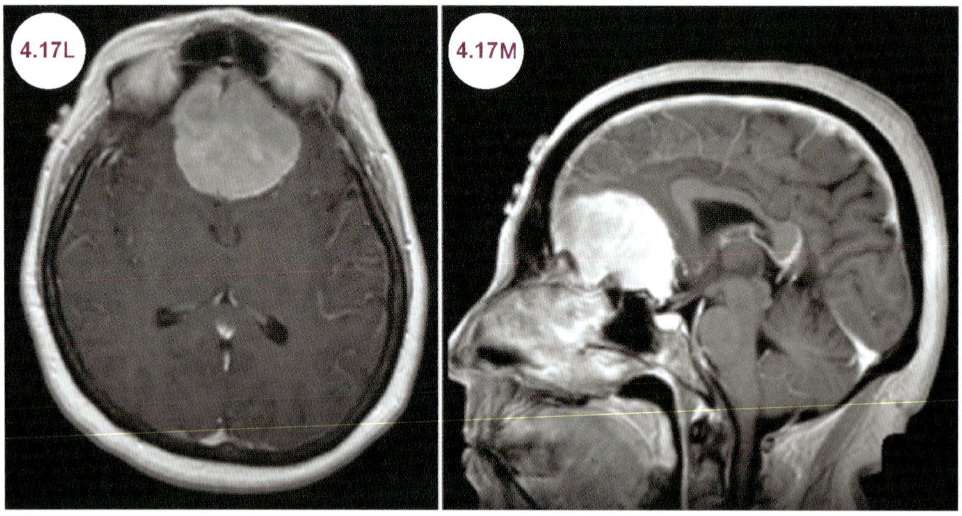

图 4.17L,M 轴位和矢状位增强 T1WI 示蝶骨嵴起源的均匀强化的脑膜瘤。

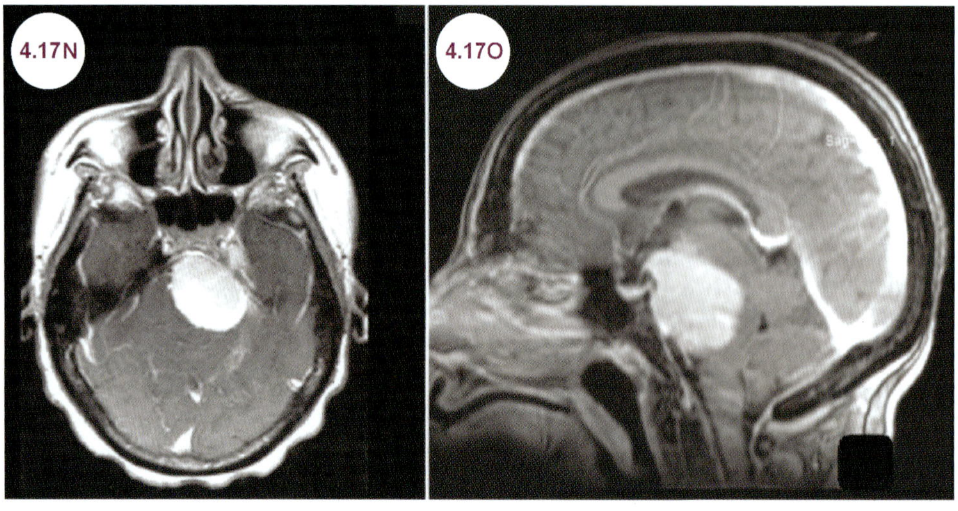

图 4.17N,O 轴位和矢状位增强 T1WI 示桥小脑角区均匀强化的脑膜瘤。

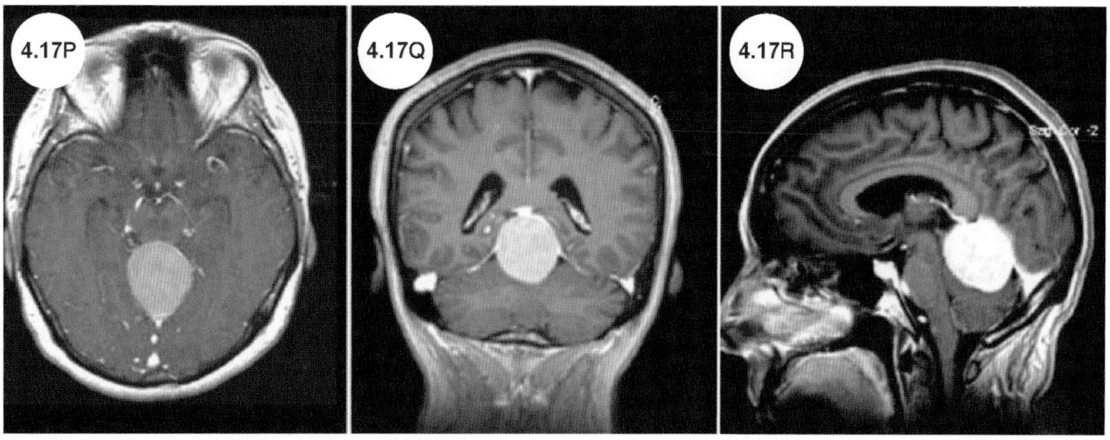

图 4.17P~R 轴位、冠状位和矢状位增强 T1WI 示小脑幕切迹脑膜瘤，向下压迫小脑半球。

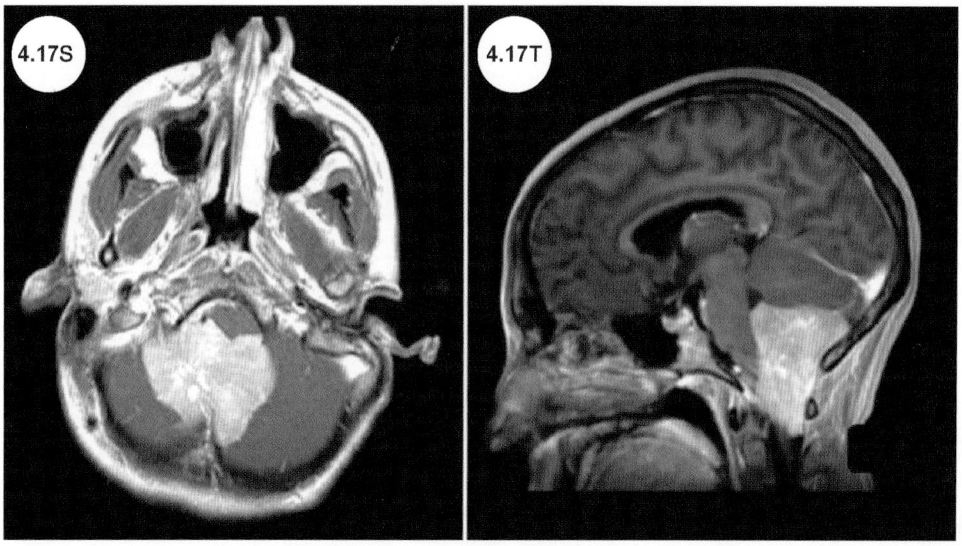

图 4.17S，T 轴位和矢状位增强 T1WI 示第四脑室强化的肿物，伴有明显的占位效应，压迫脑干下部及小脑。

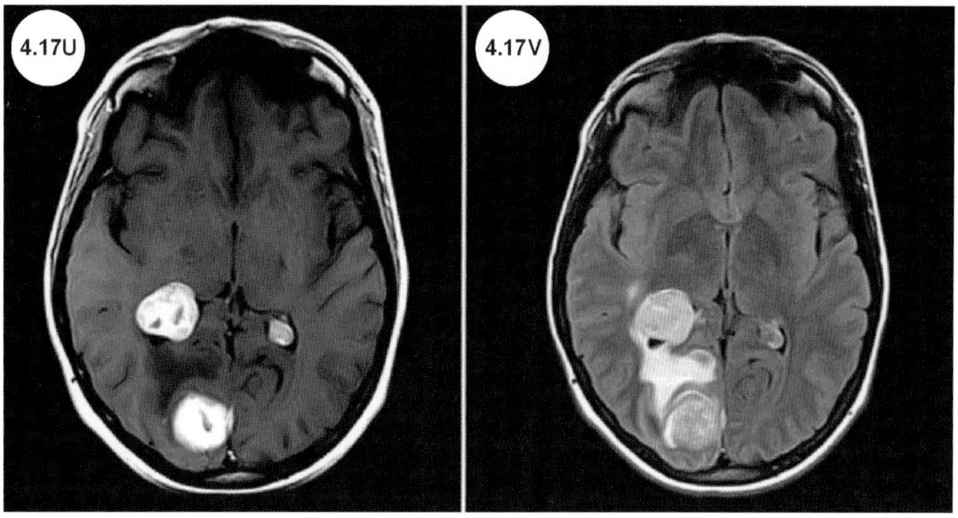

图 4.17U，V 轴位增强 T1WI 及轴位 FLAIR 示侧脑室枕角、枕叶大脑镰的强化肿块，伴有占位效应及水肿。另见一起源于大脑镰后部的肿块。

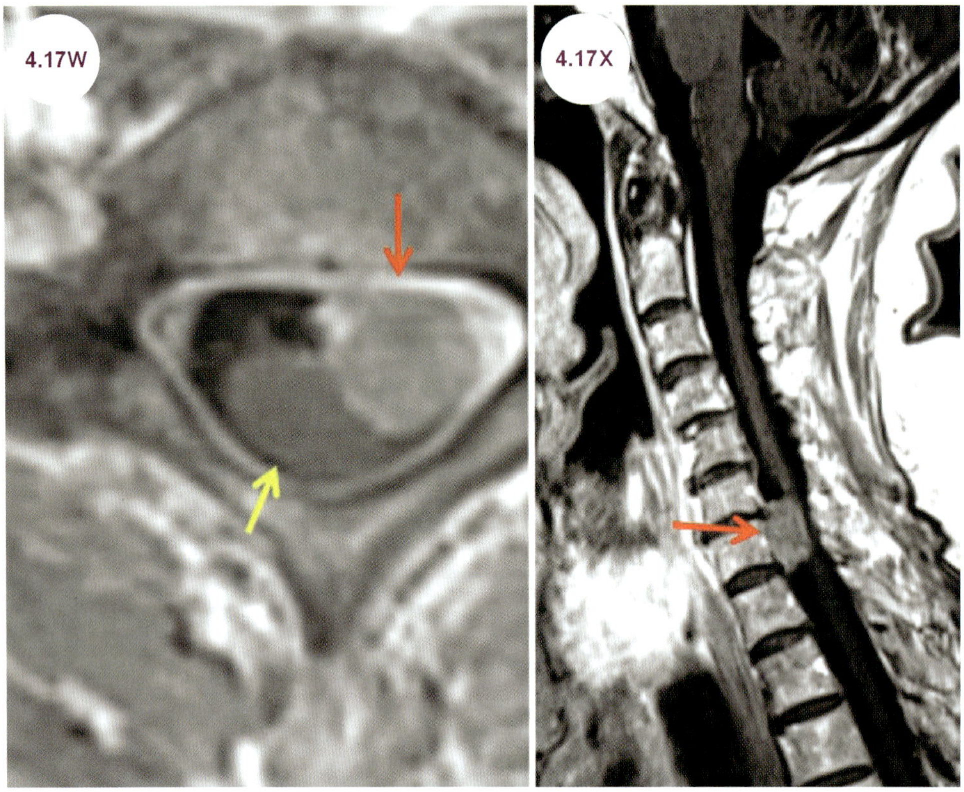

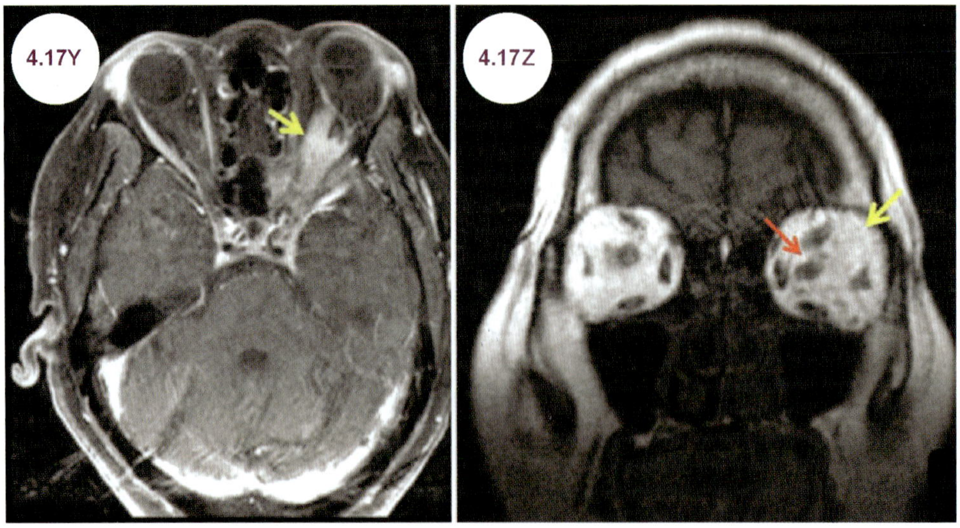

图 4.17W~Z (W,X)轴位和矢状位增强 T1WI 示一边界清楚的髓外脊膜瘤(红色箭头),压迫脊髓(黄色箭头)。(Y,Z)轴位和冠状位增强 T1WI 示左侧眶尖一边界清楚、明显强化的肿物(黄色箭头)。上直肌和视神经向内下移位(红色箭头)。该肿瘤和视神经胶质瘤难以鉴别。

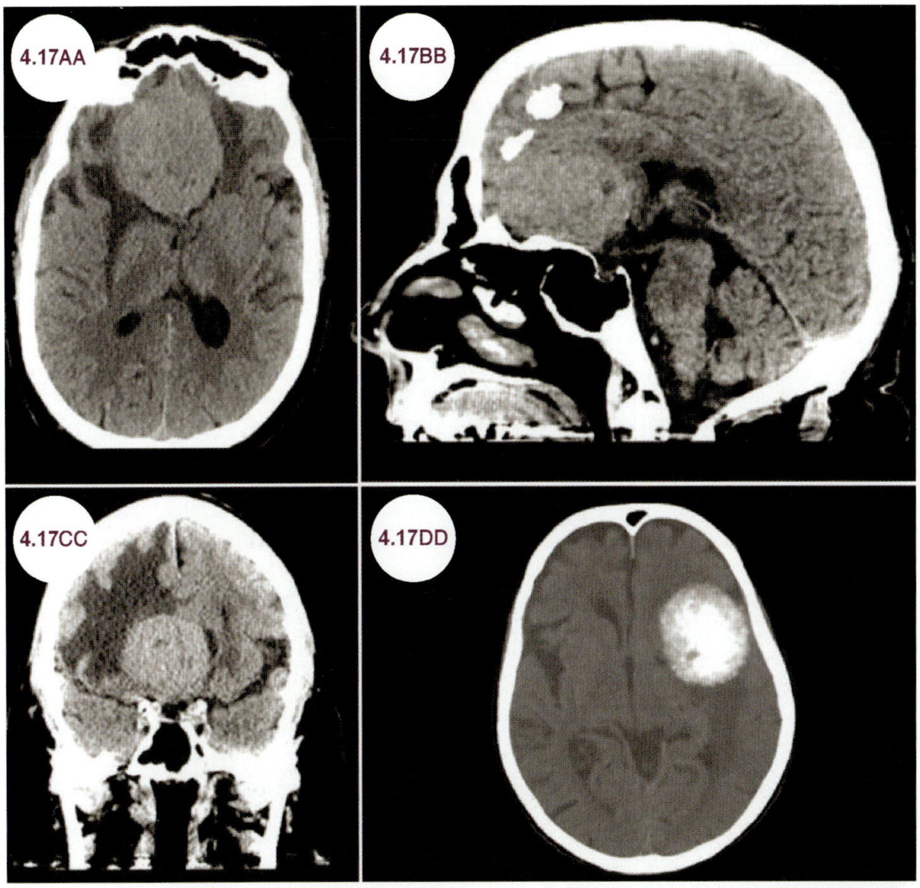

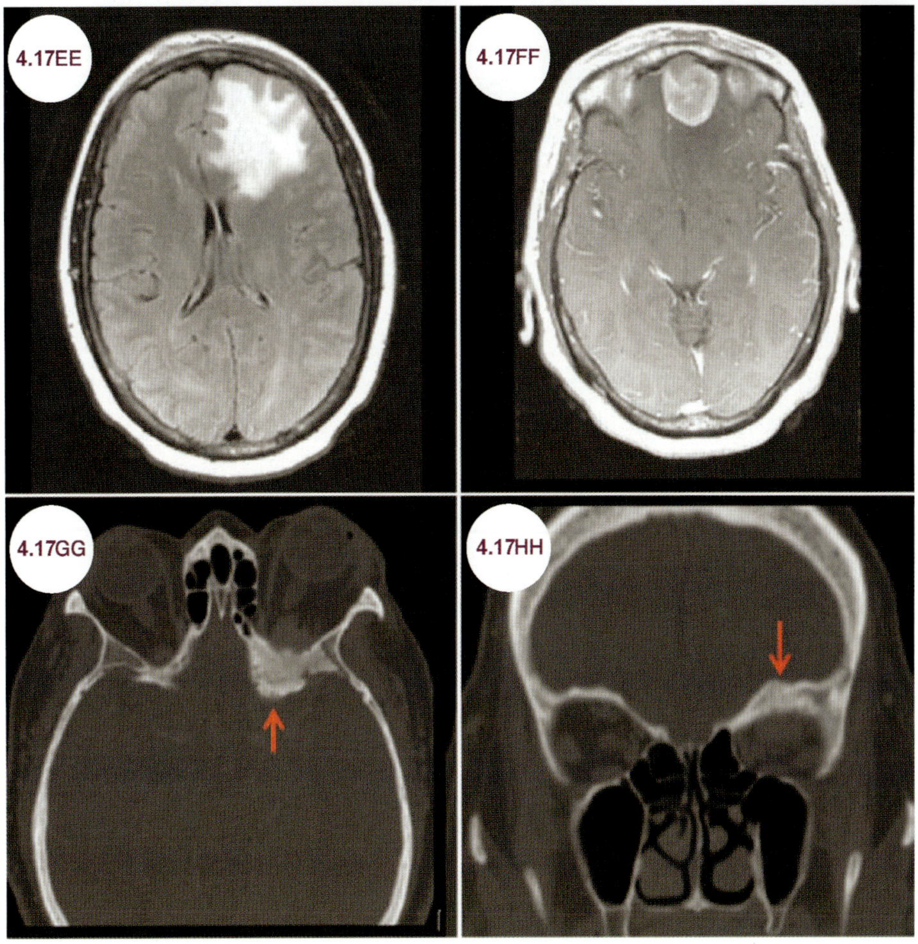

图 4.17AA~HH　(AA~CC)轴位、矢状位及冠状位 CT 示起源于蝶骨嵴的高密度脑膜瘤。(DD)另一患者轴位 CT 示起源于左侧蝶骨翼的明显钙化脑膜瘤。(EE,FF)轴位 FLAIR 和增强 T1WI 示左额下脑膜瘤,周围伴水肿。(GG,HH)轴位及冠状位 CT 示脑膜瘤患者骨质增生(红色箭头)。

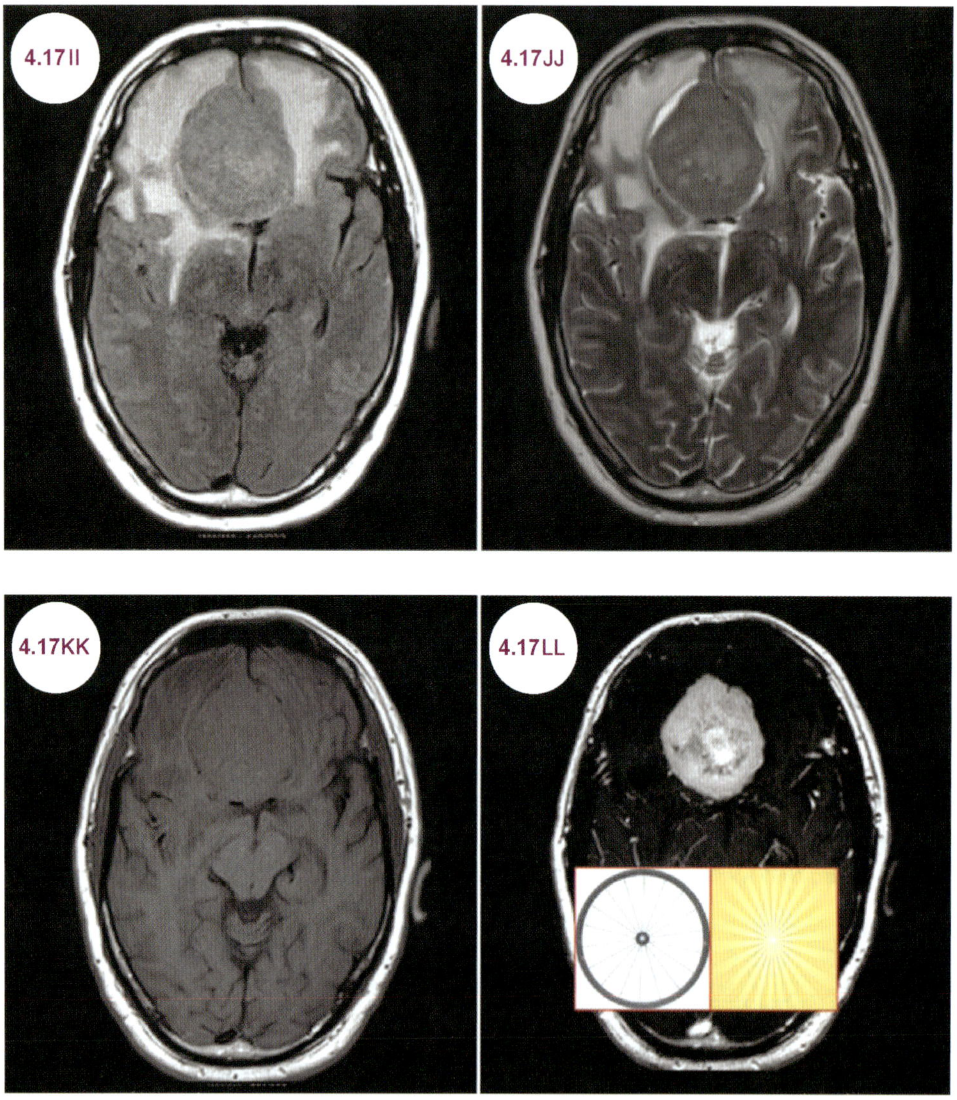

图 4.17II~LL 轴位 FLAIR、T2WI 和增强前、后 T1WI 示脑膜瘤特征性表现。T2WI 呈稍高信号，伴周围水肿。T1WI 呈等信号，增强后可见“日光”征或“辐轮”征。

可提示肿瘤具有侵袭性。增强后呈明显均匀强化。动脉供血血管放射状集中到肿瘤中心，形成“日光”征或“辐轮”征。

硬膜尾征被认为是特征性表现，和肿瘤大部与硬膜相连侧强化有关，但这种表现也见于其他肿瘤。

与低级别脑膜瘤相比，侵袭性脑膜瘤可能表现为不均匀强化和明显的瘤周水肿(虽然这种水肿亦可见于良性脑膜瘤亚型)。侵袭性脑膜瘤可能侵犯骨及邻近脑组织。

脑膜瘤是富血供肿瘤，术前脑血管造影可以更好地明确瘤周血管。血管造影中肿瘤动脉期显影，静脉期仍显示。这种表现早进晚出，该征象被称为“mother-in-law”征。

病理上，脑膜瘤分几个类型，包括脑膜上皮型(边界不清的脑膜细胞螺旋状排列)、血管瘤型、微囊型及纤维型。这些类型与侵袭性无关，多见于 WHO Ⅰ级脑膜瘤。

脑膜瘤细胞对上皮膜抗原和孕酮受体呈阳性。

脊索型和透明细胞脑膜瘤复发率较高，被划分到 WHO Ⅱ级。横纹肌样型脑膜瘤和乳头状脑膜瘤是侵袭性肿瘤，属于 WHO Ⅲ级。

核分裂计数>4/10 高倍视野时属于非典型脑膜瘤(WHO Ⅱ级)，>20/10 高倍视野为间变型脑膜瘤(WHO Ⅲ级)。

WHO Ⅰ级脑膜瘤推移邻近脑组织。而伴脑组织侵犯的脑膜瘤有较高的复发率，属于 WHO Ⅱ级。

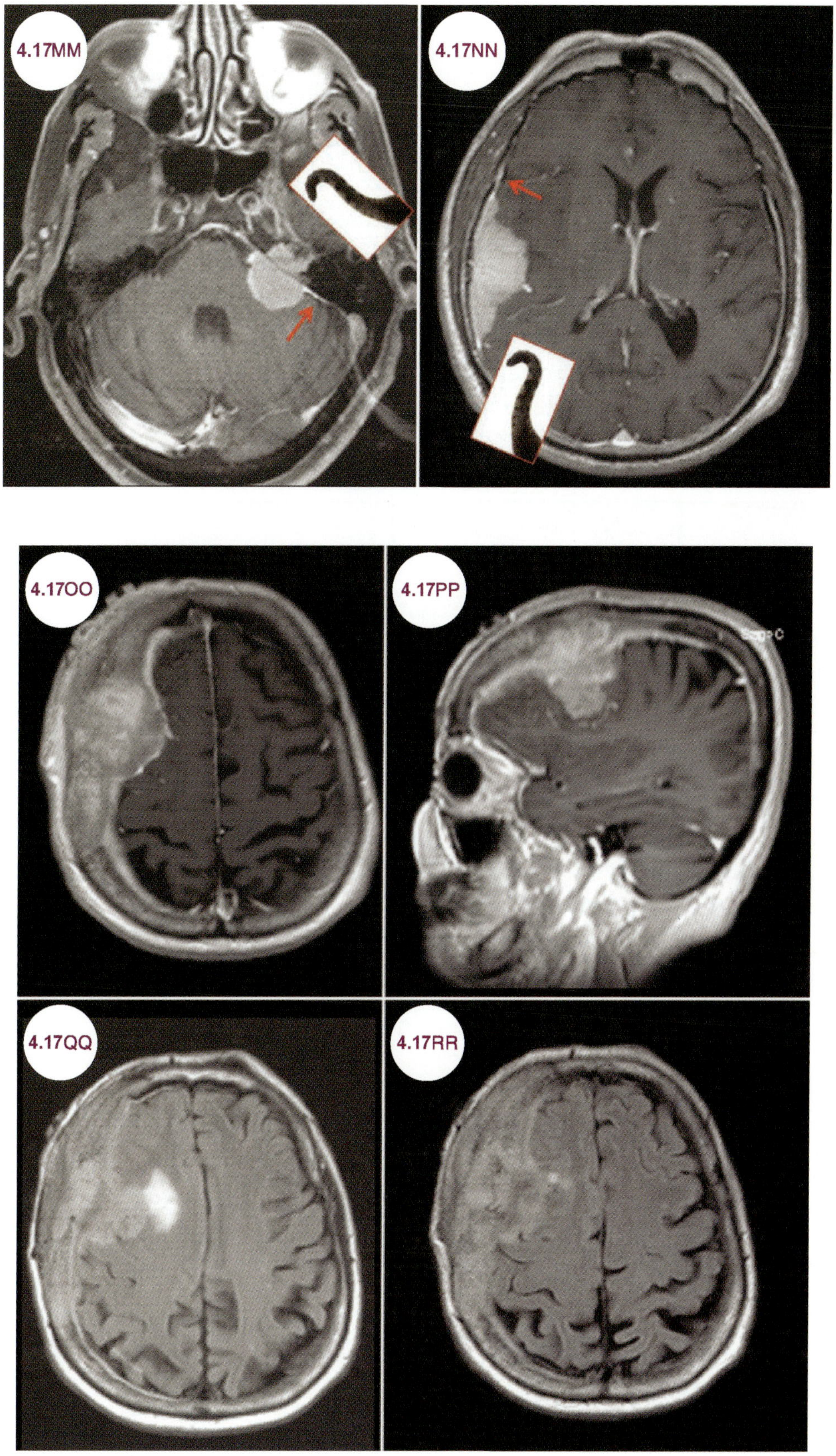

图 4.17MM~RR　(MM,NN)轴位增强 T1WI 示左侧桥小脑角区及沿右侧大脑凸面多发均匀强化的脑外肿块。这两个病例均可见到特征性的硬膜尾征(红色箭头)。(OO~RR)轴位及矢状位增强 T1WI、轴位 FLAIR 示右额叶凸面脑膜瘤,伴广泛骨侵犯,相应颅盖骨膨大。脑膜瘤和额叶脑组织分界不清提示脑侵犯。

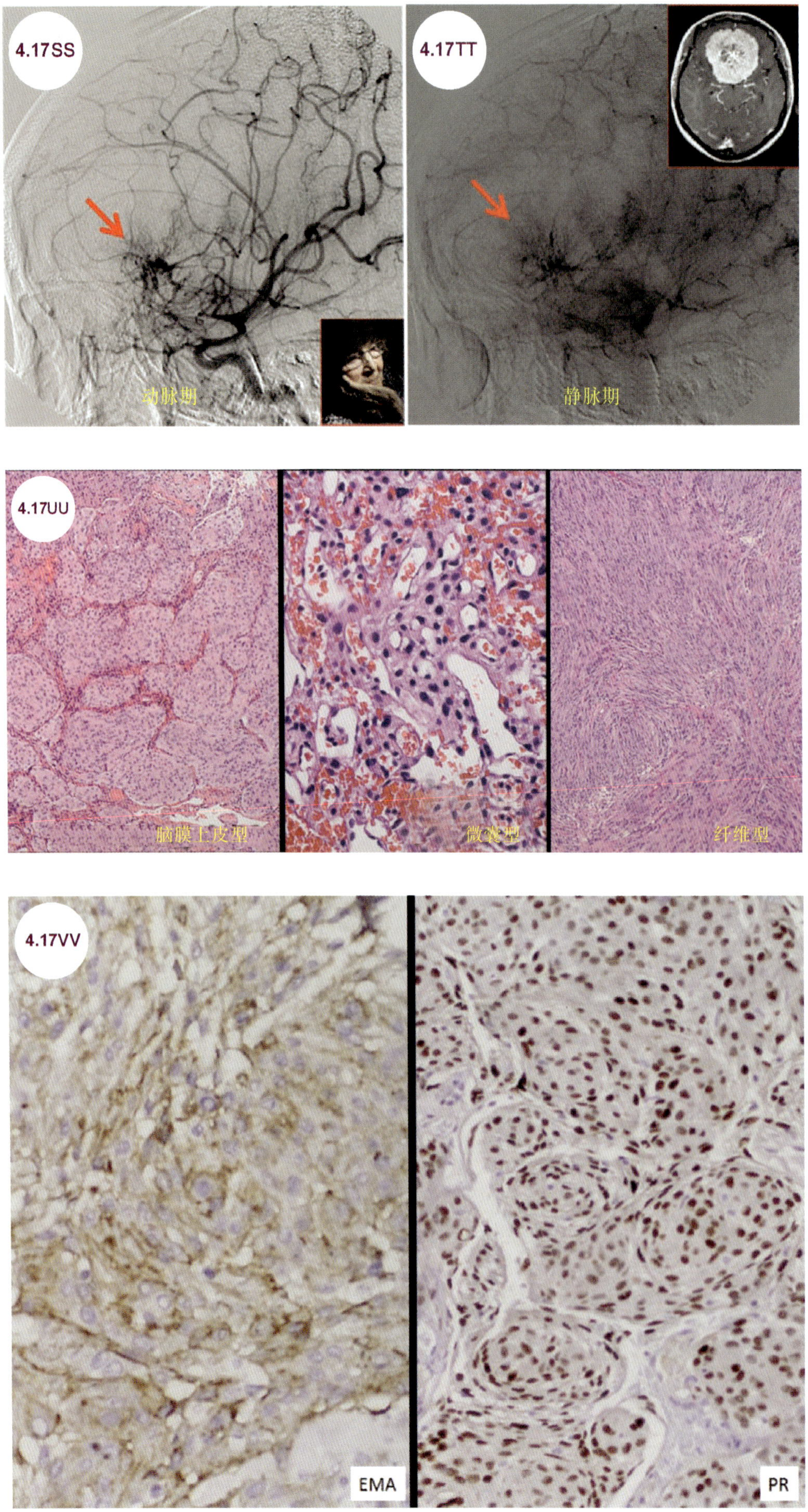

图 4.17SS~VV (SS,TT)血管造影显示肿瘤染色(红色箭头),在动脉和静脉期,可见“mother-in-law”征。插图为轴位增强 T1WI,显示巨大的大脑镰脑膜瘤。(UU)HE 染色显示脑膜上皮型、微囊型及纤维型脑膜瘤(image courtesy of Dr. Seema Shroff, Fellow, Neuropathology, NYULMC)。(VV)上皮膜抗原和孕酮受体免疫染色 (image courtesy of Dr. Seema Shroff, Fellow, Neuropathology, NYULMC)。

治疗

手术切除是脑膜瘤的主要治疗方法。较大的肿瘤可能需要术前栓塞。复发率可达 25%，恶性程度更高的肿瘤复发率明显增高，能够达到 80%，肿瘤复发可采用放射治疗。SRS 对手术切除肿瘤困难者尤其有用，如海绵窦区肿瘤。不典型及恶性脑膜瘤局部复发风险高，比 I 级脑膜瘤总生存率低。无临床症状的脑

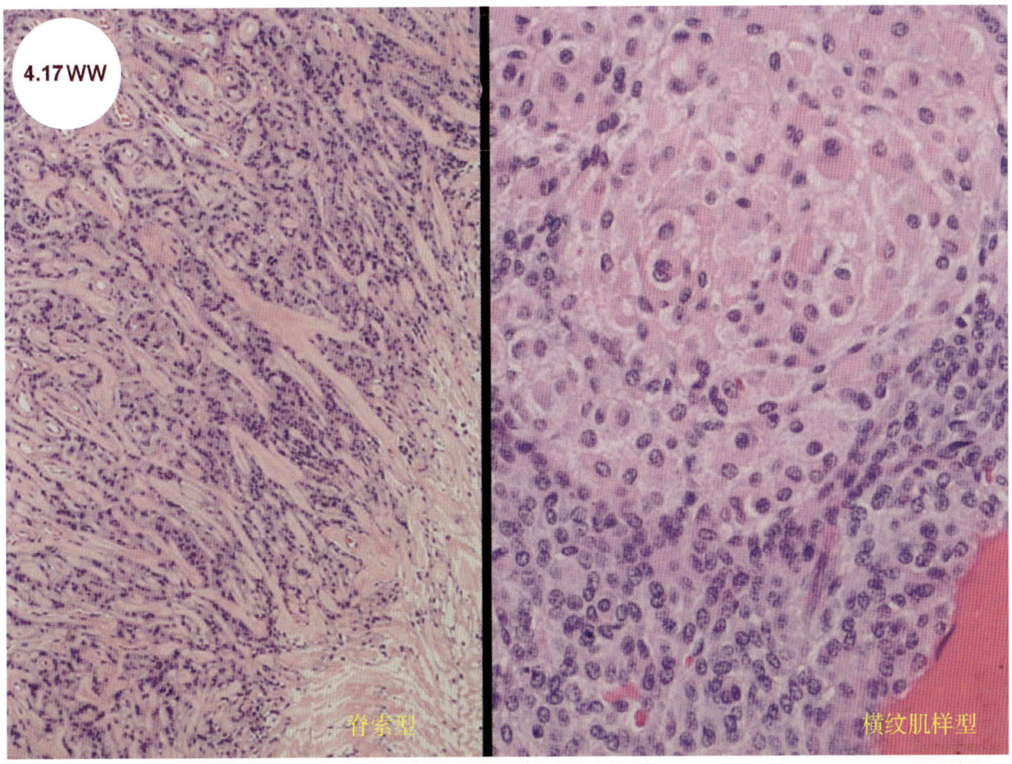

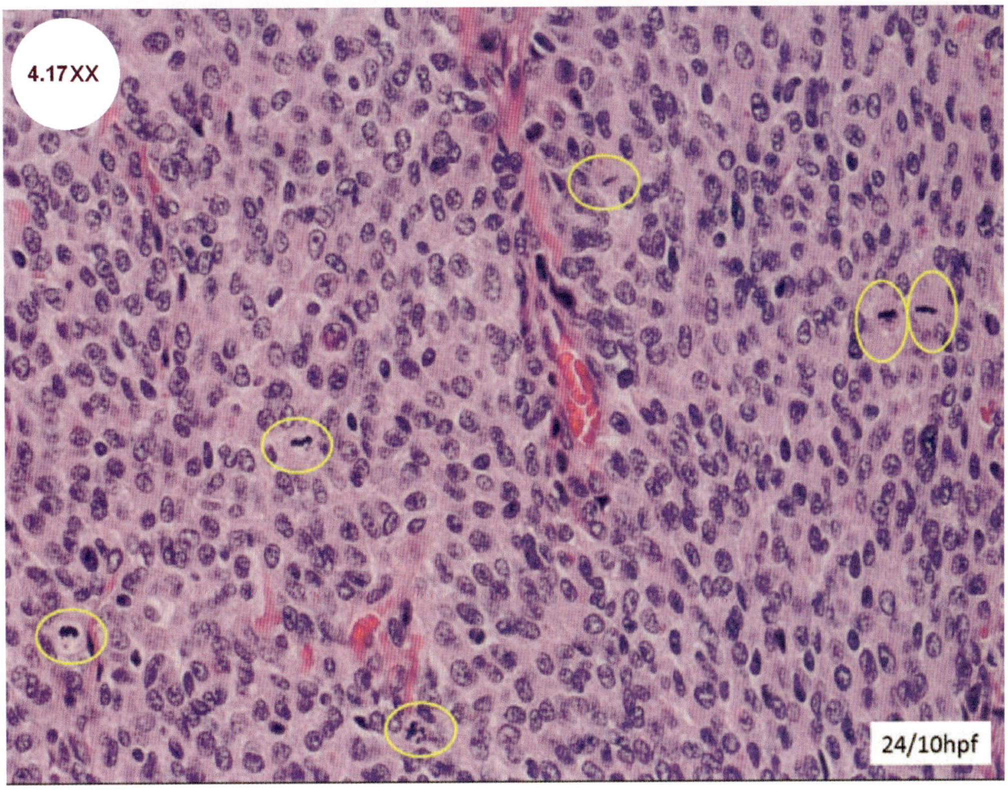

图 4.17WW,XX　(WW)HE 染色显示脊索型及横纹肌样型脑膜瘤 (image courtesy of Dr. Seema Shroff, Fellow, Neuropathology, NYULMC)。(XX)脑膜瘤 HE 染色显示多个有丝分裂象(黄圈)(image courtesy of Dr. Seema Shroff, Fellow, Neuropathology, NYULMC)。

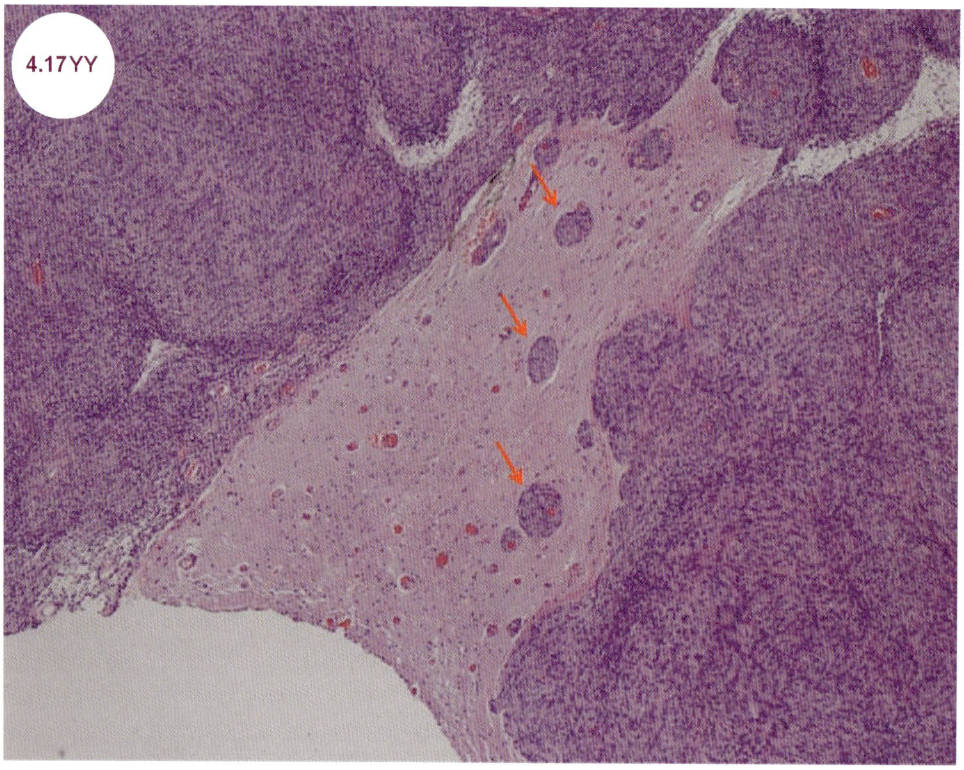

图 4.17YY 脑膜瘤 HE 染色显示脑的侵犯(红色箭头)(image courtesy of Dr. Seema Shroff, Fellow, Neuropathology, NYULMC)。

膜瘤需影像随访。不典型脑膜瘤患者应行 MRI 检查密切随访:术后 3 个月、6 个月和 12 个月,后 5 年内每 6~12 个月,之后每 1~3 年。

参考文献

1. Stessin AM, Schwartz A, Judanin G, et al. Does adjuvant external-beam radiotherapy improve outcomes for nonbenign meningiomas? A Surveillance, Epidemiology, and End Results (SEER)-based analysis. *J Neurosurg*. 2012;117:669.
2. Perry A, Louis DN, Scheithauer BW, et al. Meningiomas. In: Louis DN, Ohgaki H, Wiestler OD, eds. *WHO Classification of Tumours of the Central Nervous System*. Lyon: IARC Press; 2007:164.
3. Longstreth WT, Dennis LK, McGuire VM, et al. Epidemiology of intracranial meningiomas. *Cancer*. 1993;72:639–648.
4. Hsu DW, Efird JT, Hedley-Whyte ET. Progesterone and estrogen receptors in meningiomas: prognostic considerations. *J Neurosurg*. 1997;86:113–120.

4.18 前庭神经鞘瘤

病史

患者,男,45 岁,左耳渐进性听力丧失及耳鸣。Weber 和 Rinne 试验确诊左侧感音性耳聋。

诊断:前庭神经鞘瘤

见图 4.18A~D。

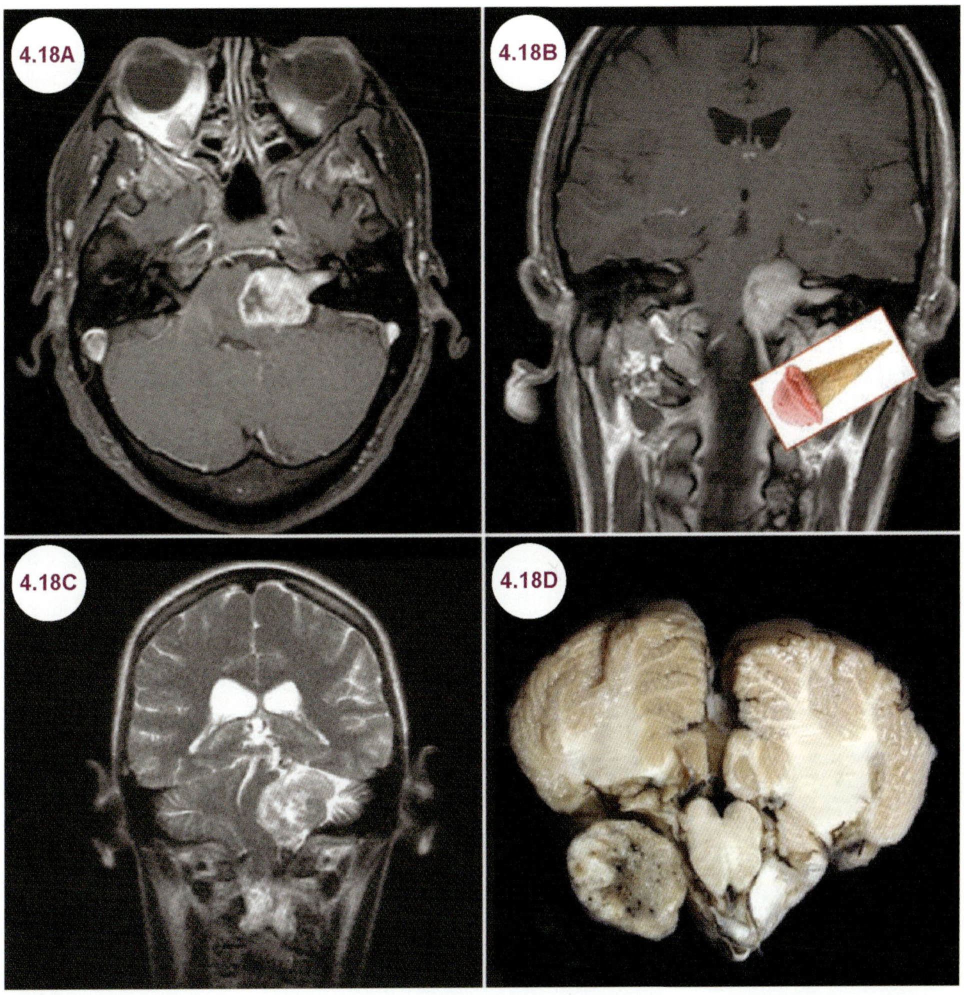

图 4.18A~D　(A~C)轴位及冠状位增强 T1WI、冠状位 T2WI 示一前庭神经鞘瘤患者，左侧桥小脑角强化肿块。病灶起自内耳道延伸至桥小脑角区。这种表现被称为“冰激凌筒”征。(D)左侧前庭神经鞘瘤的大体标本(image courtesy of Roberta J. Seidman，MD，Associate Professor，Stony Brook School of Medicine，Department of Pathology)。

概述

桥小脑角肿块中最常见的病变是神经鞘瘤和脑膜瘤。神经鞘瘤起源于施万细胞，是外周神经系统包绕轴突的髓鞘细胞。桥小脑角区肿块的鉴别诊断可记为 SAME(表 4.18.1)。其他少见的肿块，如脂肪瘤、神经系统结节病、胆固醇肉芽肿、副神经节瘤、脊索瘤和软骨肉瘤也应在鉴别中考虑。

神经鞘瘤可起源于任何脑神经(除视神经及嗅神经外，其髓鞘为少突胶质细胞构成)或脊神经根。其最常起源于前庭蜗神经的前庭部分，即以往被认为的听神经瘤。其几乎都是良性的，但也有罕见的恶性报道。

表 4.18.1　桥小脑角区肿瘤的鉴别诊断(记为 SAME)

	病变类型	表现
S	神经鞘瘤(Schwannomas)：听神经、前庭神经、三叉神经、面神经	低 T1，高 T2，强化
A	蛛网膜囊肿(Arachnoid cyst) 动脉瘤(Aneurysm)	与脑脊液一致，不强化 伴血栓的浆果样动脉瘤表现为 T1 高信号伴钙化环及含铁血黄素沉积
M	脑膜瘤(Meningiomas) 转移瘤(Metastasis)	等/低 T1，等-高 T2，强化，通常来自乳腺、肺和恶性黑色素瘤
E	室管膜细胞瘤(Ependymoma) 表皮样囊肿(Epidermoid cyst)	低 T1，高 T2，强化 与脑脊液一致，不强化

神经鞘瘤发生于前庭神经上支及下支的概率相等，极少起源于第Ⅷ对脑神经的耳蜗部分。

神经鞘瘤占颅内肿瘤的约10%，占桥小脑角区肿瘤的80%。中位发病年龄为50岁。大多数单侧发病。双侧神经鞘瘤仅见于神经纤维瘤病2型患者。

临床表现

患者表现为缓慢性进行性听力丧失、耳鸣及偶发的走路不稳。真性旋转性眩晕不常见。患者不常发生头晕或失衡，因为病灶生长缓慢，以至于脑组织有时间代偿。有时这些症状被忽视，直到肿物产生占位效应压迫脑干或其他颅内神经，患者才出现症状。瘤内可有出血，但少见。

三叉神经是第2位神经鞘瘤常见的起源神经。患者表现为面部麻木或三叉神经痛。面神经麻痹及失调少见。

颈静脉孔区脑膜瘤罕见，主要症状包括头晕、听力丧失、耳痛、吞咽困难、舌肌无力及构音障碍。

影像学表现和诊断

肿瘤T1WI呈低信号，T2WI呈高信号，常伴囊变。在增强T1WI上明显强化。较小的肿瘤强化均匀，但大病灶常不均匀。其他强化的桥小脑角区肿瘤包括脑膜瘤、室管膜瘤和其他转移瘤(表4.18.1)。

肿瘤起源于内听道蔓延至桥小脑角区，这是前庭神经鞘瘤的特征性表现。如图4.18A，B所示，被称为“冰激凌筒”征。

内听道扩大在CT上显示最好，被称为“喇叭状内听道”。这种表现不会出现在脑膜瘤，它也可在桥小脑角区有类似表现。

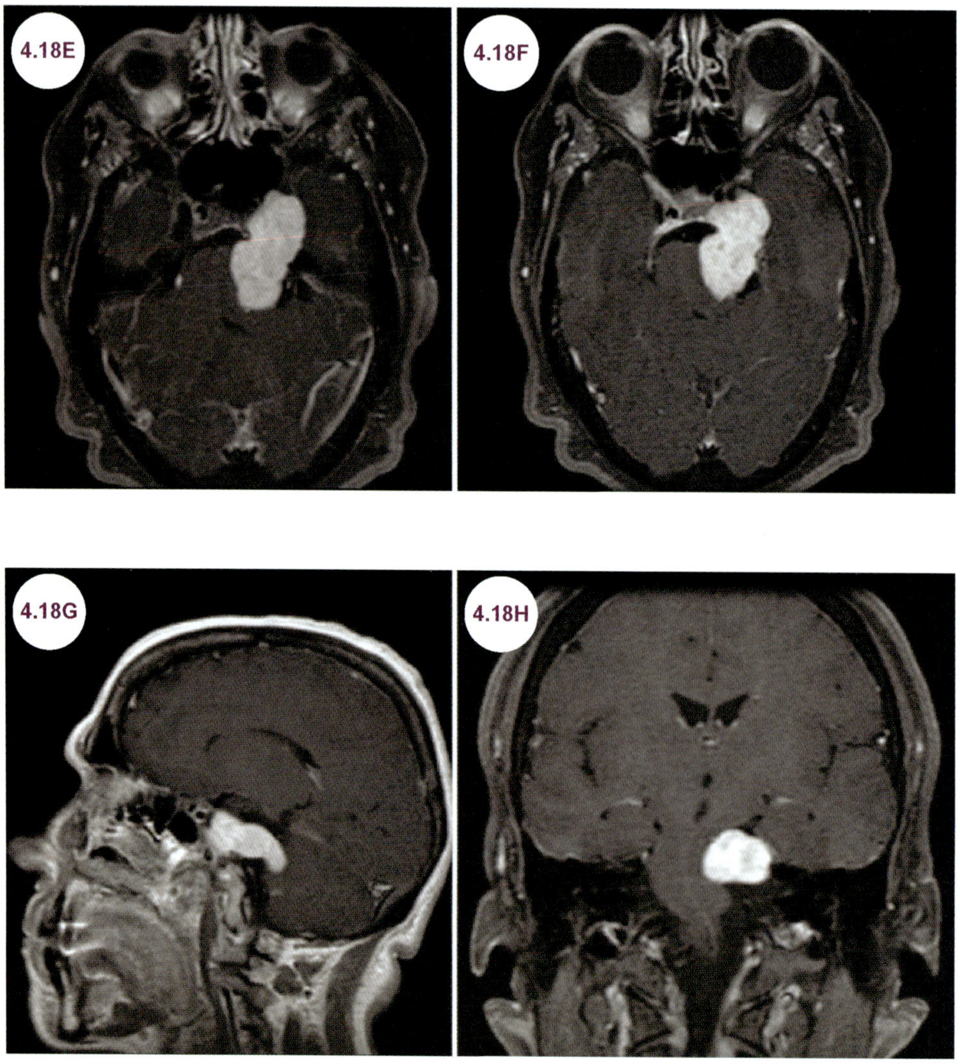

图4.18E~H 轴位、矢状位及冠状位增强T1WI示一强化的三叉神经鞘瘤，进入Meckel腔并蔓延至左侧桥小脑角区。

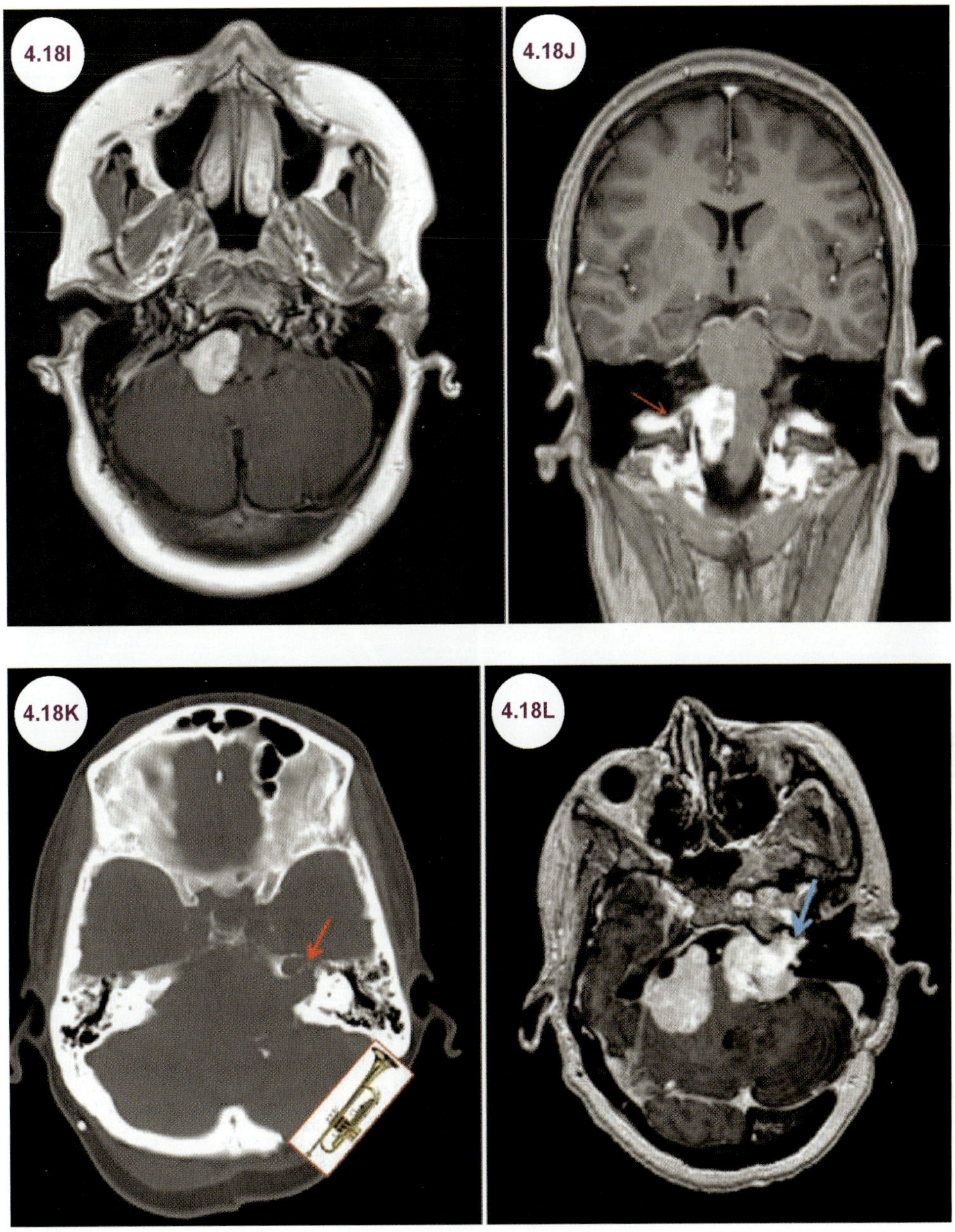

图 4.18I~L　(I,J)轴位及冠状位增强 T1WI 示右侧颈静脉孔一强化的肿块(红色箭头),占位效应明显,压迫延髓。(K,L)轴位 CT 示"喇叭样内听道"(红色箭头)。增强 T1WI 也可见内听道肿瘤(蓝色箭头)。

双侧前庭神经鞘瘤与神经纤维瘤病 2 型有关。

治疗

切除这类肿瘤有三种标准的手术方式,分别为乳突后枕下(乙状窦后)、经迷路入路和经中颅窝入路。手术方式的选择取决于肿瘤大小,以及是否要保留脑神经的功能。外科手术切除可避免进一步的听力损伤或压迫邻近脑干结构。最常见的并发症是面神经损伤引起的单侧面部麻痹。

SRS 要用多线束将大的放射剂量传递至治疗靶区。伽马刀、直线加速器或质子束可用来精准释放射线。潜在并发症包括脑神经毒性、囊变、照射后的肿瘤增大、恶变和局部组织瘢痕形成等。

肿瘤需要影像随访,无论肿瘤多大,如有肿瘤快速生长的证据(如>2.5 毫米/年),则需进行治疗。肿瘤生长较慢的患者可能无须干预,但应进行影像学随访。

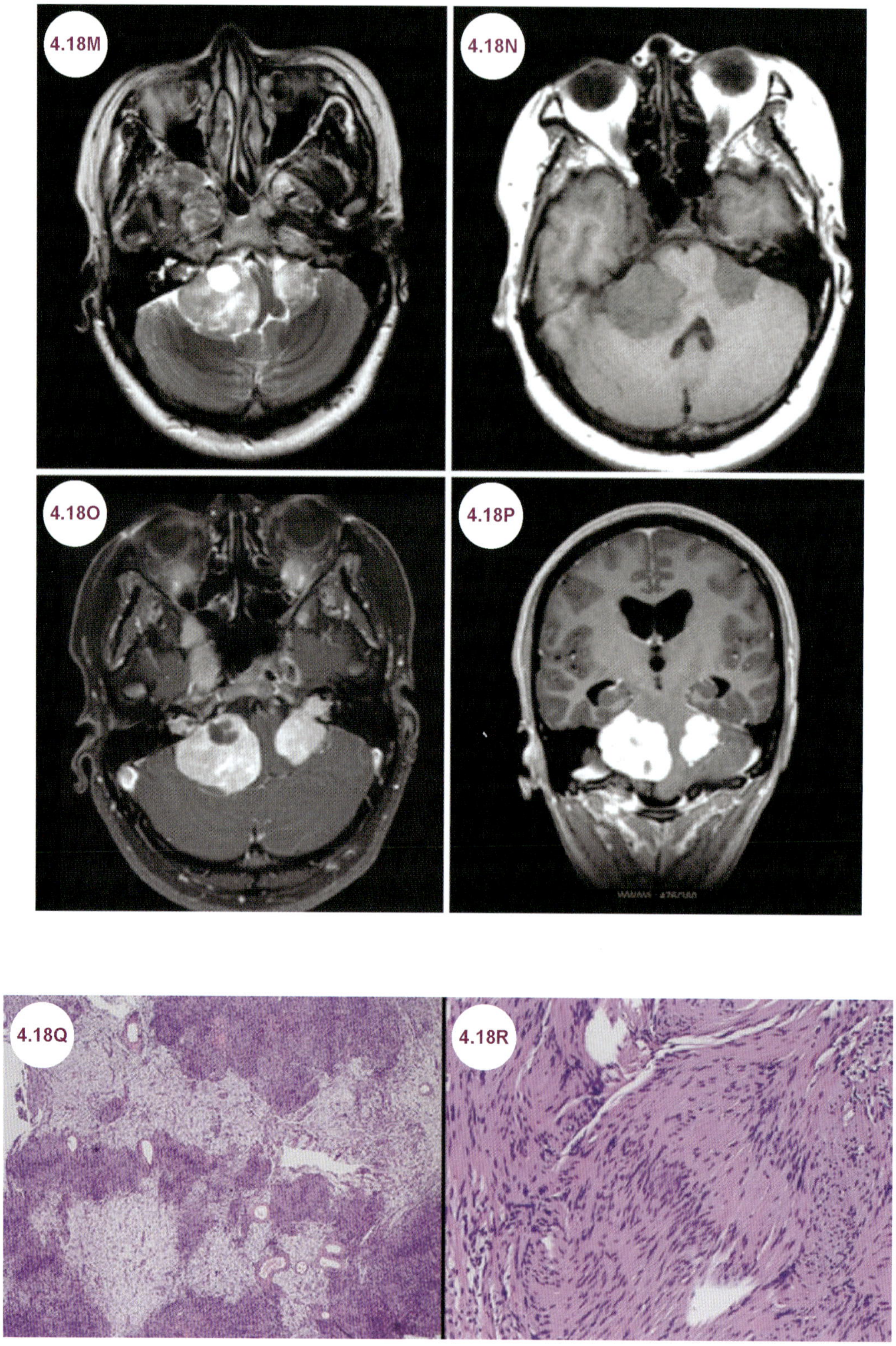

图 4.18M~R (M~P)轴位 T2WI 及 T1WI、轴位及冠状位增强 T1WI 示神经纤维瘤病 2 型患者双侧前庭神经鞘瘤。(Q,R)HE 染色低倍野显示相间的 Antoni A(充满细胞的粉色区域)及 Antoni B(间质松散、细胞稀少及黏液改变区域)。(R)显示栅栏样嗜碱性细胞核环绕的粉色区域,被称为 Verocay 小体(image courtesy of Dr. Seema Shroff,Fellow,Neuropathology,NYULMC)。

参考文献

1. Maniakas A, Saliba I. Neurofibromatosis type 2 vestibular schwannoma treatment: a review of the literature, trends, and outcomes. *Otol Neurotol*. January 2014;35(5):889–894.
2. Maniakas A, Saliba I. Conservative management versus stereotactic radiation for vestibular schwannomas: a meta-analysis of patients with more than 5 years' follow-up. *Otol Neurotol*. February 2012;33(2):230–238.
3. Carlson ML, Link MJ, Wanna GB, Driscoll CL. Management of sporadic vestibular schwannoma. *Otolaryngol Clin North Am*. June 2015;48(3):407–422.
4. Vesper, J, Bolke E, Wille C, et al. Current concepts in stereotactic radiosurgery—a neurosurgical and radiooncological point of view. *Eur J Med Res*. 2009;14(3):93–101.
5. Kondziolka D, Lunsford LD, McLaughlin MR, Flickinger JC. Long-term outcomes after radiosurgery for acoustic neuromas. *N Engl J Med*. 1998;339:1426.

4.19　颈静脉球瘤

病史

患者，男，70 岁，表现为头晕、声嘶及听力障碍。

诊断：颈静脉球瘤

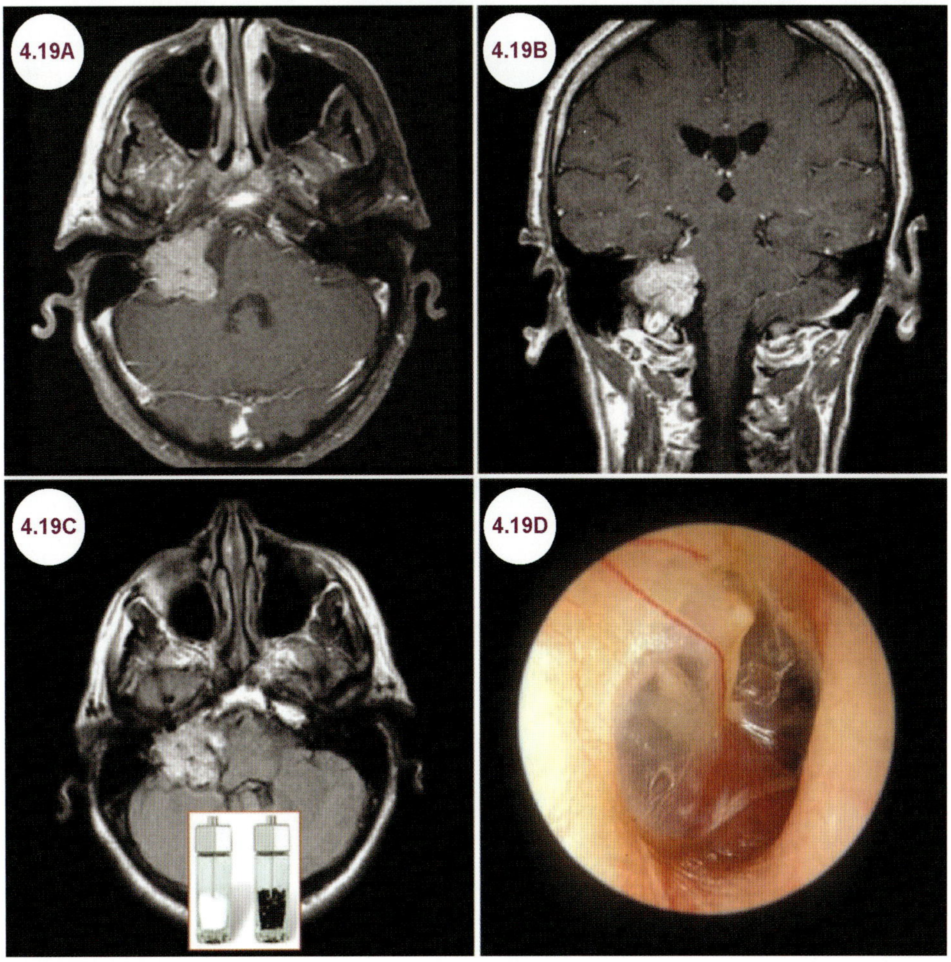

图 4.19A~D　(A~C)轴位、冠状位增强 T1WI 及轴位 FLAIR 示右侧颈静脉孔区不均匀强化肿块，符合颈静脉球瘤。肿瘤显示“盐和胡椒”征。(D)照片显示富血供的颈静脉球瘤(image credit Dr. Michael Hawke)。

概述

颈静脉球瘤是副神经节瘤的一个亚型，是一种不常见的神经内分泌肿瘤。其生长于颈静脉孔内，颈静脉孔内走行舌咽神经、迷走神经、副神经以及神经纤维，如血管球体，能够感受血压和体温的变化。

临床表现

颈静脉球瘤好发于60岁及以上人群，常伴随搏动性耳鸣及听力障碍。肿瘤压迫颈静脉孔内的脑神经，可能引起吞咽困难和构音障碍。压迫其他脑神经可导致舌肌麻木和面部无力。一些患者可伴有霍纳综合征（眼睑下垂、瞳孔缩小和无汗症）。90%以上为良性肿瘤。

影像学表现和诊断

肿瘤在T2WI呈高信号，在T1WI呈低信号。增强T1WI肿瘤明显强化，可见“盐和胡椒”征——“盐”是由于出血，“胡椒”是由于丰富的血管呈流空信号。

CT扫描显示周围骨侵犯很重要，肿瘤常累及骨，并蔓延至中耳。

治疗

手术是有效的治疗方法，尽管术后仍会存在脑神经损伤。放疗可用于未完全切除者。近50%的患者术后会复发。

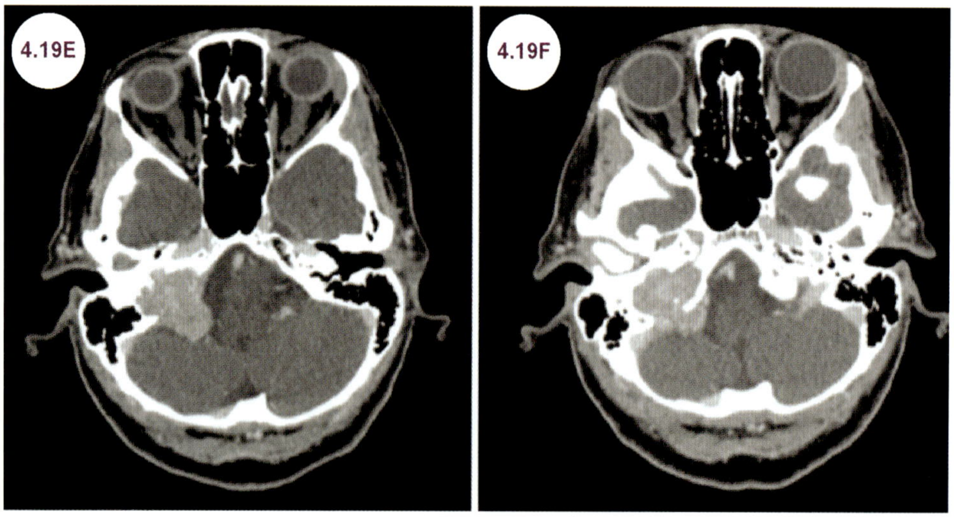

图4.19E，F 轴位增强CT示起源于颈静脉孔的高密度肿块，侵犯右侧颞骨。

参考文献

1. Jayashankar N, Sankhla S. Current perspectives in the management of glomus jugulare tumors. *Neurol India*. January–February 2015;63(1):83–90.
2. Ivan ME, Sughrue ME, Clark AJ, et al. A meta-analysis of tumor control rates and treatment-related morbidity for patients with glomus jugulare tumors. *J Neurosurg*. May 2011;114(5):1299–1305.
3. Sheehan JP, Tanaka S, Link MJ, et al. Gamma Knife surgery for the management of glomus tumors: a multicenter study. *J Neurosurg*. August 2012;117(2):246–254.
4. Semaan MT, Megerian CA. Current assessment and management of glomus tumors. *Curr Opin Otolaryngol Head Neck Surg*. October 2008;16(5):420–426.

4.20　嗅神经母细胞瘤

病史

患者,男,53 岁,频繁鼻出血及鼻塞 6 个月以上,其妻子叙述患者伴有性格变化,表现为易怒、暴躁。体格检查发现嗅觉明显减退。

诊断:嗅神经母细胞瘤

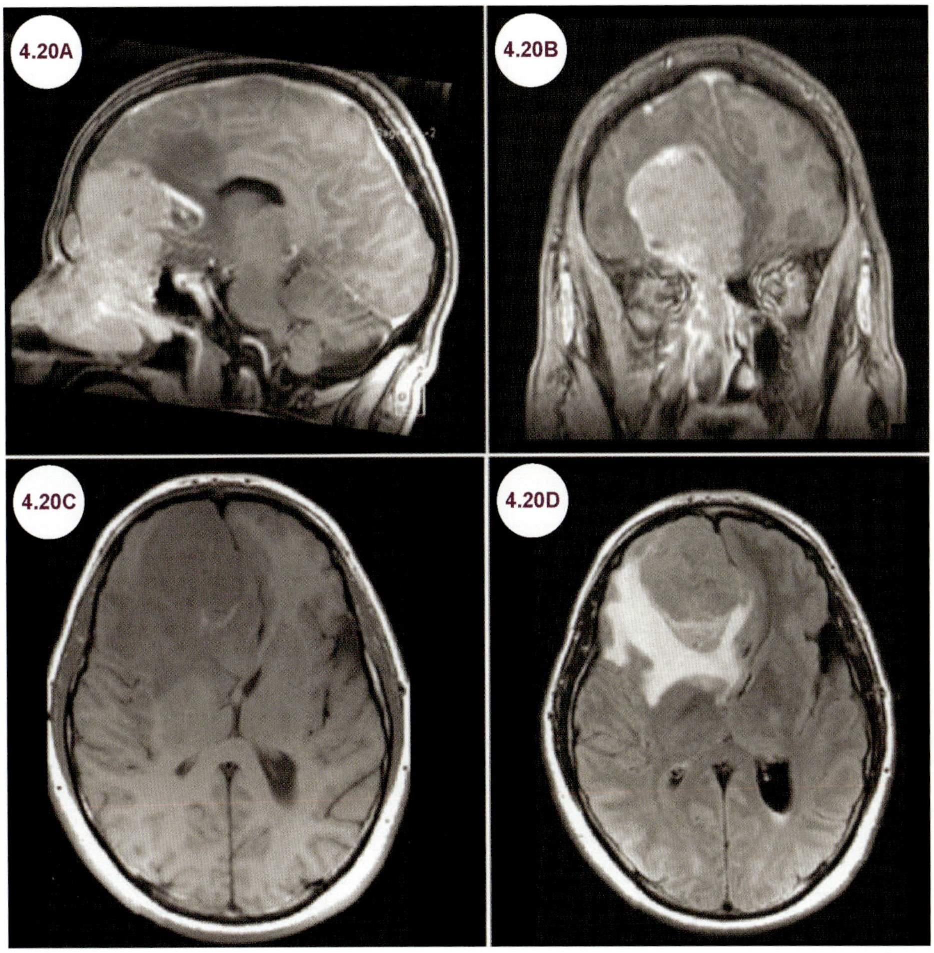

图 4.20A~D　矢状位及冠状位增强 T1WI、轴位 T1-FLAIR 图像示起自鼻窦的均匀强化病灶,累及右侧额叶内侧,并伴有明显的占位效应、血管源性水肿及中线左移。

概述

嗅神经母细胞瘤属感觉性神经母细胞瘤,罕见,起源于鼻中隔筛板的嗅神经上皮,并向鼻腔及颅内蔓延。

临床表现

常表现为鼻塞、嗅觉丧失和鼻出血。约 30%侵犯额叶,可表现为癫痫、性格改变或局灶性神经功能损伤。

好发于50~60岁。

影像学表现和诊断

T1WI及T2WI信号各异，可表现为高信号或低信号。增强后常明显强化。嗅神经母细胞瘤生长缓慢，出现症状时肿瘤体积通常已经很大。周围骨质经常受累并遭到破坏。在CT上显示最佳。

单靠影像不能与嗅沟脑膜瘤或鼻窦癌相鉴别，因此确诊需要活检。病理特点为呈片状或分叶状排列的小圆形、单一形态的细胞。免疫组化显示角蛋白阳性，但上皮膜抗原阴性。

治疗

治疗方法是联合放化疗。对于病变局限的患者，5年生存率大于60%，10年生存率略低于50%。伴有远处转移的患者预后较差。

参考文献

1. Jethanamest D, Morris LG, Sikora AG, Kutler DI. Esthesioneuroblastoma: a population-based analysis of survival and prognostic factors. *Arch Otolaryngol Head Neck Surg*. March 2007;133(3):276–280.
2. Kumar R. Esthesioneuroblastoma: multimodal management and review of literature. *World J Clin Cases*. September 2015;3(9):774–778.
3. Bak M, Wein RO. Esthesioneuroblastoma: a contemporary review of diagnosis and management. *Hematol Oncol Clin North Am*. December 2012;26(6):1185–1207.

4.21 椎管硬膜外转移瘤

病史

患者，男，65岁，前列腺癌病史，过去1周下背部疼痛，上楼梯吃力。体格检查发现胸、腰椎触诊时疼痛明显，腿部乏力，感觉平面位于第4胸椎，同时伴有弥漫的反射亢进、双侧脚趾上抬、步态僵硬、痉挛。

诊断：椎管硬膜外转移瘤

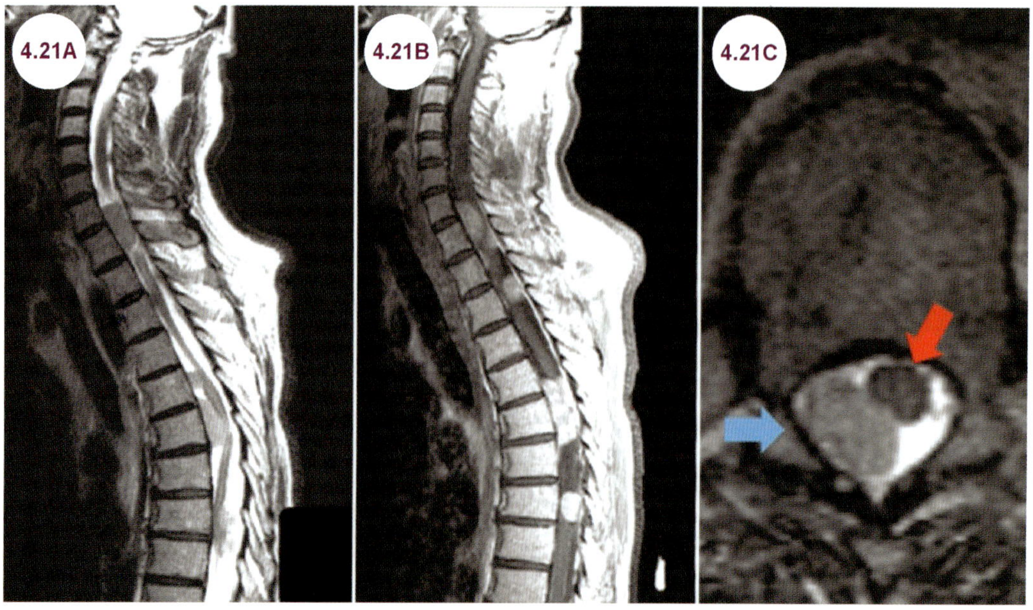

图4.21A~C (A,B)矢状位T2WI及矢状位增强T1WI示椎管硬脊膜外多发转移瘤伴明显的脊髓受压。(C)轴位T2WI示椎管内脊髓(蓝色箭头)被肿瘤(红色箭头)压迫而向右移位。

概述

脊柱是一个富血供的结构，因此硬膜外是转移瘤的好发部位。椎管内硬膜外转移瘤最常见于乳腺癌、肺癌或前列腺癌。其他常见的原发肿瘤包括：甲状腺癌、肾癌、恶性黑色素瘤及血液系统肿瘤，如淋巴瘤和多发性骨髓瘤。脊髓受压最常见于胸椎水平。

临床表现

患者表现为疼痛、无力、感觉障碍和大小便失禁。

神经系统检查可显示病变以下水平不同程度的脊髓病理征象，包括痉挛性瘫痪、四肢轻瘫、感觉障碍、反射亢进、病理性反射和直肠括约肌功能障碍。

影像学表现和诊断

增强 MRI 是首选的成像方式。增强后病灶强化。病灶压迫脊髓，破坏其正常结构，T2WI 可见髓内高信号。

如果伴有椎管内 CSF 梗阻，CSF 生物化学分析可出现蛋白显著升高。

对于原发性肿瘤不明的患者，应行病灶活检。

治疗

脊髓受压是神经科急症。一旦出现脊髓症状，可迅速进展导致永久损伤。持续运动损伤超过 24 小时的患者常不能恢复。静脉内即刻大剂量注射皮质类固醇适用于所有转移瘤造成的脊髓受压患者。

即使是对上述治疗无效的患者，放疗仍然有效。对于神经损伤进展迅速的患者或放疗期间症状仍进展的患者，应行减压术。

参考文献

1. Shah LM, Salzman KL. Imaging of spinal metastatic disease. *Int J Surg Oncol*. 2011;2011:769753.

4.22　脑转移瘤

病史

患者，男，67 岁，表现为继发性部分性癫痫。患者女儿述患者在过去的几周内出现意识混乱并逐渐加重。

诊断：脑转移瘤

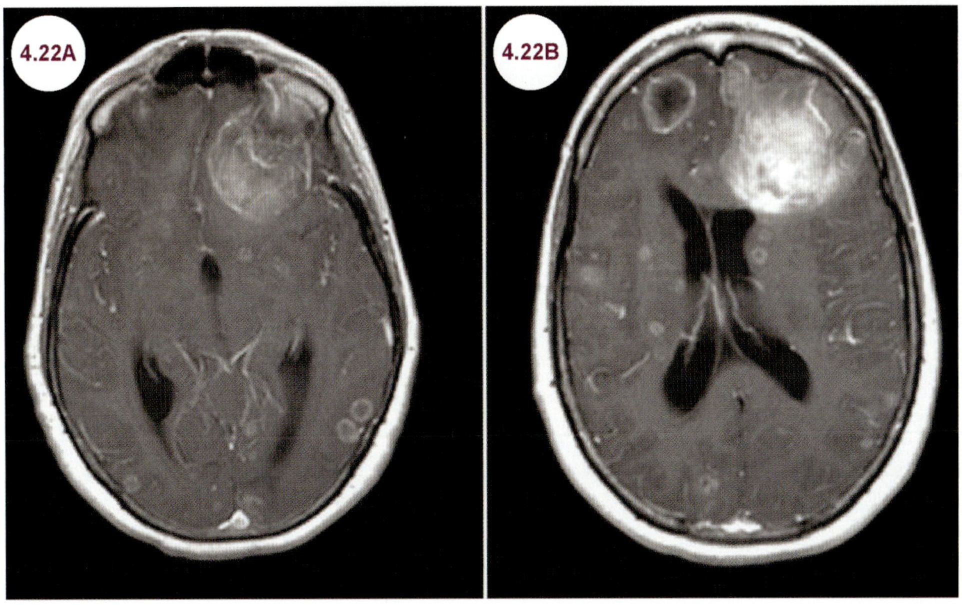

图 4.22A，B　(A~D)增强 T1WI 及轴位 FLAIR 图像显示广泛的脑实质内和软脑膜转移，伴占位效应和水肿。(待续)

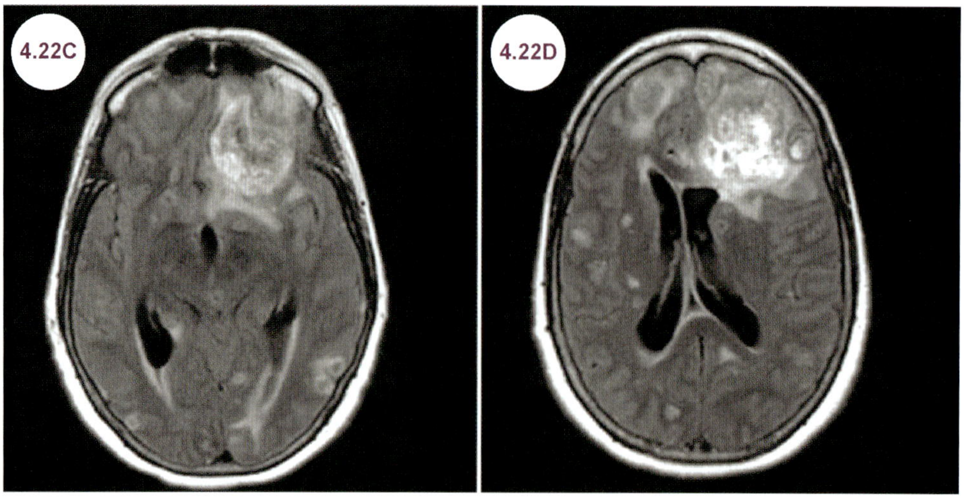

图 4.22(续) C,D

概述

约 20%的癌症患者会发生脑转移,致使脑内转移瘤较原发肿瘤更常见。在美国,每年有接近 10 万例脑转移瘤患者。

所有脑转移瘤中,约 50%原发为肺癌,其次为乳

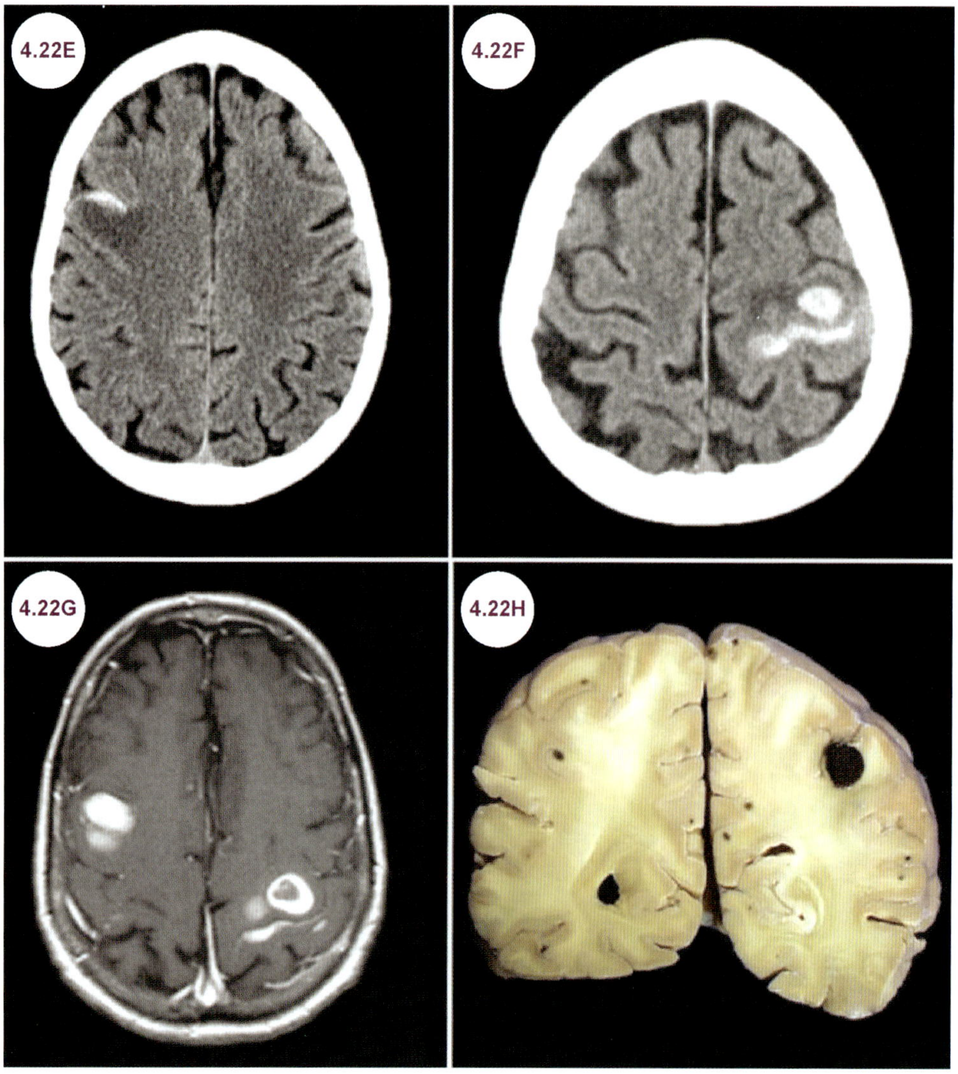

图 4.22E~H (E~G)轴位 CT 及增强 T1WI 显示黑色素瘤患者的出血性转移灶。增强后可见实性及环形强化。(H)出血性黑色素瘤转移的大体标本(image courtesy Roberta J. Seidman, MD, Associate Professor, Stony Brook School of Medicine, Department of Pathology)。

腺癌、黑色素瘤、肾细胞癌及胃肠道恶性肿瘤。

伴有高出血倾向的肿瘤是黑色素瘤、肾细胞癌、绒毛膜癌和甲状腺乳头状癌。有时乳腺癌、肺癌或肝细胞癌也表现为颅内出血性转移瘤。

临床表现

根据肿瘤的数目、大小及部位不同，患者可表现为头痛、癫痫、认知迟缓、性格改变或局灶性神经功能障碍。

影像学表现和诊断

CT 及 MRI 都有多种表现。在 CT 上，肿瘤可能为低密度、等密度或高密度。在 T1WI 上，转移瘤呈低信号，伴有出血时除外。在 T2WI 上，可能是高信号或低信号，常伴有瘤周水肿和占位效应。增强后，肿瘤明显强化，呈实性、环形或点状。

约一半肿瘤表现为出血症状。

脑转移是由肿瘤细胞沿血行播散所致，最常见于

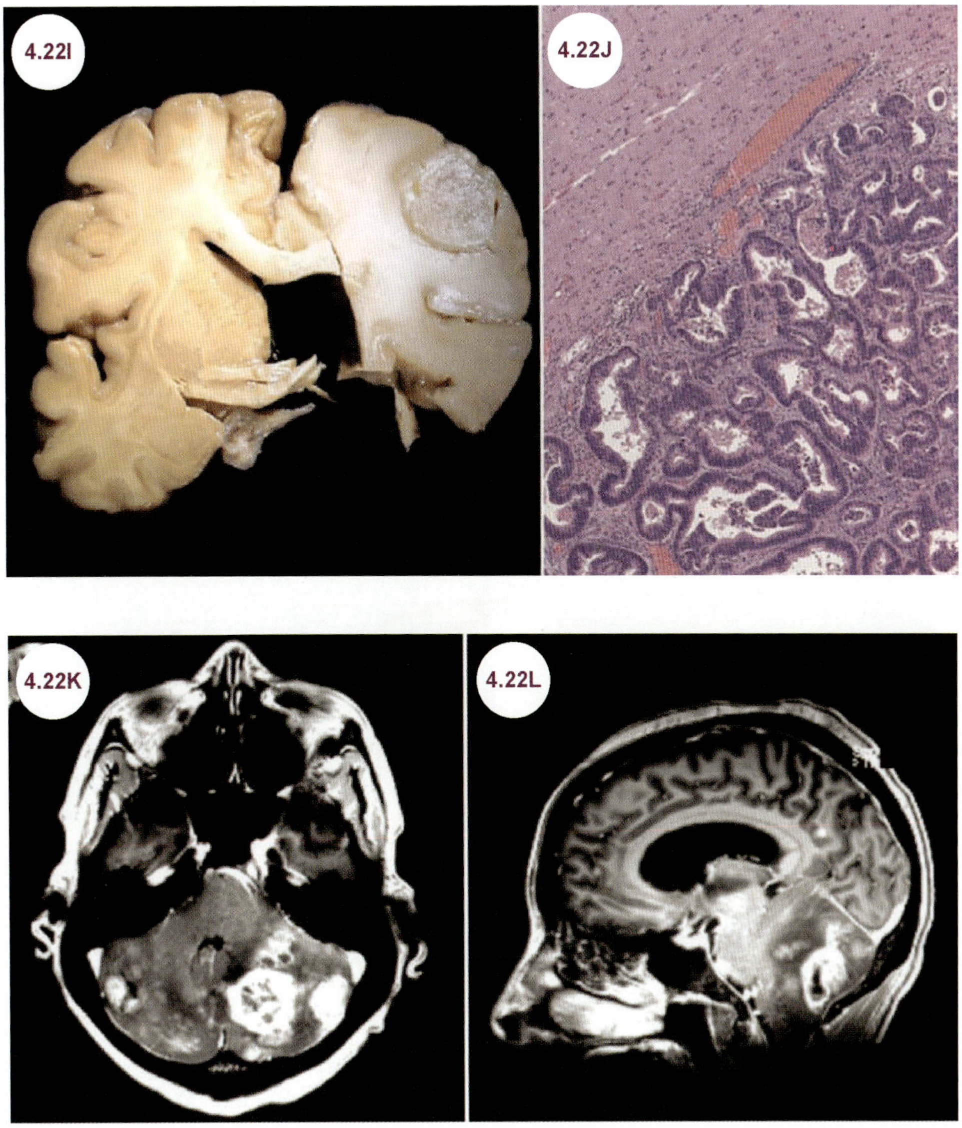

图 4.22I~L　(I)灰白质交界区脑转移瘤的大体标本(image courtesy Roberta J. Seidman, MD, Associate Professor, Stony Brook School of Medicine, Department of Pathology)。(J)HE 染色显示腺癌侵犯脑(image credit Jensflorian)。(K~N)轴位、矢状位及冠状位增强 T1WI 及矢状位 FLAIR 图像显示小脑多发强化肿块，伴水肿及明显的占位效应，第四脑室受压，大脑半球也可见转移灶。(待续)

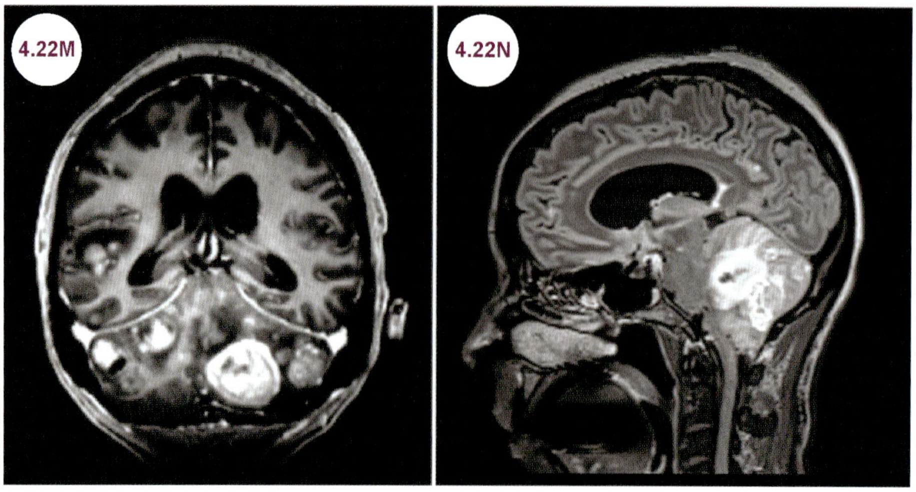

图 4.22(续) M,N

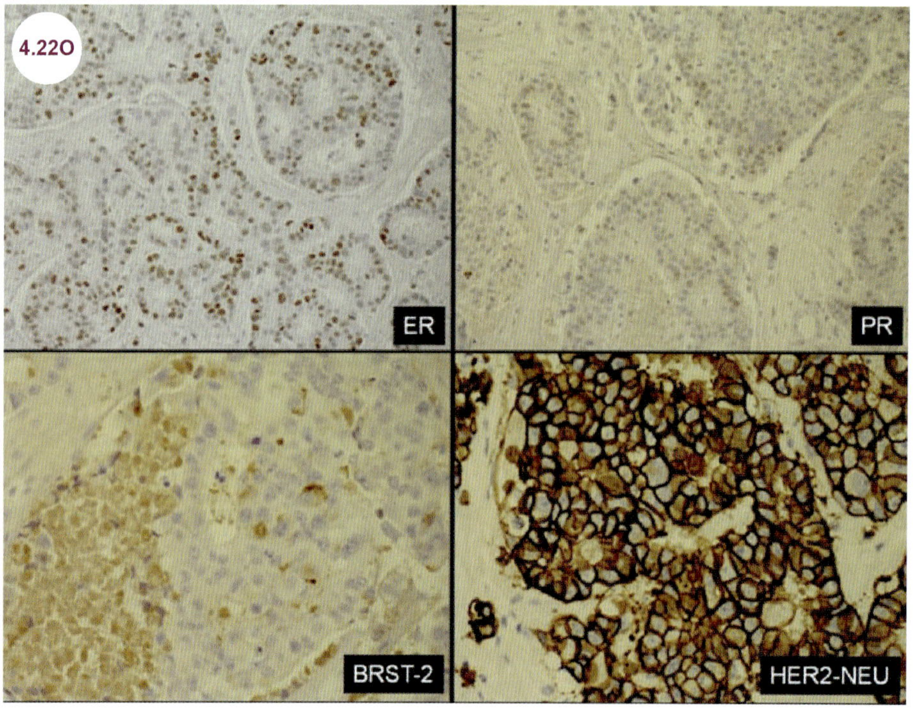

图 4.22O 免疫组化显示转移来自三阳性(雌激素、孕激素及 HER2)乳腺癌。BRST-2 免疫组化标记的 GCDFP 是乳腺原发肿瘤相对特异的标志物(image courtesy of Dr. Seema Shroff, Fellow, Neuropathology, NYULMC)。

血流相对缓慢的灰白质交界区。原发灶不明的情况下,需要行活检来确诊。

乳腺癌免疫组化可表现为雌激素受体、孕激素受体及 HER2 阳性。用 BRST-2 免疫组化标记 GCDFP 是乳腺源性肿瘤的一个相对特异的标志物(图 4.22O)。免疫组化标志物可用于不明原发灶的脑转移瘤。CK7 及 TTF-1 阳性常提示肺癌,而 CK20 及 CDX-2 免疫阳性多见于下消化道恶性病变(图 4.22P)。CK7 及 CDX-2 免疫阳性提示转移来自上消化道肿瘤,最常见于胃癌。

成人小脑肿瘤多为转移瘤。

约一半的转移瘤是单发病灶,可能不易与原发脑肿瘤鉴别。约 33%的脑转移患者的原发病灶不明,必须寻找原发肿瘤,但其中 30%~40%的病例找不到原

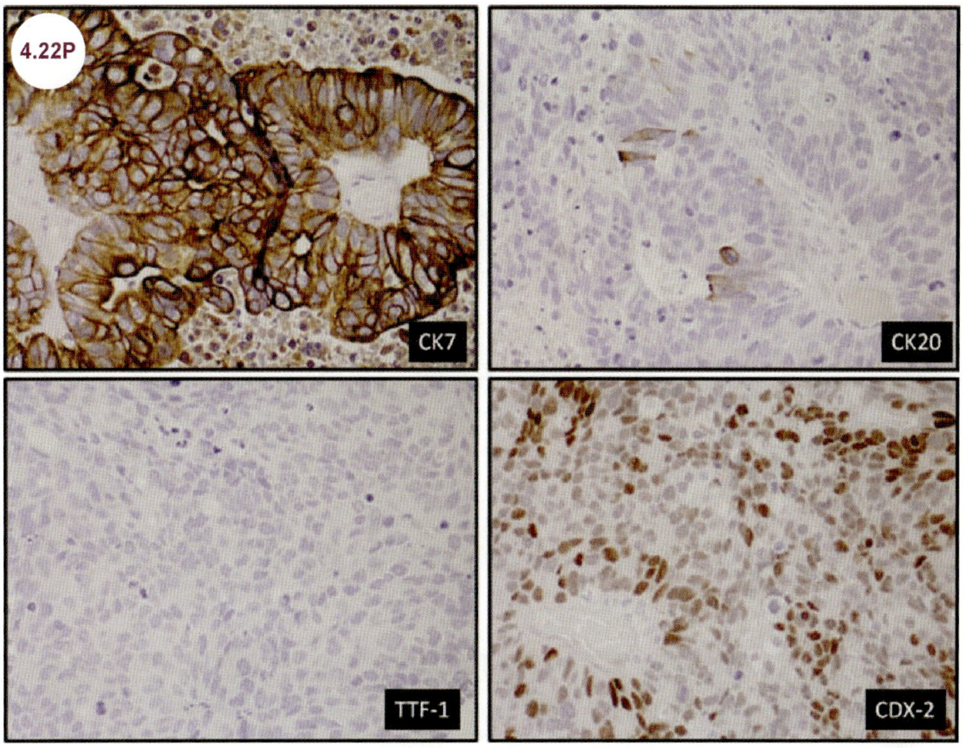

图 4.22P 脑转移瘤最常用的免疫组化染色包括 CK7 和 TTF-1，提示肺原发病变，而肿瘤免疫反应标志物 CK7 和 CDX-2，则被认为与上消化道恶性肿瘤（尤其是胃癌）相关（image courtesy of Dr. Seema Shroff, Fellow, Neuropathology, NYULMC）。

发病灶。

治疗

与原发性脑肿瘤一样，糖皮质激素可用来减轻水肿和改善症状，常在一两天内起效。脑转移瘤的治疗策略如表 4.22.1 所示，包括静脉注射或口服类固醇、化疗、手术、全脑放疗（WBRT）、局部放疗或联合治疗。

单发的脑部病灶可行外科切除，但并不会提高总生存率。有证据表明，切除多达 3 个病灶的患者可以获益。当存在多发病灶时，建议全脑放疗。

当转移灶在影像学上边界清晰时，呈类球形或推移正常脑组织伴轻度侵犯邻近脑组织时，应考虑射波刀治疗。理想的射波刀治疗转移瘤大小应在 3cm 或以下。

化疗仅在原发灶敏感时推荐应用。

尽管约 30% 的脑转移瘤患者会出现癫痫，并不推荐预防性抗惊厥治疗。

表 4.22.1 颅内转移瘤的治疗方法

皮质类固醇
全脑放疗
手术+/-全脑放疗
手术+/-局部放疗
全脑放疗+放射增敏剂
全脑放疗+化疗
射波刀+/-全脑放疗
化疗

参考文献

1. Posner JB. Management of brain metastases. *Rev Neurol (Paris)*. 1992;148(6–7):477–487.
2. Wen PY, Loeffler JS. Management of brain metastases. *Oncology (Huntingt)*. July 1999;13(7):941–954, 957–961; discussion 961–962, 9.
3. Sze G, Milano E, Johnson C. Detection of brain metastases: comparison of contrast-enhanced MR with unenhanced MR and enhanced CT. *AJNR Am J Neuroradiol*. July–August 1990;11(4):785–791.
4. Barajas RF Jr, Cha S. Imaging diagnosis of brain metastasis. *Prog Neurol Surg*. 2012;25:55–73.
5. Ozawa Y, Omae M, Fujii M, et al. Management of brain metastasis with magnetic resonance imaging and stereotactic irradiation attenuated benefits of prophylactic cranial irradiation in patients with limited-stage small cell lung cancer. *BMC Cancer*. August 2015;15:589.
6. Fink KR, Fink JR. Imaging of brain metastases. *Surg Neurol Int*. 2013;4(Suppl. 4):S209–S219.

（陈薇 译）

第 5 章 垂体疾病

5.1 垂体腺瘤

病史

患者,女,37 岁,主诉头痛、视物模糊,体检发现双眼颞侧偏盲。

诊断:垂体腺瘤

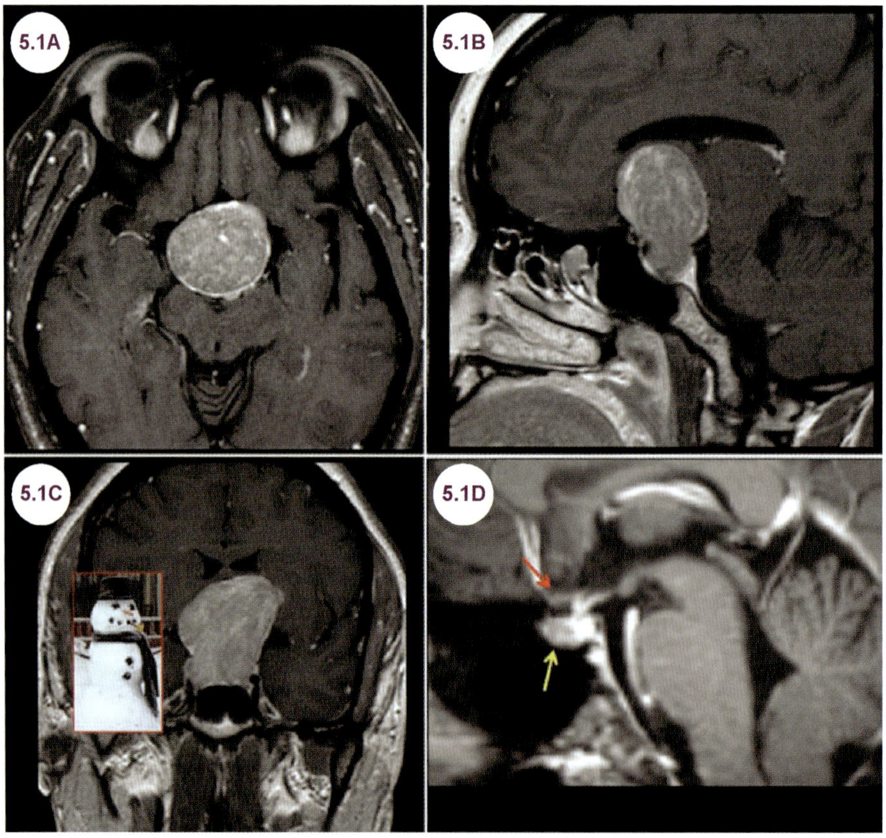

图 5.1A~D (A~C)轴位、矢状位和冠状位增强 T1WI 显示鞍内和鞍上一较大分叶状肿块,蝶鞍明显扩大,肿瘤表现为典型的“雪人”征。(D)矢状位增强 T1WI 显示鞍区正常 MRI 表现。腺垂体(黄色箭头)和垂体柄均匀强化,位于视交叉(红色箭头)下方。

概述

垂体腺瘤是一种生长缓慢的良性肿瘤,起源于垂体前叶,是鞍区最常见的肿瘤,占颅内原发肿瘤的10%。

垂体腺瘤根据大小分为垂体大腺瘤(>10mm)和微腺瘤(<10mm),常为偶然发现。

临床表现

尽管大多数垂体肿瘤不分泌激素,但多数患者仍然存在内分泌功能障碍。肿瘤大小与激素分泌之间无相关性，表 5.1.1 列出了 3 种最常见的有内分泌功能的垂体肿瘤。

除过度分泌垂体激素引起内分泌功能障碍之外，任何鞍内或鞍上肿块压迫垂体或垂体柄时都会引起垂体功能减退，临床表现为嗜睡、生长缓慢、尿崩症、

表 5.1.1　具有分泌功能垂体肿瘤的特点

肿瘤类型	临床表现	诊断指标	注释
泌乳素腺瘤	闭经(女性)、泌乳、性功能障碍、脱发及体重增加	泌乳素水平升高	多巴胺受体激动剂，如溴隐亭，抑制泌乳素释放；多巴胺受体阻滞剂，如抗精神病药物和止吐药，能够促进溴隐亭分泌，表现出与泌乳素瘤相同的症状
生长激素腺瘤	青春期之前表现为巨人症；青春期之后表现为肢端肥大症	口服葡萄糖后血清 IGF 和 GH 水平	肢端肥大症患者表现为手、脚、下颌增大，颅穹隆增厚及前额突出。症状进展缓慢，因此患者常不能意识到这些是身体的变化
ACTH 腺瘤	满月脸、腹部肥胖、高血压、糖尿病、水肿、免疫系统受损、嗜睡、伤口愈合不良、股骨头缺血性坏死、骨质疏松、性功能障碍、水肿及精神症状	24 小时尿游离皮质醇、地塞米松抑制试验（正常人在试验前一晚使用地塞米松后早晨血清皮质醇降低）；ACTH 试验	分泌 ACTH 的肿瘤能够引起库欣病，而任何原因导致的糖皮质激素过剩称为库欣综合征。库欣病患者的 ACTH 水平正常或升高，但库欣综合征患者的 ACTH 水平可因其他因素影响而降低，如长期注射类固醇
促甲状腺素腺瘤	心悸、体重减轻、失眠、神经质、焦虑、甲状腺肿	T3、T4、TSH、游离 T3、游离 T4、抗甲状腺过氧化物酶、甲状腺刺激免疫球蛋白	β-受体阻滞剂、甲巯咪唑、丙硫氧嘧啶、放射性碘

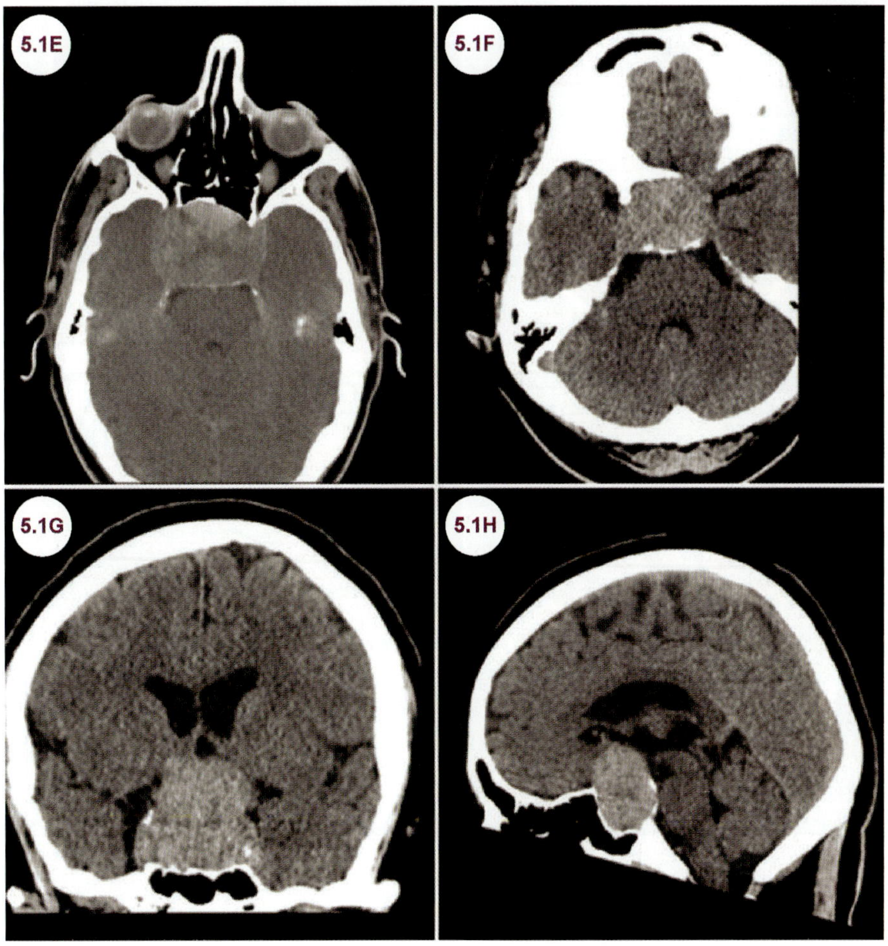

图 5.1E~H　轴位、冠状位和矢状位 CT 显示鞍内/鞍上一较大分叶状肿块，蝶鞍显著扩大。

性功能减退、肾上腺功能减退等。

无功能垂体腺瘤由于压迫邻近脑组织而产生占位效应，表现为头痛、累及海绵窦可引起脑神经症状及压迫视交叉可引起双眼颞侧偏盲等。视神经受累导致的单眼视力丧失或视交叉远端的视束受累引起的同侧偏盲不太常见。肿瘤很大累及额叶时可导致性格变化，颞叶内侧受累时可引起癫痫发作。偶见患者出现垂体卒中，进而引起更严重的后果。

影像学表现和诊断

怀疑垂体病变的患者应进行以下检查。

- 神经影像学：垂体腺瘤在CT上表现为起源于蝶鞍并向上偏离视交叉生长的高密度肿块。术前CTA能够明确垂体大腺瘤与大脑前动脉和视神经之间的关系，对于制订手术方案极其重要。鞍区MRI平扫和轴位、矢状位、冠状位增强MRI有助于鞍区肿块的鉴别(表5.1.2)。

- 典型的腺瘤在T1WI和T2WI都与灰质信号接近，较大的肿瘤由于出血、囊变或坏死而信号不均，增强后肿瘤均匀强化。蝶鞍扩大，肿瘤较大突破鞍隔时，呈“雪人”征。肿瘤常累及海绵窦并包绕颈内动脉。

- 视野检测：常规的视野检测即使对视野正常的患者也非常重要。

- 内分泌评估：患者应进行详细的实验室检查，排除内分泌功能障碍和电解质紊乱，具体应包括泌乳素水平、甲状腺功能测定、24小时尿皮质醇、促卵泡激素(FSH)、促黄体生成素(LH)水平、生长激素(GH)测试和胰岛素样生长因子(IGF)以排除生长激素功能紊乱。

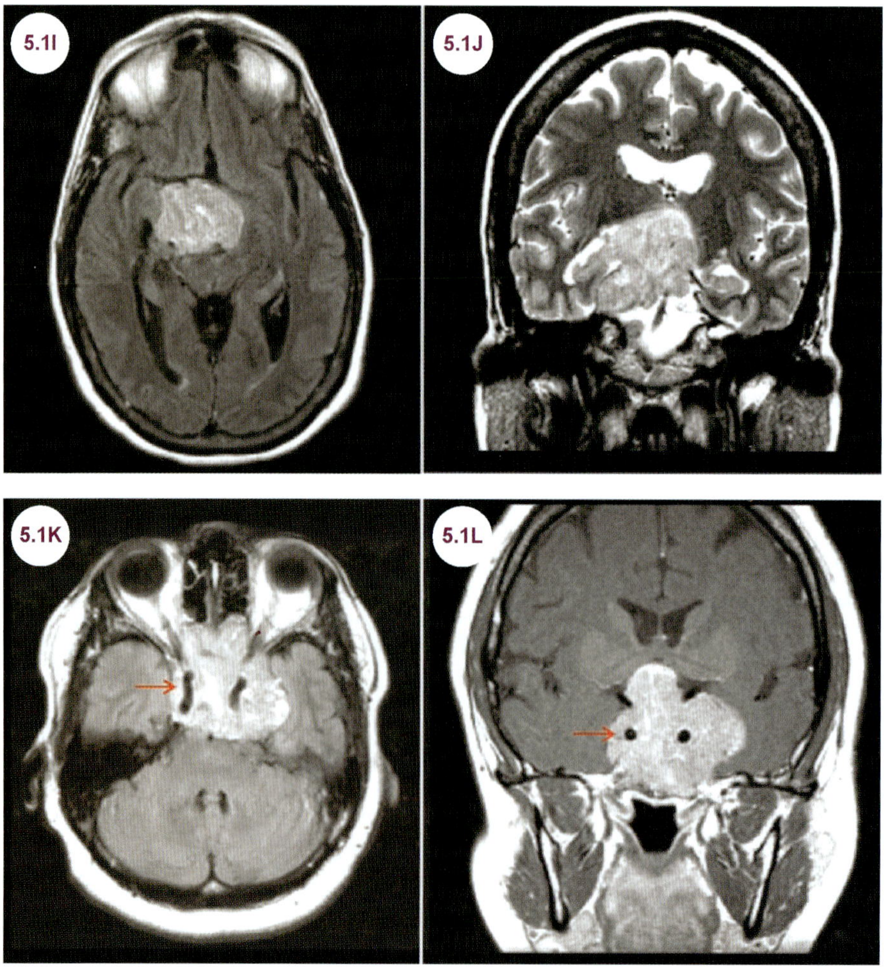

图5.1I~L 轴位FLAIR、冠状位T2WI和轴位、冠状位增强T1WI显示一较大垂体腺瘤。T2WI上肿瘤呈高信号，并包绕颈内动脉(红色箭头)。

表 5.1.2 鞍区病变的鉴别诊断

垂体腺瘤
颅颊裂囊肿
颅咽管瘤
脑膜瘤
生殖细胞瘤
脊索瘤
恶性上皮肿瘤
表皮样囊肿、皮样囊肿和畸胎瘤
垂体结节病
动脉瘤
脓肿
下丘脑错构瘤、胶质瘤和神经节细胞瘤
转移瘤
组织细胞增生症 X
浸润性病变(遗传性血色素沉着症)
淋巴细胞性垂体炎

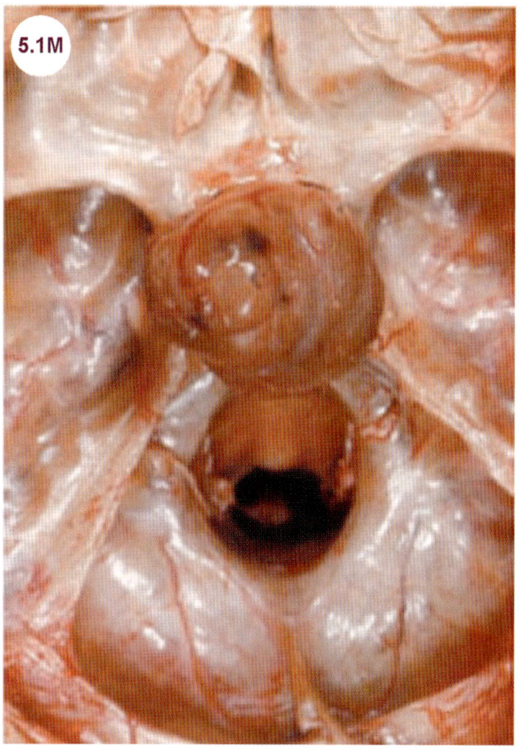

图 5.1M 垂体腺瘤大体标本 (image credit WikiDocs, www.wikidoc.org/index.php/File:Gross_pituitary_adenoma_A..jpg)。

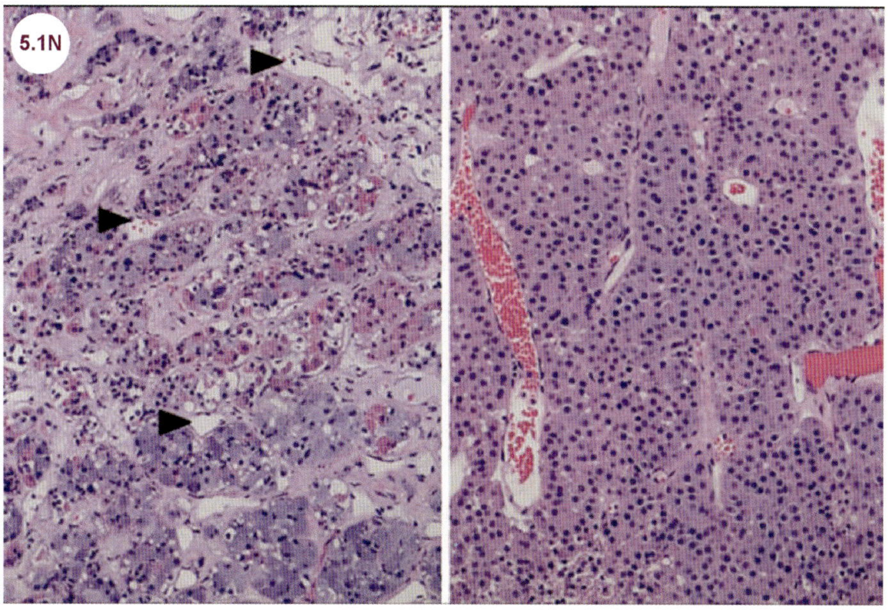

图 5.1N HE 染色,左图显示正常垂体,细胞呈腺泡样均匀分布,以血窦间隔(黑色箭头),并可见混杂的嗜酸性粒细胞、嗜碱性粒细胞和嫌色细胞。右图显示垂体腺瘤,表现为失去腺泡状结构的单一形态的细胞(image credit Dr. Seema Shroff, Fellow, Neuropathology, NYULMC)。

最终,需要病理学确诊。

治疗

对于有症状的垂体腺瘤, 主要选择手术治疗,多数有效,首选经蝶窦入路内镜微创治疗,较大的侵袭性腺瘤须经额切除。经蝶窦入路手术的风险包括术后梗死和出血、尿崩症、水电解质紊乱、脑脊液鼻漏、脑膜炎和第Ⅲ、Ⅳ、Ⅵ对脑神经麻痹。

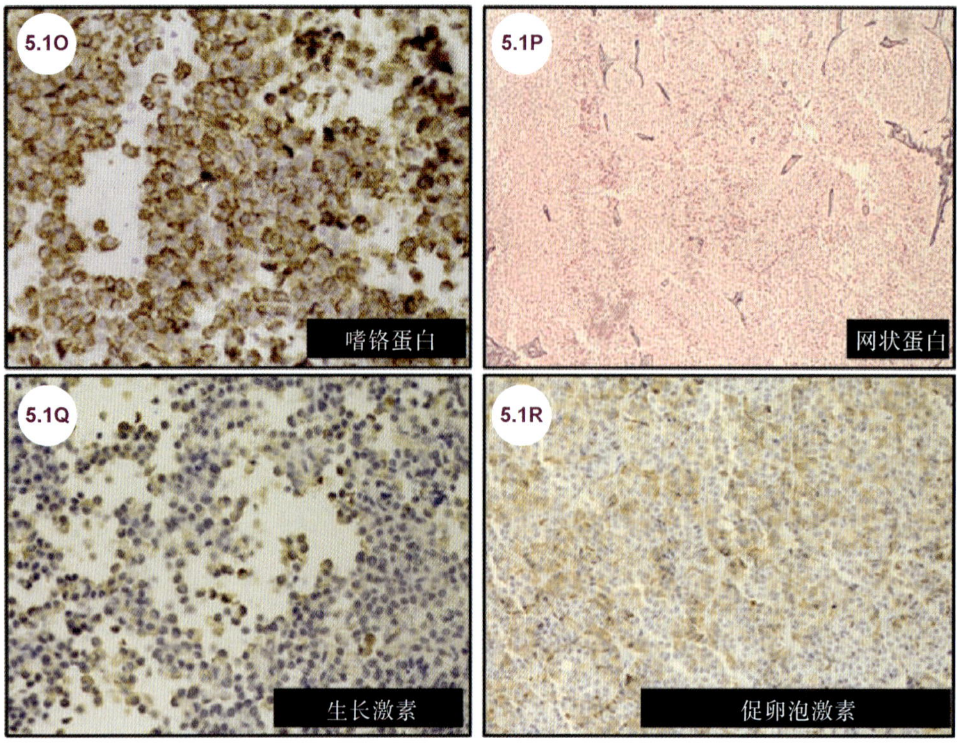

图 5.1O~R　(O)垂体腺细胞和腺瘤细胞一样，嗜铬蛋白和突触素染色（神经元标志物）均呈阳性。(P)正常垂体腺泡被网状蛋白环绕，而腺瘤中腺泡结构消失，弥漫成片。(Q,R)垂体腺瘤可分泌或不分泌激素，该图分别显示了两例患者的生长激素和促卵泡激素标志物。

对于有激素分泌功能的肿瘤应予以药物治疗。多巴胺受体激动剂，如溴隐亭，常用于治疗泌乳素瘤，而生长激素抑制素类似物可用于治疗分泌 GH 或 TSH 的肿瘤。

较小的肿瘤可采取聚焦光束靶向放疗（RT），又称为“立体定向放射治疗”。制订放疗方案时应注意肿瘤与视交叉/视神经间应至少间隔 5mm。对于特定病例可采用辅助立体定向放疗，特别是难以完全切除的无功能肿瘤。

垂体功能减退患者可采用激素替代疗法。

参考文献

1. Syro LV, Rotondo F, Ramirez A, et al. Progress in the diagnosis and classification of pituitary adenomas. *Front Endocrinol (Lausanne)*. June 2015;6:97.
2. Oldfield EH, Merrill MJ. Apoplexy of pituitary adenomas: the perfect storm. *J Neurosurg*. June 2015;122(6):1444–1449.
3. Melmed S. Pituitary tumors. *Endocrinol Metab Clin North Am*. March 2015;44(1):1–9.
4. Melmed S. Pathogenesis of pituitary tumors. *Nat Rev Endocrinol*. May 2011;7(5):257–266.

5.2　颅咽管瘤

病史

患者，男，20 岁，严重的视力障碍且进行性加重，第二性征不明显。

诊断：颅咽管瘤

见图 5.2A~D。

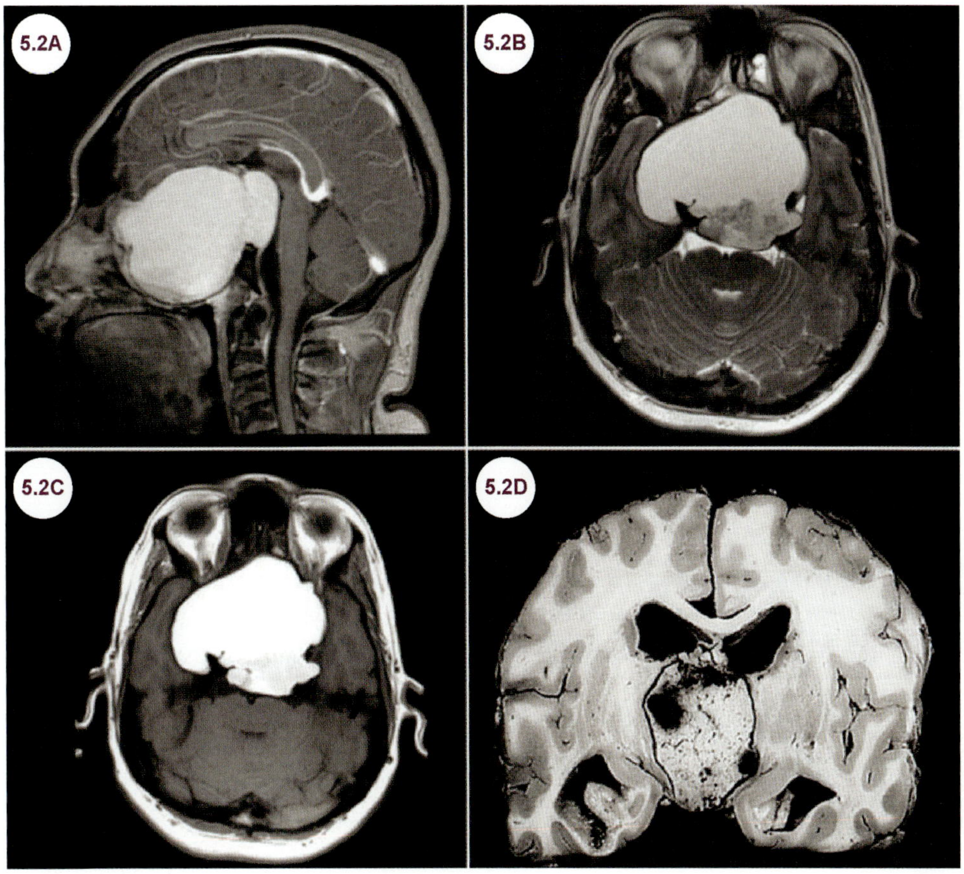

图 5.2A~D (A~C)矢状位增强 T1WI、轴位 T2WI 和 T1WI 显示蝶鞍扩大,鞍内可见巨大的高信号囊性病变,脑干及双侧颞叶受压。(D)颅咽管瘤大体病理(image credit The Armed Forces Institute of Pathology)。

概述

颅咽管瘤是 WHO Ⅰ级肿瘤,生长缓慢,约占颅内肿瘤的 2%,占儿童颅内肿瘤的 5%~10%,起源于沿垂体柄由 Rathke 囊和颅咽管衍生的残余细胞。

5~15 岁和 50~60 岁是该病的两个发病高峰,无明显性别差异,在非洲、远东和日本较多见。

临床表现

颅咽管瘤常见的临床表现如下。

- 视力障碍:由视交叉受压所致,成人较儿童常见。
- 内分泌功能障碍:由垂体或下丘脑受压所致,主要表现为儿童身材矮小、青春期延后、停经、睡眠障碍、食欲和体重变化及尿崩症等。
- 脑神经功能障碍。
- 颅压高症状。
- 认知和人格改变:由额颞叶受压所致。
- 化学性脑膜炎:由囊肿破裂所致。

影像学表现和诊断

颅咽管瘤的 MR 表现各异,典型者肿块位于鞍上/鞍内,呈分叶状、多囊状,T1WI 呈低信号,T2WI 呈高信号,信号主要受囊内液体成分的影响,T2WI 多呈高信号,但 T1WI 信号差异较大。增强后,囊肿边缘和实性部分常有强化。

囊壁和(或)实性成分常见钙化,CT 显示清晰、细小、片状的钙化提示肿瘤生长较快,而致密的钙化常见于生长缓慢的颅咽管瘤。

肿瘤完全位于鞍内者少见,约 70%的患者同时位于鞍上和鞍内,可向前延伸至前交叉池和额下间隙,向后至桥前池和脚间池、桥小脑角区、第三脑室、后颅窝和枕骨大孔,向两侧至颞下间隙。

- 分类:肿瘤可根据其位置、延伸方向和亚型分类。Hoffman 等将肿瘤分为鞍内、交叉前和交叉后;Samii 等根据肿瘤上下延伸分为 5 个亚型。
- Ⅰ级:肿瘤位于鞍内或鞍隔下。
- Ⅱ级:肿瘤位于鞍上池,伴或不伴鞍内部分。

- Ⅲ级：肿瘤达到第三脑室下半部。
- Ⅳ级：肿瘤达到第三脑室上半部。
- Ⅴ级：肿瘤顶达到透明隔或侧脑室。

根据临床、组织学和基因亚型，颅咽管瘤可分为以下3种类型(表5.2.1)：

- 成釉质细胞型(最常见)。
- 乳头型。
- 混合型(15%)。

对垂体功能减退，特别是生长激素、皮质醇和甲状腺素减退的患者应行全面的内分泌评价。

表 5.2.1 颅咽管瘤常见亚型特征

	成釉质细胞型	乳头型
发病率	常见	不常见
发病年龄	发病年龄较小，但亦可见于成年人	通常见于成年人
MRI 表现	复杂的分叶状，常见钙化和囊变	钙化不常见 多为实性，边界清晰
基因学	70%患者有β-连环蛋白突变	无β-连环蛋白突变
组织学	复杂上皮样细胞类型伴有周围栅栏样细胞和角蛋白、钙化、异物巨细胞、胆固醇结晶、角化的“血影细胞”	由单纯的鳞状上皮和结缔组织的纤维血管岛组成，无角化结节
预后	肿瘤在次全切或部分切除后，前5年复发率很高	易手术切除，复发不常见

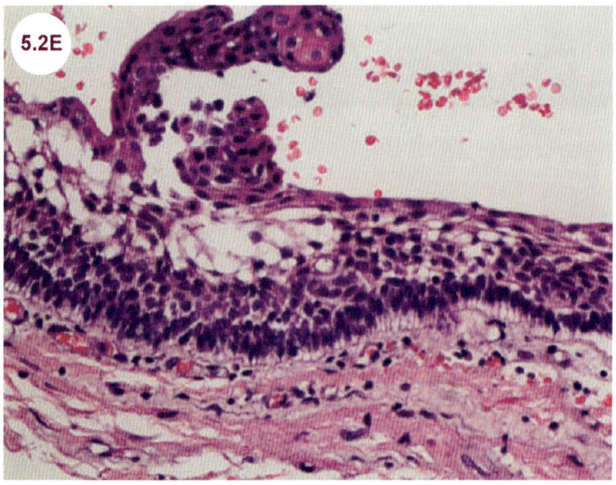

图 5.2E 成釉质细胞型颅咽管瘤，角化鳞状上皮细胞呈片状分布于栅栏状基质中，呈“琴键样”改变。由于囊腔内的基质松散，上皮细胞会呈扁平状(image credit Dr. Seema Shroff, Fellow, Neuropathology, NYULMC)。

治疗

根治性手术是多数患者主要的治疗方法，由于颅咽管瘤是良性肿瘤，且患者通常较年轻。手术入路受肿瘤相对于蝶鞍、视交叉和第三脑室位置的影响。常采用前正中线(经蝶窦、额下)、前外侧(翼点)、经岩骨、颞下、脑室内(经胼胝体-脑室、经皮质-脑室和经终板入路)或上述方法相结合的手术方式。有报道称颅咽管瘤可沿术道和脑脊液播散。囊性颅咽管瘤可采取Ommaya囊植入抽吸或囊内灌注放射性同位素(近距离放疗)等方法治疗。

放疗(RT)可用于肿瘤部分切除后仍残余或已全部切除但又复发的患者。分级立体定向放疗手术(FSRT)、立体定向放疗(SRT)、质子束RT和调强RT(IMRT)是目前常用的放疗技术。在一项回顾性研究中，放射剂量≤54Gy的患者复发率明显高于接受高剂量放疗患者(50%对15%)。放射剂量≤61Gy时，辐射诱导的内分泌、神经和血管后遗症者的发生率很低。

激素替代疗法适用于内分泌功能紊乱者，如甲状腺功能低下者应给予甲状腺素治疗，尿崩症患者应鼻腔或静脉给予去氨加压素，术后出现肾上腺功能减退时应给予大剂量氢化可的松。

颅咽管瘤即使完全切除并行术后放疗，依然容易复发，可选择不同的手术入路以避免前次手术造成的粘连。

参考文献

1. Fernandez-Miranda JC, Gardner PA, Snyderman CH, et al. Craniopharyngioma: a pathologic, clinical, and surgical review. *Head Neck*. July 2012;34(7):1036–1044.
2. Kuratsu J, Usio Y. Epidemiological study of primary intracranial tumor in childhood. A population based survey in Kumamoto Prefecture, Japan. *Pediatr Neurosurg*. 1996;25:946–50.
3. Izuora GI, Ikerionwu S, Saddeqi N, Iloeje SO. Childhood intracranial neoplasms Enugu, Nigeria. *West Africa Journal of Med*.

1989;8:171–174.
4. Zada G, Lin N, Ojerholm E, Ramkissoon S, Laws ER. Craniopharyngioma and other cystic epithelial lesions of the sellar region: a review of clinical, imaging, and histopathological relationships. *Neurosurg Focus*. April 2010;28(4):E4.
5. Hoffman HJ, De Silva M, Humphreys RP, et al. Aggressive surgical management of craniopharyngiomas in children. *J Neurosurg*. 1992;76:47–52.
6. Samii M, Tatagiba M. Surgical management of craniopharyngiomas: a review. *Neurol Med Chir*. (Tokyo). 1997;37:141–149.
7. Samii M, Samii A. Surgical management of craniopharyngiomas. In: Schmidek HH, ed. *Schmidek and Sweet Operative Neurological Techniques: Indications, Methods, and Results*. 4th ed. Philadelphia, PA: WB Saunders; 2000:489–502.
8. Lin A, Bluml S, Mamelak AN. Efficacy of proton magnetic resonance spectroscopy in clinical decision making for patients with suspected malignant brain tumors. *J Neurooncol*. 1999;45:69.
9. Thiel A, Pietrzyk U, Sturm V, et al. Enhanced accuracy in differential diagnosis of radiation necrosis by positron emission tomography-magnetic resonance imaging coregistration: technical case report. *Neurosurgery*. 2000;46:232.

5.3 颅颊裂囊肿

病史

患者，女，34 岁，进行性头痛、视物模糊，检查发现双眼颞侧偏盲。

诊断：颅颊裂囊肿

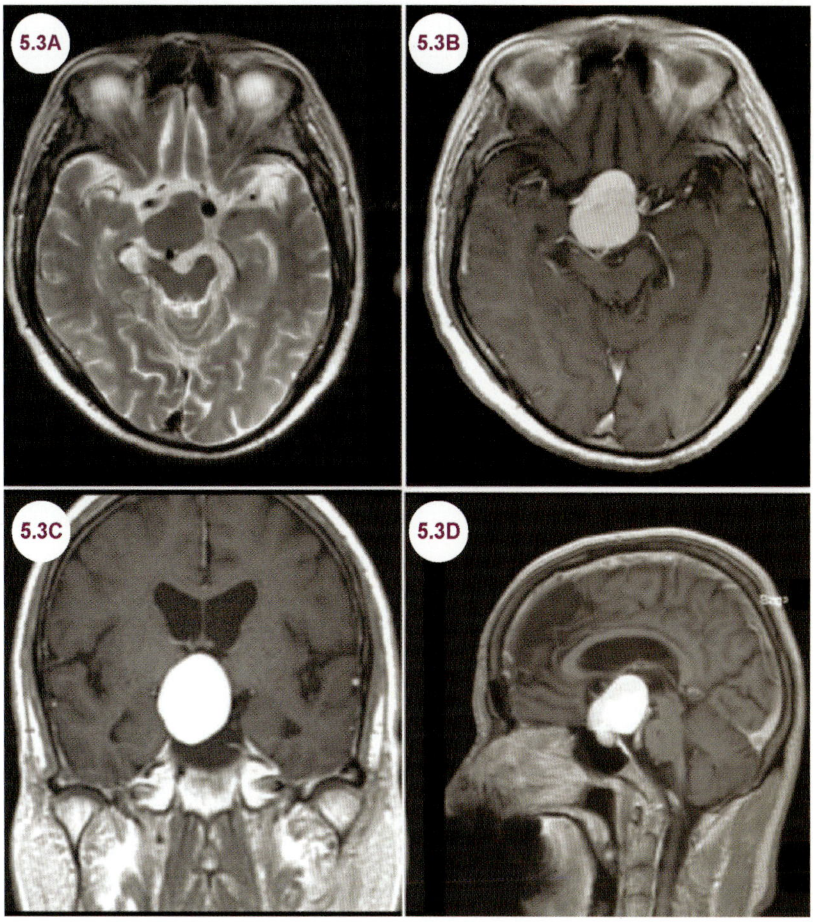

图 5.3A~D 轴位 T2WI 和轴位、冠状位、矢状位增强 T1WI 显示鞍内/鞍上边界清晰的 T1 高信号大肿块，大部分位于鞍上，肿瘤在 T2WI 呈等信号，T1WI 呈高信号，符合巨大颅颊裂囊肿。

概述

颅颊裂囊肿(亦称中间部囊肿),是一种充满囊液的良性囊肿,典型者位于垂体腺中心,是由于 Rathke 囊发育不全形成的先天畸形。

颅咽管瘤常见于男性,而颅颊裂囊肿患者中女性的发病率是男性的 2 倍。

临床表现

多为偶然发现。囊肿较大时可延伸至鞍上池,引起视觉障碍、内分泌异常和头痛等。最常见的内分泌异常为垂体柄受压导致的尿崩和泌乳素水平升高。

影像学表现和诊断

囊肿起源于蝶鞍内,约一半向上延伸至鞍上区,MR 信号取决于囊内的蛋白含量,T1WI 上高信号、低信号各占一半,T2WI 上多数为高信号,但 25%为低信号,注射对比剂后无强化,或仅见边缘环形强化。

囊内 T1WI 高信号、T2WI 低信号结节,对诊断具有高度特异性,可见于 80%的病例。

治疗

有症状的囊肿可经外科手术引流。

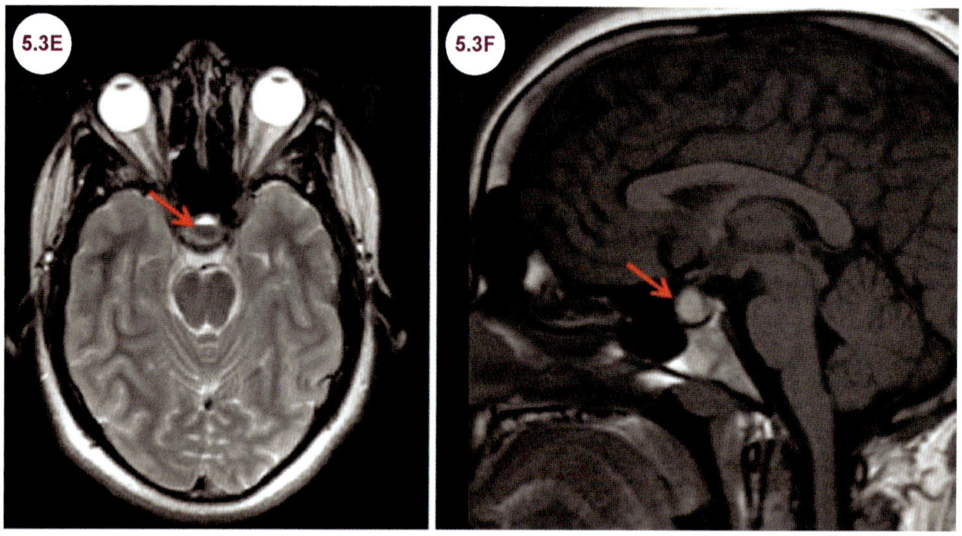

图 5.3E,F 轴位 T2WI 和矢状位增强 T1WI 显示蝶鞍内肿物,伴有 T1 高信号和 T2 低信号结节(红色箭头)。

参考文献

1. Larkin S, Karavitaki N, Ansorge O. Rathke's cleft cyst. *Handb Clin Neurol*. 2014;124:255–269.
2. Trifanescu R, Ansorge O, Wass JA, Grossman AB, Karavitaki N. Rathke's cleft cysts. *Clin Endocrinol (Oxf)*. February 2012;76(2):151–160.
3. Han SJ, Rolston JD, Jahangiri A, Aghi MK. Rathke's cleft cysts: review of natural history and surgical outcomes. *J Neurooncol*. April 2014;117(2):197–203.

5.4 淋巴细胞性垂体炎

病史

患者,女,19 岁,产后出现严重头痛和视力障碍。

诊断：淋巴细胞性垂体炎

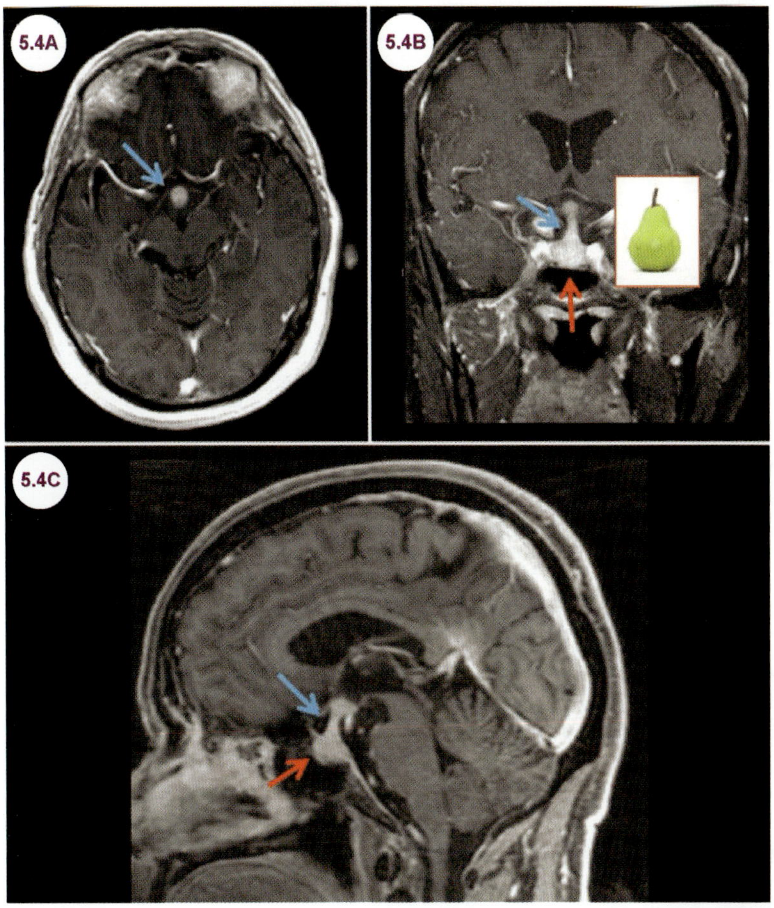

图 5.4A~C　轴位、冠状位和矢状位增强 T1WI 显示垂体(红色箭头)和垂体柄(蓝色箭头)体积增大并强化，呈梨形。

概述

淋巴细胞性垂体炎(LH)是一种自身免疫性病变，以垂体或漏斗淋巴细胞浸润为特征。LH 在病理上与眶内炎性假瘤和 Tolosa-Hunt 综合征相关，是垂体功能低下的罕见原因。

典型的淋巴细胞性垂体炎常发生于妊娠晚期或年轻产后女性，也可见于任何年龄的男性和女性。

临床表现

最常见的症状为头痛和垂体功能低下（疲劳、性欲低下、闭经）。病变较大时由占位效应压迫视交叉引起视觉障碍或累及海绵窦引起脑神经病变。

累及垂体后叶时可出现尿崩症状。

影像学表现和诊断

MRI 是评价垂体病变的首选影像检查方式，病变在 T1WI 呈等信号，且垂体本身和垂体柄强化，呈“梨形”。正常垂体柄也会强化，在 LH 中明显增粗。

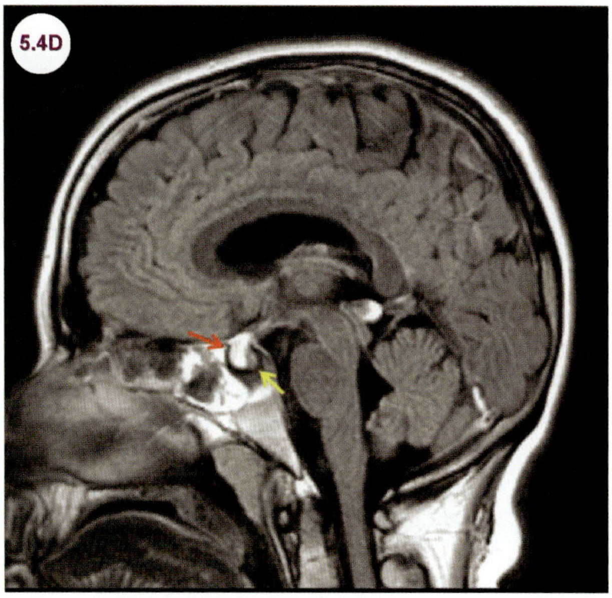

图 5.4D　矢状位增强 T1WI 显示垂体前叶和垂体柄增粗并强化(红色箭头)，垂体后叶未受累(黄色箭头)。

垂体前叶最常受累，因此称为淋巴细胞性腺垂体炎。

整个垂体受累时，称为淋巴细胞性漏斗全垂体炎。仅垂体后叶单独受累的病例罕见，称为淋巴细胞性漏斗神经垂体炎。

对于疑似LH的患者，应行内分泌和视野检测。

其他病变也会出现相似的临床表现，如腺瘤、生殖细胞瘤、结核、IgG4相关性垂体炎、CTL4障碍相关性垂体炎、结节病、转移瘤、淋巴瘤和下丘脑胶质瘤。在儿童中，最常见的是垂体柄嗜酸细胞肉芽肿性病变（又称为朗格汉斯细胞组织细胞增生症），尿崩症是最常见的表现。

治疗

糖皮质激素和激素替代是LH的主要治疗方法。鉴别诊断非常重要，因为LH通常具有自限性，可与垂体相鉴别，无须手术。对于难治性患者，可采取长期免疫抑制疗法，而伴有难治性头痛或视力缺损的患者则建议手术治疗。

参考文献

1. Molitch ME, Gillam MP. Lymphocytic hypophysitis. *Horm Res.* 2007;68(Suppl. 5):145–150.
2. Rivera JA. Lymphocytic hypophysitis: disease spectrum and approach to diagnosis and therapy. *Pituitary.* 2006;9(1):35–45.

5.5 垂体卒中

病史

患者，女，63岁，突发剧烈头痛，伴意识紊乱、视力模糊。体检时昏睡，但能回答简单问题，同时双侧展神经麻痹。

诊断：垂体卒中

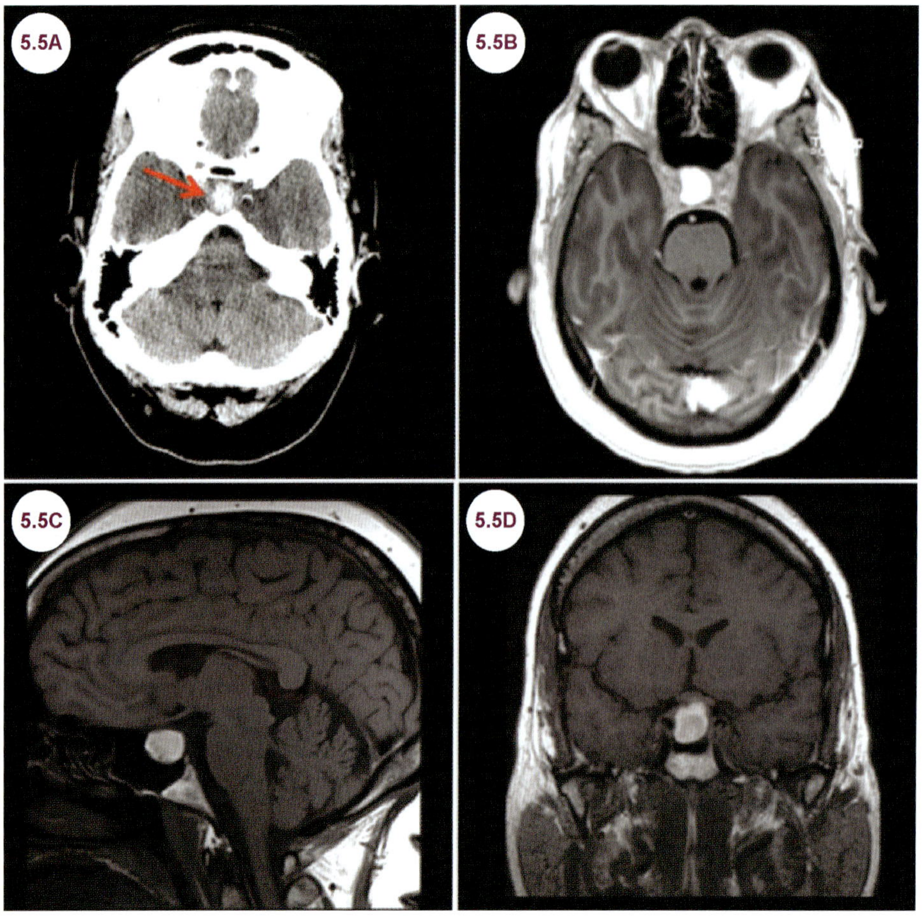

图 5.5A~D 轴位CT和轴位、矢状位和冠状位增强T1WI示垂体急性出血（红色箭头）。

概述

当垂体内出现急性出血或坏死性梗死时即为垂体卒中，常发生于已存在的垂体腺瘤中，或作为肿瘤的特征性表现，也可发生于各种系统性病变的患者中，如高血压、糖尿病或镰状细胞病患者。也可发生于产后女性，因为妊娠期垂体正常增大是出血的诱发因素，称为希恩综合征。

临床表现

最常见的临床表现包括突发的剧烈头痛、视力丧失、眼肌麻痹和精神状态改变。其他常见症状包括恶心、呕吐和畏光。

影像学表现和诊断

只有在颅内有严重出血时，CT 才可清晰显示。MRI 能够显示垂体病变，T1WI 和 T2WI 信号取决于出血的时间和是否伴有垂体腺瘤。常可见液平，增强后可能会有强化。

治疗

对于大多数患者来说，垂体卒中和蛛网膜下隙出血一样能够致命，属于神经外科急症。任何伴有视觉改变和意识丧失的患者都应行急症外科减压术。未出现视力障碍或精神状态改变时，应予以影像监测和糖皮质激素治疗，但治疗后也常出现垂体功能减退。

参考文献

1. Briet C, Salenave S, Bonneville JF, Laws ER, Chanson P. Pituitary apoplexy. *Endocr Rev.* September 2015;36(6):622–645. doi:10.1210/er.2015-1042.
2. Briet C, Salenave S, Chanson P. Pituitary apoplexy. *Endocrinol Metab Clin North Am.* March 2015;44(1):199–209.
3. Piantanida E, Gallo D, Lombardi V, et al. Pituitary apoplexy during pregnancy: a rare, but dangerous headache. *J Endocrinol Invest.* September 2014;37(9):789–797.

（陈薇 译）

第6章 囊性病变

6.1 蛛网膜囊肿

病史

患者,男,56岁,头痛,神经系统体查正常,诊断为慢性紧张性头痛。行头颅MR检查偶然发现病变。

诊断:蛛网膜囊肿

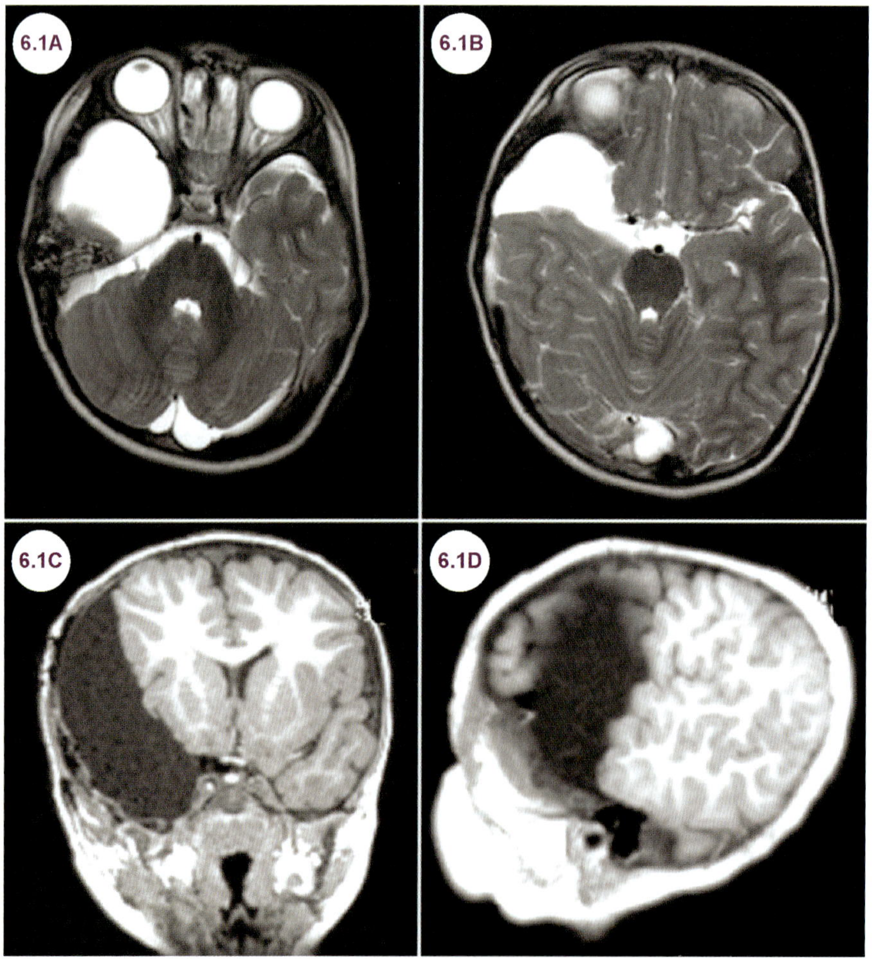

图6.1A~D 轴位T2WI(A,B)、冠状位(C)和矢状位T1WI(D)示中颅窝脑外较大囊性病变;在所有序列上信号均与脑脊液一致。

概述

蛛网膜囊肿(AC)是充满脑脊液的良性液囊,形成于蛛网膜的内外层之间。通常由于先天性蛛网膜融合失败及蛛网膜下隙胚胎发育不良,脑脊液流入蛛网膜下的裂隙形成。

通常情况下，此类囊肿是先天性的，但也可能继发于外伤、蛛网膜下隙出血、脑膜炎或乳突炎后。

临床表现

大多数囊肿为偶然发现，但也可以由于压迫脑干、下丘脑或视交叉而产生相应的症状。大的囊肿可造成邻近脑组织发育不良。

男性比女性多见。

影像学表现和诊断

在 CT 和所有 MR 序列中，蛛网膜囊肿与脑脊液密度和信号一致。最常与表皮样囊肿混淆。但蛛网膜

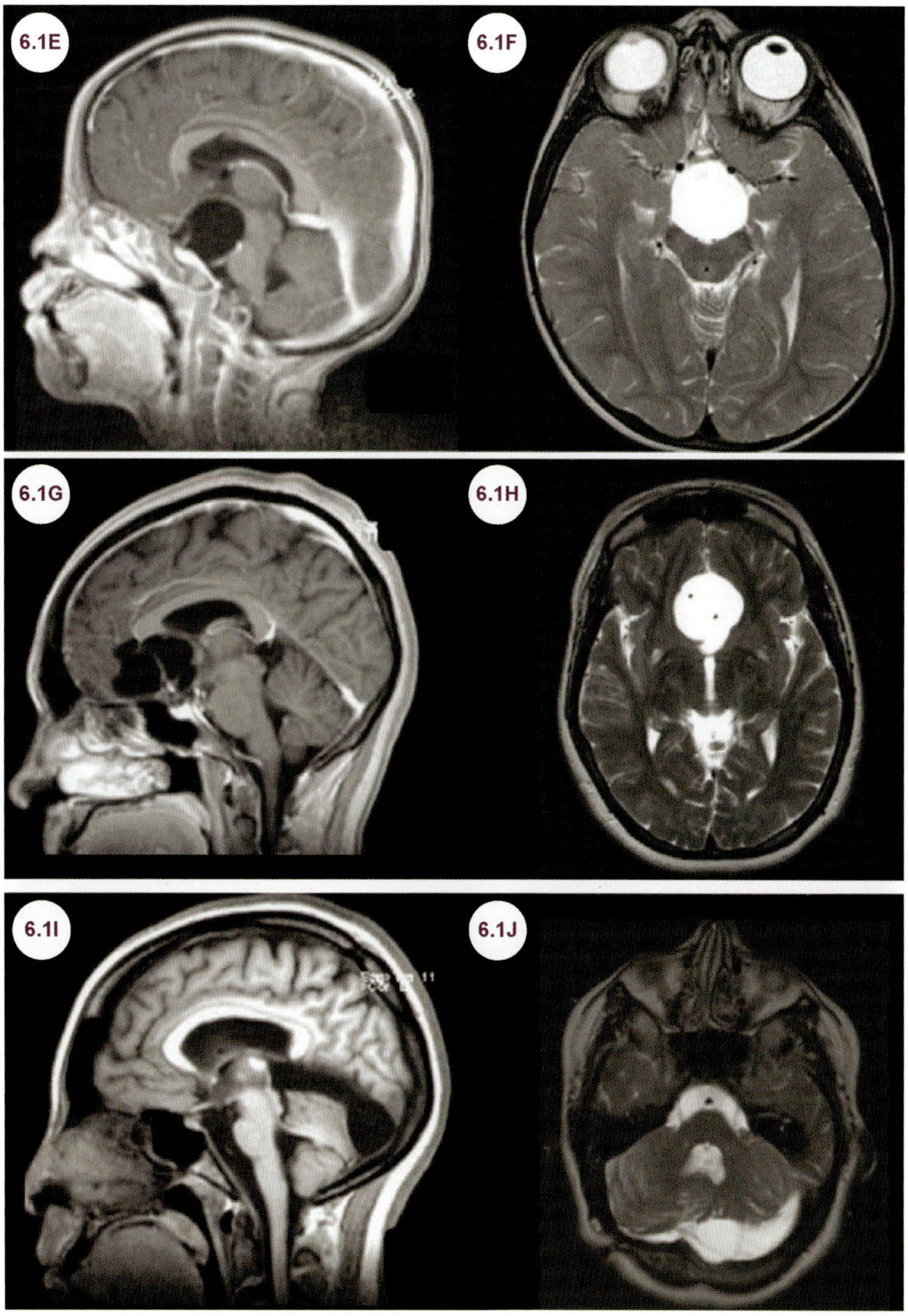

图 6.1E~J　(E,F)矢状位 T1WI 和轴位 T2WI 示鞍上囊肿。(G,H)矢状位 T1WI 和轴位 T2WI 示大脑纵裂囊肿。(I,J)矢状位 T1WI 和轴位 T2WI 示后颅窝囊肿。所有囊肿在各序列中均与脑脊液信号一致。

囊肿边缘光滑，而表皮样囊肿边缘不光滑。

AC 可造成颅骨形态改变和巨颅症。

最常见于颅中窝颞叶以外。

Galassi 分级系统用于对颅中窝囊肿的描述。

- Ⅰ型：小囊肿，位于前颞叶，无占位效应。
- Ⅱ型：中等大小囊肿，位于中颅窝前中部，可引起颞叶移位。
- Ⅲ型：大的椭圆形或圆形囊肿，充满整个颞窝且占位效应明显。

10%~15%的蛛网膜囊肿位于鞍上区。此外，还可见于大脑凸面、脑池（四叠体池或鞍上池）、桥小脑角、后颅窝、半球间裂、脑室内及椎管处。

治疗

对于有症状的蛛网膜囊肿可进行开颅（开窗或切除）或囊肿-腹腔分流术进行引流。

参考文献

1. Pradilla G, Jallo G. Arachnoid cysts: case series and review of the literature. *Neurosurg Focus*. February 2007;22(2):E7.
2. Westermaier T, Schweitzer T, Ernestus RI. Arachnoid cysts. *Adv Exp Med Biol*. 2012;724:37–50.
3. von Wild K. Arachnoid cysts of the middle cranial fossa. *Neurochirurgia (Stuttg)*. November 1992;35(6):177–182.
4. Osborn AG, Preece MT. Intracranial cysts: radiologic-pathologic correlation and imaging approach. *Radiology*. 2006;239(3):650–664.

6.2 第三脑室胶样囊肿

病史

患者，男，34 岁，出现剧烈头痛及平卧后站立时出现短暂性视力模糊。多次在剧烈头痛后意识丧失。

诊断：第三脑室胶样囊肿

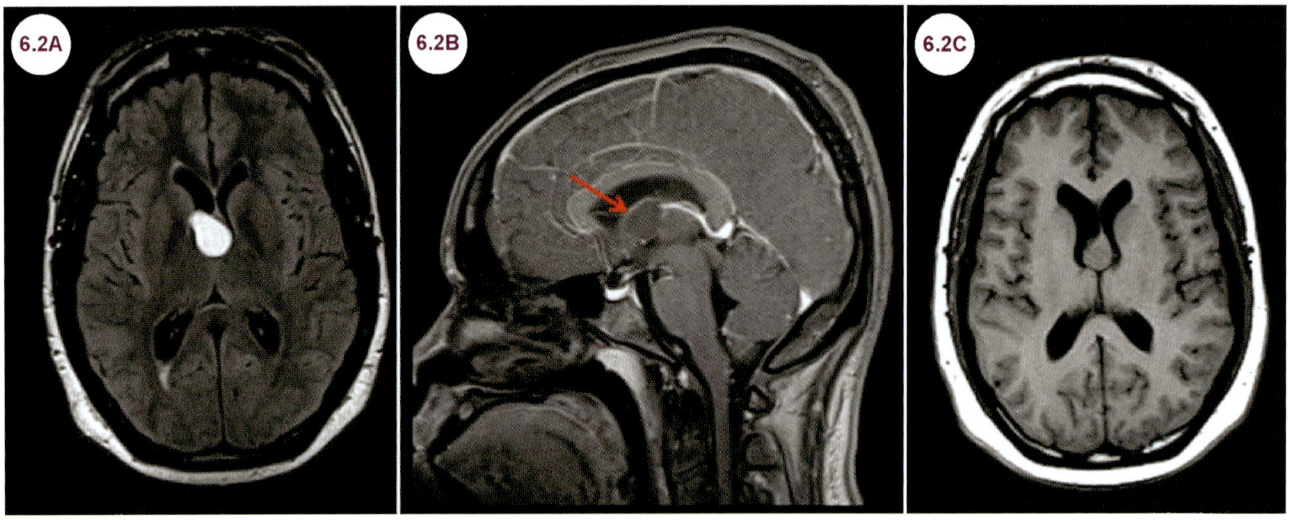

图 6.2A~C 轴位 FLAIR、矢状位增强 T1WI 及轴位平扫 T1WI 分别显示在室间孔区高信号囊肿，囊肿边缘轻度强化（红色箭头）。

概述

第三脑室胶样囊肿是一种神经上皮囊肿，呈良性生长，典型者位于第三脑室前部，毗邻穹隆。其他类型的良性囊肿也可见于中枢神经系统和周围的几个特定部位（表 6.2.1）。

此类囊肿不常见，仅占颅内肿瘤的 1%~2%。对于先天性病变，通常发病年龄为 20~50 岁。

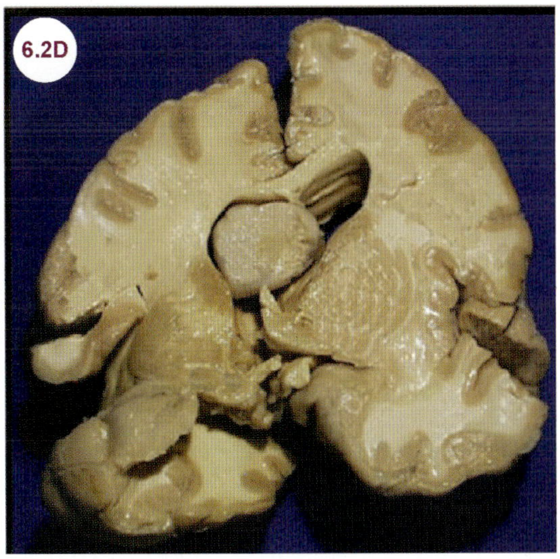

图 6.2D　胶样囊肿大体病理标本。

表 6.2.1　大脑和脊髓中线周围的囊肿

第三脑室胶样囊肿
鞍旁表皮样囊肿
颅频裂囊肿
桥小脑角区表皮样囊肿
小脑蚓部皮样囊肿
颈段室管膜囊肿
胸段椎管表皮样囊肿
腰段椎管神经肠源性囊肿
圆锥部皮样囊肿

临床表现

多为偶然发现且无任何临床症状。

也可出现头痛、视盘水肿和视力改变，或者脑积水和颅内压升高等临床表现。囊肿可形成球阀机制，造成脑脊液流经室间孔时短暂性梗阻。偶然情况下，如梗阻不能自行解除，颅内压突然升高可导致昏迷甚至死亡。

影像学表现和诊断

囊肿内含多种成分，包括脑脊液、黏液样物质、胆固醇、蛋白质及水样物质，导致其表现形式多种多样。根据囊肿内部具体的成分，相比脑脊液，在 MRI 上可表现为等信号或高信号。

增强后，有时会出现环形强化，可能是被牵拉的静脉结构，并不是实性强化。神经上皮囊肿可见于脑室系统内的任意区域，一般为偶然发现。

几乎所有胶样囊肿都发生在第三脑室前部，但是第三脑室后部、侧脑室或第四脑室极少见。第三脑室胶样囊肿可引起侧脑室扩张甚至脑积水。

表 6.2.2 列举了室间孔附近其他类型肿物，应与第三脑室胶样囊肿进行鉴别诊断。

从免疫组化谱看，胶样囊肿显示向内胚层分化的倾向，其壁内衬有柱状或立方上皮；胶样囊肿上皮内的杯状细胞分泌黏蛋白，可以用高碘酸-希夫-淀粉酶染色。

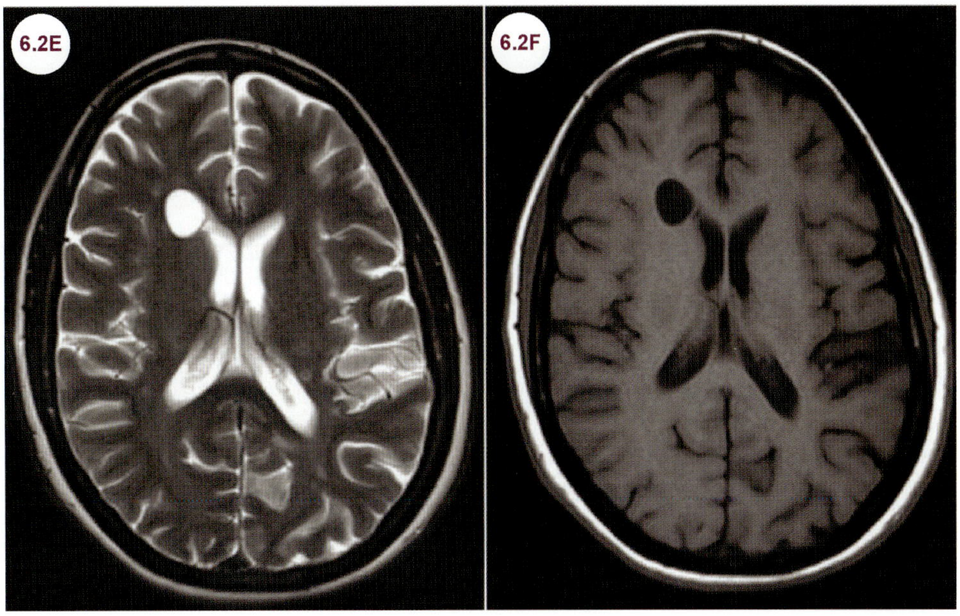

图 6.2E，F　轴位 T2WI 和 T1WI 示右侧脑室额角旁神经上皮囊肿。

表 6.2.2 室间孔附近其他类型肿物鉴别诊断

儿童	成人
室管膜下巨细胞型星形细胞瘤	动脉瘤
结节硬化伴室管膜下结节	囊虫囊肿
中枢神经细胞瘤	脑膜瘤
毛细胞星形细胞瘤	淋巴瘤
脉络丛乳头状瘤	脑室转移瘤
胶质瘤	胶质瘤
生殖细胞瘤	室管膜囊肿
颅咽管瘤	垂体腺瘤

治疗

尽管胶样囊肿是一种良性肿瘤，但由于其位于中线深部，外科手术具有挑战性。早期发现后彻底切除，预后良好。

与经胼胝体开颅术相比，内镜切除更加安全、有效。内镜切除手术时间短，住院时间短，而且感染率低于开颅术。但值得注意的是，许多患者经内镜切除后囊肿残留，还需要二次手术。

一小部分患者需要经胼胝体开颅术切除囊肿残留，以保证令人满意和持久的结果。

参考文献

1. Ravnik J, Bunc G, Grcar A, Zunic M, Velnar T. Colloid cysts of the third ventricle exhibit various clinical presentation: a review of three cases. *Bosn J Basic Med Sci*. August 2014;14(3):132–135.
2. Desai KI, Nadkarni TD, Muzumdar DP, Goel AH. Surgical management of colloid cyst of the third ventricle—a study of 105 cases. *Surg Neurol*. May 2002;57(5):295–302.
3. Kumar V, Behari S, Kumar Singh R, Jain M, Jaiswal AK, Jain VK. Pediatric colloid cysts of the third ventricle: management considerations. *Acta Neurochir (Wien)*. March 2010;152(3):451–461.
4. Abdou MS, Cohen AR. Endoscopic treatment of colloid cysts of the third ventricle. Technical note and review of the literature. *J Neurosurg*. 1998;89(6):1062–1068.

6.3 表皮样囊肿

病史

患者，女，40 岁，右侧面部疼痛，曾被诊断为右侧三叉神经痛。

诊断：表皮样囊肿

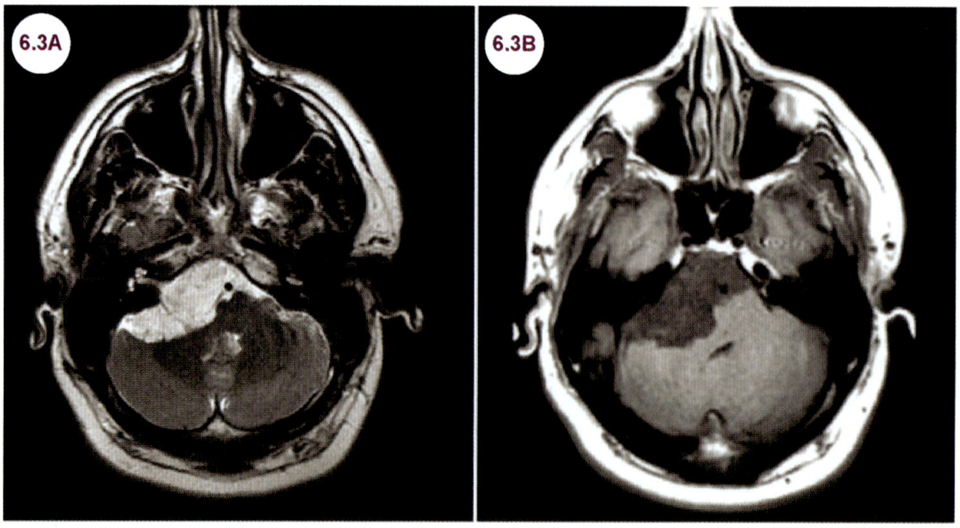

图 6.3A，B (A~D)轴位 T2WI、T1WI、DWI 和梯度回波成像显示右侧桥小脑角区囊性病变，DWI 显示扩散受限。(待续)

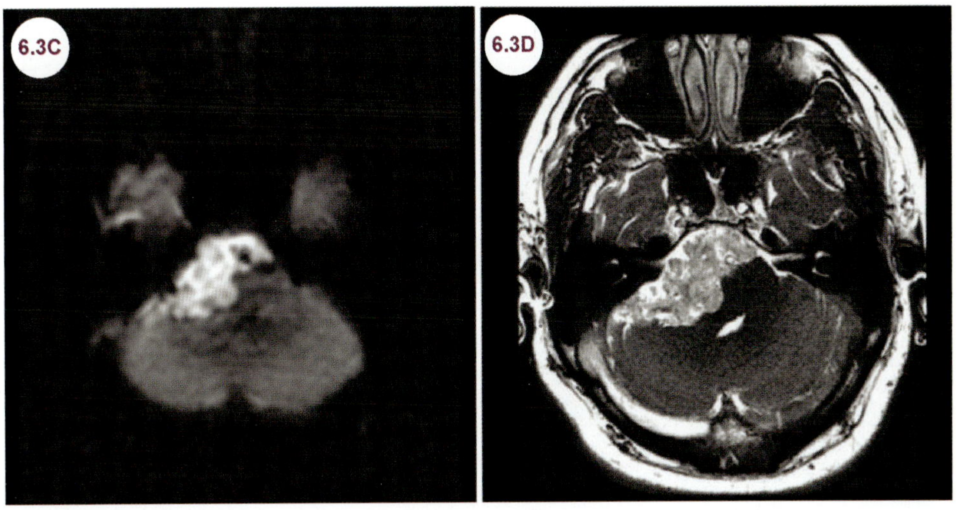

图 6.3(续)　C,D

概述

表皮样囊肿是颅内常见的先天性囊肿，常见于桥小脑角区、鞍旁、颅骨板障、松果体区或枕骨大孔区附近。

主要由胚胎残余的表皮细胞组成，囊肿中心是成熟表皮细胞，表皮细胞周期性角化脱落形成角蛋白和胆固醇结晶，也位于囊肿中心，增生性表皮细胞衬覆

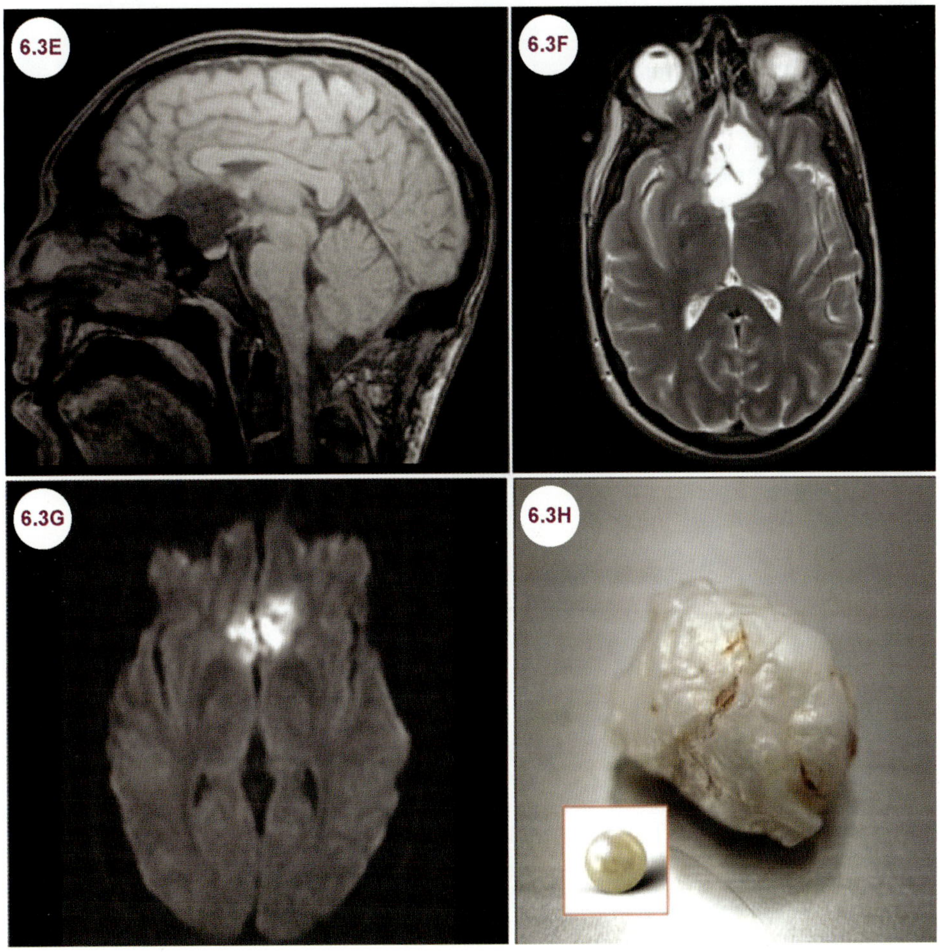

图 6.3E~H　(E~G)矢状位 T1WI、轴位 T2WI 示鞍上区囊性病变与脑脊液信号一致。DWI 示扩散受限。(H)表皮样囊肿的大体病理标本，这些囊肿被称为“珍珠瘤”(image credit Jensflorian)。

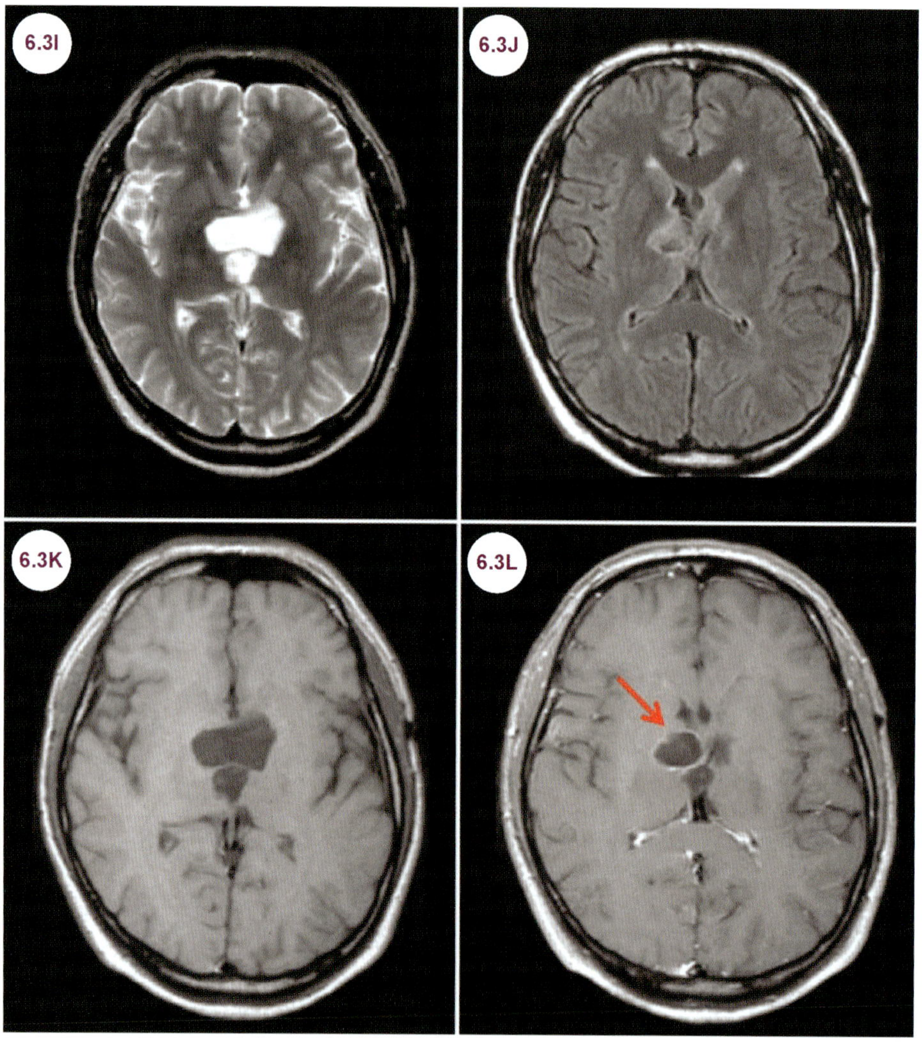

图 6.3I~L 轴位 T2WI、FLAIR，增强前后轴位 T1WI 显示中线区囊肿，与脑脊液相比呈等信号。增强后囊肿边缘强化（红色箭头）。

于囊肿周边。

病变罕见，在所有颅内肿瘤中比例在 1%以下。

临床表现

一般为偶然发现，但患者在 20 多岁或 30 多岁时可出现症状，如头痛、癫痫或病变对周围结构产生占位效应。

影像学表现和诊断

在 MRI 上，与脑脊液信号相等并扩散受限，增强后可能出现边缘薄壁环形强化。

病理上，大体外观呈光滑灰色，内部为易碎蜡样物质。根据外观可称其为“珍珠瘤”（图 6.3H），在显微镜下，复层鳞状上皮排列在囊肿周边。

表皮样囊肿表现近似蛛网膜囊肿，但其边缘呈锯齿状，而蛛网膜囊肿边界光滑且扩散不受限。

治疗

有症状的囊肿可手术切除。

参考文献

1. Hu XY, Hu CH, Fang XM, Cui L, Zhang QH. Intraparenchymal epidermoid cysts in the brain: diagnostic value of MR diffusion-weighted imaging. *Clin Radiol*. July 2008;63(7): 813–818.
2. Krass J, Hahn Y, Karami K, Babu S, Pieper DR. Endoscopic assisted resection of prepontine epidermoid cysts. *J Neurol Surg A Cent Eur Neurosurg*. March 2014;75(2):120–125.

6.4 皮样囊肿破裂

病史

患者,女,30 岁,突发剧烈头痛。

诊断:皮样囊肿破裂

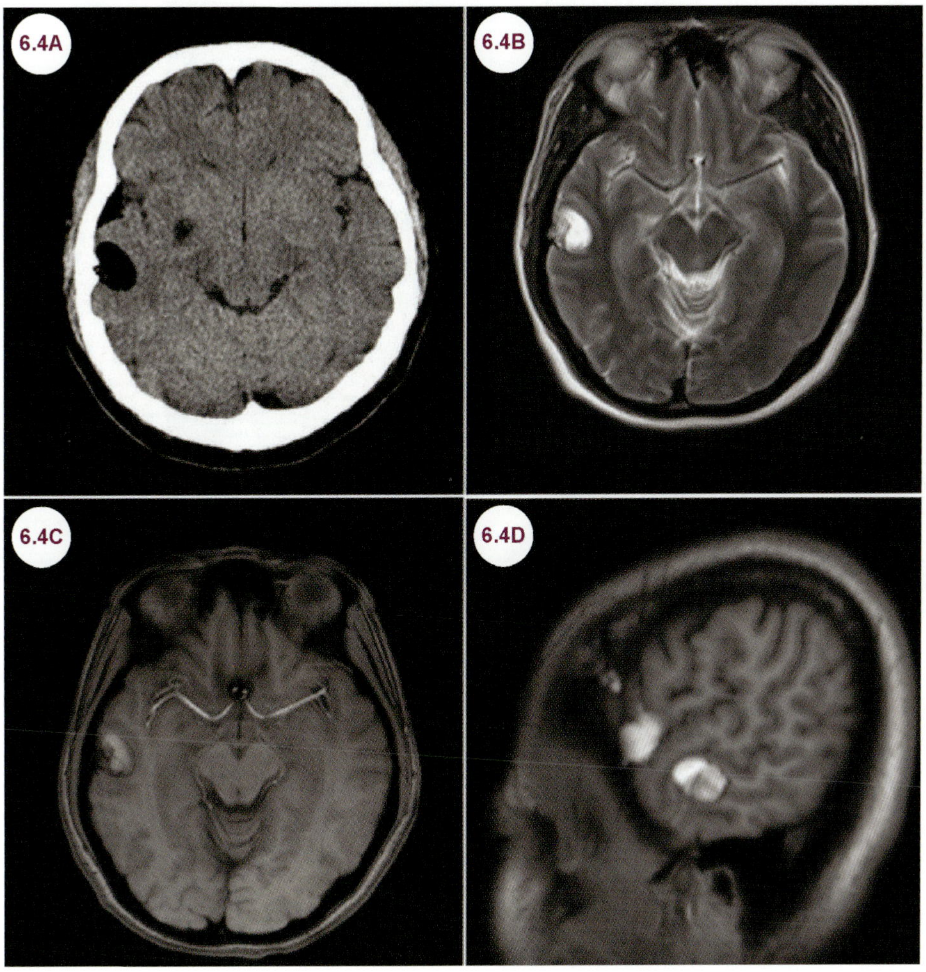

图 6.4A~D 轴位 CT、T2WI 与轴位、矢状位增强 T1WI 示右颞叶两个低密度、高信号的脑外球形肿块。所有序列上,病变呈脂肪信号,符合皮样囊肿破裂。

概述

皮样囊肿为先天性病变,起源于神经管闭合时卷入中枢神经系统的胚胎表皮残余物。皮样囊肿和表皮样囊肿都内衬复层鳞状上皮。皮样囊肿由真皮组成,包括毛囊、汗腺、皮脂腺和表皮。表皮样囊肿主要由脱落的鳞状上皮细胞组成。

少见,在所有颅内肿瘤中的比例在 0.5%以下。

一般为偶然发现,出现症状多见于 30 岁之前。

临床表现

常发生于桥小脑角区或大脑的中线区域，包括第四脑室。也常见于腰骶段脊髓，患者表现为脊髓病和马尾综合征。

囊肿可逐渐增大，压迫邻近组织而出现临床症

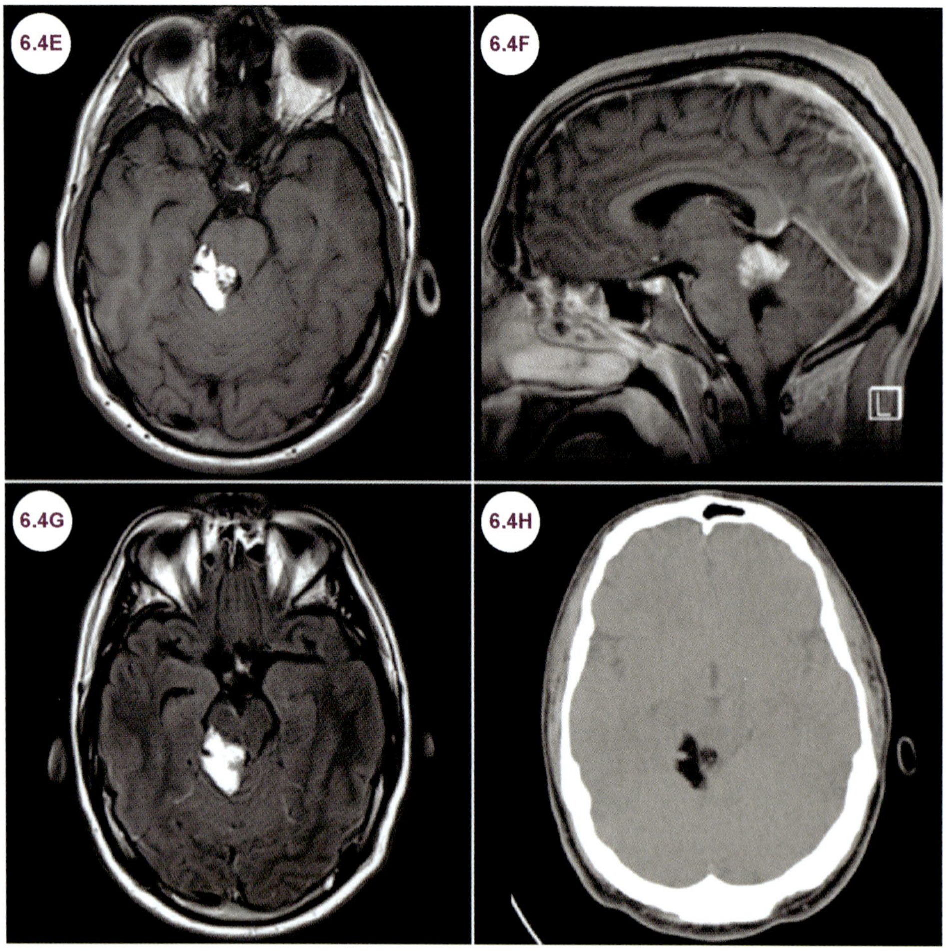

图 6.4E~H 轴位平扫 T1WI、矢状位增强 T1WI、轴位 FLAIR 和轴位 CT 图像显示在右后外侧中脑池后外侧部病灶，表现为高信号、低密度病变。

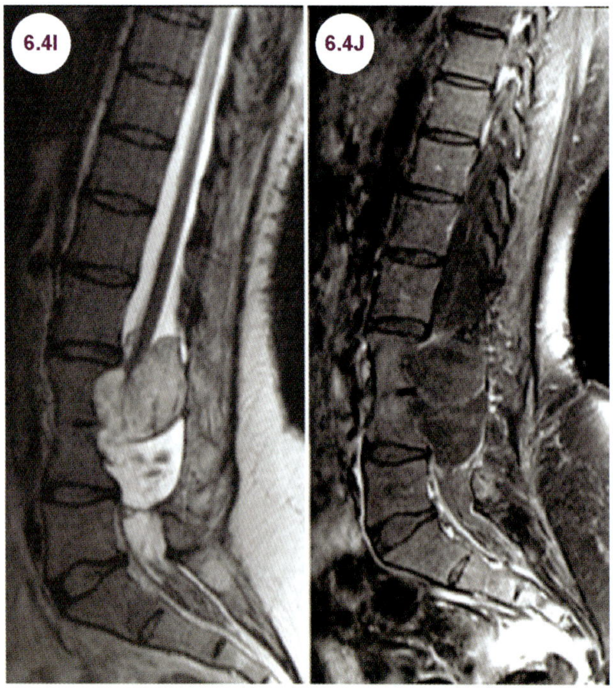

图 6.4I，J 矢状位 T2WI 和脂肪抑制增强 T1WI 示髓外硬膜下不均质肿块，包绕脊髓圆锥并蔓延至腰段椎管，肿块下部信号与脑脊液相似。

状。重要的是，它们可能会侵袭蛛网膜下隙或脑室，引起化学性脑膜炎，从而引发剧烈头痛和脑膜刺激征，血管痉挛和缺血会导致显著的致死率。

影像学表现和诊断

CT 上，皮样囊肿密度接近于脑脊液，钙化较常见。平扫 T1WI 呈高信号，增强不强化。若囊肿破裂引起化学性脑膜炎，可能出现软脑膜强化。T2WI 信号表现多样。

治疗

有症状的囊肿可手术切除，预后良好。

参考文献

1. Esquenazi Y, Kerr K, Bhattacharjee MB, Tandon N. Traumatic rupture of an intracranial dermoid cyst: Case report and literature review. *Surg Neurol Int*. June 2013;4:80.
2. Zhang Y, Cheng JL, Zhang L, et al. Magnetic resonance imaging of ruptured spinal dermoid tumors with spread of fatty droplets in the central spinal canal and/or spinal subarachnoidal space. *J Neuroimaging*. January 2013;23(1):71–74.

（白玉萍　张静 译）

第 7 章 脱髓鞘性疾病

7.1 多发性硬化

病史

患者,女,30 岁,复视伴共济失调。3 年前曾左眼失明两周。查体示轻度共济失调、反射活跃、水平和垂直性眼球震颤。

诊断:多发性硬化

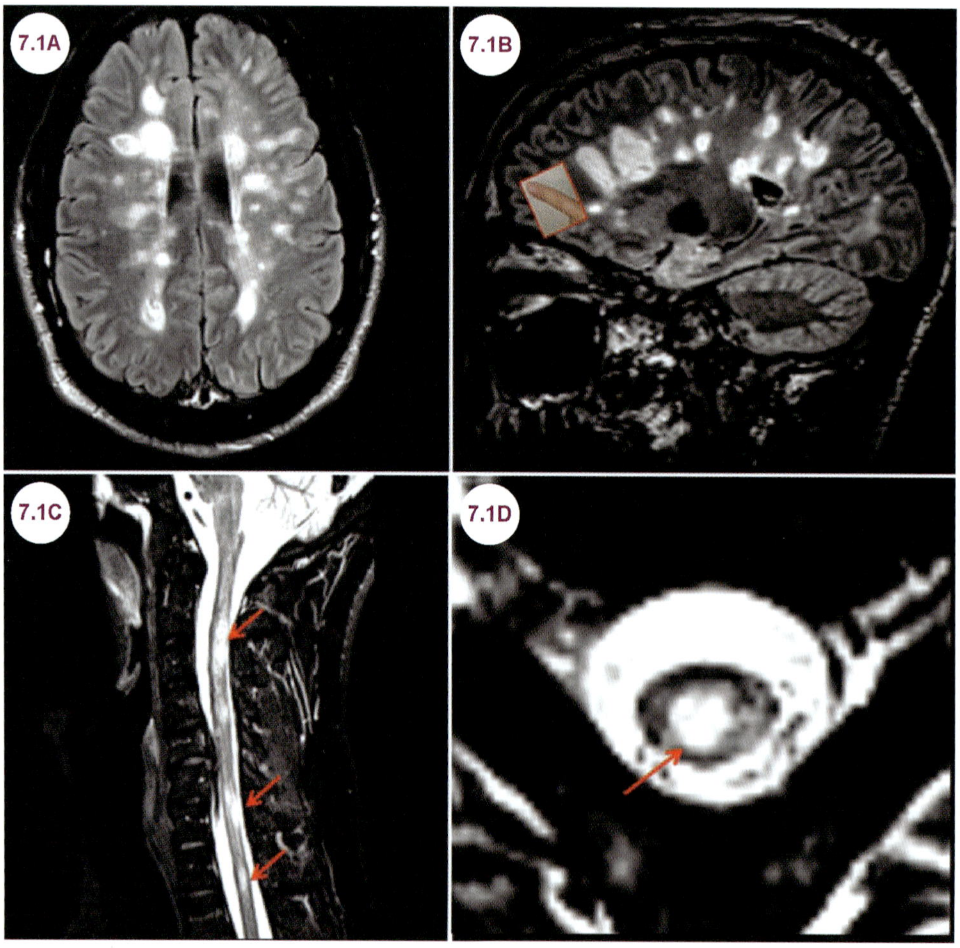

图 7.1A~D (A,B)轴位和矢状位 FLAIR 图像显示"Dawson 手指"征,表现为脑室周围多发椭圆形病变。(C,D)矢状位 STIR 和轴位 T2WI 显示颈髓和脑干多发脱髓鞘斑块(红色箭头)。

概述

多发性硬化(MS)是一种免疫介导的中枢神经系统的脱髓鞘性疾病。在美国,MS 患者约有 40 万例,比例约为 1:750。除外伤以外,MS 是年轻患者发生中枢神经系统障碍的主要原因。

最初认为 MS 是脱髓鞘疾病,髓鞘是免疫反应的靶点。尽管如此,脱髓鞘仅反映了 MS 中的一部分病理学改变。脱髓鞘后的轴索丧失被认为是 MS 患者永久性功能丧失的主要原因。

MS 的病因不明,可能与某些病毒感染、维生素 D 摄入量低、遗传学等相关,发病率随纬度增加。目前虽然已经鉴定了 100 多种与免疫功能相关的基因变体,但其中 HLA-DR2 基因与 MS 的相关性最为显著。吸烟是造成 MS 的唯一明确诱因。

通常 MS 的好发年龄为 20~40 岁,60 岁以上或者 10 岁以下人群很少患病。女性发病人数是男性的两倍以上。MS 在高加索人中更常见。虽然这种疾病在非裔美国人中较少见,但该人群如果发病往往症状更严重。

临床表现

感觉障碍是 MS 最常见的表现,其次是运动障碍和视神经炎。复视、眩晕、共济失调和肠/膀胱功能障碍是少见的首发症状。精神障碍和失语症罕见。

MS 是一种复发-缓解性疾病,85%的患者具有复发-缓解的临床特点(RRMS),即患者出现神经症状,随后缓解。神经功能障碍发作数小时至数天不等,可表现为复发、突发、发作或恶化。虽然大多数患者恢复较好,但疾病发作也可能具有严重破坏性。有时候,如果不进行治疗,特别是病变累及脑干或脊髓,疾病发作可能会使人虚弱。在严重恶化期间,髓磷脂的炎性损伤也会损害下方的轴索,这可能导致恢复不良和永久性功能障碍。大部分功能障碍的进展与疾病的发作相关,而且在疾病发作后,患者仍可能存在功能障碍。

随着时间的推移,RRMS 患者步入继发进展期[继发进展型 MS(SPMS)],功能障碍逐渐加重,而且无明显复发。

约 10%的患者发病时就表现为持续进展性改变,没有明显复发过程,被称为原发进展型 MS(PPMS)。与 RRMS 不同,PPMS 没有明显性别差异,但老年人更易患病。某些表现,如视神经炎,在 RRMS 中常见,而在 PPMS 中少见;增强 MRI 提示,与 RRMS 相比,活动性炎症的病灶在 PPMS 中同样少见。一般来说,与 RRMS 患者相比,PPMS 患者功能障碍加重的速度更快,但也有例外。

MS 造成的功能障碍有很大的差异性。大约 33%的患者生活不受影响,大约 33%的患者出现体力活动受限,但日常活动不受影响,33%的患者出现严重功能障碍,不能独立生活。MS 很少致命,但是症状严重的患者的预期寿命可能轻度缩短。

影像学表现和诊断

典型的脑内病变表现为 T2WI/FLAIR 上卵圆形

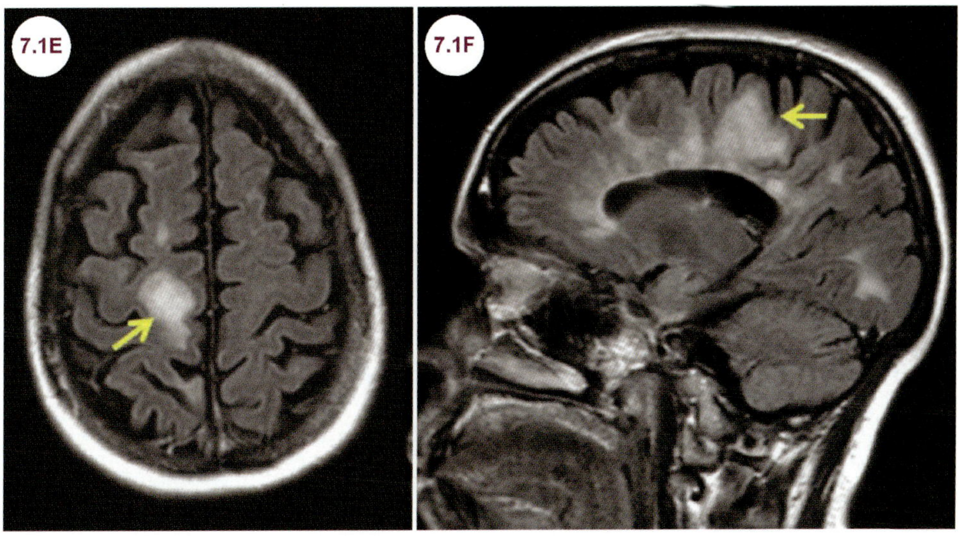

图 7.1E,F 轴位和矢状位 FLAIR 图像示一个较大的皮质旁病变(黄色箭头)。

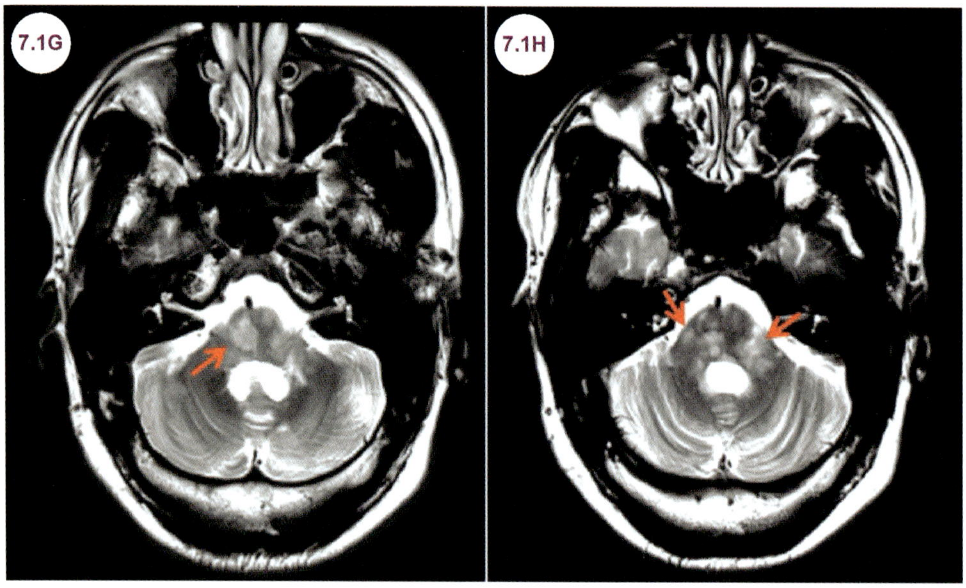

图 7.1G,H MS 患者,轴位 T2WI 显示脑干和小脑(红色箭头)多个病灶。

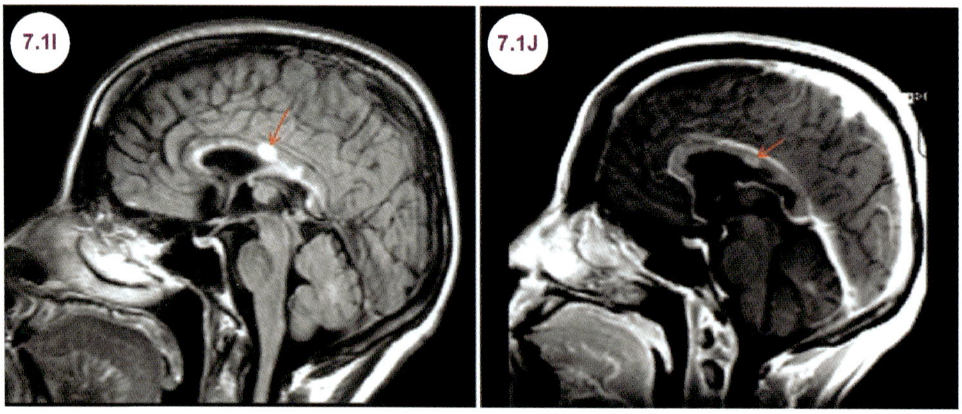

图 7.1I,J 矢状位 FLAIR 和矢状位增强 T1WI 示病变贯穿胼胝体,其中最大的是强化病灶(红色箭头)。

高信号,沿脑室周围呈放射状、离心性分布。这些脑室周围病变被称为“Dawson 手指”征,在矢状位 FLAIR 上显示最佳。每次患者经历临床复发后,MRI 图像上显示的病灶数量是之前的 5~10 倍。

皮质周围皮质旁病变。

幕下病变发生在脑干和小脑,在 T2WI 上显示最佳。

胼胝体的病变是 MS 的典型特征,尽管它们不是 MS 诊断标准的一部分,但是这些病变在矢状位 FLAIR 上显示最佳。

显著的脑萎缩是疾病进展期的一个典型特征,然而,即使在 MS 早期,也有一定程度的脑萎缩。

脊髓损伤可导致显著肢体无力、感觉和肠/膀胱功能障碍。然而脑实质病变通常无明显临床症状,这点在脊髓病变中并不常见。与脑内病变相似,MS 在脊髓内表现为白质散在多发病灶,并随着时间推移,具有融合倾向。在轴位图像上,这些病变一般位于脊髓的外围。

活动性炎性病灶增强扫描强化。增强模式包括结节状强化、环状强化、马蹄样强化(马蹄的开口通常指向皮质方向)。在活动性病变周围可有水肿,在 T2WI 上显示最佳。

在脊髓内的活动性炎性病变同样可见强化。

除了增强,MS 活动性病灶还表现为扩散受限。

陈旧性病变意味着不可逆性脱髓鞘和轴索损伤,在 T1WI 上呈低信号,呈“黑洞”样改变。

有些患者出现大面积的脱髓鞘改变,称为肿瘤样病变。患者可出现失语、视野缺损、认知和人格改变,以及忽略综合征、无力、感觉障碍。MS 患者的临床症状和影像学表现易与肿瘤和脓肿相混淆,准确

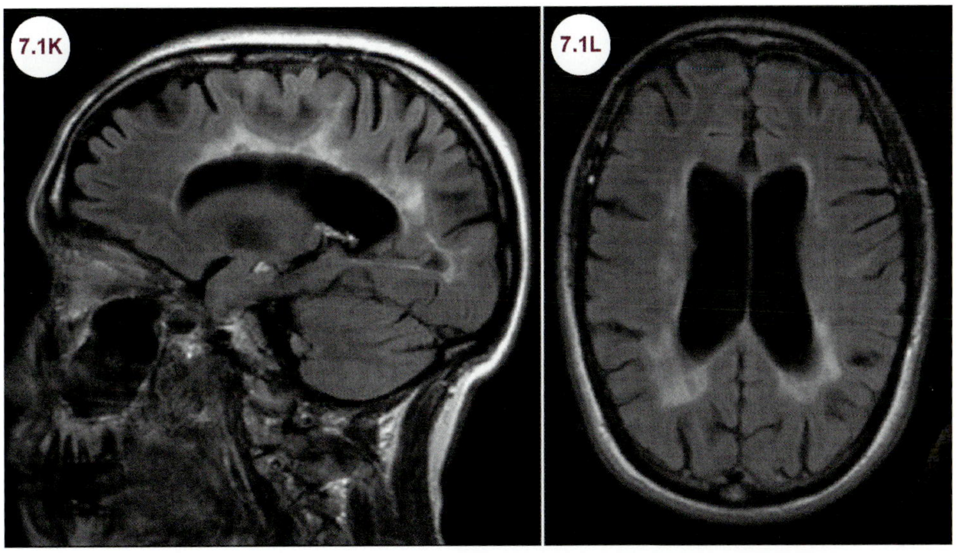

图 7.1K,L 矢状位和轴位 FLAIR 图像示晚期 MS 患者脑萎缩和脑室扩大。

诊断需行活检。

CT 扫描对于鉴别肿瘤样脱髓鞘和肿瘤有帮助,脱髓鞘病变表现为低密度,而肿瘤病变由于细胞密度增加,表现为高密度。

有时,MS 肿瘤样病变可呈靶样或洋葱样,表现为脱髓鞘环与相对保存正常的髓鞘环交替出现,被称作“Balo”征,即“同心圆硬化”征,这一影像征象与 MS 暴发性发作时的非典型临床表现(行为改变、失语、头痛和癫痫)相关,而且病程更为迅速。

MS 的诊断要求患者存在两次不同部位病灶引起的中枢神经系统功能障碍,其间隔时间至少为 30 天。或者,虽然只有一次复发,但 MRI 显示病灶存在时间和空间上播散证据。一些患者仅有一次疾病发作,但不符合 MS 诊断标准的被称为临床孤立综合征(CIS),而偶然发现的符合 MS 影像特征的患者被称为放射学孤立综合征(RIS)。MS 诊断标准如下。

空间播散性(DIS):

- 在 T2WI 上,中枢神经系统 4 个典型区域(侧脑室周围、近皮质、幕下和脊髓)中至少 2 个区域存有一个以上病灶。
- 诊断 DIS 不要求钆增强病灶。

时间播散性:

- 在 MRI 复查时,参考基线扫描存在 T2WI 上新发病灶和(或)钆增强病灶。
- 任何时间同时存在无症状的 Gd 增强与非增强病灶。

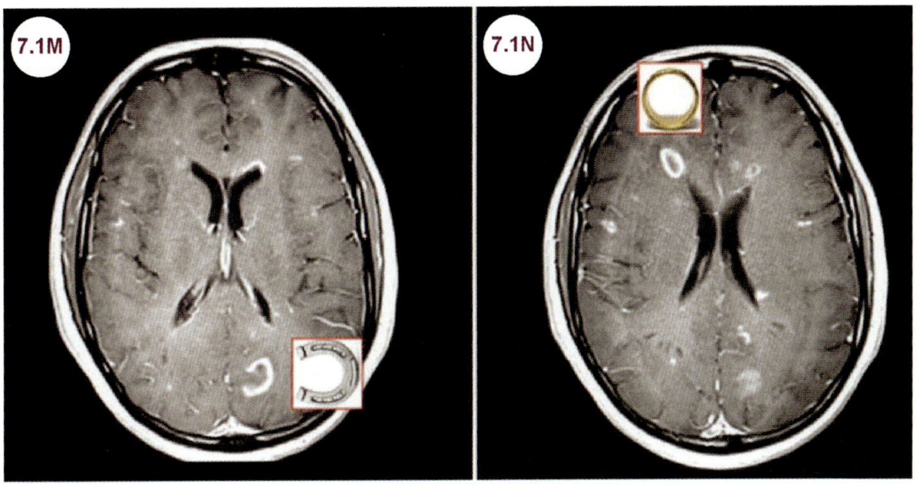

图 7.1M,N 轴位增强 T1WI 示多发强化病灶,包括结节状强化、环形强化和马蹄形强化。

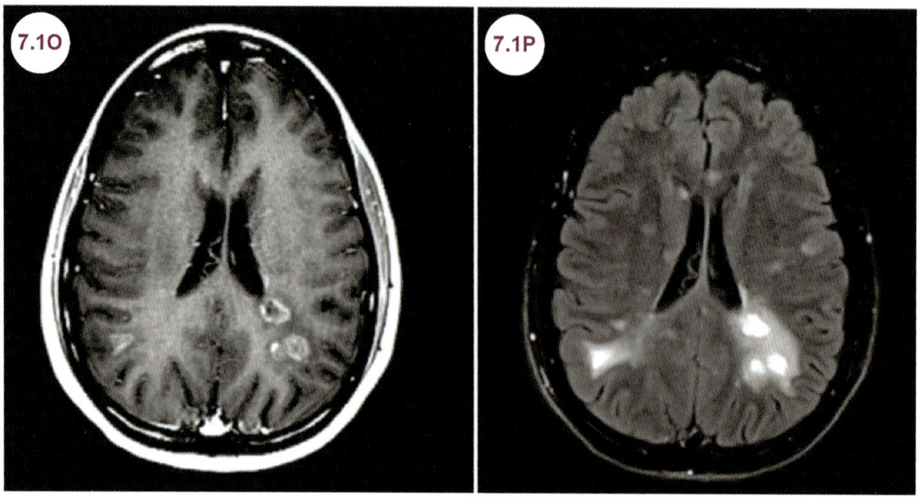

图 7.1O,P 轴位 FLAIR 图像示病灶周围水肿。

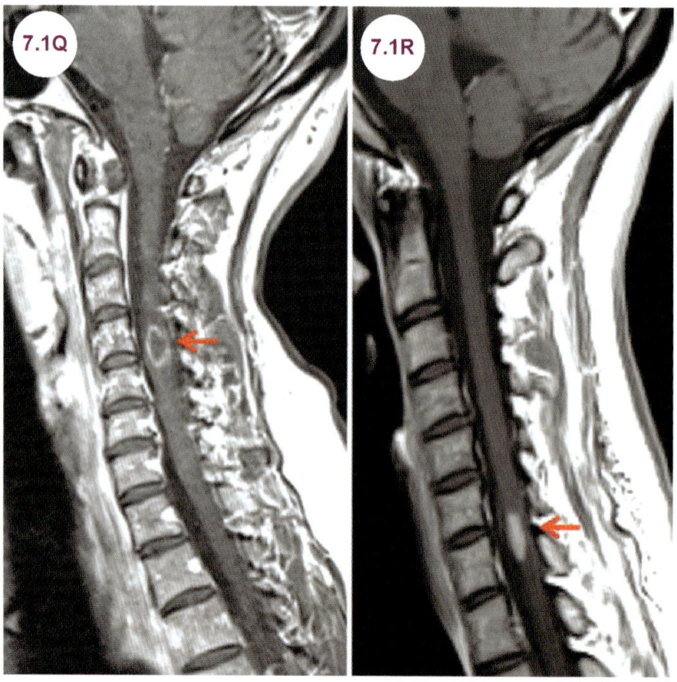

图 7.1Q,R 矢状位增强 T1WI 示 MS 患者脊髓内强化病变(红色箭头)。与脑内病变类似,病变呈环形或者结节状强化。

治疗

复发的治疗

静脉注射类固醇激素。通常疗程为 5 天,静脉注射甲泼尼龙 1g/d。促肾上腺皮质激素可以用作类固醇激素的备用药品。症状严重的患者可以行血浆置换治疗。

治疗加快了患者疾病发作后恢复的速度,并且在患者首次发作后,降低了 MS 在之后两年进展的可能性。然而,使用类固醇激素对疾病进程没有明确的长期影响。

疾病调节治疗

RRMS 的疾病调节治疗：注射药物包括 β-干扰素和醋酸格拉替雷,口服药物包括芬戈莫德、特立氟胺、富马酸二甲酯、单克隆抗体、那他珠单抗、阿仑单抗和化疗剂米托蒽醌。这些药物对治疗疾病复发都有一定效果,但除了米托蒽醌以外,其他药物对疾病进展期没有明显效果。

传统一线治疗药物包括 β-干扰素和醋酸格拉替雷。与安慰剂相比,它们降低了约 30%的复发率,减少了 MRI 新发病灶数量,减缓了功能障碍的进展。这些

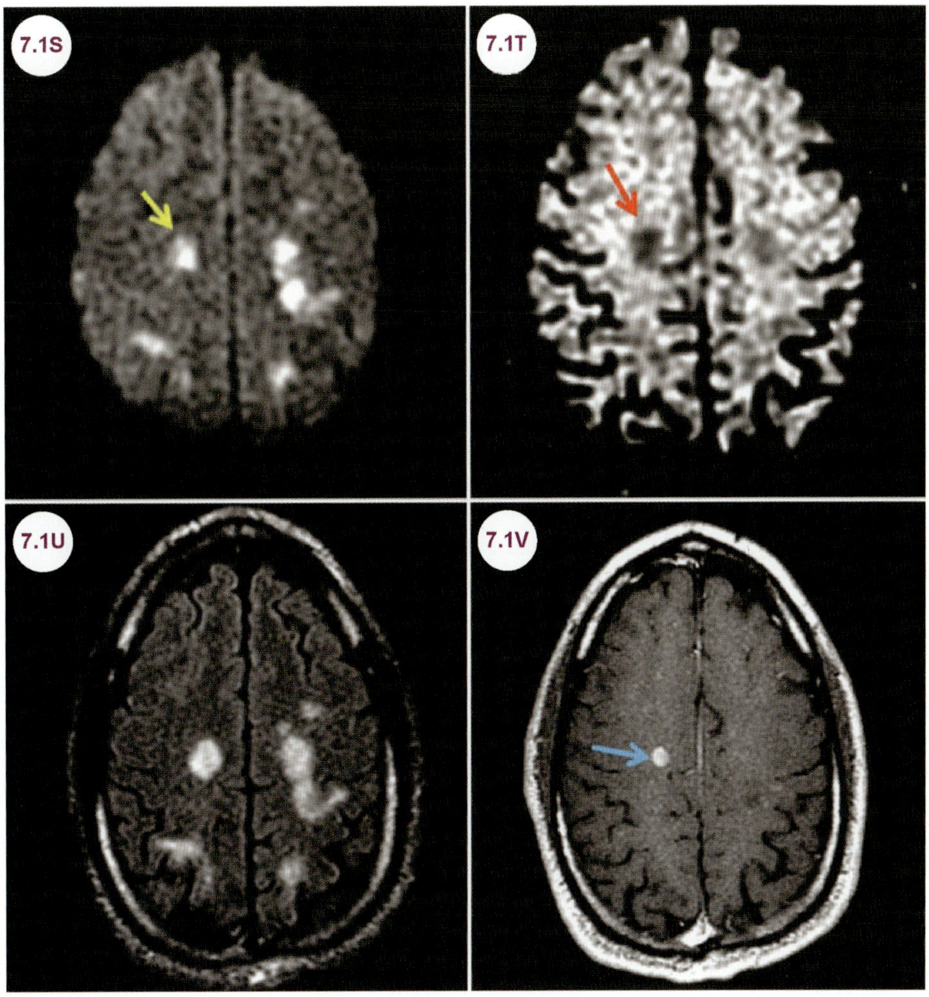

图 7.1S~V　(S,T)轴位 DWI 和 ADC 图显示了一个弥散受限区域(黄色箭头和红色箭头),即活动性斑块。(U,V)轴位 FLAIR 和增强 T1WI 示 MS 典型的其他病变和强化的活动性病变(蓝色箭头)。

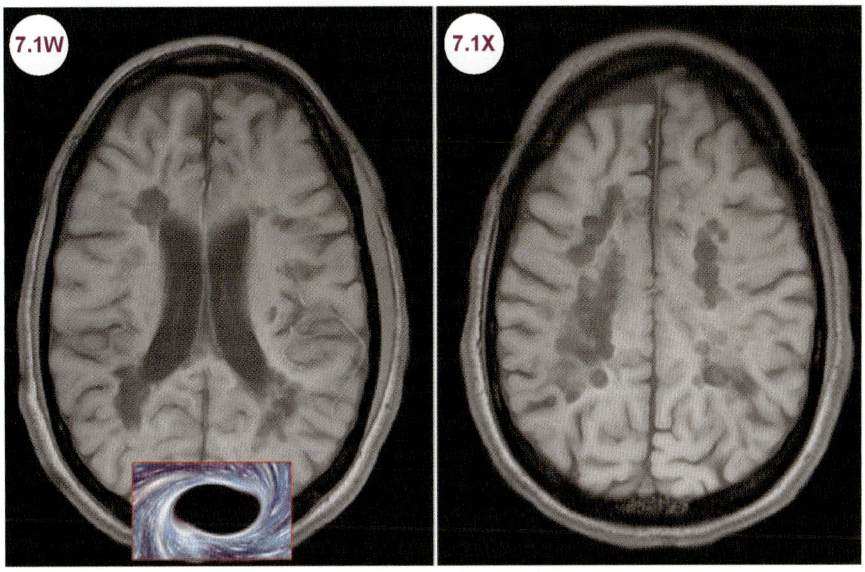

图 7.1W,X　进展期 MS 患者的轴位 T1WI 显示了多个“黑洞”。

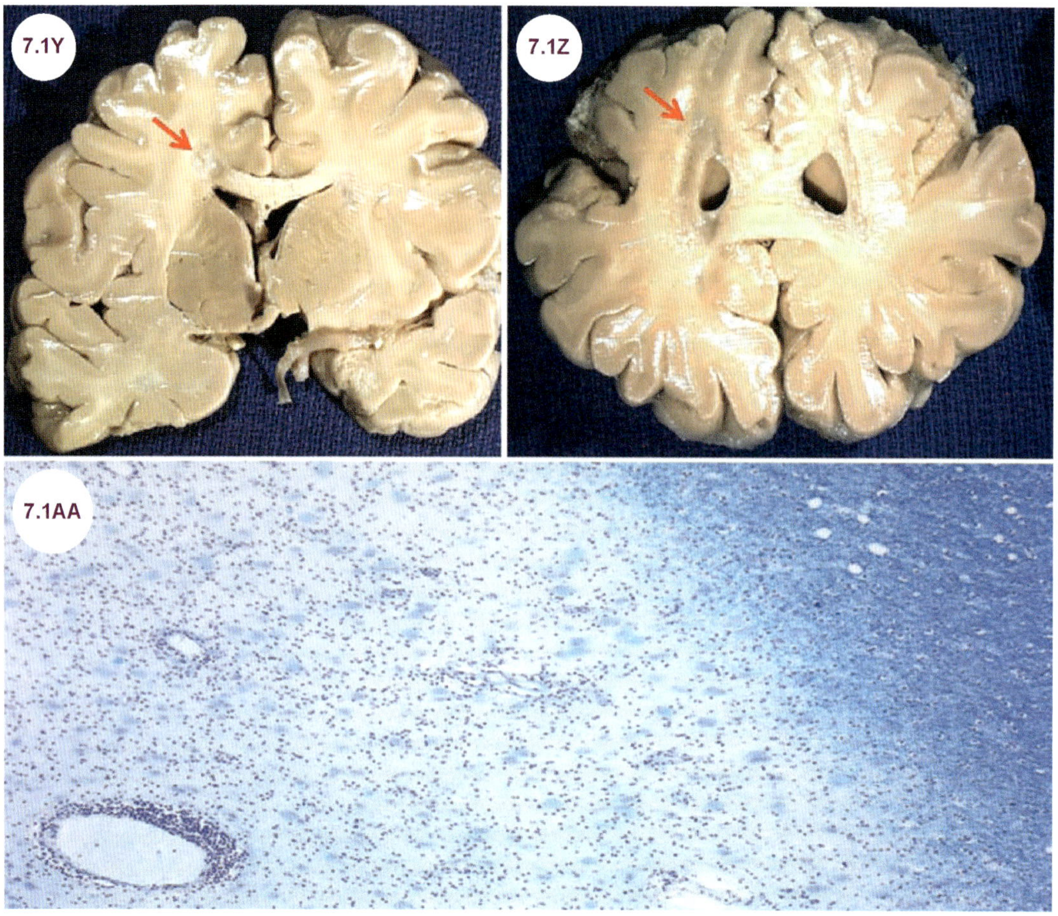

图 7.1Y~AA MS 病理标本。红色箭头指向脑室周围白质脱髓鞘的大体标本(image credit Roberta J. Seidman, MD)。Klüver-Barrera 染色显示 MS 脊髓损伤患者经典的边界清晰的脱髓鞘斑块(image credit Marvin101)。

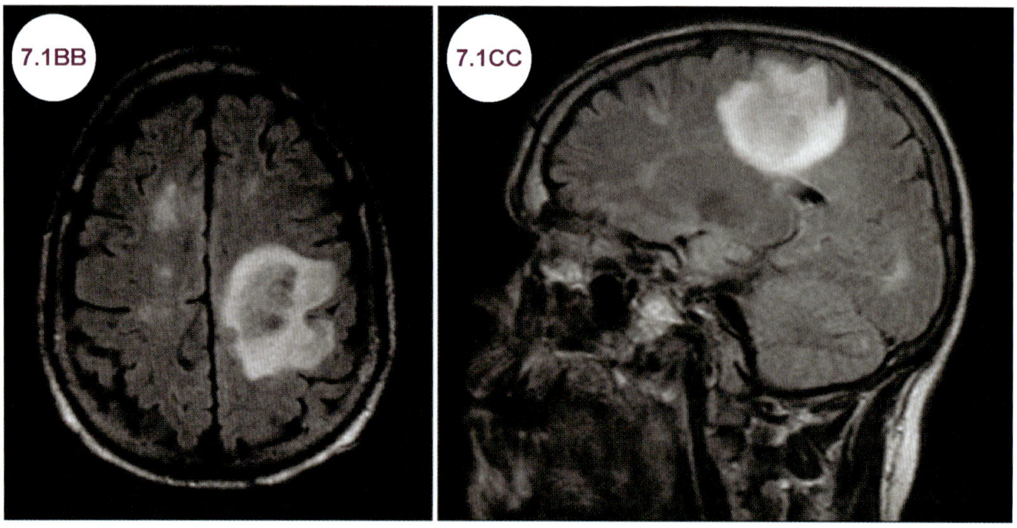

图 7.1BB,CC 轴位和矢状位 FLAIR 图像示左侧额叶内瘤样脱髓鞘斑块。病灶位于白质内,并有轻度占位效应。图像显示其他典型 MS 病灶位于右额叶。

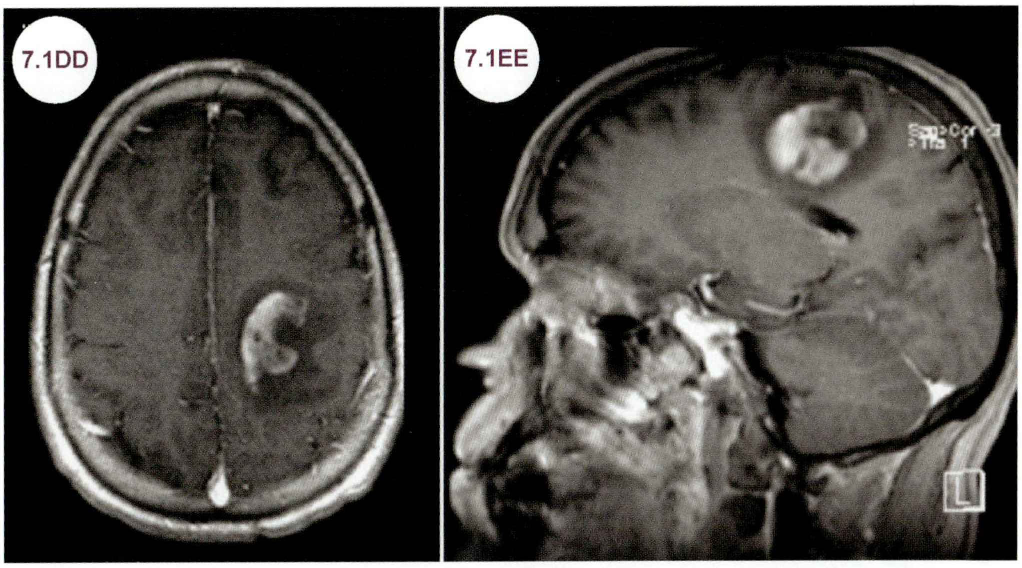

图 7.1DD,EE　轴位和矢状位增强 T1WI 示左侧后额叶后部肿瘤样脱髓鞘斑块呈不均匀强化。

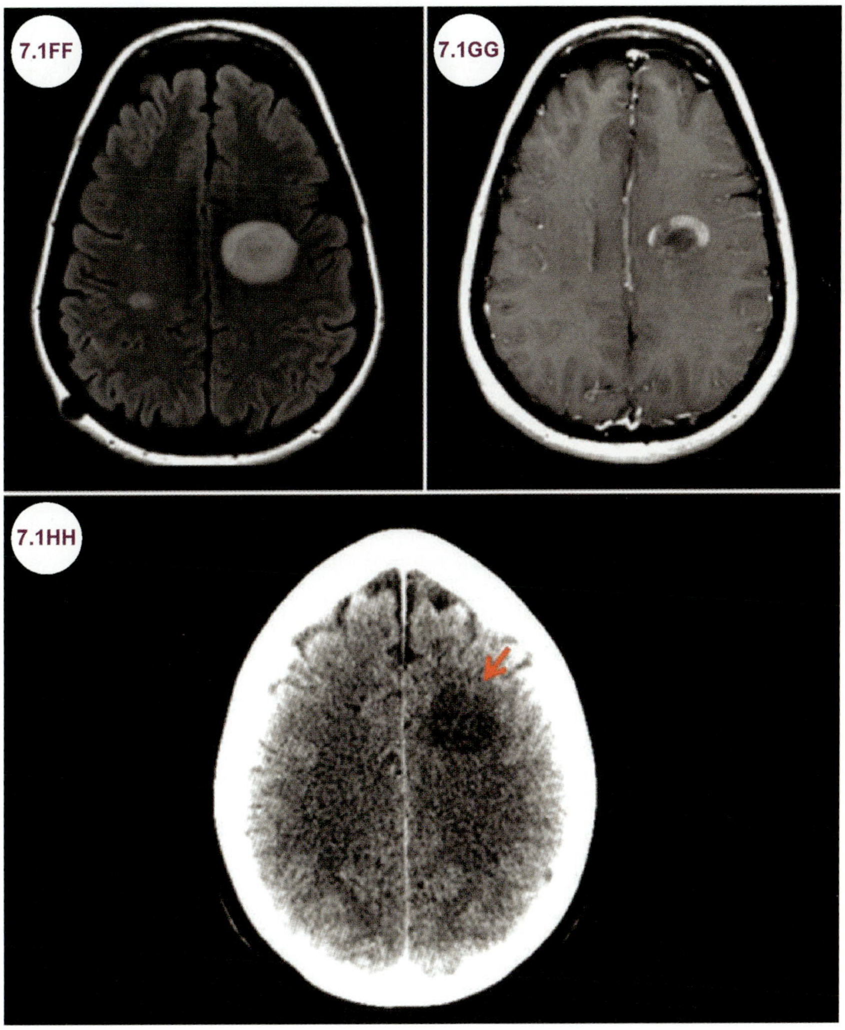

图 7.1FF~HH　(FF,GG)轴位 FLAIR 和增强 T1WI 示左侧额叶一个较大的脱髓鞘斑块且有不完整的、边缘强化。(HH)轴位 CT 示病变为低密度(红色箭头)。

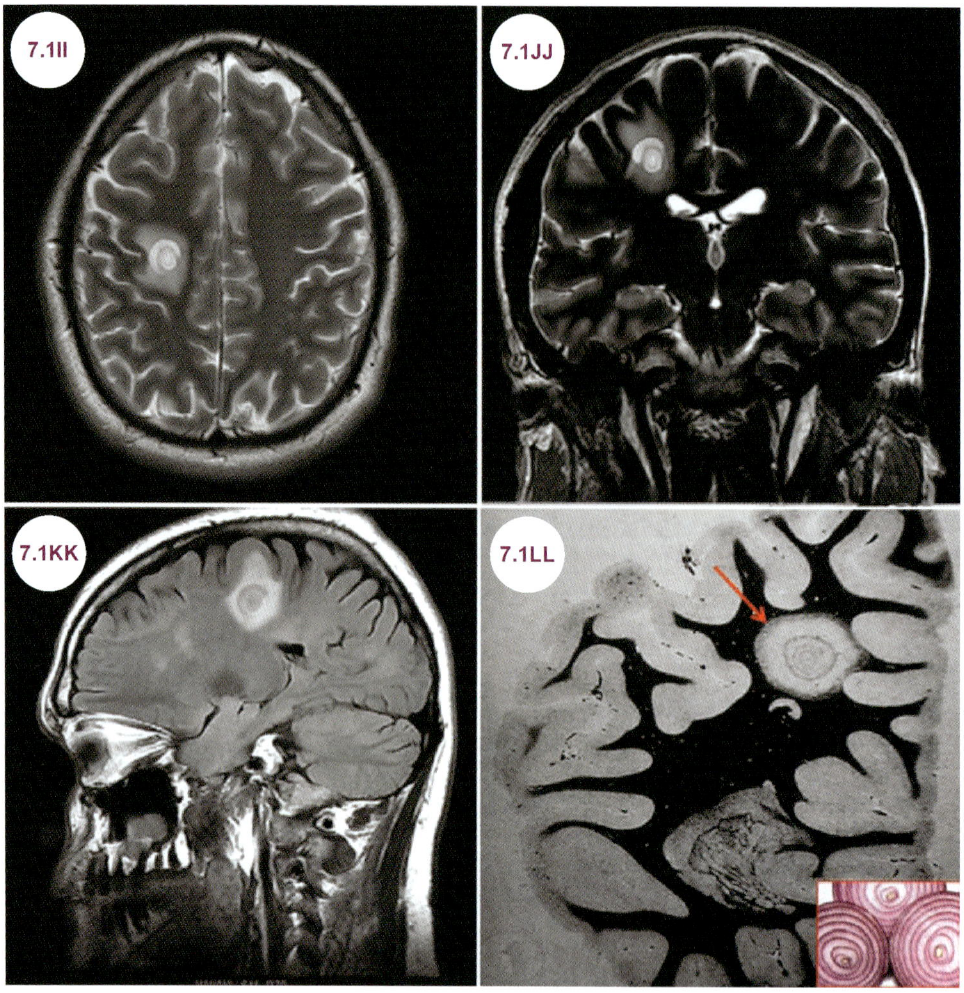

图 7.1II~LL 轴位和冠状位 T2WI 和矢状位 FLAIR 图像示在左侧额叶的“同心圆硬化”征，以及组织学标本具有“洋葱环”样脱髓鞘病灶。[Source:Khonsari RH, Calvez V. The origins of concentric demyelination: self-organization in the human brain. *PLoS One*. 2007;2(1):e150.]

都是有多年临床经验支持且非常安全的药物。然而，它们都是注射制剂，对于许多患者来说很难忍受。干扰素会引起流感样症状，而醋酸格拉替雷的副作用与局部注射反应相关，长时间使用者可引起脂肪萎缩，即“针疲劳”。

口服剂包括芬戈莫德、特立氟胺、富马酸二甲酯。

芬戈莫德，丸剂，每天一次。其作为 1-磷酸鞘氨醇受体调节剂阻碍淋巴细胞从淋巴结游出。在一项平行对照试验中发现，芬戈莫德效果优于肌内注射干扰素。首次给药过程中，可能会引起可逆性黄斑水肿和短暂性心动过缓。目前已经有 3 例进行性多灶性白质脑病(PML)患者应用芬戈莫德后死于水痘带状疱疹病毒感染。考虑到目前已经有 135 000 例患者服用这种药物，总感染率似乎并不高。已经有妊娠女性服用芬戈莫德出现胎儿畸形的病例报道。因此，应建议所有育龄期女性在用药时采取有效的避孕措施。

特立氟胺通过选择性、可逆性抑制二氢乳酸脱氢酶、线粒体酶参与的嘧啶从头合成途径，从而阻止了 T、B 淋巴细胞的增殖和活化。在临床试验中，与安慰剂相比，使用特立氟胺降低了 30%~40%的复发率。由于目前并没有严重副作用出现，所以它被归为妊娠女性危险等级中的 X 级。

富马酸二甲酯，丸剂，每天两次。在欧洲，其已经应用于银屑病治疗几十年了，2013 年美国批准其用于 MS 的治疗。超过 17 万例患者服用过这种药。银屑病治疗过程中，已经有一些 PML 的病例报道，而对于 MS 治疗，目前已出现 4 例 PML 报道。显著、持续的白细胞减少似乎是 PML 的一项危险因素。经常会导致肠胃不适、潮红，虽然随着时间的推移，这些症状会减轻，但很多患者不能忍受。

那他珠单抗是一种阻碍淋巴细胞穿过血脑屏障的单克隆抗体。每月注射一次，比肌内注射 β–干扰素更有效，可以降低 66%的复发率。它可以导致 PML，目前 MS 患者死亡人数已经接近 100 例。JC 病毒的抗体检测试验已经可以实施，那些没有 JC 病毒抗体的患者由于并发 PML 的危险性很低(低于 1:10 000)，服用那他珠单抗是可行的。抗体水平升高的患者经过两年的治疗后，并发 PML 的危险性超过 1%。在应用那他珠单抗前应用免疫抑制治疗会导致患病风险加倍，必须仔细权衡利弊。

阿仑单抗是针对 CD52 的单克隆抗体(免疫细胞表面的一种蛋白质)，在其他治疗方法无效时，可用于慢性 B 淋巴细胞白血病的治疗。静脉注射首次治疗量为 5 天，之后每年 3 天。阿仑单抗最常见的副作用是自身免疫反应，其中最严重的是免疫性血小板减少性紫癜(ITP)。一项研究证实它可以导致致命性颅内出血，因此患者必须在最后一次给药后的 48 个月内的每个月进行实验室检查。

对症治疗

MS 患者同样涉及伴随疾病本身的身体、认知、精神和社会技能障碍的治疗。

参考文献

1. Oreja-Guevara C. Overview of magnetic resonance imaging for management of relapsing-remitting multiple sclerosis in every-day practice. *Eur J Neurol*. October 2015;22(Suppl. 2):22–27.
2. Milo R, Miller A. Revised diagnostic criteria of multiple sclerosis. *Autoimmun Rev*. April–May 2014;13(4–5):518–524.
3. Wingerchuk DM, Carter JL. Multiple sclerosis: current and emerging disease-modifying therapies and treatment strategies. *Mayo Clin Proc*. February 2014;89(2):225–240.
4. Cross AH, Naismith RT. Established and novel disease-modifying treatments in multiple sclerosis. *J Intern Med*. April 2014;275(4):350–363.
5. Feinstein A, Freeman J, Lo AC. Treatment of progressive multiple sclerosis: what works, what does not, and what is needed. *Lancet Neurol*. February 2015;14(2):194–207.
6. Ben-Zacharia AB. Therapeutics for multiple sclerosis symptoms. *Mt Sinai J Med*. March–April 2011;78(2):176–191.
7. Khonsari RH, Calvez V. The origins of concentric demyelination: self-organization in the human brain. *PLoS One*. 2007;2(1):e150.

7.2 视神经炎

病史

患者，女，29 岁，视力模糊、左眼疼痛 3 天。

诊断：视神经炎

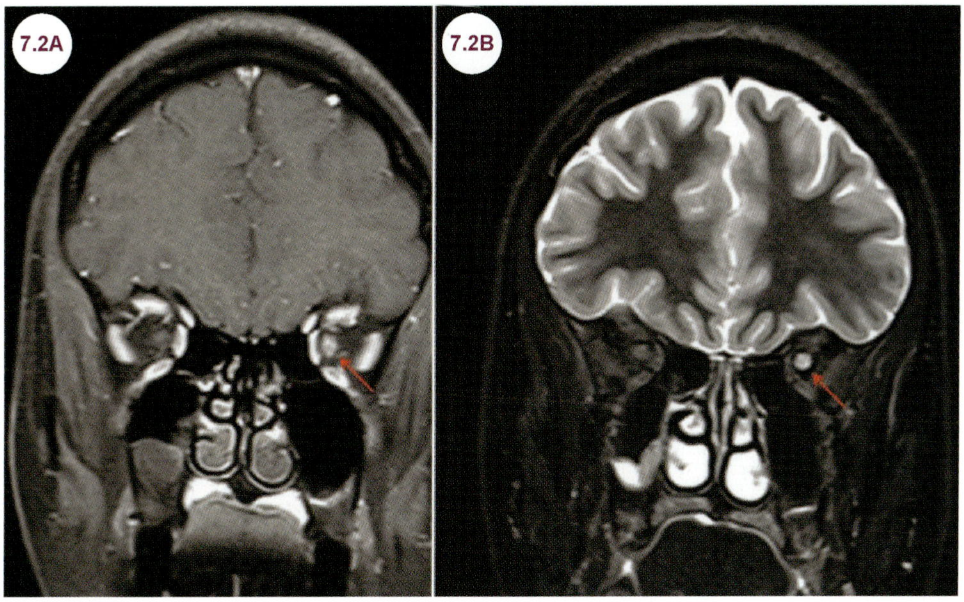

图 7.2A，B 冠状位脂肪抑制 T1WI 及 T2WI 示左侧视神经强化、高信号(红色箭头)。

概述

视神经炎(ON)是一种发生在视神经的炎性脱髓鞘疾病,青年人群好发,最常见于多发性硬化患者。

除多发性硬化外,多种炎症和自身免疫性疾病也会导致视神经病变。这些疾病与视神经脊髓炎特征相似,包括风湿性疾病(系统性红斑狼疮、干燥综合征、白塞病)、结节病、葡萄膜炎相关性视神经病变、慢性复发性炎性视神经炎、急性播散性脑脊髓炎、视神经周围炎、双侧视神经、视交叉炎和纵向延伸视神经脊髓炎。感染性原因包括莱姆病、HIV 及其他病毒感染。部分病例为自然孤立性病例。

临床表现

患者主诉视物模糊,就像是透过蜡纸或脏玻璃看物体似的。最轻微的症状是对红色感知能力的下降。绝大多数患者出现眼球运动疼痛。症状快速进展,历时数小时或数天不等。完全失明较为少见,如果失明则病程可能长达数周至数月。

影像学表现和诊断

所有怀疑视神经炎的患者均应行脑和眼眶增强 MRI 检查。病变神经的典型表现为高信号、肿胀、强化。在冠状位 T2WI 和压脂增强 T1WI 扫描显示最佳。慢性视神经炎患者可见视神经萎缩。

瞳孔摆动闪光试验将出现相应的瞳孔传入障碍。急性期眼底检查通常正常,即所谓的“患者什么也看不见,医生也什么都看不见”。随着时间推移,将会出现视神经苍白。

双侧视神经炎高度提示视神经脊髓炎。视神经脊髓炎患者的视神经炎较为少见,常累及视交叉,并且与多发性硬化患者的视神经炎相比,视神经脊髓炎患者的视神经炎更容易出现纵向延伸。

治疗

视神经炎治疗方案为甲泼尼龙(1g)静脉注射加口服泼尼松 3 天。该方案能够加速临床恢复,但对远期视力影响尚不确定。大多数患者得以恢复,但常留有后遗症。部分患者出现色盲,多为红色色盲,并且在

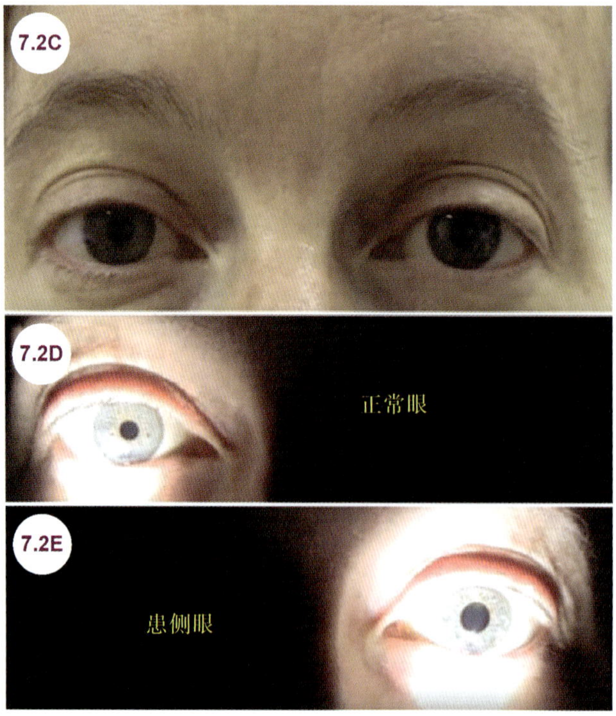

图 7.2C~E (C)强光下,双侧瞳孔等大。(D)当光线射入正常眼睛,双侧瞳孔缩小。(E)当光线射入患侧眼睛,患侧瞳孔因感受不到光线而双侧瞳孔放大。

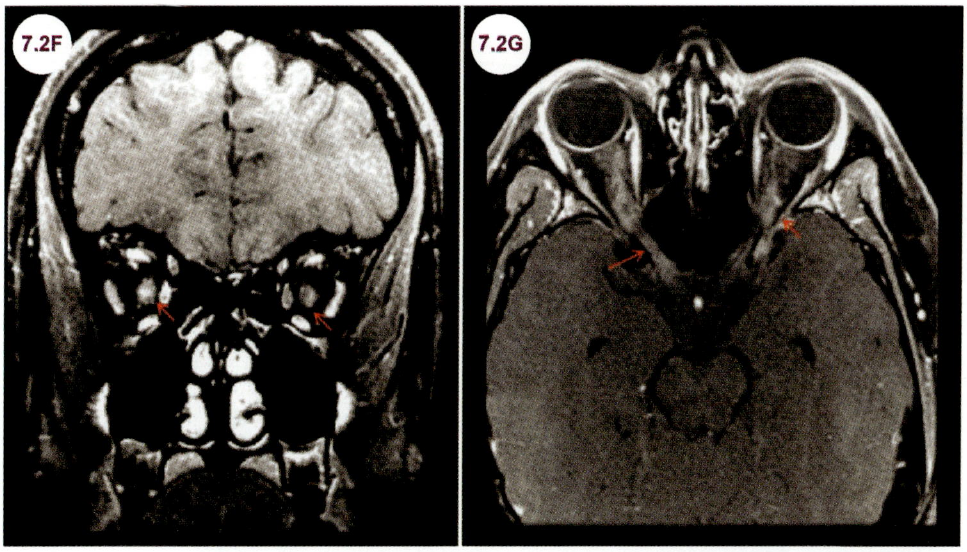

图 7.2F,G 轴位及冠状位压脂增强 T1WI 示视神经脊髓炎患者的双侧视神经均有强化(红色箭头)。

低对比度环境中,视觉更差。

患者发展成临床确诊多发性硬化的概率与最初 T2WI 高信号相关,发现高达 70%的孤立性视神经炎患者出现 T2WI 高信号。经过 15 年随访,仅 25%MRI 正常的患者发生多发性硬化,而 72%存在 T2WI 高信号的患者(哪怕只有一处病灶)发展成多发性硬化。类固醇静脉注射治疗或许可以延缓 2 年发展成临床确诊的多发性硬化,但并不能避免它的发生。

大多数临床医生可能会建议脑 MRI 异常的多发性硬化患者实施辅助治疗。因为这种方案能够延缓单一临床症状患者发展成临床确诊多发性硬化进程。然而,这会给那些根本不会发展成多发性硬化或者病情较轻的患者增加不必要的治疗风险。

参考文献

1. Optic Neuritis Study Group. Multiple sclerosis risk after optic neuritis: final optic neuritis treatment trial follow-up. *Arch Neurol*. June 2008;65(6):727–732.
2. Dooley MC, Foroozan R. Optic neuritis. *J Ophthalmic Vis Res*. July 2010;5(3):182–187.
3. Kale N. Management of optic neuritis as a clinically first event of multiple sclerosis. *Curr Opin Ophthalmol*. November 2012;23(6):472–476.

7.3 视神经脊髓炎

病史

患者,女,24 岁,西班牙籍,患者 3 天内出现严重的双侧视力丧失。

诊断：视神经脊髓炎

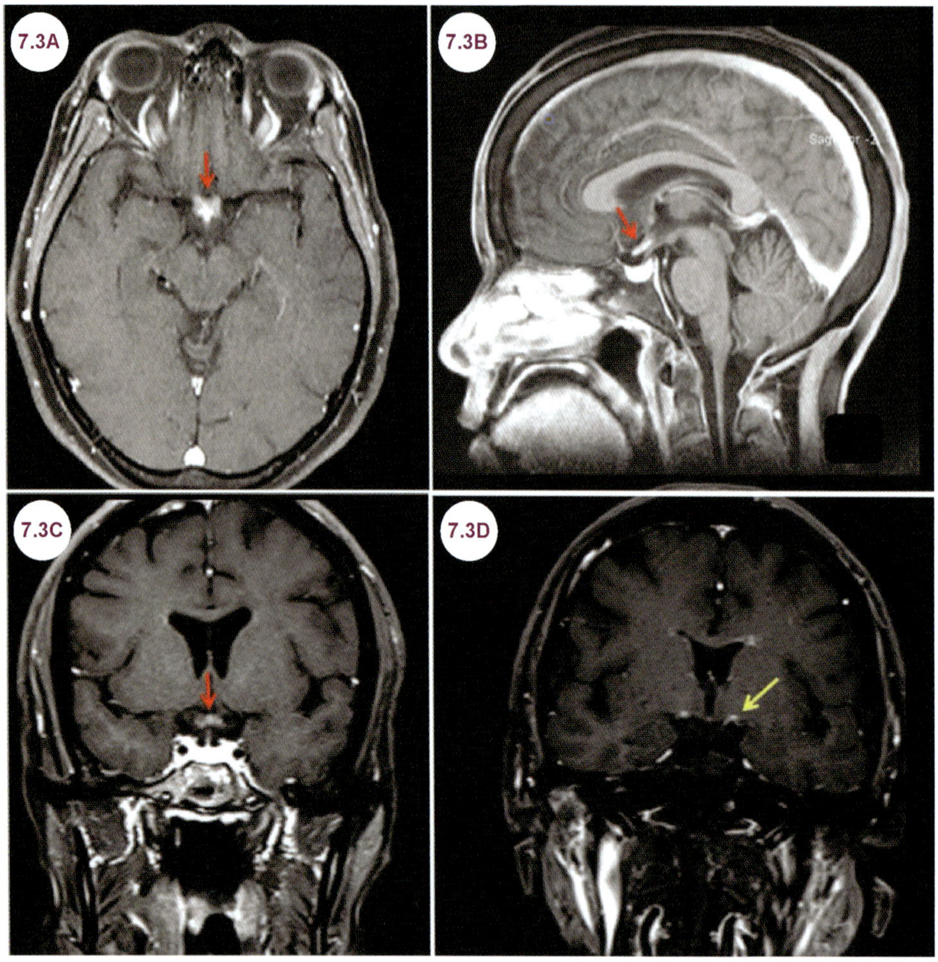

图 7.3A~D 轴位、矢状位、冠状位压脂增强 T1WI 示强化的视交叉(红色箭头)、双侧视束(黄色箭头指向左侧视束)。

概述

视神经脊髓炎(NMO)是一种炎症性疾病。病变通常累及视神经/视交叉、脊髓、脑干,脑实质受累较少见。

这是一种并不常见的疾病，大约每 10 万人中有 0.5~5 人患病。女性患病率是男性的 10 倍以上,而女性多发性硬化的患病率仅为男性的 2~3 倍。与 MS 不同的是,视神经脊髓炎在非裔美国人、亚洲人、西班牙人中更加常见,而在白种人中相对少见。尽管 NMO 可以在各个年龄段发病,但典型的病例集中于 30~40 岁。

临床表现

累及视神经的患者呈急性、反复发作，可以是双侧、横贯性脊髓炎,或者出现恶心、呕吐、顽固性呃逆等症状的脑干综合征。脑损伤患者表现为嗜睡症、过度嗜睡、肥胖和下丘脑病变引起的自主神经功能障碍。

对于累及双侧视神经脊髓炎的患者,每只眼睛都有传入性瞳孔缺损,因此其对光反射较差。对于出现明显视力丧失的患者,眼底检查显示视神经苍白。

NMO 发作通常会造成永久性功能障碍,比 MS 更具有破坏性。随着反复复发,会出现明显脊髓、视神经萎缩,从而造成永久性功能障碍。如果不治疗,5 年死亡率达到 30%。与 MS 不同,复发不一定引起功能障碍的进展。

NMO 患者其他自身免疫疾病的发病率很高。

影像学表现和诊断

NMO 诊断标准分为两类:NMO-IgG 抗体阳性者、抗体阴性者。NMO 抗体直接阻碍血脑屏障的星型细胞突触上 AQP-4 水通道蛋白，大约 75%有临床症状的 NMO 患者呈 NMO 抗体阳性,其对 NMO 的特异性接近 100%。

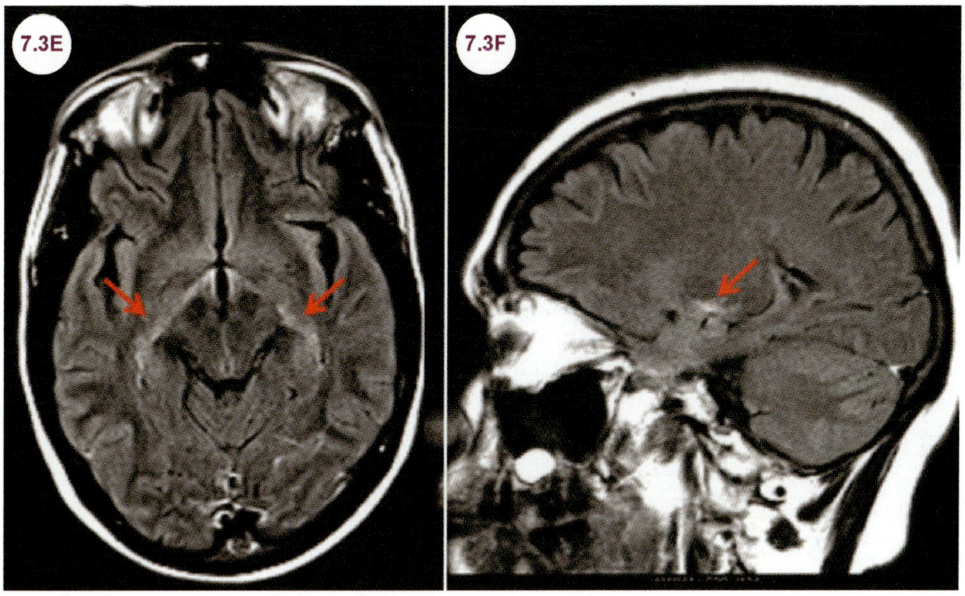

图 7.3E，F NMO 患者的轴位和矢状位 FLAIR 图像显示视束的高信号(红色箭头)。

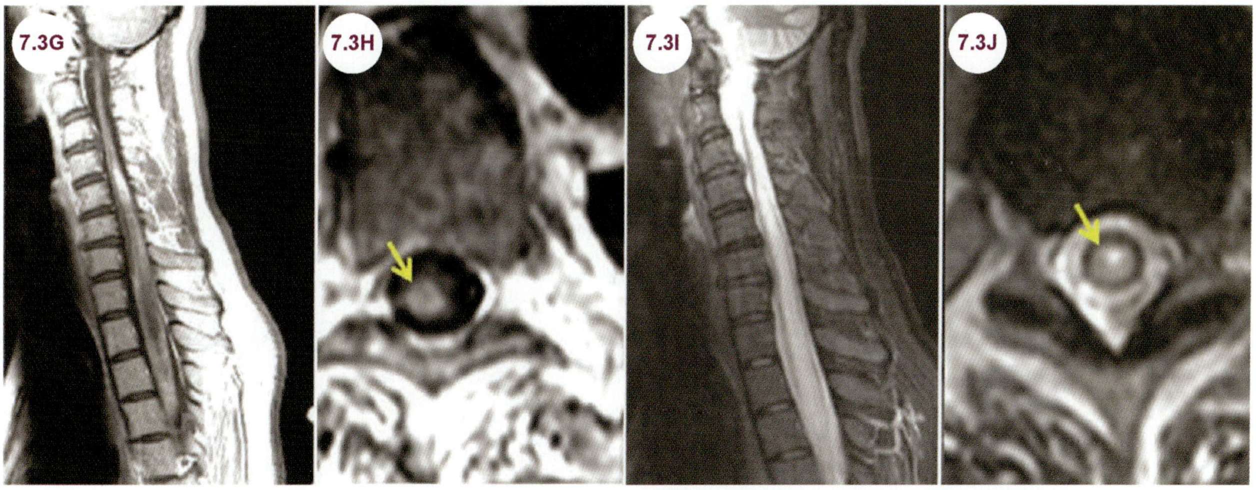

图 7.3G~J NMO 患者的矢状位和轴位增强 T1WI 和 T2WI 示整个颈髓表现出强化和高信号。在轴位图像上，病灶位于脊髓中央(黄色箭头)。

NMO-IgG 血清阳性患者必须具有一定的临床特点，并且这些症状具有特异性。主要临床特点如下。

- 视神经炎：视神经炎往往是双侧发病，主要累及视神经后部和视交叉，有时甚至累及视束。与此相反，由于 MS 引起的视神经炎症通常累及视神经前部，病灶累及范围较小。
- 急性脊髓炎：NMO 的特点是长节段、横贯性脊髓炎，即病变长度大于三个脊髓节段，常有明显水肿和急性炎症期病灶明显强化，以至于易与肿瘤性疾病相混淆。与 MS 病灶多倾向分布于脊髓外围不同，NMO 病灶多集中在中心灰质内。虽然脊髓各部分均可受累，但颈髓受累更加常见，病变甚至累及延髓。在一些病例中，炎症和肿胀十分严重，足以与肿瘤相混淆，需要行脊髓活检。

一些 NMO 病灶在脊髓前角细胞呈高信号，表现为“鹰眼”征，可能与急性脊髓梗死相似。

- 延髓或其他脑干综合征：脑干病变在 NMO 中也很常见，常位于延髓附近，表现为打嗝、恶心、呕吐。
- 间脑病变伴嗜睡症：随着时间的推移，几乎 90%的患者的脑内病灶都可以显示。病变区域与 AQP-4 高表达区域相对应。除延髓以外，丘脑和下丘

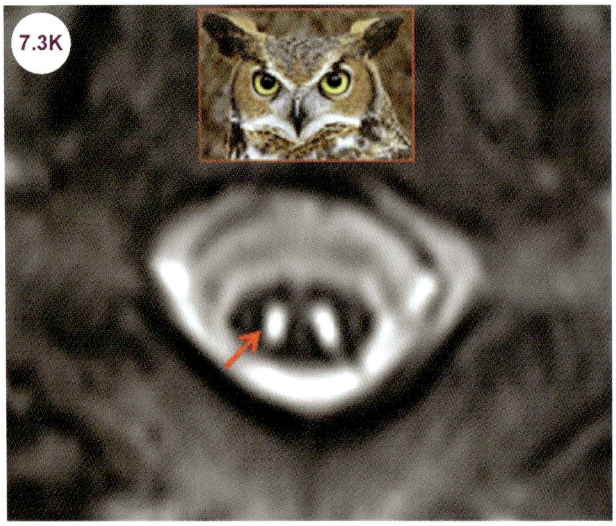

图 7.3K 轴位 T2WI 示 NMO 患者的脊髓前角细胞内高信号(红色箭头),即“鹰眼”征。

脑是常见好发部位。

• 脑内病变:NMO 可能出现在脑室周围区域。然而,病变典型表现通常与脑室平行分布,而不会像 MS 的“Dawson 手指”征一样。有些患者可能会出现较大的脑内病变,类似肿瘤样 MS 病变的表现。

• 皮质脊髓束也会受累,而且事实上,韩国 NMO 患者最常见脑实质异常。它们通常累及内囊后肢和中脑大脑脚。

• 偶尔,大范围的脱髓鞘可在脑叶发生。

NMO-IgG 抗体阴性患者一定有两个重要的临床症状,包括累及超过一半长度的视神经或者视交叉、弥漫性横贯性脊髓炎和脊髓背侧综合征。这种综合征在男性、女性中出现的概率相同,在白种人中更加常见。同时发生的视神经炎和横贯性脊髓炎是常见的首发表现。

NMO 患者的脑脊液分析通常可出现数百个单核细胞、蛋白质水平升高。与 MS 相反,只有 25%的病例中出现寡克隆区带。

治疗

与 MS 相同,用静脉注射药物来治疗 NMO 复发,病情严重者应用血浆置换治疗。

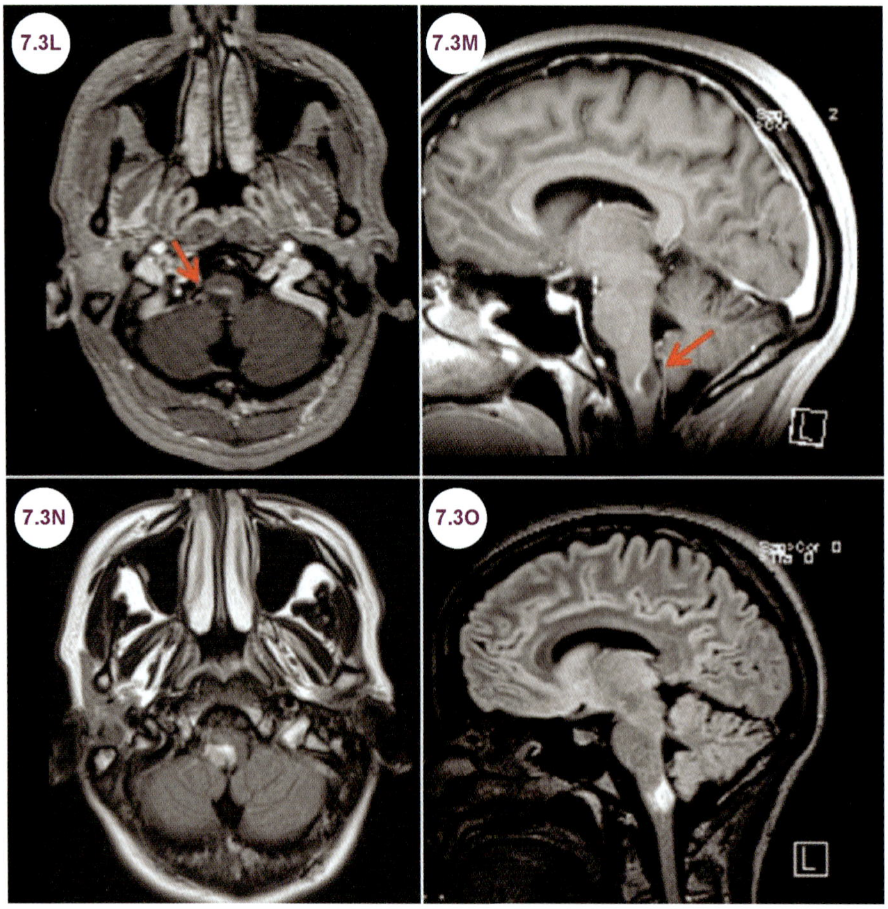

图 7.3L~O (L,M)轴位和矢状位增强 T1WI 显示延髓左侧边缘强化病灶(红色箭头)。(N,O)轴位和矢状位 FLAIR 图像示延髓高信号病灶。

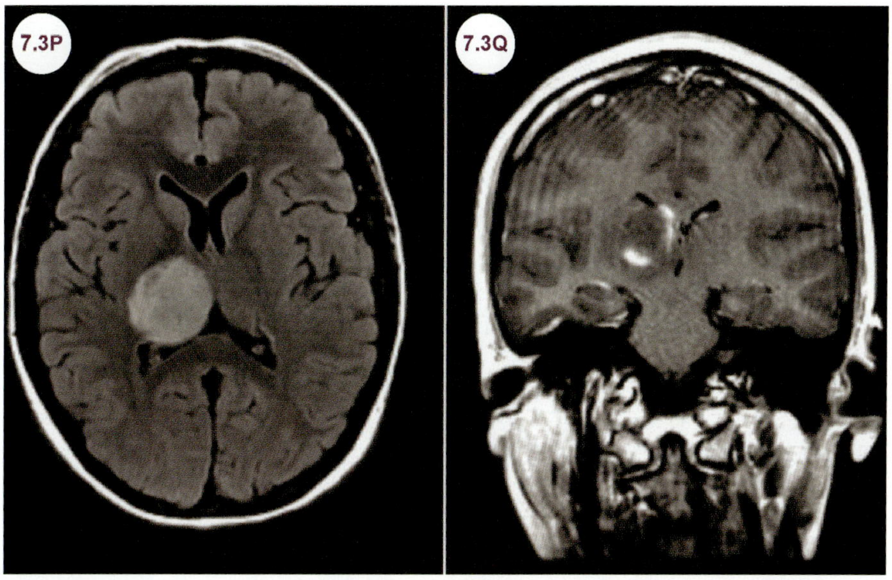

图 7.3P，Q　NMO 患者的轴位 FLAIR 图像和冠状位增强 T1WI 显示右侧丘脑大片状病变，伴有环状强化。

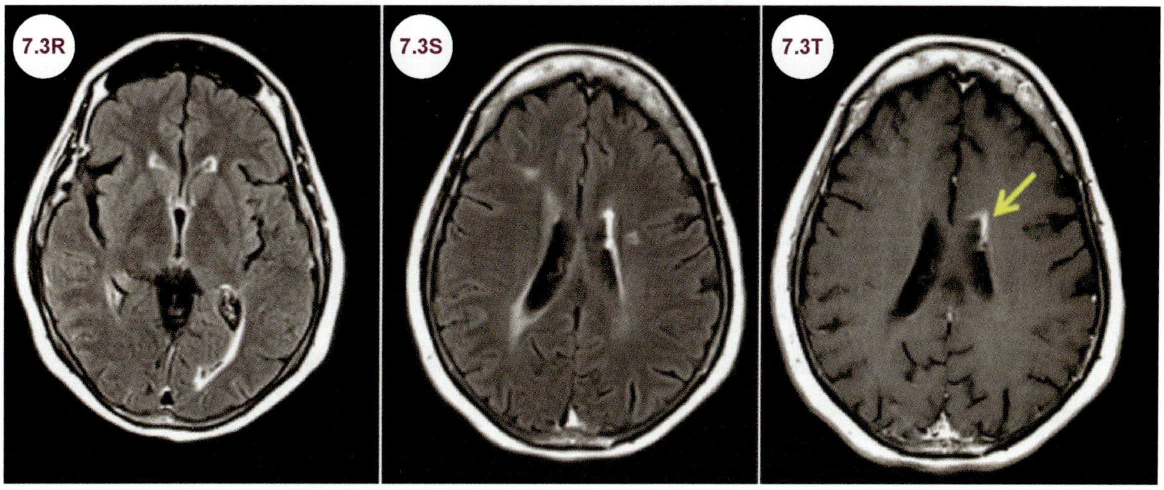

图 7.3R~T　轴位 FLAIR 图像和轴位增强 T1WI 显示侧脑室壁高信号，包括邻近左侧额叶侧脑室旁(黄色箭头)的强化病灶。

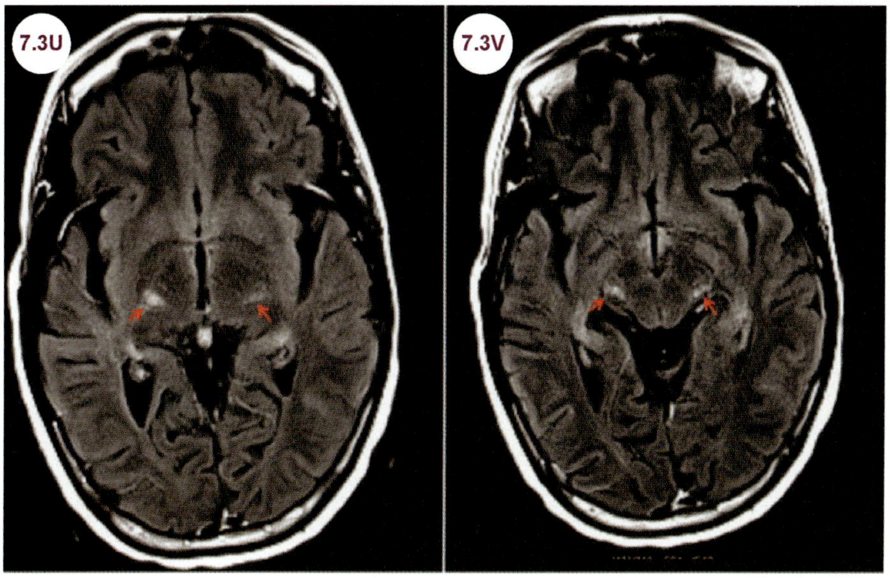

图 7.3U，V　轴位 FLAIR 图像显示系统性红斑狼疮患者双侧皮质脊髓束（红色箭头）高信号，后来被诊断为 NMO。

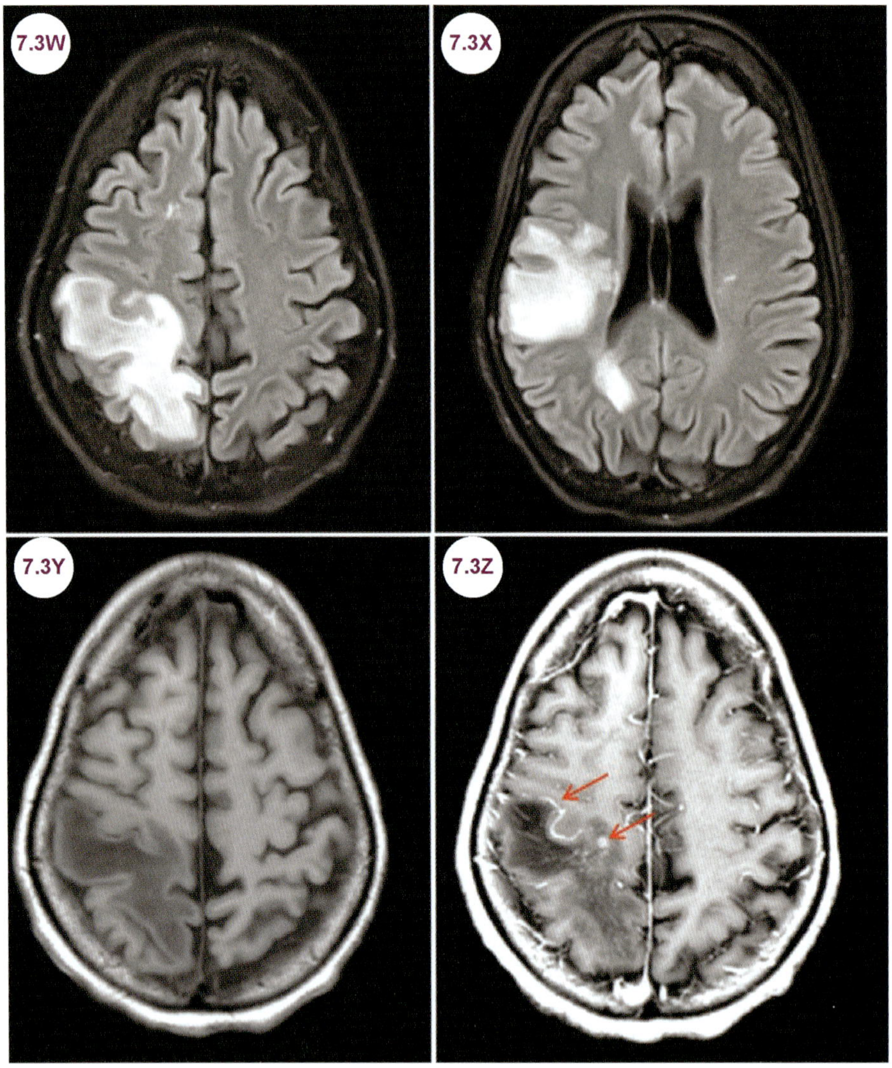

图 7.3W~Z NMO 患者的轴位 FLAIR 图像、轴位增强前后 T1WI 显示右额叶、顶叶和枕叶有大的肿瘤样脱髓鞘病变，伴外周强化（红色箭头）。

目前还没有关于 NMO 治疗完整的随机临床研究，但在小规模的患者研究中支持使用霉酚酸酯和硫唑嘌呤等免疫抑制剂。单克隆抗体利妥昔单抗可以消除循环内 B 淋巴细胞，并显示出最大的功效。抗白细胞介素-6 受体抗体、托珠单抗在小规模患者研究中的疗效得到了肯定。患者通常也维持口服糖皮质激素治疗。在多发性硬化治疗中使用的辅助药物在 NMO 治疗中不起作用，它们可能会加重病情。

参考文献

1. Wingerchuk DM, Banwell B, Bennett JL, et al. International consensus diagnostic criteria for neuromyelitis optica spectrum disorders. *Neurology*. July 2015;85(2):177–189.
2. Vodopivec I, Matiello M, Prasad S. Treatment of neuromyelitis optica. *Curr Opin Ophthalmol*. September 2015;26(6):476–483.
3. Trebst C, Jarius S, Berthele A, et al. Update on the diagnosis and treatment of neuromyelitis optica: recommendations of the Neuromyelitis Optica Study Group (NEMOS). *J Neurol*. January 2014;261(1):1–16.
4. Drori T, Chapman J. Diagnosis and classification of neuromyelitis optica (Devic's syndrome). *Autoimmun Rev*. April–May 2014;13(4–5):531–533.
5. Kim W, Kim S-H, Huh S-Y, Kim HJ. Brain abnormalities in neuromyelitis optica spectrum disorder. *Mult Scler Int*. 2012;2012:1–10.

7.4 急性播散性脑脊髓炎

病史

患者,8 岁,表现为脑炎伴癫痫。

诊断:急性播散性脑脊髓炎

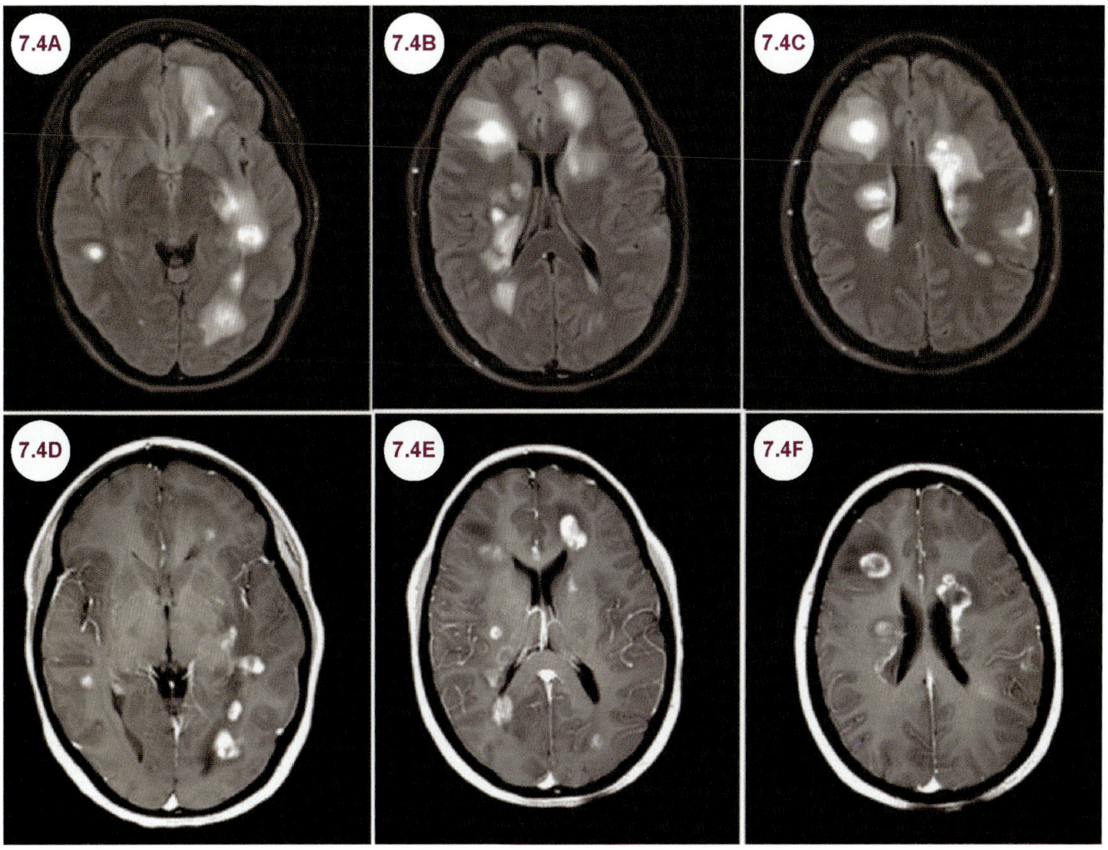

图 7.4A~F (A~C)轴位 FLAIR 图像示脑皮质下及脑室周围白质多发圆形高信号伴水肿。(D~F)增强 T1WI 显示所有病灶均强化。

概述

急性播散性脑脊髓炎(ADEM)是一种免疫介导的炎性脱髓鞘疾病,发生于系统性疾病期间或之后。它是一种少见的疾病,发病率约为每年 0.4/10 万。

此为典型的儿童期疾病,但在各年龄段均有报道。其平均发病年龄约为 5 岁,男性略多。这可能是由于儿童发生感染和接种疫苗概率增加,即使接种疫苗后急性播散性脑脊髓炎的发病率远低于所预防的疾病。

麻疹患者患 ADEM 风险最高。流感病毒 A、流感病毒 B、副流感病毒、流行性腮腺炎、风疹、水痘、单纯疱疹病毒-1、人类疱疹病毒-6、EB 病毒、巨细胞病毒、甲型肝炎病毒、乙型肝炎病毒及柯萨奇病毒均为常见的ADEM 相关病毒。免疫接种麻疹、流行性腮腺炎、风疹、百白破、水痘、流感、流行性乙型脑炎、脊髓灰质炎等疫苗者也可发生 ADEM，但风险降低。发病至出现神经功能障碍约有 30 天潜伏期。

临床表现

患者的前驱症状为头痛、嗜睡、肌痛、精神萎靡、发热及恶心或呕吐。随后数天至数周，患者联合出现脑病、癫痫、脑神经障碍、虚弱、感觉障碍、共济失调、脑膜刺激征、头痛及不自主运动。横断性脊髓炎及视神经炎可进展为 ADEM。

ADEM 常为单相病程，10%患者出现复发。复发是指症状缓解 1 个月后出现新的神经功能障碍。

影像学表现和诊断

诊断依据特征性 MRI 表现及临床症状。T2WI 显示为大脑半球、脑干、小脑半球、脊髓或视神经的多发白质高信号。大多数强化病灶表现为实性、环状或马蹄状强化。无强化病灶也不能排除诊断。病变周围常见弥散受限。

虽然可能出现白细胞计数升高，但血清检查多正常。脑脊液检查可见淋巴细胞轻度增多、蛋白升高。脑脊液寡克隆带或 IgG 指数升高概率明显低于多发性硬化。

急性期脑电图可表现为广泛性或局灶性高振幅慢复合波 θ 波或 δ 波。

治疗

治疗经验表明，大剂量类固醇激素静脉注射冲击治疗，随后口服类固醇激素和静脉注射免疫球蛋白有效。对于严重患者，可以采用血浆置换治疗。

第 1 周死亡率最高，存活的患者大多数恢复良好，多数患者 1 个月后完全恢复。神经认知障碍及癫痫发作是最常见的后遗症。据不同研究报道显示，发展为多发性硬化的风险为 10%~57%。年龄较大的患者风险更大，出现精神状态改变的患者风险较低。

参考文献

1. Steiner I, Kennedy PG. Acute disseminated encephalomyelitis: current knowledge and open questions. *J Neurovirol*. June 2015;21(5):473–479.
2. Alper G. Acute disseminated encephalomyelitis. *J Child Neurol*. November 2012;27(11):1408–1425.
3. Marin SE, Callen DJ. The magnetic resonance imaging appearance of monophasic acute disseminated encephalomyelitis: an update post application of the 2007 consensus criteria. *Neuroimaging Clin N Am*. May 2013;23(2):245–266.
4. Scolding N. Acute disseminated encephalomyelitis and other inflammatory demyelinating variants. *Handb Clin Neurol*. 2014;122:601–611.
5. Dale RC, Branson JA. Acute disseminated encephalomyelitis or multiple sclerosis: can the initial presentation help in establishing a correct diagnosis? *Arch Dis Child*. June 2005;90(6):636–639.
6. Mikaeloff Y, Suissa S, Vallée L, et al. First episode of acute CNS inflammatory demyelination in childhood: prognostic factors for multiple sclerosis and disability. *J Pediatr*. February 2004;144(2):246–252.

7.5 Susac 综合征

病史

患者，女，28 岁，脑病伴听力丧失。

诊断:Susac 综合征

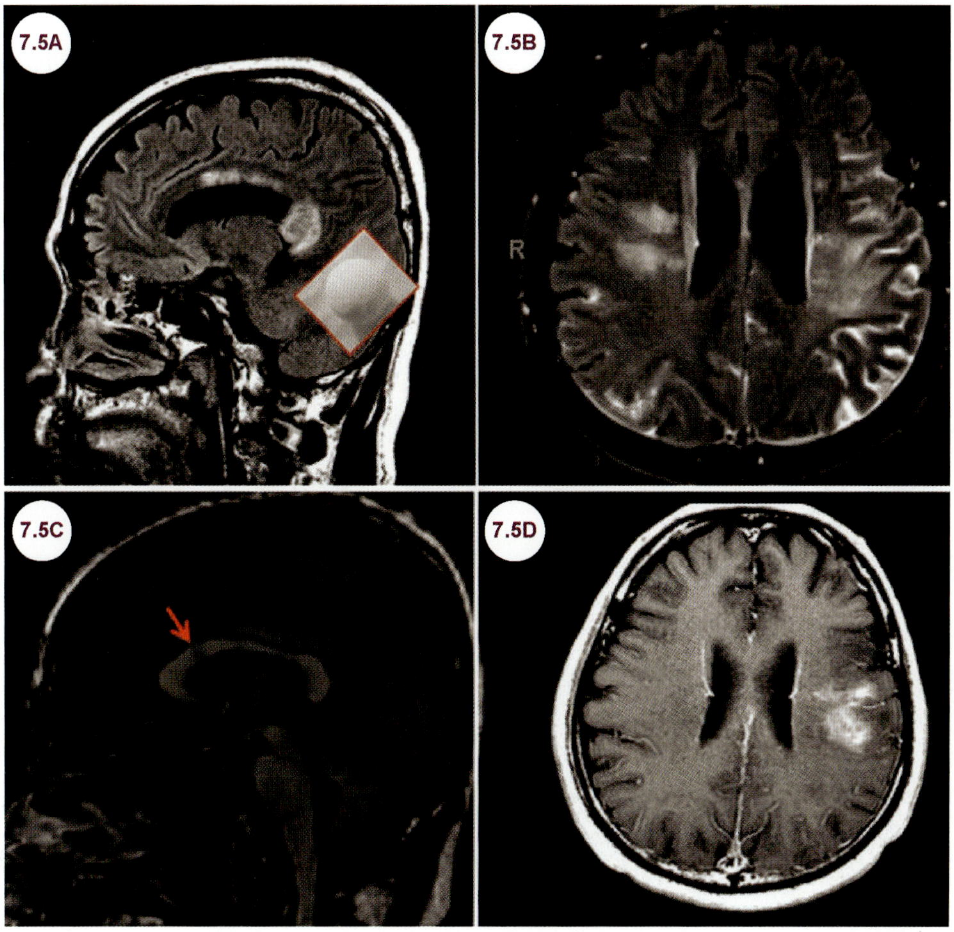

图 7.5A~D (A,B)矢状位和轴位 FLAIR 图像示胼胝体“雪球状”病变伴多发白质高信号,最大病灶位于左额叶。软脑膜也可见明显的高信号。(C,D)矢状位 T1WI 和轴位增强 T1WI 对比显示胼胝体中部的低信号(红色箭头)和左额叶强化病灶。

概述

Susac 综合征又称为视网膜耳蜗脑血管病，是一种影响大脑、眼睛及耳部的罕见微血管病变,被认为是针对血管内皮细胞的自身免疫反应性疾病。

患者可能于任何年龄发病,但 20~40 岁的女性最常见。

临床表现

Susac 综合征的特点是三联征:脑病、视网膜分支动脉闭塞及听力丧失。但并非每例患者都存在这三种表现。

- 脑病:脑病的特征可有很多变化,包括头痛、精神紊乱、认知变化、癫痫发作、共济失调、失语和明显的痴呆。
- 视网膜动脉分支闭塞:BRAO 导致视力丧失，最好使用荧光素血管造影术进行评估。
- 听力损失：听力损失与耳蜗终末小动脉闭塞有关,可能为单侧或双侧,可能是严重或轻度的急性损害和隐匿性损害。听力检测显示双侧感音性神经性耳聋,中、低频听力最先受累。眩晕和耳鸣是常见的症状。

影像学表现和诊断

影像学表现包括 T2WI 显示胼胝体和脑白质病变呈高信号。胼胝体病变呈圆形，呈“雪球状”。在 T1WI 上,胼胝体病变呈低信号也是其典型征象。高达 70%的患者会出现灰质异常,30%的患者会出现柔脑膜异常。典型急性期表现为病灶强化。虽然病灶表现可能与 MS 非常相似，但听力丧失和急性脑病不是 MS 的常见临床表现。

治疗

高剂量激素联合丙种免疫球蛋白治疗是首选的治疗方法。口服免疫抑制剂(霉酚酸酯、硫唑嘌呤)或利妥昔单抗可用于治疗难治性病例。仅出现脑病表现的患者多可自愈。

参考文献

1. Rennebohm RM, Susac JO. Treatment of Susac's syndrome. *J Neurol Sci*. June 2007;257(1–2):215–220.
2. Rennebohm R, Susac JO, Egan RA, Daroff RB. Susac's syndrome—update. *J Neurol Sci*. December 2010;299(1–2):86–91.
3. Rennebohm RM, Egan RA, Susac JO. Treatment of Susac's syndrome. *Curr Treat Options Neurol*. January 2008;10(1):67–74.

7.6 肾上腺脑白质营养不良

病史

患者,男,8 岁,进行性痴呆、失明及癫痫。

诊断:肾上腺脑白质营养不良

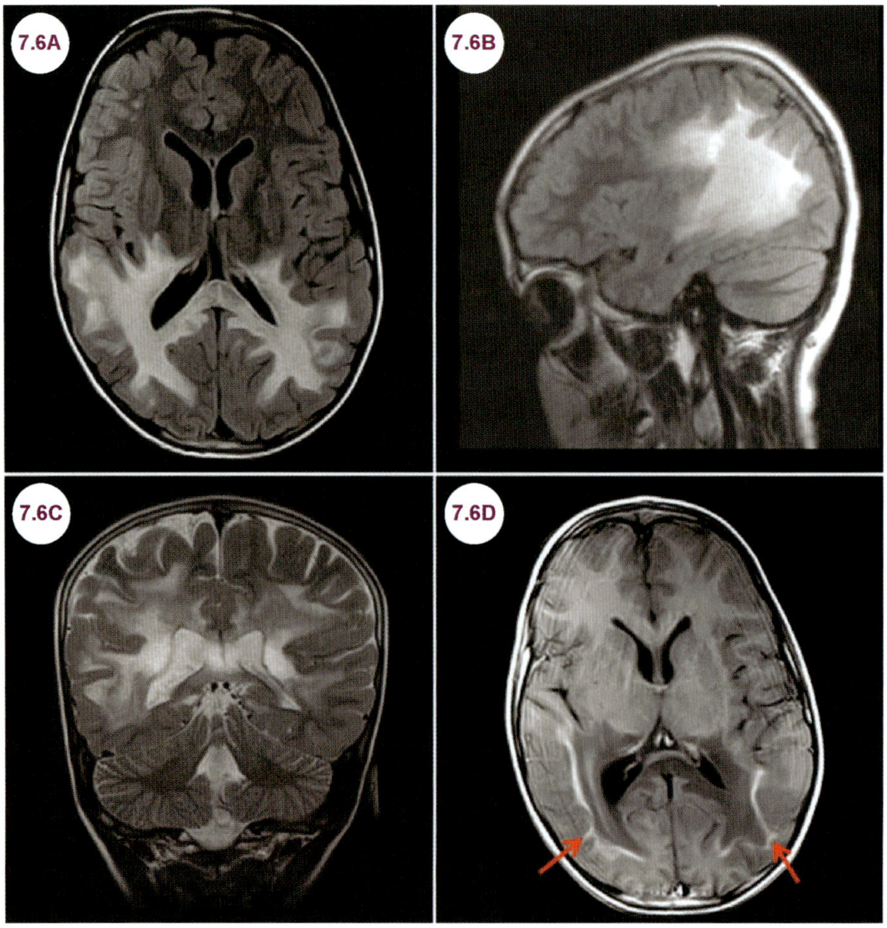

图 7.6A~D (A~C)轴位、矢状位 FLAIR 图像及冠状位 T2WI 显示双侧顶枕叶脑白质呈融合状高信号并沿胼胝体压部蔓延。(D)轴位增强 T1WI 显示病变沿边缘强化(红色箭头)。

概述

肾上腺脑白质营养不良为一种由酰基辅酶 A 合成酶(ABCD1)缺陷所致的 X 联锁染色体隐性遗传病。ABCD1 是一种降解极长链脂肪酸的过氧化酶蛋白。这些极长链脂肪酸,尤其蜡酸,沉积于中枢神经系统的髓鞘和肾上腺。突变基因定位于 X 染色体。

该病罕见,发病率为 1/50 000~1/20 000。

临床表现

该病表型多样,甚至同一家族、同一基因型都会出现表型变异。

分型如下。

- 儿童脑型:是最严重的表型,好发于 3~10 岁的男性。患者表现为肾上腺功能不全或神经系统症状,包括痴呆、耳聋、失明、癫痫。出现神经系统症状的患者,其预期寿命仅为数年。约 35%的患者为此类型。
- 青年脑型:与儿童脑型相似,但症状在 10~20 岁发展。
- 成人脑型:表现为成人期痴呆和精神症状。
- 肾上腺脊髓神经病(AMN):渐进性神经病伴下肢瘫痪。约 50%的患者出现 AMN。
- Addison 病:仅表现为肾上腺功能不全。

约 50%的女性患者会出现症状。她们中的绝大多数将会在后半生里频繁出现 AMN 的典型症状。大多数会出现轻度脊髓病变,部分患者会出现更严重的脊髓神经病变。2%以下的女性患者会出现大脑受累的情况。

影像学表现和诊断

大脑后部白质及胼胝体压部出现对称性 T2WI 异常信号。白质可分为以下三个区域。

- 中央区为不可逆性瘢痕状轴突破坏,胶质细胞增生及空腔化改变,其表现为明显的 T2 高信号。
- 过渡带为活动性脱髓鞘、血管周围淋巴细胞浸润和血脑屏障破坏区域。其表现为 T2WI 上等信号或稍低信号。
- 外周带位于前缘,活动性脱髓鞘而轴突正常,在 T2WI 上呈稍低信号;增强扫描时,约 50%的病例表现为边缘强化。

确诊依赖于极长链脂肪酸水平升高及 ABCD1 基因突变。

治疗

不饱和脂肪酸甘油三油酸酯与甘油三酯按照 4:1 比例混合(罗伦佐油),可抑制脂肪酸链延长,但无法终止神经系统疾病进展。因为长链脂肪酸为内生性,所以禁食长链脂肪酸食物作用有限。肾上腺功能不全可采取激素替代治疗。

干细胞移植能够阻止脱髓鞘改变,但一旦出现神经系统疾病,干细胞移植治疗无效,甚至会出现病情恶化。

参考文献

1. Engelen M, Kemp S, Poll-The BT. X-linked adrenoleukodystrophy: pathogenesis and treatment. *Curr Neurol Neurosci Rep*. October 2014;14(10):486.
2. Cappa M, Bizzarri C, Vollono C, Petroni A, Banni S. Adrenoleukodystrophy. *Endocr Dev*. 2011;20:149–160.
3. Siddiqui S, Pawar G, Hogg JP. MRI in X-linked adrenoleukodystrophy. *Neurology*. January 2015;84(2):211.

7.7 成人葡聚糖体疾病

病史

患者,男,56 岁,进行性下肢无力伴尿失禁。

诊断：成人葡聚糖体疾病

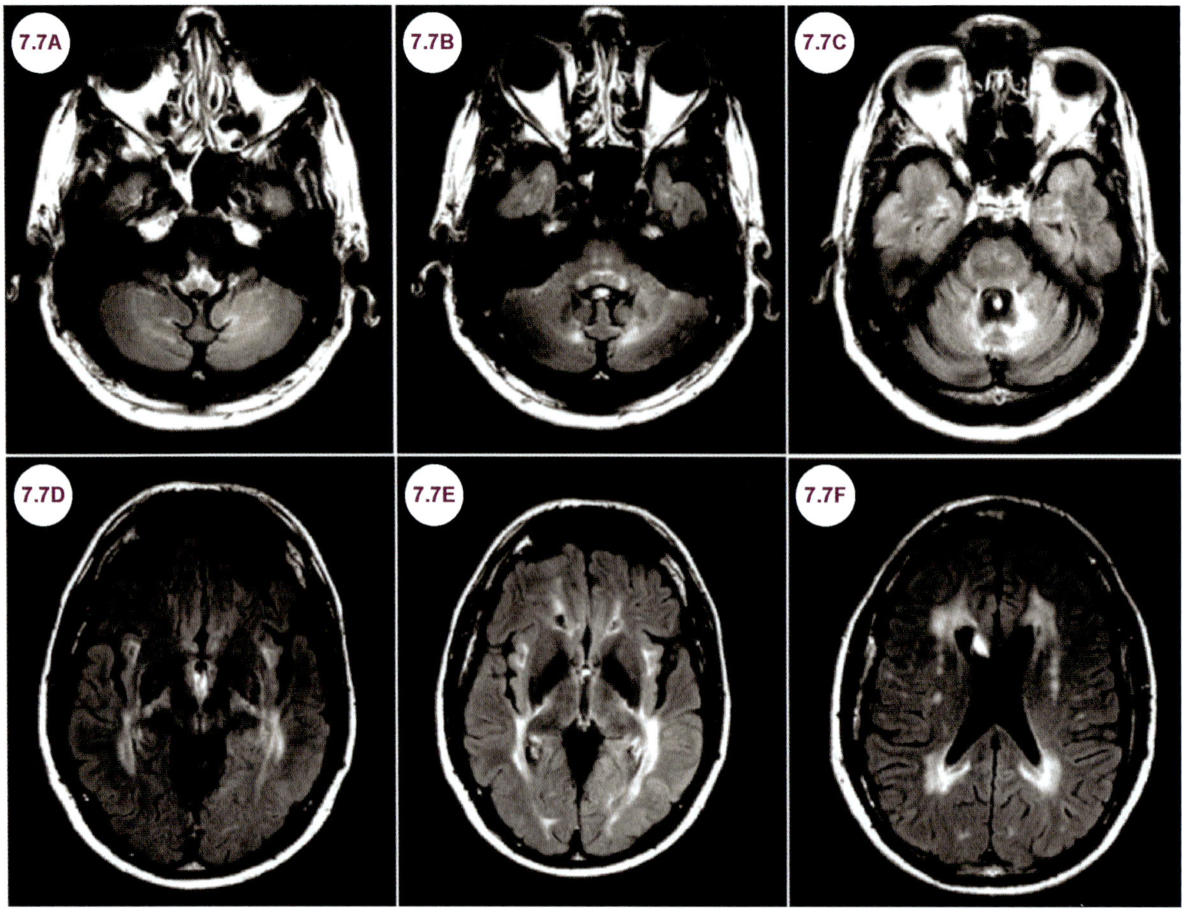

图 7.7A~F 轴位 FLAIR 图像示脑干（包括皮质脊髓束和内侧丘系），小脑深部核团，外囊和脑室旁白质的对称性高信号，延髓萎缩。

概述

成人葡聚糖体疾病是一种罕见的常染色体隐性遗传性糖原贮积症。这是 GBE1 基因疾病，其产生糖原分支酶。异常糖原分子（称为葡聚糖体）可积聚在多种细胞内，但神经元易受损。周围神经系统的轴突也受到影响。

它通常发生于 60 岁人群，在德系犹太血统的人群中更常见。

临床表现

神经源性膀胱是常见症状，而超过 90%的患者出现进行性下肢轻瘫、步态异常及下肢感觉丧失。约 50%的患者发生轻度执行功能障碍。

影像学表现和诊断

T2WI 显示在双侧侧脑室旁区域、内囊后肢、岛叶、外囊、皮质脊髓束和脑干的内侧丘系、第四脑室旁小脑实质对称性脑白质高信号。所有患者都伴有延髓和脊髓萎缩。大脑半球和小脑萎缩也很常见。

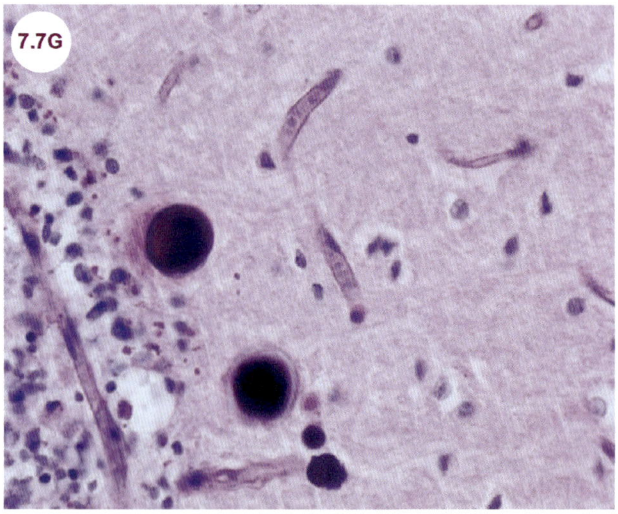

图 7.7G 葡聚糖体（photo credit Marvin101）。

周围神经活检显示神经管内存在特征性葡聚糖体。

糖原分支酶基因的分子遗传学检测可确诊。

治疗

除缓解症状治疗外，无其他特异性治疗手段。患者通常在 60 岁左右需依靠轮椅，在 70 岁左右死亡。

参考文献

1. Mochel F, Schiffmann R, Steenweg ME, et al. Adult polyglucosan body disease: Natural history and key magnetic resonance imaging findings. *Ann Neurol*. September 2012;72(3):433–441.
2. Klein CJ. Adult polyglucosan body disease. *Gene Reviews*.

7.8 Krabbe 病

病史

患儿，18 个月，癫痫、体重减轻，体格检查见眼球震颤、听力丧失。

诊断：Krabbe 病

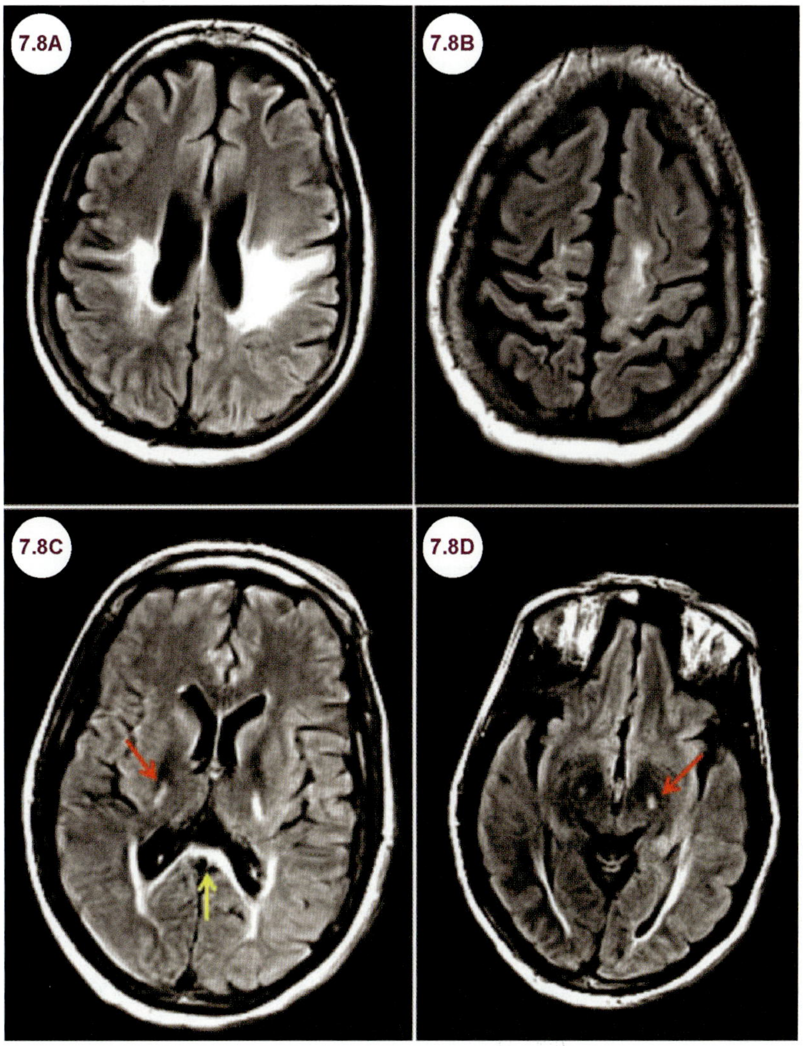

图 7.8A~D 轴位 FLAIR 图像示双侧额叶白质高信号，延伸到皮质脊髓束（红色箭头）及胼胝体压部（黄色箭头）。

概述

Krabbe 病，又称为球形细胞脑白质营养不良，是由半乳糖脑苷脂和鞘氨醇半乳糖苷蓄积引起的常染色体隐性遗传性溶酶体贮积病。少突胶质细胞凋亡和增生导致脱髓鞘改变。14q31 染色体上的 β-半乳糖脑苷脂酶缺乏。

此为罕见病，患病率约为 1/10 万。

临床表现

2 岁以下婴儿典型表现包括易怒、虚弱、食欲缺乏、发热、感音神经性耳聋、痉挛、眼球震颤、认知发育迟缓。最终出现肌无力，表现为咀嚼、吞咽甚至呼吸困难。常伴有失明和癫痫。

迟发型 Krabbe 病可见于儿童或青少年。罕见病例可发生于 40 岁以后，表现为进行性视力下降和步态不稳。疾病进展过程中，患者出现痉挛性截瘫或四肢轻瘫。与癫痫类似，缓慢进行性痴呆和大脑皮层视觉丧失很常见。

影像学表现和诊断

T2WI 表现为多发性大脑和小脑白质纤维束病变，包括皮质脊髓束、胼胝体压部和视辐射。于大脑和脑干走行的皮质脊髓束可表现为高信号。

白细胞内 β-半乳糖脑苷脂酶活性仅为正常活性的 0%~5%。

治疗

现已证实，早期进行骨髓移植或脐带血移植疗效有限。

参考文献

1. Leite CC, Lucato LT, Santos GT, Kok F, Brandão AR, Castillo M. Imaging of adult leukodystrophies. *Arq Neuropsiquiatr*. August 2014;72(8):625–632.
2. Escolar ML, Poe MD, Provenzale JM, Richards KC, et al. Transplantation of umbilical-cord blood in babies with infantile Krabbe's disease. *N Engl J Med*. May 2005;352(20):2069–2081.

7.9 异染性脑白质营养不良

病史

患者，女，14 个月，伴有下肢无力，会说几个单词。

诊断：异染性脑白质营养不良

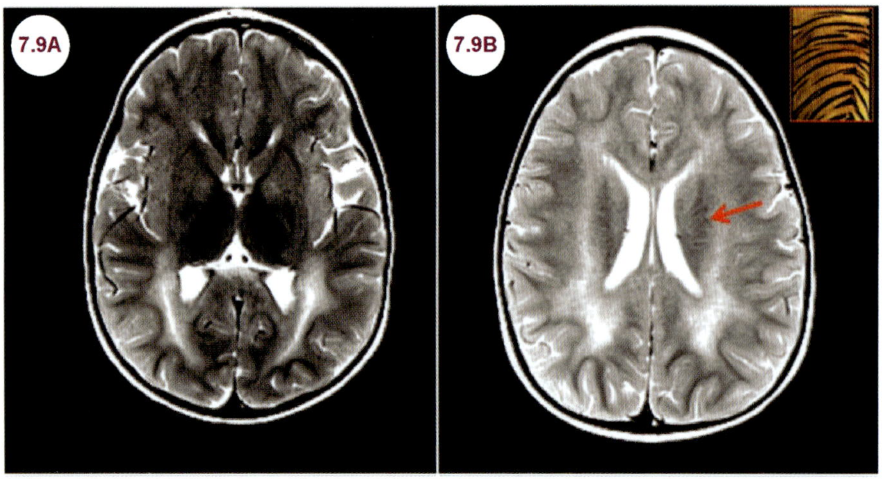

图 7.9A，B (A~D)轴位 T2WI 显示双侧侧脑室周围白质的对称性高信号。白质内的条纹高信号(红色箭头)区域呈现特征性的“虎斑”征。(待续)

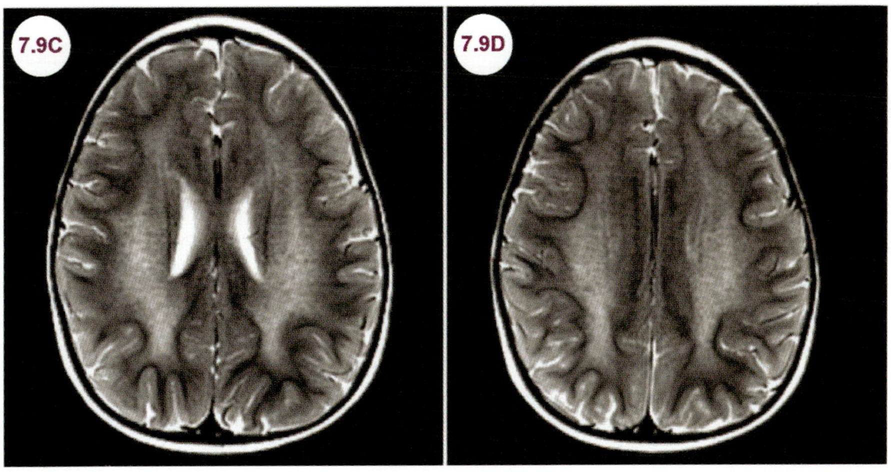

图 7.9(续) C,D

概述

异染性脑白质营养不良(MLD)是一种溶酶体贮积症,是一种常染色体隐性遗传性疾病,突变发生在 ARSA 基因,其编码芳基硫酸酯酶 A,这种酶能分解溶酶体内的硫脂。硫脂积蓄在少突胶质细胞中,导致广泛脱髓鞘。

这种疾病在新生儿中的发生率为 1/60 000~1/40 000,这是最常见的遗传性脑白质营养不良。

临床表现

MLD 有三种类型:婴儿后期、青少年、成人型。症状的严重程度取决于发病年龄。最常见的类型是 12~18 个月的儿童表现出的症状。患儿出现发育障碍,运动和语言能力退化。周围神经受累可导致感觉丧失。患者出现视觉和听觉障碍和吞咽困难。大多数患者会有癫痫发作。患者逐渐出现精神错乱、虚弱、僵化,5 岁前死亡。

大约有 25%的患者为青少年型,在 4 年后出现症状,主要是认知和行为障碍。进展较慢,患者可能活到成年早期。

成年型约占 20%,症状首先出现在青少年和青年人中,主要表现为行为障碍和弗兰克精神病。患者在发病后可存活至 30 岁。

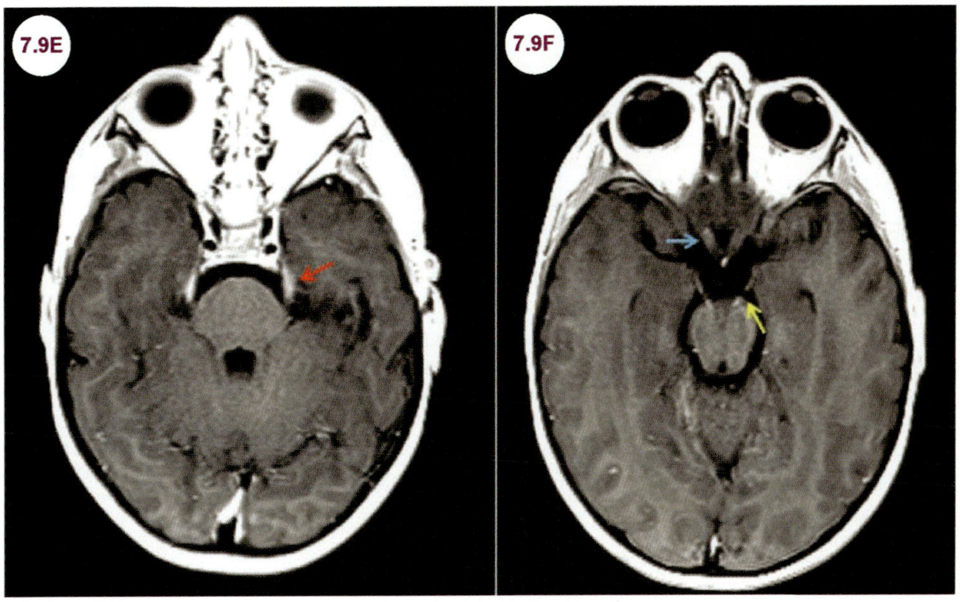

图 7.9E,F 轴位增强 T1WI 显示强化的三叉神经(红色箭头)、视神经(蓝色箭头)和动眼神经(黄色箭头)。

影像学表现和诊断

T2WI 序列显示病变最佳，脑室旁白质内对称性高信号，高信号区域内出现黑色条纹，呈“虎斑”征。增强扫描显示脑神经强化。

诊断实验包括白细胞芳基硫酸酯酶 A 酶活性检测（其值低于正常值的 10%）、硫脂尿排泄、ARSA 基因的遗传检测。

治疗

尽管包括骨髓和干细胞移植在内的研究正在进行中，目前仍无直接的治疗手段，使用标准的抗癫痫药物，结合物理和专业疗法来控制癫痫发作。

参考文献

1. van Rappard DF, Boelens JJ, Wolf NI. Metachromatic leukodystrophy: disease spectrum and approaches for treatment. *Best Pract Res Clin Endocrinol Metab*. March 2015;29(2):261–273.
2. Fluharty AL. Arylsulfatase a deficiency. *Gene Reviews*.
3. Gieselmann V, Krägeloh-Mann I. Metachromatic leukodystrophy—an update. *Neuropediatrics*. February 2010;41(1):1–6.
4. Kohlschütter A. Lysosomal leukodystrophies: Krabbe disease and metachromatic leukodystrophy. *Handb Clin Neurol*. 2013;113:1611–1618.

（崔文俊　张静　译）

第8章 癫痫

8.1 颞叶癫痫

病史

患者,女,25岁,反复出现对难闻气味的突发的恐惧感,然后出现意识丧失,持续数分钟,同时伴有怪异的咂嘴动作。

诊断:颞叶癫痫

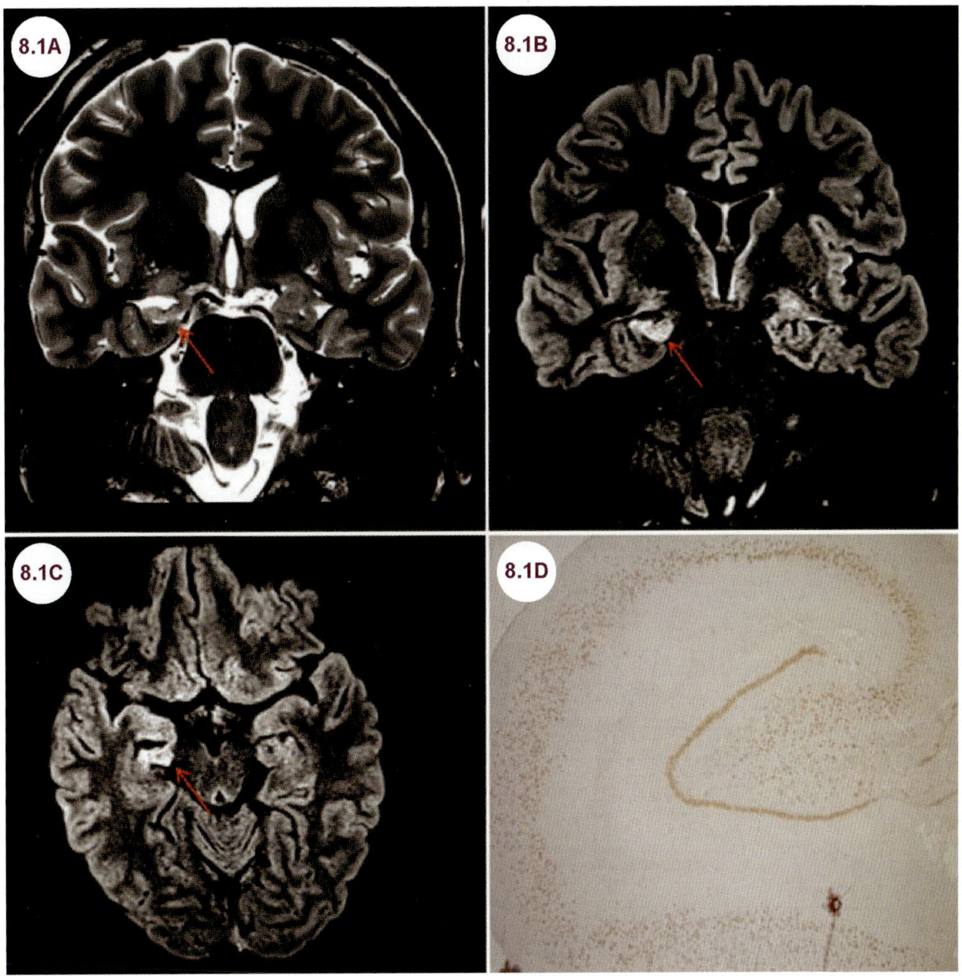

图 8.1A~D (A~C)冠状位T2WI和冠状位、轴位FLAIR图像示右侧海马萎缩呈高信号(红色箭头)。右侧颞角轻度扩大。(D)病理学显示海马硬化(image courtesy of Dr. Seema Shroff, Fellow, Neuropathology, NYULMC)。

概述

癫痫发作被国际抗癫痫联盟(ILAE)定义为脑内异常过度或同步化的神经元活动。癫痫被定义为由于固有神经元过度兴奋而出现的反复的、不明原因的癫痫发作。癫痫发作可以是原发的或继发的。引起癫痫发作的原因包括代谢紊乱，如低钠血症、药物戒断(常见酒精和苯二氮䓬类药物)或药物中毒。

人类患癫痫的风险大约为3%，大约10%的成年人在其一生中的某一时刻会出现一次癫痫发作。幼儿期(0~14岁)癫痫的发病率较高。基因因素、先天畸形、创伤和肿瘤是引起儿童癫痫发作的主要原因。随着年龄增加，患癫痫的风险显著降低，直到60岁左右，血管疾病、肿瘤、创伤、感染和神经退行性疾病成为大多数癫痫发作的主要原因。其中，血管疾病是首要原因，约占50%以上。

癫痫大体分两类：局灶性癫痫和全身性癫痫。

局灶性癫痫发作

局灶性癫痫发作是大脑皮层存在局灶性病理状态而引起脑特定位置的癫痫发作。尽管大部分患者病因不明，但其可能与感染、肿瘤或外伤等局灶性脑病变有关。部分性癫痫发作又进一步被分为单纯部分性发作和复杂性发作，这取决于患者有无意识丧失。单纯部分性发作不影响意识。部分性发作可以出现运动、感觉、自主神经或精神症状，通常表现为强烈的恐惧感或人格解体。复杂部分性发作影响意识，通常与颞叶内侧异常有关。单纯部分性发作可能扩散、发展为复杂部分性发作，进一步扩散至全脑，可导致继发性全身性癫痫发作。先兆是部分性发作之前出现的异常感觉。

全身性癫痫发作

原发性全身性发作包括两侧大脑半球同时发作，没有局灶的发作起始区。其病因经常是遗传的，发作通常没有先兆。无论是原发性还是继发性全身性发作，通常会出现意识障碍，即使只是几秒钟。原发性全身性发作包括以下症状。

- 失神发作：失神发作分为典型和非典型两种形式。典型失神发作以简短的(小于10秒)无反应后立刻回到基线(正常)为特征，可能有微妙的眨眼或面部运动。患者通常意识不到自己癫痫发作。这种癫痫可以被过度换气或光刺激诱发。非典型失神发作时间更长(达30秒)伴随明显的运动和发作后的思维混乱。
- 肌阵挛性发作：肌阵挛性发作以部分肌肉或全身迅速地、“电击样”阵挛为特征。
- 强直阵挛发作：在癫痫强直期，患者突然意识丧失，然后大叫一声(癫痫性哭叫)，就像空气从肺经紧闭的声门发出的声音。由于骨骼肌紧张，处于站立位的患者容易摔倒在地。10~30秒后，阵挛期开始。它以随时间逐渐延长的急剧的肌肉收缩和松弛为特征。由于下颌肌痉挛可能导致患者咬伤舌头，在发作过程中几乎所有患者的眼睛都是睁开的。患者的心率、血压增加，瞳孔扩大，伴有流涎。整个癫痫发作持续1~3分钟。患者在癫痫发作后通常会出现意识模糊，有些患者可能出现精神症状，处于一种发作后精神错乱状态。在发作后期，患者通常会大小便失禁。Todd麻痹指的是发作后持续的运动无力，有时长达24小时。除肌无力外，患者可能表现出其他持久症状，如失语症，虽然这不太常见。这是最常见的癫痫发作类型，大约10%的癫痫患者会经历这一形式(类型)。
- 阵挛发作：阵挛发作与强直发作相似，但是不包括强直部分。通常在3岁之前开始。
- 强直发作：强直发作以面部或躯体肌肉强直性痉挛为主要特征，伴随四肢的屈曲或伸直。患者经常会跌倒，造成严重损伤。这种癫痫通常在幼儿期发作。
- 失张力发作：失张力发作，通常被称为跌倒发作，以姿势肌突然无力为特征。它可能表现轻微，仅出现点头症状，抑或严重，表现为姿势肌张力的完全丧失和严重损伤。

局灶性和全面性癫痫又进一步分为3个类型：特发性癫痫(不明原因或遗传引起)、症状性癫痫(有明确原因的)，以及隐源性癫痫(怀疑脑部病变，但是不能确定)。

癫痫发作的另一种分类方法由国际抗癫痫联盟定义为癫痫综合征。癫痫综合征被定义为一组特征，包括癫痫发作类型、定位、频率、诱发因素、首发年龄、神经系统或系统性疾病的其他特征、遗传因素、预后及推荐治疗。

- West综合征：West综合征发生于3个月至2岁的儿童，最常见于8~9个月的婴儿。它被定义为智能迟滞三联征，癫痫发作被认为是婴儿痉挛症(IS)，被称为高度节律失常的特殊性病理改变EEG形式(高振幅波和不规则的峰值背景)。尽管它可能是特发性的，但最常见的原因是结节性硬化。其预后与基本病因有关，尽管大多数患儿有明显的认知障碍和其他形式的癫痫发作，包括 Lennox-Gastaut 综合征。治疗该病时使用促肾上腺皮质激素（ACTH）和传统的抗癫痫药物（ADE）。

- Lennox-Gastaut 综合征：Lennox-Gastaut 综合征（LGS）发生在 2~18 岁儿童。它以多种形式的全身性发作为特征（跌倒发作、强直发作、强直阵挛发作、不典型失神发作和更少见的复杂部分发作）并伴有发育迟缓。EEG 表现为特征性的频率为 2Hz 的棘慢综合波。ADE 在阻止这类发作时很少有效。

- 青少年肌阵挛癫痫：青少年肌阵挛癫痫（JME）是一种原发性全身性癫痫，发生于青少年和青壮年，患者其他方面都正常（健康），无神经功能缺失。顾名思义，患者最常表现为肌阵挛抽搐，尽管也会出现其他类型癫痫发作。这种抽搐在清晨最常见，患者通常被认为"笨拙"。EEG 有一定特征，表现为广泛的 4~6Hz 棘波放电或多个棘波放电。它由睡眠剥夺引起，经典的表现是青少年通宵未睡后出现全身性发作。患者需要终身服用传统的抗癫痫药物治疗，避免诱因，也就是睡眠剥夺。

- 儿童良性中央颞区癫痫：儿童良性中央颞区癫痫（又称为良性 Rolandic 癫痫）发生在其他方面健康的 3~13 岁儿童。该类癫痫几乎都在夜间发作，最常见的癫痫发作类型是累及面部肌肉的部分性发作。言语受阻和流涎常见。对于该类癫痫，无须治疗，通常在青春期缓解。在某些情况下，癫痫可全身性发作，这类儿童可能需要传统的抗癫痫药物治疗。特征性的 EEG 表现为起源于中央沟上方中央颞区头皮记录的癫痫样棘波放电，最常发生在睡眠的早期阶段。

- 儿童良性枕叶癫痫：儿童良性枕叶癫痫（BOEC）发生于 10 岁以下儿童，以半边身体痉挛发作和各种视觉扭曲为特征，包括失明、在描述伴偏头痛时出现的阳性视觉现象，如闪烁的暗点、色彩鲜艳的模型或形状。在偏头痛中，头痛和恶心常见。EEG 提示棘波起源于枕叶。

- Landau-Kleffner 综合征：Landau-Kleffner 综合征（LKS，又称为获得性癫痫性失语）以癫痫发作及进行性失语为特征。通常以感觉性失语开始，但是可能最终发展为完全性失语，甚至是完全性的听觉失认。此类癫痫发生于既往健康的 5~7 岁儿童，可以自发缓解。

- 进行性肌阵挛癫痫：进行性肌阵挛癫痫（PME）是以进行性认知减退和癫痫发作为特征的一组疾病。以肌阵挛发作最常见，即使可发生强直阵挛发作。具体的 PME 病例如下：以 Unverricht-Lundborg 病（ULD）最为常见（波罗的海肌阵挛）；肌阵挛癫痫伴破碎红纤维综合征（MERRF）；拉福拉病；神经元蜡样脂褐质沉积症；Ⅰ型唾液酸沉积症。最常见的是 ULD，发生于 6~15 岁儿童。这是一种常染色体隐性遗传疾病，发生于 6~18 岁儿童，在过去的几十年中伴随癫痫和认知功能下降。MERRF 是一种线粒体病，以双侧肌阵挛和全身强直–阵挛性发作为特征(GTC)。其他表现包括发育迟缓、耳聋和运动不耐受。

- 高热惊厥：高热惊厥在 6 个月至 6 岁儿童体温迅速升高时发生。男童的发生率是女童的两倍。单纯的高热惊厥是全身性发作，通常短于 15 分钟（甚至更少），并且在 24 小时内不会复发。相反，任何癫痫发作在开始时为部分发作，持续超过 15 分钟，或在 24 小时内复发，称为复杂高热惊厥。后期形成癫痫的危险因素包括复杂部分性发作、神经系统检查异常及一级亲属中有非热性惊厥的患者。大部分儿童无须治疗。严格地说，热性惊厥被归为一种癫痫发作状态，不应诊断为癫痫。

- 反射性癫痫：反射性癫痫是指那些由感觉刺激引起的癫痫。最常见的刺激是视觉，包括电视和视频游戏，其他刺激包括阅读和惊吓反应。大部分发作是全面性强直阵挛发作。

- 症状性部位相关性癫痫：症状性部位相关性癫痫定义为癫痫发作起源于脑叶。不同于内侧颞叶，癫痫发作源于脑叶，常由肿瘤、梗死、血管畸形、外伤或脑囊虫病等引起的感染性疾病。值得注意的是，只有影响到大脑皮层的病变才能引起癫痫发作，而位于白质、基底节、丘脑、脑干的病变与癫痫无关。起源于前额叶的癫痫患者常有奇异的、看似有目的的运动行为，以至于被误认为非癫痫性发作。

临床表现

颞叶癫痫（TLE）是复杂部分性发作的一种特殊的类型，顾名思义，它起源于颞叶内侧。尽管这是最常见的局灶性癫痫，其他脑叶也可以作为癫痫的起源。颞叶内侧包含几个重要的结构，即海马、杏仁核和嗅神经皮层。这些结构是边缘系统不可分割的部分。

颞叶癫痫患者先兆的临床表现反映了颞叶的解剖。似曾相识是一种更加熟悉的感觉，反映了癫痫活动发生于海马。有些患者的经历却是相反的,表现为似不相识,在熟悉的情况下突然变得面目全非。患者可能还会经历一种强烈的恐惧感,这是因为杏仁核的激活,患者可能还会感觉到一种令人不愉快的气味,常被描述为某种东西燃烧的味道。

颞叶癫痫患者通常出现先兆,可能是以下症状。

- 躯体感觉和特殊的感觉:上腹部的感觉或上升的波涛感,嘴里有金属味、奇怪的气味,眩晕,视觉、听觉先兆。
- 精神性先兆:似曾相识(回想起某种情绪或记忆)、陌生感(感到陌生)、突然强烈的情绪、人性丧失和现实感丧失、极端的害怕和焦虑。
- 自主神经系统:上腹疼痛、瞪眼、出汗、竖毛、面部潮红、恶心、心悸、唾液分泌增多(流涎)、心率变化。

自动症在颞叶癫痫中很常见。口咽部自动症或双足反应的自动症。

凝视、行为停止、语言终止、单侧的失张力姿势、周期性意识混乱、定向障碍、反应低下都是认知障碍癫痫发作的常见临床特征。

影像学表现和诊断

癫痫的 MRI 扫描序列包括 T1 反转准备、梯度回波、平面回波、真实反转恢复序列、T2 快速自旋回波、液体衰减反转恢复序列(FLAIR)及短时 3D 容积采集。在颅脑 MRI 上最常见的可识别的病变是颞叶内侧硬化(MTS)。对于颞叶内侧硬化患者,内侧颞叶微小的解剖特征和 MTS 的病理改变或不完全性海马反转,在斜冠状位显示得最好。这个定位似乎与颞叶长轴正交,减少了因为海马薄层状的外观而出现的海马体积平均的问题。高分辨率的斜冠状位 T2WI 和 FLAIR 是诊断 MTS 的最佳序列。

MTS 表现为特征性的海马萎缩、T2WI 信号升高、形态学异常或海马内部结构丢失。在 10%的病例中,MTS 可以是双侧的。

继发的征象包括侧脑室颞角的扩大、颞叶灰白质边界不清、邻近的颞叶白质减少(如侧副隆起和颞干)。同侧的穹隆和乳头体可能会发生萎缩。高分辨率的 3D-T1WI 在进行海马体积分析时也是有帮助的。

外科手术前需要进行评估,判断患者是否存在单侧的致痫灶,并且不是在"运动性语言中枢"优势半球皮层,切除后不会引起不能接受的神经缺陷。佐证来自各种形式的非侵入性影像(表 8.1.1),神经心理学测试和神经精神病学评估有助于判断患者是否具备良好的手术适应证。起源于内侧颞叶结构如海马的癫痫患者,最适合接受手术治疗。

头皮视频 EEG 监测患者典型的癫痫波是癫痫外

表 8.1.1 局灶性癫痫患者术前评估

MRI	寻找任何结构上的病变,如 MTS、皮质发育不良、低级别肿瘤(神经节胶质瘤、DNET 等)、海马旋转不良、脑炎、海绵状血管瘤、AVM,或者罕见的原因如蝶骨翼脑膨出
视频脑电图(VEEG)	与非癫痫性疾病相鉴别;确定癫痫起源于单个病灶或多个病灶
瓦达(Wada)	语言记忆测试;确定语言优势半球,并且提供双侧大脑半球记忆得分
正电子发射体层显像(PET)	直接测量神经代谢活动和受体结合;在发作间期,FDG-PET 表现为区域性葡萄糖摄取减少(低代
单光子发射计算机断层显像(SPECT)发作间期 SISCOM	癫痫病灶表现为高灌注 癫痫病灶表现为低灌注 发作间期 SPECT 和 MRI 融合成像
脑磁图(MEG),磁源成像(MSI)	定位癫痫样放电;当联合结构影像时被称为磁源成像,主要用于与 MRI 图像配准,给 MSI 提供三维空间
fMRI	确定优势皮层,如语言、运动、躯体感觉、视觉、听觉
DWI	对于病灶内水分子运动敏感,可以帮助识别卒中、肿瘤病变或脓肿
DTI	有助于精确地勾画脑内白质纤维束;识别语言白质纤维束,如弓形纤维或前膝状束
MRS	鉴别发育不良与肿瘤,脑部肿瘤复发与放射性损伤,脓肿与肿瘤;NAA 的降低、NAA/Cho 和 NAA/Cr 比值降低,以及同侧颞叶肌醇降低,癫痫发作后脂质和乳酸峰升高

AVM,动静脉畸形;DTI,弥散张量成像;DWI,弥散加权成像;FDG-PET,氟(^{18}F)脱氧葡萄糖-PET;fMRI,功能性磁共振成像;MRS,磁共振波谱成像;NAA,乙酰天门冬氨酸;NAA/Cho,乙酰天门冬氨酸/胆碱;NAA/Cr,乙酰天门冬氨酸/肌酸;SISCOM,发作期 SPECT 减影和 MRI 融合成像术。

科手术评估的基础。有监测的停药和诱发(如睡眠剥夺、过度换气、光刺激)通常是诱发癫痫必要的手段。

治疗

如果患者出现癫痫发作,首要的目的是处理患者的呼吸道和心血管症状,如果癫痫依然持续,接下来就需要终止癫痫发作。如果患者既往无已知的癫痫病史,应该马上进行检查以排除潜在的破坏性情况和可治疗的疾病,如肿瘤、出血、代谢紊乱或者中枢神经系统感染,都可以表现为癫痫。

癫痫持续状态是一种威胁生命的状态,被定义为癫痫持续 30 分钟以上,或者复发性癫痫在两次癫痫发作间无意识恢复超过 30 分钟以上。苯二氮䓬类是首选治疗药物,因为其药效作用快。需要注意的是,静脉注射(IV)苯妥英钠速度不能过快,因为它有引起心律失常的风险。磷苯妥英可以相当于苯妥英钠 3 倍的速度静脉给药,也可以肌内注射。一例处于癫痫持续状态患者的 MRI 结果显示如图 8.1E、F 所示。

部分性癫痫持续状态指的是持续性的局灶性运动性发作,典型表现累及手、脚或脸部。

治疗主要依靠经典的抗癫痫药物(AED),总结如表 8.1.2 所示。

育龄期女性在开始服用任何抗癫痫药物前应该进行妊娠测试,临床医生应该意识到许多抗癫痫药物会降低避孕药物的有效性。大多数抗癫痫药物会致畸,尽管大多数女性为非异常妊娠。妊娠期间不受控

表 8.1.2　抗癫痫药物

药物	适应证	常见/相关副作用
卡马西平	部分性发作	会加重失神、肌紧张、失张力性发作;低钠血症、眩晕、头痛、共济失调、血质不调
奥卡西平	部分性发作	会导致低钠血症,但是不影响其他药物的水平
拉科酰胺	部分性癫痫发作控制不好	
苯妥英钠	部分性发作、全面性强直阵挛发作、张力性和失张力性发作	牙龈增生、骨质疏松症、多毛症、长期用药导致的湿疹;共济失调、眼球震颤、高度混乱
拉莫三嗪	对青少年肌阵挛性癫痫和儿童期弥漫性慢棘慢波(小发作变异型)癫痫性脑病有效	Stevens-Johnson 综合征,尤其是大剂量用药时,一定要逐渐加量,以防止皮疹发生
左乙拉西坦	局部发作、肌阵挛、强直阵挛	抑郁、精神疾病
艾斯利卡西平	局部癫痫发作单药治疗或辅助治疗	头晕、恶心、头痛和镇静
卢非酰胺	4 岁以上儿童与成人,与儿童期弥漫性慢棘慢波(小发作变异型)癫痫性脑病有关的癫痫的辅助治疗	镇静
替加宾	部分性癫痫的辅助治疗	镇静和认知下降
加巴喷丁	局灶性和部分性癫痫;神经性疼痛	头晕、疲乏、抑郁
镇静安眠剂	基本上用于发展中国家儿童或治疗癫痫持续状态;用于除失神癫痫外的所有癫痫类型	镇静和行为改变
普瑞巴林	部分性癫痫;神经性疼痛	健忘、协调力差、口干、视觉障碍、体重增加
托吡酯	单药治疗部分性或混合性癫痫,Lennox-Gastaut 综合征跌倒发作	肾结石、体重减轻、认知下降,尤其是大剂量用药时
唑尼沙胺	部分性癫痫的辅助治疗	肾结石和体重减轻
氨己烯酸	结节性硬化导致的婴儿痉挛和辅助治疗成人难治性复杂部分性发作癫痫	镇静、视力下降
非尔氨脂	与 Lennox-Gastaut 综合征有关的部分性和全身性发作癫痫	有可能致命的再生障碍性贫血和肝衰竭
氯巴占	2 岁以上患儿 Lennox-Gastaut 综合征;复杂部分性和肌阵挛性癫痫发作	中途停药后容易反弹(癫痫复发)
丙戊酸	包括失神在内的原发性癫痫、肌阵挛和强直-阵挛发作	体重增加、胰腺炎、妊娠女性神经管缺陷、儿童肝损伤,与其他抗癫痫药物发生作用
吡仑帕奈	难治性部分性癫痫	神经精神障碍、暴力思想
乙琥胺	失神癫痫	

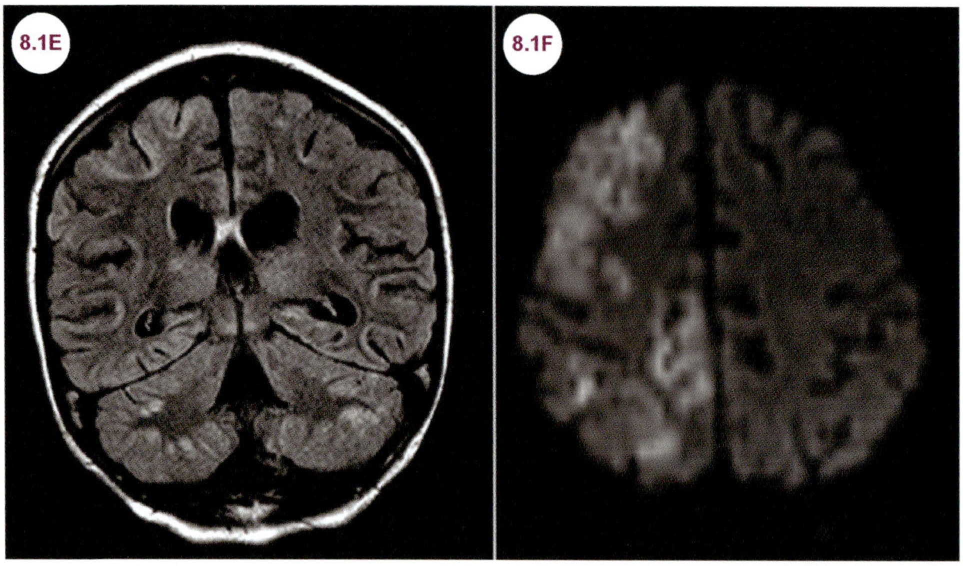

图 8.1E,F 冠状位 FLAIR 图像和轴位 DWI 显示高信号和多个区域弥散受限,主要分布在右侧大脑半球皮质带。

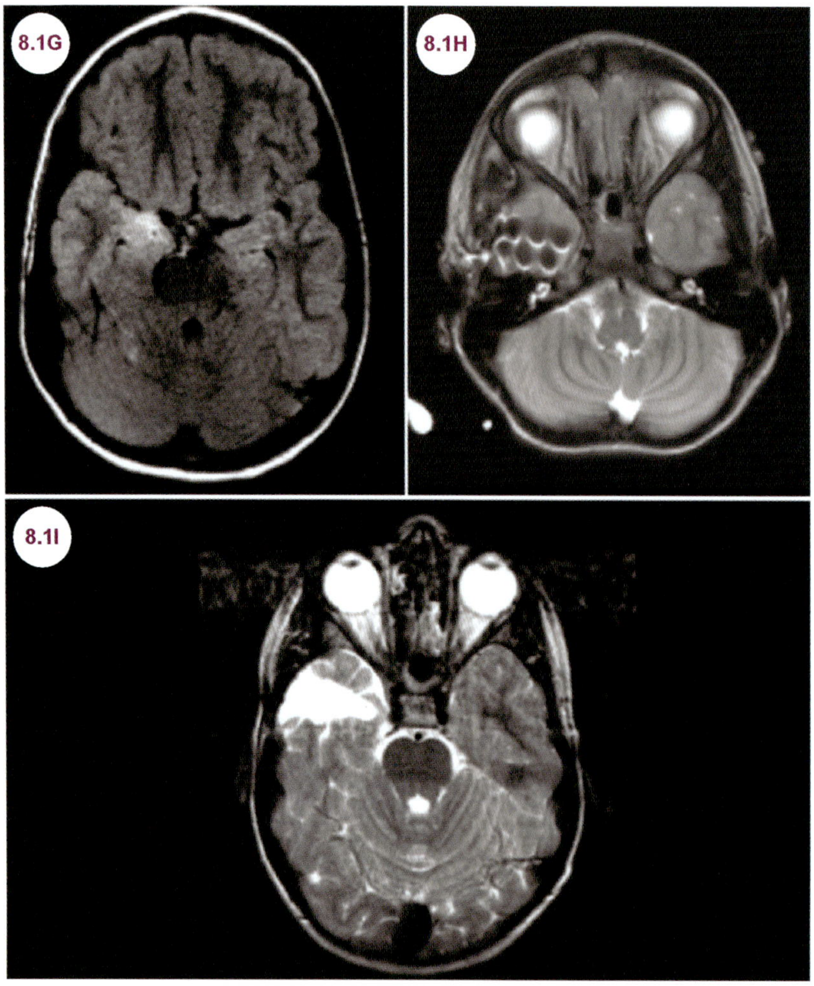

图 8.1G~I (G)轴位 FLAIR 图像示右侧颞叶内侧高信号。(H)轴位 T2WI 示颅内电极被用于确定癫痫灶。(I)轴位 T2WI 示右侧颞叶部分切除术后改变。

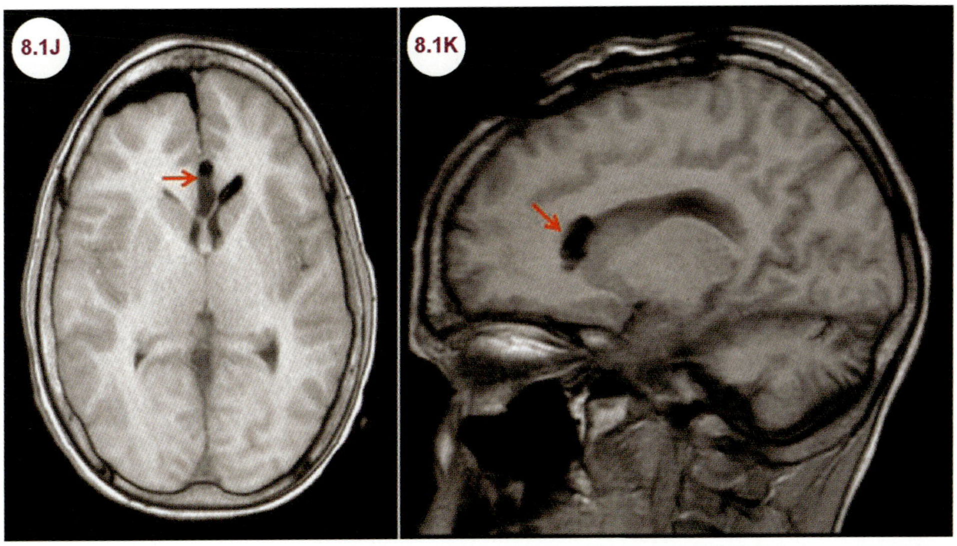

图 8.1J,K 轴位和矢状位 T1WI 示前胼胝体切开术(红色箭头)。

制的癫痫相比药物的副作用更加危险,对大多数患者(妊娠)而言,建议持续服药。应给予所有可能妊娠的女性大剂量的叶酸以降低神经管闭合不全的风险。

癫痫患者不一定需要终身服药。患者在药物控制发作几年后且神经系统检查、磁共振和 EEG 检查结果正常后就可以不再服用抗癫痫药,考虑到药物的副作用,对许多患者尝试减量或停药是一个合理的措施。药物应该在 3~4 个月时间内逐渐减量。癫痫复发风险最高的时候是在停药后头 3 个月内。

患者仅有一次发作,没有癫痫家族史,而且在神经系统查体、EEG 和 MRI 检查结果均正常的情况下是否仍应该给予治疗存在争议。绝大多数神经病学家建议一开始不给予治疗,除非患者有第二次发作。

大约 30%的癫痫患者是药物难治性癫痫。在这些患者中,外科去除致痫灶能够明显减少甚至消除癫痫发作。外科颞叶切除术是癫痫患者中最常见的外科手术,大约有 80%的患者可以达到癫痫治愈,几乎所有患者都可以大幅减少发作频率。在此过程中,尝试颅内电极植入去定位引起癫痫的组织。功能研究如 PET 和 SPECT 用来帮助进一步定位致痫灶。术前仔细地描记计划切除的区域对于任何拟行外科治疗的癫痫患者都是必需的,以保证患者术后不会留下严重的语言或认知缺陷。Wada 试验是直接经由一侧颈动脉注入异戊巴比妥钠,有效地镇静一侧大脑半球,在每个半球进行记忆和语言功能测试,有助于确保优势功能区不被切除。此外,在手术过程中可以在患者清醒时进行皮层脑电图描绘,以便在术前更好地描绘精确的功能脑区。

如果病灶没有潜在的毁灭性的神经损伤,皮层区域不能被切除,一种称为多处软脑膜下横切术的外科技术,可用于防止癫痫传播。该术在皮层做一些小切口,希望能够破坏癫痫环路而不损伤功能脑区。该技术最常用于源自语言或运动功能脑区癫痫患者的治疗,如果患者没有明显的神经功能缺损,这些区域不能被切除。这种手术方法适用于癫痫综合征,如 Landau-Kleffner 综合征,因为患者没有毁坏性的神经损伤,不能进行外科手术。

对于药物难治性癫痫患者,对胼胝体进行手术切除可以阻止癫痫从一侧大脑半球扩散到对侧。该术式几乎专门用于全身性癫痫伴跌倒发作的患者。

迷走神经刺激术是指在迷走神经颈部中段植入一个电极,它可以通过神经发出间断的电脉冲。病灶位于两侧颞叶癫痫的患者建议采取迷走神经刺激。

参考文献

1. Proposal for revised classification of epilepsies and epileptic syndromes. Commission on classification and terminology of the International League Against Epilepsy. *Epilepsia*. 1989;30:389.
2. Berg AT, Berkovic SF, BrodieMJ, et al. Revised terminology and concepts for organization of seizures and epilepsies: report of the ILAE Commission on Classification and Terminology, 2005–2009. *Epilepsia*. 2010;51:676.
3. Abosch A, Bernasconi N, Boling W. Factors predictive of suboptimal seizure control following selective amygdalohippocampectomy. *J Neurosurg*. 2002;97(5):1142–1151.
4. Engel J Jr, McDermott MP, Wiebe S, et al. Early surgical therapy for drug-resistant temporal lobe epilepsy: a randomized trial. *JAMA*. March 2012;307(9):922–930.

8.2 额叶癫痫

病史

患者,26 岁,表现为夜间过度运动发作,伴随意识混乱和定向障碍。头颅 MRI 显示了异常病变。

诊断:局灶性皮层发育不良(FCD)导致的额叶癫痫

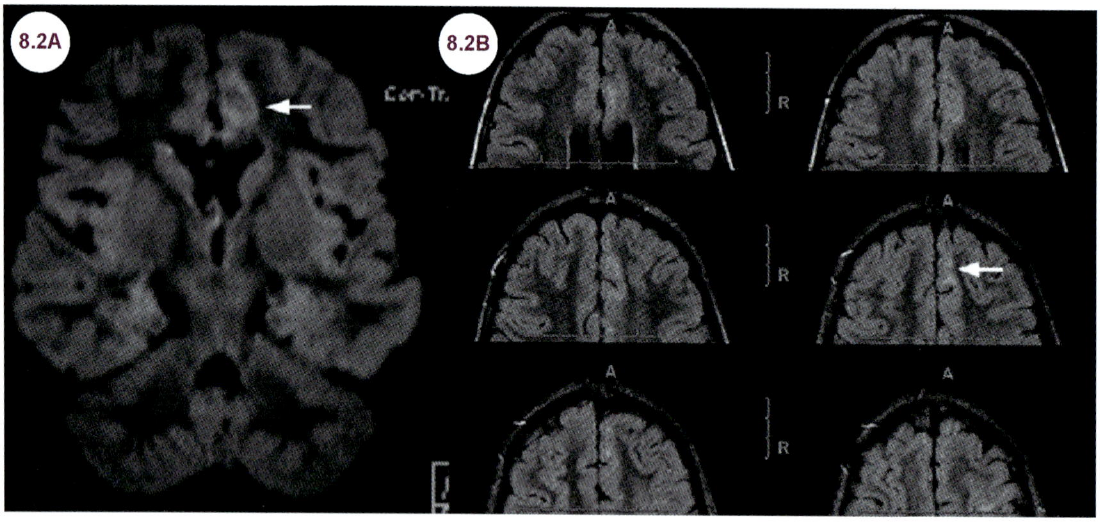

图 8.2A,B 连续的额叶轴位(A)和冠状位(B)FLAIR 图像示左侧前扣带回和邻近额叶内侧回灰白质分界略模糊,以及 FLAIR 高信号,病理证实为皮层发育不良(image courtesy of Timothy Shepherd, MD)。

概述

额叶癫痫是仅次于颞叶癫痫的发病率居第二位的局灶性癫痫。相对于颞叶癫痫,额叶癫痫患者发作往往是刻板的,过度运动性发作通常出现在睡眠过程中,持续时间短(<30 秒);经常与非癫痫发作相混淆。突出的运动表现、复杂的自动症和快速继发全面性发作是伴随短暂意识障碍的局灶性癫痫的常见特征,击剑样姿势、语言停顿、眼球偏转、做鬼脸、踢腿、大笑或嘶喊在额叶癫痫中更为常见。

神经元移行障碍:灰质异位是神经元移行障碍(NMD),是指在胚胎发育阶段神经元从脑室周围向软脑膜迁移的过程中被遏制。

灰质异位可以是局灶的、结节状或者多结节状(如结节性硬化)的或者倾向于累及一侧大脑半球如半侧巨脑畸形。典型的皮层下带状灰质异位(SBH)位于脑室周围,双侧结节状灰质结构,边缘相对光整,产生双皮层表现。巨脑回是正常位置的异常组织,伴随异常的脑沟、脑回结构,厚度通常超过 8mm。多小脑回畸形(PMG)在组织学上是两层或者四层皮层,厚度一般为 5~7mm。

局灶性皮层发育不良(FCD)可分为 3 个类型(Ⅰ型、Ⅱ型和Ⅲ型),在完成髓鞘化的大脑中进一步分为多种亚型(表 8.2.1)。

其他主要的神经元移行障碍包括无脑回畸形,以大脑表面光滑和异常脑回为特征,异常脑回在无脑回与巨脑回之间变化(图 8.2C)。

以后脑为主伴脑回异常的无脑回畸形是由 LIS1

表 8.2.1 FCD 分类

类型	特征
Ⅰ型	Ⅰa:神经元垂直排列异常 Ⅰb:水平排列异常 Ⅰc:水平和垂直错乱排列
Ⅱ型	Ⅱa:神经元异形,无气球样细胞 Ⅱb:神经元异形,伴有气球样细胞
Ⅲ型	Ⅲa:HS Ⅲb:神经胶质瘤(例如,神经节胶质瘤、DNET) Ⅲc:血管畸形(CCM、AVM、毛细血管扩张、脑膜血管瘤病) Ⅲd:产前或围生期缺血损伤、TBI、炎症或感染性病变所致瘢痕

AVM,动静脉畸形;CCM,海绵状血管瘤;DNET,胚胎发育不良性神经上皮瘤;HS,海马硬化;TBI,创伤性脑损伤。

基因突变引起的,在杂合男性以前脑为主的无脑回畸形和杂合女性的 SBH 中是由 XLIS 突变引起(X 染色体上的双皮层基因)。

脑裂畸形是皮质发育异常(MCD)的另一个罕见类型,其特征是存在一个被覆皮质的裂缝,从侧脑室延伸至柔脑膜,呈开放或者闭唇型,通常在脑裂畸形的唇部可以看到 PMG(图 8.2D)。

半侧巨脑畸形是在胚胎发育的不同时期,部分或全部一侧大脑半球过度生长形成的单侧脑错构畸形。在这类病例中,MRI 可显示扩大的大脑半球伴随白质体积增加、皮层增厚、无脑回、巨脑回、PMG 或无脑回畸形和灰白质边界不清。经常可以看到同侧脑室不规则性扩大。

临床表现

大部分 FCD 表现为难治性癫痫,伴或不伴轻-重度学习障碍。

双侧的外侧裂周围型 PMG 是由于 MECP2 基因突变,患者表现为构音障碍、假性延髓性麻痹、痉挛性四肢瘫、学习障碍、癫痫及难治性癫痫。复杂部分性发作和跌倒是最常见的癫痫类型。无脑畸形患者表现为肌张力减退、小头畸形、IS 和学习障碍。17 号染色体上 LIS1 基因的缺失或突变,可产生严重的畸形,如 Miller-Dieker 综合征,以面部畸形为特征,可以表现为不同类型的癫痫,甚至过早死亡。Ⅰ型(经典型)无脑畸形的典型特征为显著的肌张力减退和运动减少。Ⅱ型无脑畸形与肌营养不良综合征相关,包括 Walker-Warburg 综合征、福山综合征及肌-眼-脑病。

影像学表现和诊断

FCD Ⅰ型影像特征为轻度灰白质交界不清,皮层厚度正常,白质信号在 T2/FLAIR 图像上呈中等程度升高,在 T1WI 图像上信号降低。

FCD ⅡA 型表现以在 T1WI 和 T2-FLAIR 图像上灰白质交界处显著模糊为特征,因为皮质下白质髓鞘形成障碍,伴或不伴皮层增厚。T2WI 和 FLAIR 图像上

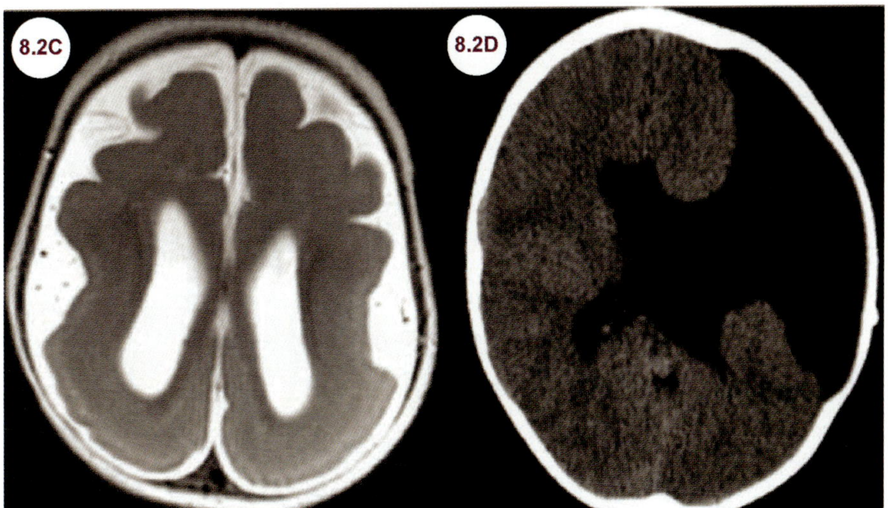

图 8.2C,D 颅脑 T2WI(C)显示脑回普遍减少,皮层增厚,表面平滑。该征象在脑后部更明显,提示 LIS1 突变;轴位 CT(D)显示左侧额颞顶叶开放型脑裂畸形(image credit courtesy Sarah Milla, MD)。

的白质高信号从皮层向侧脑室延伸,并逐渐变细,呈漏斗状(又称为穿通征),这代表病变累及放射状的胶质增生带。这个影像学特征可用于区分FCD与低级别胶质瘤。Ⅱ型病变通常发生于颞叶之外,好发于额叶。

FCDⅢ型通常与其他病灶相关,如海马硬化、肿瘤、血管畸形或者幼年后天获得性病变。

磁化强度预备梯度回波序列(MP-RAGE)可以获得高分辨率的T1WI图像,更适合显示皮质厚度异常。

高分辨率3D-T1WI容积成像提供了更好的灰白质对比,有助于发现癫痫患者轻微的皮层畸形。更高磁场(3T或7T)可以发现非常细微的皮质发育不良。

T2WI和FLAIR图像显示信号升高更明显。质子加权图像可显示灰白质交界面模糊不清。

对于无脑回畸形,MRI显示皮层增厚、白质减少和垂直的大脑外侧裂,图8.2C显示典型无脑回畸形大脑表现。

FCD的组织学特征包括皮质层状结构破坏、巨大神经元、白质中发育不良的气球样细胞、白质中多余的神经元、灰白质交界面模糊不清。

治疗

皮质发育不良相关的癫痫治疗并不乐观,但是基于准确定位致痫灶的外科手术被证实越来越成功。

抗癫痫药物(AED)常被用来治疗癫痫发作,但是60%~70%的患者由于FCD成为药物难治性癫痫。

通过外科手术完全切除致痫区可以达到癫痫完全缓解。

胼胝体切开术和迷走神经刺激术(VNS)是治疗弥漫性或双侧皮质发育不良的其他选择。

功能性大脑半球切除术可用于治疗半侧巨脑畸形。

基因诊断对于准确的家庭咨询非常重要。

参考文献

1. Taylor DC, Falconer MA, Bruton CJ, et al. Focal dysplasia of the cerebral cortex in epilepsy. *J Neurol Neurosurg Psychiatry*. 1971;34:369–387.
2. Palmini A, Najm I, Avanzini G, et al. Terminology and classification of the cortical dysplasias. *Neurology*. 2004;62:S2–S8.
3. Barkovich AJ, Kuzniecky RI. Neuroimaging of focal malformations of cortical development. *J Clin Neurophysiol*. 1996;13:481–494.
4. Barkovich J, Kuzniecky RI, Jackson GD, et al. A developmental and genetic classification for malformations of cortical development. *Neurology*. 2005;65:1873–1887.
5. Tassi L, Colombo N, Garbelli R, et al. Focal cortical dysplasia: neuropathological subtypes, EEG, neuroimaging and surgical outcome. *Brain*. 2002;125(8):1719–1732.

8.3 边缘系统脑炎

病史

患者,女,23岁,出现癫痫连续成簇发作,其他方面是健康的。在过去两周,患者的行为表现异常,认为邻居在监视她。直到在急诊室里被发现,患者已经失踪2天了。查体时患者出汗不止,且对医院医护人员表现出偏执妄想。

诊断:边缘系统脑炎

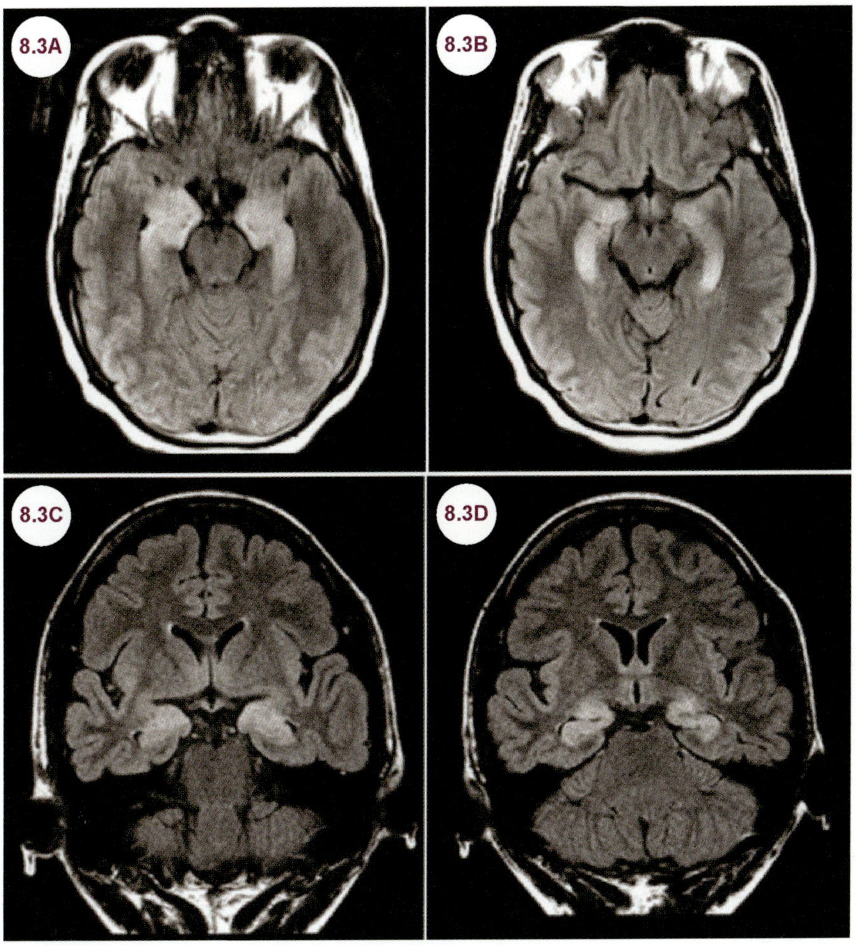

图 8.3A~D 边缘系统脑炎患者的轴位和冠状位 FLAIR 图像显示双侧海马呈高信号。

概述

边缘系统脑炎(LE)是边缘系统的一种炎症性疾病(图 8.3E)。

被公认的 LE 的两个主要病因分别是感染和自身免疫,在感染性 LE 病例中,病毒如单纯疱疹病毒是最常见的。自身免疫性 LE 可以进一步分为副肿瘤性和非副肿瘤性两种形式。

临床表现

临床表现多样,最常见的临床表现包括:记忆力丧失、性格改变、精神症状,可以从抑郁发展至弗兰克精神病、不随意运动、癫痫发作等。

多种癌症与副肿瘤性脑脊髓炎和边缘系统脑炎相关。

- 主要是小细胞肺癌,约占所有病例的 75%。
- 其他肿瘤包括:精原细胞瘤和其他睾丸肿瘤、胸腺瘤、乳腺癌、霍奇金淋巴瘤、子宫或其他妇科肿瘤。
- 肿瘤常在出现神经系统症状时尚未被确诊。
- 相关的自身抗体随着肿瘤类型不同而变化。小细胞肺癌通常与血清和脑脊液(CSF)中的抗-Hu 或 CRMP5 抗体相关。

临床表现各异,取决于被累及的区域。

- 颞叶边缘区:LE。
- 脑干:斜视眼阵挛-肌阵挛。
- 小脑:小脑变性。
- 视网膜:与黑色素瘤相关的视网膜病,癌症相关的视网膜病。
- 脊髓:脊髓病。
- 背根神经节:感觉神经元病。
- 神经肌肉接头:Lambert-Eaton 肌无力综合征。
- 周围神经和肌肉:皮肌炎。
- 多节段:脑脊髓炎。

影像学表现和诊断

头部磁共振:内侧颞叶 T2WI 表现为高信号,Gd

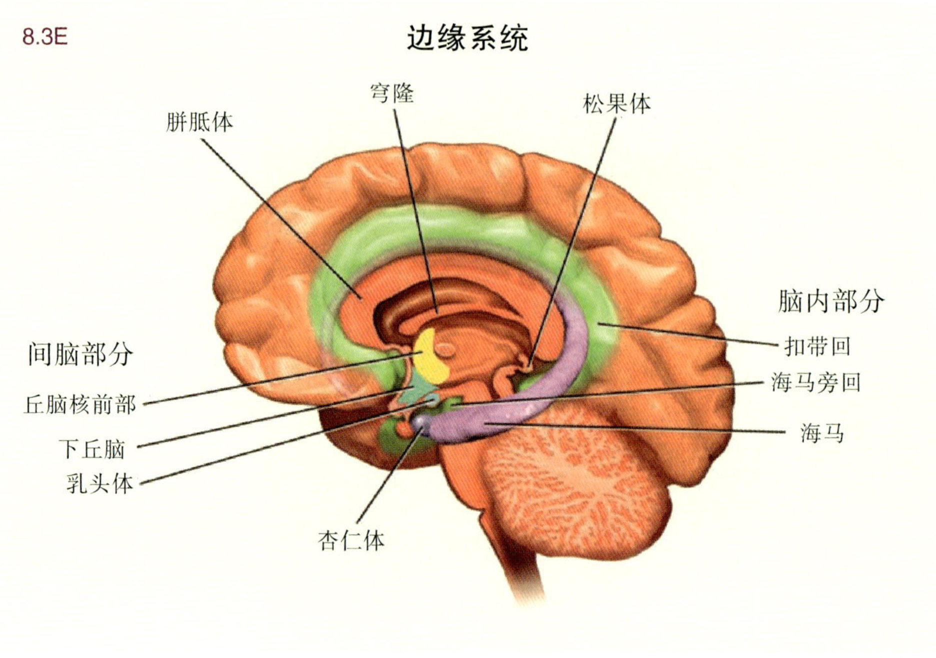

图 8.3E 边缘系统组成 (Source:Blausen.com. Blausen gallery 2014. *Wikiversity Journal of Medicine*. 2014. doi:10.15347/wjm/2014.010. ISSN20018762.)

增强可能表现强化也可能不强化。大部分患者 MR 可能表现正常。

副肿瘤性的 LE 与肿瘤产生的各种自身抗体有关。最常见的肿瘤包括肺癌(尤其是小细胞肺癌)、胸腺癌、乳腺癌、卵巢癌和睾丸癌。在年轻女性中,经常与卵巢畸胎瘤相关。最常见的抗体是抗-Ma2、抗-两性蛋白、抗-CV2/CRMP5、抗-LGI-1、和抗-NMDA 受体(表 8.3.1)。

表 8.3.1 自身免疫性脑炎患者中出现的各种不同的抗体

抗体	抗神经元抗体
抗核抗体(ANA) 抗双链 DNA 抗体(抗-dsDNA) 核糖核蛋白抗体(Rnp/Smith-Ab) 干燥综合征 A 或 B 抗原(SS-A、SS-B) 抗中性粒细胞抗体[ANCA(胞浆型 c-ANCA、核周型 P-ANCA)] 抗心磷脂抗体(ACLA)	抗-Hu 抗-Yo 抗-Ri 抗 Ma2 抗-CV2/CRMP5 抗-NMDA 抗-两性蛋白 抗-LGI-1 抗-CASPR-2 抗-GAD65 抗-AMPA 抗-GABA-A, 抗-GABA-B 抗-IgLON5 脑病 抗-甘氨酸(α-1 亚单位)

非副肿瘤性边缘系统脑炎经常与电压门控钾通道抗体有关。

EEG:非特异性的、局灶的或广泛性慢波、痫样活动、周期性一侧癫痫样放电(PLED)。

脑脊液(CSF):可能正常也可能不正常,蛋白轻度升高,通常不到 100,脑脊液淋巴细胞轻度增多。

排除代谢性或中毒性脑病。

副肿瘤或自身免疫性标志物(如在脑脊液和血清中的副肿瘤组,见表 8.3.1)。

平扫 CT:胸部、腹部和盆腔;阴囊超声排除睾丸肿瘤;乳腺 X 线摄影。

治疗

尽管缺乏对照试验,免疫抑制剂治疗常用静脉注射免疫球蛋白(IVIG)、血浆置换和激素。

如果上述治疗无效, 可使用环磷酰胺或利妥昔单抗。

对症治疗包括抗精神病药、抗癫痫药物。NueDexta(右美沙芬/奎尼丁)可以用于治疗假性延髓症状。

参考文献

1. Anderson NE, Barber PA. Limbic encephalitis—a review. *J Clin Neurosci*. September 2008;15(9):961–971.
2. Toledano M, Pittock SJ. Autoimmune epilepsy. *Semin Neurol*. June 2015;35(3):245–258.
3. Heine J, Prüss H, Bartsch T, Ploner CJ, Paul F, Finke C. Imaging of autoimmune encephalitis—relevance for clinical practice and hippocampal function. *Neuroscience*. May 2015;309:68–83. pii: S0306-4522(15)00479-0.
4. Ramanathan S, Mohammad SS, Brilot F, Dale RC. Autoimmune encephalitis: recent updates and emerging challenges. *J Clin Neurosci*. May 2014;21(5):722–730.

5. Armangue T, Leypoldt F, Dalmau J. Autoimmune encephalitis as differential diagnosis of infectious encephalitis. *Curr Opin Neurol*. June 2014;27(3):361–368.
6. Dalmau J, Graus F, Rosenblum MK, Posner JB. Anti-Hu—associated paraneoplastic encephalomyelitis/sensory neuronopathy. A clinical study of 71 patients. *Medicine (Baltimore)*. 1992;71:59.
7. Gultekin SH, Rosenfeld MR, Voltz R, et al. Paraneoplastic limbic encephalitis: neurological symptoms, immunological findings and tumour association in 50 patients. *Brain*. 2000;123(Pt. 7):1481.
8. Basu S, Alavi A. Role of FDG-PET in the clinical management of paraneoplastic neurological syndrome: detection of the underlying malignancy and the brain PET-MRI correlates. *Mol Imaging Biol*. 2008;10:131.
9. Alamowitch S, Graus F, Uchuya M, et al. Limbic encephalitis and small cell lung cancer. Clinical and immunological features. *Brain*. 1997;120(Pt. 6):923.
10. Shimazaki H, Ando Y, Nakano I, Dalmau J. Reversible limbic encephalitis with antibodies against the membranes of neurones of the hippocampus. *J Neurol Neurosurg Psychiatry*. 2007;78:324.
11. Blausen.com. Blausen gallery 2014. *Wikiversity Journal of Medicine*. 2014. doi:10.15347/wjm/2014.010. ISSN 20018762.

8.4 癫痫持续状态

病史

患者,36 岁,因持续性全面性癫痫发作从另一家医院转诊。

诊断:惊厥性癫痫持续状态

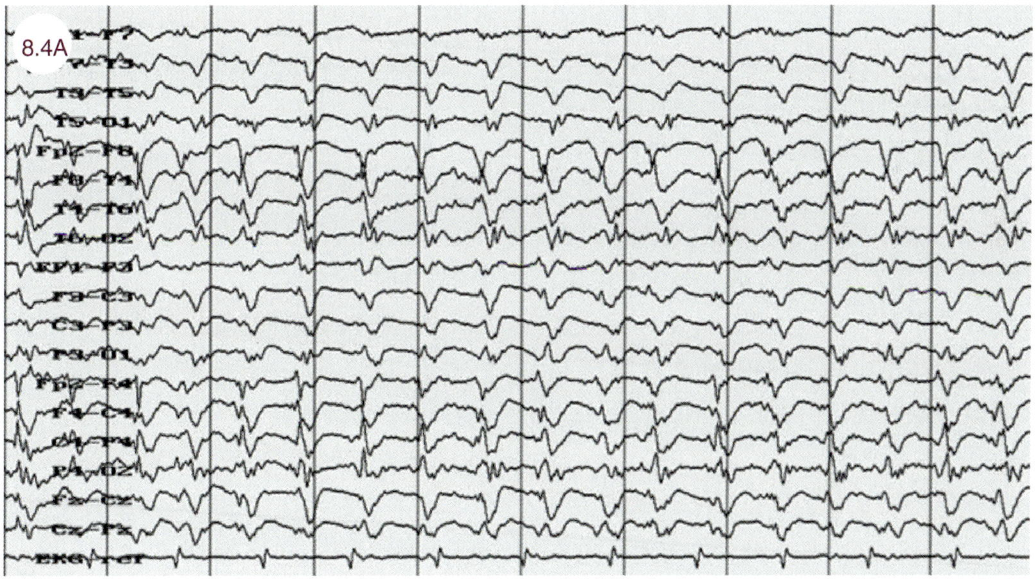

图 8.4A 脑电图(双极导联)显示惊厥性癫痫持续状态;在一例无意识患者上记录到 2~2.5Hz 的广泛性棘慢波。

概述

1. 定义及流行病学

• 癫痫持续状态(SE)是由癫痫终止机制失效或启动机制异常导致的异常持续的癫痫发作(在时间点 t1 后)。在这里 t1 被认为是 5 分钟,SE 可以产生远期的后果(在时间点 t2 后,第二时间点为 30 分钟),包括神经元死亡、神经元损伤和神经元网络的改变,这取决于癫痫发作的类型和持续时间。

• SE 建议的诊断分类系统包括四条轴线。

○ 轴线 1,症状学:SE 包括几种形式,即突出的运动系统症状、不突出的运动系统症状、目前不确定。

○ 轴线 2,病因:病因包括已知和未知。

○ 轴线 3,脑电图相关:模式名称、形态、位置、时间相关特征、调控及干预效果。

○ 轴线 4,年龄:新生儿、婴儿、儿童、青少年、成年人和老年人。

• 在美国平均每年每 10 万人中大约有 20 例 SE 患者,儿童(<5 岁)和老年患者(>65 岁)的发病率较高。SE 最常发生于 1 岁以下的儿童[每年(135~156)/10 万]。

2. 亚群

• 依据发作类型,SE 分成三个主要的亚型。最常见的形式(约 50%)是全面性惊厥性癫痫持续状态(GCSE)。痉挛性 SE 在初期临床症状很明显,然而持续发作 30~45 分钟后,临床症状可能变得轻微或消失,唯一的征象可能是眼睛或手指抽搐,或自主神经系统表现,如心动过速、瞳孔扩张或血压升高。在这种情况下,持续脑电图(EEG)记录是监测癫痫发作的唯一方法。

• 局灶性运动性癫痫持续状态(FMSE)或癫痫部分性发作持续状态,表现为持续的肌肉抽搐,没有泛化,常见于单侧肢体或一侧面部。此型相对少见,对何种 FMSE 采取治疗主要取决于临床表现。

• 最后一种亚型为非痉挛性癫痫持续状态(NCSE),是一组异质性非运动性发作。它包括原发性全面性 SE(例如,失神发作 SE)、继发性全面性 SE 和复杂部分性发作 SE。由于其临床表现差异很大,从嗜睡到昏迷状态不等,因此诊断 NCSE 的唯一方法是脑电图(EEG)。正因如此,NCSE 容易被低估,尤其是在意识状态受损的危重患者中。通过脑电图检查发现,在重症监护病房(ICU)中,5%~10%的昏迷患者可能是 NSCE,在神经 ICU 中高达 34%的患者可能是 NCSE。在严重缺血缺氧性脑病患者中,NCSE 预示着患者预后较差。

• 难治性癫痫持续状态是指在使用一线和二线抗癫痫药物,如劳拉西泮、地西泮及负荷剂量苯妥英钠和苯巴比妥滴注后仍发作。超级难治性 SE 是指即使静脉给予麻醉药物,如异丙酚、咪达唑仑、戊巴比妥钠等仍不能控制的癫痫发作。

3. 病因

• SE 最常见的危险因素是既往有癫痫病史(22%~26%)。然而,超过半数的 SE 发生在既往无癫痫发作的人群。在成年人中,SE 最常见的原因是脑血管意外(25%)、药物的变化(18%~20%)、酒精/毒品戒断(10%~13%),不常见的原因依次为缺氧、代谢紊乱、感染、创伤和肿瘤。相比之下,1/3 的儿童 SE 病例是由于感染发热[如持续性高热惊厥(PFC)],其次是低 AED 水平。

4. 死亡率

• SE 的预后很大程度上取决于年龄、病因、治疗是否及时,以及病程中发生并发症。在 SE 住院治疗期间,或 SE 发病 30 天内,所有年龄组中的短期死亡率为 8%~22%,这些早期死亡病例大多发生在具有急性症状性病因的患者中。

• 虽然 SE 的长期死亡率没有得到很好的研究,但是一项基于人群的队列研究显示,在首次 SE 后的头 30 天幸存的患者中,未来 10 年有超过 40%的患者死亡,这是普通人群死亡率的 3 倍。然而,住院期间发生严重的内科并发症、不可逆的神经损伤和出院后的功能恶化可能导致长期后果。

• 儿童的死亡率(3%~15%)比成年人(15%~22%)低得多,这可能是由他们的生理适应能力和该年龄组的病因性质所致。例如,PFC 死亡率低,很少持续超过 2 小时,并且通常比其他病因的 GCSE 对治疗更敏感。导致严重持续性系统性功能失调的病因 (如缺氧)在儿童中较少见,一旦发生,其死亡率与成年人相似。

5. 发病率

• 持续性癫痫发作:SE 的发病率和死亡率与其病因有明显的相关性。过去,NCSE 一直被认为是一个良性的状况。然而,近期研究表明,即使是 NCSE 也有明显的并发症。

• 持续的癫痫活动导致心肺、自主神经和代谢并发症,以及不可逆转的神经元损伤。长时间的惊厥发作可导致低体温、酸中毒、横纹肌溶解、肾衰竭、外伤、误吸。长时间癫痫发作持续 30~60 分钟即可出现继发于兴奋性毒性作用的不可逆的神经元损伤、细胞凋亡、突触重组、蛋白和 DNA 合成受损。持续超过 1 小时的癫痫发作提示预后不良。

• 大脑的某些区域比其他区域更容易受 SE 的影响包括海马复合体、杏仁核、丘脑和小脑锥体细胞,这些区域有大量的兴奋性神经递质受体,因此更容易发生兴奋性毒性和其他机制的损伤。一些 SE 患者在记忆、平衡、情感和认知方面受到不可逆的功能损伤。PFC 在过去被认为是良性的,现在被认为会导致急性海马损伤和 MTS,最终导致颞叶癫痫。然而,对于它们的因果关联仍有争议,因为遗传易感性既是热性惊厥,又是 MTS 的一个重要原因。

- 由于 SE 通常需要严格的护理且住院时间较长,所以有很多与治疗有关的并发症。抗惊厥药物的不良反应、药物-药物间相互作用、呼吸机相关性肺炎和其他院内感染只是其中的一部分。

治疗

SE 是一种真正的神经内科急症，需要迅速识别并立即治疗。许多陈旧型和新型抗惊厥药物已被发现治疗 SE 有效,最常用的药物如表 8.4.1 所示。

总的来说,静脉注射苯二氮䓬类是成人 GCSE 的一线药物。劳拉西泮优于地西泮和咪达唑仑剂,因为它具有更好的水溶性,血浆半衰期较长(4~6 小时)。大约 65%的 GCSE 在使用苯二氮䓬类药物治疗后终止发作。

如果给予劳拉西泮后仍继续发作,静脉滴注苯妥英钠或磷苯妥英是下一个选择。与苯妥英钠相比,磷苯妥英虽不能普遍获得,但其输注速度比苯妥英钠快 3 倍,可肌内注射,副作用小。负荷剂量后,可再给予小剂量的(即 25%~50%的初始剂量)苯妥英钠或磷苯妥英。

对于持续性癫痫发作,可以静脉给予负荷剂量的苯巴比妥,然后给予第二次剂量(即初始剂量的 25%~50%)。

如果还不能终止 SE，全身麻醉可能是下一个选择。治疗 SE 的第一、二、三线药物如表 8.4.1 所示。

此外，这时也可以应用新型广谱抗癫痫药物,如静脉用丙戊酸或左乙拉西坦,根据以往的经验、药物有效性和个人偏好。

治疗过程中的任何时候都可能需要紧急插管。如果患者持续发作超过 1 小时，出现严重的系统性紊乱,或在重症监护室中发展成 SE,主治医生可以立即持续输注全身麻醉剂,如异丙酚、咪达唑仑或苯巴比妥。

癫痫患者发展为 SE 往往是由于抗癫痫药物血浆浓度低,对患者服药情况的管理是必需的,除非能绝对保证服药的依从性。

对于失神发作持续状态，一线药物如丙戊酸钠、

表 8.4.1 癫痫持续状态的治疗

I/V 劳拉西泮	0.1mg/kg(4~8mg 负荷剂量;不超过 8mg/24h)
I/V 苯妥英	负荷剂量:20mg/kg,IV 最大输注速率:50mg/min
I/V 磷苯妥英	负荷剂量:20mg/kg,IV 最大输注速率:150mg/min
I/V 丙戊酸	负荷剂量:20mg/kg,IV,大剂量 30~60mg/kg 输注速率:5mg/(kg·min)
I/V 苯巴比妥	负荷剂量:15~20mg/kg 最大输注速率:50~100mg/min
咪达唑仑 I/M 鼻、口	0.2mg/kg(鼻/口比肌内注射快)
持续静脉注射咪达唑仑*	注射剂量:0.2mg/kg,每 5 分钟重复注射 0.2mg/kg 直至发作停止,直到最大总负荷量 2mg/kg 初始输注速率:0.1mg/(kg·h) 维持量:0.05~2.9mg/(kg·h) (连续静脉输注速率应增加 20%)
异丙酚*	注射剂量:1mg/kg 每 3~5 分钟重复注射 1~2mg/kg 至发作停止,最大 10mg/kg 初始输注速率:2mg/(kg·h) 持续输注速率:1~15mg/(kg·h) 不超过 5mg/(kg·h),同时不超过 48h
持续静脉输注戊巴比妥钠*	负荷剂量:5mg/kg,重复注射 5mg/kg 直至发作停止 最大输注速率:25~50mg/min(根据血压) 初始输注速率:1mg/(kg·h) 维持速度:0.5~10mg/(kg·h)

* 所有连续输注应保持 12~24 小时的稳定剂量,并建议缓慢停止输注 24 小时以上。如果癫痫复发,尝试缓慢减药。

乙琥胺、苯二氮䓬类药物是有效的。其他药物如唑尼沙胺、左乙拉西坦、拉莫三嗪、拉科酰胺和托吡酯也有帮助。另一方面，苯妥英钠、卡马西平、奥卡西平和替加宾可加重失神发作，应当避免使用。第三代 AED（吡仑帕奈、艾司利卡西平、拉科酰胺）中，只有拉科酰胺有静脉制剂且适用于 SE。

参考文献

1. Brenner RP. EEG in convulsive and nonconvulsive status epilepticus. *J Clin Neurophysiol*. September–October 2004;21(5):319–331.
2. Kaplan PW. The EEG of status epilepticus. *J Clin Neurophysiol*. June 2006;23(3):221–229.

8.5 婴儿痉挛症

病史

患儿，女，5 月龄，因运动异常就诊，运动异常表现为醒来后一系列刻板姿势伴眼球旋转、颈部与臀部弯曲、双侧手臂伸展，与进食无关；之后，女婴表现较之前烦躁或消沉，体格检查未发现神经皮肤异常。

诊断：婴儿痉挛症

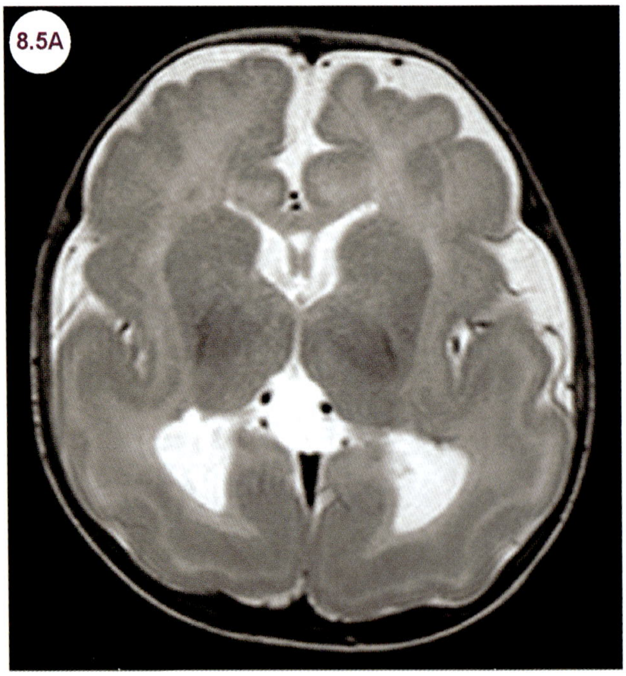

图 8.5A 轴位 T2WI 示无脑回畸形（与婴儿痉挛症潜在相关的诸多结构异常中的一种）。

概述

婴儿痉挛症（IS）是最常见的早发型癫痫性脑病。癫痫在婴儿期比儿童其他任何时期都更常见，癫痫性痉挛是癫痫发作中常见的单一表现形式。IS 可能是韦斯特综合征中的一部分，临床三联征包括：癫痫性痉挛发作、脑电图高峰节律紊乱、生长发育迟缓或障碍。

IS 有许多潜在的病因。多数病例（约 60%）是由结构或代谢因素所致，其余或者与遗传缺陷有关，或者原因不明（分类为特发性）。

临床表现

IS 典型者表现为一连串刻板的短暂发作，包括手臂、下肢、头部和躯干的异常屈曲和伸展。

- 发作通常在刚睡醒或睡眠–觉醒交界的时间。
- 痉挛包括持续最多 1~2 秒的姿势性强直，而后发生剧烈的肌肉抽搐。

总发病率为(2~3)/10 000，典型的发病年龄为 3~7 个月(93%的病例发病年龄在 2 岁以下)。

患者可能此前已被诊断为神经系统方面的疾病或患有某种综合征，包括(但不限于此)以下疾病。

- 结节性硬化症。
- 唐氏综合征。
- 自闭症。
- 智力障碍。

IS 最常见的病因包括以下疾病。

- 新生儿缺氧缺血性脑病(约为 10%)。
- 染色体异常(约为 8%)。
- 中枢神经系统畸形(约为 8%)。
- 围生期卒中(约为 8%)。
- 结节性硬化(约为 7%)。
- 脑室周围白质软化症或脑出血(约为 5%)。
- 免疫介导疾病(罕见)。
- 其他罕见的神经代谢性或遗传性综合征。

无论何种病因，神经系统发育预后都很差。

- 影响长期预后的重要因素是早期有效地控制，不仅能够控制痉挛发作，还能控制节律紊乱的发生。
- 如果患者存在基础的结构或者代谢性疾病，则治疗更加困难。

相当一部分婴儿癫痫会长期发作。

- 大多数情况下，痉挛性癫痫发作会随着时间的推移逐渐消失。
- 痉挛常被新的或多种发作类型所取代。
- 一部分可能逐渐发展成为 Lennox–Gastaut 综合征(LGS)。

影像学表现和诊断

诊断的第一步是脑电图或视频脑电图监测，以

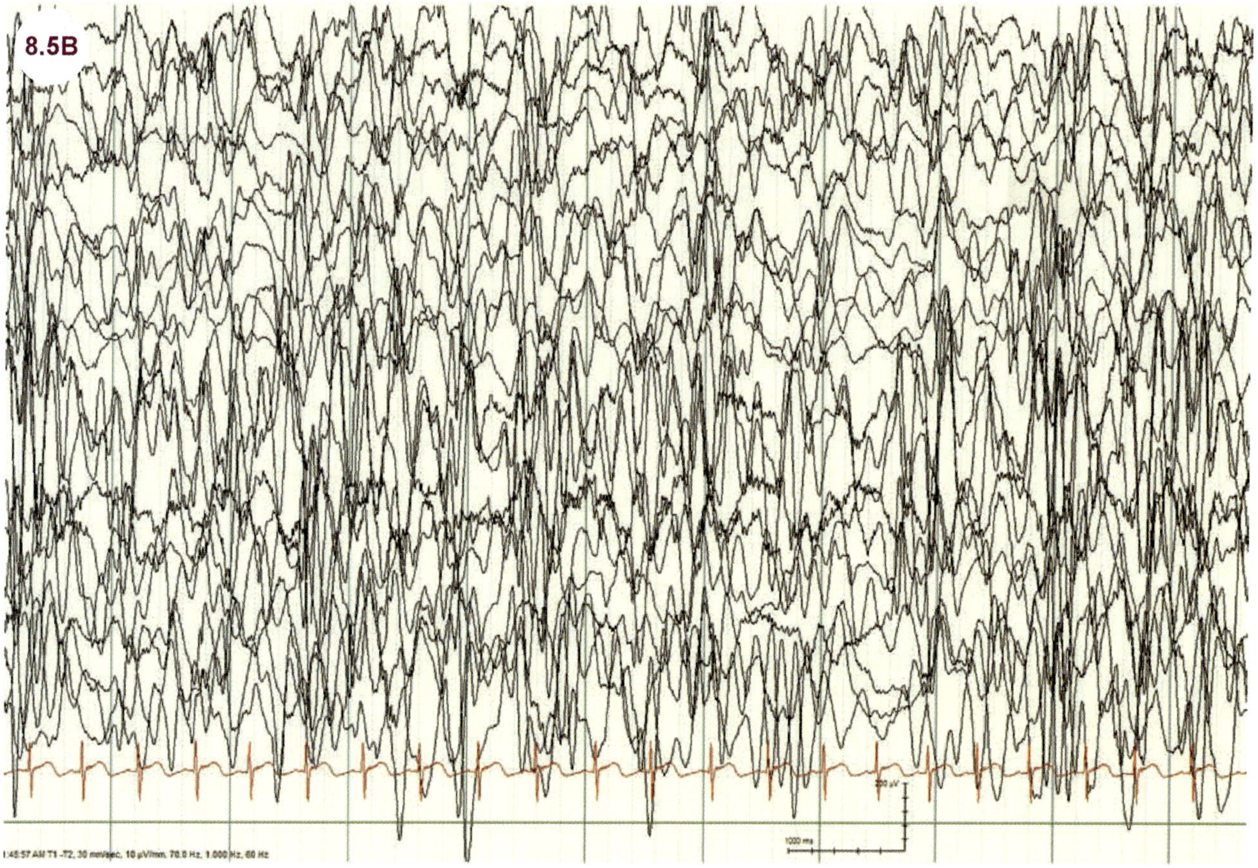

图 8.5B　这幅图是无痉挛发作间期的脑电图。图上我们可以看出高峰节律紊乱的基础上高电压(>200mV)、缺乏从前到后的节律及多灶性癫痫活动。

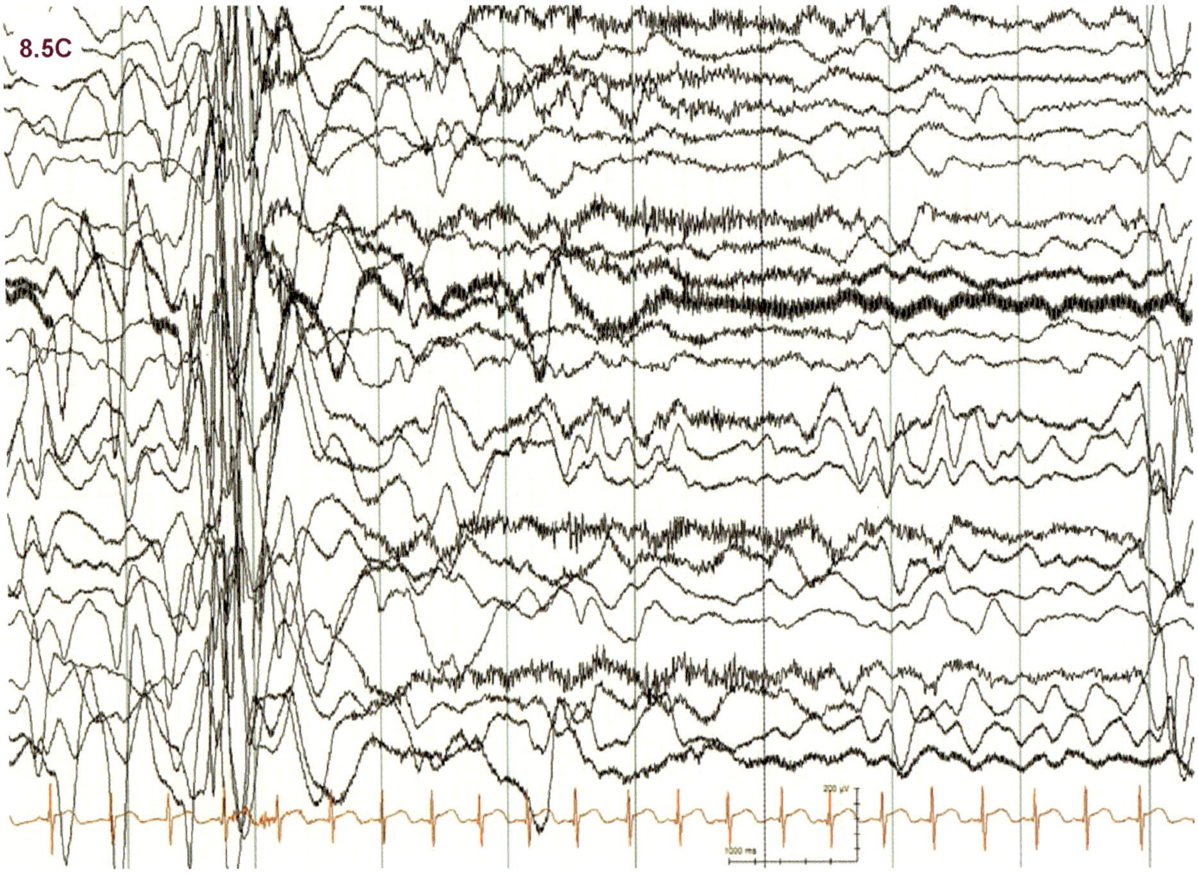

图 8.5 C 婴儿痉挛症的电活动在初始 2 秒内是高振幅的广泛性癫痫样电活动，之后逐渐衰减、减慢。图 8.5B 中可以看到同一例患者相同的振幅幅度。

识别痉挛发作时的波形变化、评估潜在性高峰节律紊乱的背景。

- 高峰节律紊乱（图 8.5B）是指在痉挛发作的间期出现无序的多灶的高幅波，不典型的表现可被认为是改良型或不典型的高峰节律紊乱。
- 临床上典型的癫痫性痉挛发作与高振幅的癫痫活动，以及后续脑电波幅的弥漫性降低相关，该特征称为电衰减反应，即异常的高峰节律背景被背景活动抑制所取代。
- 对于代谢性异常或维生素缺乏（例如，维生素 B_6），要考虑补充治疗，可使脑电图得到明显的改善。

建议对患有癫痫的任何患儿，包括 IS，进行神经影像学检查。

- 在紧急或特殊情况下，超声或 CT 是首选检查，但 MR 通常是最适宜首次进行的检查手段。
- 检查完成即可获得大脑的 MR 图像。
- 随后进一步的成像（包括潜在的手术评估）可包括功能性磁共振成像（fMRI）、PET、脑磁图（MEG）或 SPECT。
- 脑电图-功能磁共振同步成像（EEG-fMRI）可显示癫痫样异常放电与枕部大脑皮层血氧水平依赖（BOLD）信号变化的相关性，其依据脑皮层信号改变，而高峰节律紊乱中的高振幅慢波活动与脑干、壳核、丘脑的信号改变相关。
- 早期的 PET 研究显示局灶性皮质信号降低和皮层下代谢升高（壳核和脑干）与高峰节律失常有关。癫痫持续状态在 PET 上显示为葡萄糖代谢降低。

为了充分诊断，影像上还需明确是否存在以下疾病：

- 结节性硬化。
- 缺氧缺血性脑病或其他脑血管病。
- 明确潜在的结构异常。

对于每例患有癫痫性脑病的婴儿，如果无明确的病因，必须由经过专业训练的人员进行基因咨询及评估，特殊的神经系统代谢原因的诊断可能会改变治疗和疗效。

- 一级和二级筛查包括血糖、血液学、肝功能、血氨水平、尿液分析、乳酸和 pH 值、动脉血气分析、血清电解质、阴离子间隙，以及脑脊液的分析，包括脑脊液糖量测定(与血液的血糖水平比较以排除脑脊液糖量减少)。

- 三级和四级检查应包括氨基酸和有机酸病变检测,以及特定的酶学检测(可能需要组织活检),或者基因筛查,包括更广泛的基因测序和分析。
- 与 IS 相关的特异性的代谢情况包括生物酶缺乏、门克斯病(先天性铜代谢异常)、线粒体呼吸链疾病、氨基酸序列异常、有机酸尿症等。

治疗

痉挛发作间隔时间越短,开始治疗越早,后期的进展情况越好,不仅能够改善癫痫的发作,也能改善患儿的认知和行为。

- 除非有特殊的诊断和治疗方案,ACTH 历来被认为是在短期内控制痉挛发作的较好药物 (初始为高剂量)。
- 低剂量的 ACTH 和高剂量的ACTH 似乎疗效相当,而且耐受性更好,副作用更少。
- 口服激素(尤其是泼尼松,如表 8.5.1 所示)可能对短期控制有效,如果 ACTH 存在禁忌证,则可考虑口服激素治疗。

氨己烯酸也是短期内控制痉挛发作较好的药物,

表 8.5.1　药物治疗婴儿痉挛症相应的副作用

治疗	典型剂量范围(美国)	潜在的副作用
高剂量 ACTH	75~150IU/(m²·d),2 周后逐渐减量	免疫系统抑制、高血压、行为改变/易怒、食欲增加/体重增长、睡眠障碍、肾上腺功能抑制
低剂量 ACTH	20~40IU/(m²·d)(也是逐渐减量)	副作用在理论上与高剂量 ACTH 相似,但剂量较低时副作用相对较小
口服激素	首选泼尼松 40~60mg/d,次选泼尼松 2mg/(kg·d),或甲泼尼龙 2mg/(kg·d),3~4 天后改为口服激素	剂量依赖性的免疫抑制、高血压、行为改变/易怒、食欲增加/体重增长、睡眠障碍、肾上腺功能抑制
氨己烯酸	50~150mg/(kg·d)	有症状性/无症状性视野缺损(周边视野缺损)、镇静或行为改变、MRI 表现异常
托吡酯	一般是 5~9mg/(kg·d),但是婴儿每天最高剂量为 24mg/(kg·d)	食欲下降、体重减轻、认知功能受损、淡漠、青光眼、肾结石
丙戊酸钠	有效剂量是 30mg/(kg·d),治疗剂量是 15~60mg/(kg·d)	肝毒性(尤其是存在神经系统代谢性疾病)、高血氨症、镇静、胰腺炎、脑病、血小板减少
生酮饮食	高脂肪、充足的蛋白质、低碳水化合物(在一定范围内比例可相对变化)	便秘、高脂血症、脱水、肾结石、体重缓慢增加/减少、骨折

除了结节性硬化外,氨己烯酸通常被认为是继 ACTH/激素类药物后的二线用药。

- 推荐作为结节性硬化患者的一线用药。
- 治疗期间(一般间隔 2 周)会再评估患者对治疗的反应,包括评估癫痫性痉挛和高峰节律紊乱。

三线和四线治疗包括托吡酯或丙戊酸钠,尤其是针对神经系统严重损失并且此前无好转迹象的患儿。

- 难治性痉挛发作的后续的药物治疗包括苯二氮䓬类、左乙拉西坦/其他抗癫痫药物。还需要免疫调节剂(丙种球蛋白、血浆置换),针对合适的病例行癫痫手术治疗,或者给予生酮饮食(KD)。

参考文献

1. Wilmhurst JM, Gaillard WD, Vinayan KP, et al. Summary of recommendations for the management of infantile seizures: Task force report for the ILAE commission of pediatrics. *Epilepsia*. 2015;56(8):1185–1197.
2. Galanopoulou AS, Moshé SL. Pathogenesis and new candidate treatments for infantile spasms and early life epileptic encephalopathies: a view from preclinical studies. *Neurobiology of Disease*. 2015;79:135–149.
3. Widjaja E, Go C, McCoy B, Snead OC. Neurodevelopmental outcome of infantile spasms: a systematic review and meta-analysis. *Epilepsy Research*. 2015;109:155–162.
4. Nieh SE, Sherr EH. Epileptic encephalopathies: new genes and new pathways. *Neurotherapeutics*. 2014;11:796–806.
5. Siniatchkin M Capovilla G. Functional neuroimaging in epileptic encephalopathies. *Epilepsia*. 2013;54(Suppl. 8):27–33.
6. Riikonen R. Recent advances in the pharmacotherapy of infantile spasms. *CNS Drugs*. 2014;28:279–290.
7. Pavone P, Striano P, Falsaperla R, Pavone L, Ruggieri M. Infantile spasms syndrome, West syndrome and related phenotypes: what we know in 2013. *Brain & Development*. 2014;36:739–751.
8. Hancock EC, Osborne JP, Edwards SW. Treatment of infantile spasms (Review). *The Cochrane Library*. 2013;6:1–69.
9. Wanigasinghe J, Arambepola C, Ranganathan SS, Sumanasena S, Attanapola G. Randomized, single-blind, parallel clinical trial on efficacy of oral prednisolone versus intramuscular corticotropin on immediate and continued spasm control in West syndrome. *Pediatric Neurology*. 2015;53:193–199.

8.6 Lennox-Gastaut 综合征

病史

患儿，男，4 岁，既往有婴儿痉挛史，出现评估中癫痫发作。母亲诉患儿无论白天还是黑夜频繁发作，多数发作呈短暂的抽动，有时候会跌倒。患儿还有持续数秒钟，有时达 1 分钟左右的凝视。其他病史包括语言迟钝和总体运动迟缓。接受了多种抗癫痫药物治疗无显著疗效。

诊断：Lennox-Gastaut 综合征

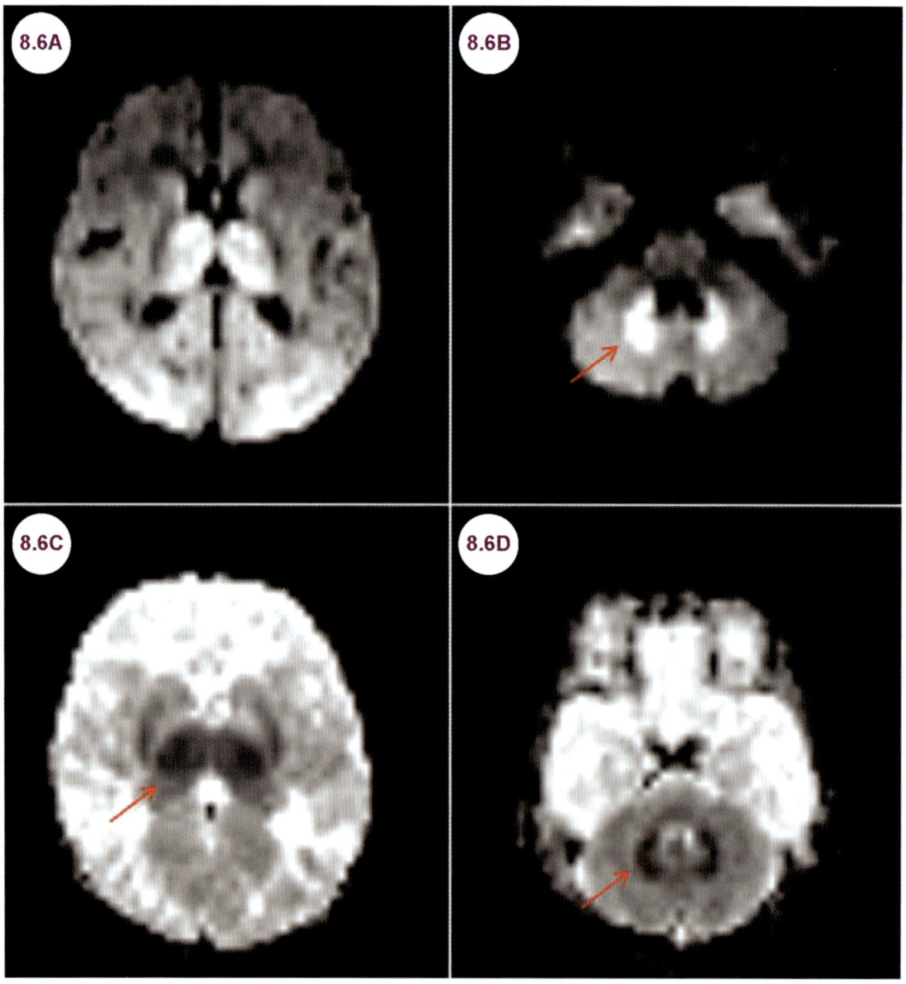

图 8.6A~D 头颅轴位 DWI 和 ADC 图像显示病灶扩散受限部位位于（A）丘脑和（B）小脑扁桃体。（C，D）ADC 图像上相应部位信号降低。

概述

Lennox-Gastaut 综合征（LGS）是一种儿童期癫痫性脑病，具有以下 3 个特征：

- 多种发作类型，通常是难治性癫痫。
- 癫痫发作间期的脑电图特点是在普遍慢波背

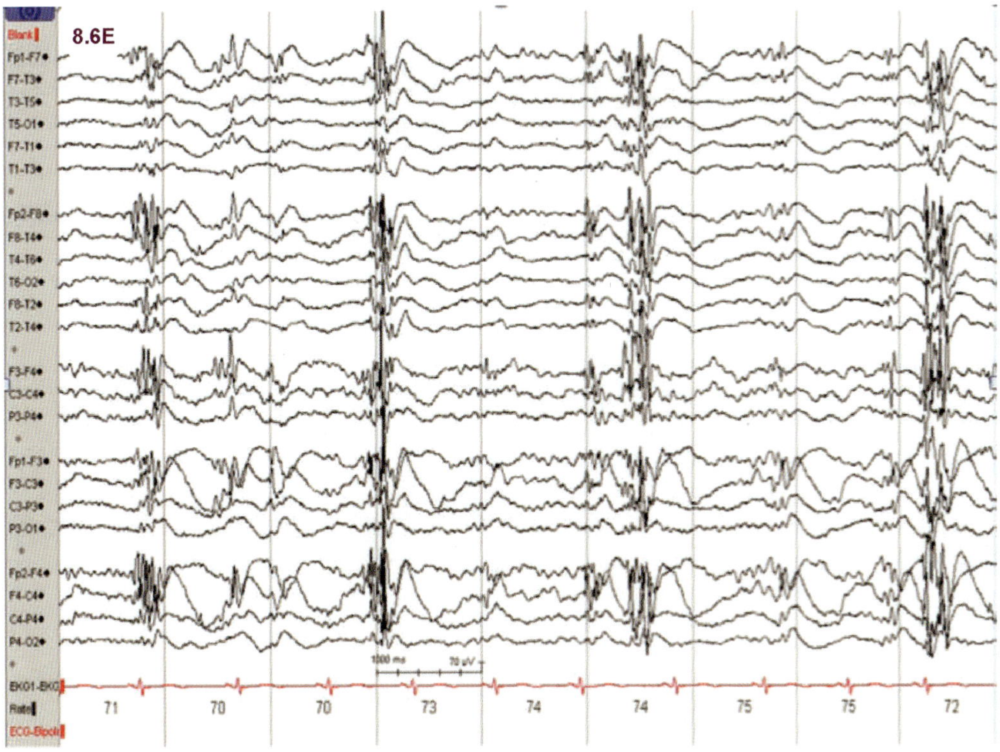

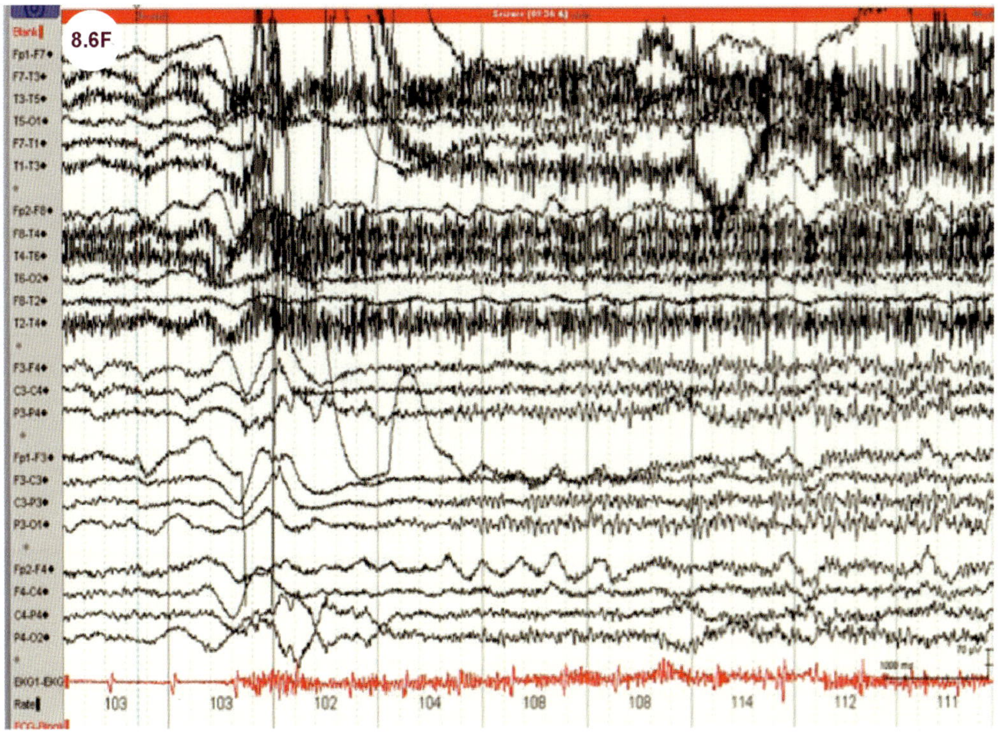

图 8.6E,F　(E)双极导联脑电图显示,在额叶和额叶中心区域出现较多的棘慢波和慢波。(F)双极导联脑电图显示,在痉挛发作时旁矢状面区域出现 15~20Hz 的低振幅快速活动,其中混有肌肉强直发作的肌电波。发作时患者全身僵直,持续约 13 秒,红色代表患者癫痫发作时的部分脑电图。

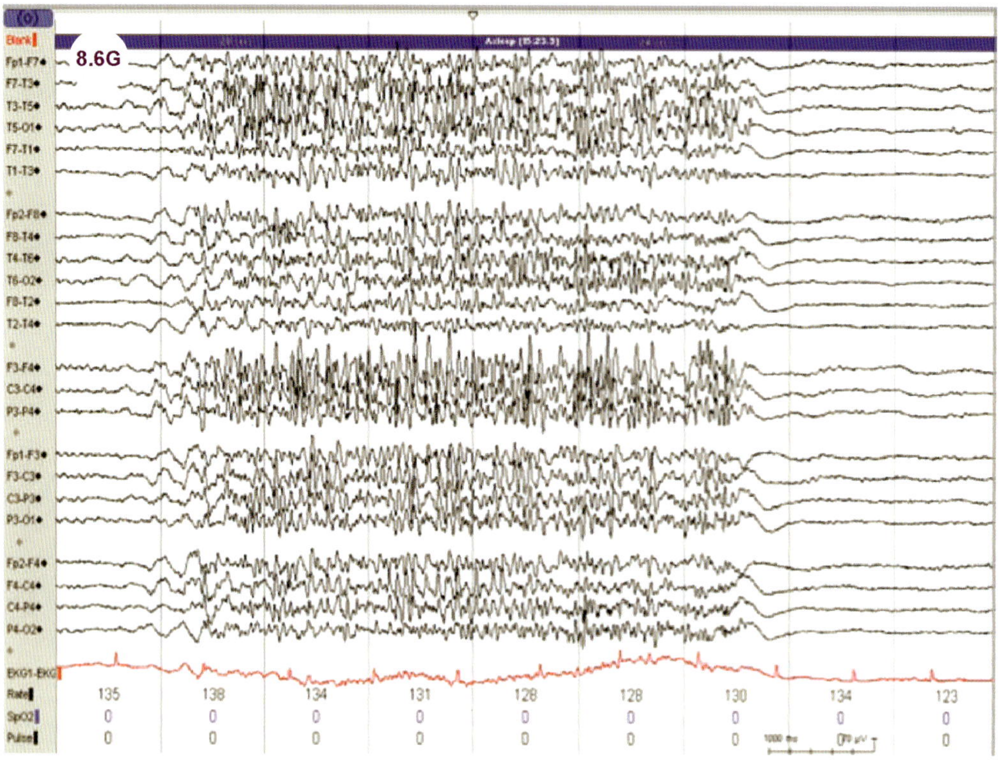

图 8.6G 双极导联脑电图显示，在睡眠期间出现持续约 6 秒的 10~20Hz 的广泛阵发性快速活动，无任何相关临床症状。

景下出现 2.5Hz 的棘慢波。

- 智力减退。

临床表现

LGS 患儿有多种发作类型，包括 IS，跌倒发作是最常见的类型，原因包括：强直发作、失张力发作及相对少见的肌阵挛发作（表 8.6.1）。大多数患儿至少有一次癫痫持续状态（SE）或非惊厥性癫痫持续状态的发作。原发性全面性强直-阵挛性癫痫和局灶性癫痫也可发生，但发作频率并不像其他类型癫痫发作得那么频繁。

其他并发症包括行为、精神或睡眠障碍。

病因包括特发性或继发于既往的脑损伤、脑部结构异常等。

儿童期发病年龄为 2~6 岁，男性患儿更常见。

治疗

大多数患儿对药物治疗反应较差。典型症状的患者给予广谱抗癫痫药治疗，因为患者可能存在多种发作形式，局灶性发作和全身发作。窄谱药物如卡马西平治疗复杂的局灶性发作更有效，但同时需注意，它可能加重其他全身性发作。通常采用联合治疗法，选择药物相互作用较少或协同作用的抗癫痫药（表 8.6.2）。托吡酯、非尔氨酯、拉莫三嗪、丙戊酸钠、卢非酰胺都已被批准用于 LGS 的辅助治疗。左乙拉西坦、唑尼沙胺、氯硝西泮等药物也具有较好的疗效。

其他的治疗方法包括迷走神经刺激术、胼胝体切开术、生酮饮食。

表 8.6.1 常见癫痫类型和发作模式（最常见到不常见）

发作形式	脑电图表现形式	症状
强直发作	低振幅快波，10Hz	通常在睡眠中发作，躯干或四肢、全身的强直发作
不典型失神发作	棘慢波和慢波，<2.5Hz	意识未完全丧失，比典型的失神发作时间长，过度换气不能引起发作
失张力发作	高振幅的双侧同步的多棘慢波	肌张力丧失
强直阵挛发作	双侧同步的多棘慢波	单一或一组独立的动作

胼胝体切开术适用于跌倒发作或部分性发作伴继发性全面性发作的患者。表 8.6.3 总结了 LGS 患者胼胝体离断术的类型，结果显示全部切开术后患者的结局更好，随着时间的推移，两种手术方式都有一些副作用。

饮食治疗：特殊饮食的原则是改变大脑的内环境，它依赖于脂肪和碳水化合物供能。有很多理论支持并阐述了生酮饮食（KD）的抗癫痫作用。大约 50%的患者的癫痫发作次数减少了一半以上，高达 30%的患者发现严格控制生酮饮食所需的脂肪、热量，尤其是限制碳水化合物达 90%非常困难。约 10%的顽固性癫痫患者，坚持数月或数年生酮饮食，可以逐渐控制癫痫发作并最后撤药。副作用有体重减轻、酸中毒、肾结石（5%）、发育迟缓、骨骼发育不良、脱水风险、血脂异常。表 8.6.4 总结了临床实践中不同类型的生酮饮食。一些类型的饮食控制比较严格，如传统的 KD，而低血糖指数治疗则在碳水化合物和脂肪的摄入上相对灵活。生酮饮食的禁忌证包括卡尼汀缺乏、血卟啉症、β-氧化紊乱或丙酮酸羧化酶缺乏。

迷走神经刺激器是一种向左侧迷走神经提供间断电刺激的装置，它可以有效减少抽搐发作，在 1997 年获得 FDA 批准。刺激器与心脏起搏器相似，通过外科手术植入皮下。右侧迷走神经有丰富的神经支配窦房结，因此不能对它进行刺激。通过刺激减少癫痫发作的机制尚不明确。副作用比较轻微，包括声音嘶哑、咽痛、刺激时的呼吸困难感。该设备成本和手术费用

表 8.6.2　LGS 患者常用抗癫痫药物

抗癫痫药物	作用机制	常见副反应
丙戊酸钠	增加 γ-氨基丁酸的数目	血小板减少、肝衰竭、致畸、高血氨、脑病
苯二氮䓬类（尤其是氯巴占）	增强 γ-氨基丁酸的作用	中枢神经系统抑制、嗜睡等
拉莫三嗪	抑制谷氨酸和钠离子通道	皮疹，包括重症多形红斑 SJS
非尔氨酯	广谱	再生障碍性贫血、肝衰竭、食欲缺乏、头痛、失眠
托吡酯	广谱	感觉异常、嗜睡、神经性厌食症、少汗、肾结石风险增加、认知障碍
卢非酰胺	未知，体外影响钠离子失活	呕吐、发热、皮疹

表 8.6.3　胼胝体切开术的类型

胼胝体切开术	优势	结果	副作用
胼胝体前部 2/3~4/5 切开术	保留了胼胝体压部的视觉通路	减少发作次数，改善患者整体功能	分离综合征、异手症
全部切开占 90%	减少癫痫的播散	进一步减少发作次数，改善患者整体功能	分离综合征、异手症、语言障碍、记忆丧失、出现其他形式的癫痫发作、新出现一些其他功能缺陷

表 8.6.4　生酮饮食及不同类型

生酮饮食类型	原理	被限制的成分	启动饮食计划	副作用或失败原因*
传统的 KD	脂肪:蛋白质=3:1~4:1	热量/蛋白质	住院患者检测葡萄糖和酮体，进行家庭教育	高脂血症、肾结石、生长发育迟缓、骨质疏松症，需要检测血液成分
改良的阿特金斯饮食（MAD）	碳水化合物 10~15g/d，老年患者 20g/d	碳水化合物	门诊患者	部分患者可能需要传统的 KD 以更好地控制癫痫发作
MCT 中链甘油三酯饮食	MCT 代替了传统 KD 中的长链三脂	热量/蛋白质	门诊患者，肠胃不适可逐渐减量	胃肠道不适
低血糖指数治疗（LGIT）	40~60g/d	碳水化合物，特别是碳水化合物的血糖生成指数<50	门诊患者	未产生酮体

* 对所有饮食都有类似的副作用，但是在 MAD/LGIT/MCT 中副作用下降。

可能是限制其使用的因素。临床试验证明，仅有不到5%的患者在植入刺激器(VNS)后无癫痫发作，但接近1/3的患者癫痫发作的频率明显减少。该装置可能对全身性癫痫发作有效，尤其是LGS患者和失张力癫痫发作患者。许多中心想尝试在胼胝体切开术之前使用迷走神经刺激器来治疗难治性癫痫。VNS的反应率为40%(即40%的患者癫痫发作减少50%及以上)。

参考文献

1. Al-Banji M, Zahr DK, Jan MM. Lennox-Gastaut syndrome management update. *Neurosciences*. July 2015;20(3):207–212.
2. Arzimanoglou A, Guerrini R, Aicardi J. Lennox-Gastaut syndrome. In: *Aicardi's Epilepsy in Children*. Philadelphia, PA: Lippincott Williams & Wilkins, 2004:38–50.
3. Asadi-Pooya AA, Sharan A, Nei M, Sperling MR. Corpus callosotomy. *Epilepsy and Behavior*. August 2008;13(2):271–278.
4. Guerrini R, Pellock JM. Chapter 11. Age-related epileptic encephalopathies. In: *Handbook of Clinical Neurology*. 2012;107:179–193.
5. Malmgren K, Rydenhag B, Hallböök T. Reappraisal of corpus callosotomy. *Curr Opin Neurol*. April 2015;28(2):175–181.
6. Montouris GD, Wheless JW, Glauser TA. The Efficacy and tolerability of pharmacologic treatment options for Lennox-Gastaut Syndrome. *Epilepsia*. 2014;55(Suppl. 4):10–20.
7. Werz MA, Pita, IL. Chapter 7. Lennox-Gastaut syndrome. *Epileptic Syndromes*. Saunders; 2010:33–41.
8. Winesett SP, Bessone SK, Kossoff EH. The ketogenic diet in pharmacoresistant childhood epilepsy. *Expert Rev Neurother*. June 2015;15(6):621–628.

8.7 儿童失神癫痫

病史

患儿，女，6岁，频繁短暂失神发作。

诊断：儿童失神癫痫

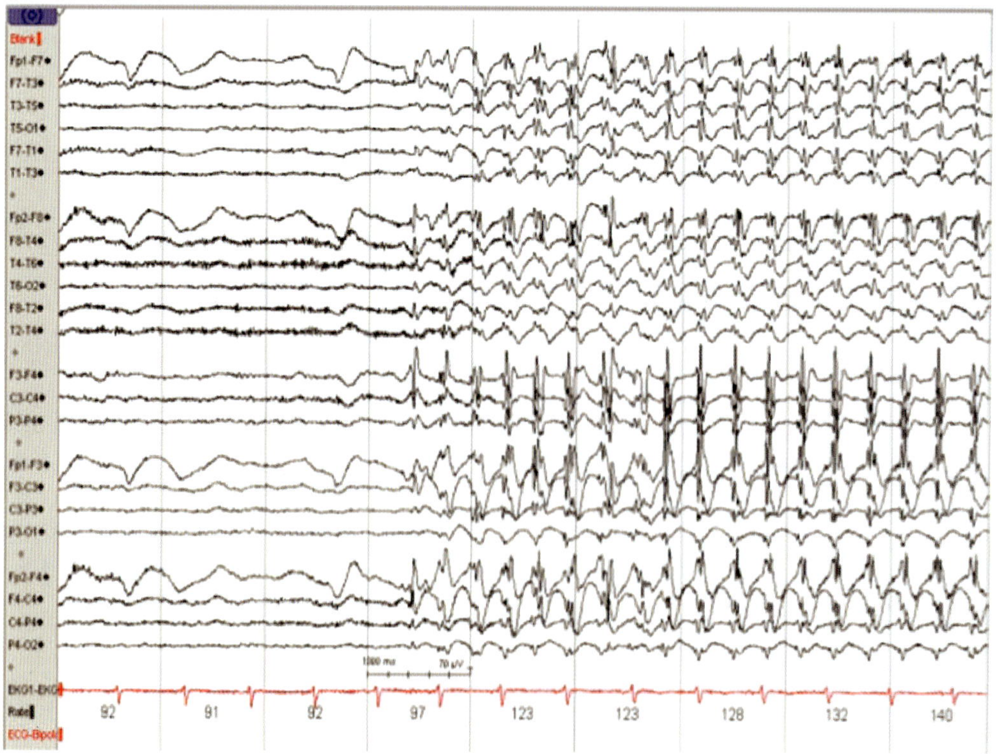

图 8.7 双极导联脑电图显示在额叶和前中央区域弥漫性、对称性棘慢复合波。

概述

失神癫痫占儿童癫痫的 2%~15%，女童更常见，为男童的 2~5 倍。15%~40%的患儿有癫痫家族史。

发病年龄一般为 4~10 岁。

大多数患者神经系统检查正常，认知功能正常。

儿童失神癫痫是由丘脑的神经元负责节律性去极化活动的 T 型钙通道发生异常所致。

属于常染色体显性遗传，染色体 20q、16p13.3 和 8q24.3 不完全外显。

在墨西哥一个失神癫痫患儿家庭中，已经发现了 GABA 受体基因 GABRB3 的突变。突变后内含子糖基化，从而使整个细胞内的 GABA 受体数目减少。在发育中的大脑中表达这种基因可能有助于解释儿童失神癫痫与年龄相关的发作和缓解。

表 8.7.1　儿童失神癫痫的分类

失神发作	典型：3Hz 棘慢复合波；非典型：2~2.5Hz 棘慢复合波 失神发作伴特殊动作
肌阵挛性失神发作	眼肌阵挛 眼睑肌阵挛失神综合征

临床表现

特征性表现为突发短暂的行为终止、双眼茫然凝视、静止状态伴意识丧失。还可能出现患儿突然失去张力、自动症、眼球震颤、眼睑肌阵挛。约 3%的患者出现全面性强直-痉挛性发作。

失神突发突止，持续 5~10 秒，每天发作上百次。

与癫痫的复杂部分性发作不同，患儿发病之前无先兆，也无发作后症状出现，而这两点是复杂部分性发作的典型特征。

90%的患儿过度通气可诱发癫痫发作。

癫痫持续状态（SE）的特点是持续的意识损害和 3Hz 的棘慢波。患者通常出现面部抽搐、频繁眨眼、凝视、不自主运动。

脑电图表现和诊断

典型脑电图显示广泛的 3Hz 的棘慢复合波，然而节律性后头部 δ 活动正常。癫痫性放电范围一般比较广，但典型的癫痫放电较广的部位集中在额叶及额叶中心部位（图 8.7）。

这种形式的癫痫放电由过度换气诱发。

治疗

主要使用的药物有乙琥胺、丙戊酸钠、拉莫三嗪。

由于使用乙琥胺（T 型钙通道阻滞剂）的副作用发生率较小，因此作为初选试验药物。

治疗通常是静脉注射劳拉西泮或丙戊酸钠。

治疗持续时间多变，尽管治疗原则是在癫痫发作停止 2 年后逐渐停药。

大约 80%的患者除失神发作外，还有其他癫痫发作形式。早期发病的患儿预后较好，发作 2~6 年后病情完全缓解。

3 岁之前发病常与神经发育异常相关，这种癫痫和其他类型的癫痫，如失张力性癫痫及强直阵挛性癫痫通常为难治性癫痫，且预后较差。

对药物抵抗的难治性失神性癫痫可能与 SCNA1 基因突变、1 型葡萄糖转运体缺乏相关。卢非酰胺或生酮饮食对失神性癫痫发作和 LGS 的非典型失神发作有效。

参考文献

1. Fong GC, Shah PU, Gee MN, et al. Childhood absence epilepsy with tonic-clonic seizures and electroencephalogram 3-4-Hz spike and multispike-slow wave complexes: linkage to chromosome 8q24. *Am J Hum Genet*. October 1998;63(4):1117–1129.
2. Wallace RH, Marini C, Petrou S, et al. Mutant GABA(A) receptor gamma2-subunit in childhood absence epilepsy and febrile seizures. *Nat Genet*. May 2001;28(1):49–52.

8.8 Rasmussen 脑炎

病史

患儿，男，8 岁，首先出现药物难治性局灶性癫痫，在接下来的数月间，患儿逐渐发展为语言功能丧失、右侧肢体活动无力。

诊断：Rasmussen 脑炎

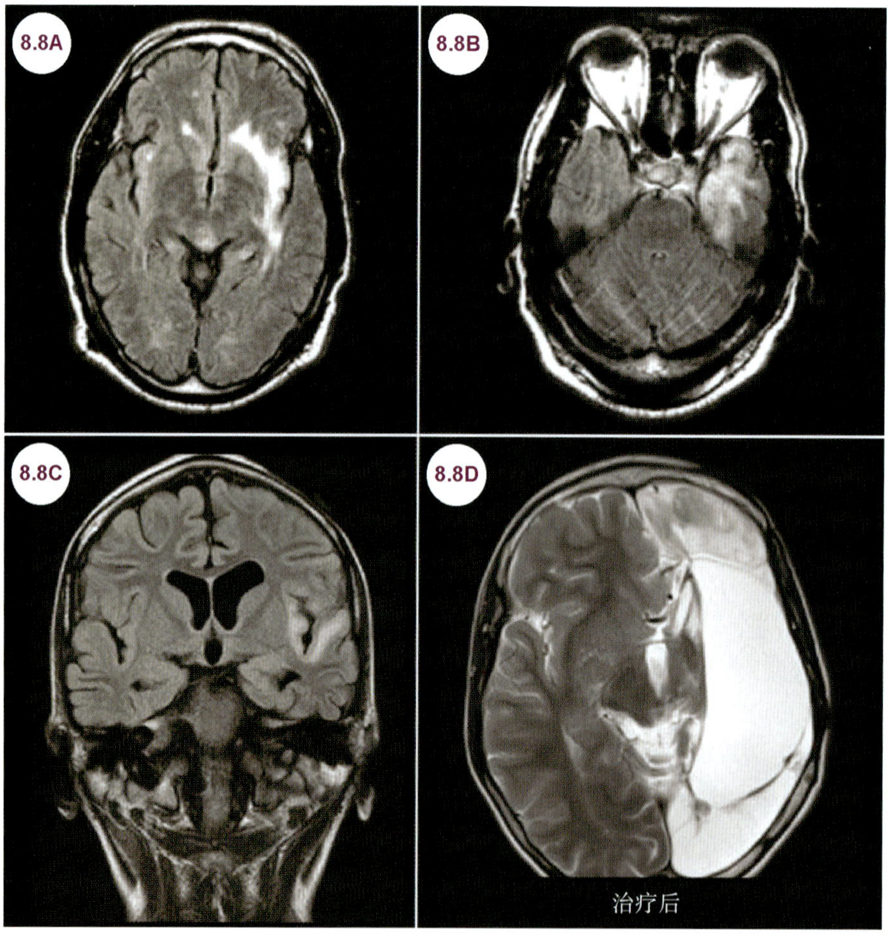

图 8.8A~D (A~C)冠状位和轴位 FLAIR 图像示左侧岛叶皮质和颞叶的高信号病灶。(D)图示左侧大脑半球改良切除术后改变。

概述

Rasmussen 脑炎(RE)由局限于一侧大脑半球的炎症性疾病区发展而来，但在幼儿(<2 岁)、青少年及年轻人中可以是两侧受累，脑叶和脑干变异型也有过描述。

10 岁以下儿童易患病，平均发病年龄为 6 岁。约 10%的 RE 患者在 12~13 岁以后发病，最迟可以在 35 岁左右发病。

病因通常认为是慢性病毒感染或对抗谷氨酸受体的自身免疫性反应。

典型者中央沟附近皮层最先受累，然后逐渐累及其他区域。

临床表现

患者表现为单纯性发作或复杂部分性发作。复发性的局灶性运动癫痫被称为部分性癫痫持续状态，这种类型比较常见，对抗癫痫药物反应较差。

由于疾病进展的特性，患者最终出现运动、感觉、语言障碍，在系列神经影像学上的表现也更加明显。症状一般在 1 年内逐渐进展。

在 2 岁以下的幼儿、青少年和成年人中，双侧大脑半球可能受累。

影像学表现和诊断

MRI 显示受累大脑半球 T2WI 高信号，DWI 病灶弥散可受限，但增强无明显强化。

在急性期，炎性病灶在 FLAIR 上表现为明显高信号，以灰质受累为主。在慢性期，炎症逐渐消退，病灶萎缩。

随病情进展，大脑半球出现进行性萎缩。

10%的患者病变可见于双侧大脑半球。

对于诊断不明确的病例可能需要进行脑组织活检来确诊。

治疗

为了控制炎症，主要的治疗包括：糖皮质激素、丙种球蛋白、血浆置换、免疫抑制剂（利妥昔单抗、他克莫司、那他珠单抗）。

部分患者对上述药物和治疗方案反应较差，属于难治性癫痫。

外科手术对于控制 RE 癫痫发作有一定的疗效，如大脑半球切除术、致痫皮质切除术或者离断术，如功能性大脑半球切除术、大脑半球切开术（见表8.8.1）。

表 8.8.1 癫痫外科不同的切除术和分离术

外科手术名称	注解
解剖性大脑半球切除术	切除大脑半球，保留同侧的基底节和丘脑；术中风险最大；早期夹闭供血血管（ACA、MCA、PCA）防止失血
功能性大脑半球切除术	广泛切除患侧颞叶、中央区附近的皮层，切断白质纤维束以离断残存额叶和枕叶皮层之间的连接
大脑半球切开术	最低限度地切除脑组织以离断异常大脑半球，可垂直或岛周离断
致痫皮质切除术	切除整个大脑半球，但注意保留白质，避开侧脑室

参考文献

1. Ciliberto M, Powers AK, Limbrick DL, Titus J, Munro B, Smyth MD. Palliative functional hemispherotomy in patients with bilateral seizure onset. *J Neurosurg Pediatr*. 2012;9: 381–388.
2. Limbrick DD, Narayan P, Johnston JM, Ojemann JG, Park TS, Smyth MD. Outcomes following hemispherotomy: the St. Louis Children's Hospital experience. (Abstract) *Child's Nervous System*. 2007;23(9):1062.
3. Limbrick DD, Narayan P, Powers AK, et al. Hemispherotomy: efficacy and analysis of seizure recurrence. *J Neurosurg Pediatr*. 2009;4:323–332.
4. Narayan P, Isik U, Trevathan E, et al. Functional hemispherectomy for epilepsy in childhood: Institutional experience [Platform presentation]. Salt Lake City, UT: Joint Pediatric Section; 2003.

（刘光耀　张静 译）

第 9 章 传染病

9.1 HIV 痴呆综合征

病史

患者，男，45 岁，HIV 感染且未经治疗，出现认知功能减退 4 个月。体格检查时，患者衣冠不整，不能清楚回答目前时间及地点，表情淡漠。

诊断：HIV 痴呆综合征

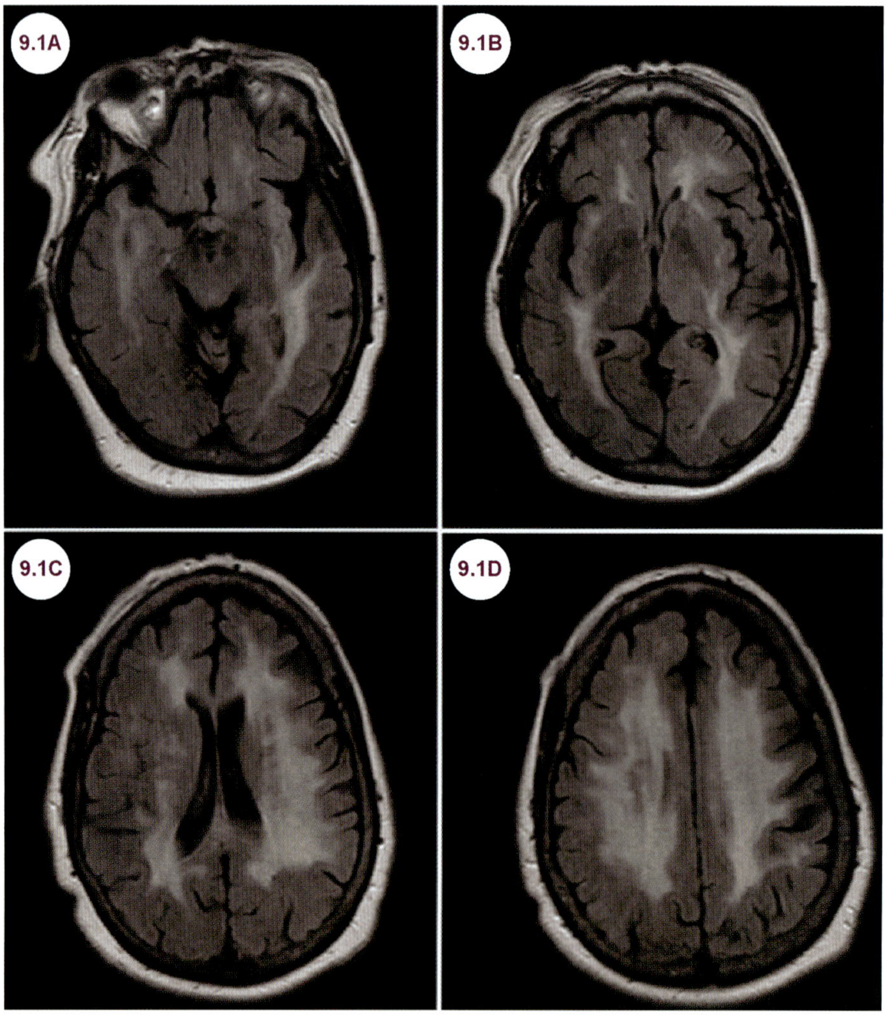

图 9.1A~D 轴位 FLAIR 图像显示 HIV 患者脑室周围及皮层下白质广泛高信号。

概述

HIV 直接感染中枢神经系统，可在数月内出现进行性痴呆，称为 HIV 痴呆综合征(HIVD)。痴呆被认为是 HIV 感染的晚期特征，HIVD 的发生与 $CD4^+$ T 细胞计数呈负相关。HIVD 好发于对高效抗反转录病毒治疗(HAART)有抵抗或依从性差的患者。

HIVD 是 HIV 患者认知障碍疾病的一部分，被命名为 HIV 相关性神经认知障碍。

临床表现

患者出现性格改变、精神运动迟滞、皮层下痴呆，表现为注意力集中困难、执行功能异常、思维缓慢，语言及记忆功能相对正常；患者日常生活受到明显影响。

临床表现与以下疾病相似：巨细胞病毒感染、进行性多灶性白质脑病、肿瘤性病变（特别是淋巴瘤），上述疾病相比 HIVD，更易出现局灶性神经功能缺失。

影像学表现和诊断

HIVD 典型影像学表现为 T2WI 对称的融合的白质高信号影，无占位效应及强化。常见显著弥漫性脑萎缩。HIVD 无特异性检测方法，但临床诊断需要排除机会性感染及其他相关原因的痴呆。

治疗

除了 HAART 治疗外，HIVD 目前无特异性治疗方法，且总体预后较差。

参考文献

1. Brew BJ, Chan P. Update on HIV dementia and HIV-associated neurocognitive disorders. *Curr Neurol Neurosci Rep*. August 2014;14(8):468.
2. Manji H, Jäger HR, Winston A. HIV, dementia and antiretroviral drugs: 30 years of an epidemic. *J Neurol Neurosurg Psychiatry*. October 2013;84(10):1126–1137.
3. Kelly CM, Miller AR, Aji B, Solomon T. HIV dementia: a diagnosis to keep in mind. *Br J Hosp Med (Lond)*. July 2012;73(7):410–411.
4. Steinbrink F, Evers S, Buerke B, et al. Cognitive impairment in HIV infection is associated with MRI and CSF pattern of neurodegeneration. *Eur J Neurol*. March 2013;20(3):420–428.

9.2 HIV 相关空泡性脊髓病

病史

患者，女，56 岁，HIV 感染且未经治疗，出现截瘫并伴有严重的烧灼感及刺痛感。

诊断：HIV 相关空泡性脊髓病

见图 9.2A，B。

概述

HIV 相关空泡性脊髓病发生于 $CD4^+$ T 细胞计数非常低的 HIV 感染晚期患者。发生机制可能与 HIV 损坏维生素 B_{12} 依赖的转甲基通路有关。

临床表现

患者可出现渐进性截瘫、木僵、感觉丧失、平衡障碍、肠道和膀胱功能障碍。上肢通常不受累。由于脊髓后索的损伤，疼痛常见。HIV 相关空泡性脊髓病常合并其他 AIDS 相关性疾病。

影像学表现和诊断

MRI 是首选的检查方法，常表现为脊髓萎缩。整个脊髓任何节段均可受累，以胸髓最常见。在部分患者中，皮质脊髓束和脊髓后索可出现空泡样改变，类似维生素 B_{12} 缺乏导致的脊髓病变。部分患者可表现为弥漫的信号异常。

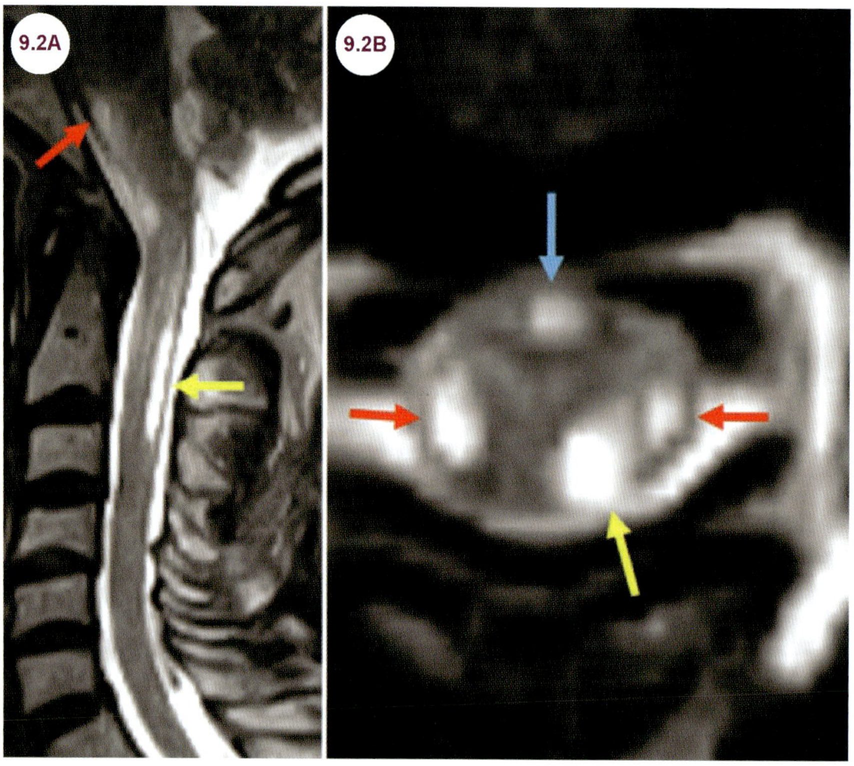

图 9.2A,B 矢状位及轴位 T2WI 显示 HIV 脊髓病变的特征性表现。红色箭头显示皮质脊髓侧束；黄色箭头显示后索，蓝色箭头显示皮质脊髓前束。

治疗

目前尚无有效的治疗方法，也没有证据表明抗反转录病毒治疗可改善症状或延缓进展。支持治疗包括抗痉挛药物、括约肌功能障碍治疗、疼痛治疗及康复治疗。

参考文献

1. Di Rocco A, Simpson DM. AIDS-associated vacuolar myelopathy. *AIDS Patient Care STDS*. June 1998;12(6):457–461.
2. Di Rocco A. Diseases of the spinal cord in human immunodeficiency virus infection. *Semin Neurol*. 1999;19(2):151–155.
3. Di Rocco A, Bottiglieri T, Werner P, et al. Abnormal cobalamin-dependent transmethylation in AIDS-associated myelopathy. *Neurology*. March 2002;58(5):730–735.

9.3　单纯疱疹病毒性脑炎

病史

患者，男，23 岁，既往体健，出现意识混乱、烦躁 3 天，方向感丧失伴左侧上肢无力，但患者不自知。在急诊就诊期间有癫痫发作。

诊断：疱疹性脑炎

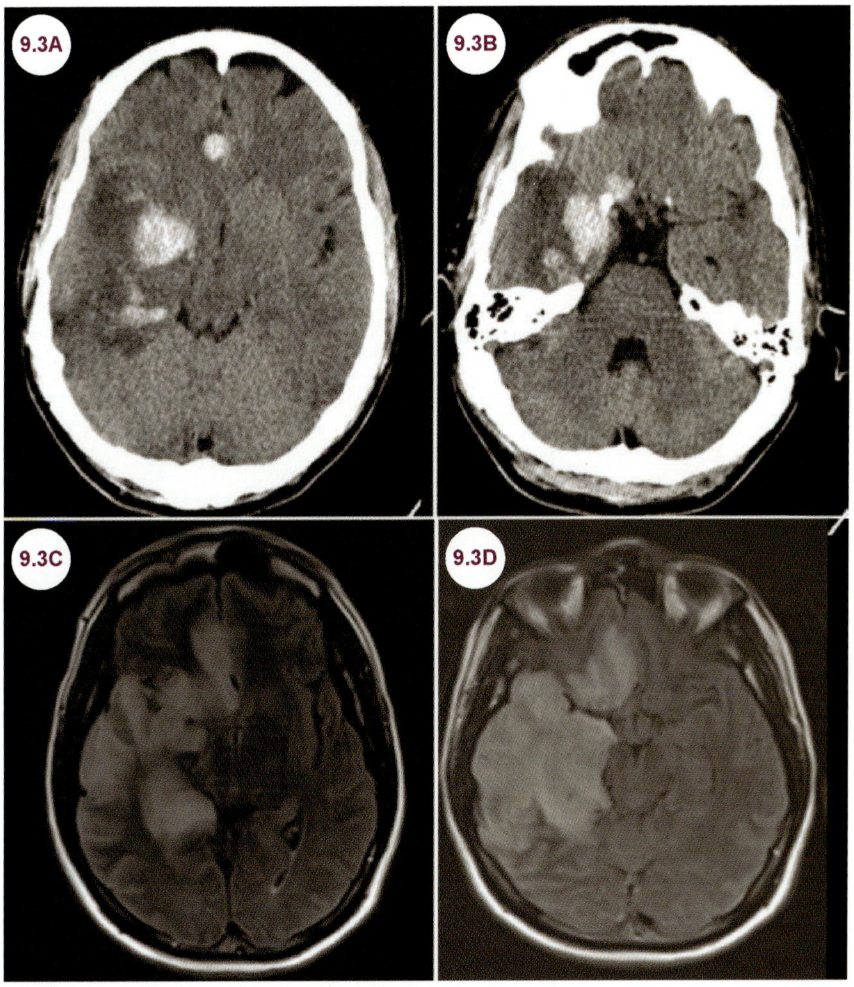

图 9.3A~D　(A，B)轴位 CT 示 HSV 脑炎患者右侧额颞叶广泛水肿伴出血。(C，D)轴位 FLAIR 图像示右侧颞叶高信号和坏死。

概述

在美国，病毒性脑炎最常见的原因是单纯疱疹病毒 1 型(HSV-1)感染。目前推测的感染途径是潜伏在三叉神经节内的病毒再活化。

临床表现

患者表现为脑炎急性发作，包括癫痫发作、头痛、认知或人格改变。发热常见。

影像学表现和诊断

HSV 好发于边缘系统。CT 显示额叶下部、颞叶不对称性出血性坏死，但在疾病早期阶段，该征象可能缺如，CT 检查可显示为完全正常。在 T2WI 上，病变区域呈高信号，同时累及皮质及白质。注入对比剂后，强化形式多样，包括脑膜强化、皮层或局灶性强化，常呈环状，DWI 常见弥散受限。

脑脊液检查呈出血性改变并伴有白细胞计数增多(5~1000 个/立方毫米)，最初主要为单核细胞，但随后逐渐以淋巴细胞为主。蛋白质和脑脊液压力轻度升高，葡萄糖正常或轻度降低。HSV PCR 阳性可确诊。

脑电图(EEG)可显示周期性偏侧化的癫痫放电，普遍慢波，伴有局灶性颞叶尖波。

治疗

采用静脉注射阿昔洛韦治疗，对于疑似病例，应立即开展治疗，因为未经治疗的患者死亡率达到75%。幸存者常遗留永久性的功能缺失，5%以下的患者神经功能可完全康复。需密切监测使用阿昔洛韦治疗患者的肾功能。

参考文献

1. Safain MG, Roguski M, Kryzanski JT, Weller SJ. A review of the combined medical and surgical management in patients with herpes simplex encephalitis. *Clin Neurol Neurosurg*. November 2014;128C:10–16.
2. Kennedy PG, Steiner I. Recent issues in herpes simplex encephalitis. *J Neurovirol*. August 2013;19(4):346–350.

9.4 拉姆齐·亨特综合征

病史

患者，女，45 岁，右耳处出现疼痛性皮疹，随后听力丧失，同侧面瘫。

诊断：耳部带状疱疹

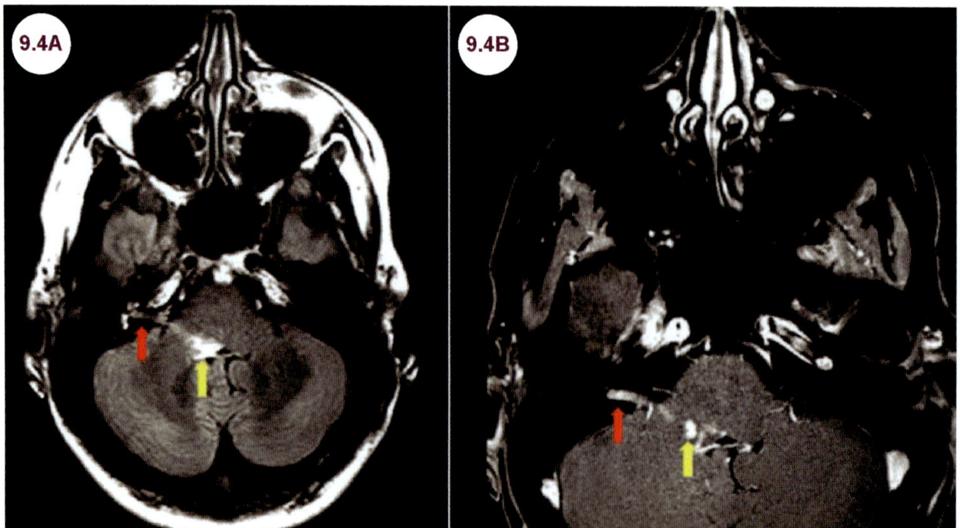

图 9.4A,B 轴位 FLAIR 及增强 T1WI 示右侧第Ⅶ、Ⅷ脑神经(红色箭头)及膝状神经节(黄色箭头)高信号并强化。

概述

耳部带状疱疹(拉姆齐·亨特综合征)是由潜伏在面神经膝状神经节内的带状疱疹病毒再活化引起的。

临床表现

外耳道及鼓膜区疼痛性水泡样皮疹,同侧面肌无力,味觉丧失;疼痛先于皮疹数小时或数天出现;部分病例可能伴有失聪、耳鸣、共济失调和眩晕。

影像学表现和诊断

MRI 显示面神经、膝状神经节,甚至位于脑桥的面神经核呈高信号并强化。类似表现也可见于贝尔麻痹,但部分面神经强化可以是正常表现。

患者在耳外、耳内及外耳道出现典型的带状疱疹,呈红色、渗出的水泡。

治疗

在发病 3 天内即开始泼尼松和阿昔洛韦治疗有助于快速康复,老年患者和严重面瘫患者预后较差。

接种水痘-带状疱疹病毒疫苗有助于预防。

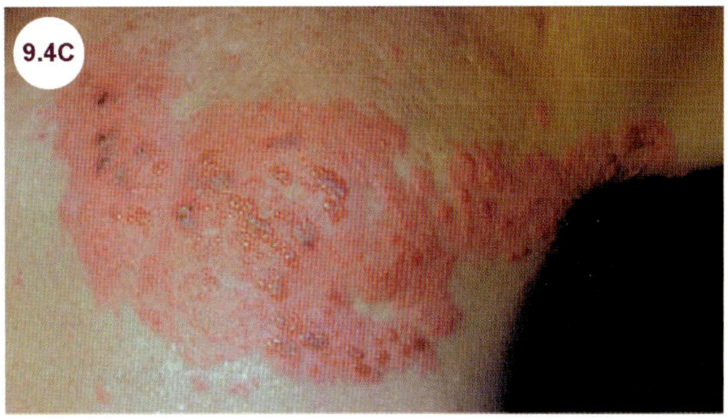

图 9.4C 胸部皮肤可见典型的带状疱疹。

参考文献

1. Shin DH, Kim BR, Shin JE, Kim CH. Clinical manifestations in patients with herpes zoster oticus. *Eur Arch Otorhinolaryngol*. July 2016;273(7):1739–1743.
2. Kuo CY, Lin YY, Wang CH. Painful rash of the auricle: herpes zoster oticus. *Ear Nose Throat J*. December 2014;93(12):E47.

9.5 进行性多灶性白质脑病

病史

患者,男,54 岁,HIV 患者,意识混乱、表情淡漠、左上肢无力 3 个月。近年来未采取 HIV 相关药物治疗。

诊断:进行性多灶性白质脑病

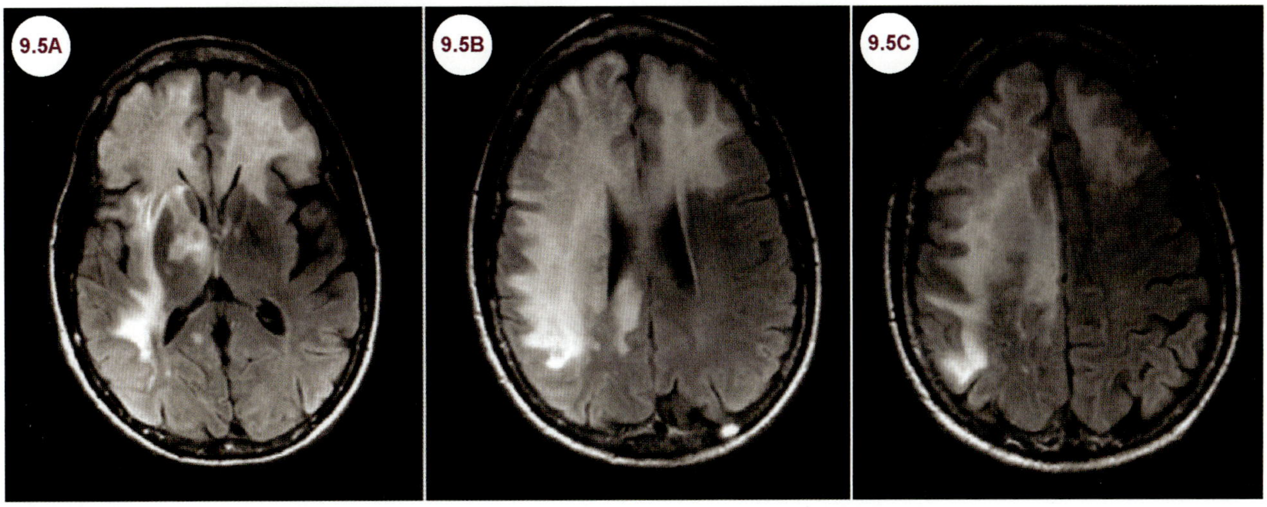

图 9.5A~C 轴位 FLAIR 示双侧额叶、右侧颞顶叶融合性白质病变,无占位效应。

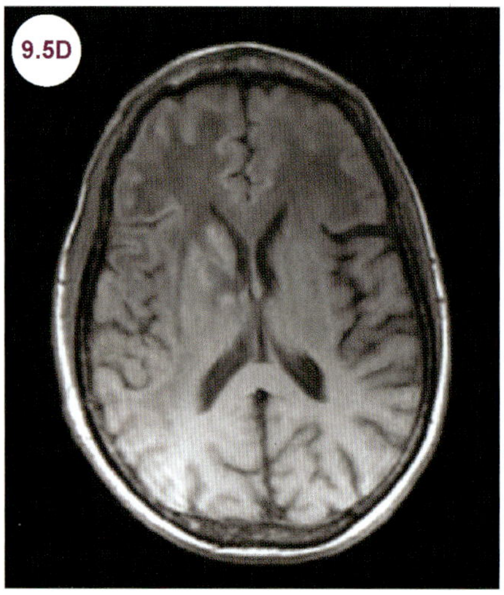

图 9.5D T1WI 显示病变呈低信号。

概述

进行性多灶性白质脑病(PML)是由 JC 病毒(乳头多瘤空泡病毒)引起的少突胶质细胞破坏性感染疾病。

PML 最常见于 AIDS 晚期患者(CD4 <100)或免疫抑制患者，如采用那他珠单抗治疗的多发性硬化(MS)患者。

临床表现

中枢神经系统 PML 表现为亚急性发作的局灶性神经功能缺失,如肢体无力、感觉或视觉丧失、失语、人格改变或认知减退。多数患者的认知功能在数月内明显减退,少数情况下患者会出现癫痫发作。

影像学表现和诊断

MRI 的典型表现为白质不对称受累,常累及皮层下 U 型纤维。病变在 T2WI 上呈高信号,在 T1WI 上呈低信号,无占位效应。虽然在注射对比剂后可发生强化,但无特异性。DWI 常表现为弥散受限。

对于采用那他珠单抗治疗的患者,PML 病灶最初

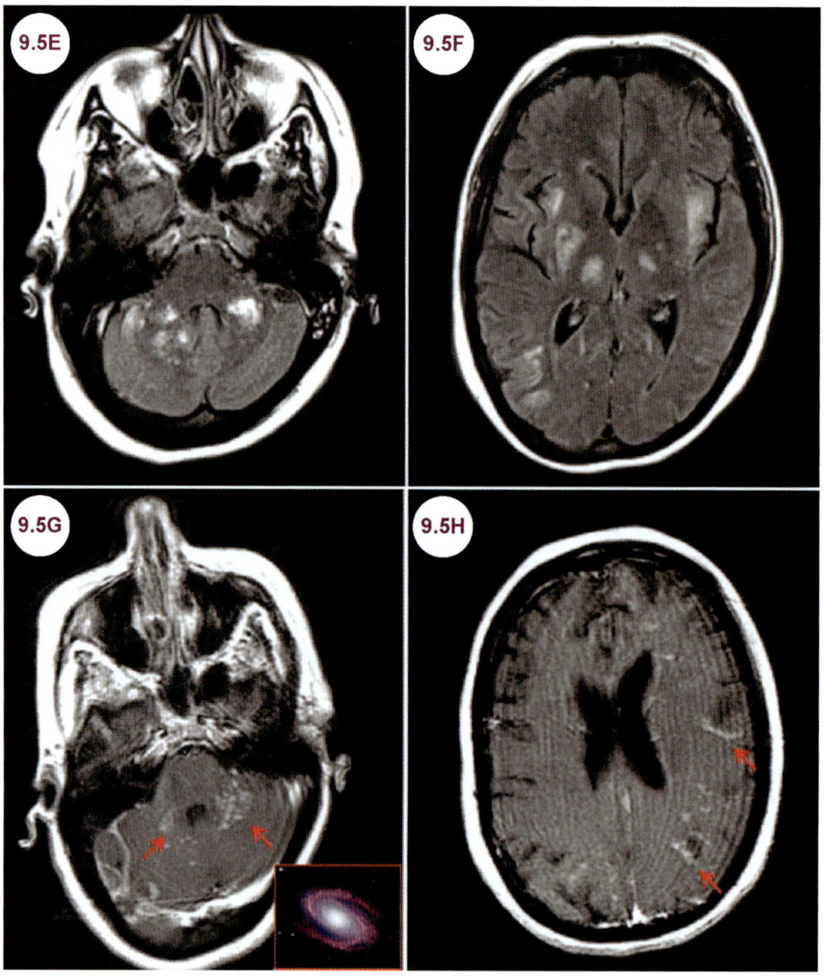

图 9.5E~H 采用那他珠单抗治疗的患者,轴位 FLAIR 和增强 T1WI 显示在小脑半球、丘脑、岛叶和皮层白质多灶性高信号,符合 PML 特征表现。增强后病变强化,小脑半球病变呈现特征性“银河系”征(红色箭头)。

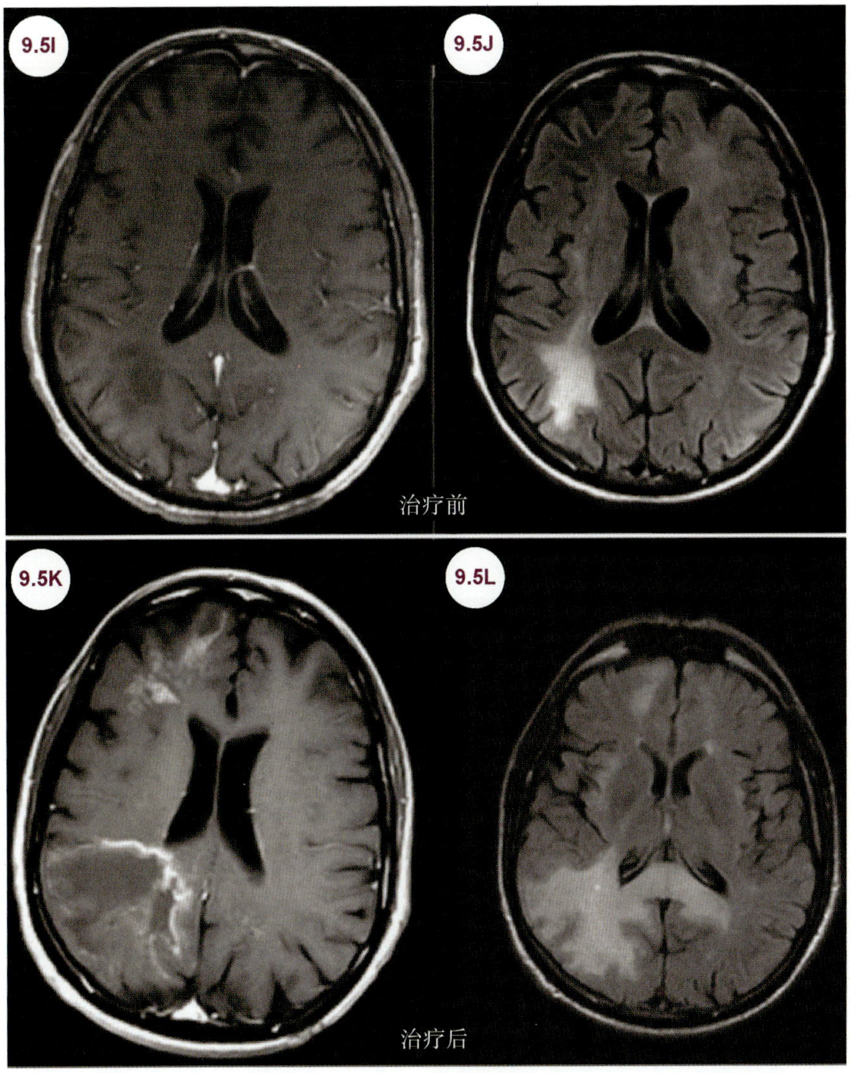

图 9.5I~L (I,J)HAART 治疗前，轴位增强 T1WI 和 FLAIR 图像示右侧顶枕叶和左额叶的白质病变，符合 PML 表现。(K,L)HAART 治疗开始后，增强 T1WI 和 FLAIR 图像示右侧额叶、顶叶、枕叶出现大面积强化伴明显水肿。

与MS 难以区分，随着病程发展，PML 病灶增大并逐渐融合，或呈多发点状病变，形成类似“银河系”，在 DWI 上呈不均匀弥散受限。脑脊液 PCR 检测出 JC 病毒可明确诊断，但在疾病早期可能为阴性，这取决于检测方法的敏感性。目前针对 PML 无直接治疗方法，但早期检出合并 MS 的患者可能有较好的预后。

通过 PCR 检测脑脊液中的 JC 病毒可以明确诊断，但也可能出现假阴性，部分病例需行活检以明确诊断。

治疗

目前没有直接的治疗方法，但是对 AIDS 患者采用 HAART 治疗重建免疫系统是有益的。但是，在启动 HAART 治疗后，HIV 患者免疫系统重建过程中可能发生免疫重建炎症综合征(IRIS)，这是一种炎症反应，CD4 计数低且未曾接受 HAART 治疗的患者风险最大，发生率约为 20%。患者可能出现视觉障碍、意识混乱、人格改变、认知缺陷、肢体无力、共济失调及癫痫发作。即使应用 HAART 治疗，患者总体预后也不佳，存活时间短于 1 年。

治疗前图像

采用那他珠单抗治疗的 MS 患者预后有所改善，这主要取决于诊断时病情的严重程度。至今约有 600 例这样的病例，约 20%死亡，部分患者完全恢复。

参考文献

1. Berger JR. Progressive multifocal leukoencephalopathy. *Handb Clin Neurol*. 2014;123:357–376.
2. Ferenczy MW, Marshall LJ, Nelson CD, et al. Molecular biology, epidemiology, and pathogenesis of progressive multifocal leukoencephalopathy, the JC virus-induced demyelinating disease of the human brain. *Clin Microbiol Rev*. July 2012;25(3):471–506.
3. Serana F, Chiarini M, Sottini A, et al. Immunological biomarkers identifying natalizumab-treated multiple

sclerosis patients at risk of progressive multifocal leukoencephalopathy. *J Neuroimmunol*. December 2014;277(1–2): 6–12.

4. Baldwin KJ, Hogg JP. Progressive multifocal leukoencephalopathy in patients with multiple sclerosis. *Curr Opin Neurol*. June 2013;26(3):318–323.

9.6 结核性脑膜炎

病史

患者,男,28 岁,来自印度,表现为脑神经功能受损,随后很快发展为脑病。

诊断:结核性脑膜炎

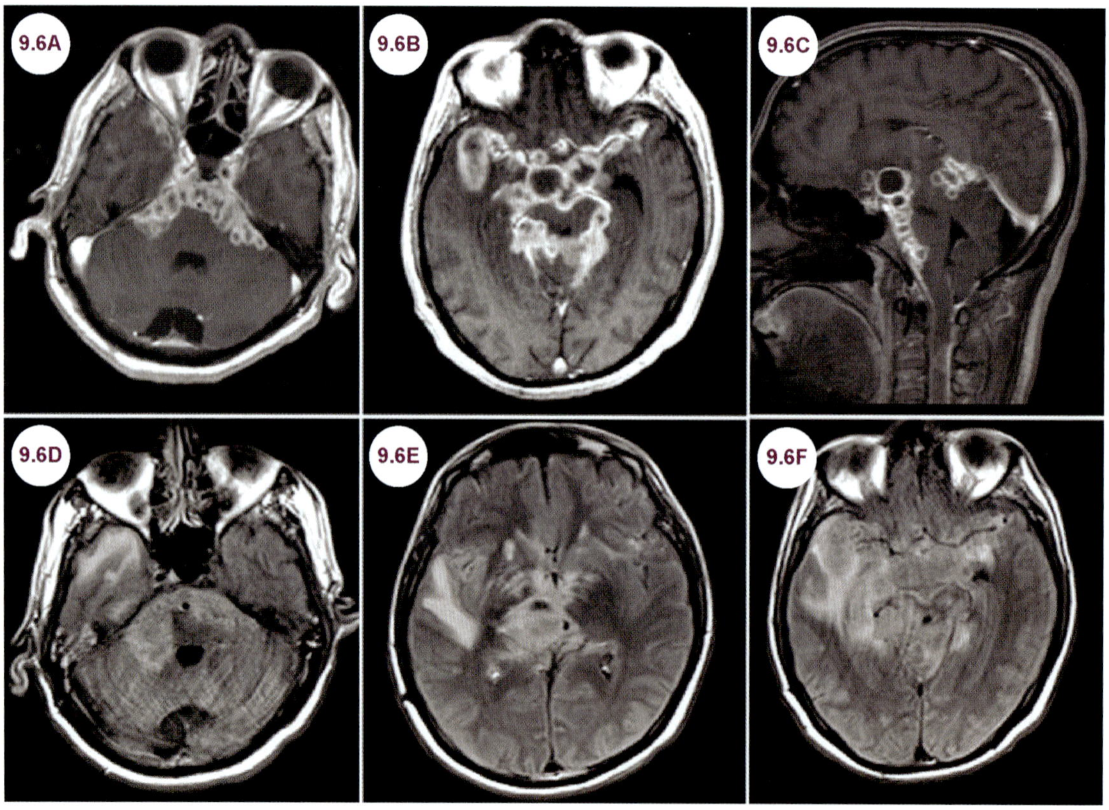

图 9.6A~F (A~C)结核病患者的轴位和矢状位增强 T1WI 示基底部脑膜广泛环形强化,提示结核瘤。(D~F)轴位 FLAIR 图像示病变导致明显水肿和占位效应。

概述

结核分枝杆菌感染主要通过呼吸道分泌物在人群中传播,该病在西方国家不常见,免疫功能低下患者,特别是 AIDS 人群除外。中枢神经系统感染最常见的途径是血源性传播,约 10%的患者出现神经系统并发症。

临床表现

该病最常累及基底部脑膜,表现为脑神经病变,主要为展神经病变及精神状态改变,其他表现包括癫痫、血管炎继发梗死、脑积水,如果脑内有结核瘤可造成局灶性神经功能缺失。

根据患者精神状态和局灶性神经系统体征,将结核性脑膜炎进行如下分期。

- Ⅰ期：患者意识清楚，无局灶性神经系统体征或脑积水征象。
- Ⅱ期：患者表现为嗜睡、意识混乱，可能有轻微的局灶性体征，如脑神经麻痹或偏瘫。
- Ⅲ期：即疾病进展期，患者出现谵妄、麻木、昏迷、癫痫、多发脑神经麻痹和(或)严重偏瘫。

脊髓病变可继发于椎体结核(Pott 病)，也可在没有任何骨病变的情况下直接感染脊髓和椎管，表现为椎管内肉芽肿对脊髓造成外在性压迫或髓内结核瘤。Pott 病起源于椎体，常见于胸椎或腰椎，然后侵犯硬膜外间隙。患者表现为局部严重疼痛和发热，呈亚急性发作。若脊髓受压则会出现相应的体征。

影像学表现和诊断

中枢神经系统结核最常导致基底部脑膜炎，伴有强化病灶、脑组织水肿及继发的占位效应，如图

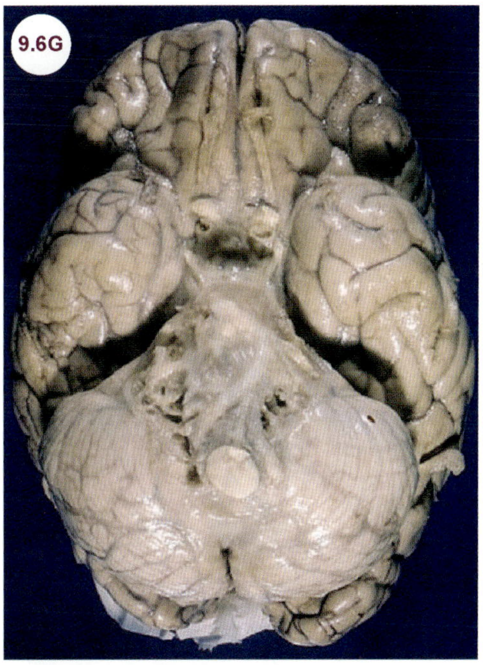

图 9.6G 脑结核患者大体病理显示基底部较厚渗出物(image credit Yale Rosen)。

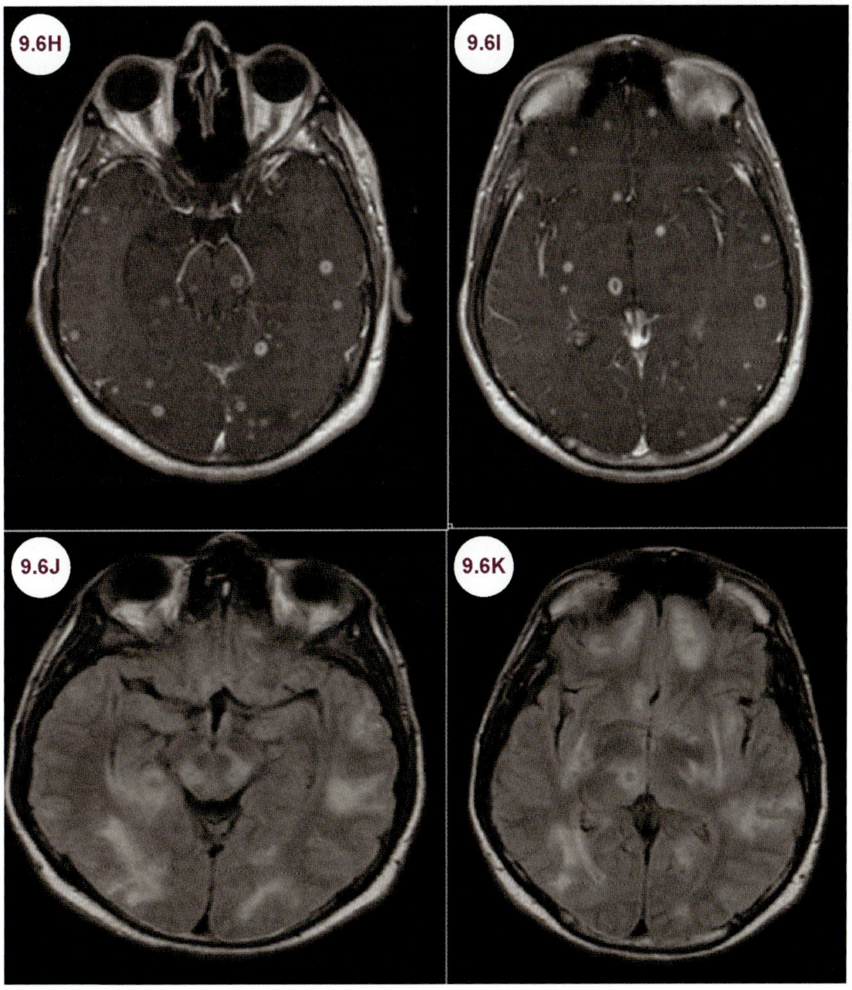

图 9.6H~K 轴位增强 T1WI 和 FLAIR 图像示弥漫多发的环形强化病变，广泛分布于脑干和脑实质，伴有周围水肿和结核瘤导致的占位效应。

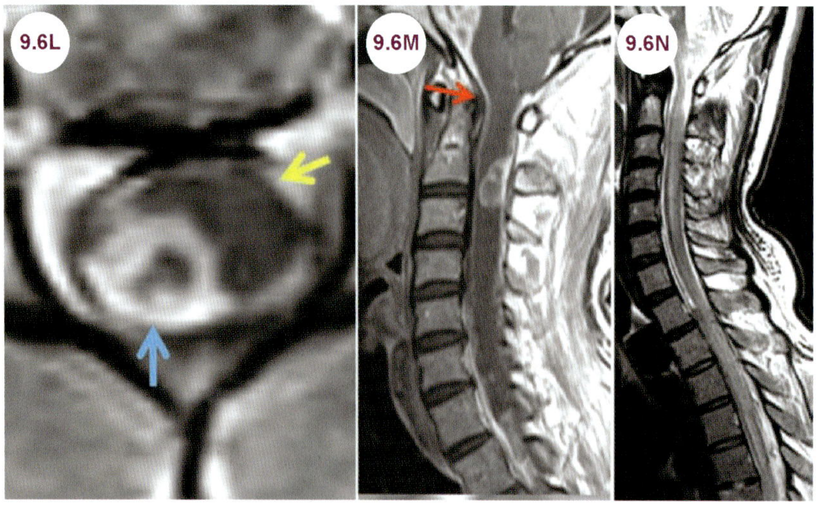

图 9.6L~N (L,M)颈椎轴位和矢状位增强 T1WI 示脊膜线样强化(红色箭头),C2 椎体水平可见一较大病变,压迫脊髓。在轴位图像上,黄色箭头示脊髓,蓝色箭头示较大的结核病变。(N)矢状位 T2WI 示颈髓高信号。

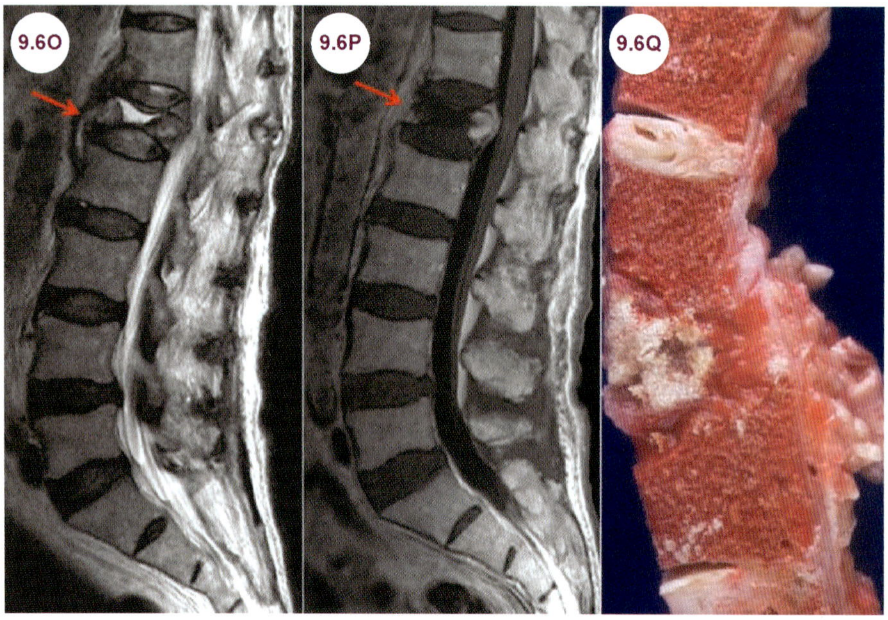

图 9.6O~Q (O,P)Pott 病患者的矢状位 T2WI 和增强 T1WI 示 L1 椎体严重压缩性骨折,残存骨片向后局部突入椎管,压迫脊髓圆锥。(Q)Pott 病的大体病理图(image credit Dr. Yale Rosen)。

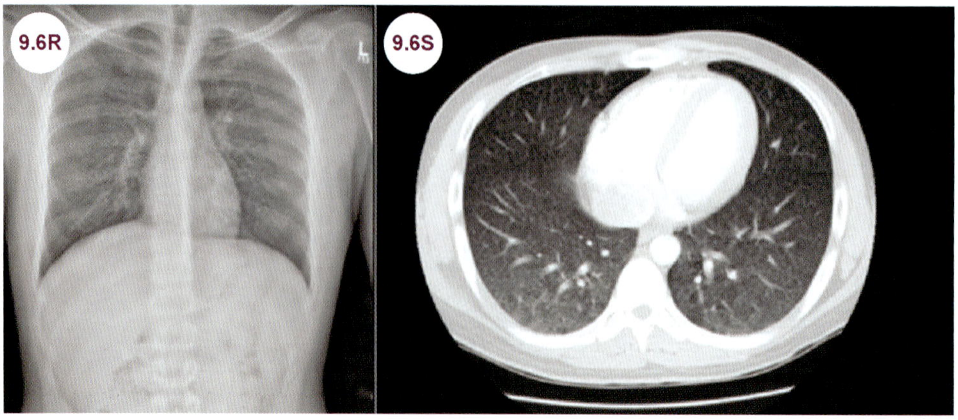

图 9.6R,S 胸部 X 线片和轴位 CT 示粟粒性肺结核。

9.6A~F 所示。

结核瘤可见于脑实质任何部位。

椎管内病变既可以是椎管内肉芽组织从外侧压迫脊髓,也可以是髓内结核瘤。

在 Pott 病中,脊柱的任何节段均可受累,但 80%~90%的病例累及胸腰椎。

脑脊液通常表现为蛋白水平升高(>1000mg/dL)、葡萄糖水平降低和淋巴细胞增多,但在免疫系统受损的患者中表现不明显。蛋白质明显升高可造成脑脊液循环阻塞和脑积水。脑脊液中的抗酸杆菌和 PCR 测试通常为阳性。

若肺部或身体其他部位患有结核可支持诊断。

治疗

治疗开始为“强化期”,采用四联用药,包括异烟肼、利福平、吡嗪酰胺和第四种药物(氟喹诺酮或注射性氨基糖苷),每天用药,持续 2 个月。接下来单独使用异烟肼和利福平。对于 HIV 阴性患者,通常加入糖皮质激素治疗。合并脑积水或颅内压(ICP)升高的患者需要行脑室系统减压手术。

若未予治疗,患者通常会在 1~2 个月内死亡,经过治疗后死亡率约为 25%,免疫功能低下的患者情况更差。

对于 Pott 病患者,抗结核药物治疗与结核性脑膜炎相同,但对于神经系统急速恶化、脊柱变形不稳定、耐药或有椎旁脓肿的患者,则需要行神经外科清创和稳定脊柱等治疗。

参考文献

1. Bernaerts A, Vanhoenacker FM, Parizel PM, et al. Tuberculosis of the central nervous system: overview of neuroradiological findings. *Eur Radiol*. August 2003;13(8):1876–1890.
2. Sahu SK, Giri S, Gupta N. Longitudinal extensive transverse myelitis due to tuberculosis: a report of four cases. *Postgrad Med*. October–December 2014;60(4):409–412.
3. Sanei Taheri M, Karimi MA, Haghighatkhah H, Pourghorban R, Samadian M, Delavar Kasmaei H. Central nervous system tuberculosis: an imaging-focused review of a reemerging disease. *Radiol Res Pract*. 2015;2015:202806.
4. Mondol BA, Siddiqui MR, Mohammad QD, Saha NC, Hoque MA, Uddin MJ. Tuberculosis of the central nervous system. *Mymensingh Med J*. April 2010;19(2):312–322.

9.7 细菌性脑膜炎

病史

患儿,4 周龄,表现为嗜睡和发热。

诊断:婴幼儿脑膜炎

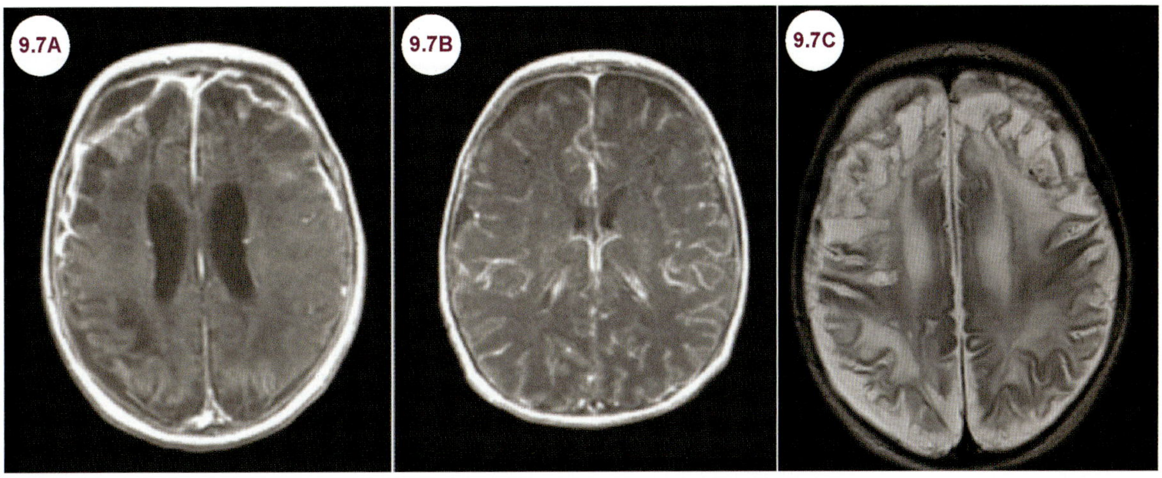

图 9.7A~C B 型链球菌性脑膜炎患儿的轴位增强 T1WI 和 T2WI 示软脑膜弥漫性强化,双侧额部硬膜下积脓。

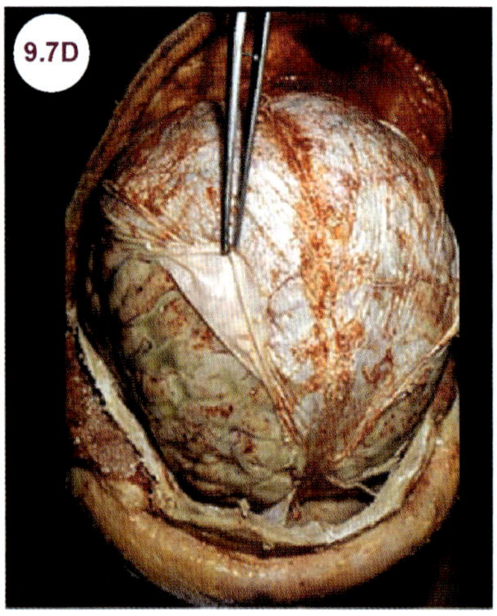

图 9.7D 细菌性脑膜炎的大体病理图[image credit Centers of Disease Control and Prevention (CDC)]。

表 9.7.1 高危人群脑膜炎病因

高危和易感因素	细菌病原体
新生儿	B 型链球菌 大肠杆菌 李斯特菌
儿童至 50 岁	肺炎链球菌 脑膜炎奈瑟菌 流感嗜血杆菌→目前存在疫苗
>50 岁	肺炎链球菌 脑膜炎奈瑟菌 李斯特菌 有氧革兰阴性杆菌
免疫受损状态	肺炎支原体 脑膜炎奈瑟菌 李斯特菌 有氧革兰阴性杆菌
脑脊液分流术/神经外科手术	金黄色葡萄球菌凝固酶阴性葡萄球菌有氧革兰阴性杆菌，包括铜绿假单胞菌
颅骨骨折	肺炎支原体 血管炎 A 组链球菌

概述

大多数细菌性脑膜炎是在上呼吸道感染后，细菌经血行播散到脉络丛(表 9.7.1)，或者细菌也可由鼻咽部感染、牙脓肿、创伤或神经外科手术后直接进入蛛网膜下隙。多数血行播散的病例通过血液培养可以发现病原体。感染源扩散至室管膜细胞或脑室，称为脑室炎。

临床表现

常见表现为急性起病的颈部僵硬、发热、头痛及精神状态改变，也可能出现局灶性神经功能缺失症状，主要包括听力丧失和癫痫发作。婴儿会表现为嗜睡、喂养困难和体温过低，而不是发热。

影像学表现和诊断

在疾病急性期，影像学检查并不重要，除非怀疑有肿块性病变时，影像学检查可避免不必要的腰椎穿刺。典型 MRI 通常会显示脑膜增厚并强化，若存在脑水肿时，则表现为脑沟消失。其他后期并发症包括脑积水、硬膜下脓肿和脑梗死。

典型的脑脊液特征包括：白细胞增多(100~10 000 个/毫升)、葡萄糖水平降低(<40%的血糖)、蛋白质水平升高(100~500mg/dL)和颅内压升高。约 60%病例的脑脊液革兰染色呈阳性，约 75%的病例脑脊液培养呈阳性。

治疗

对于细菌性脑膜炎的治疗，一旦怀疑应尽早开始，甚至在腰椎穿刺检查前。所有患者均应接受第三代头孢菌素治疗，在新生儿和 50 岁以上的患者治疗中须加入氨苄西林。皮质类固醇治疗可以减少脑膜炎的后遗症，如耳聋等，但该治疗主要在高收入国家施行。

及时治疗的情况下，死亡率约为 20%，但许多幸存者仍然有明显的后遗症。

参考文献

1. Brouwer MC, McIntyre P, Prasad K, van de Beek D. Corticosteroids for acute bacterial meningitis. *Cochrane Database Syst Rev.* September 2015;9:CD004405.
2. Oliveira CR, Morriss MC, Mistrot JG, Cantey JB, Doern CD, Sánchez PJ. Brain magnetic resonance imaging of infants with bacterial meningitis. *J Pediatr.* July 2014;165(1): 134–139.

9.8 脑脓肿

病史

患者,男,54 岁,出现头痛和左侧肢体无力。

诊断:脑脓肿

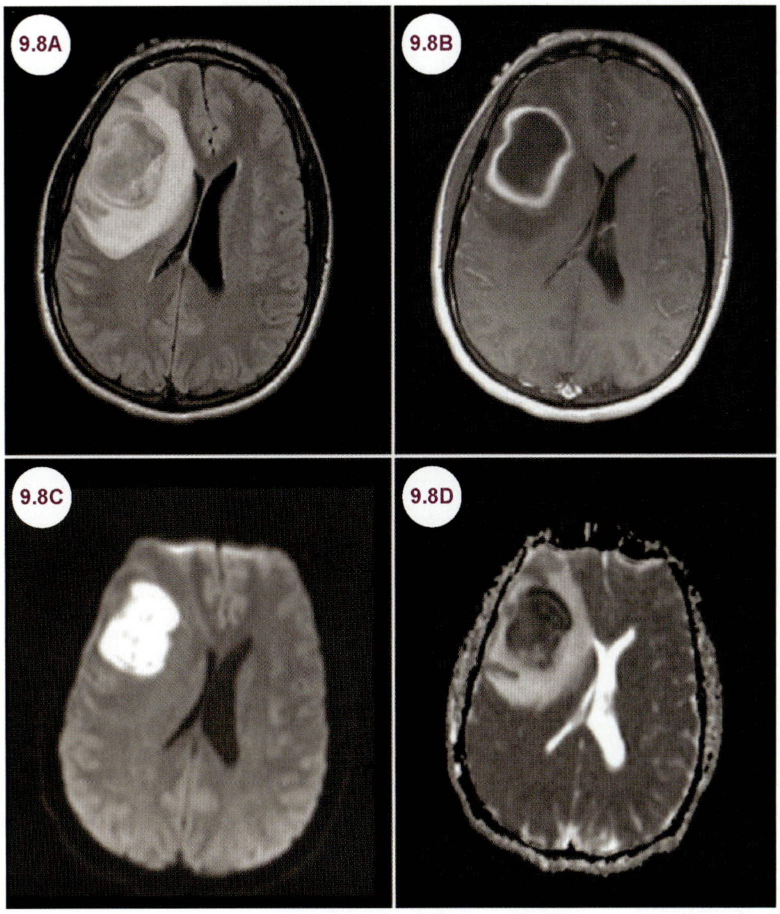

图 9.8A~D (A,B)轴位 FLAIR 和增强 T1WI 示右侧额叶较大环形强化病灶,同侧侧脑室受压变窄,并伴有明显水肿。(C,D)DWI 和 ADC 图病灶弥散受限,脓肿处于早期脓肿壁形成期。

概述

脑脓肿最常源于邻近部位感染的直接蔓延,额叶脓肿常由鼻窦感染引起,而颞叶脓肿常由中耳或乳突炎引起。这些病例由于邻近感染的直接播散,形成单发脓肿。

血行播散时,最常见的原发感染部位是肺脏,其次为心内膜。通常导致多发脓肿。

大多数脓肿含有多种微生物,最常见的病原体是链球菌属、拟杆菌属、肠杆菌科和其他厌氧菌。在发生头部创伤的情况下,葡萄球菌最常见。

临床表现

脑脓肿表现为头痛、癫痫发作、恶心呕吐、局灶性神经功能缺失等。发热和颈部疼痛并不常见。脓肿可侵入脑室，引起病情突然急剧恶化。

影像学表现和诊断

T1WI 通常显示病灶中心区域呈低信号，伴环形强化；T2WI 显示病变周围水肿，取决于其病变阶段；DWI 通常显示明显的弥散受限。

脓肿的形成分为以下 4 个阶段。

- 早期脑炎期：轻微占位效应，仅有轻微强化。
- 晚期脑炎期：特征为病变逐渐发展形成中心坏死。如图 9.8E~H 所示，早期脓肿表现为明显的水肿和强化。
- 早期脓肿壁形成期：呈明显环形强化的团块，

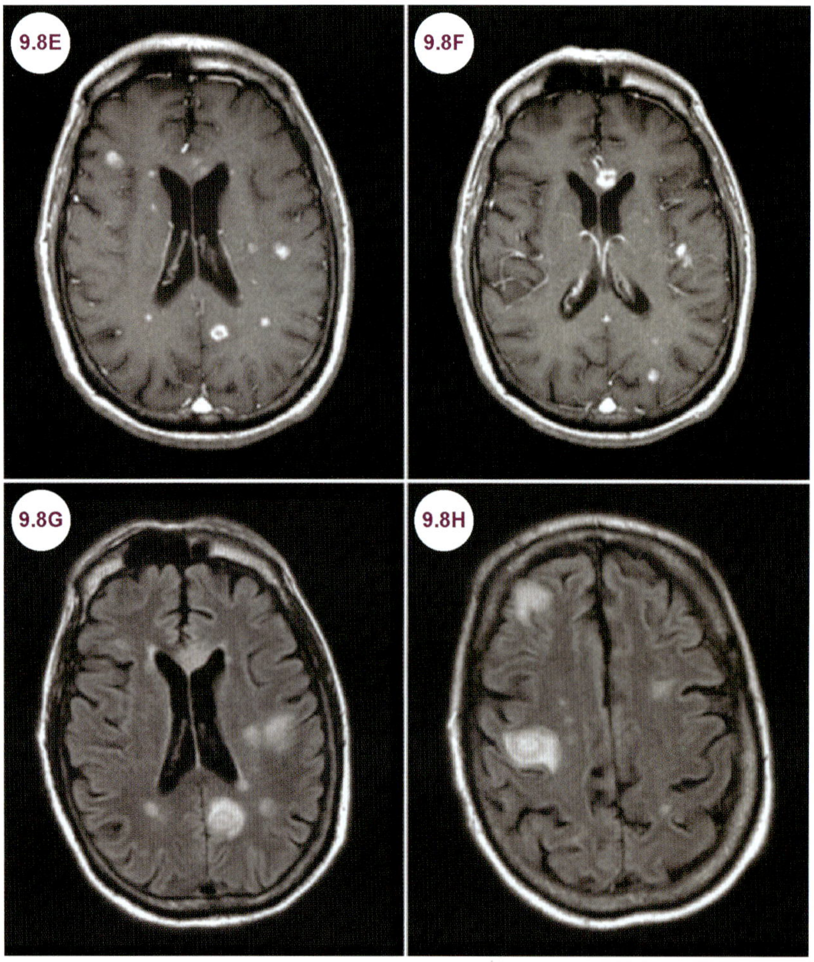

图 9.8E~H (E,F)轴位增强 T1WI 示白质内多发环形强化病灶。多发脓肿的存在提示病变来源于血行播散。(G,H)轴位 FLAIR 图像示水肿，提示明显的炎性反应。明显的水肿和炎症提示脓肿处于早期形成阶段。

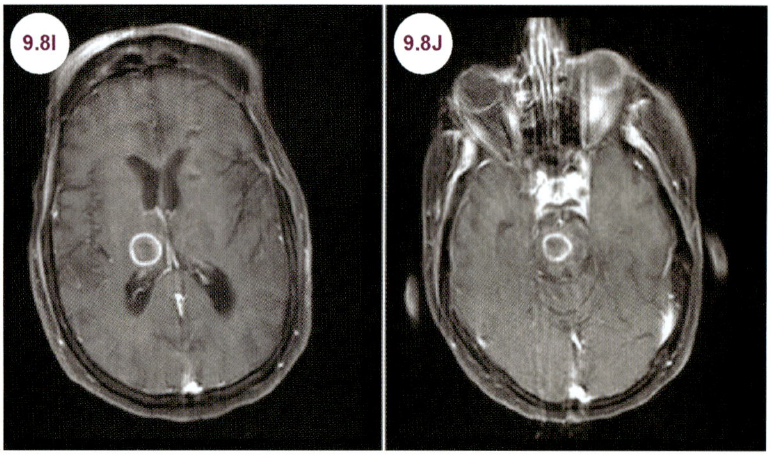

图 9.8I,J 轴位增强 T1WI 显示位于右侧丘脑和脑桥的环形强化病灶，为晚期脓肿壁形成阶段的特征性表现。

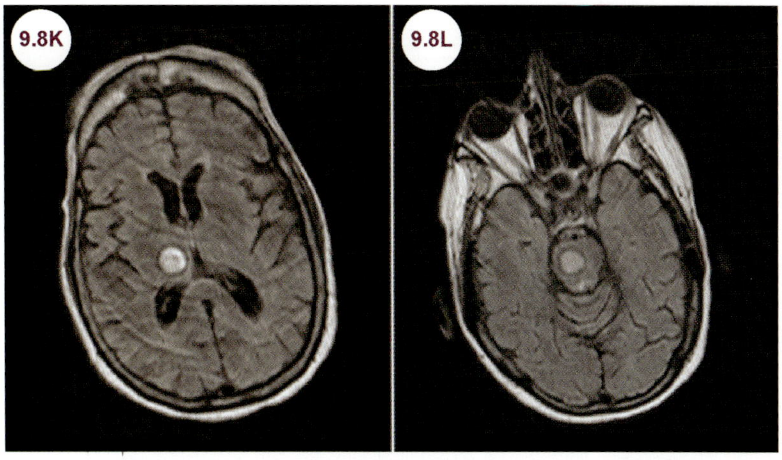

图 9.8K,L 轴位 FLAIR 图像示晚期脓肿表现为稍高信号。

边界清晰(图 9.8A~D)。

- 晚期脓肿壁形成期：成熟脓肿具有胶原纤维囊壁,轻度的脑炎和水肿。形成一个成熟的脓肿需要几周至几个月。

根据临床和影像学特征可明确诊断,但有时与肿瘤较难鉴别，需活检确诊。CSF 分析和血培养通常诊断价值较小。

治疗

经验性治疗使用万古霉素、甲硝唑和第三代头孢菌素治疗 6~8 周。在脓肿壁形成之前,抗生素治疗最有效。对于脓肿成熟、伴颅内压升高的病例或脓肿邻近脑室的患者,需行外科引流,以防止脓肿侵入脑室。治疗后,临床症状的改善早于影像学改变。

参考文献

1. Sáez-Llorens X, Nieto-Guevara J. Brain abscess. *Handb Clin Neurol*. 2013;112:1127–1134.
2. Muzumdar D, Jhawar S, Goel A. Brain abscess: an overview. *Int J Surg*. 2011;9(2):136–144.
3. Hakan T. Management of bacterial brain abscesses. *Neurosurg Focus*. 2008;24(6):E4.

9.9 椎管硬脊膜外脓肿

病史

患者,男,36 岁,有海洛因静脉注射史,出现腿部无力、发热和下腰痛。查体:双腿无力伴会阴部鞍状感觉异常。

诊断:椎管硬脊膜外脓肿

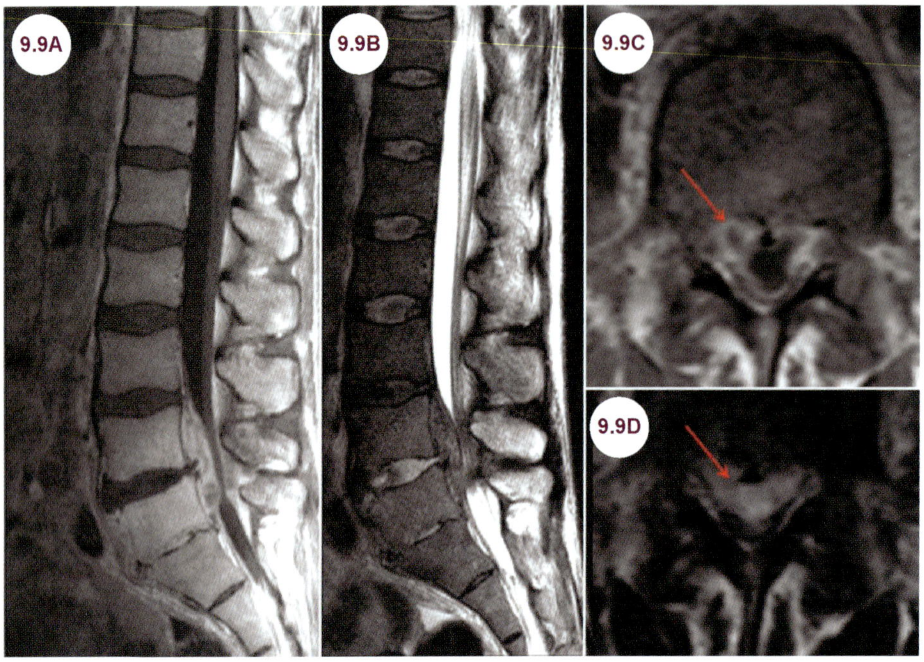

图 9.9A~D 矢状位和轴位增强 T1WI 显示腰椎椎管内强化病变(红色箭头),马尾神经受压。

概述

椎管硬脊膜外脓肿(SEA)是脊髓硬膜外间隙的一种感染,由直接机械压迫或间接血管改变导致脊髓或马尾的损伤。大多数 SEA 发生在胸段。

SEA 的病原体约半数为金黄色葡萄球菌,但是链球菌、革兰阴性杆菌、厌氧菌、真菌和结核菌(在流行地区)也可能导致硬脊膜外脓肿。最常见的感染途径是血行播散,约 1/3 是由于相邻部位的感染直接蔓延,约 1/3 有背部创伤史,甚至轻微外伤。免疫系统受损、静脉毒品注射和皮肤感染的患者患病风险最高。

临床表现

典型表现为发热、背部疼痛和神经功能障碍三联征,分期如下。

- Ⅰ期:在受累的脊柱节段出现局灶性颈部或背部疼痛。
- Ⅱ期:神经根疼痛和感觉麻痹。
- Ⅲ期:运动无力、感觉缺失及膀胱/肠道功能障碍。
- Ⅳ期:进展为瘫痪。

影像学表现和诊断

MRI 是最好的检查手段,无论是脓肿的纵向延伸,还是椎旁蔓延,MR 都可以很好地显示,并有助于与其他病因相鉴别。MRI 可显示强化的病灶压迫神经组织。脓液在 T1WI 上呈低信号,在 T2WI 上呈高信号,DWI 弥散受限。80%的患者会发生椎间盘炎和骨髓炎,CT 和 MRI 均可显示。

血液培养通常可发现病原体。血清学检测约 2/3 的患者出现白细胞增多、血沉加快,但是这些并不是 SEA 的特征性表现。如果怀疑患有 SEA,腰椎穿刺为相对禁忌,但为排除脑膜炎,行腰椎穿刺是必需的。

治疗

急诊行脓肿引流、脊髓减压术是主要的治疗方法。如果压迫时间持续超过 24 小时,则神经系统症状会迅速进展,造成永久性损伤。

推荐经验性使用抗生素,可有效对抗耐甲氧西林金黄色葡萄球菌(MRSA)。联合使用抗葡萄球菌青霉素、第三代头孢菌素和氨基糖苷类药物适用于术后感染。病原体培养结果可指导最佳治疗。

参考文献

1. Connor DE Jr, Chittiboina P, Caldito G, Nanda A. Comparison of operative and nonoperative management of spinal epidural abscess: a retrospective review of clinical and laboratory predictors of neurological outcome. *J Neurosurg Spine.* July 2013;19(1):119–1127.

2. Patel AR, Alton TB, Bransford RJ, Lee MJ, Bellabarba CB, Chapman JR. Spinal epidural abscesses: risk factors, medical versus surgical management, a retrospective review of 128 cases. *Spine J*. February 2014;14(2):326–330.

3. Arko L, Quach E, Nguyen V, Chang D, Sukul V, Kim BS. Medical and surgical management of spinal epidural abscess: a systematic review. *Neurosurg Focus*. August 2014;37(2):E4.

9.10 脑囊虫病

病史

患者，印度男性，40 岁，一天内癫痫发作两次，否认既往癫痫发作及癫痫家族史，无头部创伤史，神经系统检查正常。

诊断：脑囊虫病

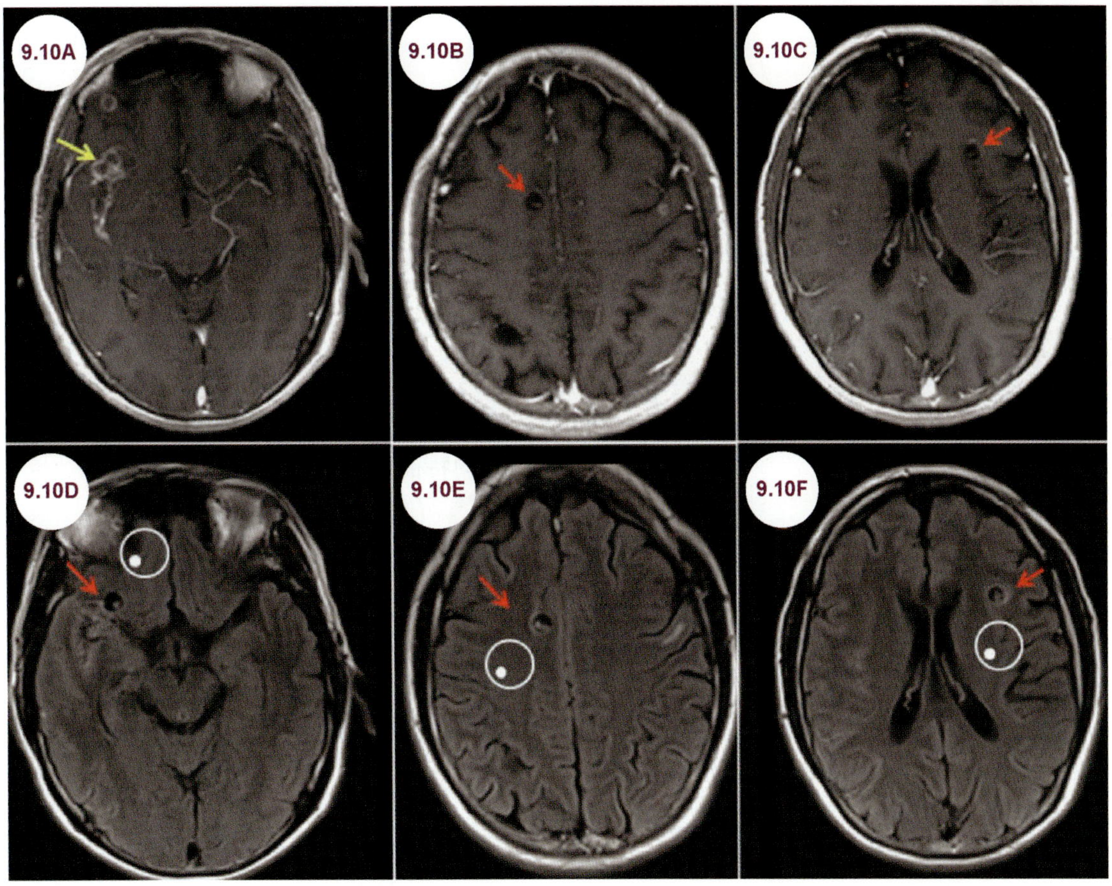

图 9.10A~F (A~C)轴位增强 T1WI 显示脑实质(红色箭头)和右侧外侧裂(黄色箭头)处圆形、环形强化病变并伴有中心高信号。(D~F)轴位 FLAIR 图像示具有中心高信号(红色箭头)的囊性病变，中心高信号代表头节，即脑囊虫病囊泡期“中心点”征。

概述

脑囊虫病是由猪绦虫感染引起的。它是中枢神经系统中最常见的寄生虫感染，在印度、墨西哥、南美洲，以及亚洲、非洲和东欧的部分地区很常见。

人体初次感染是由食用受感染的猪肉引起的。寄生于胃中的囊尾幼虫和受精卵被排泄在粪便中，然后通过粪-口途径摄入含猪带绦虫的受精卵。幼虫附着并侵入肠道，迁移至整个身体的其他部位(图 9.10H)。

临床表现

脑实质内囊虫死亡时，会诱发炎症反应，此时最常出现症状，癫痫是最常见的临床表现，发生率为70%~90%。这也是流行地区继发性癫痫最常见的病因，在美国常见于来自疫区的移民。

病变体积较大时，会出现明显的占位效应和水肿，导致局灶性神经功能障碍，如头痛、脑病、脑积水及假性脑膜炎等。

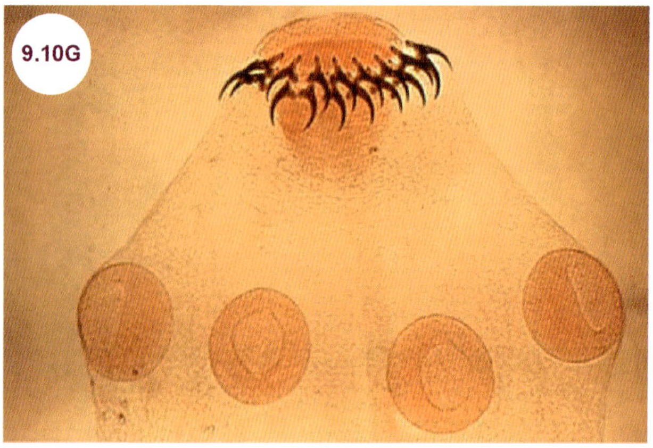

图 9.10G 图示绦虫头节的四个吸盘和两排钩状结构(image credit CDC)。

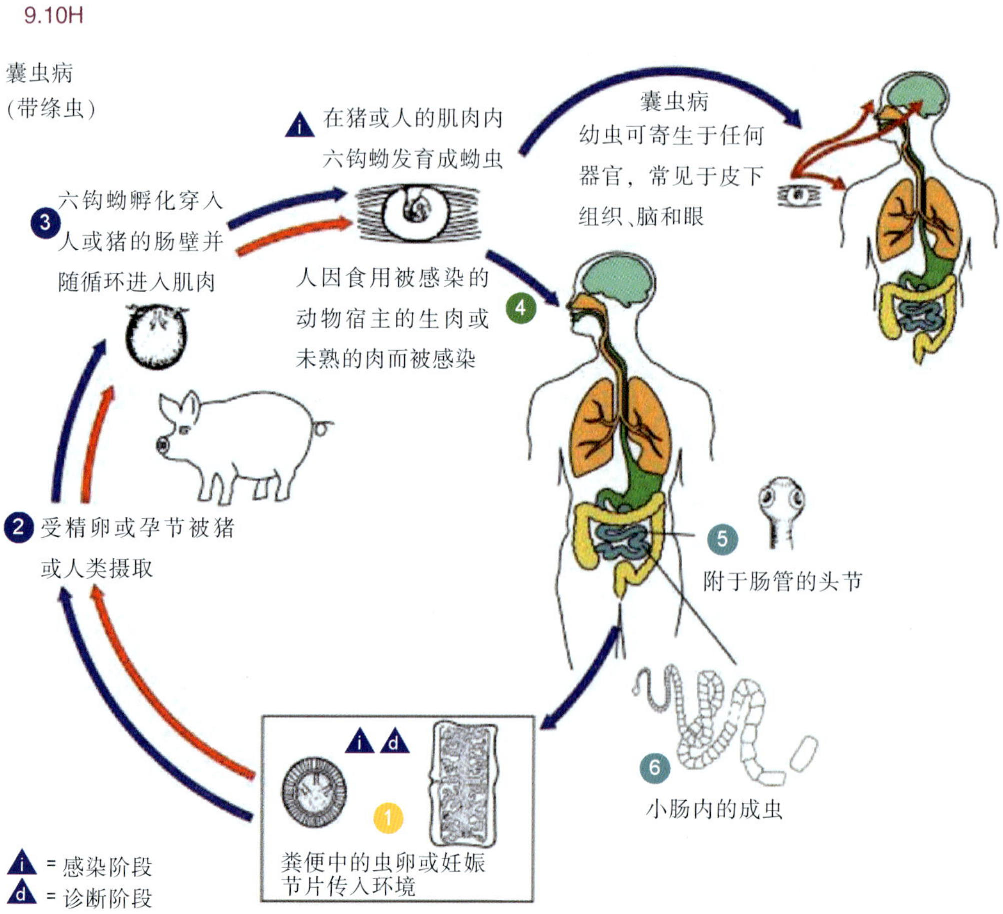

图 9.10H 绦虫的生活史(Illustration credit CDC)。

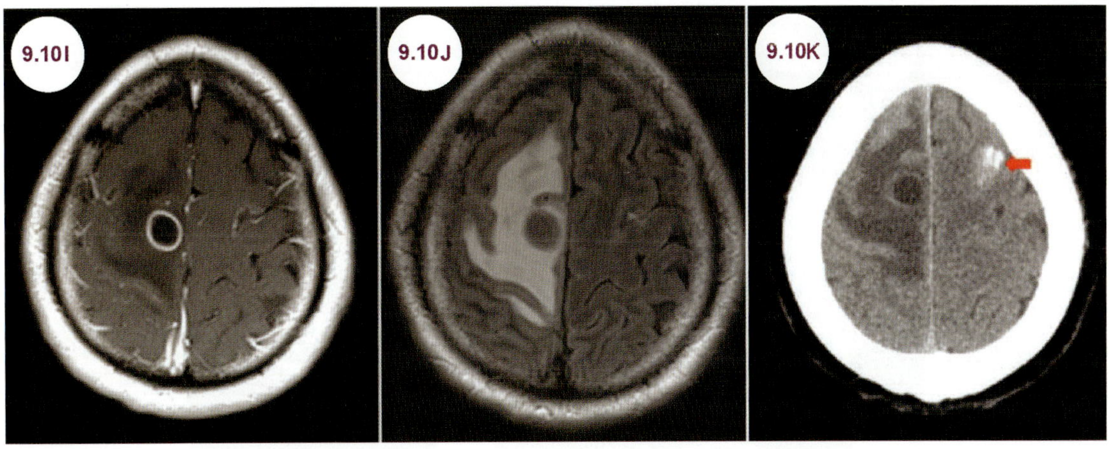

图 9.10I~K 脑囊肿胶状期，轴位增强 T1WI、FLAIR 和平扫 CT 示右额叶环形强化灶伴有明显的炎症反应。轴位 CT 上，可见陈旧性钙化灶(红色箭头)。

影像学表现和诊断

囊虫生命周期包括 4 个阶段，但同一例患者同一段时间内可能多个阶段并存。

- 囊泡期：薄壁的囊腔，中间可见活的头节。如前所述，空洞的中心处头节产生“中心点”征，增强呈小的点状强化。病变在灰白质交界处最常见。图 9.10A~F 显示了囊泡阶段。
- 胶状囊泡期：有较厚的囊壁和正在退化的头节，明显的炎性反应伴水肿，囊泡壁显著强化。
- 结节期：有较厚的囊壁和已经退化的头节，水肿和囊壁强化减弱。
- 钙化期：此阶段囊虫已死亡，转化为钙化结节。增强扫描后无水肿或强化。在 CT 上表现为小的、点状钙化灶。

当病灶较多时，大脑呈类似于“瑞士奶酪”样改变，增强后表现为“满天星”。

囊虫也可以出现在脑室系统内，最常见于第四脑室或蛛网膜下隙，称为葡萄状脑囊虫病，导致脑室梗阻和脑积水。囊内密度与脑脊液相似，囊壁可强化，相邻脑组织水肿，但是头节通常不可见。

累及椎管和脊髓时可造成脊髓病。与脑部病变一样，椎管内病变可能位于髓内也可位于髓外，并从外部压迫脊髓。

治疗

阿苯达唑可用于杀死寄生虫，皮质类固醇常用于减轻炎症反应。大多数囊虫会自行消退，并不是所有患者均需治疗。一旦患者出现癫痫发作、水肿和颅内压升高应采取治疗。病灶处于钙化状态时，尽管患者

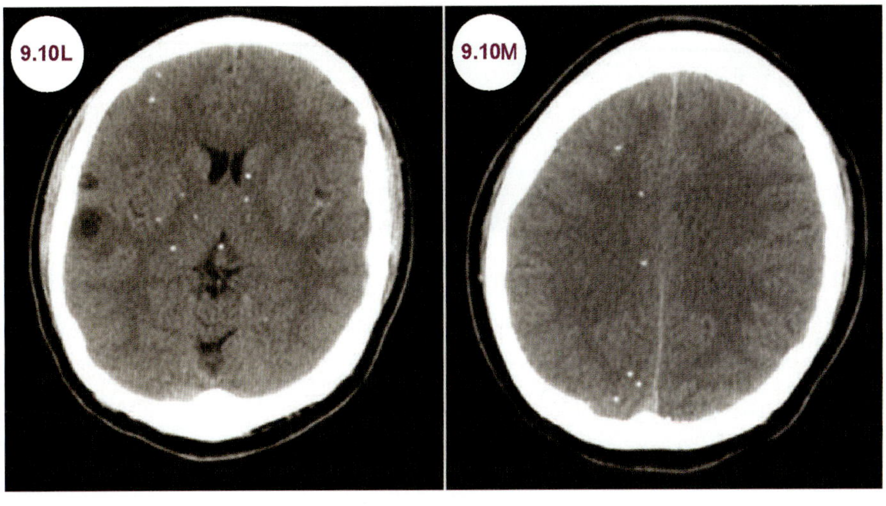

图 9.10L，M 脑囊虫病钙化期，轴位 CT 示多发钙化灶。

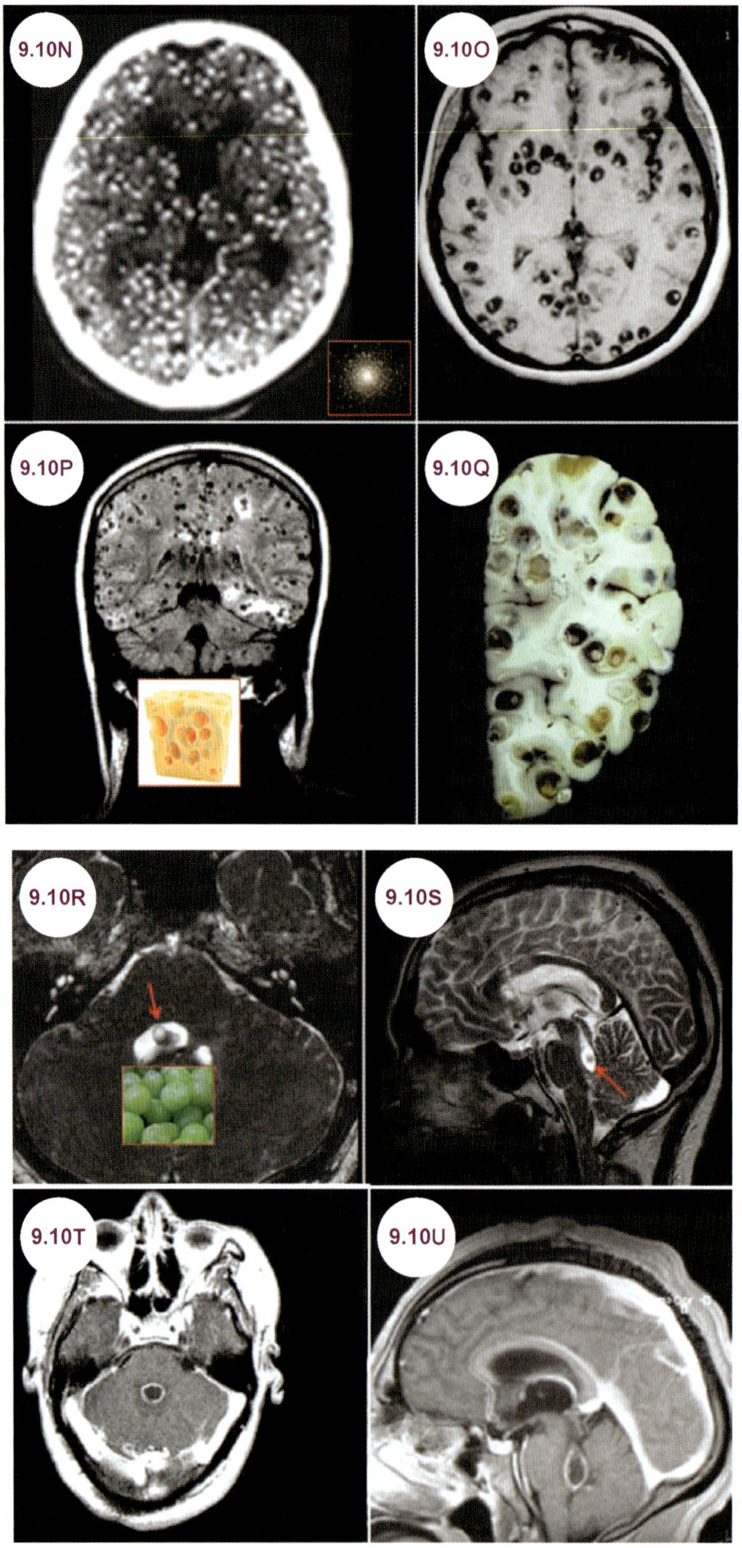

图 9.10N~U (N~P)轴位增强 CT、T1WI 和冠状位 FLAIR 图像示脑囊虫病患者脑实质内弥漫囊性病灶，在增强图像上，病变呈“满天星”样外观，FLAIR 图像类似“瑞士奶酪”样表现(image courtesy of Dr. Rajan Jain)。(Q)脑囊虫病的大体病理标本(Source：Image 9.10P from Andrea Sylvia Winkler. Epilepsy and neurocysticercosis in sub-Saharan Africa. In：Sibat HF, ed. Novel Aspects on Cysticercosis and Neurocysticercosis；2013. ISBN：978-953-51-0956-3. doi：10.5772/53289. www.intechopen.com/books/novel-aspects-on-cysticercosis-and-neurcoysticercosis/epilepsy-and-neurocysticercosis-in-sub-saharan-africa)。(R,S) 轴位 CISS 序列和矢状位 T2WI 示第四脑室内葡萄状脑囊虫(红色箭头)。第四脑室显著扩张。(T,U)轴位和矢状增强 T1WI 示第四脑室环形强化病灶。

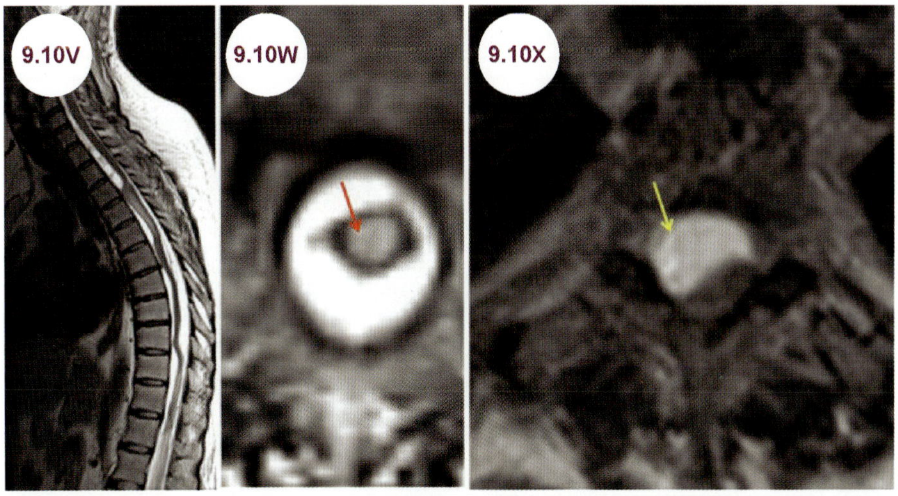

图 9.10V~X 矢状位和轴位 T2WI 示脊髓内(红色箭头)多发囊性病灶,椎管内病灶(黄色箭头)压迫脊髓。

仍有癫痫发作,但无须行抗寄生虫治疗。

对于脑室内囊虫,需要手术切除,同时还需行脑室系统分流术治疗脑积水。

参考文献

1. Garcia HH, Nash TE, Del Brutto OH. Clinical symptoms, diagnosis, and treatment of neurocysticercosis. *Lancet Neurol*. December 2014;13(12):1202–1215.
2. Lerner A, Shiroishi MS, Zee CS, Law M, Go JL. Imaging of neurocysticercosis. *Neuroimaging Clin N Am*. November 2012;22(4):659–676.
3. Sotelo J. Clinical manifestations, diagnosis, and treatment of neurocysticercosis. *Curr Neurol Neurosci Rep*. December 2011;11(6):529–535.
4. Andrea Sylvia Winkler. Epilepsy and neurocysticercosis in sub-Saharan Africa. In: Sibat HF, ed. *Novel Aspects on Cysticercosis and Neurocysticercosis*; 2013. ISBN: 978-953-51-0956-3. doi:10.5772/53289. http://www.intechopen.com/books/novel-aspects-on-cysticercosis-and-neurocysticercosis/epilepsy-and-neurocysticercosis-in-sub-saharan-africa

9.11 弓形虫病

病史

HIV 患者,女,46 岁,表现为头痛、全身乏力和视觉障碍。患者对 HAART 治疗依从性较差,且 CD4 计数为 88。查体示意识混乱、全身无力及视力障碍。

诊断:弓形虫病

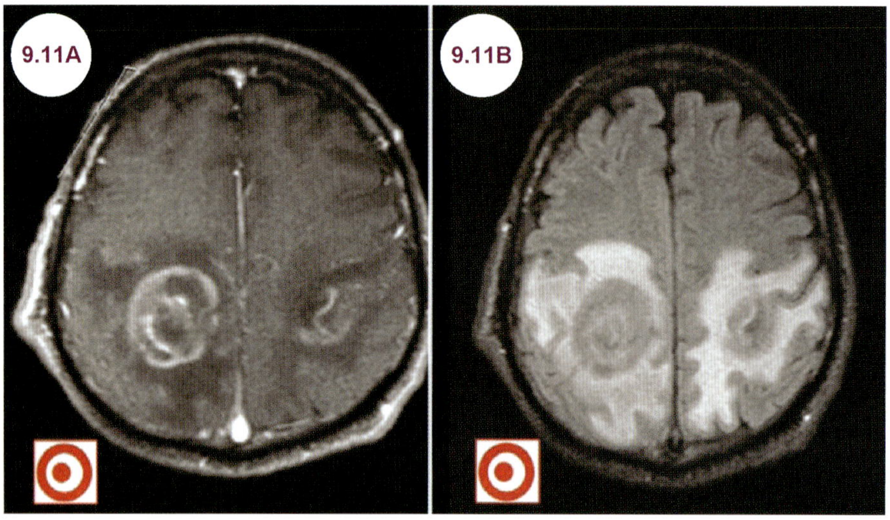

图 9.11A,B 轴位增强 T1WI 和 FLAIR 图像示双侧额叶和顶叶环形强化病灶伴明显水肿,呈弓形虫病典型的“偏心靶”征。

概述

弓形虫病由寄生于细胞内的弓形虫引起。囊孢通过未煮熟的肉、土壤、猫粪或受污染的水经口进入体内。它是一种常见的寄生虫,仅在免疫功能低下的患者中出现症状。某些地区有超过95%的人出现感染证据,在美国有超过6000万的人被感染。

猫是弓形虫的终末宿主,人可以通过食用被猫粪污染或者含囊孢的未煮熟的食物被感染,也可经胎盘从母体传播给胎儿。

中枢神经系统弓形虫病最常见于 HIV 晚期(CD4 <200)或其他免疫抑制患者。在 HIV 患者中,弓形虫病是颅内占位病变的最常见原因。

临床表现

患者出现发热、精神状态差、局灶性神经功能缺失、头痛或癫痫发作。也可以在骨骼肌、心肌和眼部形成囊虫。

影像学表现和诊断

T2WI 上病变呈高信号，通常具有明显的占位效应和水肿。注射对比剂后呈实性或环形强化。病变通

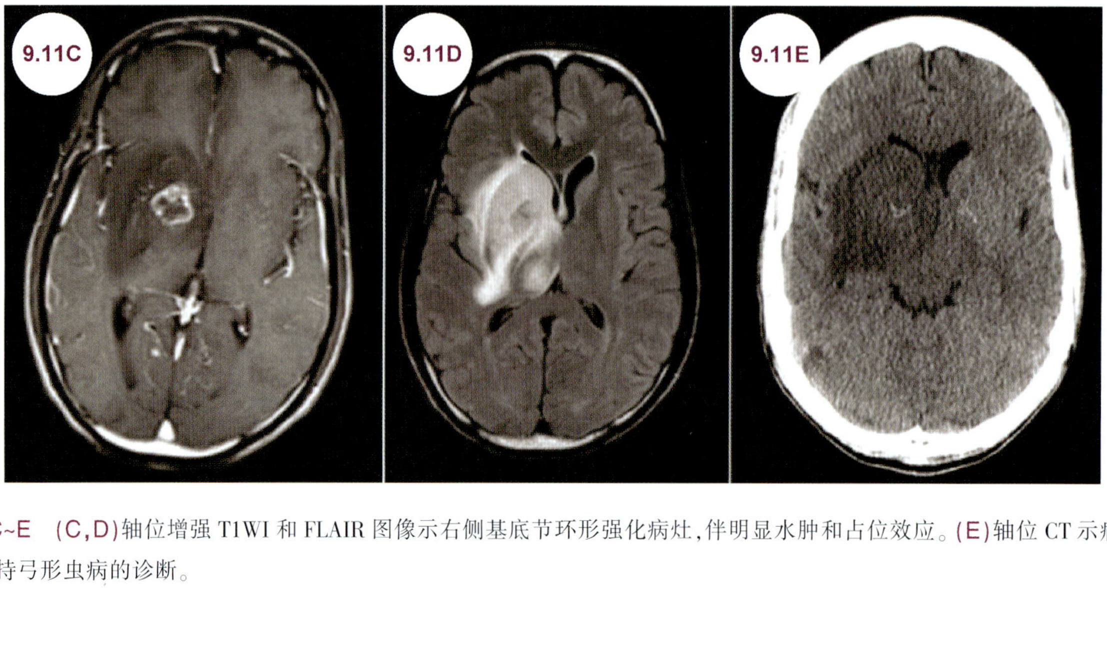

图 9.11C~E (C,D)轴位增强 T1WI 和 FLAIR 图像示右侧基底节环形强化病灶,伴明显水肿和占位效应。(E)轴位 CT 示病灶呈低密度,支持弓形虫病的诊断。

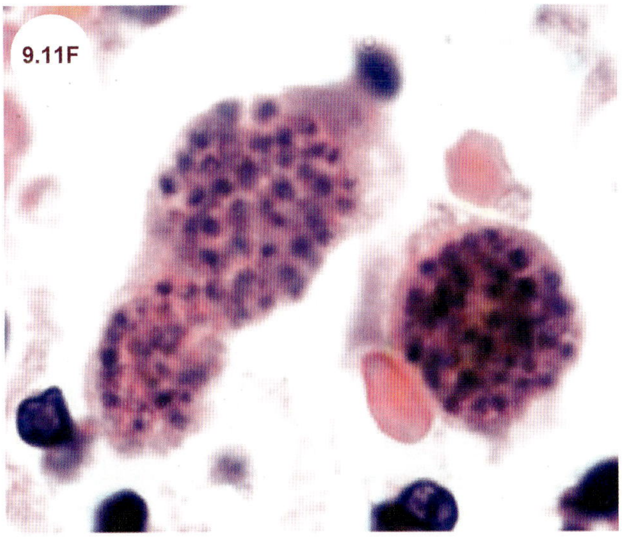

图 9.11F 组织学示含有裂殖子的假囊 (image credit Yale Rosen)。

常表现“偏心靶”征。

多数 HIV 患者有多发病变,最常见于基底节、丘脑或灰白质交界处。

很难鉴别弓形虫病和原发性中枢神经系统淋巴瘤(PCNSL),两者均表现为多发肿块,实性或环形强化。CT 扫描有助于鉴别,弓形虫病变通常在 CT 上呈低密度,而淋巴瘤由于细胞密集呈高密度。

若 HIV 阳性患者有任何颅内占位性病变,应送检弓形虫 IgG。对于弓形虫 IgG 抗体阴性的患者,倾向于诊断为原发性中枢神经系统淋巴瘤,但是依然不能排除弓形虫病。对于弓形体 IgG 抗体阳性的患者,两者均有可能。

治疗

疑似弓形虫病的患者应采取甲氧苄啶 – 磺胺甲恶唑(TMP–SMX)和亚叶酸的经验性治疗。治疗应持续 6 周或直至 MRI 上无强化。90%以上的弓形虫病患者对治疗有一定的反应。在 1~2 周内进行复查,如果病变未消失,需要行脑活检以排除原发性中枢神经系统淋巴瘤。

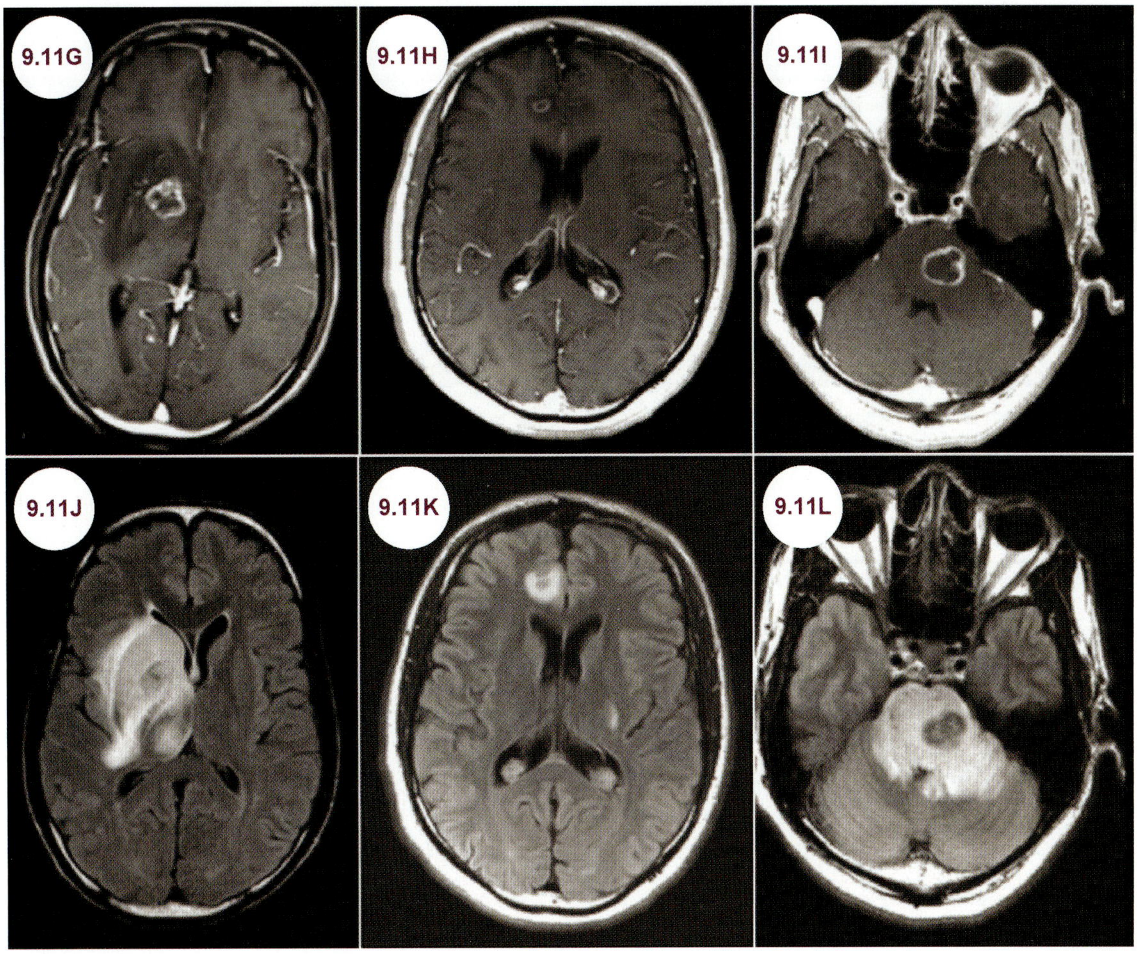

图 9.11G~L (G~I)轴位增强 T1WI 示右侧基底节、右额叶和脑桥环形强化病灶。(J~L)轴位 FLAIR 图像示明显的水肿和占位效应。

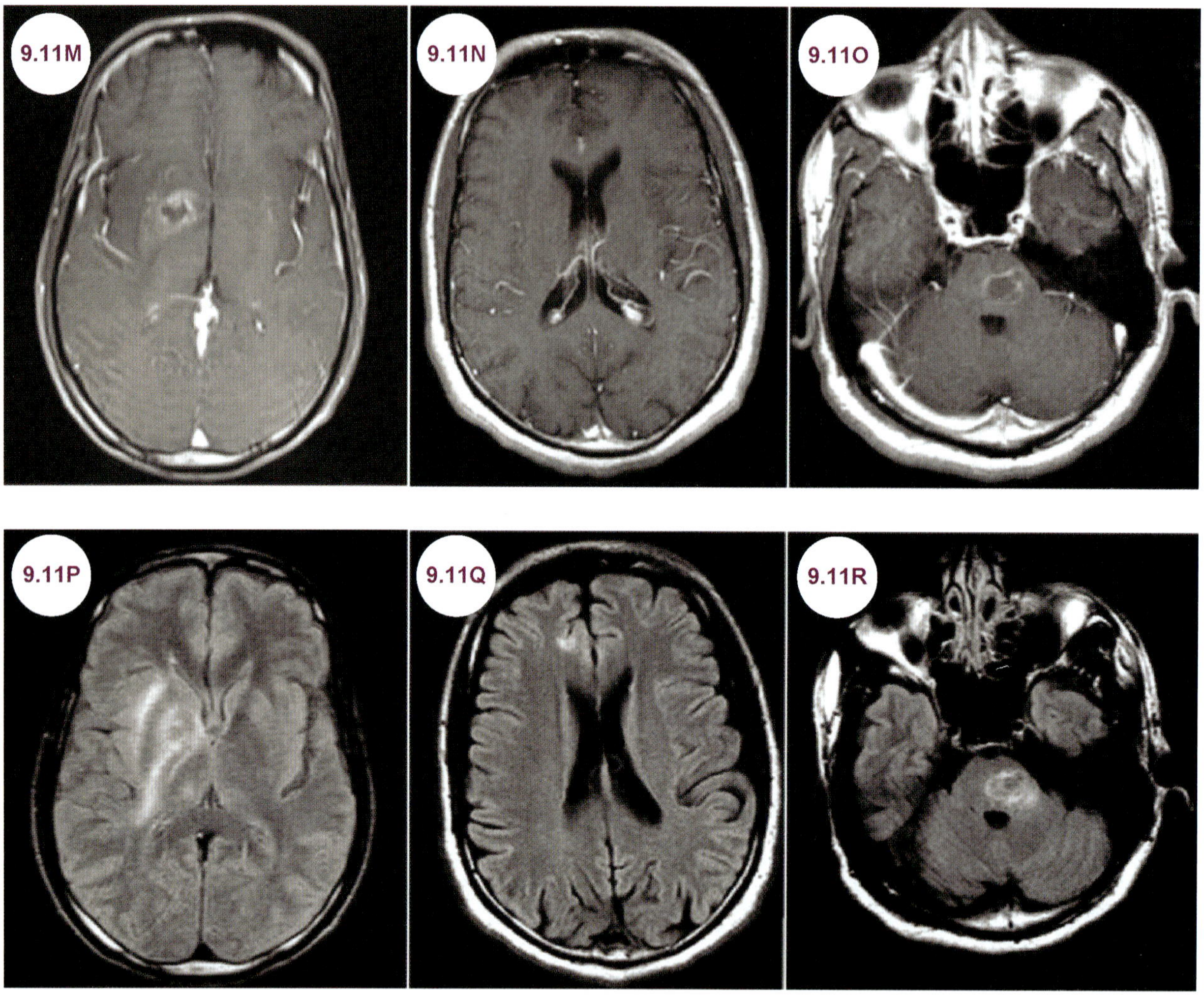

图 9.11M~R (M~O)轴位增强 T1WI 显示治疗后病灶强化程度减弱、范围缩小。(P~R)轴位 FLAIR 图像示水肿和占位效应明显减弱。

参考文献

1. Saadatnia G, Golkar M. A review on human toxoplasmosis. *Scand J Infect Dis*. November 2012;44(11):805–814.
2. Masamed R, Meleis A, Lee EW, Hathout GM. Cerebral toxoplasmosis: case review and description of a new imaging sign. *Clin Radiol*. May 2009;64(5):560–563.
3. Ramsey RG, Gean AD. Neuroimaging of AIDS. I. Central nervous system toxoplasmosis. *Neuroimaging Clin N Am*. May 1997;7(2):171–186.
4. Offiah CE, Turnbull IW. The imaging appearances of intracranial CNS infections in adult HIV and AIDS patients. *Clin Radiol*. May 2006;61(5):393–401.

9.12　曲霉菌病

病史

患者,男,45 岁,HIV 感染且未经治疗,出现癫痫发作,据患者的朋友介绍,患者 4 周前出现认知减退和全身不适。

诊断:曲霉菌病

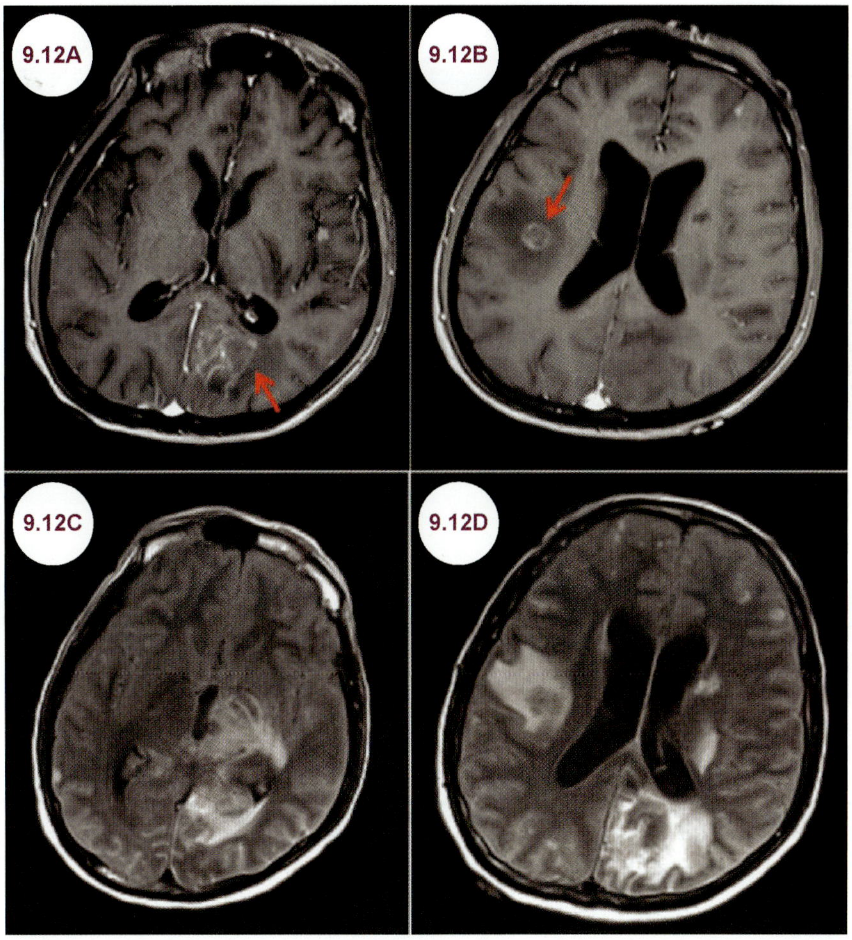

图 9.12A~D　(A,B)轴位增强 T1WI 示左枕叶和右额叶强化病灶(红色箭头)。(C,D)轴位 FLAIR 图像示病灶周围显著的水肿。

概述

曲霉菌病是由一种普遍存在的真菌——曲霉菌引起的感染。中枢神经系统感染可引发坏死性血管炎,表现为室管膜区出血性脓肿。

临床表现

肺部症状最常见,如咳嗽或呼吸困难。中枢神经系统最常见的特征是认知改变、局灶性神经功能缺失和癫痫发作。通常急性起病,且快速进展。常见于免疫系统受损的患者。

影像学表现和诊断

病灶常位于大脑半球、丘脑、基底节和胼胝体,病灶在 T2WI 呈低信号,周围伴高信号水肿。由于患者处于免疫抑制状态,病灶常为轻度强化或无强化,不伴水肿。具有免疫能力的患者强化明显,呈环形强化。

25%~50%的患者可见出血,CT 显示最佳。

也可引起坏死性血管炎,造成继发性梗死。

这种真菌感染与转移瘤很难鉴别,同时具有点状钙化和环形强化的病灶提示感染。

活检可明确诊断,显示出以 45°分支的特征性曲霉菌丝。由于许多疑似曲霉病的患者病情严重,不能耐受这种侵入性手术,可采用脑脊液 PCR 技术检测曲霉菌。

治疗

对于侵袭性曲霉菌病,伏立康唑治疗比两性霉素 B 更有效,但有效率仅为 35%左右。若不进行治疗,死亡率接近 100%。

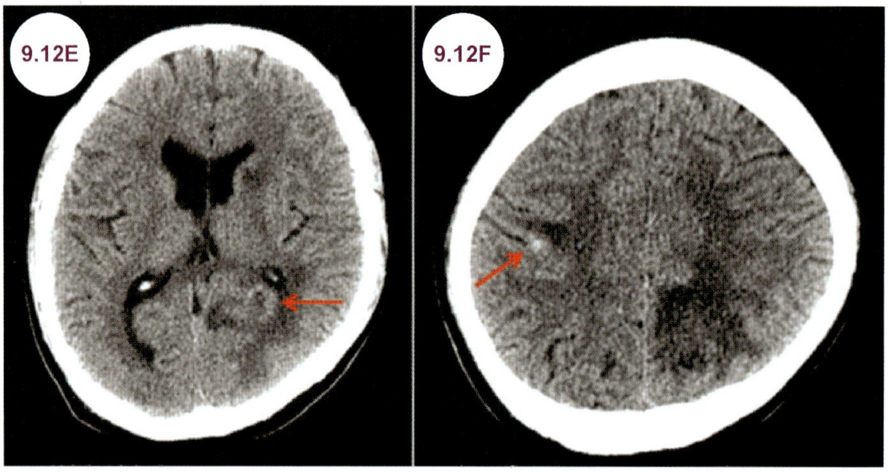

图 9.12E,F 轴位 CT 图像示在低密度病灶内小范围的出血(红色箭头)。

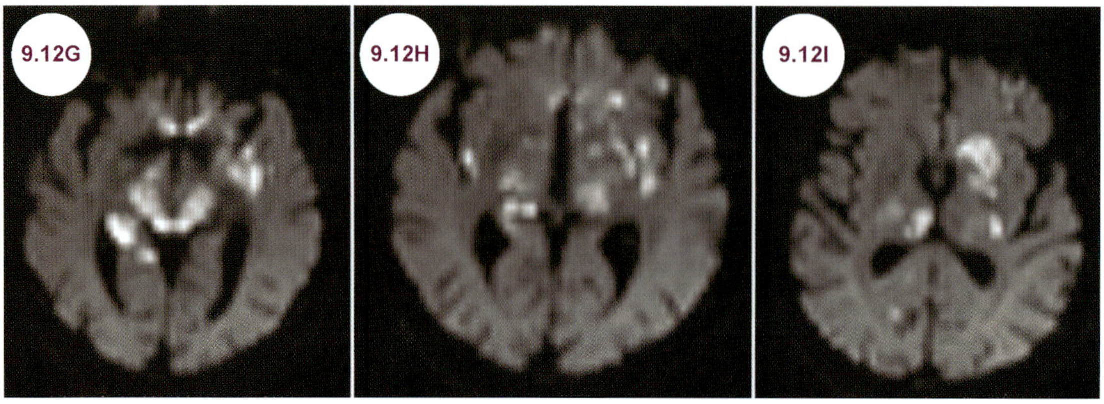

图 9.12G~I 轴位 DWI 显示在曲霉菌病患者的脑干、双侧丘脑和基底节区多发性梗死。

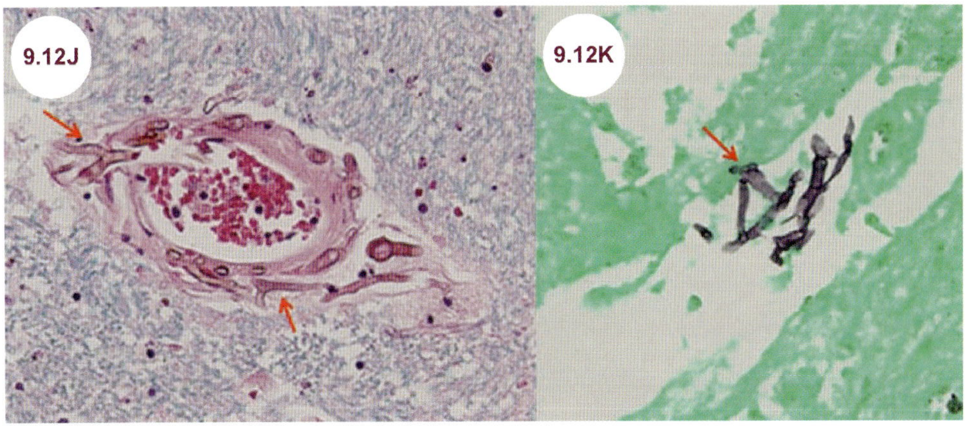

图 9.12J,K (J)HE 染色显示曲霉菌侵袭血管壁(红色箭头)。(K)格罗科特亚胺银染色显示呈 45°的特征性分支。

参考文献

1. DeLone DR, Goldstein RA, Petermann G, et al. Disseminated aspergillosis involving the brain: distribution and imaging characteristics. *AJNR Am J Neuroradiol*. October 1999;20(9):1597–1604.
2. Yamada K, Shrier DA, Rubio A, et al. Imaging findings in intracranial aspergillosis. *Acad Radiol*. February 2002;9(2):163–1671.
3. Ruhnke M, Kofla G, Otto K, Schwartz S. CNS aspergillosis: recognition, diagnosis and management. *CNS Drugs*. 2007;21(8):659–676.
4. Reinwald M, Buchheidt D, Hummel M, et al. Diagnostic performance of an Aspergillus-specific nested PCR assay in cerebrospinal fluid samples of immunocompromised patients for detection of central nervous system aspergillosis. *PLoS One*. 2013;8(2):e56706.

9.13 克雅病

病史

患者,男,65 岁,出现快速进展的痴呆。检查时患者知道自己的名字,但不知道年龄及所处的位置,患者以为自己在办公室,实际上他已经几个月没有工作了。患者听到任何意外的噪音都会受到极度惊吓。

诊断:克雅病

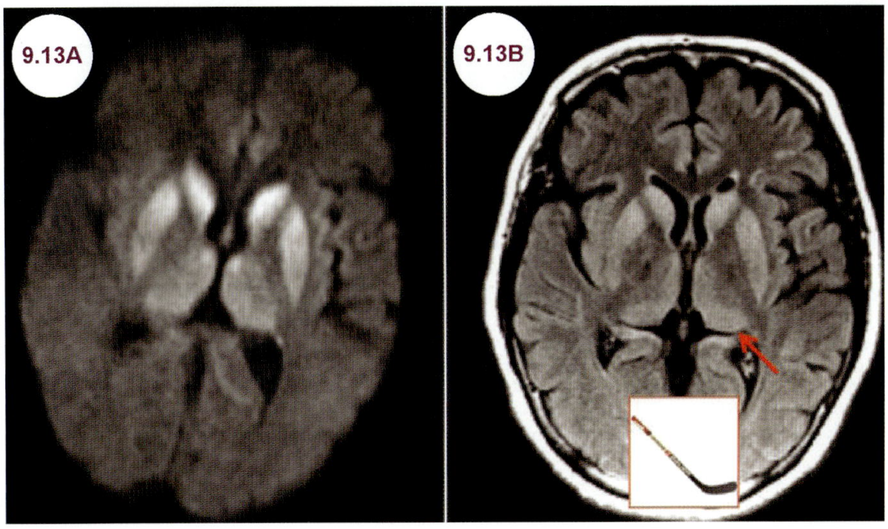

图 9.13A,B 轴位 DWI 和 FLAIR 图像示 CJD 患者尾状核、壳核和丘脑弥散受限呈高信号,丘脑枕和丘脑背内侧核的高信号表现为“曲棍球”征(红色箭头)。

概述

克雅病(CJD)是由于朊病毒蛋白质结构的变化导致毒性功能增加引起的病变。90%的病例为散发,60 岁以上的患者最常见,主要包括家族型(致命性家族性失眠症)、感染型(疯牛病或变异型 CJD)和医源型(通过感染的手术设备或角膜移植引起)。库鲁病是由于人脑组织被消耗而发生的海绵状脑病,最早在新几内亚被发现。

该病极为罕见,发病率为百万分之一。

临床表现

急性发作的痴呆,伴有明显的人格改变和精神症状,病程常超过 3~4 个月,伴有令人震惊的肌阵挛、共济失调、无力、感觉障碍。

影像学表现和诊断

如图 9.13A,B 所示, 丘脑枕和丘脑背内侧核在 T2WI 上呈高信号,产生“曲棍球”征。“丘脑枕”征是指丘脑枕核呈双侧高信号。皮质带状高信号和弥散受限也是常见表现,这是早期征象,最初呈不对称性分布。疾病晚期,脑白质也可受累。

脑脊液可显示 14-3-3 蛋白,但并非 CJD 的特异性表现。脑电图可显示周期性、广泛的高幅尖波。

病理学检查示神经元死亡, 导致大脑呈海绵状外观。

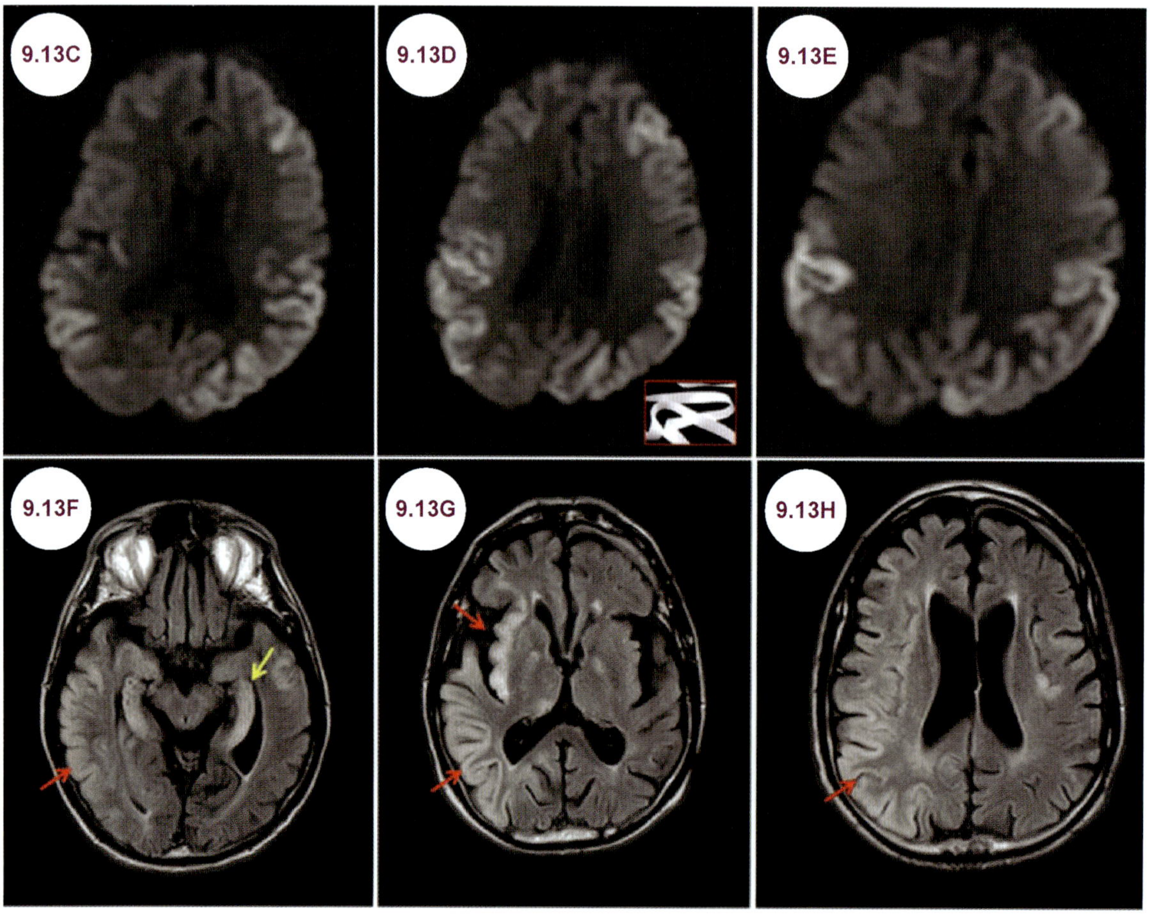

图 9.13C~H (C~E)轴位 DWI 示 CJD 患者皮层弥散受限。(F~H)轴位 FLAIR 图像示皮层的弥漫性高信号(红色箭头),右侧大脑半球及双侧海马显著(黄色箭头)。

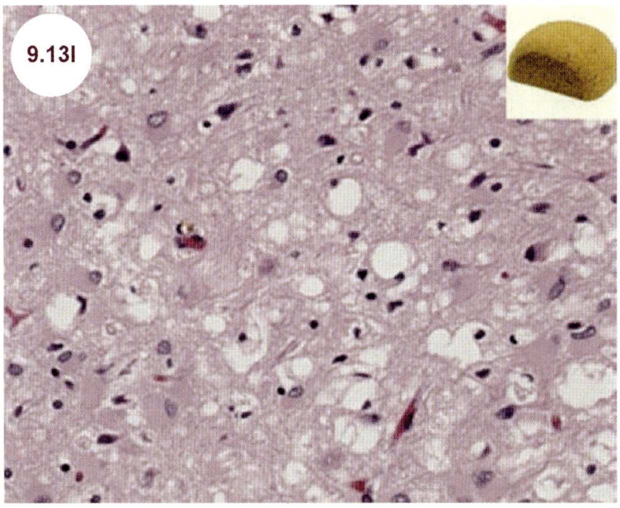

图 9.13I 一例变异型 CJD，HE 染色显示皮层海绵状变化和神经元缺失。(image credit SherifZaki, MD, PhD; Wun-Ju Shieh, MD, PhD, MPH)

治疗

无治疗方法，患者通常在 1 年内死亡。

参考文献

1. Vitali P, Maccagnano E, Geschwind MD, et al. Diffusion-weighted MRI hyperintensity patterns differentiate CJD from other rapid dementias. *Neurology.* 2011;76: 1711–1719.
2. Lee J, Hyeon JW, Kim SY, Hwang KJ, Ju YR, Ryou C. Review: Laboratory diagnosis and surveillance of Creutzfeldt-Jakob disease. *J Med Virol.* January 2015;87(1):175–186.
3. Wang LH, Bucelli RC, Patrick E, et al. Role of magnetic resonance imaging, cerebrospinal fluid, and electroencephalogram in diagnosis of sporadic Creutzfeldt-Jakob disease. *J Neurol.* February 2013;260(2):498–506.

（岳松虹 张静 译）

第 10 章 神经系统变性疾病

10.1 阿尔茨海默病

病史

患者，女，72 岁，由家人带来就诊。患者自述感觉良好，但家人诉其最近记忆减退，“忘记一切”。例如，患者会忘记几天前买过的商品，而在杂货店重复购买，还出现了妄想，总感觉有人动她的眼镜和钱包，而患者并没有意识到自己的改变。

诊断：阿尔茨海默病

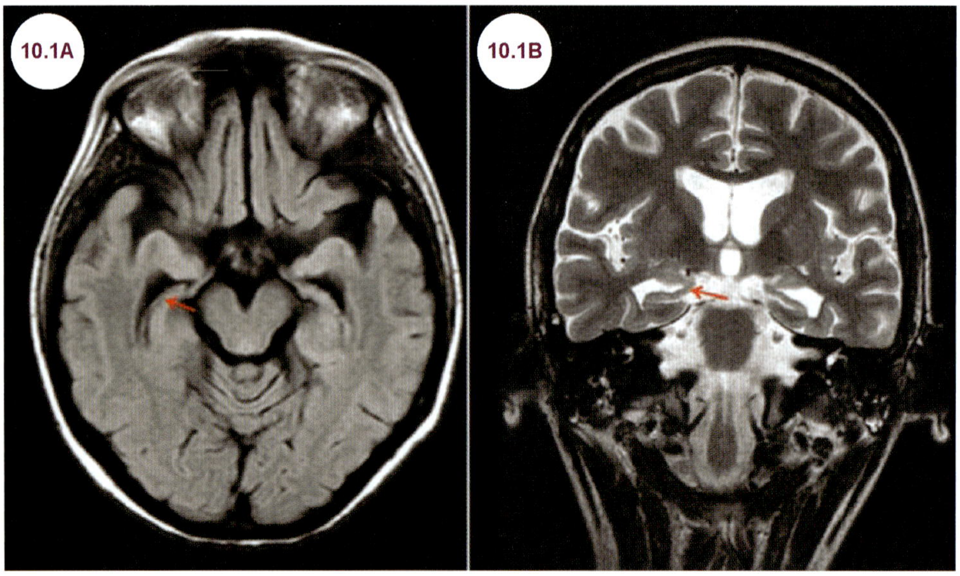

图 10.1A，B　轴位 FLAIR 和冠状位 T2WI 示严重的海马萎缩（红色箭头），侧脑室颞角代偿性扩张。

概述

阿尔茨海默病（AD）是痴呆症最常见的类型，约占 66%。发病率和患病率随年龄的增加而增加，大多数患者确诊的时候均超过 60 岁。女性比男性更常见，相对危险度为 1.5。

约 75%的病例无明确的病因，但大约 25%的病例有明显家族性，有两个或两个以上家庭成员发病。除特定基因外，还发现了载脂蛋白 Eε4（ApoE e4）基因型的关联，该基因介导神经元胆固醇转运。

临床表现

AD 分为以下 4 个阶段：痴呆前期、早期、中期、晚期。在痴呆前期，患者有短期记忆困难，功能不受损害。在痴呆早期，症状逐渐进展累及某些功能水平，但患者大部分功能仍然独立。在痴呆中期，患者无法进行日常生活中的大多数活动。在痴呆晚期，患者完全依赖照顾者，甚至是最基本的需求。

患者经常因其记忆丧失或日常功能丧失由看护人或家庭成员带去就医。AD 的典型特征是描述性记忆(对事实和事件的记忆)受损,该功能依赖于颞叶内侧结构。更具体的,情景记忆(事件和语境的记忆)受到损害,而语义记忆(词汇和概念)被保留到疾病晚期。

语言和视觉空间技能受累的时间往往早于 AD 执行功能和行为的改变。依靠皮质下系统的程序性记忆和运动技能在疾病晚期之前不受影响。语言流畅性降低,包括找词困难、词汇量减少、对抗时表达含糊、不能命名,这些都是 AD 患者的典型表现。逐渐进展至自发性语言减少、语言缺失、语言错误及最终的理解受损。重复症通常持续到疾病晚期。视觉空间障碍,如错放的东西和在陌生或熟悉的区域导航困难往往是 AD 患者的症状。视觉失认症(无法识别对象)和脸盲症(无法识别面孔)是晚期表现。

执行功能的损害通常在早期较轻微。在疾病晚期,个人难以完成复杂的任务,表现为判断力和规划能力较差。行为和个性变化也发生在疾病晚期。患者可能表现出去抑制状态、易激惹或明显的精神症状。

后皮质萎缩(Benson 综合征)是 AD 的变异型,患者表现为视觉空间和视觉感知能力的进行性损伤。最初,患者只抱怨视物模糊或阅读困难。最终,患者发展为失用症、失读症、无法识别物体和面部(脸盲症)、困难处理复杂的视觉场景和空间导航困难。最终,患者出现典型的 AD 症状。抑郁和焦虑也是常见的。这种疾病倾向于早期出现(50~60 岁)。

影像学表现和诊断

AD 的诊断主要是临床诊断。大多数临床医生使用床边精神状态检查来筛查痴呆症。蒙特利尔认知评估是最敏感的测试。其可用于评估多个认知领域,包括短期记忆回忆、视觉空间能力、执行功能的多个方面、语言能力、时间和地点的方向、注意力和工作记忆。筛查可逆的痴呆原因很重要,尽管只占痴呆病例的少数。

如图 10.1A,B 所示,AD 在 MRI 上的标志是海马、内嗅皮层和颞顶叶萎缩。在疾病晚期,会出现全脑萎缩和脑室代偿性扩张。

在后部皮质萎缩中,大脑后部的萎缩与额叶和颞叶不成比例。

PET 扫描通过注射放射性示踪剂来量化脑血流、代谢和受体结合。AD 患者的颞叶和顶叶葡萄糖代谢降低,降低的程度与痴呆的严重程度相关。

AD 只能通过组织病理学证实，这在实践中很少实现。在组织学检查中,特征性结果是淀粉样斑块和神经纤维缠结。斑块是神经元细胞外 β-淀粉样蛋白肽的不溶性沉积物。神经纤维缠结是细胞内过度磷酸化的 Tau 蛋白聚集体,其聚集在神经元内并引起细胞内微管的分解。

治疗

AD 无法治愈。胆碱酯酶抑制剂和非竞争性的 N-

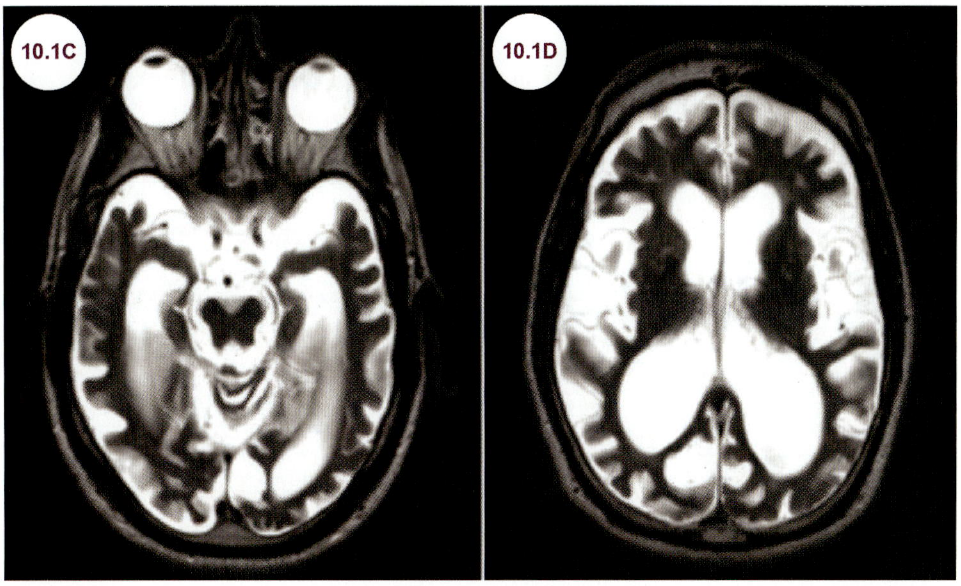

图 10.1C,D　轴位 T2WI 显示 AD 晚期患者严重的、广泛的皮质萎缩伴有脑室系统代偿性扩张。

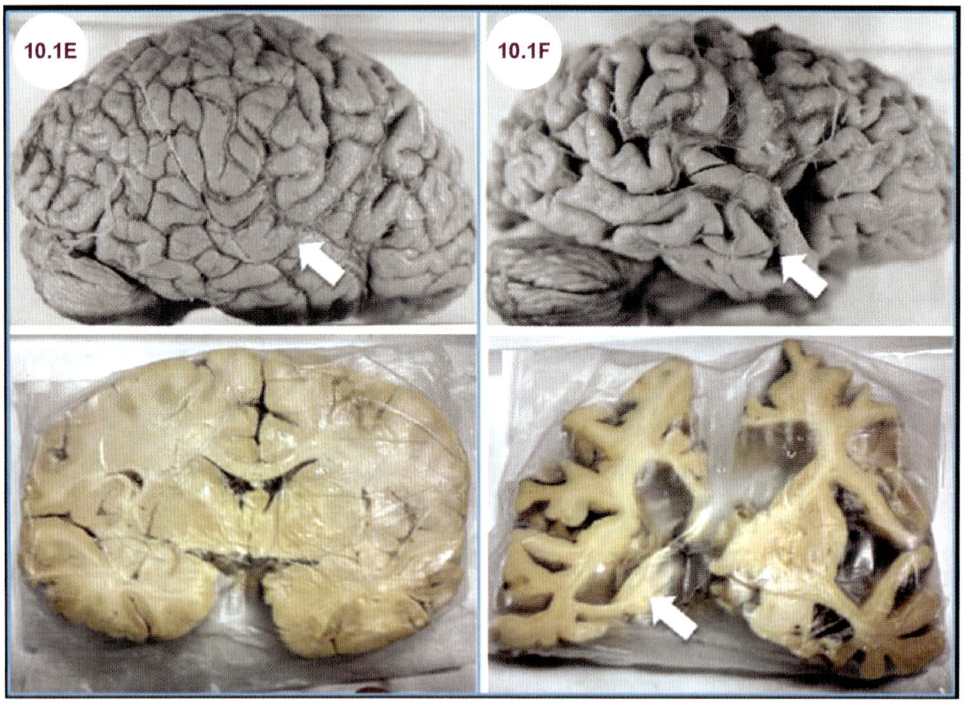

图 10.1E,F 正常脑(E)和阿尔茨海默病患者(F)的大体标本对照,显示弥漫性萎缩、脑积水和海马萎缩(白色箭头)。(Source:Soto-Rojas LO, de la Cruz-López F, Torres MAO, et al.(2015). Neuroinflammation and alteration of the blood-brain barrier in Alzheimer's Disease. In:Zerr I, ed. *Alzheimer's Disease -Challenges for the Future*. http://www.intechopen.com/books/howtoreference/alzheimer-s-disease-challenges-for-the-future/neuroinflammation-and-alteration-of-the-blood-brain-barrier-in-alzheimer-s-disease.)

甲基-D-天冬氨酸受体(NMDA)受体拮抗剂美金刚胺,对中重度AD患者的日常生活活动、认知、行为方面表现出一定的改善作用。非药物干预措施,如那些专注于患者和护理人员安全的干预措施往往是最重要的,但也是具有挑战性的。服用精神药物对抑郁和行为异常是有帮助的。但是大多数非典型抗精神病药物的副作用超过其受益。

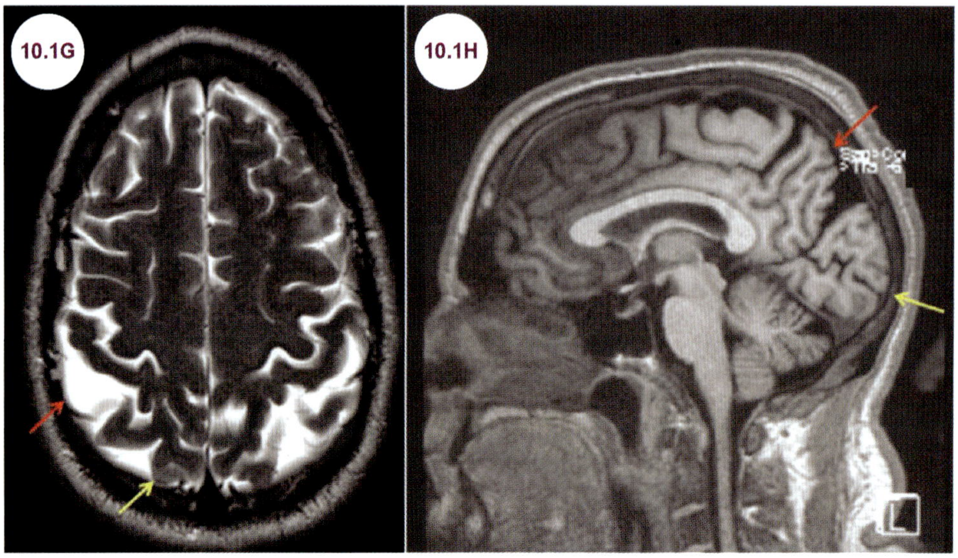

图 10.1G,H 轴位 T2WI 和矢状位 T1WI 显示后部皮层萎缩患者的顶叶(红色箭头)和枕叶(黄色箭头)萎缩。

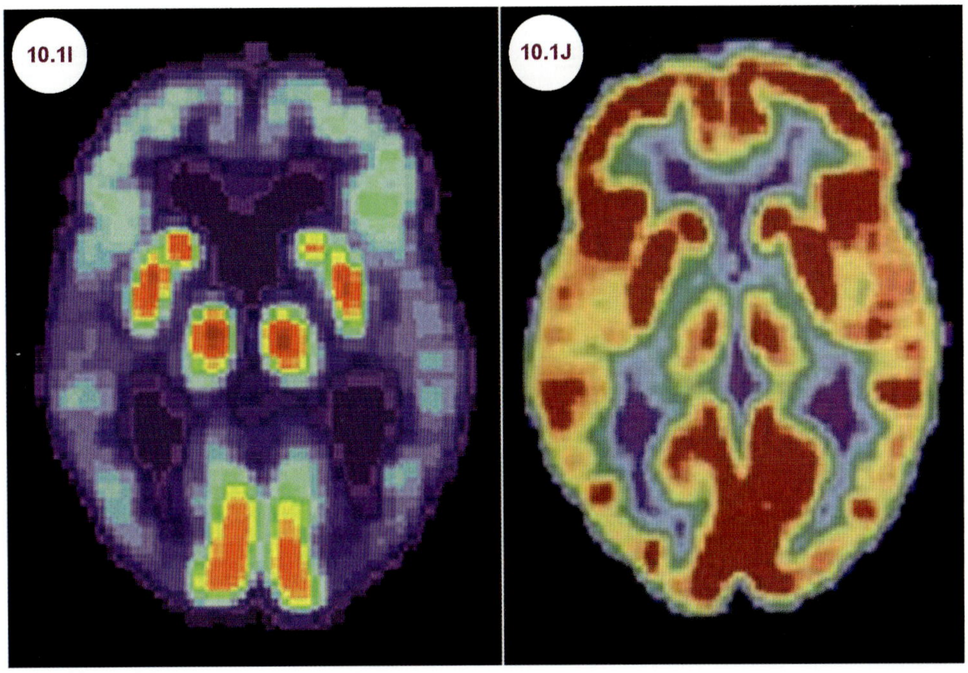

图 10.1I,J (I)PET 扫描显示颞叶低代谢。(J) 正常的 PET 扫描作为对照（image credit Health and Human Services Department, National Institutes of Health, National Institute on Aging）。

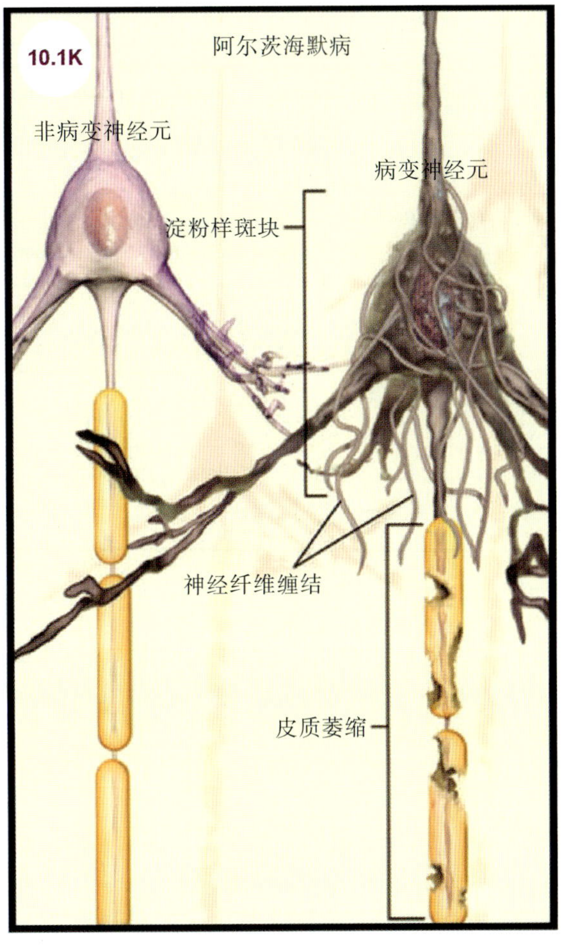

图 10.1K AD 病理变化的插图（image credit Bruce Blausen; https://commons. wikimedia.org/wiki/File:Blausen_0017_Alzheimers Disease. png）。

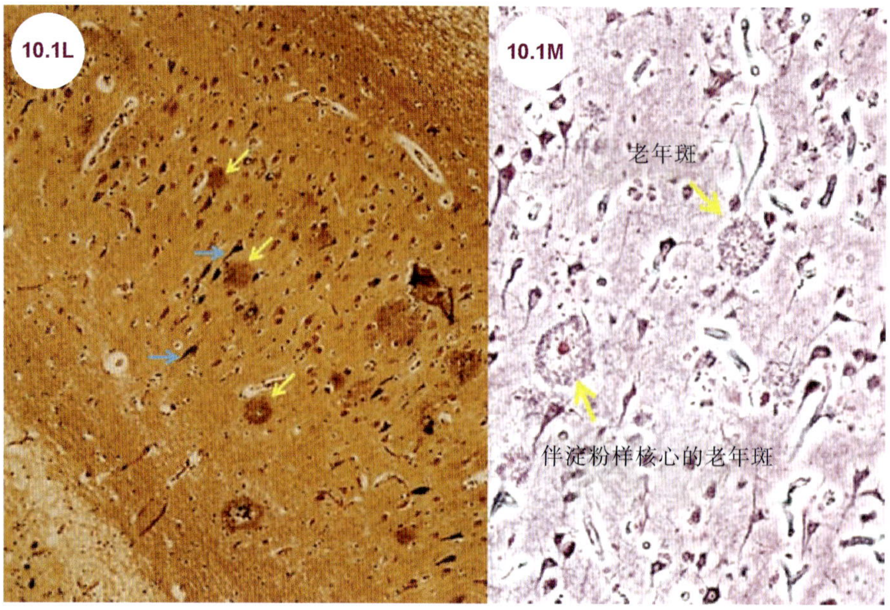

图 10.1L,M Bielschowsky 银染和 Golgi 染色显示 AD 患者斑块(黄色箭头)和神经纤维缠结(蓝色箭头)(Image 10.1L courtesy of Dr. Seema Shroff, Fellow, Neuropathology, NYULMC.)。

参考文献

1. Trinh NH, Hoblyn J, Mohanty S, Yaffe K. Efficacy of cholinesterase inhibitors in the treatment of neuropsychiatric symptoms and functional impairment in Alzheimer disease: a meta-analysis. *JAMA*. January 2003;289(2): 210–216.
2. Braskie MN, Thompson PM. A focus on structural brain imaging in the Alzheimer's disease neuroimaging initiative. *Biol Psychiatry*. April 2014;75(7):527–533.
3. Weiner MW, Veitch DP, Aisen PS, et al. 2014 Update of the Alzheimer's Disease Neuroimaging Initiative: A review of papers published since its inception. *Alzheimers Dement*. June 2015;11(6):e1–e120.
4. Schneider LS, Tariot PN, Dagerman KS, et al. Effectiveness of atypical antipsychotic drugs in patients with Alzheimer's disease. *N Engl J Med*. October 2006;355(15):1525–1538.
5. Wang J, Yu JT, Wang HF, et al. Pharmacological treatment of neuropsychiatric symptoms in Alzheimer's disease: a systematic review and meta-analysis. *J Neurol Neurosurg Psychiatry*. January 2015;86(1):101–119.
6. Soto-Rojas LO, de la Cruz-López F, Torres MAO, et al. (2015). Neuroinflammation and alteration of the blood-brain barrier in Alzheimer´s Disease. In: Zerr I, ed. *Alzheimer's Disease - Challenges for the Future*. http://www.intechopen.com/books/howtoreference/alzheimer-s-disease-challenges-for-the-future/neuroinflammation-and-alteration-of-the-blood-brain-barrier-in-alzheimer-s-disease.

10.2 额颞叶痴呆

病史

患者,男,56 岁,由于不正当行为被解雇。起初常由于轻微的冒犯就责骂下级员工,并且对女同事提出不正当的性要求。其外表和个人卫生也每况愈下。

诊断:额颞叶痴呆

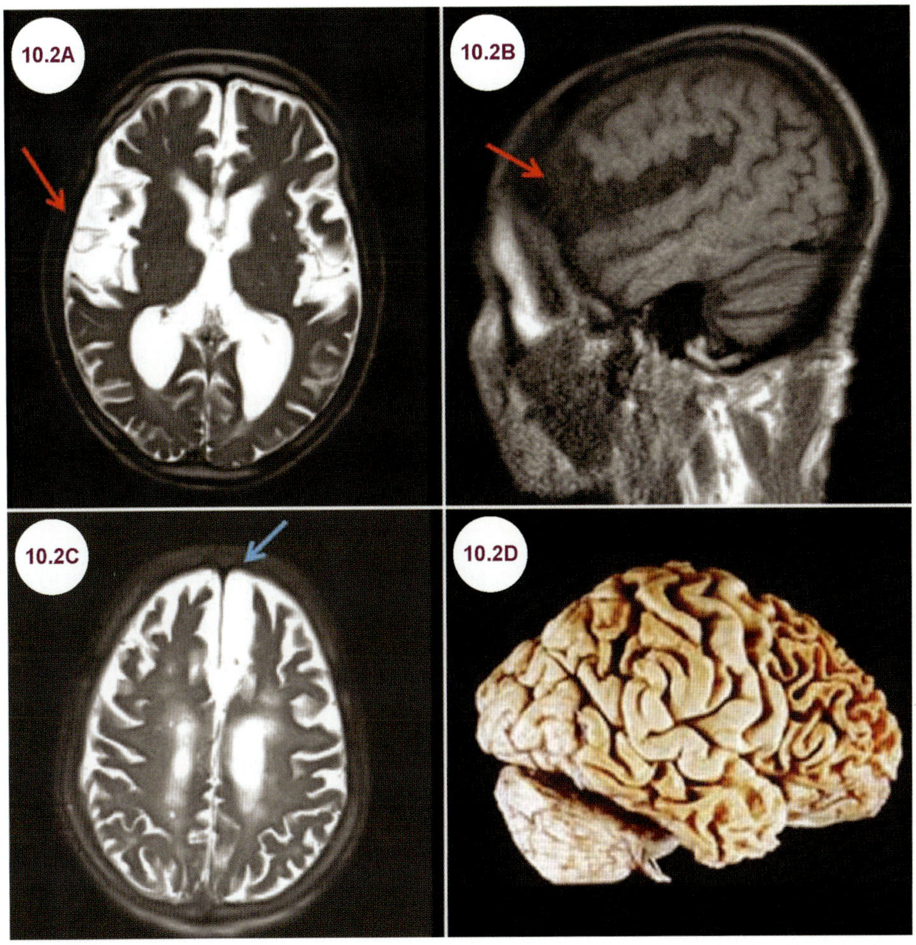

图 10.2A~D　(A~C)轴位 T2WI 和矢状 T1WI 显示额叶和颞叶明显萎缩，枕叶和顶叶相对正常。外侧裂(红色箭头)与双侧额叶之间的间隙(蓝色箭头)明显增宽。(D)大体病理的上述征象更显著。

概述

额颞叶痴呆(FTD),又称为 Pick 病,是主要累及额颞叶的痴呆性疾病,占所有痴呆症的 3%~16%。平均发病年龄在 50~60 岁，在 60 岁以下人群中比 AD 更常见。

约 10%属于遗传突变,为常染色体显性遗传。另有 30%~40%的病例有显著的家族痴呆病史或精神病史，这表明可能存在影响 FTD 发展的其他遗传或环境因素。

临床表现

FTD 有两种主要的亚型:行为变异型和语言变异型。

行为变异型(bvFTD)

bvFTD 的病理学开始于眶额叶皮层,前岛叶和前扣带回皮层,然后扩散到额叶背外侧区域。患者早期表现为去抑制状态、情感淡漠、对事物漠不关心。典型特征包括幼稚、过度囤积物品、对陌生人有不恰当的亲近、精神恍惚、失去羞耻感、日常行为刻板,专注于快速和及时、忽视人体卫生、损害家庭利益,对别人失去同情心/热情。患者对自己的伤残不自知。

有些患者还表现出运动习惯,包括搓手、摇晃或者吸鼻子。他们可能会出现口腔运动障碍样动作。与 AD 不同，患者在视空间任务和学习新知识中表现良好。

中位生存时间为发病后的 6~8 年。

原发性进行性失语(PPA)

PPA 分为三种亚型。

进行性非流利性失语(PNFA)

PNFA 与左侧大脑半球外侧裂周围区萎缩相关。患者表现为语法障碍、找词困难、语音障碍(音节排序困难)、讲话缓慢、断断续续。名词的使用是相对保留的，但时态和介词的使用通常不正确。患者也会出现音位错误，例如说“lair”而不是“chair”。患者意识到自己的错误，并多次尝试纠正其声音。

即使在疾病后期患者不能较长时间说话，但对语言理解是完整的。同样的，空间技能和情景记忆相对保留。

发病后中位生存期为11~12年。

语义性痴呆(SV)

SV是以双侧、非对称的颞叶前部萎缩为特点。此区域负责视觉、听觉、言语和躯体感觉信息的整合。右侧专门用于视觉刺激，而左侧专门用于言语刺激。不同的表现基于哪一方优先累及。

右侧萎缩型患者表现为对非常熟悉的面孔不能识别(人面失认症)。还表现为淡漠、去抑制症状，这点较难与bvFTD相区别。

左侧萎缩型患者表现为流畅性失语，出现单词理解障碍，但有完整、流畅的发音、发声及语法。命名能力进行性丧失，因此患者最初可以将“金毛猎犬”命名为“狗”，然后只能称为“动物”，最终只是“事物”。

个人意识到自己的缺陷，并可独立评估。

发病后中位生存期为8~12年。

少词型进行性失语(LPA)

与PNFA类似，LPA患者也表现为说话缓慢、断断续续，但保留了语言的流畅性和发音能力，语音的停顿仅由于找词极端困难。

许多其他疾病可能与FTD重叠，包括肌萎缩性侧索硬化(ALS)、皮质基底节变性(CBD)和进行性核上性麻痹(PSP)。

影像学表现和诊断

目前尚无诊断性检查确诊该病。对于疑似FTD患者，MRI是最敏感的影像学方法，但在疾病早期MRI可以是正常的。

bvFTD与双侧额叶和前颞叶的局灶性萎缩相关。PNFA与左侧额叶下部，岛叶和外侧裂周围区萎缩相关。SV与左侧颞叶前部相关，随后扩展到杏仁核、海马和右颞叶前部。

SPECT扫描可显示额叶和颞叶的低灌注，而PET成像在相同区域表现为低代谢，伴或不伴基底节受累。

实验室评价和精神病学评估对排除与FTD相似的可逆性痴呆的原因非常重要。

治疗

治疗方针是控制症状。选择性5-羟色胺再摄取抑制剂可用于减少抑制行为、暴饮暴食和重复行为。低剂量曲唑酮或非典型抗精神病药物可能有助于减轻激动和抑制行为。FTD患者对抗精神病药物的运动副作用通常非常敏感，出现帕金森样症状的概率较高。

参考文献

1. Pressman PS, Miller BL. Diagnosis and management of behavioral variant frontotemporal dementia. *Biol Psychiatry*. April 2014;75(7):574–581.
2. Bott NT, Radke A, Stephens ML, Kramer JH. Frontotemporal dementia: diagnosis, deficits and management. *Neurodegener Dis Manag*. 2014;4(6):439–454.
3. Cardarelli R, Kertesz A, Knebl JA. Frontotemporal dementia: a review for primary care physicians. *Am Fam Physician*. December 2010;82(11):1372–1377.

10.3 亨廷顿病

病史

患者，男，56岁，表现为舞蹈症和兴奋状态。患者的母亲在62岁时也死于相似的病。

诊断:亨廷顿病

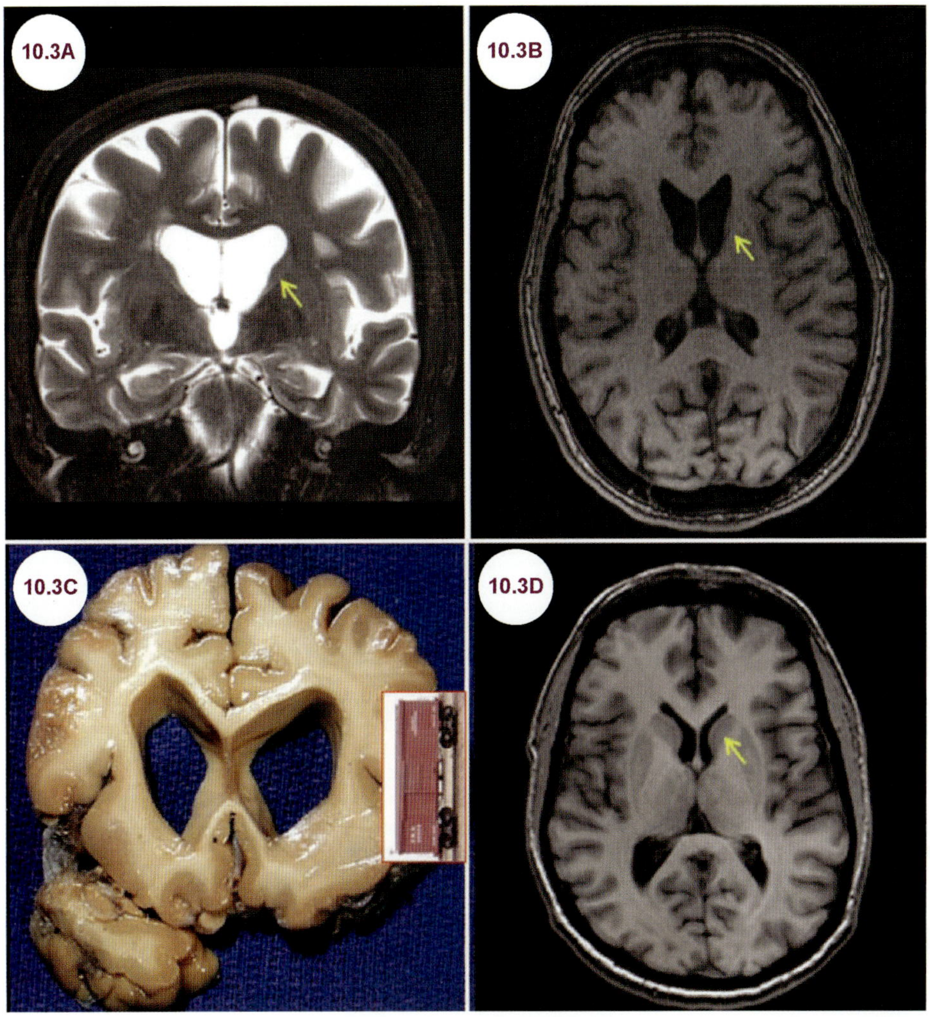

图 10.3A~D (A,B)冠状位 T2WI 和轴位 T1WI 示尾状核头部萎缩(黄色箭头)。(C)大体标本示同样表现,类似“矩形脑室”。(D)正常 MRI(用于比较)显示侧脑室额角外侧尾状核头部(黄色箭头)。

概述

亨廷顿病(HD)是最常见的遗传性舞蹈病。它是常染色体显性遗传性疾病,是位于 4 号染色体内 DNA 的碱基序列 CAG(胞嘧啶-腺嘌呤-鸟嘌呤)的三核苷酸重复序列异常扩增所致。它显示在连续传代患者中,病情越来越严重,起病时间越来越早。三核苷酶重复少于 35 次的患者无症状,但重复 35~40 次的患者可有一些症状。重复超过 40 次可导致该病。父系遗传者发病较早,其原因尚不清楚。

发生率为(5~10)/10 万。

临床表现

HD 通常在 40 岁左右发病,以精神症状和舞蹈样动作为特征。患者出现症状早是因为 CAG 重复次数较多。首发症状包括面部抽搐、扮鬼脸、手指抽搐、躯体轻微旋转,最初易与简单的坐立不安混淆。随病情的进展,运动异常逐渐进展为舞蹈样运动。患者发展为运动困难,如不能持续将舌头伸出口外(蛇形舌),或者不能将手保持为紧握状(挤奶妇手)。其他表现包括:肌张力障碍、延髓性麻痹(构音障碍和吞咽困难)、肌阵挛、共济失调、姿势不稳定。

患者也发展为认知功能障碍,表现为注意力不能集中,语言保存而记忆能力差。患者经常意识到这种衰退,出现抑郁,由此导致的自杀少见,但 HD 引起的自杀很常见。晚期,患者可发生妄想和精神病。

Westphal 变异型占该病的 5%。它发生在 20 岁以下的年轻患者,除了痴呆、共济失调和帕金森综合征外,还伴有癫痫发作。

影像学表现和诊断

在影像学中,尾状核萎缩导致侧脑室额角扩大,称为“矩形脑室”，通过测量脑室额角宽度与尾状核间距进行量化。也可伴有壳核萎缩及弥漫性皮质萎缩。

通过遗传测试可明确诊断。考虑到对家庭成员的影响，只能通过适当的遗传咨询来完成。

治疗

没有直接治疗，患者经历不间断的恶化过程，约在发病后 15 年死亡。年轻患者进展更快。

高效、典型抗精神病药物或多巴胺耗竭剂丁苯那嗪在治疗致残性舞蹈症方面是有效的。治疗抑郁症和防止自杀是治疗该病的关键。

参考文献

1. Kumar A, Kumar Singh S, Kumar V, Kumar D, Agarwal S, Rana MK. Huntington's disease: an update of therapeutic strategies. *Gene*. February 2015;556(2):91–97.
2. Ha AD, Fung VS. Huntington's disease. *Curr Opin Neurol*. 2012 Aug;25(4):491–498.
3. Kim SD, Fung VS. An update on Huntington's disease: from the gene to the clinic. *Curr Opin Neurol*. August 2014;27(4):477–483.

10.4 帕金森病

病史

患者，男，74 岁，出现左臂颤抖和僵硬。查体发现患者左臂静止性震颤、齿轮样强直、步履蹒跚并伴有眨眼次数减少。

诊断：帕金森病

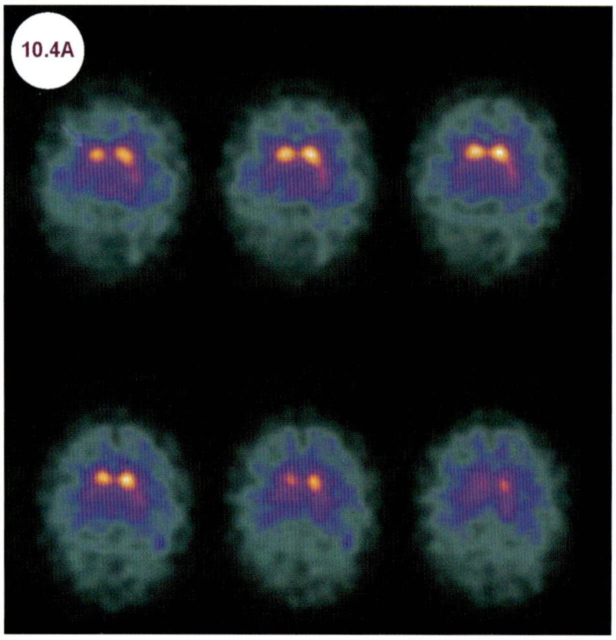

图 10.4A DaT 扫描显示帕金森病患者脑右壳核中部及后部示踪剂降低。正常侧形状像一个逗号，异常侧就像一个句号。

概述

帕金森病（PD）在美国有超过 100 万例患者。尽管发病年龄可能低至 35 岁，但 55 岁以上的人口约占 1%。绝大多数病例为散发性，约 5% 为遗传性。

病理学上，PD 是由黑质致密部多巴胺能神经元的特发性变性所致。多巴胺能神经元丢失 60%~80% 时，患者才会出现症状。其他中枢神经系统（CNS）区域甚至在外周神经系统也有神经元丢失(图 10.4B)。

临床表现

四个核心运动症状包括:震颤、僵直、运动迟缓、姿势不稳定/步态异常。起病时一般为单侧肢体出现症状,随着疾病进展逐渐扩展到对侧肢体。

非运动症状包括自主神经功能障碍、睡眠障碍(如 REM 行为睡眠障碍)、感觉异常(如嗅觉缺失症)和神经精神症状。抑郁症最为常见,但也可能存在精神病、思维迟缓和痴呆。PD 的非运动症状可早于运动症状前几十年。

影像学表现和诊断

PD 是一个临床诊断，当患者具备运动迟缓和其他核心运动特征之一——震颤、僵硬或姿势不稳,并排除其他原因,即可做出诊断。

在不明确的情况下,辅助检查可以用来帮助诊断 PD。DaT 扫描需要静脉注射(IV)^{123}I 氟潘碘,以及在 SPECT 成像中检测其被多巴胺转运蛋白摄取。在 PD 患者中,由于消耗多巴胺,基底节的摄入减少。

对于具备典型 PD 特征且治疗效果较好的患者,无须进行 DaT 检查。该检查无法鉴别 PD 与其他 PD 综合征,如多系统萎缩(MSA)、PSP 或 CBD。

在病理检查中,黑质色素沉着丢失是明显的表现。受累的神经元出现路易小体，其为由 α-突触核蛋白和泛素构成的胞浆内包涵体。路易神经炎是患者轴突中发现的 α-突触核蛋白的聚集体。

各种其他神经变性疾病,药物或毒素可能会出现类似的特发性 PD 的表现。患者可能患有特发性 PD 以外疾病的线索如下。

- 垂直凝视受限。
- 40 岁以前发病。
- 出现对称症状。
- 显著的自主神经功能障碍。
- PD 药物治疗效果不佳。
- 疾病的快速进展，包括精神分裂症和明显的跌倒。
- 左旋多巴的面部肌张力障碍。
- 上运动神经元和(或)下运动神经元征象。
- 阻塞性睡眠呼吸暂停/过度打鼾。
- 白天或睡眠期间的呼吸道吸气性喘鸣（喉张力障碍)。
- 剧烈的动作性震颤。
- 屈颈。
- 中轴体位异常(驼背、比萨综合征)。
- 冰冷、黝黑的手和脚。
- 手或脚挛缩。
- 严重的言语障碍、构音障碍、吞咽困难。
- 情绪不能自制。
- 宽基步态。

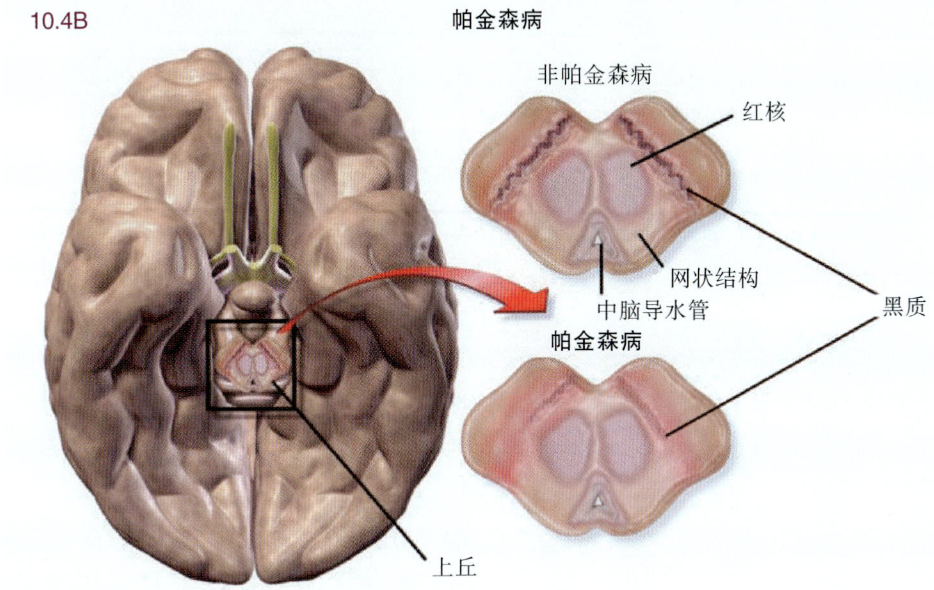

图 10.4B　帕金森病的病理学图解。(Source: Blausen gallery 2014. *Wikiversity Journal of Medicine*. 2014. doi:10.15347/wjm/2014.010.ISSN 20018762.)

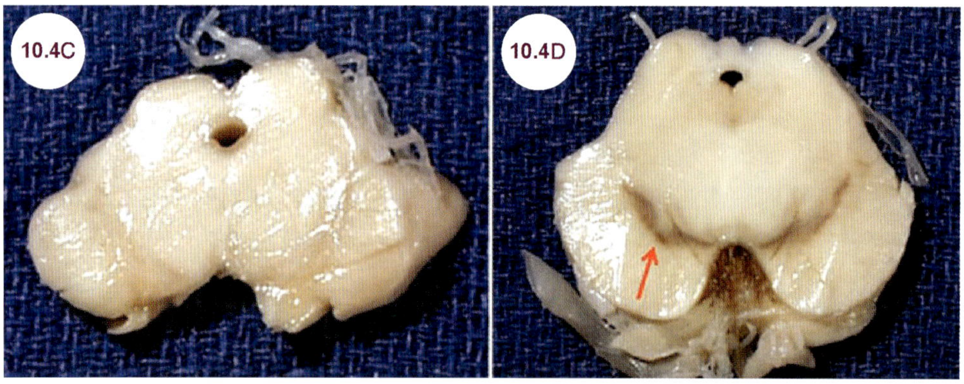

图 10.4C,D (C)帕金森病黑质的大体病理标本。(D)正常黑质大体病理标本(红色箭头)(image courtesy of Roberta J. Seidman, MD)。

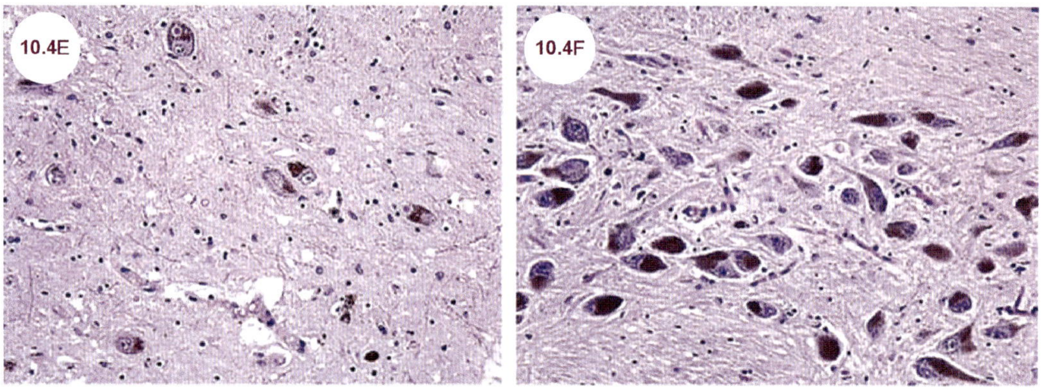

图 10.4E,F (E)帕金森病黑质组织学图像。(F)正常黑质组织学图像。

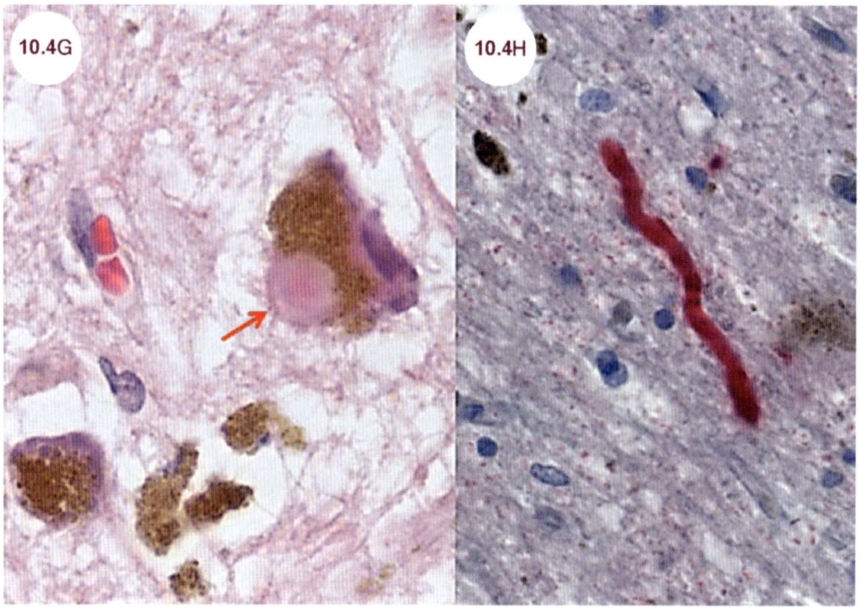

图 10.4G,H (G)帕金森病患者黑质路易体(红色箭头)。(H)α-突触核蛋白阳性路易神经轴突炎。(Source: Werner CJ, Heyny-von Haussen R, Mall G, Wolf S. Proteome analysis of human substantia nigra in Parkinson's disease. *Proteome Sci*.2008;6,8. doi: 10.1186//1477-5956-6-8.)

治疗

尽管有许多对症治疗方法，但尚无治疗改变 PD 的进程。当症状开始干扰患者生活时，应使用药物。这些药物包括：

- 多巴胺突触前替代疗法-左旋多巴。
- 多巴胺受体激动剂，直接作用于突触后多巴胺受体。

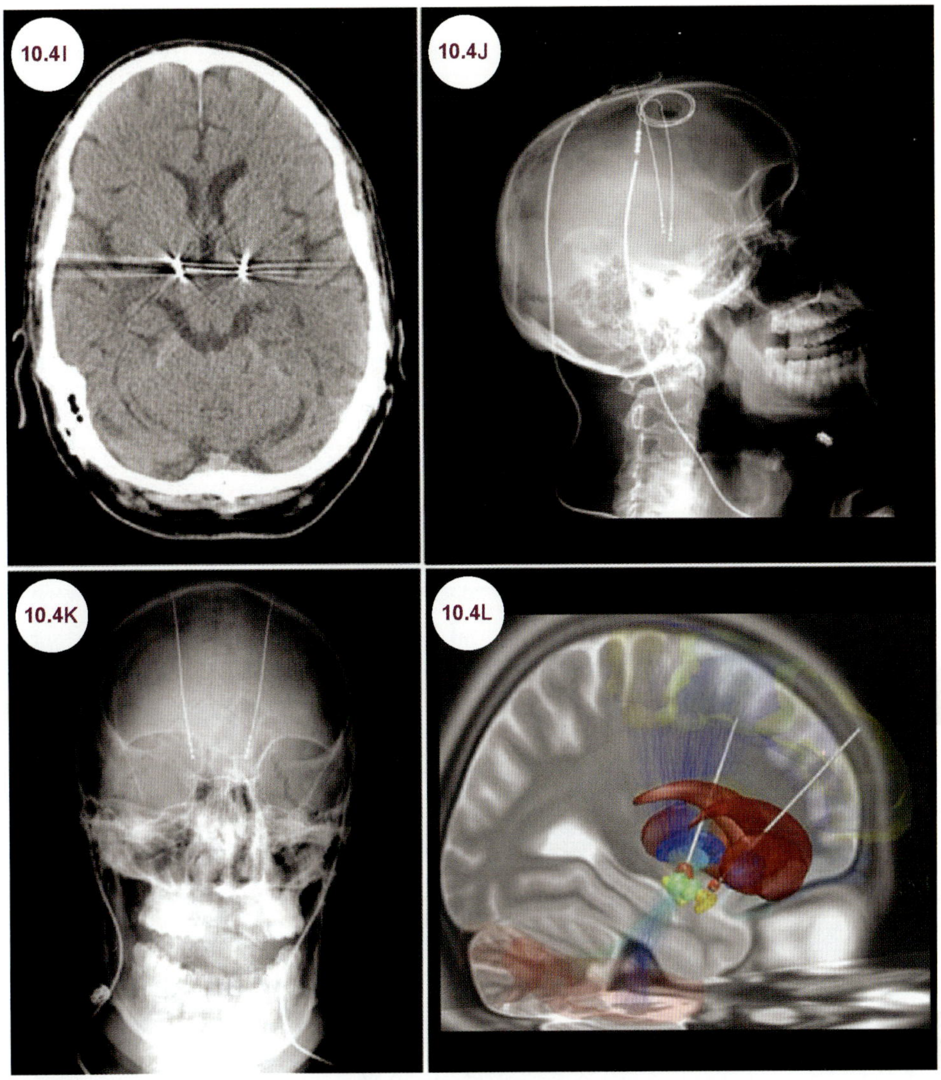

图 10.4I~L　(I~K) 轴位 CT 及头颅侧位和前后位图像显示放置于双侧丘脑底核的双侧电极。(L) 插图显示电极植入丘脑底核 (image credit Andreashorn; https://en.wikipedia.org/wiki/Deep_brain_stimulation#/mdeia/File:Deep_brain_stimulation_electrode_placement_reconstruction.png)。

- 儿茶酚-O-甲基转移酶(COMT)抑制剂限制多巴胺突触前末梢酶分解。

PD 最常见的手术是深部脑刺激(DBS)。在脑内植入一个与发生器连接的电极,从外部调节释放电刺激。丘脑底核是最常见的靶点,但是苍白球内侧部也可作为靶点。

DBS 的最佳候选患者是明确诊断为特发性 PD 并对左旋多巴有明显反应,但对药物反应有显著波动,或出现药物诱发的运动障碍者。DBS 对这些波动和运动障碍的效果最为显著,通常情况下,患者术前对药物的最佳反应就是所期望的术后效果。DBS 通常能够降低患者药物治疗剂量。但 DBS 不会改善以下症状,如姿势不稳定、发音过弱、写字过小和非运动症状。DBS 的禁忌证包括明显的认知障碍或精神病。

非运动症状,如抑郁症、便秘和低血压等应在临床就诊时询问并使用有效药物治疗。

参考文献

1. Beitz JM. Parkinson's disease: a review. *Front Biosci (Schol Ed)*. January 2014;6:65–74.
2. Klockgether T. Parkinson's disease: clinical aspects. *Cell Tissue Res*. October 2004;318(1):115–120.
3. Varrone A, Halldin C. New developments of dopaminergic imaging in Parkinson's disease. *Q J Nucl Med Mol Imaging*. February 2012;56(1):68–82.
4. Lyons KE, Pahwa R. Diagnosis and initiation of treatment in Parkinson's disease. *Int J Neurosci*. 2011;121(Suppl. 2):27–36.
5. Blausen gallery 2014. *Wikiversity Journal of Medicine*. 2014. doi:10.15347/wjm/2014.010. ISSN 20018762.
6. Werner CJ, Heyny-von Haussen R, Mall G, Wolf S. Proteome analysis of human substantia nigra in Parkinson's disease. *Proteome Sci*. 2008;6, 8. doi:10.1186/1477-5956-6-8.

10.5 多系统萎缩

病史

患者,男,54岁,在过去4年中发生了跌倒、眩晕、头晕及逐渐加重的说话困难。半年前不得不使用轮椅。查体示患者颈部下垂、构音障碍、直立性低血压和共济失调。他开始服用甲多巴肼,但没有任何临床改善。

诊断:多系统萎缩

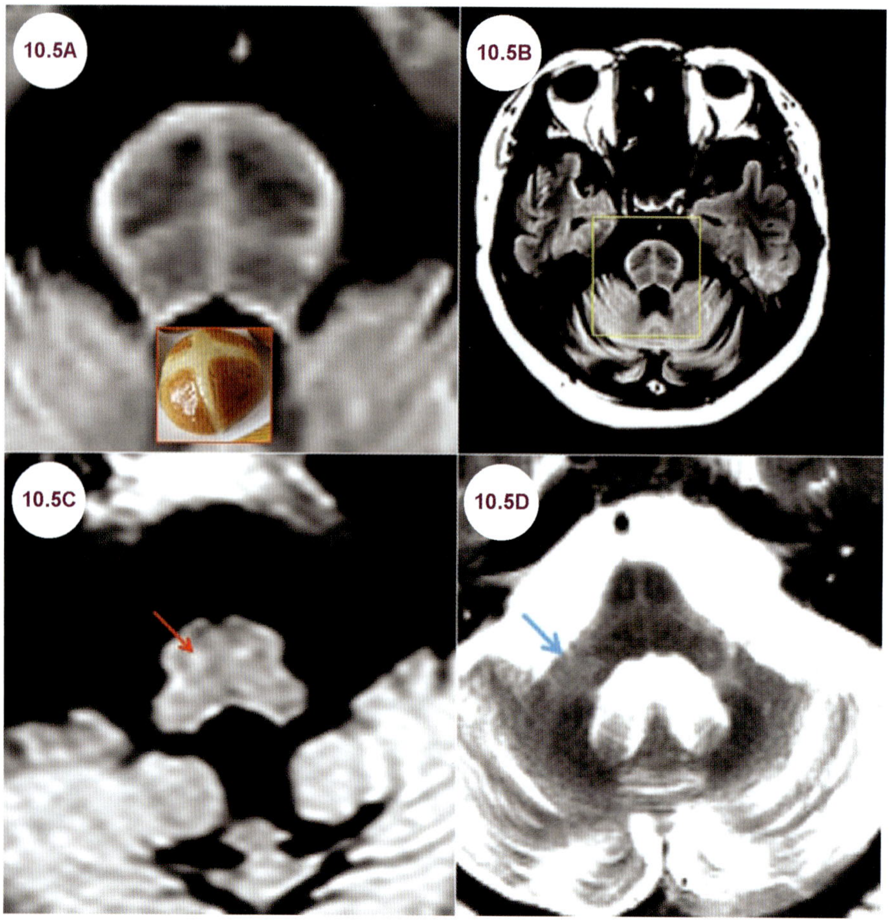

图 10.5A~D (A,B)轴位 FLAIR 图像示 MSA 患者的"十字面包"征。(C)轴位 FLAIR 图像示下橄榄体萎缩并呈高信号(红色箭头)。(D)轴位 T2WI 示小脑中脚萎缩并呈高信号(蓝色箭头)。

概述

多系统萎缩(MSA)是一种散发性神经变性突触核蛋白病。该病罕见,发病率为(2~4)/10万。

患者通常为50~60岁,男性多于女性。

MSA 患者中有许多结构退变。包括:

- 基底节(纹状体)。
- 黑质。

- 蓝斑。
- 脑桥核。
- 背侧迷走神经核。
- 小脑浦肯野细胞。
- 下橄榄核。

在 PD 中，消耗多巴胺但多巴胺受体保持不变；在 MSA 中,多巴胺和多巴胺受体都被消耗。

临床表现

MSA 特征性表现为帕金森综合征样表现、小脑功能障碍、自主神经功能障碍和皮质脊髓束功能障碍。患者呈现出的某些主要特征多于其他特征,所以依据最初的特征将 MSA 分为小脑型(MSA-C)和帕金森病型(MSA-P)。随着疾病进展,这种区别逐渐消失,患者发展出各种亚型的特征(表 10.5.1)。

表 10.5.1 MSA 的临床特征分类

MSA	临床特征
MSA-P	肌肉强直、步态迟缓、运动不能、静止性震颤
MSA-C	宽基底步态、意向性震颤、共济失调、眼球震颤、言语断续
MSA-P 和 MSA-C	直立性低血压、仰卧位高血压、少汗、膀胱功能障碍、勃起功能障碍、阳痿、便秘

其他 MSA 症状包括颈部前屈、构音困难或发音障碍、喉喘鸣、睡眠呼吸暂停或 REM 睡眠行为障碍、僵硬和运动迟缓。PD 以震颤为主要征象,而 MSA 中僵硬和运动迟缓较震颤更突出。PD 和 MSA 的其他特征如表 10.5.2 所示。

影像学表现和诊断

MSA-C 型的特征性影像学表现是在 T2WI 上脑桥的“十字面包”征。该征象是由于脑桥小脑横行纤维髓鞘及脑桥中缝核神经元选择性丢失,而脑桥被盖和皮质脊髓束被保留。下橄榄核和小脑中脚常见 T2WI 高信号。这些区域也出现了萎缩。T2WI 上壳核的周边出现线样高信号,即“壳核裂隙征”,在 MSA-P 型中常见,这说明壳核萎缩。

在 MSA-C 型中,疾病的早期影像可正常;最终会出现脑干和小脑半球弥漫性萎缩。脑桥通常扁平,第四脑室和桥小脑角区扩大。

病理学发现在少突神经胶质细胞内 p25α 沉积和

表 10.5.2 PD 和 MSA 的特征

特征	PD	MSA
轴性肌强直	++	++
四肢张力障碍	+	+
姿势不稳定	++	++
静止性震颤	++	--
对称性功能缺失	+	+++
垂直的凝视麻痹	+	++
家族性自主神经功能异常	+	++
前向行为	+	+

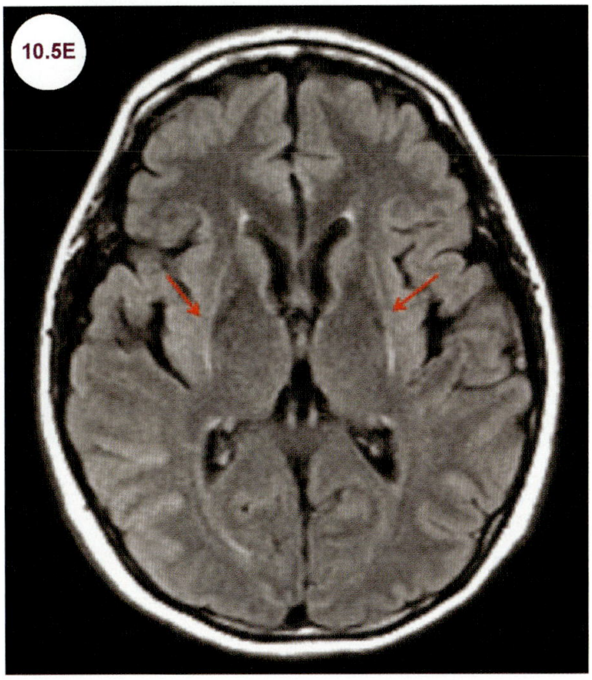

图 10.5E 轴位 FALIR 图像示在 MSA 患者中可见“壳核裂隙”征(红色箭头)。

功能改变，受累的细胞体内髓鞘碱性蛋白 (MBP)减少、退化的 MBP 沉积。MSA 的组织学核心特征是所有类型的胶质细胞胞浆内包涵体 (GCI,Papp-Lantos 小体),是由错误折叠的 α-突触核蛋白(α-Syn)聚集形成的。

治疗

MSA 没有特殊的治疗方法,支持疗法如表 10.5.3 所示。

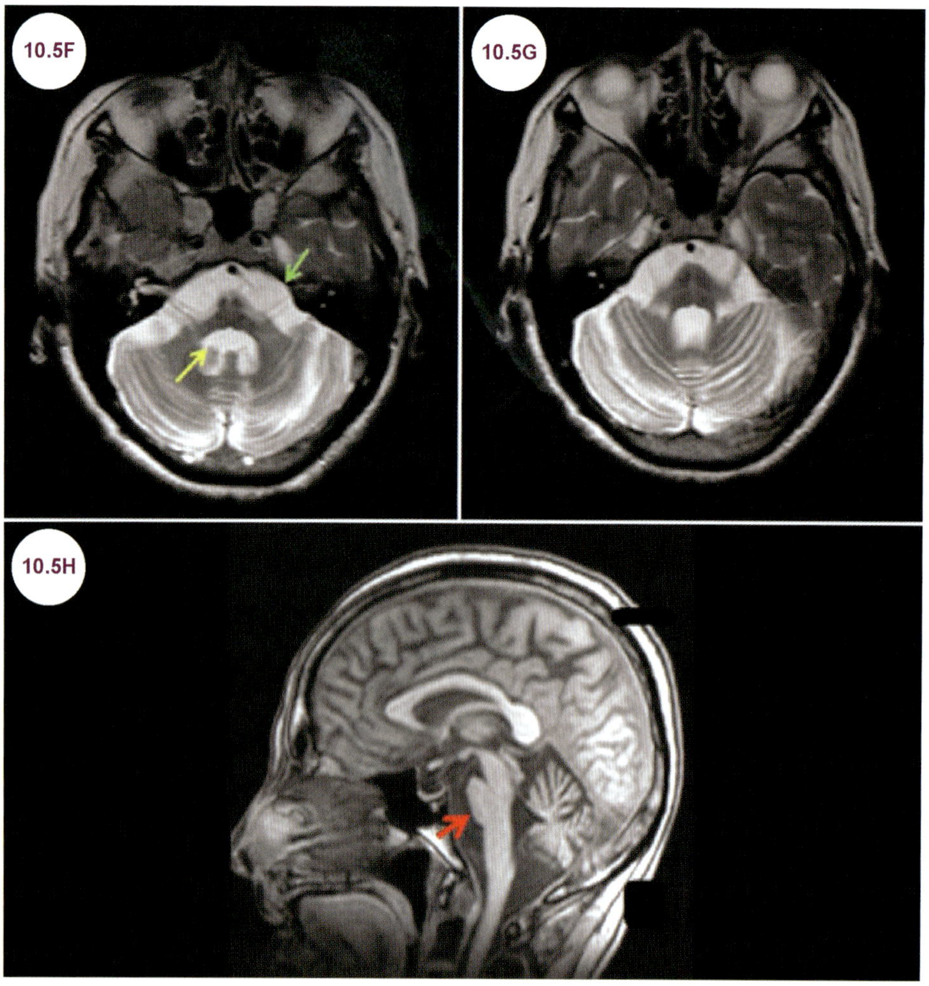

图 10.5F~H 轴位 T2WI 和矢状位 T1WI 示 MSA-C 型患者脑桥（红色箭头）和小脑严重萎缩，第四脑室（黄色箭头）扩大，桥小脑角区扩大（绿色箭头）。

表 10.5.3 MSA 不同亚型的支持疗法

时间	成分
MSA-P	左旋多巴、柯丹、金刚烷胺、物理和职业疗法、言语疗法
MSA-C	物理和职业疗法
MSA-A	流食、钠、减压长袜、米多君、氟氢可的松、奥普布宁、托特罗定、西地那非（万艾可）、伐地那非（艾力达）、他达拉非（犀利士）、艾瓦那非（阿伐那非）

参考文献

1. Matsusue E, Fujii S, Kanasaki Y, Sugihara S, Miyata H, Ohama E, Ogawa T. Putaminal lesion in multiple system atrophy: postmortem MR-pathological correlations. *Neuroradiology*. July 2008;50(7):559–567.
2. Wenning GK, Colosimo C, Geser F, Poewe W. Multiple system atrophy. *Lancet Neurol*. February 2004;3(2):93–103.
3. Köllensperger M, Geser F, Ndayisaba JP, et al. Presentation, diagnosis, and management of multiple system atrophy in Europe: final analysis of the European multiple system atrophy registry. *Mov Disord*. November 2010;25(15): 2604–2612.
4. Deguchi K, Ikeda K, Kume K, et al. Significance of the hot-cross bun sign on T2*-weighted MRI for the diagnosis of multiple system atrophy. *J Neurol*. June 2015;262(6):1433–1439.
5. Gilman S, Wenning GK, Low PA, Brooks DJ, Mathias CJ, Trojanowski JQ. Second consensus statement on the diagnosis of multiple system atrophy. *Neurology*. August 2008;71(9): 670–676.
6. Geser F, Wenning GK, Seppi K. Progression of multiple system atrophy (MSA): a prospective natural history study by the European MSA Study Group (EMSA SG). *Mov Disord*. February 2006;21(2):179–186.
7. Robertson D, Biaggioni I, Burnstock G, Low PA, Paton JFR. *Primer on the Autonomic Nervous System*. San Diego, CA: Elsevier; 2012:1–702.
8. Ubhi K, Low P, Masliah E. Multiple system atrophy: a clinical and neuropathological perspective. *Trends Neurosci*. November 2011;34(11):581–590.

10.6　进行性核上性麻痹

病史

患者,男,67 岁,肌肉僵直和垂直眼球运动障碍。患者的妻子称在过去的几个月里,他发生了数次明显的跌倒。

诊断:进行性核上性麻痹

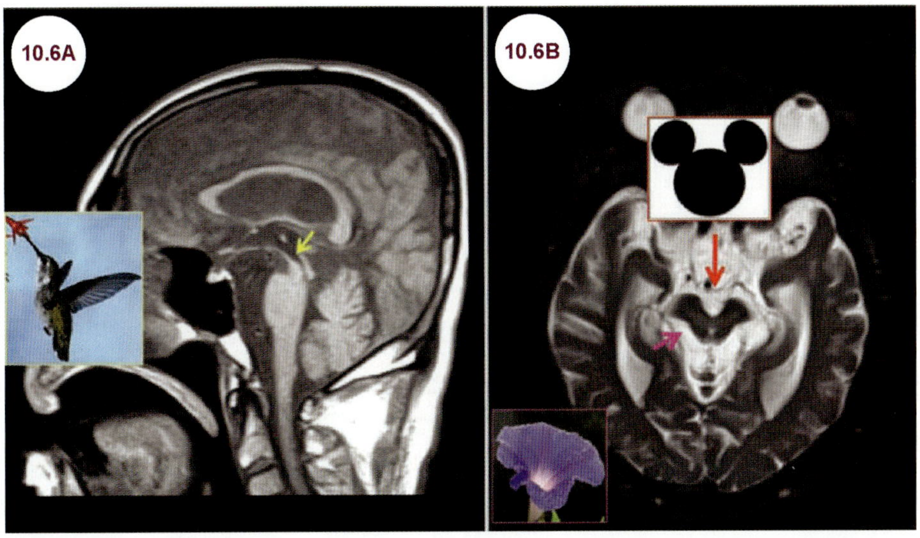

图 10.6A,B　(A)矢状位增强 T1WI 示中脑萎缩(黄色箭头),形成"蜂鸟"征。(B)轴位 T2WI 示大脑脚间隙增宽(红色箭头),形成了"米老鼠"征,以及中脑被盖侧缘凹陷(粉色箭头),称为"牵牛花"征。

概述

进行性核上性麻痹(PSP)是一种累及脑干和基底神经节的特发性、散在发病的神经退行性疾病,患者好发年龄为 50~70 岁。除了 PD,这是特发性帕金森病最常见的原因之一。该病在丘脑核、黑质、苍白球、Meynert 基底核、上丘和蓝斑处有明显的神经元丢失。

临床表现

该病的特点如下。

- 核上性垂直凝视麻痹:中脑垂直凝视中枢损害,导致垂直眼球运动障碍。这种垂直麻痹在玩偶眼试验可以被克服。
- 失衡:向后摔倒是本病常见症状。
- 帕金森综合征:在病程早期,由于僵硬和动作迟缓,易被误认为是 PD。然而,对称性的发病症状,缺乏震颤、垂直凝视麻痹,对左旋多巴反应轻微有助于区分 PSP 和 PD。
- 行为变化:患者经常表现为痴呆、抑郁、冷漠、假性延髓性麻痹和人格改变。
- 额外特征:由于控制眼睑运动的中枢受损,患者有睁眼凝视,称为"爬行虫类凝视"。患者常有眉毛/额头皱纹加深,称为"皱眉征"。"鼓掌"征的命名是因为患者在被要求拍三次手时,通常停不下来,会拍几倍之多。患者常有发音过弱和吞咽困难。

影像学表现和诊断

本病的诊断是临床诊断,无特异性诊断测试。在 MRI 上,中脑被盖萎缩,而顶盖和大脑脚相对保留。两侧大脑脚间的夹角增大，在轴位 MRI 图像上被称为“米老鼠”征。在矢状位 MRI 上，中脑与脑桥面积比明显减少，该比值是 PSP 最敏感的影像测量方法。在矢状位 MRI 上，萎缩的中脑形似“蜂鸟”征，可见于约75%的患者。由于中脑被盖的外侧缘凹陷，与牵牛花相似，称为“牵牛花”征。

治疗

本病无直接的治疗方法；然而，多巴胺治疗可能会有轻微、短暂作用。生存期是诊断后 5~7 年。

参考文献

1. Massey LA, Jäger HR, Paviour DC, et al. The midbrain to pons ratio: a simple and specific MRI sign of progressive supranuclear palsy. *Neurology*. May 2013;80(20):1856–1861.
2. Adachi M, Kawanami T, Ohshima H, Sugai Y, Hosoya T. Morning glory sign: a particular MR finding in progressive supranuclear palsy. *Magn Reson Med Sci*. December 2004;3(3):125–132.
3. Lubarsky M, Juncos JL. Progressive supranuclear palsy: a current review. *Neurologist*. March 2008;14(2):79–88.
4. Oba H, Yagishita A, Terada H, et al. New and reliable MRI diagnosis for progressive supranuclear palsy. *Neurology*. June 2005;64(12):2050–2055.

10.7 皮质基底节变性

病史

患者，女，59 岁，摔倒数次。体格检查发现不对称性僵直及拖脚步态。患者的左臂有不自主运动。

诊断：皮质基底节变性

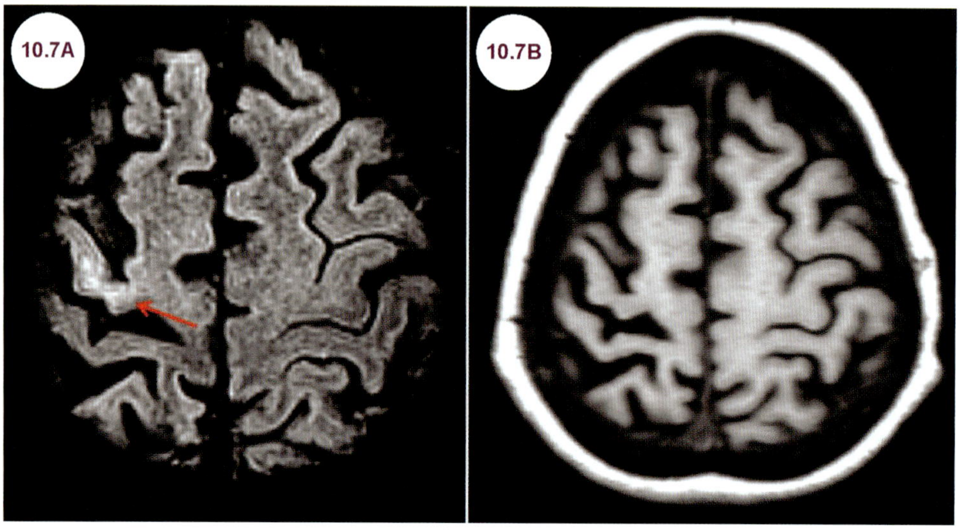

图 10.7A，B 轴位 FLAIR 和 T1WI 示右侧中央前回和顶上小叶萎缩，内见高信号（红色箭头）。

概述

皮质基底节变性（CBD）是一种以大脑皮层和基底神经节进行性退变为特征，罕见的、散在发病的神经退行性疾病。这是一种 60 岁左右出现的 Tau 蛋白病。

临床表现

受累个体发展成震颤麻痹（僵直、动作迟缓、姿势不稳定和吞咽困难）。典型者表现为单侧肢体的张力障碍和肌阵挛。皮层感觉缺失和肢体的失用症是常见的。该病的一个相对独特的特性是约 60%的患者会出现“异己手现象”。在疾病的后期认知障碍和失语症常见。

通过尸检发现,皮质基底节综合征实际上是 AD、PSP 或者 FTD。据统计,皮质基底节综合征很可能就是这些疾病之一,CBD 在尸检中是十分罕见的。一般来说, 在所有这些疾病中有大量的临床表现是重叠的,强调 Tau 蛋白病作为一个疾病组,临床可出现重叠表现。

影像学表现和诊断

该病无特异性的诊断方法。CBD 患者通常在 MRI 上显示顶叶后部和额叶皮层不对称性萎缩。顶上小叶最易受累,在 T2WI 上,受累区域一般呈现高信号。也可见中脑、基底神经节和胼胝体萎缩。

治疗

CBD 无特异性治疗,主要是对症治疗。多巴胺替代治疗效果不明显。药物和行为治疗对行为障碍是有效的。患者常在发病后 6~8 年死亡。

参考文献

1. Marsili L, Suppa A, Berardelli A, Colosimo C. Therapeutic interventions in parkinsonism: Corticobasal degeneration. *Parkinsonism Relat Disord*. September 2015;22:S96–S100. pii: S1353-8020(15)00398-3.
2. Armstrong MJ. Diagnosis and treatment of corticobasal degeneration. *Curr Treat Options Neurol*. March 2014;16(3):282.
3. Armstrong MJ, Litvan I, Lang AE, et al. Criteria for the diagnosis of corticobasal degeneration. *Neurology*. February 2013;80(5):496–503.
4. Alexander SK, Rittman T, Xuereb JH, et al. Validation of the new consensus criteria for the diagnosis of corticobasal degeneration. *J Neurol Neurosurg Psychiatry*. August 2014;85(8):925–929.

10.8 肌萎缩侧索硬化

病史

患者,男,56 岁,出现进行性的腿和手无力、口齿不清数月。查体示患者有构音障碍,在双侧的三角肌和舌部可见肌肉震颤。相对于保留小鱼际肌,优先消耗手掌和第一背侧骨间肌肉(“分离手”)。伴有轻度舌萎缩。腿部远端肌肉肌力 3 级和远端手部肌肉肌力 2 级。患者无感觉障碍,弥漫性反射亢进,双侧踝阵挛,下颌反射和双手霍夫曼反射阳性。

诊断:肌萎缩侧索硬化

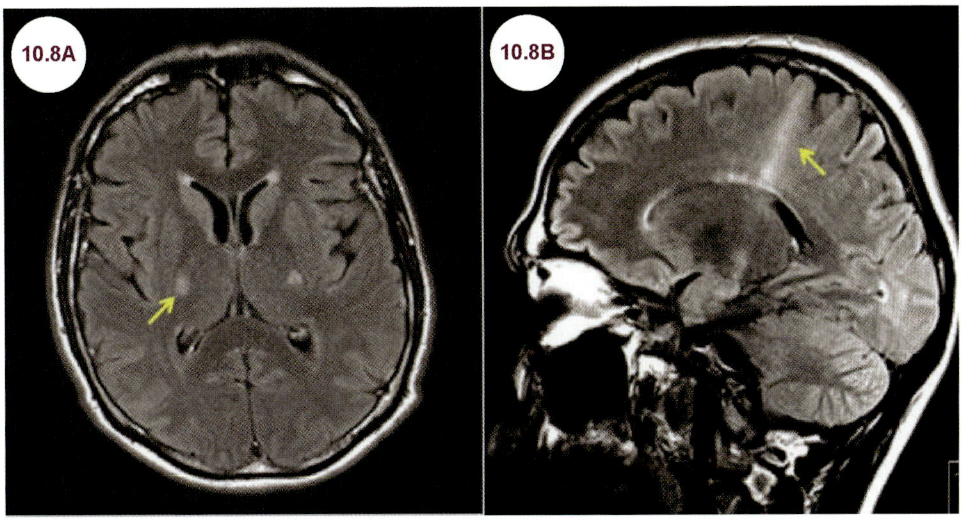

图 10.8A,B 轴位和矢状位 FLAIR 图像示沿皮质脊髓束分布的高信号(黄色箭头)。在轴位图像上可以看到皮质脊髓束位于内囊后肢。

概述

肌萎缩侧索硬化(ALS)常见成年人发病,表现为上、下运动神经元退变为特征的进行性神经变性疾病。

该病的年发病率为(1~3)/10万。大多数病例是散发的,5%~10%是家族性的。约20%的家族性肌萎缩性脊髓侧索硬化(FALS)与位于21号染色体,编码铜/锌蛋白超氧化物歧化酶1(SOD1)基因突变有关。约2/3的家族病例可归因于C9ORF72 (核苷酸六聚体重复扩展)、SOD1、TARDBP(43千道尔顿反式作用DNA联合蛋白)或FUS(肉瘤融合基因)基因突变。

男性患者多于女性。

相比成人型,青少年型ALS更常见家族性。Alsin (ALS2)、Senataxin(SETX)和Spatacsin(SPG11)基因的突变与青少年发病的FALS相关且进展缓慢。然而,SOD1和FUS突变会导致幼年发病的ALS呈恶性形式,因此应对发病年龄较早且呈侵袭性发展的ALS患者进行筛查,即使其没有明显的家族史。

临床表现

大多数患者表现为远端肢体不对称的无力。约20%出现延髓症状,如构音障碍、言语障碍、吞咽困难或呼吸困难。

迟发症状包括便秘、早期的饱腹感、腹胀和胃排空延迟,尿急但无尿失禁、体重下降。患者也表现出执行力差、主观感觉症状(比如,刺痛)或震颤麻痹。假性延髓性麻痹是一种"情绪失控"的状况,患者在没有内在情绪的情况下出现难以控制的哭或笑,该症状常见。

在体格检查中,患者存在上运动神经元(UMN)的表现(高反射、痉挛状态)及下运动神经元(LMN)表现(肌肉萎缩和肌肉震颤)。除FALS患者偶尔感觉丧失外,家族型和散发型ALS在神经体格检查中不存在差异(表10.8.1)。

影像学表现和诊断

在T2WI上可见沿皮质脊髓束走行,经过大脑、脑干和脊髓,呈高信号。在脊髓内,皮质脊髓束表现呈"蛇眼"征,形似一对骰子,彼此接近。

在SWI上可见皮质铁沉积。

表10.8.1 运动神经元疾病的类型

典型	非典型
UMN和LMN:ALS	米尔斯偏瘫的变异
UMN:原发性侧索硬化(PLS)	肩关节的形式
LMN:脊髓型肌肉萎缩(SMA)	Monomelic形式(Hirayama病)
延髓:进行性延髓性麻痹	Wasted-leg综合征
家族性ALS	连枷手臂综合征
青少年ALS	单侧的腿肥大

ALS,肌萎缩侧索硬化;LMN,下运动神经元;UMN,上运动神经元。

PET研究显示由于运动皮层中抑制性皮层中间神经元的损失,在白质束中弥漫性神经胶质增生。

肌电图(EMG)可以明确诊断,表现为纤颤电位和肌束震颤电位。运动单位是多相性的,波幅增加、时限延长。大的动作电位呈慢性失神经支配。

ALS的El Escorial诊断标准(EEC)如下。

标准A

A1:LMN变性的证据由临床、电生理、神经病理学证实。

A2:UMN变性的临床证据。

A3:超过典型神经分布区域进一步蔓延。

标准B

B1:其他疾病的电生理和病理证据可能解释LMN和(或)UMN退变的征象。

B2:其他疾病过程的神经影像学证据可能解释临床症状。

EEC提示评估以下4个身体区域:

- 脑干(延髓)。
- 颈(颈部和上肢)。
- 胸(臂丛、腹壁)。
- 腰骶部(腰椎和下肢)。

诊断分类

- 临床确诊的ALS:在3个区域存在上、下运动神经元同时受累的证据。
- 临床可能诊断为ALS:至少有2个区域存在上、下运动神经元同时受累的证据,其中有些上运动神经元受损部位的位置高于下运动神经元受损的位置。
- 临床可能诊断、实验室确诊的ALS:仅一个区域存在上、下运动神经元同时受累的证据,或仅有一

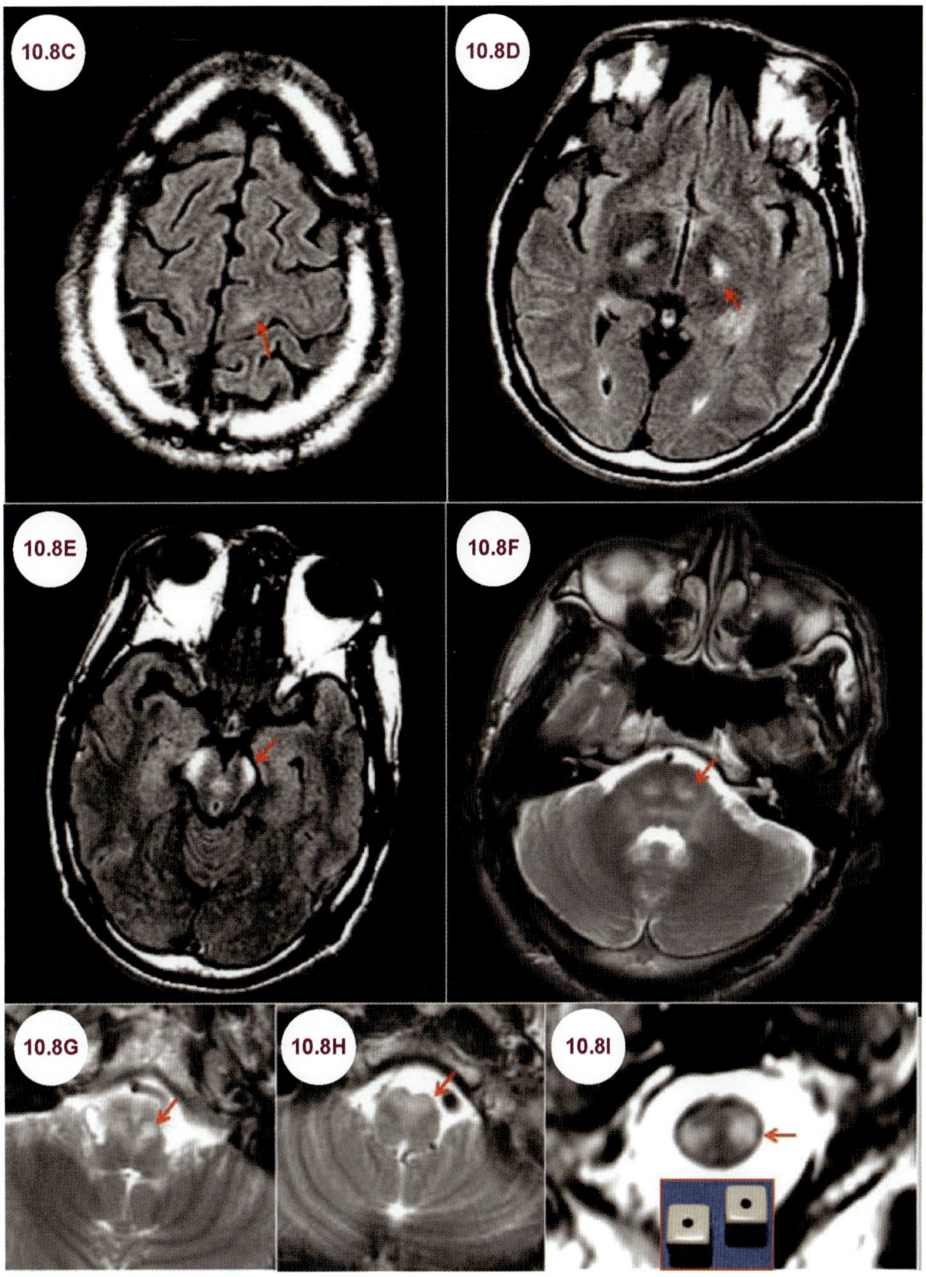

图 10.8C~I (C)轴位 FLAIR 图像示皮质脊髓束高信号位于额叶的初级运动皮层。(D)轴位 FLAIR 图像示皮质脊髓束高信号位于内囊后肢。(E)轴位 FLAIR 图像示大脑脚皮质脊髓束高信号。(F)轴位 T2WI 示脑桥的皮质脊髓束高信号。(G)轴位 T2WI 示延髓下部皮质脊髓束高信号。(H)轴位 T2WI 示延髓下部皮质脊髓束高信号,在锥体水平的皮质脊髓束交叉。(I)轴位 T2WI 示上颈髓皮质脊髓束高信号。这种表现被称为"蛇眼"征。所有图片的红色箭头指向的皮质脊髓束。

个区域存在上运动神经元受累临床证据和符合电生理诊断标准的,至少两个区域存在下运动神经元受累且符合 EMG 诊断标准,已行神经影像学检查和临床实验室检查排除其他诊断。

• 临床可疑 ALS:在一个区域存在上、下运动神经元同时受累的证据,或至少两个以上区域存在上运动神经元受累的证据,或上运动神经元体征部位与下运动神经元体征部位相近且符合临床标准,但无法获得辅助检查支持,如电生理、神经病理、神经影像学和临床实验室研究。排除其他可能为 ALS 的临床诊断。

治疗

利鲁唑是一种谷氨酸拮抗剂,是美国食品药品监

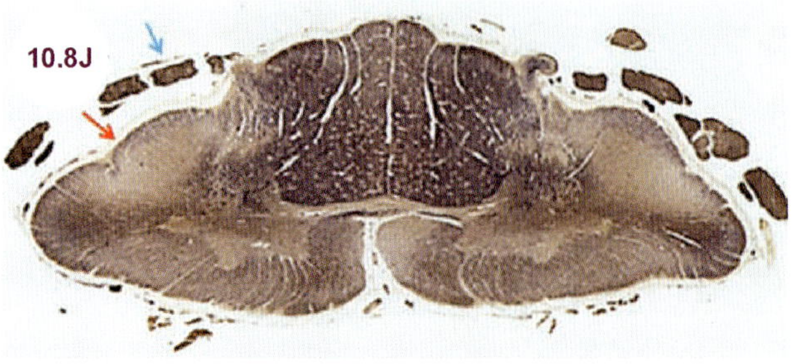

图 10.8J 沃勒变性的横向纤维束(红色箭头)ALS-FTD-复合患者的脊髓。背侧的感觉神经根(蓝色箭头)保存下来,而前面的运动神经根明显萎缩。(Source: Luty AA, Kwok JB, Thompson EM, et al. Pedigree with frontotemporal lobar degeneration-motor neuron disease and Tar DNA binding protein-43 positive neuropathology: genetic linkage to chromosome 9. *BMC Neurol*. 2008;8:32)

督管理局(FDA)唯一批准用于治疗肌萎缩侧索硬化的药物。它可延长生存期 3~6 个月。对于尽可能长时间维持患者的运动和日常的行动,物理及职业治疗是至关重要的。

ALS 是一种渐进性疾病。确诊后的平均生存时间是 3~5 年。最常见的死因是神经肌肉呼吸衰竭。然而,大约 10%的 ALS 患者可以在确诊后生存 10 年或更长时间。

表 10.8.2 列举了用于 ALS 患者的不同药物和非药物治疗。

表 10.8.2 ALS 患者的药物和非药物疗法

疾病修饰治疗	利鲁唑
多学科临床护理	语言治疗、物理治疗、职业治疗、矫正器、心理学、营养学
呼吸支持	无创机械通气(NIV)、Bi-PAP
痉挛状态	丹曲林、巴氯芬、盐酸环苯扎林替托尼定、地西泮、肉毒杆菌注射、物理治疗、水疗
流涎	阿米替林、莨菪碱片、肉毒杆菌注射、阿托品、苯托品、腮腺放射治疗、格隆溴铵(Robinul)
其他支持性治疗	便秘、抑郁、焦虑、疲惫、肌肉痉挛;营养性经皮内镜下胃造口术(PEG)对于一些需要营养支持的患者是必要的
假性延髓性麻痹	右美沙芬和奎尼丁(Nuedexta)
支气管分泌物	愈创甘油醚便携式吸痰设备、环咽肌切开术;高频胸壁振动设备(VEST)

参考文献

1. Kiernan MC, Vucic S, Cheah BC, et al. Amyotrophic lateral sclerosis. *Lancet*. March 2011;377(9769):942–955.
2. Chiò A, Pagani M, Agosta F, Calvo A, Cistaro A, Filippi M. Neuroimaging in amyotrophic lateral sclerosis: insights into structural and functional changes. *Lancet Neurol*. December 2014;13(12):1228–1240.
3. Miller RG, Jackson CE, Kasarskis EJ, et al. Practice parameter update: the care of the patient with amyotrophic lateral sclerosis: multidisciplinary care, symptom management, and cognitive/behavioral impairment (an evidence-based review): report of the Quality Standards Subcommittee of the American Academy of Neurology. *Neurology*. 2009;73: 1227–1233.
4. Luty AA, Kwok JB, Thompson EM, et al. Pedigree with frontotemporal lobar degeneration—motor neuron disease and Tar DNA binding protein-43 positive neuropathology: genetic linkage to chromosome 9. *BMC Neurol*. 2008; 8:32.

10.9 Wilson 病

病史

患者,女,29 岁,表现为精神错乱、运动异常和黄疸。

诊断：Wilson 病

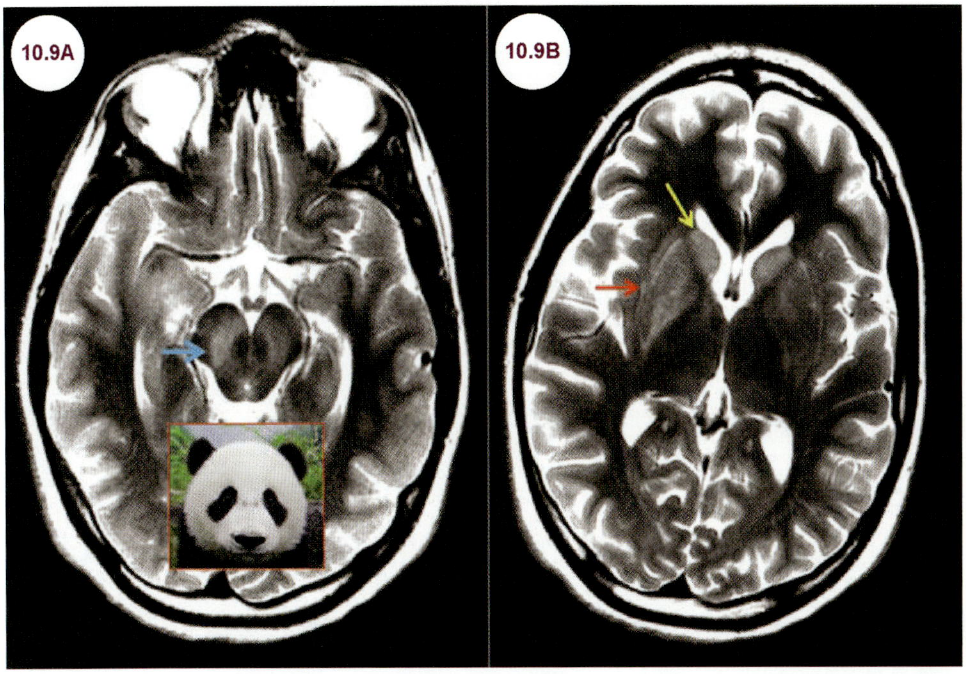

图 10.9A, B 轴位 T2WI 示 Wilson 病患者黑质(蓝色箭头)、尾状核(黄色箭头)和壳核(红色箭头)处的高信号影。中脑的表现被称为“熊猫脸”征。

概述

Wilson 病(WD),又称为肝豆状核变性,是一种常染色体隐性遗传疾病,其缺乏一种载铜蛋白,即血浆铜蓝蛋白不足。这就导致铜在身体各部位沉积,主要是肝脏、角膜、基底节。

临床表现

主要表现为肝脏疾病,在儿童后期或者青春期早期出现急性或慢性肝炎或肝硬化。

神经系统的表现，首发症状也是最主要的症状，是运动障碍或共济失调。典型的表现是“扑翼样震颤”。吞咽困难、构音障碍也很常见。大约一半的患者会有精神病症状,从情感障碍到精神疾病表现多样。

特征性眼部表现是 Kayser-Fleischer 环，是由铜沉积在角膜后弹力层的周围所致。

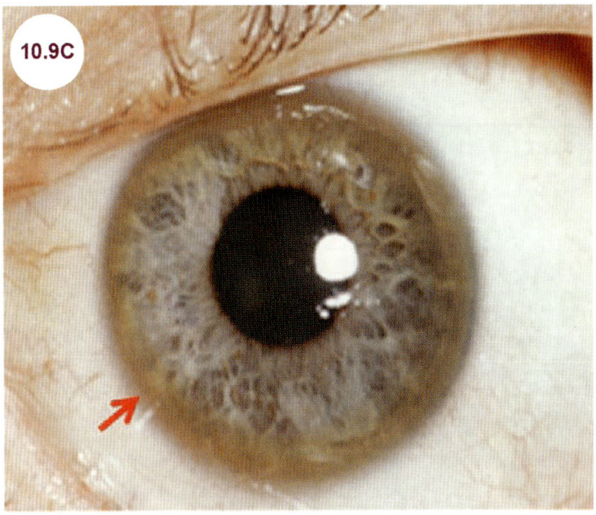

图 10.9C Kayser-Fleischer 环 (红色箭头)(image credit Dr. Herbert L. Fred)。

影像学表现和诊断

在 T2WI 上,特征性表现是“熊猫脸”征。这是由中脑黑质、红核及周边结构高信号所致。此外,在 T2WI 上尾状核、壳核、苍白球和丘脑也可见高信号。

血浆铜蓝蛋白下降支持此病的诊断。尿铜水平升高,血铜水平可能正常、升高或者减少。诊断的金标准是肝脏活检时铜含量升高。

治疗

治疗方法包括避免进食高铜食物 (巧克力、坚果、贝类),锌盐可以阻止铜吸收,D-青霉胺和曲恩汀螯合疗法可增加尿铜排泄。严重病例可以采取肝移植治疗。

参考文献

1. Bandmann O, Weiss KH, Kaler SG. Wilson's disease and other neurological copper disorders. *Lancet Neurol*. January 2015;14(1):103–113.
2. Lorincz MT. Neurologic Wilson's disease. *Ann N Y Acad Sci*. January 2010;1184:173–187.
3. Lorincz MT. Recognition and treatment of neurologic Wilson's disease. *Semin Neurol*. November 2012;32(5):538–543.

10.10　正常压力脑积水

病史

患者，女，69 岁，出现认知障碍，步态蹒跚。

诊断：正常压力脑积水

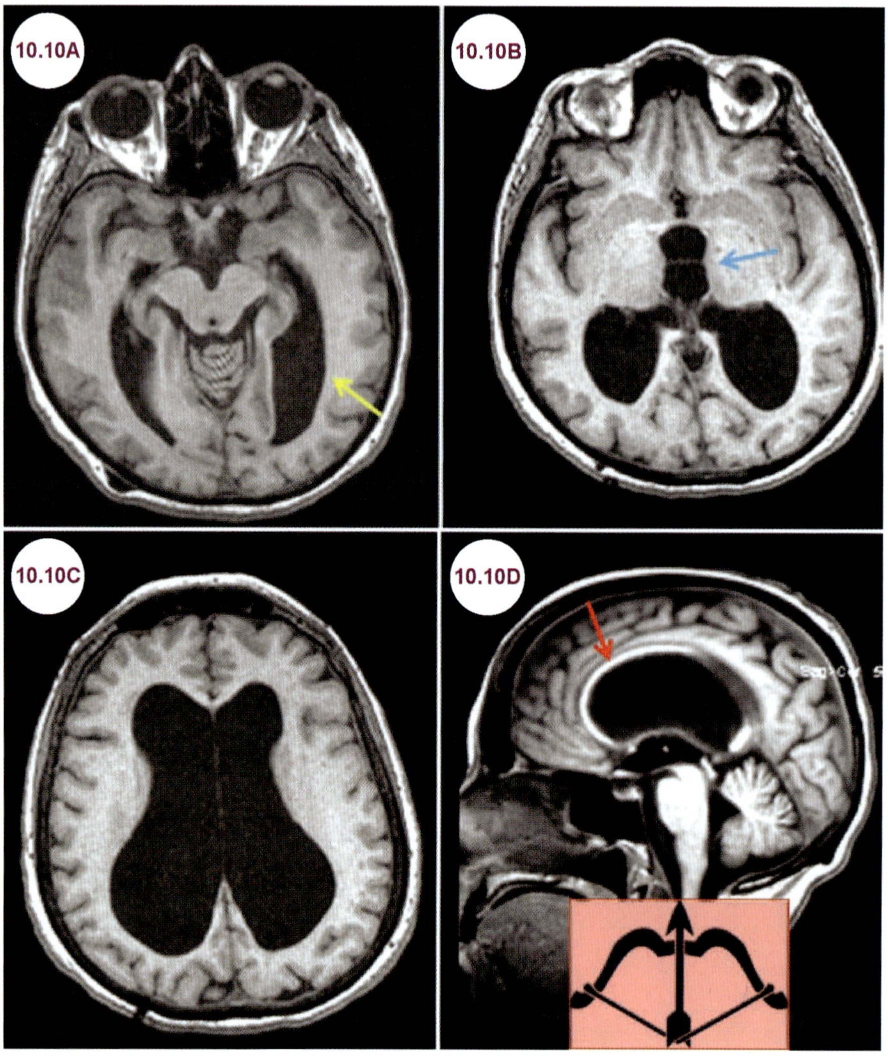

图 10.10A~D　轴位和矢状位 T1WI 示正常压力脑积水患者明显扩大的脑室系统。颞角（黄色箭头）和第三脑室（蓝色箭头）扩大。胼胝体变薄且"弯曲成弓状"（红色箭头）。

概述

脑脊液(CSF)由侧脑室脉络丛形成。然后经室间孔,通过第三和第四脑室,进入蛛网膜下隙,通过蛛网膜绒毛吸收进入体循环。脑室系统包含大约 150mL 的 CSF,每天循环多次(图 10.10E)。

正常压力脑积水(NPH)的特点是病理性脑室扩大,而腰椎穿刺时脑脊液压力正常。NPH 的产生是由 CSF 分泌过量或吸收障碍所致,后者可能是继发性 NPH 的发病机制。它可以作为特发性情况发生或继发于其他原因,如蛛网膜下隙出血或脑膜炎。NPH 是交通性脑积水,因为在脑室系统没有局部梗阻阻碍脑脊液外流。

然而,特发性 NPH 的平均患病年龄是 60 岁,随着年龄增加,其发病率也有所增加。如果继发于其他原因,则可以在任何年龄发病。

临床表现

典型 NPH 表现为认知障碍、步态异常、尿失禁,可能继发于侧脑室周围白质纤维束的破坏。NPH 的

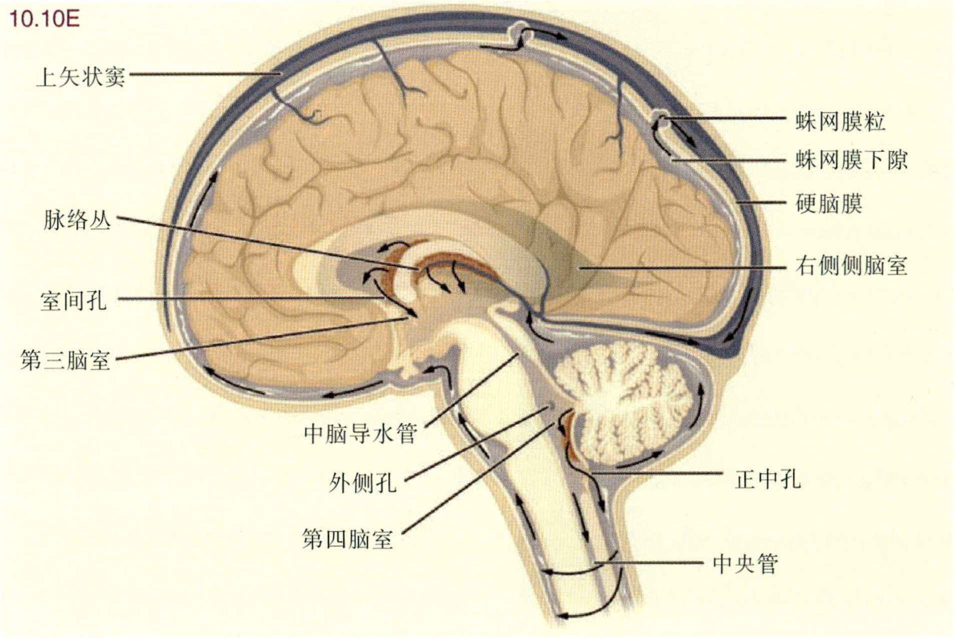

图 10.10E　脑脊液系统。(Source: Anatomy & Physiology. Connexions website. http://cnx.org/content/col11496/1.6)

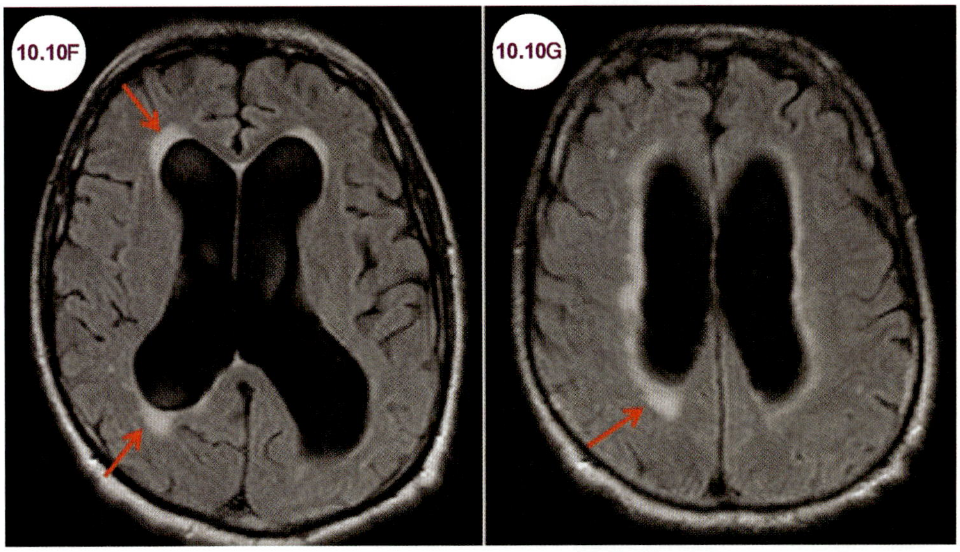

图 10.10F,G　轴位 FLAIR 图像显示明显扩大的脑室和脑室周围跨室管膜流动的 CSF(红色箭头)。

典型步态通常被描述为“磁性”,即患者拖着脚在地上走路。步幅小,呈宽基步态。步态障碍是最早且最突出的症状。它被认为属于步态失用症,通常患者坐在椅子上或平躺,能够模仿正常走路,但当他们试图走路时,双脚像被粘在地板上。

认知障碍是指精神运动缓慢、冷漠,注意力集中下降。它被认为是一种可治疗的痴呆症。

影像学表现和诊断

典型特征是与正常年龄相关的脑萎缩不成比例的脑室扩大。尤其是颞角和第三脑室扩大。其他影像学表现包括脑室周围跨室管膜的脑脊液流动。

通常,在T2WI上可以看到中脑导水管明显的流空效应,由脑脊液的速度增加所致。

长期NPH会导致胼胝体变薄、升高,形成“弓形”外观。通常,鞍底易被侵蚀。

当患者存在提示性表现时,可以腰椎穿刺引流20~30mL脑脊液,显示压力低或正常,如果步态不稳的症状改善可进一步支持诊断。在某些机构,腰椎穿刺引流保留几天可获得类似脑室分流的效果。

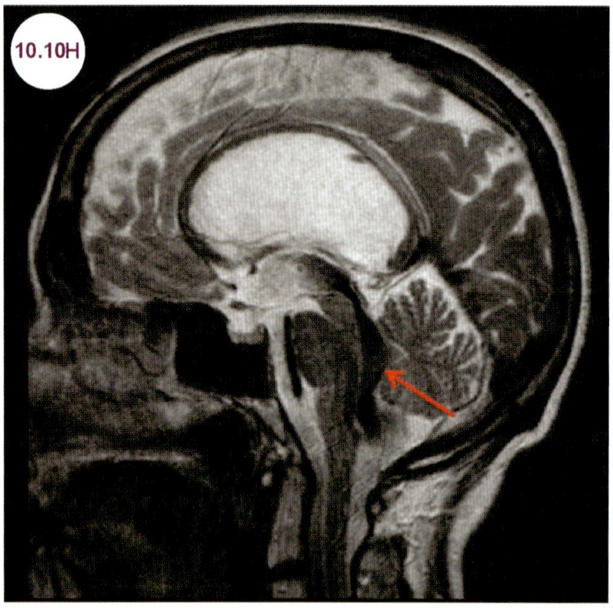

图 10.10H 矢状位T2WI示中脑导水管和第四脑室内明显的脑脊液流空效应(红色箭头)。

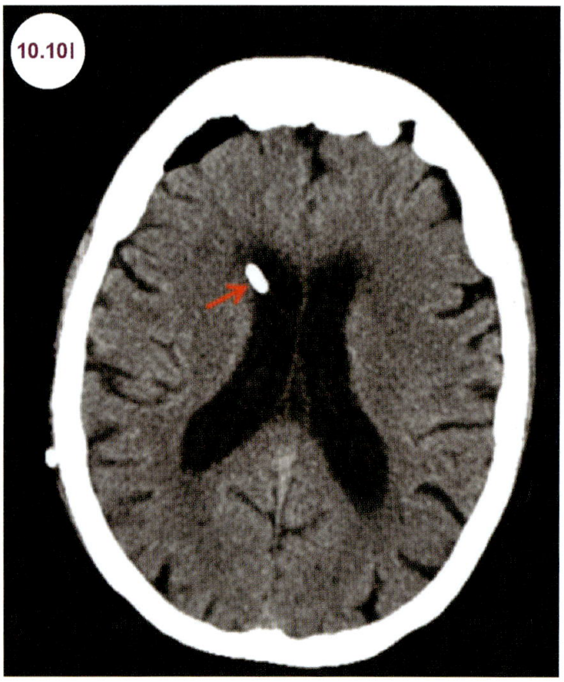

图 10.10I 轴位CT图像示NPH患者的脑室分流(红色箭头)。

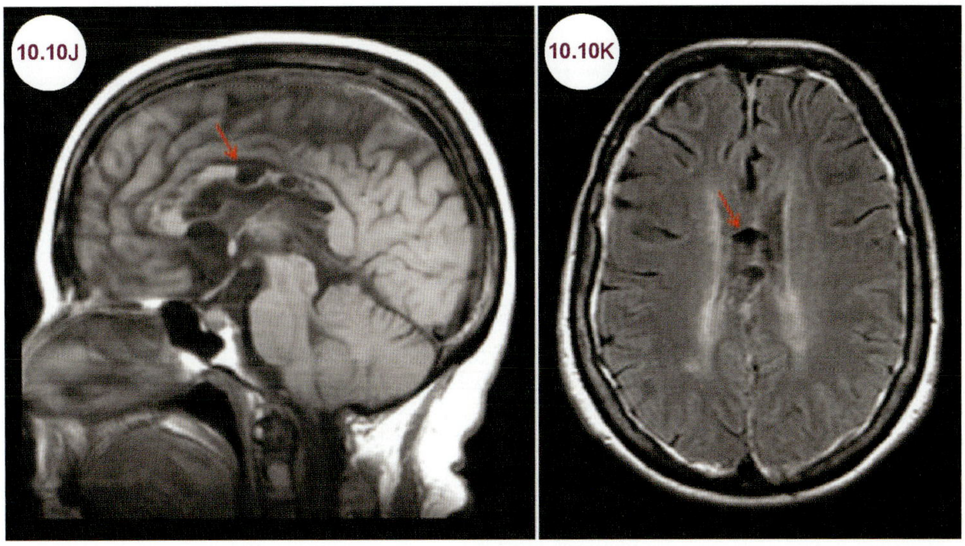

图 10.10J,K　矢状位 T1WI 和轴位 FLAIR 图像示放置脑室分流器后胼胝体广泛的囊性损伤性病变(红色箭头)。

治疗

治疗方案包括放置脑室腹腔分流器。

理想的手术候选人将呈现巨脑室和以下证据:

- 有明确脑积水的病因。
- 异常步态与轻度认知障碍。
- CSF 引流后症状明显改善。
- 影像上缺乏萎缩和白质病变。
- T2WI 上存在导水管流空伪影。

约 15%的非梗阻性脑积水患者在放置分流器后,胼胝体会产生病变。这些病变发生的确切机制尚不清楚,但可能是由于患者长期脑积水,快速侧脑室减压后引起的缺血。这些病变的临床意义尚不清楚。

参考文献

1. Shprecher D, Schwalb J, Kurlan R. Normal pressure hydrocephalus: diagnosis and treatment. *Curr Neurol Neurosci Rep.* September 2008;8(5):371–376.
2. Ghosh S, Lippa C. Diagnosis and prognosis in idiopathic normal pressure hydrocephalus. *Am J Alzheimers Dis Other Demen.* November 2014;29(7):583–589.
3. Torsnes L, Blåfjelldal V, Poulsen FR. Treatment and clinical outcome in patients with idiopathic normal pressure hydrocephalus--a systematic review. *Dan Med J.* October 2014;61(10):A4911.
4. Toma AK, Papadopoulos MC, Stapleton S, Kitchen ND, Watkins LD. Systematic review of the outcome of shunt surgery in idiopathic normal-pressure hydrocephalus. *Acta Neurochir (Wien).* October 2013;155(10):1977–1980.
5. Anatomy & Physiology. Connexions website. http://cnx.org/content/col11496/1.6. Accessed June 19, 2013.

(崔文俊　张静　译)

第 11 章 毒性/代谢紊乱

11.1 脑桥中央髓鞘溶解症

病史

患者,男,56 岁,酗酒,在街上被发现时反应迟钝,检查血清钠约为 114mmol/L,经急诊科积极矫正,数小时内达到 144 mmol/L。

诊断:脑桥中央髓鞘溶解症

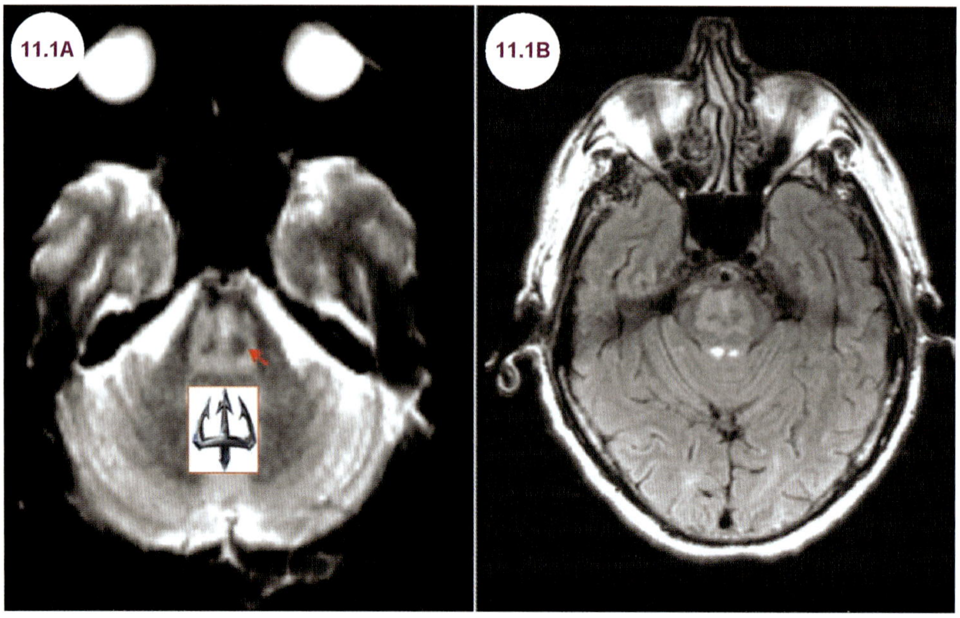

图 11.1A,B 轴位 T2WI 和 FLAIR 示脑桥中央为高信号,而皮质脊髓束(红色箭头)不受累,呈现"三叉"征。

概述

脑桥中央髓鞘溶解症(CPM)是一种脱髓鞘疾病,常发生于过快纠正低钠血症时引起的细胞渗透压及自由水变化。患者有典型的严重低钠血症(<120mmol/L),至少持续 48 小时。

临床表现

CPM 最常发生于酗酒者或慢性营养不良者、药物治疗的患者,表现为震颤麻痹、四肢轻瘫、闭锁综合征、延髓功能障碍及昏迷。症状多出现于低钠血症纠正后的 48~72 小时内。

影像学表现和诊断

在 T2WI 上,脑桥中央为高信号而避开了皮质脊髓束,形成"三叉"征。 约 10%的患者会出现脑桥外髓鞘溶解,最常见于尾状核和壳核。其他累及的部位还包括腹外侧丘脑、外囊、最外囊及灰白质交界处。

治疗

CPM 的治疗多为支持治疗,高达 25%的病例可致死,许多幸存者会遗留永久性的神经精神功能障碍。

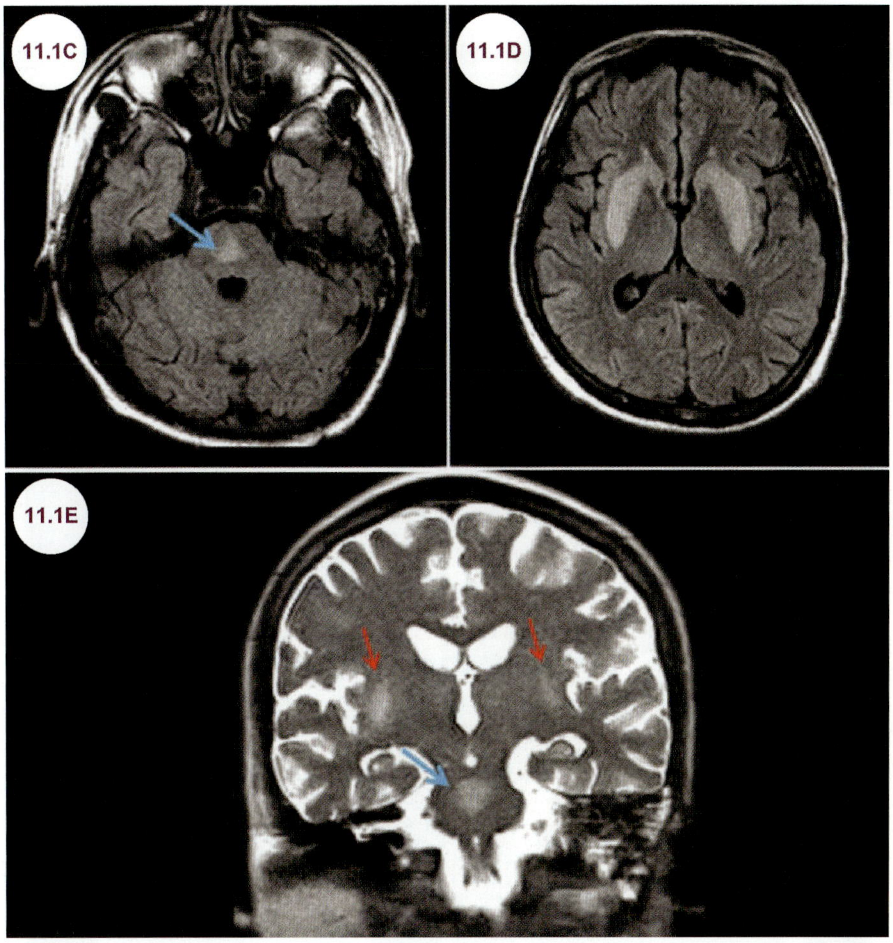

图 11.1C~E 轴位 FLAIR 和冠状位 T2WI 示 CPM 患者脑桥中央(蓝色箭头)及纹状体(红色箭头)为高信号。

为避免 CPM，严重低钠血症的患者应该以每天≤12mmol/L 的速度纠正低血钠。

参考文献

1. Singh TD, Fugate JE, Rabinstein AA. Central pontine and extrapontine myelinolysis: a systematic review. *Eur J Neurol*. December 2014;21(12):1443–1450.
2. Huq S, Wong M, Chan H, Crimmins D. Osmotic demyelination syndromes: central and extrapontine myelinolysis. *J Clin Neurosci*. July 2007;14(7):684–688. Epub 2007 April 25.
3. Brown WD. Osmotic demyelination disorders: central pontine and extrapontine myelinolysis. *Curr Opin Neurol*. December 2000;13(6):691–697.

11.2 家族性脑血管亚铁钙质沉着症

病史

患者，男，43 岁，出现肌张力障碍、舞蹈症，并妄想邻居正在监视他。

诊断：家族性脑血管亚铁钙质沉着症

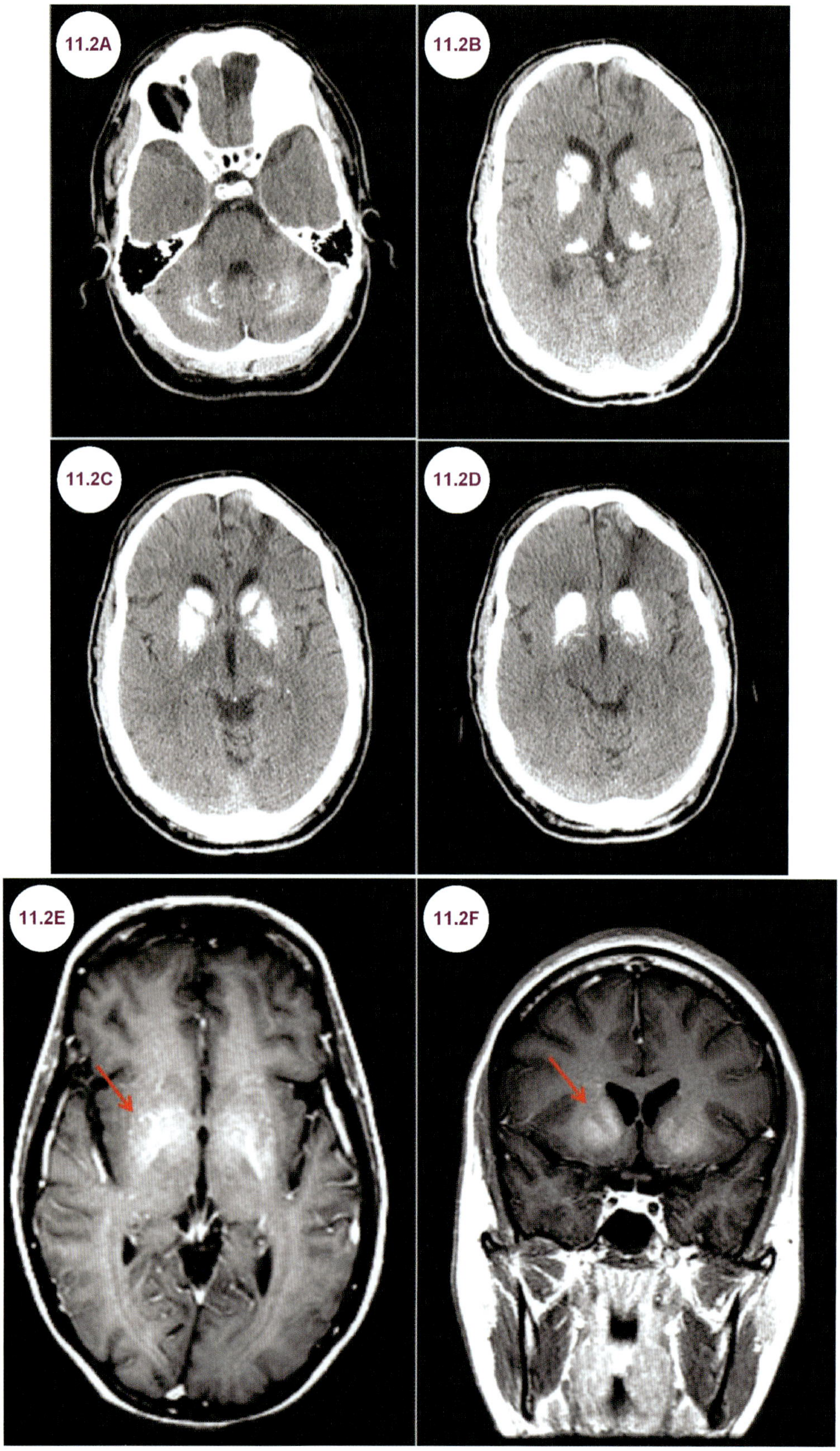

图 11.2A~F (A~D)轴位 CT 示双侧小脑齿状核、基底节区及丘脑枕核对称性致密钙化。(E,F)家族性脑血管亚铁钙质沉着症患者，轴位及冠状位 T1WI 示基底节高信号(红色箭头)。

概述

家族性脑血管亚铁钙质沉着症(Fahr 病)是一种少见的常染色体显性遗传性疾病,以脑内钙盐异常沉积为特征。

临床表现

该病主要表现为各种运动障碍,包括震颤麻痹、肌张力障碍、舞蹈病,还有神经精神损伤。典型者在 40~50 岁起病,也有部分患者发病年龄较轻。

影像学表现和诊断

该病的主要特征是双侧基底节、丘脑、小脑齿状核对称性钙化,偶见于皮层下白质。CT 对钙化的显示最佳。

MRI 表现多样,但平扫 T1WI 常见钙化呈高信号。

基底节钙化可能与甲状旁腺功能减退、磷酸盐及钙代谢异常有关,应该检测血清钙、磷、镁、碱性磷酸酶、降钙素、甲状旁腺素水平以排除代谢因素。也可能是脑囊虫病及结核后遗改变。许多病例尚无法明确病因。

治疗

除对症治疗缓解症状外,本病无特异性治疗。

参考文献

1. Wider C, Dickson DW, Schweitzer KJ, Broderick DF, Wszolek ZK. Familial idiopathic basal ganglia calcification: a challenging clinical-pathological correlation. *J Neurol*. May 2009;256(5):839–842.
2. Rosenberg DR, Neylan TC, el-Alwar M, Peters J, Van Kammen DP. Neuropsychiatric symptoms associated with idiopathic calcification of the basal ganglia. *J Nerv Ment Dis*. January 1991;179(1):48–49.
3. Saleem S, Aslam HM, Anwar M, et al. Fahr's syndrome: literature review of current evidence. *Orphanet J Rare Dis*. October 2013;8:156.

11.3　肝性脑病

病史

患者,男,65 岁,酗酒,近几天出现意识不清及黄疸症状,查体时他不能说出日期、地点及自己的年龄,有腹水和扑翼样震颤。

诊断:肝性脑病

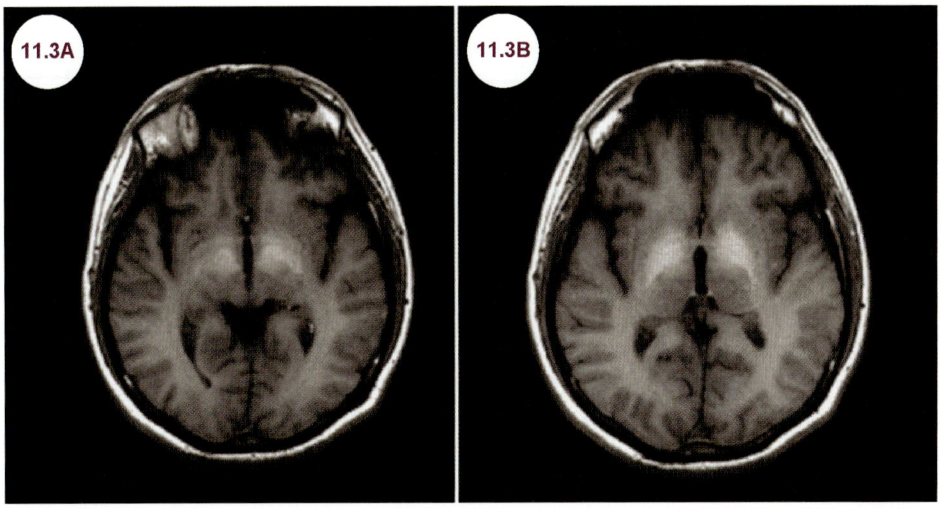

图 11.3A,B　(A~D)肝性脑病患者,轴位、冠状位及矢状位非对比 T1WI 示苍白球高信号(红色箭头),下行至大脑脚,无占位效应。(待续)

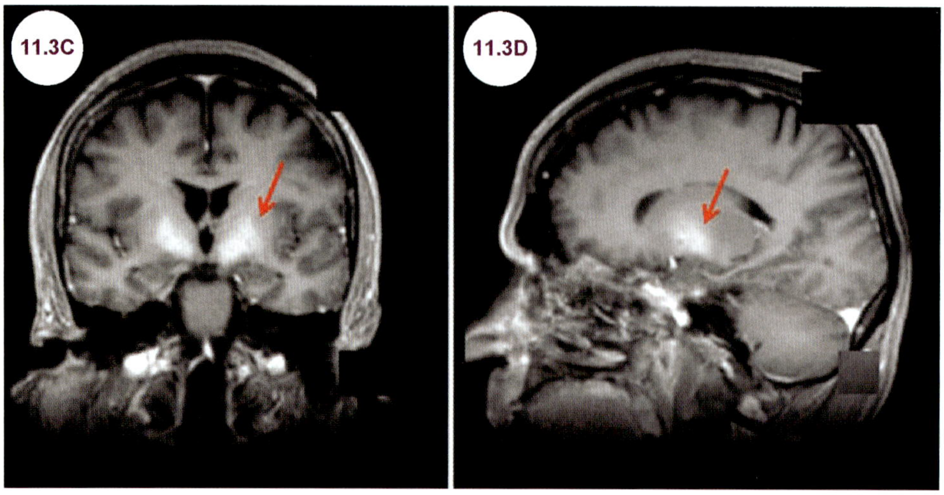

图 11.3(续) C,D

概述

肝性脑病发生在肝硬化患者出现门–体静脉分流时。

它可由多种病理因素引起(见表 11.3.1)。

表 11.3.1 肝性脑病病因

种类	病因
氮过量	胃肠道出血、肾衰竭、便秘、高蛋白饮食
电解质或代谢紊乱	低钠血症、低钾血症(常由利尿剂治疗引起)、缺氧、低血糖、碱中毒
中毒	苯二氮䓬类、阿片类、抗抑郁药、抗精神病药、乙醇、丙戊酸
感染	肺炎、尿路感染、细菌性腹膜炎
局灶性肝脏功能异常	肝细胞癌、肝静脉血栓或门静脉血栓形成

临床表现

患者常表现为神经精神障碍,从轻度意识混乱到昏迷,运动障碍也很常见,如扑翼样震颤和震颤麻痹,可急性发病,特别是在急性严重感染的情况下,这样的病例可能会致死。损伤程度根据 West Haven 标准分类(见表 11.3.2)。

影像学表现和诊断

平扫 T1WI 可见双侧基底节对称性高信号病变,最常见于苍白球。被认为是由金属代谢障碍,尤其是锰的异常沉积所致,但这并不是肝性脑病所特有的。在 T2WI 和 DWI 上,可能会表现为皮质、丘脑、内囊后肢的肿胀和高信号,这些表现更常见于急症患者,并且是可逆的。

除了肝功能指标升高外,血氨升高也常见,尽管血氨水平与肝功能损害无关联。

典型 EEG 表现为三相波。

治疗

特异性治疗依赖于解决根本原因。一般治疗包括使用乳果糖以减少氨的产生和吸收,抗生素(如利福昔明)可减少肠道产氨菌。鸟氨酸和天门冬氨酸(LOLA)可将氨转化成尿素从尿道清除。补充支链氨基酸和使用益生菌有良好获益。很多患者有慢性营养不良,因此不推荐限制膳食蛋白质的治疗。

对合适的患者行肝移植是有效的治疗方式。

表 11.3.2 West Haven 标准

分级	意识	认知和行为	神经检查
0	正常	正常	正常或轻度精神运动减慢
1	轻度意识混乱	注意力下降	加减法计算能力受损;轻度扑翼样震颤或颤动
2	嗜睡	定向障碍;行为异常	扑翼样震颤、构音困难
3	嗜睡但可唤醒	容易迷失方向;行为异常	强直、全面性阵挛、反射亢进
4	昏迷	昏迷	去大脑强直

参考文献

1. Rovira A, Alonso J, Córdoba J. MR imaging findings in hepatic encephalopathy. *AJNR Am J Neuroradiol*. October 2008;29(9):1612–1621.
2. Ellul MA, Gholkar SA, Cross TJ. Hepatic encephalopathy due to liver cirrhosis. *MJ*. August 2015;351:h4187.
3. Wright G, Jalan R. Management of hepatic encephalopathy in patients with cirrhosis. *Best Pract Res Clin Gastroenterol*. 2007;21(1):95–110.
4. Córdoba J, Mínguez B. Hepatic encephalopathy. *Semin Liver Dis*. February 2008;28(1):70–80.

11.4　小脑萎缩

病史

患者，男，34 岁，从童年起就有癫痫，表现为慢性步态共济失调。

诊断：小脑萎缩

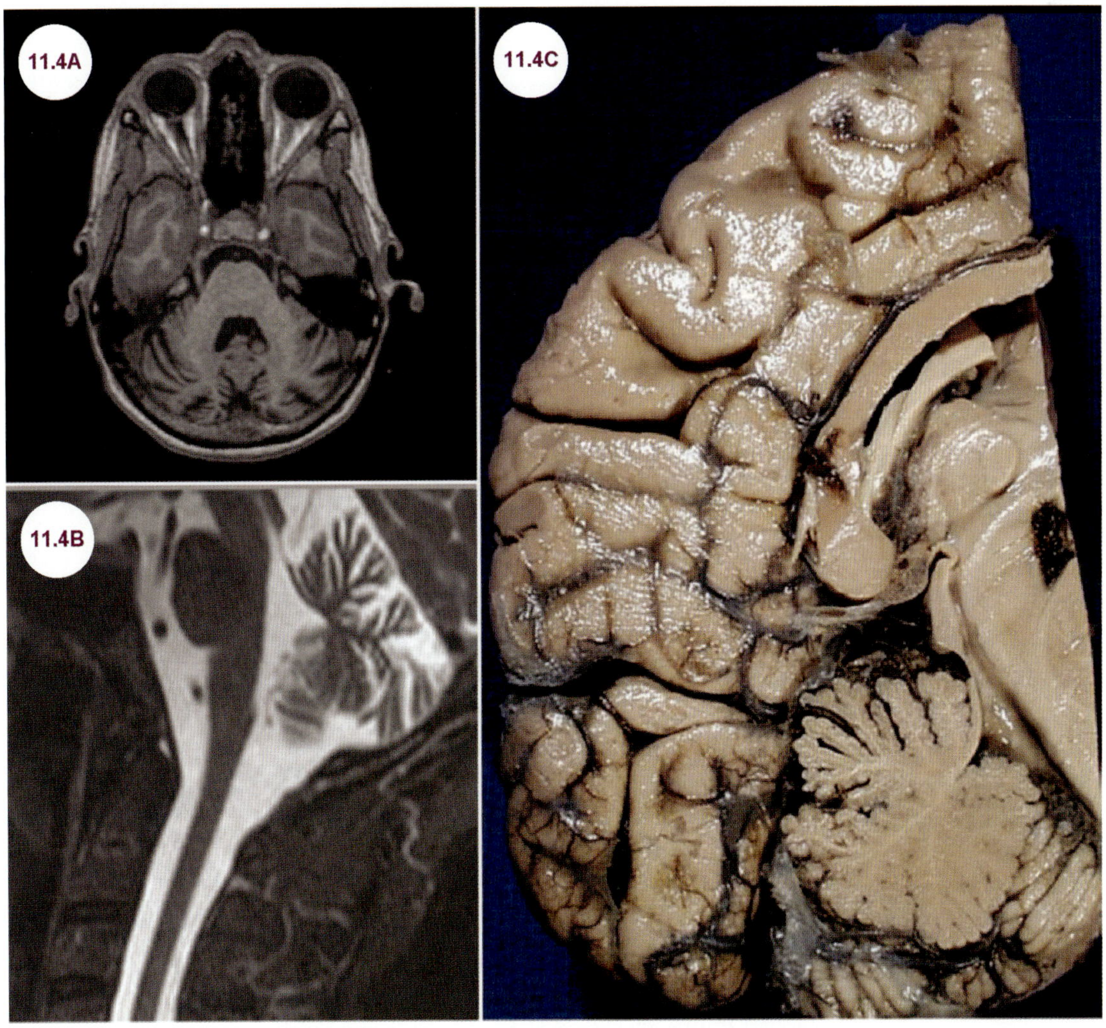

图 11.4A~C　(A,B)轴位 T1WI 及矢状位 T2WI 示长期抗癫痫治疗引起的小脑萎缩。(C)大致的病理标本显示小脑萎缩。

概述

一些毒素，如乙醇和传统的抗癫痫药苯妥英钠，长期使用会导致小脑萎缩。

神经退行性疾病患者如橄榄体脑桥小脑萎缩及脊髓小脑共济失调，都有相似的临床及影像学表现。

副肿瘤性小脑变性（PCD）会发生在一些恶性肿瘤患者，是恶性肿瘤产生抗神经元抗体作用于小脑皮层的浦肯野细胞的结果。以妇科恶性肿瘤最常见，尽管总体发生率很低，占肿瘤患者的不到1%。卵巢和乳腺癌常与抗Yo和抗Ri抗体有关，肺癌与抗Hu抗体有关，霍奇金淋巴瘤与抗-Tr和抗-mGlu1抗体有关。

临床表现

患者常表现为宽基步态、共济失调、言语含糊断续及眼球震颤。中毒性小脑退化症者手臂相对正常。

PCD患者症状可以在几个月内迅速发展，之后病情稳定，但较虚弱。

影像学表现和诊断

小脑上蚓部常最早受累，小脑半球受累仅见于最严重的病例，长期使用苯妥英钠的患者可见颅骨增厚。

治疗

除停止使用相关的药物或乙醇外，无其他治疗方法。PCD患者对免疫治疗反应差，非妇科肿瘤者，经过对潜在肿瘤的治疗，病情可能会有所好转。

参考文献

1. Ney GC, Lantos G, Barr WB, Schaul N. Cerebellar atrophy in patients with long-term phenytoin exposure and epilepsy. *Arch Neurol*. August 1994;51(8):767–771.
2. Shams'ili S, Grefkens J, de Leeuw B, et al. Paraneoplastic cerebellar degeneration associated with antineuronal antibodies: analysis of 50 patients. *Brain*. June 2003;126(Pt. 6):1409–1418.

11.5 环孢素中毒

病史

患者，56岁，肾移植后接受药物治疗，出现意识混乱及头痛。

诊断：环孢素中毒

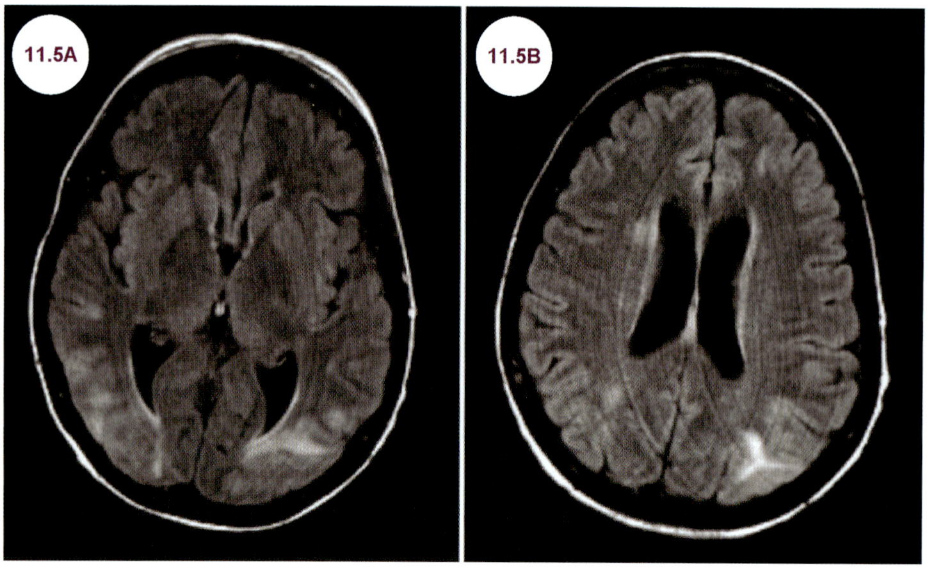

图 11.5A,B （A~D）轴位FLAIR显示患者在环孢素治疗后脑白质内出现融合的高信号影，主要分布于颞叶后部及枕叶。（待续）

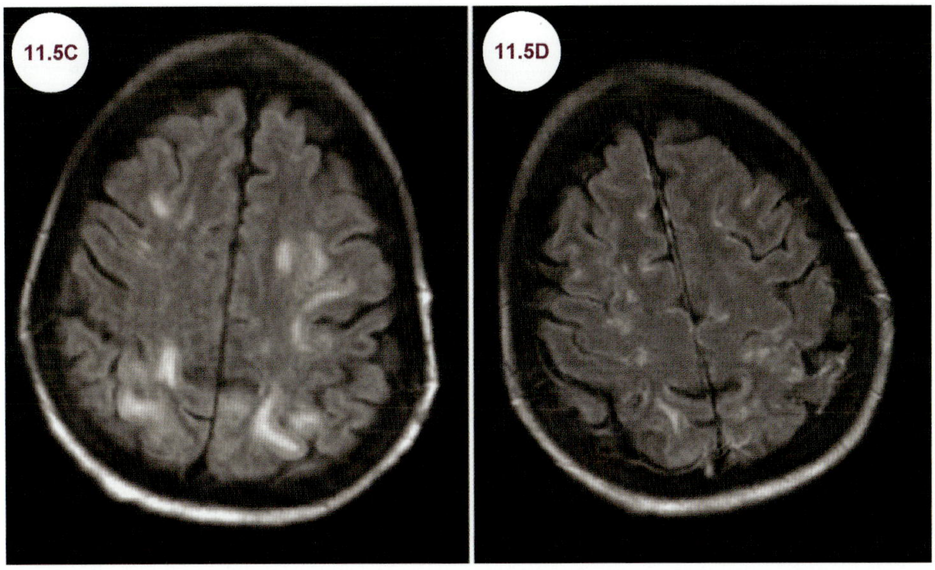

图 11.5(续) C,D

概述

环孢素是一种免疫抑制剂,主要用于器官移植后抗排斥反应。高达 25%的患者会出现神经毒性,尤其是大剂量用药者,其机制可能是血脑屏障破坏。

临床表现

该病主要表现为癫痫、皮质盲、头痛、精神错乱及脑病,电解质紊乱是危险因素之一。

影像学表现和诊断

T2WI 可见白质高信号病灶,主要位于顶叶和枕叶,重症患者可广泛分布于脑实质,也可见微出血。

治疗

大部分患者的症状可随药物剂量的降低或停药而消失。

参考文献

1. Magnasco A, Rossi A, Catarsi P, et al. Cyclosporin and organ specific toxicity: clinical aspects, pharmacogenetics and perspectives. *Curr Clin Pharmacol*. September 2008;3(3):166–173.
2. Shah AK. Cyclosporine A neurotoxicity among bone marrow transplant recipients. *Clin Neuropharmacol*. March–April 1999;22(2):67–73.
3. Edwards LL, Wszolek ZK, Normand MM. Neurophysiologic evaluation of cyclosporine toxicity associated with bone marrow transplantation. *Acta Neurol Scand*. November 1996;94(5):358–364.

11.6 海洛因白质脑病

病史

患者,男,45 岁,吸食海洛因成瘾,被人发现时睡在了街道上,呈昏迷状态,不能分辨方向。在接下来的几周内出现浑身无力、反射亢进和震颤的症状。

诊断:海洛因白质脑病

见图 11.6A~D。

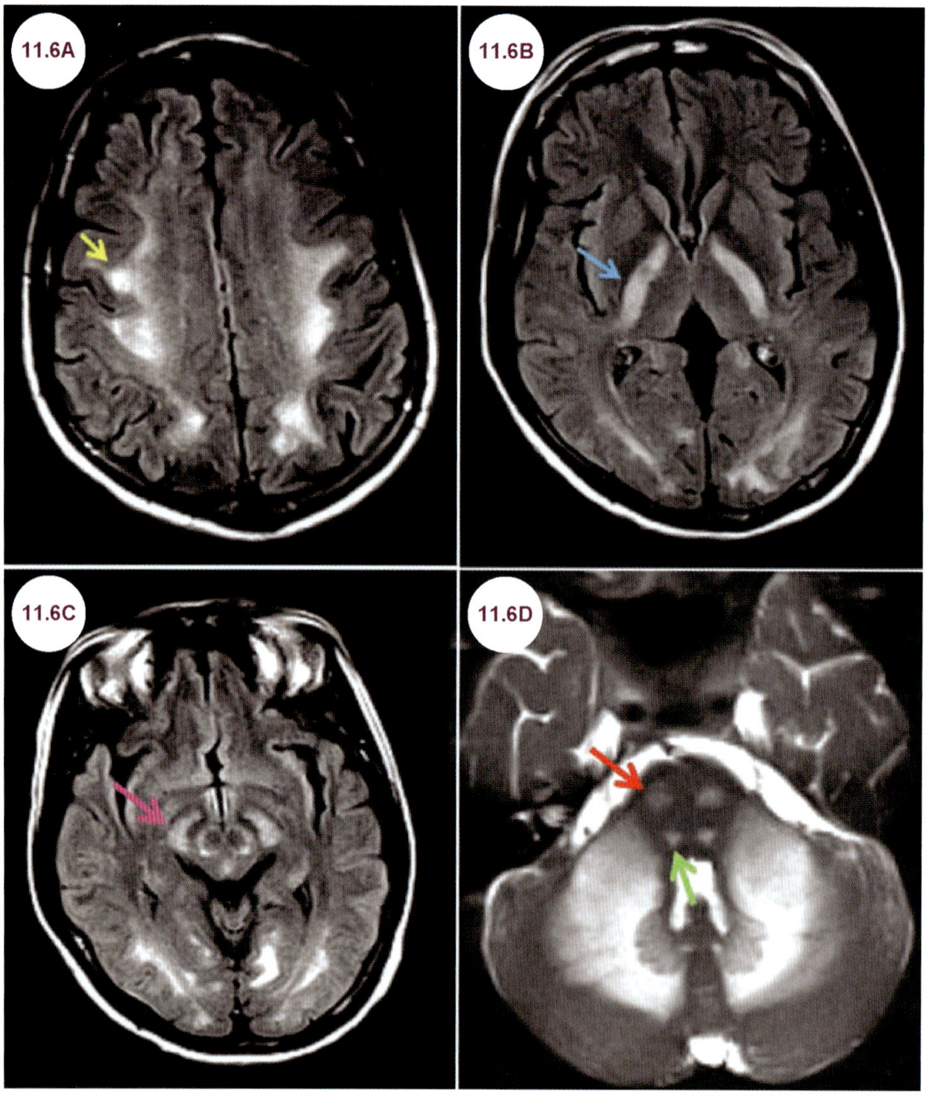

图 11.6A~D 海洛因吸食患者，轴位 FLAIR 示皮层下白质（黄色箭头）、内囊后肢（蓝色箭头）、大脑脚（粉色箭头）、脑桥内侧丘系（绿色箭头）及小脑对称性高信号影。

概述

“追龙”是一种吸食海洛因的方法，是指把粉末放在铝箔上，从下面加热，然后吸入烟雾。现已知道，这种做法会导致白质脑病。

临床表现

症状进展经历以下阶段。

- 首发症状包括：说话轻柔；共济失调；坐立不安；认知改变，以情感冷漠为最常见。
- 2~4 周后，50%的患者小脑症状加重并伴有其他特征：痉挛无力并反射亢进；震颤及肌阵挛；舞蹈及手足徐动。
- 几周后，25%的患者进入最后阶段，主要特征：低张性麻痹和反射消失；无动性缄默；中枢性发热；痉挛；部分患者死亡。

影像学表现和诊断

中毒性白质脑病 MRI 的典型表现是以皮层下白质、内囊后肢、皮质脊髓束及小脑 T2WI 的对称性高信号为特征。灰质和皮层下 U 型纤维常不累及。

治疗

主要治疗方法为支持治疗。

参考文献

1. Kass-Hout T, Kass-Hout O, Darkhabani MZ, Mokin M, Mehta B, Radovic V. “Chasing the dragon”—heroin-associated

spongiform leukoencephalopathy. *J Med Toxicol*. September 2011;7(3):240–242.
2. Hagel J, Andrews G, Vertinsky T, Heran MK, Keogh C. "Chasing the dragon"—imaging of heroin inhalation leukoencephalopathy. *Can Assoc Radiol J*. October 2005;56(4): 199–203.
3. Bach AG, Jordan B, Wegener NA, et al. Heroin spongiform leukoencephalopathy (HSLE). *Clin Neuroradiol*. December 2012;22(4):345–349.

11.7 马-比二病

病史

患者,男,61 岁,酗酒,表现为快速进展的痴呆。

诊断:胼胝体进行性变性/马-比二病

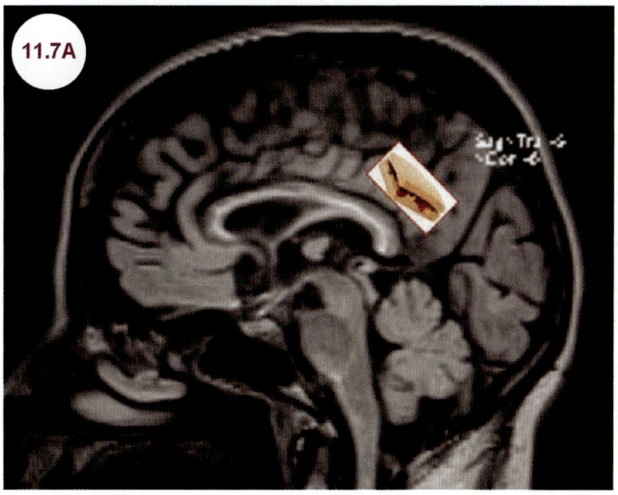

图 11.7A 矢状位 FLAIR 示马-比二病患者胼胝体中央层为高信号,即"三明治"征。

概述

马-比二病(MBD)是一种罕见的以胼胝体对称性脱髓鞘及坏死为特征的疾病。

临床表现

本病好发于酗酒的中年男性患者,也可发生于任何慢性营养不良患者。常表现为快速进展的痴呆,原因多为复合维生素 B 缺乏。

影像学表现和诊断

影像学异常起自胼胝体体部, 然后逐渐累及膝部、压部。本病避开胼胝体腹侧和背侧,主要累及胼胝体中央层,在矢状位 MRI 上呈现"三明治"征。

治疗

补充维生素 B 可改善部分患者的症状。

参考文献

1. Hillbom M, Saloheimo P, Fujioka S, Wszolek ZK, Juvela S, Leone MA. Diagnosis and management of Marchiafava-Bignami disease: a review of CT/MRI confirmed cases. *J Neurol Neurosurg Psychiatry*. February 2014;85(2):168–173.

11.8 维生素 B_{12} 缺乏

病史

患者,男,36岁,出现足、腿、手严重的灼热感及刺痛数月余。近期曾参加过几次音乐会,有滥用一氧化二氮(笑气)的情况。查体:双下肢无力并步态不稳,自觉腿部不能协调跨步并有关节位置觉障碍。

诊断:亚急性联合变性

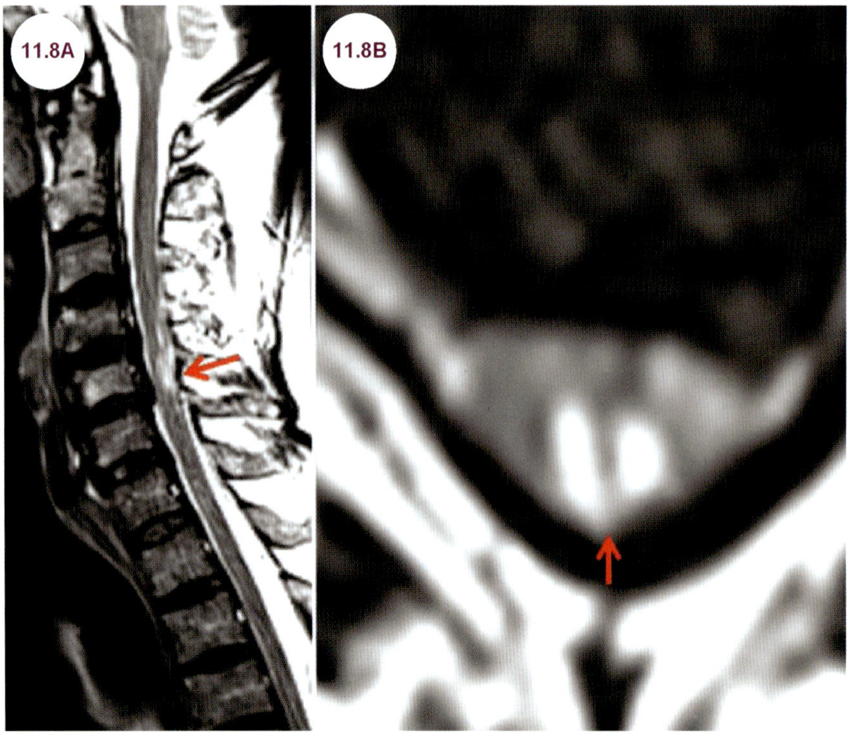

图 11.8A,B 颈椎矢状位和轴位 T2WI 示脊髓后索高信号(红色箭头)。

概述

维生素 B_{12} 参与脂肪酸和氨基酸的新陈代谢,也参与 DNA 的合成和调节。人体自身不能产生,完全通过饮食获取。

维生素 B_{12} 缺乏可见于严格的素食者、炎性肠病患者、胃旁路术后患者、B_{12} 吸收障碍者(恶性贫血)或滥用笑气者。某些药物也可减少 B_{12} 的吸收,如质子泵抑制剂及组胺 H_2 受体拮抗剂。总体来说,恶性贫血是最常见的原因,胃壁细胞在自体免疫过程中受损导致萎缩性胃炎及一些内因子的缺乏,这些内因子是回肠吸收维生素 B_{12} 所必需的蛋白质。该病常见于老年人群。

临床表现

维生素 B_{12} 缺乏导致甲基丙二酸堆积及周围神经、视神经、脊髓后索及侧索、脑功能障碍。常合并脊髓后索及侧索退化,所以命名为亚急性联合变性。

患者可有一系列的症状,包括神经病变、脊髓病变、神经精神病学方面的临床表现。典型者表现为从

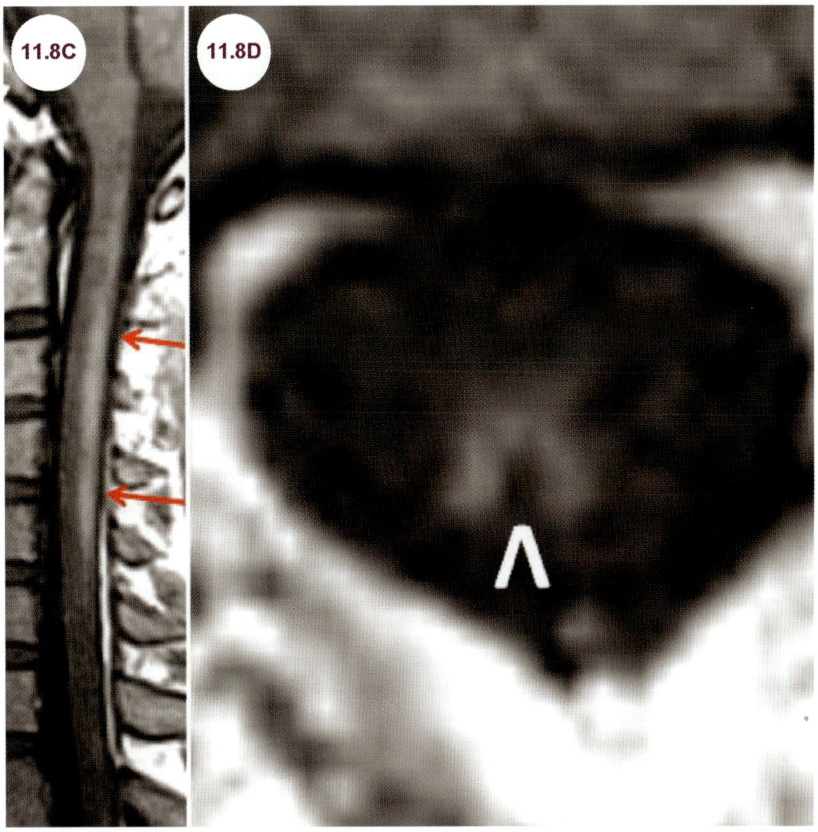

图 11.8C,D　颈椎矢状位和轴位 T1WI 示脊髓后索高信号(红色箭头)及“倒 V”征。

脚趾开始的发冷、麻木、刺痛感,向上蔓延至腿部,最后累及指尖及手部。一些患者可能会经历剧烈的刺痛。肢体无力和共济失调可见于一些严重的病例,患者可出现神经精神症状,包括抑郁、精神错乱。认知障碍常见,严重者甚至会引起痴呆。

神经系统查体:最初发现震动觉和关节位置感觉损伤,随着时间进展,轻触觉、痛觉和温度觉丧失。足和腿先于上肢受累。踝阵挛丧失而膝关节反射亢进。宽基底式步态和 Romberg 征常阳性。

全身症状和体征包括呼吸短促、心动过速、体重减轻、恶心、面色苍白。患者可能有舌头光滑、红润但味觉丧失,并有嘴角溃疡(口角炎)。

血液学表现包括中性粒细胞和巨幼细胞性贫血。当合并有神经精神功能障碍时,维生素 B_{12} 缺乏又被称为“巨幼细胞性精神病”。

影像学表现和诊断

如图 11.8A,B 所见,脊髓病变的患者 T2WI 显示脊髓后索高信号影。个别患者脊髓后索内可见强化,形成“倒 V”征。

脊髓萎缩可见于慢性病例,类似的临床及影像学改变可发生于 HIV 相关性脊髓病患者。

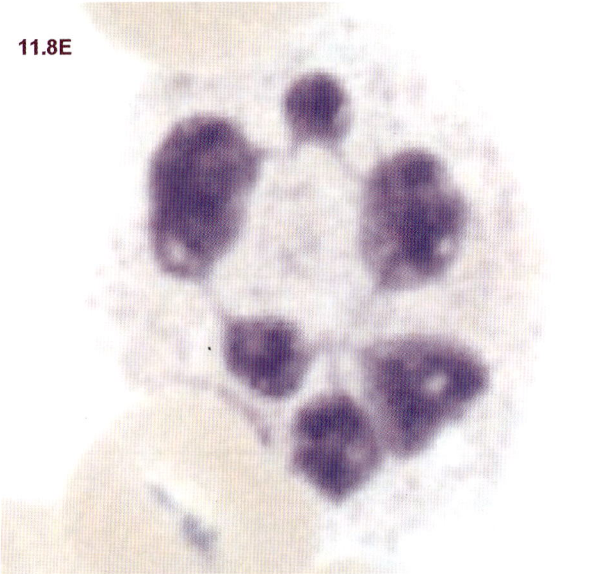

图 11.8E　中性粒细胞[image credit courtesy of and copyright by Gabriel Caponetti (2014);from https://commons.wikimedia.org/wiki/File:Hypersegmented_neutrophil_ –_by_Gabriel_Caponetti,MD.jpg]。

血清学检查显示巨幼细胞性贫血,且外周血涂片可见中性粒细胞。

大部分维生素 B_{12} 低于正常水平的患者会出现神经病学症状。同型半胱氨酸和甲基丙二酸水平升高是维生素 B_{12} 缺乏最敏感的标志物。

不明原因的维生素 B_{12} 缺乏患者应该通过抗胃壁细胞抗体和自身抗体的检测来评估恶性贫血。

治疗

主要治疗方法是补充维生素 B_{12}。尽管最初阶段必须注射，但口服大剂量维生素 B_{12} 适用于大部分患者，甚至是恶性贫血者。神经系统症状会随着治疗而稳定，但不会改善。

参考文献

1. Sen A, Chandrasekhar K. Spinal MR imaging in Vitamin B12 deficiency: Case series; differential diagnosis of symmetrical posterior spinal cord lesions. *Ann Indian Acad Neurol*. April–June 2013;16(2):255–258.

11.9 铜缺乏性脊髓病

病史

患者，女，56 岁，胃旁路术几年后出现步态不稳及足部疼痛。

诊断：铜缺乏性脊髓病

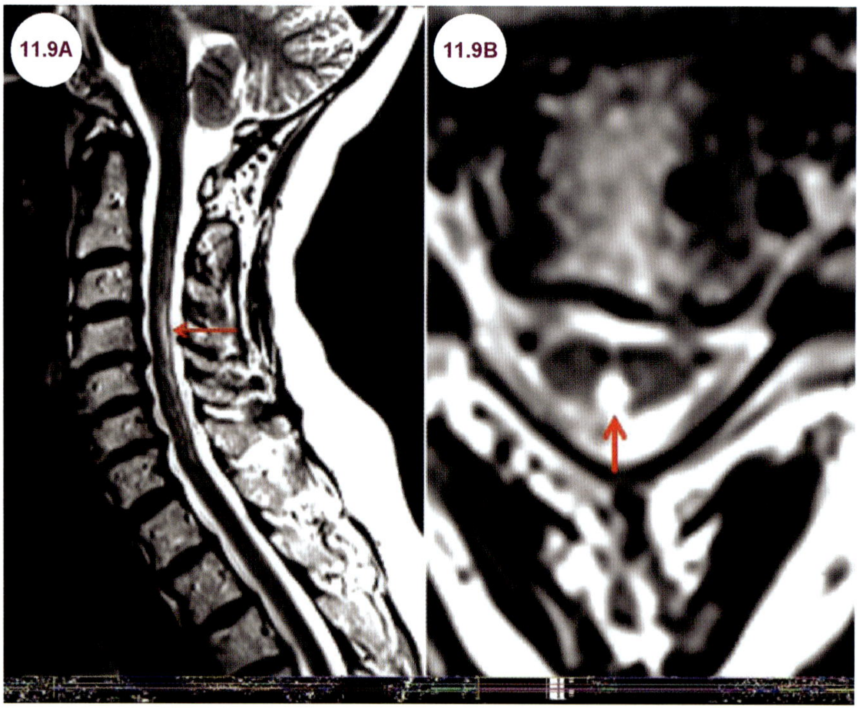

图 11.9A，B 矢状位及轴位 T2WI 示颈髓后索一长节段高信号（红色箭头）。

概述

铜缺乏性脊髓病（CDM）是一种获得性的非压迫性脊髓病，与维生素 B_{12} 缺乏引起的亚急性联合变性非常相似。

上消化道铜吸收障碍的原因包括既往胃部手术史、摄入锌过量及多种吸收不良综合征。部分患者原因不明。

CDM 最常发生于 40~50 岁，女性较男性多见。

临床表现

患者出现缓慢进行性步态性共济失调及手足部感觉异常，多神经病变是普遍存在的表现。

神经系统检查：

- 步态性共济失调、痉挛步态、痉挛性下肢轻瘫。
- 感觉性共济失调及关节位置觉和震动觉受损。
- 手套袜套样感觉丧失。
- Romberg 征阳性。

影像学表现和诊断

MRI 是首选的影像学检查方法，尽管有 50%的患者可能表现正常。T2WI 显示颈髓和(或)胸髓后索长节段的高信号。

血清铜和血浆铜蓝蛋白水平降低即可确诊。与 Wilson 病相反，尿铜水平通常降低。锌含量常升高。贫血和中性粒细胞减少也是常见表现。

治疗

CDM 常通过补充铜进行治疗，尽管很多患者症状无明显改善，但可趋于稳定。影像学异常也会随治疗改善。

参考文献

1. Jaiser SR, Winston GP. Copper deficiency myelopathy. *J Neurol*. June 2010;257(6):869–881. doi:10.1007/s00415-010-5511-x. Epub March 16, 2010.
2. Kumar N, Gross JB Jr, Ahlskog JE. Copper deficiency myelopathy produces a clinical picture like subacute combined degeneration. *Neurology*. July 2004;63(1):33–39.
3. Kumar N, Ahlskog JE, Klein CJ, Port JD. Imaging features of copper deficiency myelopathy: a study of 25 cases. *Neuroradiology*. February 2006;48(2):78–83. Epub October 28, 2005.

11.10　韦尼克脑病

病史

患者，男，64 岁，嗜酒，出现意识混乱和共济失调。查体：精神错乱，不能说出日期、地点，双眼不能闭合。

诊断：韦尼克脑病

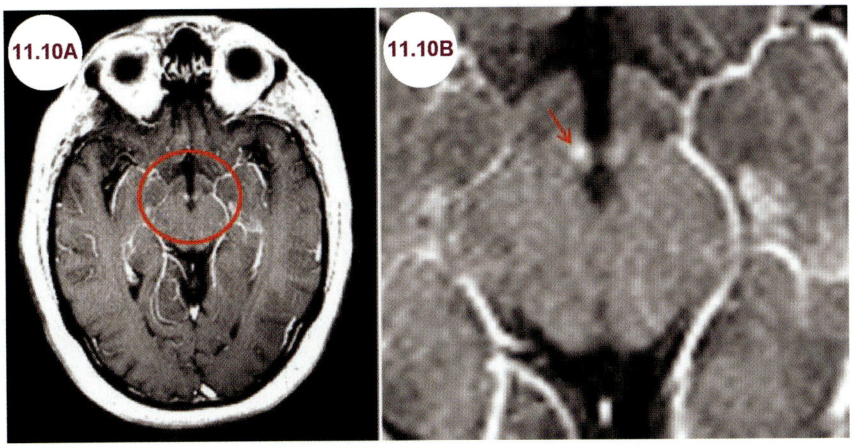

图 11.10A,B　轴位增强 T1WI 示乳头体(红色圆圈和红色箭头)强化。

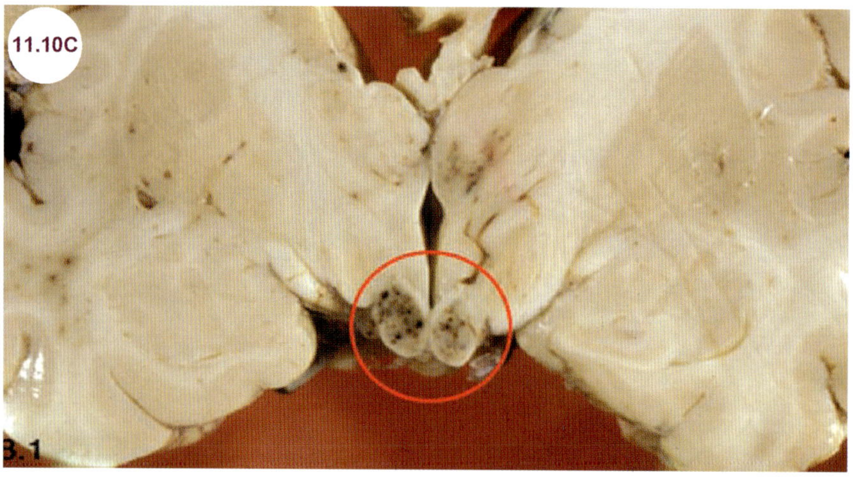

图 11.10C 大体病理显示乳头体斑点状出血。

概述

韦尼克脑病由硫胺素(维生素 B_1)缺乏引起。最常见于慢性酗酒患者,也可见于因饮食障碍或长期呕吐引起的营养摄入不足者、胃肠道外营养患者,或者作为减肥手术或胃恶性肿瘤术后并发症者。

临床表现

韦尼克脑病临床表现出以精神错乱、共济失调及眼部异常为特征的三联征,眼部异常包括眼震、眼肌瘫痪、瞳孔反应受损。很少有患者会表现出完整的三联征,最常见的症状为意识错乱及记忆力减退。大多数人体内维生素 B_1 储备能维持 4~6 周,急性缺乏状态常见于已经存在低维生素 B_1 水平的患者,由高血糖而诱发。

Korsakoff 精神病是该疾病进展的表现,主要特点是顺行性和逆行性遗忘、虚构症及精神病。常继发于酒精(乙醇)性韦尼克脑病,在其他病因中少见。

影像学表现和诊断

T2WI 显示乳头体、丘脑内侧、四叠体及中脑导水管周围对称性高信号。

如图 11.10A,B 所见,增强造影后常见信号强化,尤其是酗酒者。乳头体萎缩常见于慢性病例。

治疗

治疗方法为补充维生素 B_1。

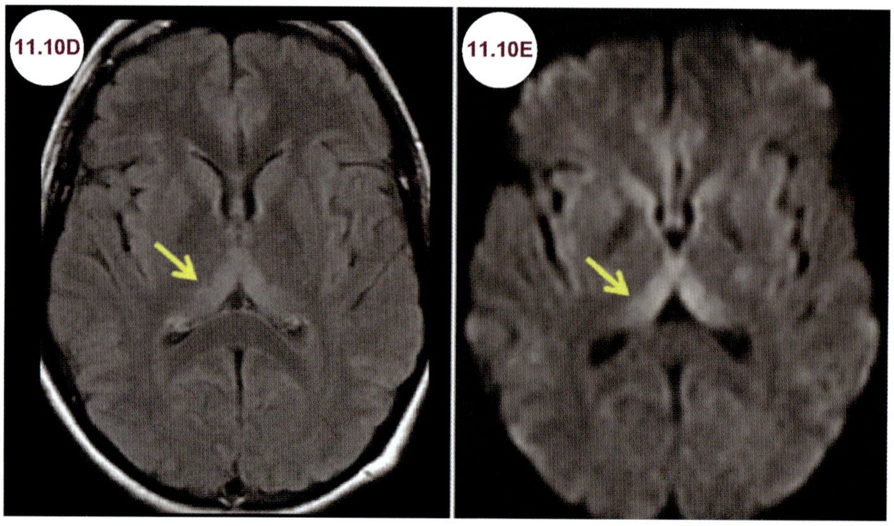

图 11.10D,E 轴位 FLAIR 和 DWI 示丘脑后部高信号及弥散受限(黄色箭头)。

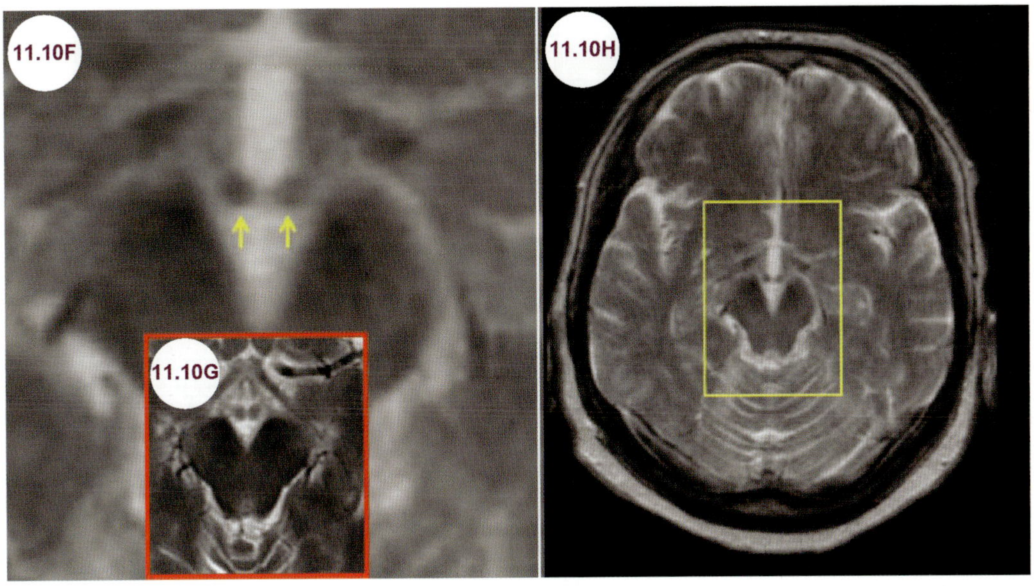

图 11.10F~H　(F,G)轴位 T2WI 示乳头体萎缩(黄色箭头)。(H)正常 MRI 对照。

参考文献

1. Manzo G, De Gennaro A, Cozzolino A, Serino A, Fenza G, Manto A. MR imaging findings in alcoholic and nonalcoholic acute Wernicke's encephalopathy: a review. *Biomed Res Int*. 2014;2014:503596.
2. Sechi G, Serra A. Wernicke's encephalopathy: new clinical settings and recent advances in diagnosis and management. *Lancet Neurol*. May 2007;6(5):442–455.
3. Zuccoli G, Pipitone N. Neuroimaging findings in acute Wernicke's encephalopathy: review of the literature. *AJR Am J Roentgenol*. February 2009;192(2):501–508.

11.11　放射性坏死

病史

患者,男,39 岁,因动静脉畸形(AVM)行放射治疗后出现癫痫和双眼右侧同向性偏盲数年。

诊断:放射性坏死

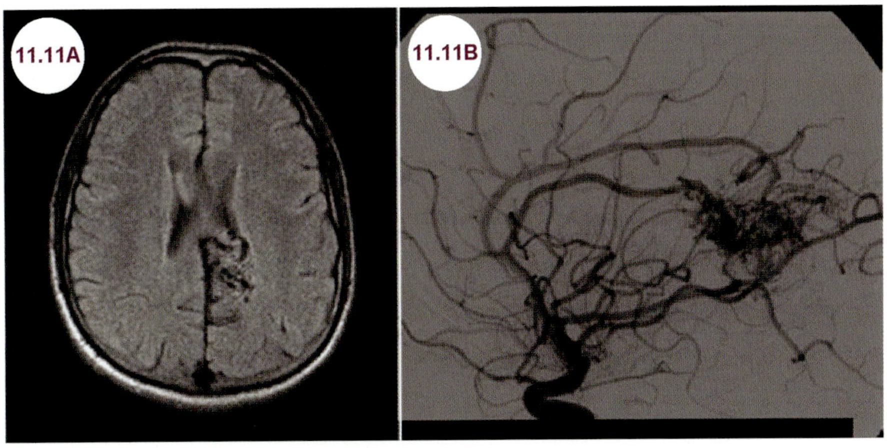

图 11.11A,B　轴位 FLAIR 和导管内血管造影示左枕叶 AVM。

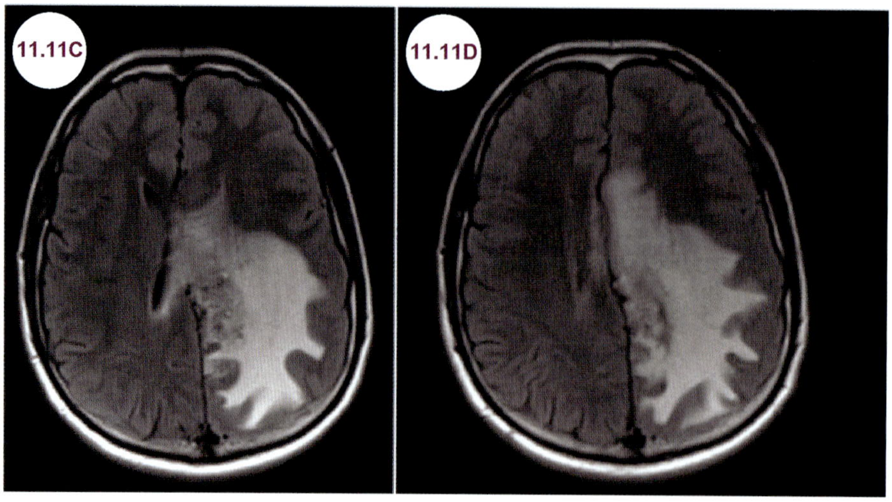

图 11.11C,D 轴位 FLAIR 图显示放射治疗后病灶和反应性水肿呈高信号。

概述

放射性治疗用于治疗大脑恶性肿瘤和脑动静脉畸形。

放射性坏死指经放射照射后的脑坏死。血管对放射敏感,急性损伤导致血管源性水肿,少突胶质细胞也容易受到辐射而导致脱髓鞘。

临床表现

中枢神经系统(CNS)放射性损伤包括 3 个阶段:

- 急性脑病期:发生在第 1 个月内,由于血脑屏障的破坏。
- 早期延迟并发症:发生在 1~4 个月后,以血管源性水肿和脱髓鞘为特征。患者可能表现为脑病或者恢复至原来脑肿瘤的症状。
- 放射性坏死:发生在数月至数年以后,患者表现为癫痫、再次发生初始肿瘤的症状,如果水肿和占位效应明显,还会出现颅内压增高的表现。

影像学表现和诊断

可有多种影像学表现。T2WI 通常表现为白质区水肿及占位效应。增强扫描可能出现环形强化。

肿瘤复发与放疗引起的改变很难鉴别。磁共振灌注成像可能有助于鉴别,肿瘤表现为相对脑血容量增加,而放射性坏死无此表现。

随着时间推移,放射性坏死区域逐渐萎缩。

治疗

对于由占位效应和颅内压增加而出现症状的患者应采取治疗,可使用皮质类固醇,并且在急性期和早期延迟期最为有效。

参考文献

1. Miyatake S, Nonoguchi N, Furuse M, et al. Pathophysiology, diagnosis, and treatment of radiation necrosis in the brain. *Neurol Med Chir (Tokyo)*. 2015;55(Suppl. 1):50–59.
2. Na A, Haghigi N, Drummond KJ. Cerebral radiation necrosis. *Asia Pac J Clin Oncol*. March 2014;10(1):11–21.
3. Parvez K, Parvez A, Zadeh G. The diagnosis and treatment of pseudoprogression, radiation necrosis and brain tumor recurrence. *Int J Mol Sci*. July 2014;15(7):11832–11846.

11.12 一氧化碳中毒

病史

患者,男,45 岁,被发现时意识丧失,而他的妻子在他旁边已经死亡。

诊断:一氧化碳中毒

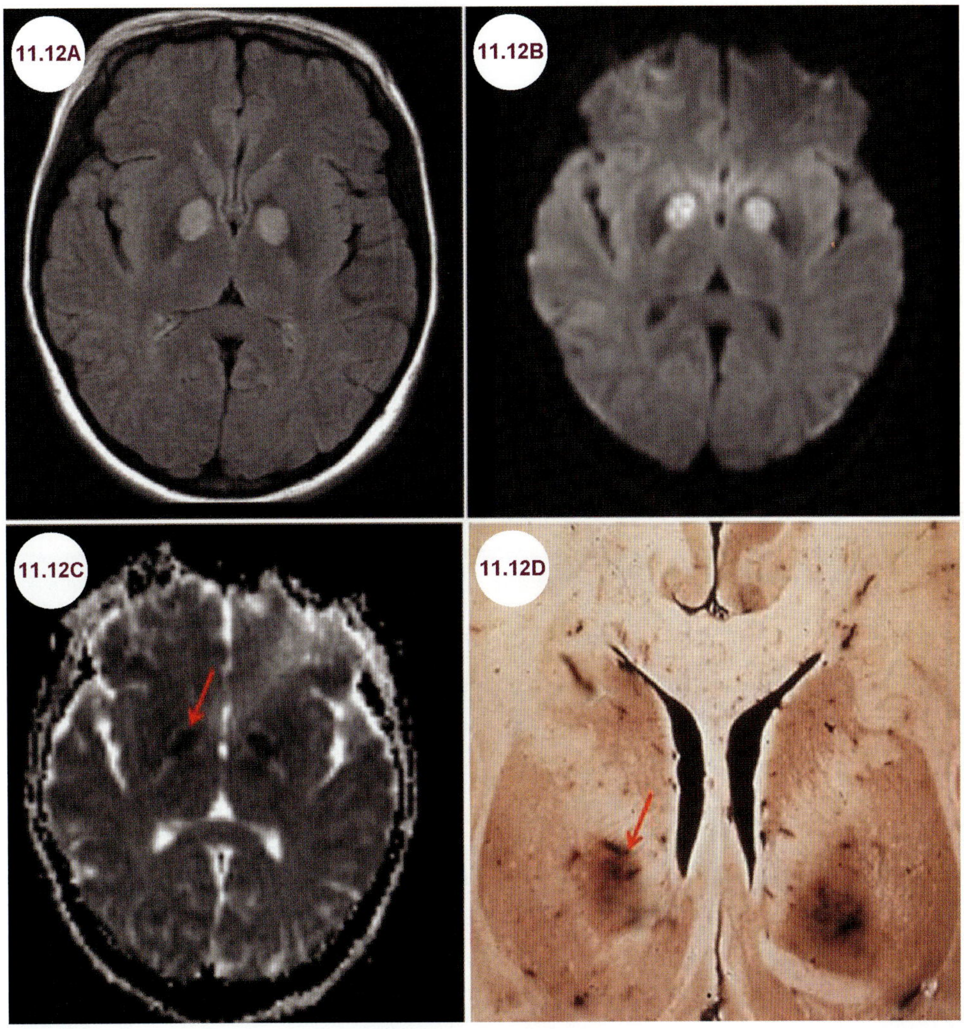

图 11.12A~D (A~C)轴位 FLAIR 、DWI 和 ADC 图示双侧苍白球对称性的 T2WI 信号增高,弥散受限(红色箭头)。(D)大体病理示苍白球多发点状出血。

概述

一氧化碳(CO)是一种无色、无臭、无味的气体。CO 结合血红蛋白形成碳氧血红蛋白,其能阻止氧与血红蛋白结合。

临床表现

在轻症病例,患者症状无特异性,表现为恶心、头痛和乏力。多数重症患者会出现冷漠、刻板、运动迟缓和肌张力障碍。对于重症患者甚至是致命的。患者可能在最初损伤几周后出现迟发性的症状恶化，表现为抑郁、记忆力丧失和精神病。

影像学表现和诊断

在 T2WI 上苍白球表现为高信号和 DWI 弥散受限。其他特征包括海马和小脑受损及弥漫性脑水肿。在血清中检出碳氧血红蛋白可确定诊断。

治疗

紧急治疗包括吸入 100%纯氧或者高压氧治疗，这样可以加快将 CO 从血红蛋白中清除。

参考文献

1. Roderique JD, Josef CS, Feldman MJ, Spiess BD. A modern literature review of carbon monoxide poisoning theories, therapies, and potential targets for therapy advancement. *Toxicology*. August 2015;334:45–58.
2. Dubrey SW, Chehab O, Ghonim S. Carbon monoxide poisoning: an ancient and frequent cause of accidental death. *Br J Hosp Med (Lond)*. March 2015;76(3):159–162.
3. Weaver LK. Clinical practice. Carbon monoxide poisoning. *N Engl J Med*. March 2009;360(12):1217–1225.

11.13 胼胝体压部一过性信号改变

病史

患者，男，61 岁，一日内数次癫痫发作。

诊断：胼胝体压部一过性高信号

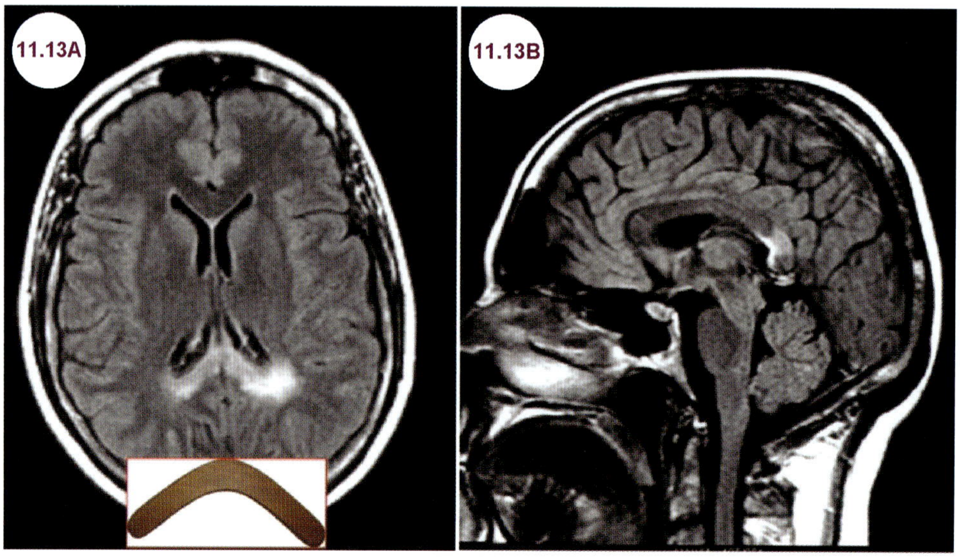

图 11.13A，B 轴位和矢状位 FLAIR 示胼胝体压部高信号，“飞镖”征。

概述

胼胝体是脑内最大的白质纤维束，连接两侧大脑半球，包括 3 部分，从前到后依次为膝部、体部和压部。

胼胝体压部一过性高信号最常出现在局灶性癫

痫持续状态或突然停用抗癫痫药的患者。

其他可引起这种改变的病理包括：感染、低血糖、创伤、低钠血症/高钠血症、可逆性后部脑病综合征、维生素 B_1 缺乏的酗酒者、溶血性尿毒症性脑病、持续性偏头痛。

临床表现

意识模糊和谵妄是最常见的临床表现。与胼胝体压部的其他病灶不同，患者通常不伴有分离综合征，如非失写性失读症。

影像学表现和诊断

T2WI 显示胼胝体压部高信号，这种影像学表现被称为"飞镖"征。病变是短暂的，在随后的影像复查中会减轻或者完全消失。

治疗

主要是针对基础病的治疗，预后良好。

参考文献

1. Hirsch KG, Hoesch RE. Boomerang sign on MRI. *Neurocrit Care*. 2012 Jun;16(3):450–451.
2. Malhotra HS, Garg RK, Vidhate MR, Sharma PK. Boomerang sign: Clinical significance of transient lesion in splenium of corpus callosum. *Ann Indian Acad Neurol*. April–June 2012;15(2):151–157.
3. Doherty MJ, Jayadev S, Watson NF, Konchada RS, Hallam DK. Clinical implications of splenium magnetic resonance imaging signal changes. *Arch Neurol*. March 2005;62(3):433–437.

（刘光耀　张静 译）

第 12 章 儿科病症

12.1 急性小脑共济失调

病史

患者，男，4 岁，在疑似流感样症状恢复后数日出现步态不稳，跌倒次数增多。

诊断：急性小脑共济失调

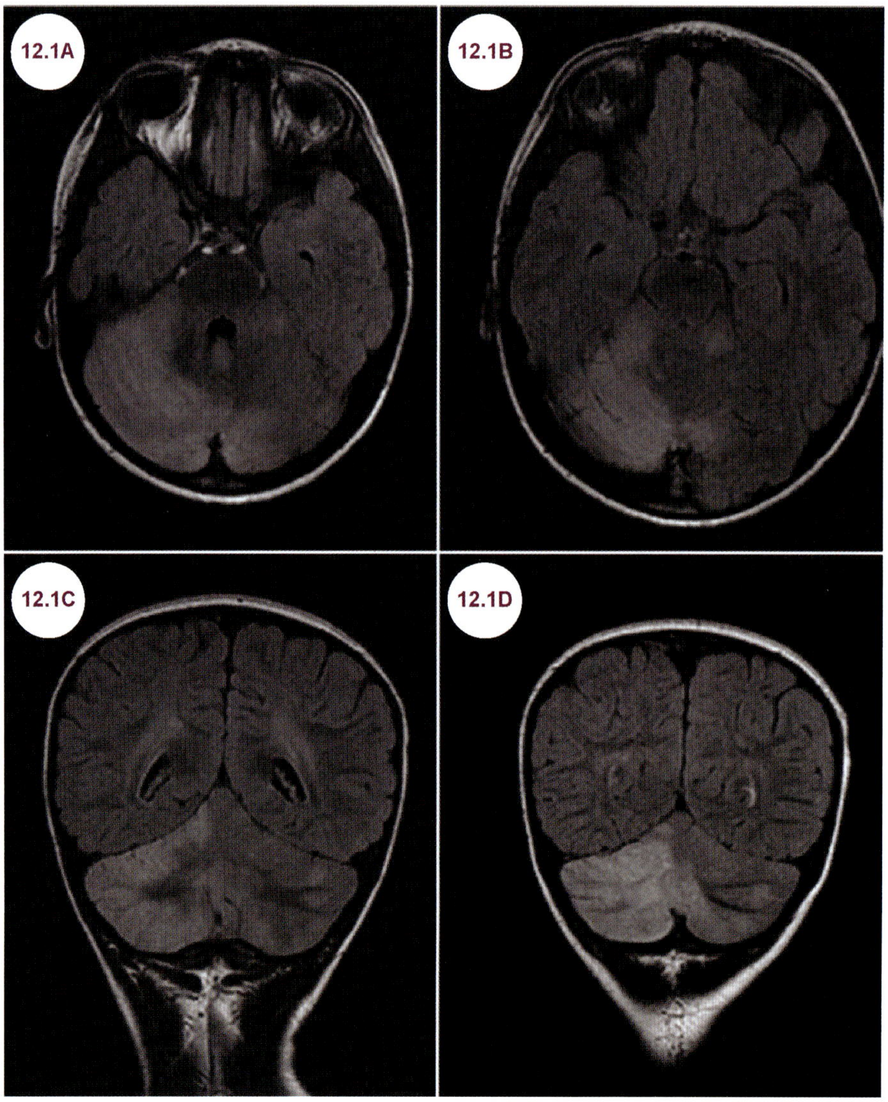

图 12.1A~D 1 例急性小脑半球共济失调患者，轴位和冠状位 FLAIR 示小脑半球高信号，以右侧为主。

概述

共济失调是一种肢体、眼睛和步态的协调不良，通常由小脑功能紊乱造成。急性共济失调被定义为既往身体健康的儿童出现步态不稳或精细运动障碍，且持续时间<72 小时。

病因包括感染、感染后炎性反应、中毒、肿瘤、创伤和血管病。大多数是良性的，且具有自限性，个别情况下可能危及生命。

临床表现

急性小脑共济失调是共济失调最常见的原因，占所有原因的 30%~50%。患者多为 2~5 岁儿童，男性多于女性。它是一种病毒感染后的炎性反应，常见于水痘或 EB 病毒感染后。也可见于接种疫苗后，但是发生概率通常低于疫苗可预防的疾病本身。

临床表现多为步态不稳，从宽基步态到完全丧失行走能力。检查可发现步态宽而不稳，以身体左右摇摆和蹒跚为特征。症状的发展从数小时到数天不等。

小脑功能紊乱的其他征象包括构音障碍、步态不稳、蹒跚、身躯左右摇摆、上肢共济失调、恶心、呕吐和眼球震颤。一般检查中，患者也可能存在病毒性皮疹。

影像学表现和诊断

急性小脑共济失调的特征性影像表现是 T2WI 示双侧小脑半球非对称性高信号，可有弥散受限，增强扫描可见皮层和脑膜轻度强化。CT 扫描敏感性略低，但是可以排除一些严重威胁生命的情况，例如脑积水、创伤、出血、占位性病变。

急性小脑共济失调的诊断尚无特异性检查。尽管它是儿童最常见的引起共济失调的原因，首先仍需要排除其他会威胁生命的病因。意外的食物中毒也是引起儿童急性共济失调的常见原因，需要进行毒理学筛选研究。基础生化对于评估低血糖症非常重要。对一些疑似患有潜在代谢障碍的病例，应该进行适当的实验室检查。

脑脊液检查显示轻度蛋白含量增高，或轻度淋巴细胞增多。

治疗

急性小脑共济失调通常是一个自限性过程，大多数患者几周后会恢复正常。不到 10%的患者会遗留永久的症状。极少数患者，小脑水肿可以导致第四脑室闭塞，这时需要进行脑室引流来挽救生命。

一些儿童呈反复发作，通常以某种疾病为先导。这些患者有时可以通过免疫疗法来缩短病程。

参考文献

1. Nussinovitch M, Prais D, Volovitz B, Shapiro R, Amir J. Post-infectious acute cerebellar ataxia in children. *Clin Pediatr (Phila)*. September 2003;42(7):581–584.
2. De Bruecker Y, Claus F, Demaerel P, Ballaux F, Sciot R, Lagae L, Buyse G, Wilms G. MRI findings in acute cerebellitis. *Eur Radiol*. August 2004;14(8):1478–1483.
3. Desai J, Mitchell WG. Acute cerebellar ataxia, acute cerebellitis, and opsoclonus-myoclonus syndrome. *J Child Neurol*. November 2012;27(11):1482–1488.

12.2 生发基质出血

病史

一例早产儿，常规行头部超声检查。

诊断：生发基质出血

见图 12.2A~D。

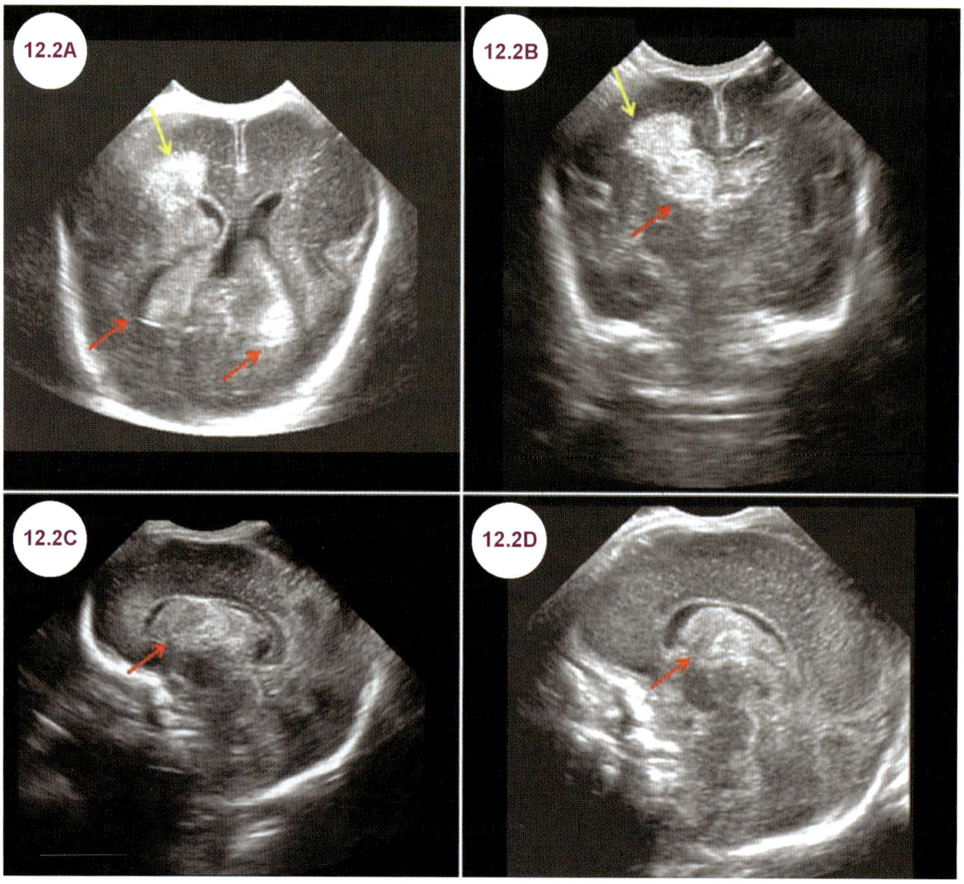

图 12.2A~D 超声检查显示脑室内出血(红色箭头),脑实质出血(黄色箭头)。

概述

生发基质是位于室管膜下,由未成熟神经元和胶质细胞构成的一厚层结构,胶质和神经元的分化在胚胎期由此开始。细胞向外周移行,放射状胶质细胞向外周移行,形成大脑皮层。此处血管丰富,对于早产儿,血管壁薄弱,容易受缺血后再出血。出血的风险与孕周直接相关。近 80%孕周<24 周的早产儿会有这类的出血,其后随孕周增大,风险逐渐降低。其他危险因素包括产程长和体重低。孕 35~36 周生发基质消失,也就不再有出血的风险了。

大多数出血发生在分娩时或产后几小时内。出血最初出现在尾状核与丘脑之间,侧脑室底部近室间孔处,这个区域被称为尾状核丘脑沟。大量的出血可破入侧脑室导致脑室内出血(IVH)。

临床表现

临床预后与出血的等级直接相关。Ⅰ级和Ⅱ级出血多为良性结果。而Ⅲ级出血患儿死亡率达 20%~25%,Ⅳ级出血死亡率>90%。而幸存者出现脑性瘫痪或智力发育迟缓的风险极高。90%以上患儿在出生后 4 天内、近 50%在 5 小时内发现该病。

影像学表现和诊断

可疑病例最好进行超声检查。如图 12.2A~C 所示,生发基质出血为异常回声区域。脉络丛位置如常,该位置前部出血均为病理性的。出血程度分为Ⅰ~Ⅳ级:

- Ⅰ级:出血局限在室管膜下区域。
- Ⅱ级:出血破入脑室,不足脑室容积的 1/2。
- Ⅲ级:出血充满脑室,并脑室扩大。
- Ⅳ级:脑室内出血,并脑实质出血。图示说明见图 12.2A~C。

在图 12.2A~D 中,右侧为一例Ⅳ级脑室内出血,左侧为一例Ⅲ级脑室内出血。

幸存者的并发症包括脑积水。

其他并发症有脑室周围白质梗死,其被认作是出血周围白质静脉性梗死。还有部分患者会发展为脑穿

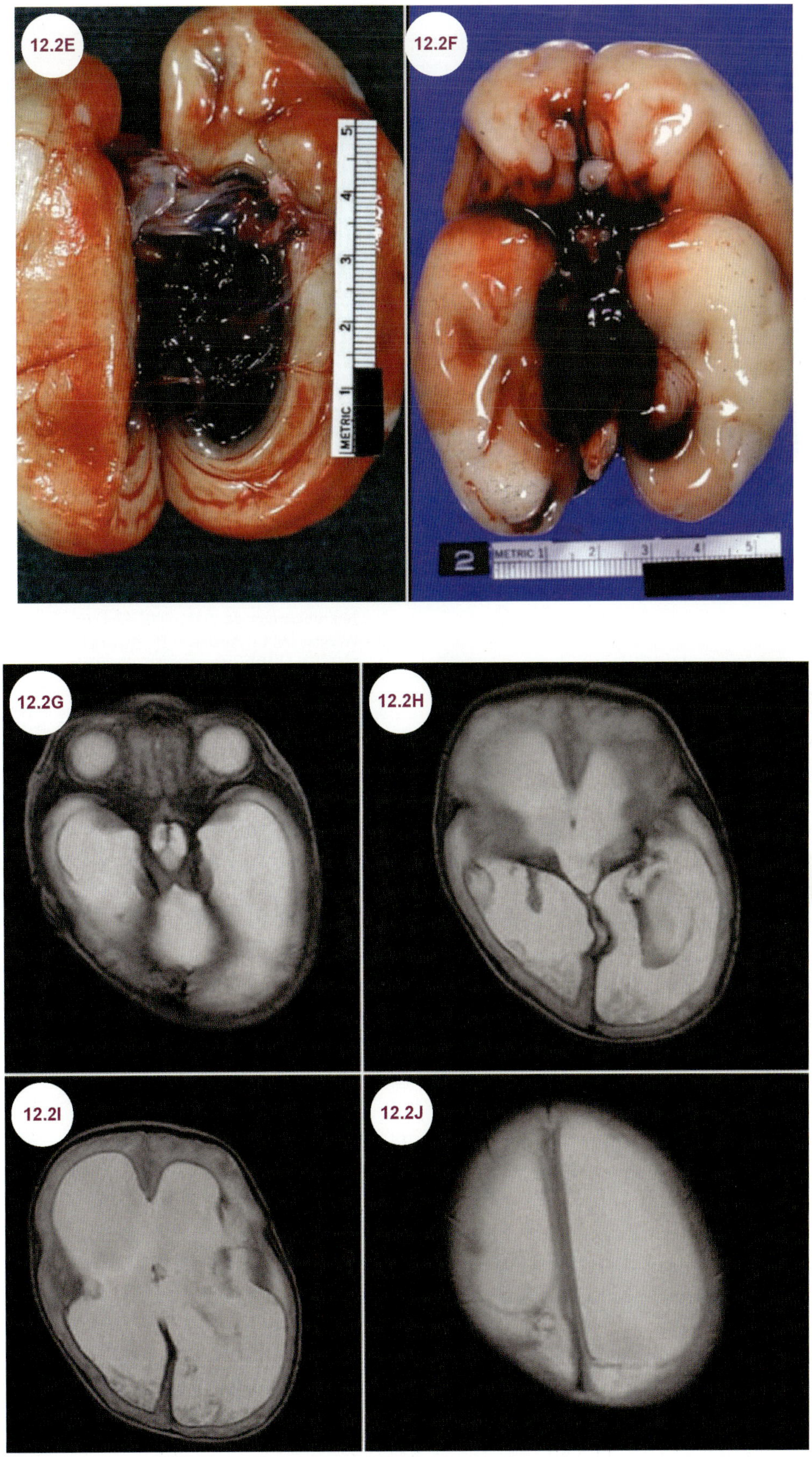

图 12.2E~J (E,F)1 例Ⅳ级 IVH 大体病理标本(image credit www.wikidoc.org via professor Peter Anderson, DVM, PhD, and published with permission © PEIR, University of Alabama at Birmingham, Department of Pathology)。(G~J)1 例Ⅳ级 IVH 患儿，轴位 T2WI 示重度脑积水。

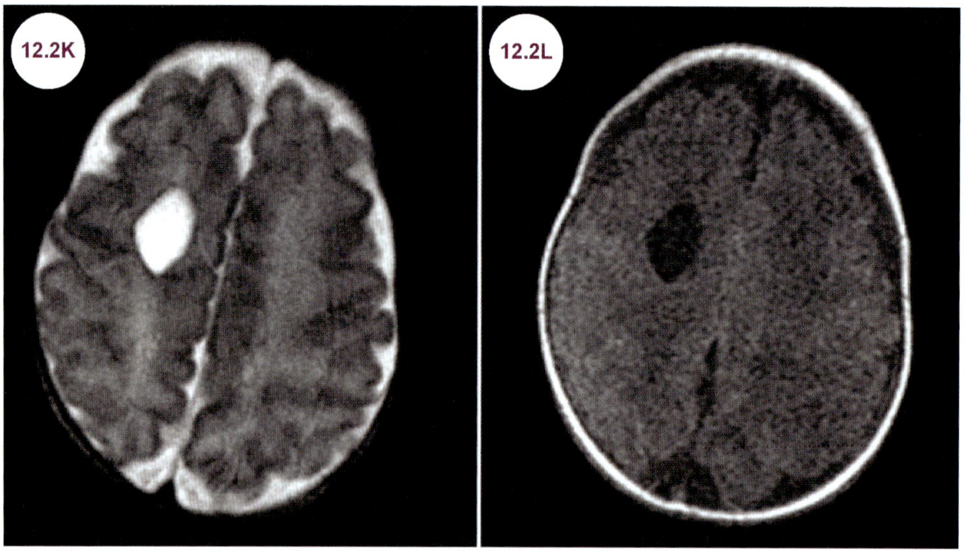

图 12.2K,L 与图 12.2(A~D)所示为同一患者。轴位 T2WI 和 T1WI 显示左额叶囊肿。

通囊肿。

治疗

对于Ⅲ级和Ⅳ级出血，可通过脑脊液引流来缓解脑积水。出生后使用苯巴比妥可增加机械通气的需要。

参考文献

1. Fukui K, Morioka T, Nishio S, et al. Fetal germinal matrix and intraventricular haemorrhage diagnosed by MRI. *Neuroradiology*. January 2001;43(1):68–72.
2. Woodward LJ, Andeson PJ, Austin NC, Howard K, Inder TE. Neonatal MRI to predict neurodevelopmental outcomes in preterm infants. *N Engl J Med*. 2006;355:685–694.
3. Ballabh P. Intraventricular hemorrhage in premature infants: mechanism of disease. *Pediatr Res*. 2010;67:1–8.
4. Meneguel JF, Guinsburg R, Miyoshi MH, et al. Antenatal treatment with corticosteroids for preterm neonates: impact on the incidence of respiratory distress syndrome and intra-hospital mortality. *Sao Paulo Med J*. March 2003;121(2): 45–52.
5. McCrea HJ, Ment LR. The diagnosis, management, and post-natal prevention of intraventricular hemorrhage in the preterm neonate. *Clin Perinatol*. December 2008;35(4):777–792.

12.3 缺氧缺血性脑病

病史

新生儿,分娩时伴有胎盘早剥,出生后阿普加评分低,不能自主呼吸。

诊断:缺氧缺血性脑病

见图 12.3A~D。

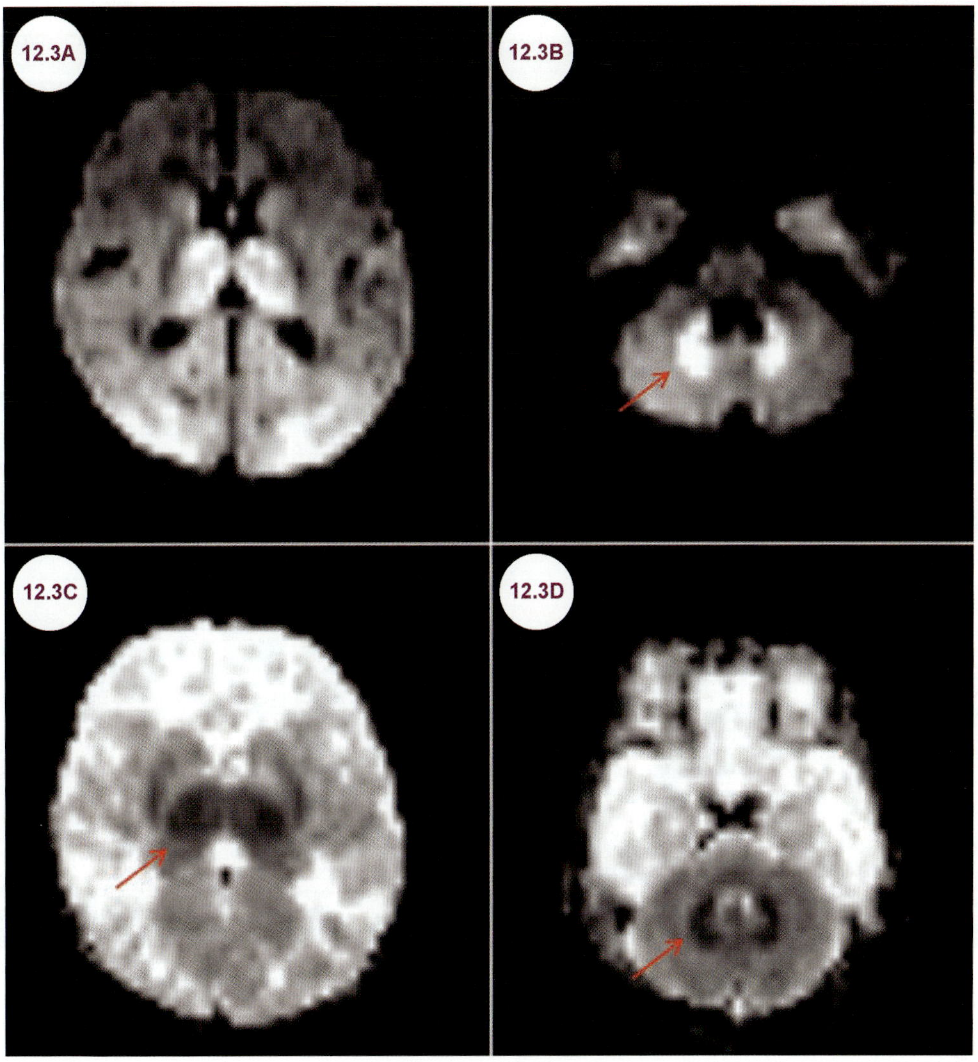

图 12.3A~D　DWI 和 ADC 图示丘脑弥散受限(红色箭头)。

概述

新生儿缺氧缺血性脑病(HIE)是一种发生于新生儿的全脑缺氧缺血性损伤。

临床表现

损伤严重的新生儿出生时阿普加评分低。24 小时内可以发展到癫痫和窒息。损伤较轻的患者可以完全恢复,但是一些幸存者可遗留脑瘫或癫痫。HIE 约占新生儿死亡人数的 25%。早产儿预后更差。损伤较轻的婴儿可以没有即时症状,但是会有痉挛性无力、认知延迟、视觉和听觉损伤的风险。

影像学表现和诊断

MRI 是对怀疑有 HIE 的新生儿最好的影像检查方法。该病的影像表现多样,取决于缺血是整体的还是局部的,婴儿是早产还是足月以及损伤后到做检查的间隔时间。尽管有一些重叠,一些主要征象可见于 HIE。依照其发生率从高到低,分别有:

- 分水岭区损伤。血管分水岭区的白质和灰质易发生损伤。病变可发生在单侧或双侧,最早可以在 DWI 上显示出来。

可出现脑室周围白质坏死,被归于脑室周围白质软化症。继之,囊肿形成,最后实质部分消失,出现代偿性脑积水。

- 基底节和丘脑区病变。这主要见于急性、严重缺氧的足月儿。发生机制主要包括子宫破裂、胎盘早剥或脐带脱垂。最早、最敏感的表现是丘脑、内囊后肢和(或)基底节弥散受限,如图 12.3A,B 所示。其他特征性表现包括非增强 T1WI 丘脑和基底节区的高信号。在

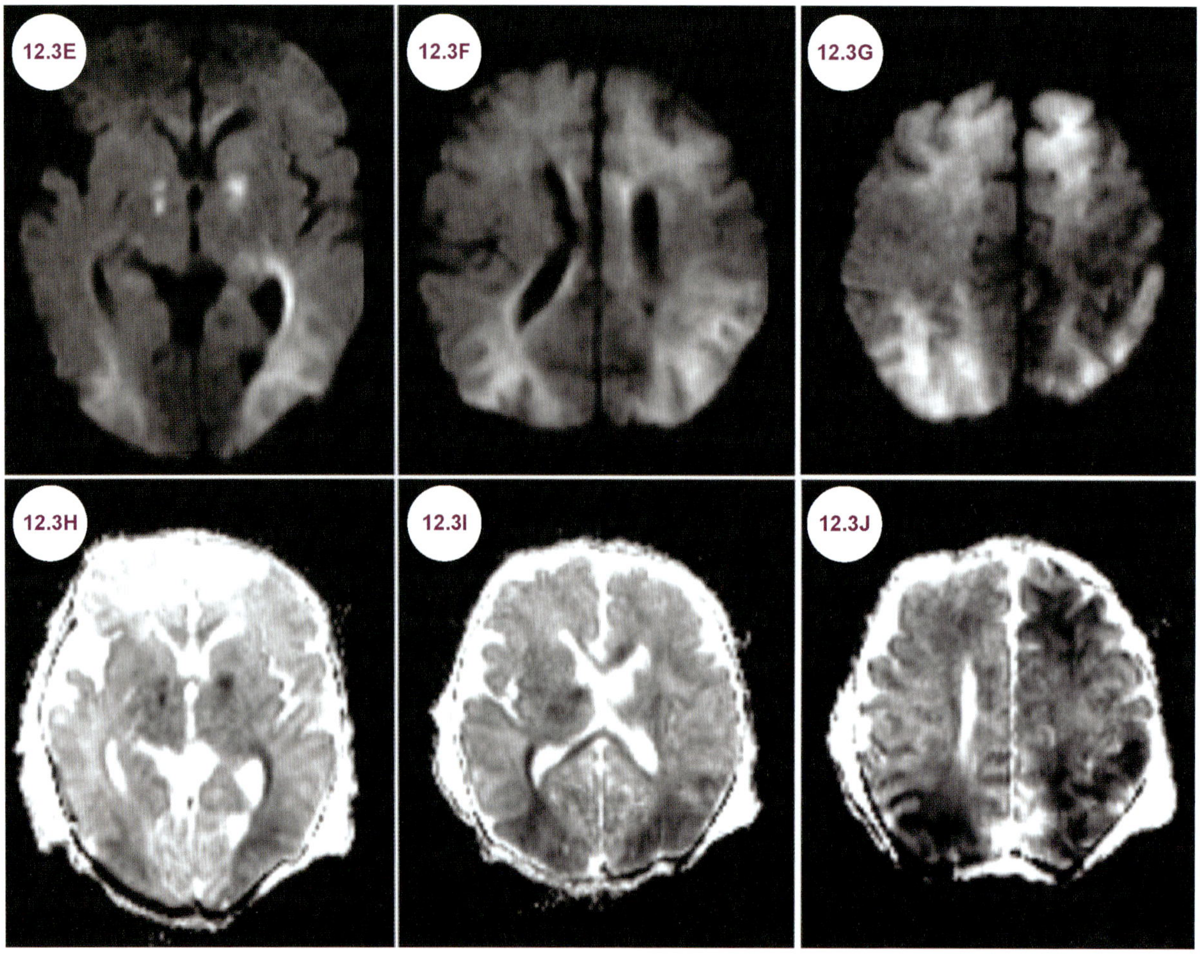

图 12.3E~J 1例患 HIE 的新生儿，DWI 和 ADC 图显示双侧额叶、枕叶及深部灰质急性期梗死。

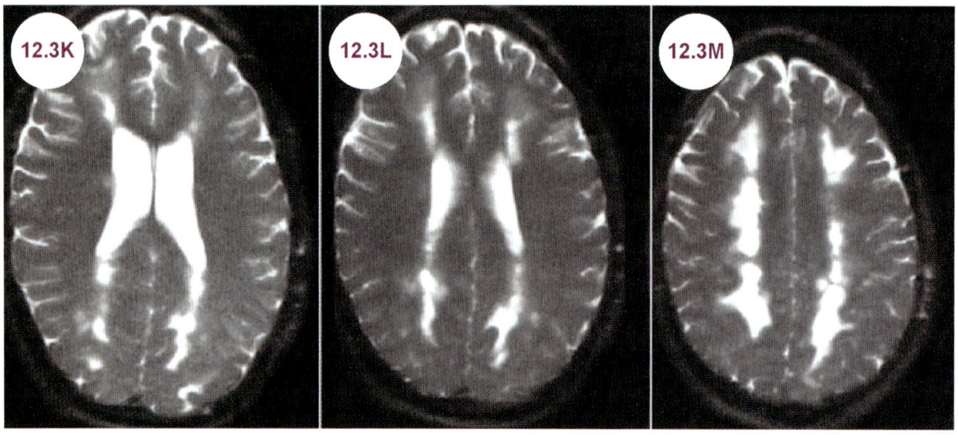

图 12.3K~M 脑室周围白质软化症患者，轴位 T2WI 示脑室周围白质广泛高信号。

一些严重病例，脑干也可受累。

正常情况下，足月新生儿内囊后肢在 T1WI 上呈高信号，在 T2WI 上呈低信号。在有严重急性 HIE 的新生儿，典型表现即 T1WI 上正常高信号的缺失，称作"内囊后肢缺失征"。

- 多囊性脑病。多囊性脑病见于在早期发生轻度缺氧缺血损伤、随后出现意外的严重脑病的患儿，最常见于足月儿。机制假说是与过期产、难产有关。影像学表现为白质和大脑皮层多发囊性灶。囊腔由纤细的胶质线或网横贯，内含液体、组织碎片、巨噬细胞。瘢痕性脑回指深部脑回皮层萎缩，矢状旁区常见。它是由后部皮层引起癫痫的主要原因之一。

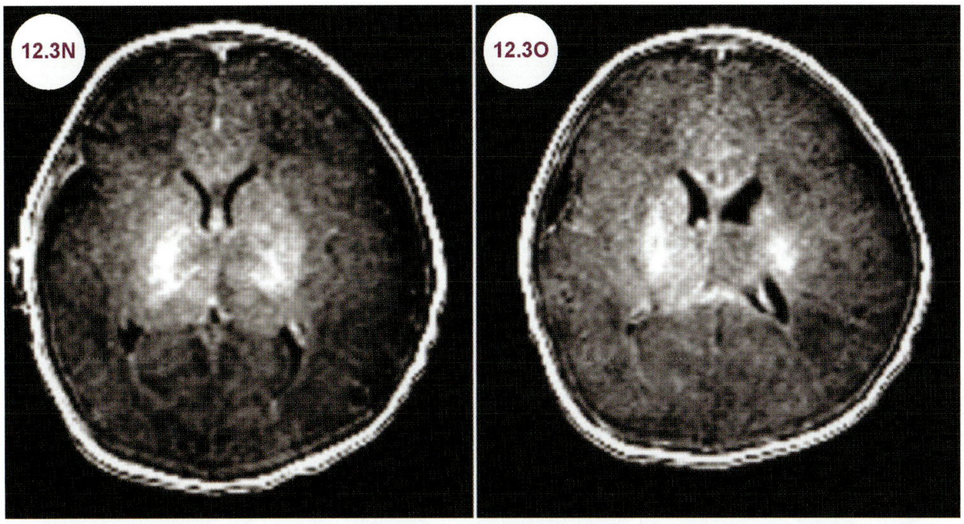

图 12.3N，O　1 例 HIE 患儿，T1WI 上显示基底节、丘脑和脑干高信号。

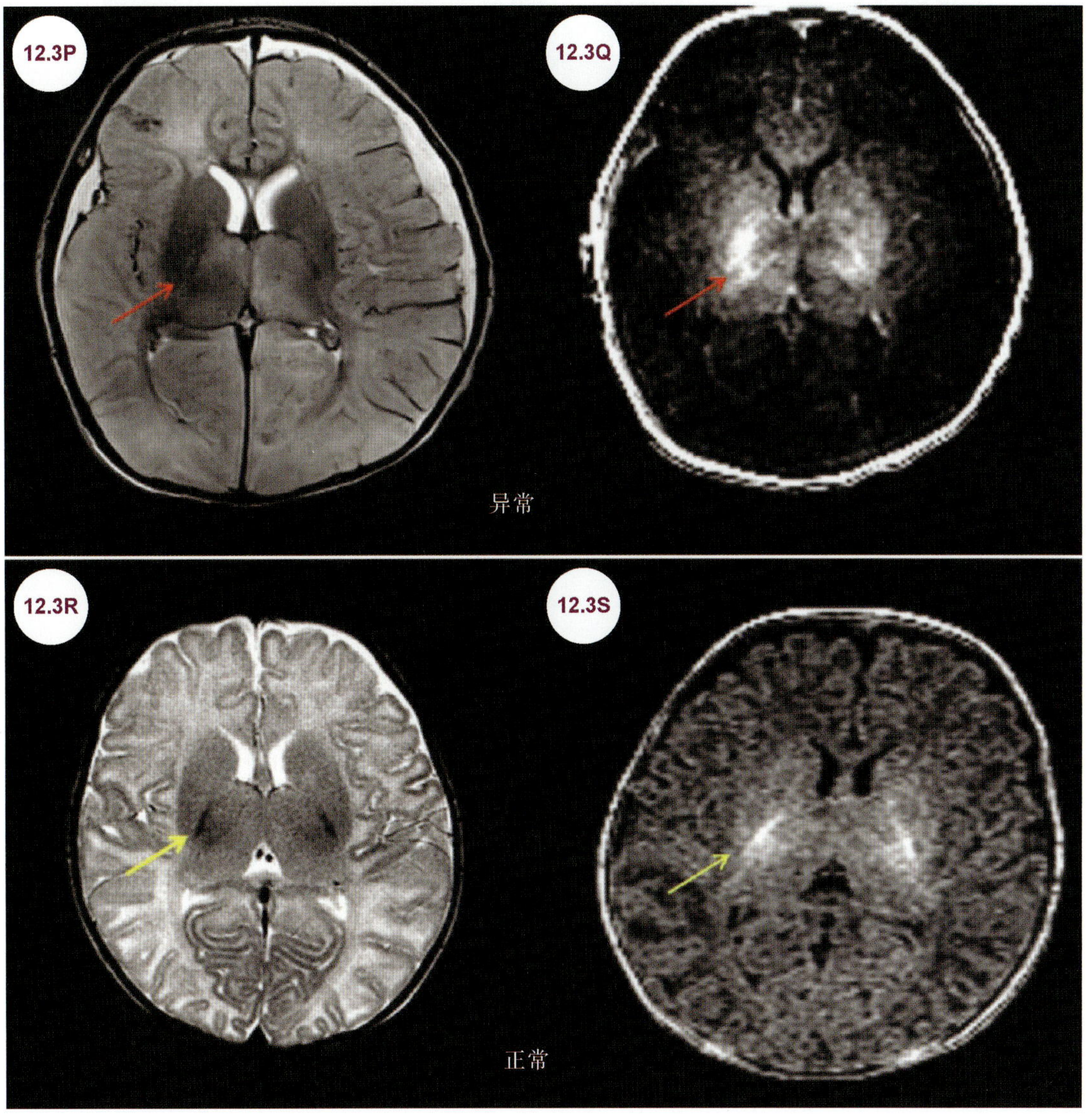

图 12.3P~S　(P，Q)轴位 T2WI 和 T1WI 示脑干、基底节、丘脑高信号。内囊后肢低信号(红色箭头)。(R，S)轴位 T2WI 和 T1WI 示正常内囊后肢的低信号和高信号(黄色箭头)。

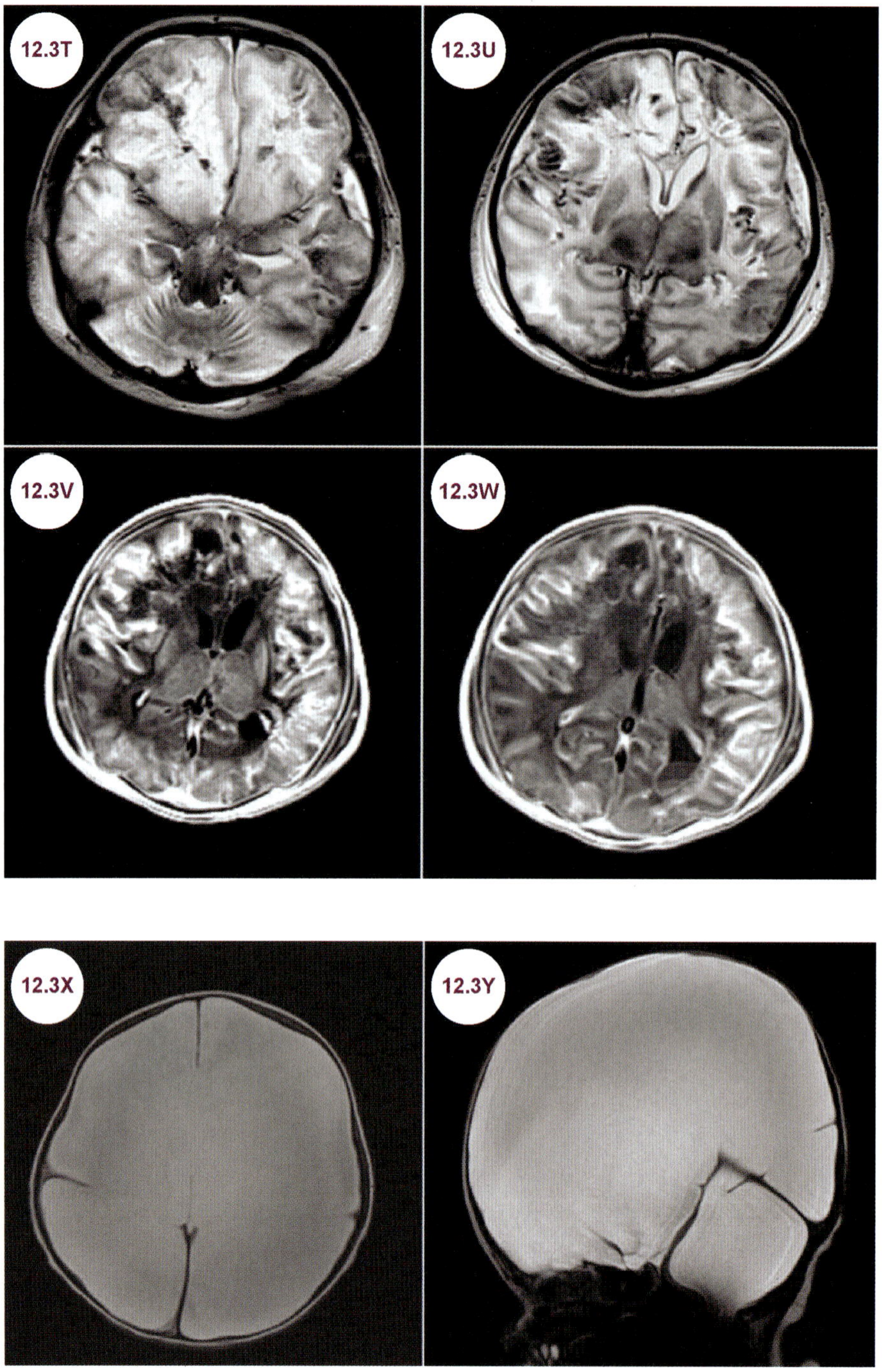

图 12.3T~Y (T~W)1 例多囊性脑病患者，轴位 T2WI 和 T1WI 示弥漫性皮质信号异常，白质囊性变。(X，Y)1 例重度 HIE 患儿，轴位和矢状位 T2WI 示脑组织完全丧失。

经过一段时间，重症多囊性脑病患者可以出现坏死，脑实质本质上消失，只留下脑膜残余。

治疗

一些随机对照研究指出低温治疗对于足月儿和晚期早产儿的 HIE 患者是有益的，无论是足月儿还是早产儿，如果在出生 6 小时内开始治疗，有助于降低死亡率并能改善神经系统发育。

参考文献

1. Heinz ER, Provenzale JM. Imaging findings in neonatal hypoxia: a practical review. *AJR Am J Roentgenol*. January 2009;192(1):41–47.
2. Cabaj A, Bekiesińska-Figatowska M, Mądzik J. MRI patterns of hypoxic-ischemic brain injury in preterm and full term infants—classical and less common MR findings. *Pol J Radiol*. July–September 2012;77(3):71–76.
3. Jacobs SE, Berg M, Hunt R, Tarnow-Mordi WO, Inder TE, Davis PG. Cooling for newborns with hypoxic ischaemic encephalopathy. *Cochrane Database Syst Rev*. January 2013:1.
4. de Vries LS, Groenendaal F. Patterns of neonatal hypoxic–ischaemic brain injury. *Neuroradiology*. June 2010;52(6):555–566.
5. Douglas-Escobar M, Weiss MD. Hypoxic-ischemic encephalopathy: a review for the clinician. *JAMA Pediatr*. April 2015;169(4):397–403.

12.4　线粒体脑肌病，伴乳酸中毒及卒中样发作(MELAS)

病史

患者，男，10 岁，出现急性视力丧失和头痛。2 年前出现过类似情况。检查发现患者有右侧同向性偏盲。

诊断：线粒体脑肌病，伴乳酸中毒及卒中样发作(MELAS)

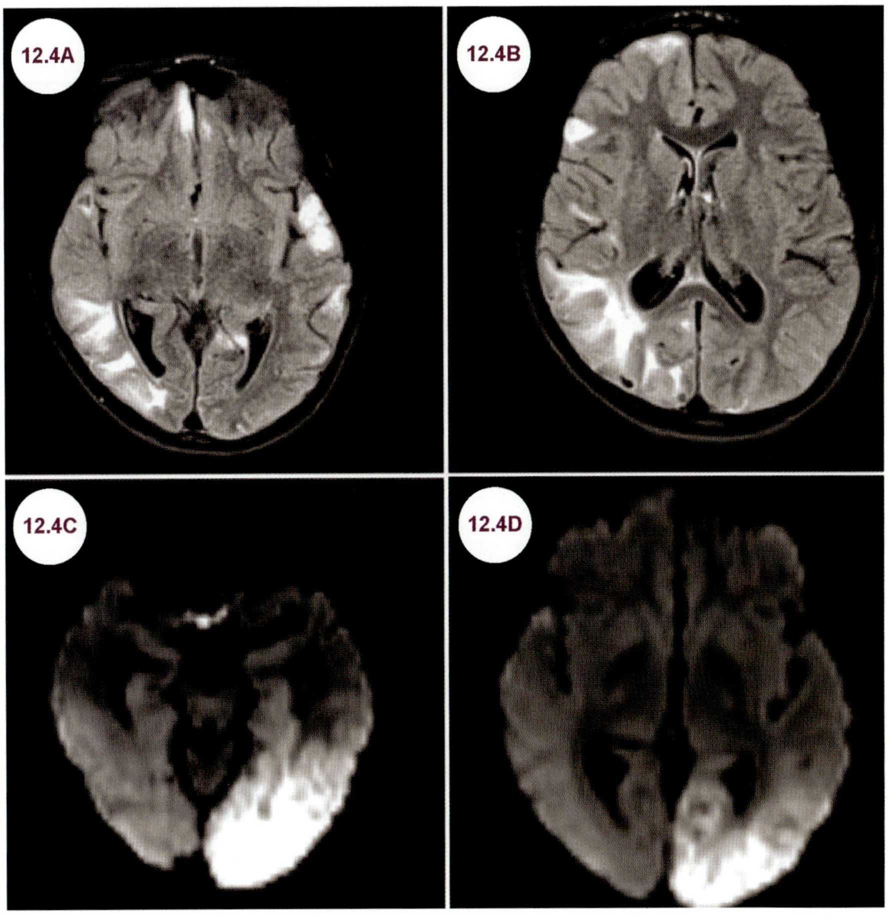

图 12.4A~D　1 例 MELAS 患者，轴位 FLAIR 和 DWI 示左侧颞叶、枕叶急性梗死，右侧枕叶、额叶及双颞叶陈旧性病变。

概述

MELAS 是一种少见的线粒体疾病，由多个不同的基因突变引起。线粒体疾病系母系遗传性疾病，因此男女均可患病。

临床表现

好发于 40 岁以下人群，临床表现有肌无力、肌痛、头痛、食欲减退、呕吐和抽搐。患者出现卒中样表现，之所以如此命名是因为病变并不在特定的血管供血区。临床上，发作表现为轻度偏瘫、脑病、失聪、视野缺损、失语和头痛。尽管初期这些症状都是暂时的，但随着时间的延续会出现永久性的损害。可发生全身性发作或局灶性发作。疾病晚期多表现为痴呆。

乳酸中毒可以导致肌肉疼痛、无力、痉挛、疲乏的症状，以及胃肠道功能紊乱（呕吐、失禁、腹痛）和呼吸困难。

神经系统外的症状包括内分泌紊乱、身材矮小、肾损害、心功能障碍。

影像学表现和诊断

MRI 显示梗死，主要位于顶叶、枕叶和颞叶后部，对称或不对称分布，急性梗死显示弥散受限。

基底节区钙化常见于老年患者，CT 检查能很好显示。

MR 波谱可以显示乳酸峰增高，即使在脑内影像表现与脑脊液（CSF）均正常的情况下也可出现。

肌肉活检可以发现典型的破碎的红色纤维。

血清乳酸升高。

治疗

该病呈进展性，最终死亡。尽管缺少对照实验，但补充一些抗氧化剂显示有效，包括 CoQ10、左旋肉碱（L-carnitine）、瓜氨酸、精氨酸、维生素 K_3 和维生素 K_1。MELAS 患者存在与一氧化二氮相关的血管舒张功能下降，这可能是未来治疗的一个靶点。目前主要还是针对癫痫和其他一些症状的对症治疗。

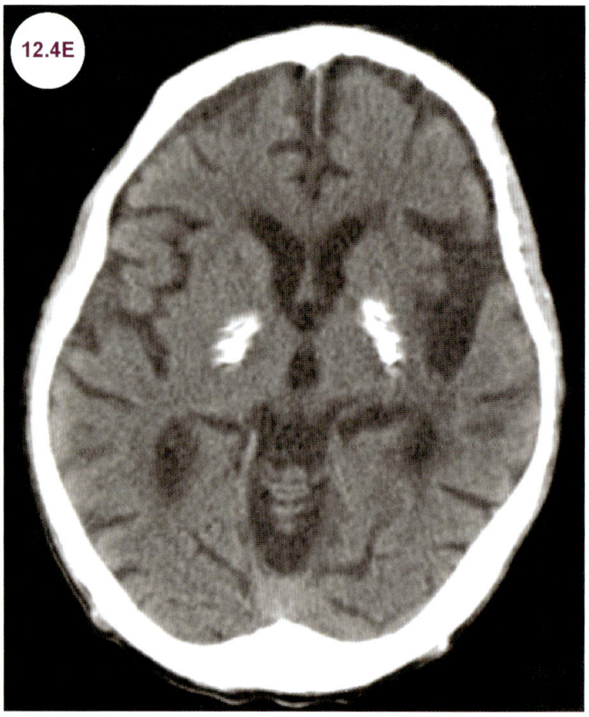

图 12.4E 轴位 CT 显示双侧基底节区钙化。

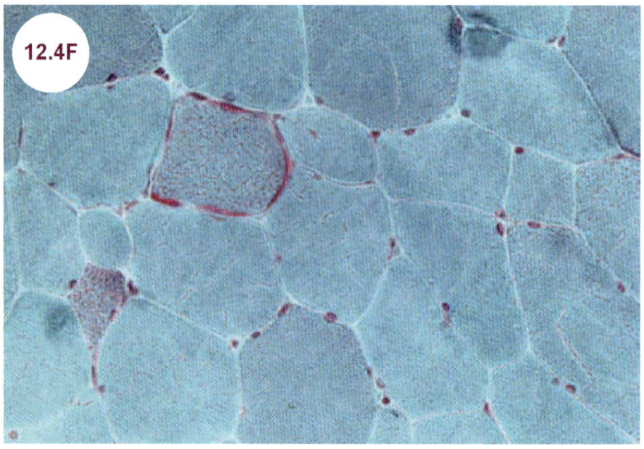

图 12.4F 1 例 MELAS 患者，Gomori 三色染色显示破碎的红色纤维（photo credit Nephron）。

参考文献

1. Santa KM. Treatment options for mitochondrial myopathy, encephalopathy, lactic acidosis, and stroke-like episodes (MELAS) syndrome. *Pharmacotherapy*. November 2010;30(11):1179–1196.
2. El-Hattab AW, Emrick LT, Chanprasert S, Craigen WJ, Scaglia F. Mitochondria: role of citrulline and arginine supplementation in MELAS syndrome. *Int J Biochem Cell Biol*. March 2014;48:85–91.
3. El-Hattab AW, Adesina AM, Jones J, Scaglia F. MELAS syndrome: Clinical manifestations, pathogenesis, and treatment options. *Mol Genet Metab*. September–October 2015;116(1–2):4–12.
4. Koga Y, Povalko N, Nishioka J, Katayama K, Yatsuga S, Matsuishi T. Molecular pathology of MELAS and L-arginine effects. *Biochim Biophys Acta*. May 2012;1820(5):608–614.
5. El-Hattab AW, Emrick LT, Craigen WJ, Scaglia F. Citrulline and arginine utility in treating nitric oxide deficiency in mitochondrial disorders. *Mol Genet Metab*. November 2012;107(3):247–252.

12.5　视隔发育不良

病史

患儿,2 岁,身材矮小,在婴儿期就出现过眼球震颤。

诊断:视隔发育不良

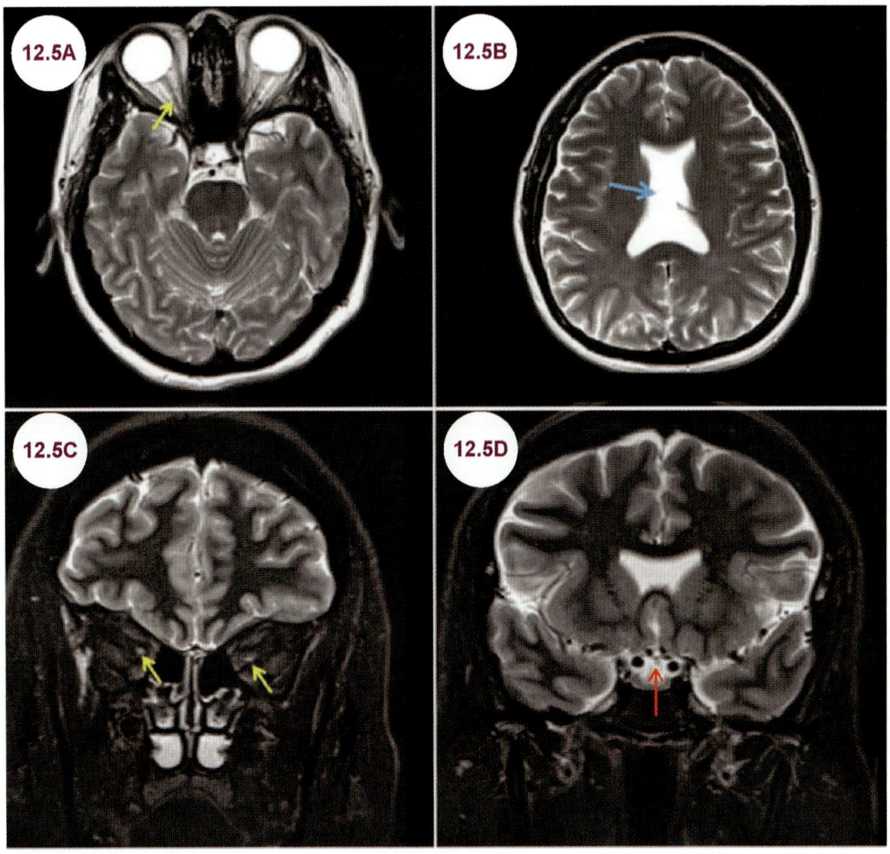

图 12.5A~D　轴位和冠状位 T2WI 示视神经(黄色箭头)和视交叉(红色箭头)萎缩及透明隔缺如(蓝色箭头)。

概述

视隔发育不良(SOD)是一种先天性疾病,主要特征包括:

- 透明隔缺如。
- 视神经发育不良。
- 垂体发育不良。

3 个特征中符合两点即可诊断,只有大约 1/3 的患者会出现以上全部征象。

该病少见,每 1 万例新生儿中约有 1 例。

病因不是唯一的,目前认为与产妇低龄、糖尿病、妊娠期服用毒品以及某些药物有关。大多数是散发病例,但是在一些家庭,遗传因素也被证实。

临床表现

该病的临床表现多样,患者出现不同程度的视觉功能障碍，从轻度视力下降到完全失明，在婴儿期常见眼球震颤。与之相似，垂体-下丘脑轴功能障碍的症状也表现多样。生长激素缺乏是最常见的症状，严重病例会出现全垂体功能减退；新生儿可以出现黄疸和低血糖症；一些患者会出现癫痫发作；大多数患者会出现认知障碍，但部分患者可智力正常。

影像学表现和诊断

SOD 引起的变化在 MRI 上显示最佳。可以直接显示透明隔缺如、垂体柄发育不良和视神经/视交叉的发育不良。

50%的患者伴脑裂畸形、前脑无裂畸形以及大脑皮层发育畸形，例如小脑回畸形和皮层发育不良。

治疗

垂体激素的替代治疗联合抗癫痫药物是目前主要的治疗方法。

参考文献

1. Maurya VK, Ravikumar R, Bhatia M, Rai R. Septo-optic dysplasia: Magnetic Resonance Imaging findings. *Med J Armed Forces India*. July 2015;71(3):287–289.
2. Shammas NW, Brown JD, Foreman BW, Marutani DR, Maddela D, Tonner D. Septo-optic dysplasia associated with polyendocrine dysfunction. *J Med*. 1993;24(1):67–74.
3. Campbell CL. Septo-optic dysplasia: a literature review. *Optometry*. July 2003;74(7):417–426.

12.6 Aicardi 综合征

病史

患儿，4 个月，主要表现为婴儿期痉挛。

诊断：Aicardi 综合征

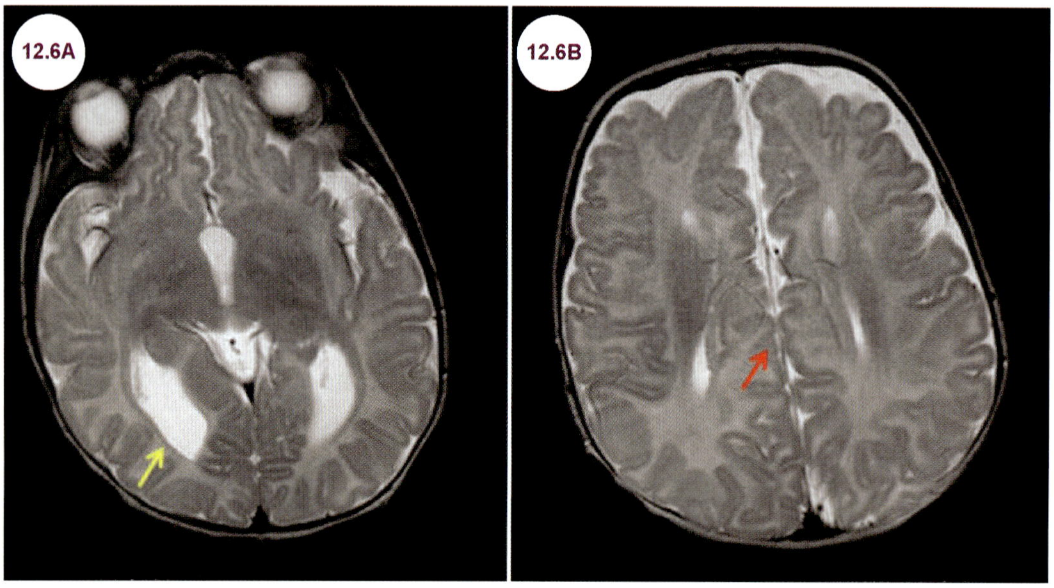

图 12.6A,B (A~C)轴位 T2WI 和矢状位增强 T1WI 示胼胝体缺如（红色箭头），侧脑室枕角扩大（黄色箭头），以及轻度小脑发育不良。（待续）

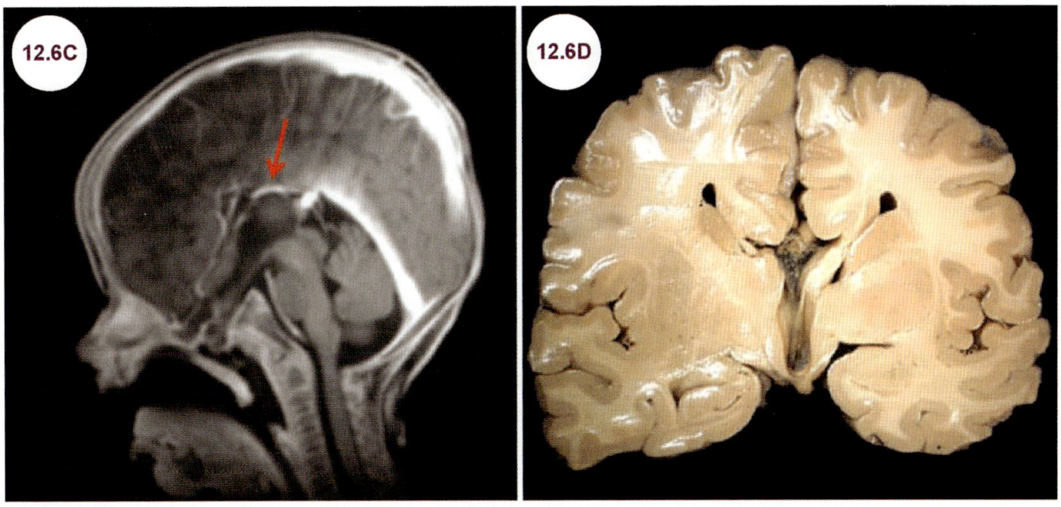

图 12.6C,D (D)大体病理标本示胼胝体缺如。

概述

Aicardi 综合征是一类少见的 X 连锁遗传性发育障碍性疾病。该病以女性患者居多,因为该病对于男性患者是致命的,但基因组型为 47XXY 者除外(Klinefelter 综合征)。所有病例均为散发。

在新生儿中,其发病率<1/10 万。

临床表现

临床表现主要取决于眼睛、脑和脊髓的病理改变,严重程度不等。

婴儿痉挛是最常见的特征性表现,多出现在患儿出生后 5 个月左右。痉挛呈进展性,并且药物难以控制。常见表现还有智力障碍和小头畸形。

脉络视网膜陷窝是邻近视盘视网膜色素层的小孔,在中脑导水管狭窄时出现。其他眼部异常包括小眼畸形(眼睛小或者发育不良)和视神经缺损(视神经的一个裂隙或穿孔)。失明常见。

在脊柱,脊柱侧弯和脊柱裂同面部畸形一样是很常见的。

许多患者会出现胃肠道失调,例如反酸、便秘和进食困难。

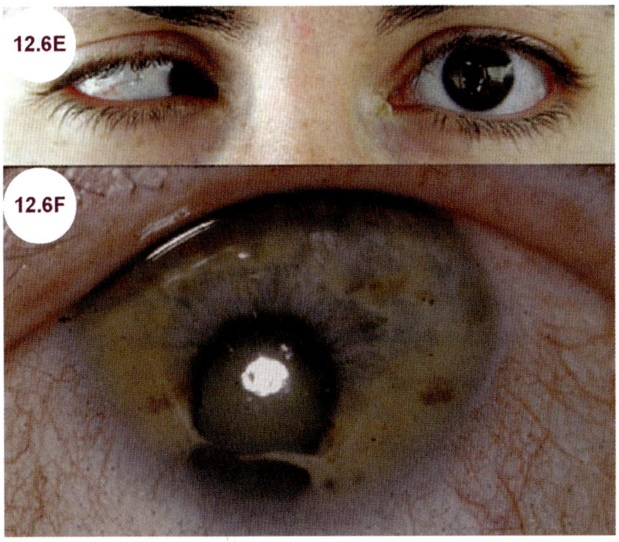

图 12.6E,F (E)右眼小眼畸形(image credit Etan J. Tal)。(F)缺损(image credit National Eye Institute)。

影像学表现和诊断

胼胝体发育不良或畸形是特征性征象。90%以上病例会出现小脑发育不良。其他表现包括小头畸形、多小脑回脑穿通畸形囊肿和空洞脑(侧脑室枕角扩大)。

治疗

该病无直接治疗手段。治疗主要包括控制痉挛及对发育迟缓的治疗。脑穿通囊肿需要手术引流,脑积水需要分流。

参考文献

1. Crow YJ. Aicardi-Goutières syndrome. *Handb Clin Neurol.* 2013;113:1629–1635.
2. Crow YJ, Livingston JH. Aicardi-Goutières syndrome: an important Mendelian mimic of congenital infection. *Dev Med Child Neurol.* June 2008;50(6):410–416.
3. Hopkins B, Sutton VR, Lewis RA, Van den Veyver I, Clark G. Neuroimaging aspects of Aicardi syndrome. *Am J Med Genet A.* November 2008;146A(22):2871–2878.

12.7 Joubert 综合征

病史

患儿,2 岁,表现为发育迟缓和巨头畸形,患儿肌张力降低,但检查中反射活跃。

诊断:Joubert 综合征

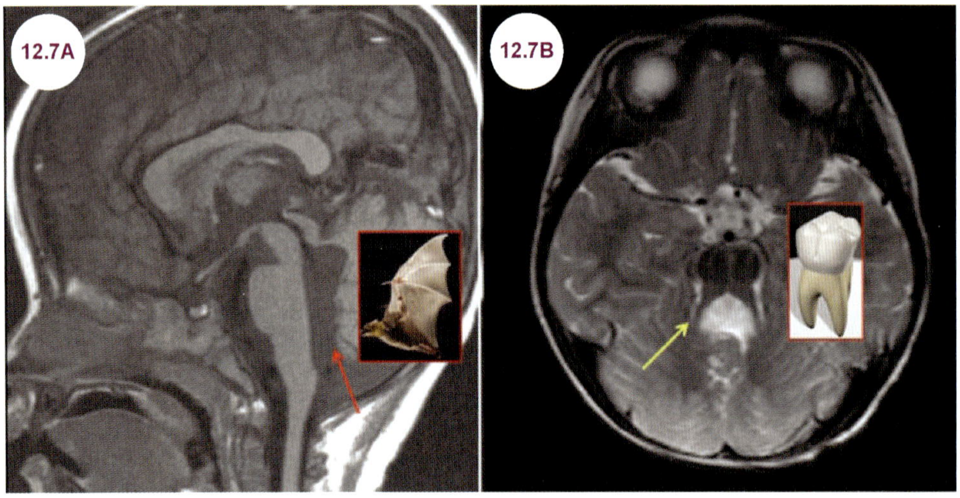

图 12.7A,B 矢状位 T1WI 和轴位 T2WI 示小脑蚓部萎缩,使四脑室形成“蝙蝠翼样”表现(红色箭头)和“臼齿样”征象。小脑齿状核发育不良(黄色箭头)。

概述

Joubert 综合征是一种纤毛疾病,是细胞纤毛的遗传性疾病,可以引起脑干发育异常和小脑蚓部萎缩。

其发病率在新生儿中为 1/100 000~1/80 000。它是一种常染色体隐性遗传性疾病,已经发现至少 20 个基因位点。

临床表现

婴儿期表现为张力减退,到儿童期可进展为共济失调。其他临床体征包括发作性呼吸急促或缓慢,眼球震颤和眼球平滑追踪较差。

面部典型的特征包括前额宽、拱形眉毛、上睑下垂、眼距宽、低位耳、唇裂或腭裂、三角形口。一些患者会有多指趾畸形和肝肾功能紊乱。近 50%的患者会有视网膜发育不良。智力障碍常见,中到重度不等。

影像学表现和诊断

小脑蚓部萎缩导致第四脑室扩大,在矢状位图像表现为“蝙蝠翼样”,在轴位图像上,脑干形状表现为“臼齿样”。常会有小脑半球和下橄榄核的发育不良或异位。

治疗

该病无直接的治疗方法,物理疗法、职业疗法和语言疗法是主要的治疗手段。

参考文献

1. Kumandas S, Akcakus M, Coskun A, Gumus H. Joubert syndrome: review and report of seven new cases. *Eur J Neurol*. August 2004;11(8):505–510.
2. Brancati F, Dallapiccola B, Valente EM. Joubert Syndrome and related disorders. *Orphanet J Rare Dis*. July 2010;5:20.

12.8　法布里病

病史

患者，男，9 岁，表现为踢球时和吃饭时腿部疼痛。

诊断：法布里病

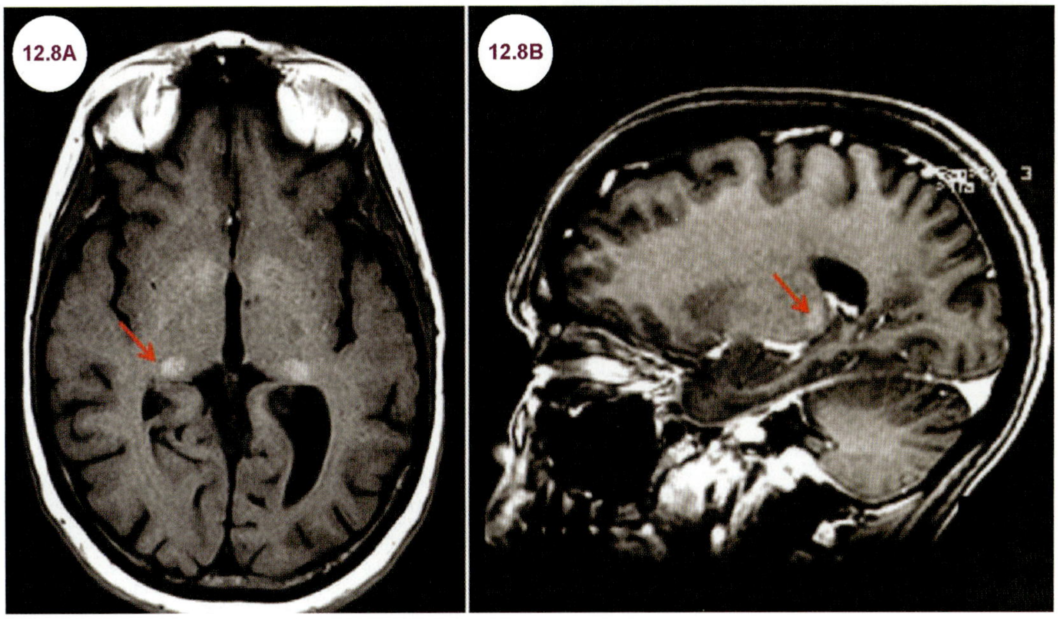

图 12.8A，B　轴位和矢状位 T1WI 示丘脑枕核圆形高信号影(红色箭头)。

概述

法布里病是由 α-半乳糖苷酶 A（GLA）缺陷所致，其会降解一种叫作“酰基鞘鞍醇三己糖”的脂质。不完全降解会导致有害的脂质贮积在心脏、眼睛、肾脏和神经系统的血管壁。

它是一种 X 连锁的脂质贮积病，发病率在男性中为 1/60 000~1/40 000。然而，在遗传了单一变异的 GLA 基因的女性中具有较高的发病率，但是症状较轻，发病年龄较高。

临床表现

该病多发生在儿童和青少年，症状包括：

- 肢端感觉异常：四肢出现疼痛和灼烧感，在发热和运动时加重。
- 胃肠道疼痛：脂质贮积在胃肠道的微血管，阻碍血液流动，引起疼痛。
- 肾功能不全。
- 心肌病。
- 无汗症：出汗减少或消失。
- 听力丧失和耳鸣。
- 自主神经功能障碍：患者出汗减少。
- 皮肤血管角质瘤：在腹部、臀部、大腿和腹股沟区可见小的、暗红色或紫色丘疹。
- 眼部病变：角膜浑浊和角膜血管化，表现为角膜下方睑裂区域出现漩涡状的金棕色或灰色物质沉积。

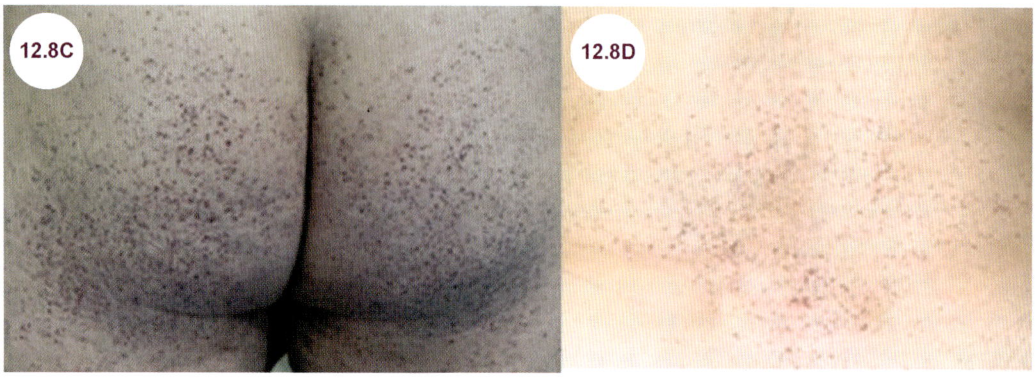

图 12.8C,D 皮肤血管角质瘤(image credit Dominique P. Germain)。

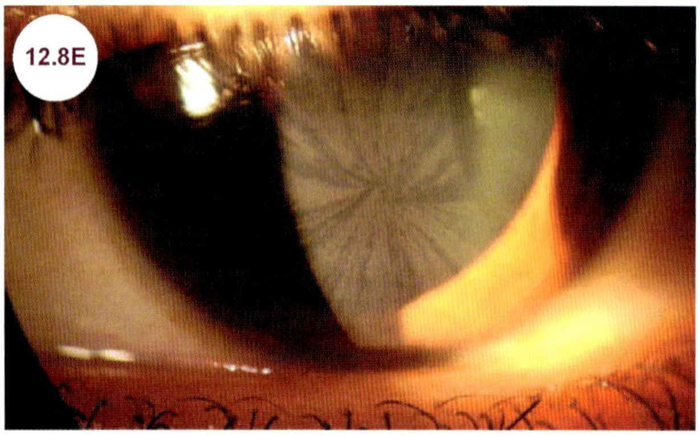

图 12.8E 角膜血管化(image credit Alessandro P Burlina, Katherine B Sims, Juan M Politei, Gary J Bennett, Ralf Baron, Claudia Sommer, Anette Torvin Mϕller, and Max J Hilz: Early diagnosis of peripheral nervous system involvement in Fabry disease and treatment of neuropathic pain: the report of an expert panel. In: BMC Neurology 2011, 11:61)。

影像学表现和诊断

平扫 T1WI 上显示丘脑枕核高信号。即所谓的"丘脑枕"征,该征象也可见于其他疾病,例如亚急性海绵状脑病。

明确诊断有赖于检测白细胞中活性 α-半乳糖苷酶的水平。

治疗

用羟化酶 α-半乳糖苷酶替代治疗是主要的治疗方法。许多患者需要透析或肾移植。平均寿命会因卒中、心脏病发作、肾衰竭等缩短数十年。

参考文献

1. Mehta A, Beck M, Eyskens F, et al. Fabry disease: a review of current management strategies. *QJM*. September 2010;103(9):641–659.
2. Laney DA, Peck DS, Atherton AM, et al. Fabry disease in infancy and early childhood: a systematic literature review. *Genet Med*. May 2015;17(5):323–330.
3. Schaefer RM, Tylki-Szymańska A, Hilz MJ. Enzyme replacement therapy for Fabry disease: a systematic review of available evidence. *Drugs*. November 2009;69(16): 2179–2205.

12.9 泛酸激酶相关的神经变性类疾病

病史

患者,7 岁,表现为双腿僵硬导致行走困难。

诊断:泛酸激酶(PANK)相关的神经变性类疾病

见图 12.9A。

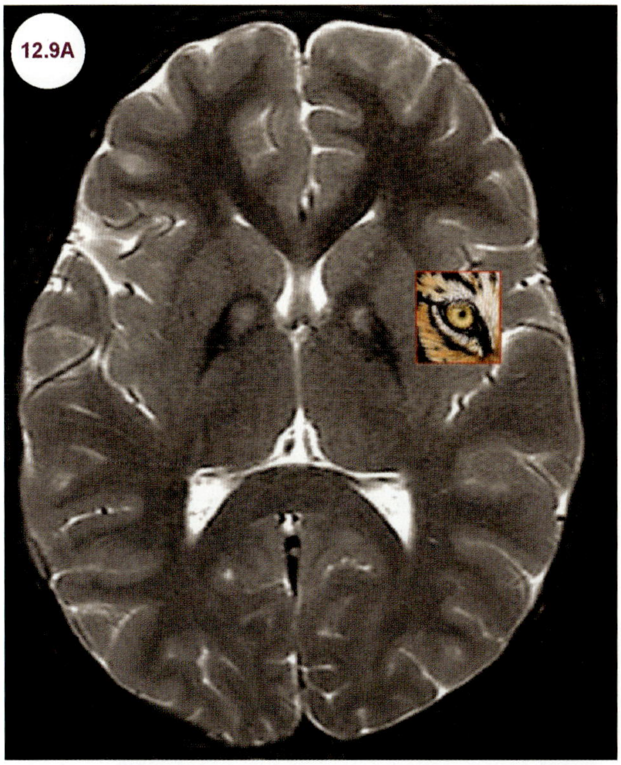

图 12.9A 轴位 T2WI 示双侧苍白球信号降低，中心呈高信号，即“虎眼”征。

概述

泛酸激酶相关的神经变性类疾病（又称苍白球黑质色素变性）是一种少见的常染色体隐性遗传性疾病，是由位于 20 号染色体上的泛酸激酶（PANK2）突变所致。它是形成辅酶 A 所必需的，且在线粒体内非常活跃。

该酶的缺陷导致 N-泛酸盐半胱氨酸和泛酰硫氢乙胺的贮积，转而会引起铁螯合物在大脑中沉积，尤其在苍白球和黑质。该病是家族性的脑内铁质沉积神经变性疾病中最常见的一种。

该病罕见，在人群中发病率为 1/100 万~3/100 万。

临床表现

该病在儿童期起病，多见于 6 岁以下儿童。步态不稳是常见症状，患者随后发展呈肌张力障碍和多种帕金森病症状（僵硬、震颤）、吞咽困难、构音障碍和进行性认知障碍。在大多数患者，色素性视网膜炎可引起夜盲症，并最终发展为完全失明。体格检查常可发现肢体痉挛并延伸至脚趾。

大约 25%的患者表现不典型。他们在 10 岁以后，有些甚至迟至 40 岁后才出现症状，表现为言语障碍和精神异常。这些患者中出现视网膜功能障碍的情况较少，且疾病的进展更缓慢。

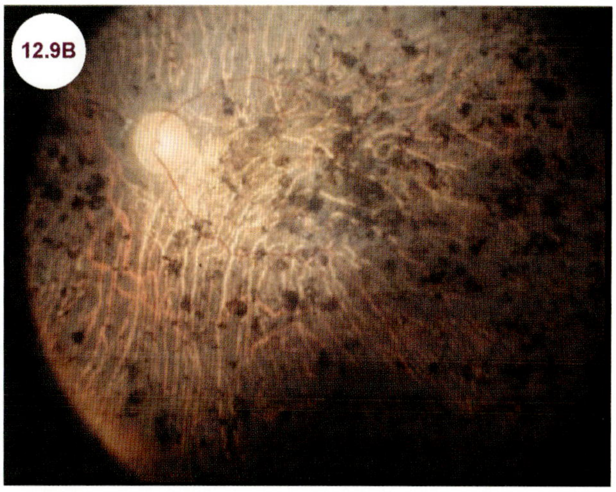

图 12.9B 眼底检查显示色素视网膜炎典型征象（image credit Christian Hamel）。

影像学表现和诊断

T2WI 相显示苍白球和黑质网状带低信号，在苍白球内侧中心会有高信号，形成“虎眼”征。在一些严重的患者，还会出现尾状核头部萎缩。

眼底检查可以发现视神经苍白、视网膜色素沉积和色素视网膜炎中视网膜血管变细的特点。

基因检查可以明确诊断。

治疗

目前尚无直接有效的治疗方法，主要通过一些物理和专业疗法来缓解症状。口周肌张力障碍可导致舌头损伤，严重者需要拔牙。继发感染对于年轻患者来说可能是致命的。

参考文献

1. Hayflick SJ. Unraveling the Hallervorden-Spatz syndrome: pantothenate kinase-associated neurodegeneration is the name. *Curr Opin Pediatr*. December 2003;15(6):572–577.
2. Hayflick SJ, Hartman M, Coryell J, Gitschier J, Rowley H. Brain MRI in neurodegeneration with brain iron accumulation with and without PANK2 mutations. *AJNR Am J Neuroradiol*. June–July 2006;27(6):1230–1233.
3. Thomas M, Hayflick SJ, Jankovic J. Clinical heterogeneity of neurodegeneration with brain iron accumulation (Hallervorden-Spatz syndrome) and pantothenate kinase-associated neurodegeneration. *Mov Disord*. January 2004;19(1):36–42.
4. Gregory A, Hayflick SJ. Pantothenate Kinase-Associated Neurodegeneration. *Gene Reviews*. http://www.ncbi.nlm.nih.gov/books/NBK1490.

12.10 多小脑回畸形

病史

患者,4 岁,表现为发育迟缓和部分性癫痫发作。

诊断:多小脑回畸形

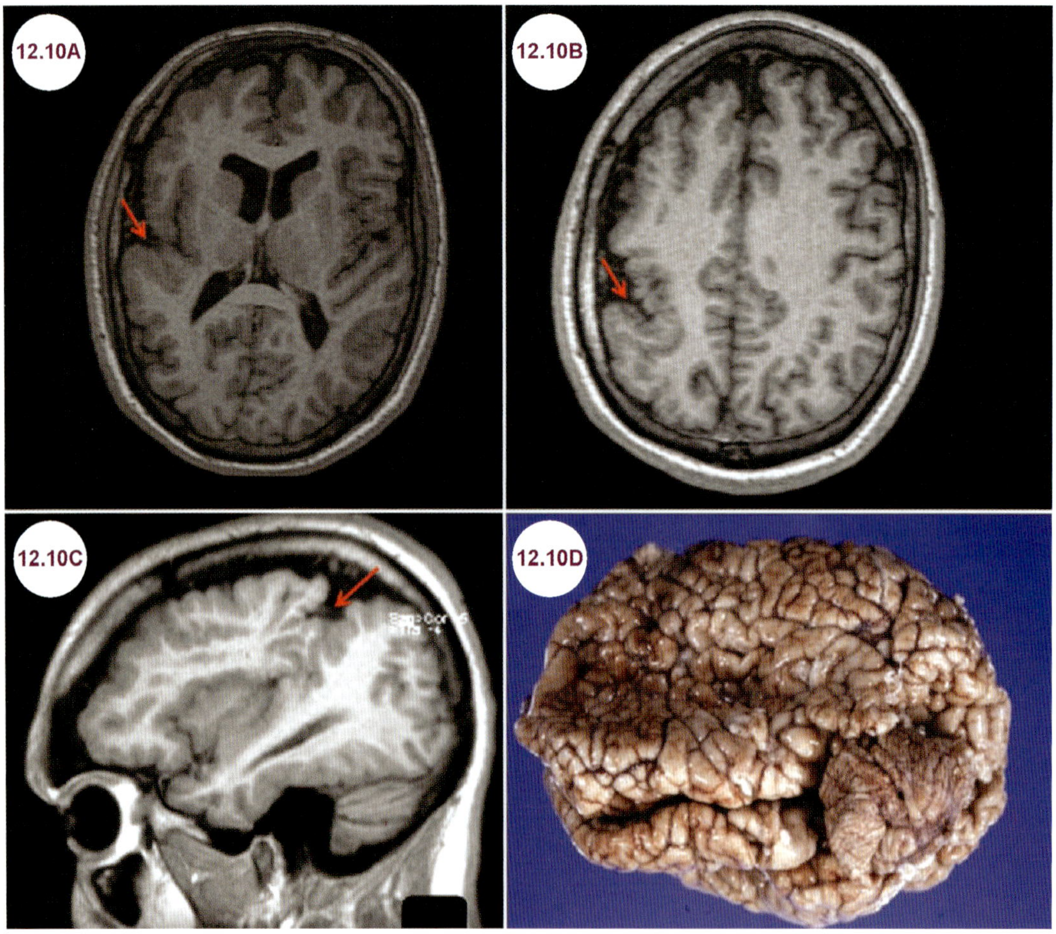

图 12.10A~D (A~C)轴位和矢状位 T1WI 示右侧外侧裂周围多小脑回畸形(红色箭头)。(D)多小脑回畸形的大体标本。(Source:www.wikidoc.org/index.php/File:Arnold-Chiari_Malformation_0003.jpg)

概述

多小脑回畸形(PMG)是一种皮层神经元组织异常疾病，其被认为由妊娠第 20 周后所发生的神经元移行异常所致。在 PMG,多发的、小的脑回被浅的脑沟所分隔,皮层呈现不规则、锯齿状或类似卵石状的外观。累及范围可小可大,单侧或双侧。最严重的病例中全脑均可受累。

典型的或特发的 PMG 多位于外侧裂周围，该区域更容易受宫内缺血性损伤的影响。约 50%的患者为双侧病变,但通常不对称。继发性 PMG 多是由巨细胞病毒(CMV)感染所致。程度从轻至重度不等,重度病例会合并脑裂畸形和小头畸形。

也有报道该病与一些遗传综合征相关，包括 22q11.2 缺失综合征、Aicardi 综合征、眼脑皮肤综合征、Adams-Oliver 综合征、Joubert 综合征、Galloway-Mowat 综合征和 Zellweger 综合征。在这些病例中,典型表现为双侧、对称性。还有一种严重的类型,称为双侧额顶叶 PMG,已知是由 GPR56 基因突变所致,系常染色体隐性遗传。

临床表现

临床表现多样，取决于皮层累及的部位和程度。多数重症病例可出现脑病、痉挛性瘫痪、小脑功能障碍、吞咽困难、不良共轭凝视、精神发育迟缓和药物难治性癫痫。

单侧局灶性 PMG 患者症状较轻，可能仅表现为语言稍迟缓,甚至完全正常。

影像学表现和诊断

在 MRI 上,皮层呈锯齿状或增厚,但信号正常。白质体积减小,灰白质交错表现减少。在 T2WI 上白质信号增高反映髓鞘形成不良。其他影像表现包括皮层变薄,脑沟异常加深或变浅,白质体积减小,脑室扩大,半球间联合变薄,大脑脚、脑桥、延髓锥体发育不良,髓鞘形成延迟,血管发育异常。

T2WI 上明显的白质高信号，尤其在皮层下和脑室周围区域,高度提示是 CMV 感染。钙化多见于先天性 CMV 感染的患者。

45%的患者会出现异常脑电图(EEG),异常主要在额叶和颞叶。EEG 异常的严重程度与皮层异常累及的范围有关。PMG 与睡眠脑电癫痫状态相关,但癫痫发作并非患者的主要特征。

治疗

治疗方法为对症治疗，主要目的是控制癫痫发作,但是许多患者属于药物难治性癫痫。

参考文献

1. Teixeira KC, Montenegro MA, Cendes F, et al. Clinical and electroencephalographic features of patients with polymicrogyria. *J Clin Neurophysiol*. June 2007;24(3):244–251.
2. Stutterd CA, Leventer RJ. Polymicrogyria: a common and heterogeneous malformation of cortical development. *Am J Med Genet C Semin Med Genet*. June 2014;166C(2):227–239.
3. Guerrini R. Polymicrogyria and epilepsy. *Epilepsia*. February 2010;51(Suppl. 1):10–12.

12.11　菱脑融合畸形

病史

患者,3 岁,表现为认知障碍和面部畸形。

诊断:菱脑融合畸形

见图 12.11A,B。

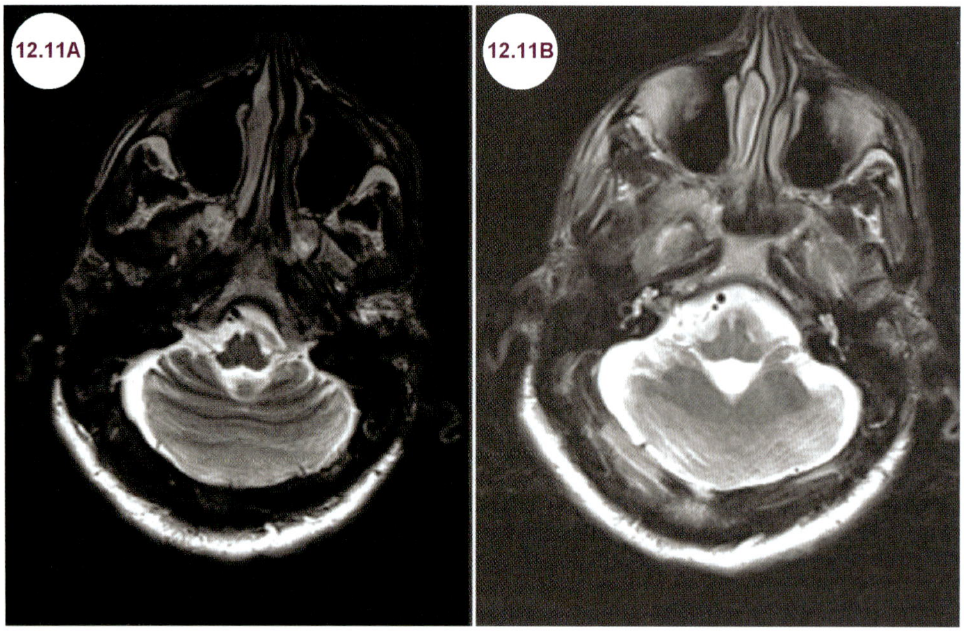

图 12.11A,B　轴位 T2WI 示单叶小脑半球，可见水平裂，小脑蚓部缺如。

概述

菱脑融合畸形是一种以小脑蚓部缺如，小脑半球、齿状核、小脑上脚融合为特征的先天性畸形。

临床表现

它可以与 2 个综合征合并发生。VACTERL 综合征包含脊柱畸形、肛门闭锁、心脏畸形、气管-食管瘘和(或)食管闭锁、肾脏和桡骨畸形、肢体缺陷。也可以作为 Gomez-Lopez-Hernandez 综合征的一部分出现，该综合征包括头顶脱发、三叉神经支配区麻木、认知障碍、身材矮小、颅缝早闭和面部畸形。该病也可以单独出现，患者会出现头颅畸形，例如塔颅畸形和脑积水。

影像学表现和诊断

病变严重程度不等，从小脑结和小脑蚓部轻度发育不良到完全缺如。MRI 显示小脑半球融合呈单一脑叶，伴水平裂。小脑蚓部发育不良或缺如，第四脑室扩大和变形。

其他特征包括脑室扩大，胼胝体、前联合、透明隔、嗅球、垂体后叶和视神经/视交叉的发育不良或缺如。部分患者可合并前脑无裂畸形。

治疗

无特异性治疗，大多数患者儿童期就会死亡，少数可存活至成年。

参考文献

1. Ishak GE, Dempsey JC, Shaw DW, et al. Rhombencephalosynapsis: a hindbrain malformation associated with incomplete separation of midbrain and forebrain, hydrocephalus and a broad spectrum of severity. *Brain*. May 2012;135(Pt. 5):1370–1386.
2. Toelle SP, Yalcinkaya C, Kocer N, et al. Rhombencephalosynapsis: clinical findings and neuroimaging in 9 children. *Neuropediatrics*. August 2002;33(4):209–214.
3. Tan TY, McGillivray G, Goergen SK, White SM. Prenatal magnetic resonance imaging in Gomez-Lopez-Hernandez syndrome and review of the literature. *Am J Med Genet A*. November 2005;138(4):369–373.
4. Barth PG. Rhombencephalosynapsis: new findings in a larger study. *Brain*. May 2012;135(Pt. 5):1346–1347.

12.12 脑裂畸形

病史

患儿,1 岁,表现为癫痫和发育迟缓,患儿头围在第 2 个百分位。

诊断:脑裂畸形

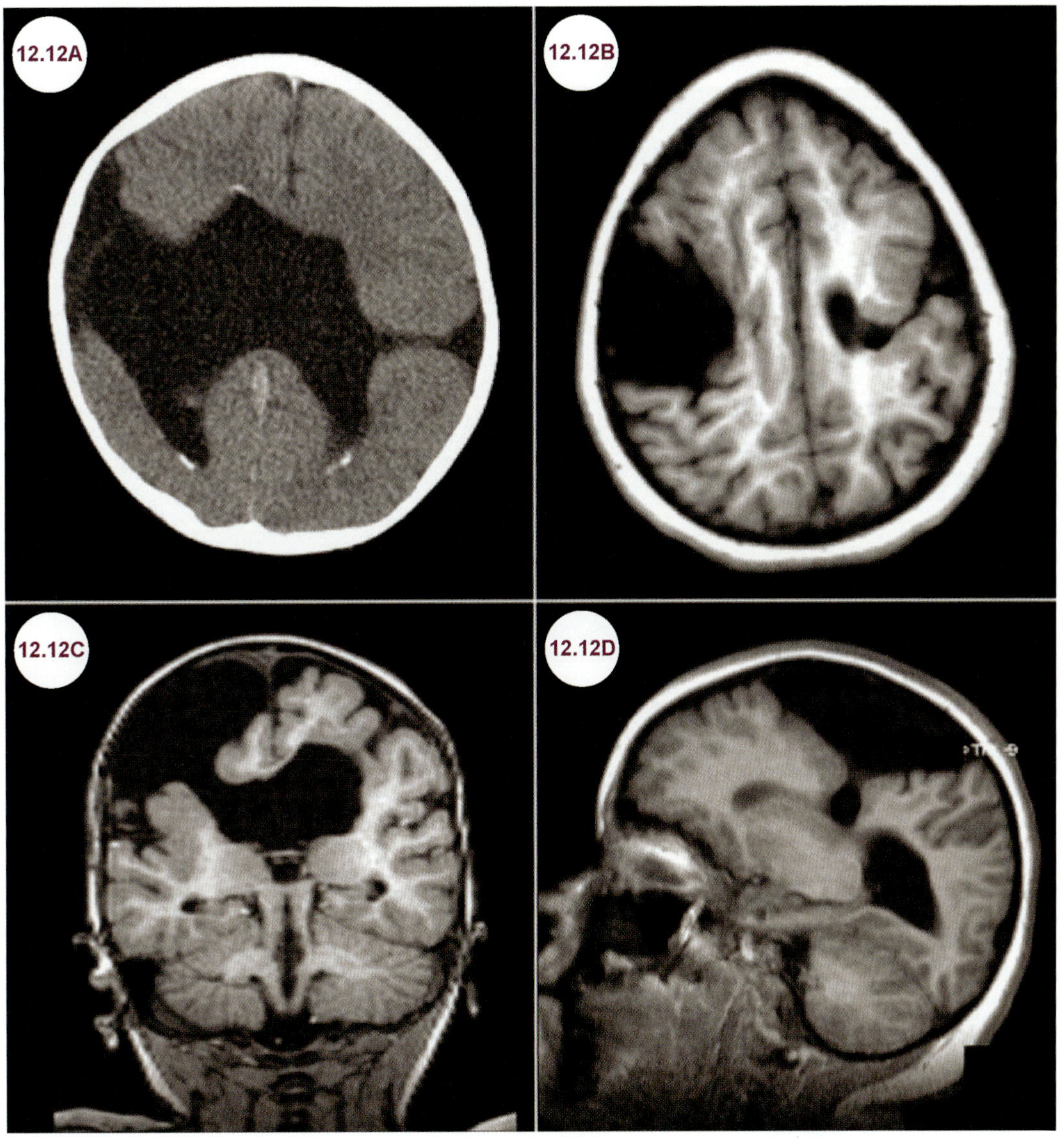

图 12.12A~D 轴位 CT 和轴位、矢状位、冠状位 T1WI 示双侧脑裂畸形。

概述

脑裂畸形是一种少见的皮层先天发育异常,导致脑内形成一个裂隙。其病因学认为是在宫内生发基质受到损害,导致神经元的迁移和分化受到阻碍。放射状排列的胶质细胞损伤阻碍了神经元向皮层的迁移。

准确的原因尚不清楚，但认为是继发于胎儿大脑梗死、感染或者是宫内毒素暴露。一些患者会出现COL4A1基因突变。

临床表现

大约20%的患儿是早产儿，表现为脑积水，后期症状包括癫痫、肌张力减退、痉挛性偏瘫或四肢瘫。癫痫是主要症状，且难以治疗，癫痫灶多位于脑裂畸形的裂隙周围。严重程度总体有一个范畴，重症患者占30%~50%，中度患者占35%，轻度患者占17%~25%。

双侧脑裂畸形伴严重的智力障碍和痉挛性脑瘫有关。这些患者常有小头畸形伴癫痫。相比之下，单侧脑裂患者智力可接近正常，且伴有对侧偏瘫。

影像学表现和诊断

神经影像可以显示脑内裂隙从侧脑室延伸至蛛网膜下隙，可以是双侧的或单侧的，对称或不对称。其中75%发生在额叶后部或顶叶。

根据影像表现分为两种类型。开唇型脑裂畸形：裂隙的壁由较宽的脑脊液间隙分隔开，脑脊液间隙连接蛛网膜下隙与脑室。闭合型脑裂畸形：裂隙的壁相互紧贴，细线状的脑脊液连接蛛网膜下隙和脑室。内

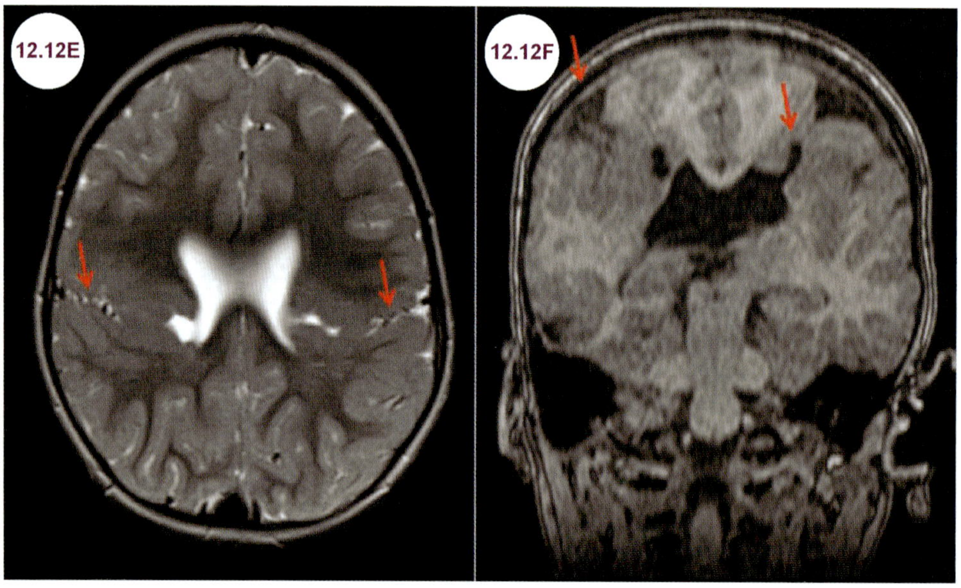

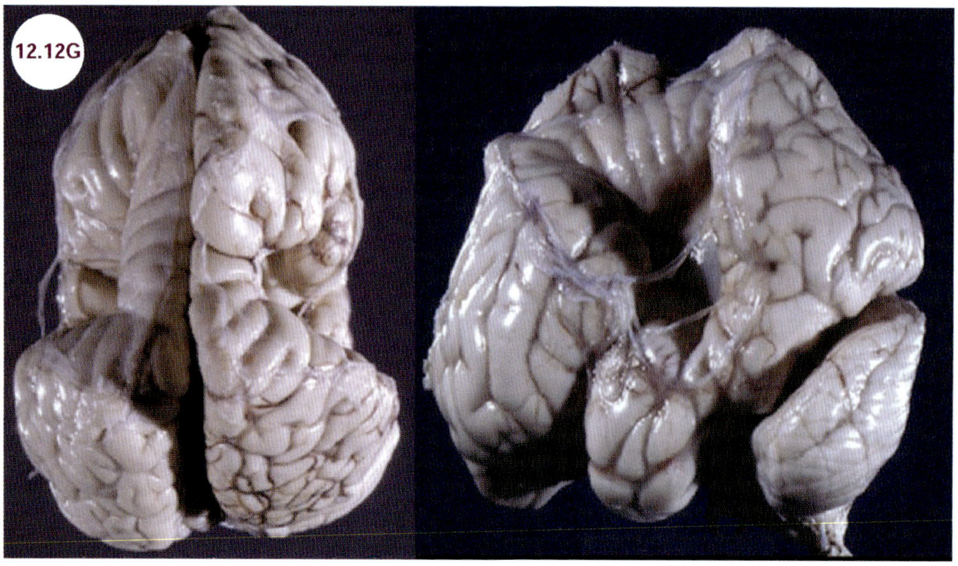

图12.12E~G (E,F)轴位T2WI和冠状位T1WI示双侧闭合性脑裂畸形(红色箭头)，并局部皮层发育不良。(G)双侧脑裂畸形的大体病理标本。

衬有发育不良的灰质，该点可以鉴别脑裂畸形和破坏性软化灶，例如脑穿通畸形。

皮层发育畸形常见，例如无脑回畸形和巨脑回畸形。

治疗

该病主要是一些支持性治疗，主要是抗惊厥的治疗、物理/心理治疗。多达 1/3 的患者，尤其是对有脑积水的患儿要进行分流术。

参考文献

1. Yoneda Y, Haginoya K, Kato M, et al. Phenotypic spectrum of COL4A1 mutations: porencephaly to schizencephaly. *Ann Neurol*. January 2013;73(1):48–57.
2. Abdel Razek AA, Kandell AY, Elsorogy LG, Elmongy A, Basett AA. Disorders of cortical formation: MR imaging features. *AJNR Am J Neuroradiol*. January 2009;30(1):4–11.
3. Spalice A, Parisi P, Nicita F, Pizzardi G, Del Balzo F, Iannetti P. Neuronal migration disorders: clinical, neuroradiologic and genetics aspects. *Acta Paediatr*. March 2009;98(3):421–433.

12.13　脑穿通畸形

病史

患儿，12 个月，表现为癫痫、认知迟缓、左侧肢体无力和痉挛状态。

诊断：脑穿通畸形

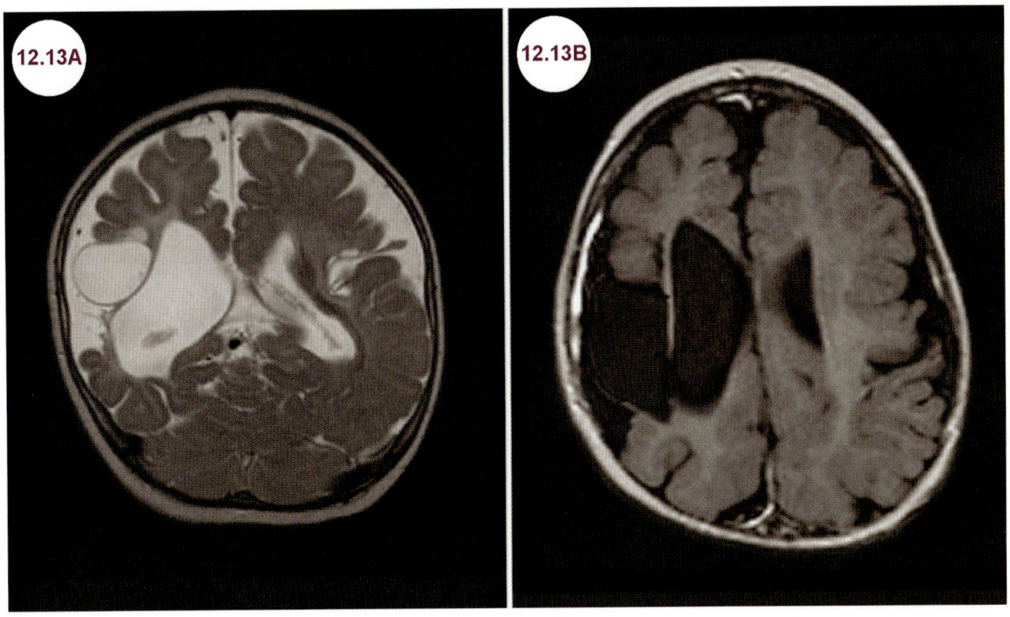

图 12.13A，B　(A~D)轴位 T2WI 和轴位、冠状位、矢状位 T1WI 示右侧一个穿通畸形囊肿，在大脑中动脉的分布区域。(待续)

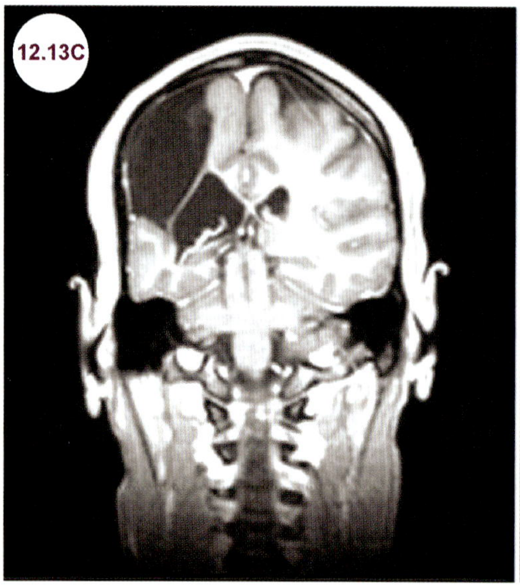

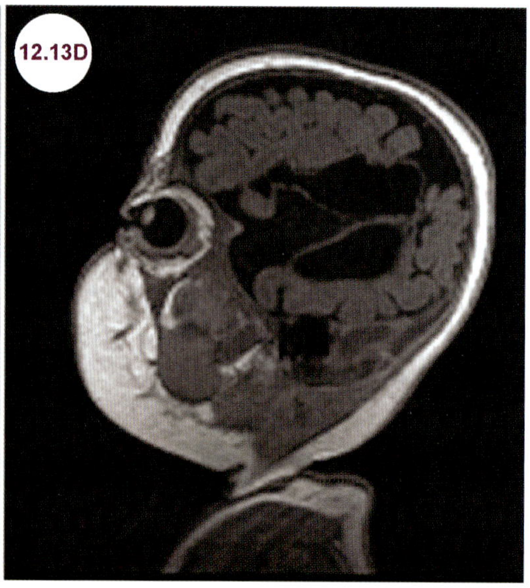

图 12.13(续) C,D

概述

脑穿通畸形是一种发生在大脑半球的、少见的、先天性的、充满脑脊液的囊腔。尽管存在不同的定义，大多数放射学家认为这是指连通脑室和蛛网膜下隙的囊性病灶。

大多是由于宫内大脑中动脉供血区的梗死，也可能是由于胎儿期感染、创伤或出血。

该病也与 COL4A1 基因突变有关，该基因编码胶原蛋白，对于血管壁基底膜的结构稳定性至关重要。该基因的突变可以使血管壁的脆性增加，并导致脑出血。

临床表现

脑穿通畸形囊肿的患者临床症状和严重程度各不相同。痉挛状态和癫痫是最常见的症状，且常出现在 1 岁以前。随着患者年龄增大，逐渐出现语言功能障碍、认知紊乱和运动障碍(常见的运动障碍有痉挛性偏瘫和张力减退)。

头围是多变的，可以正常、变小，或者由于囊性病灶的进行性增大，导致脑积水和巨头畸形。

影像学表现和诊断

无论哪种检查方法，囊性病灶的表现均与 CSF 信号一致。病灶最常见于 MCA 分布区域，沟通侧脑室与蛛网膜下隙。囊腔与侧脑室或蛛网膜下隙之间会有一层薄膜相分隔。脑穿通囊肿多内衬脑白质，然而脑裂畸形的囊腔由异位的灰质衬覆。

治疗

对症治疗，抗癫痫药治疗、物理治疗和专业治疗是主要的治疗手段。当有脑积水时，需要脑室系统分流。对于一些药物难治性癫痫患者，需要外科开窗治疗囊性病灶。

参考文献

1. Yoneda Y, Haginoya K, Kato M, et al. Phenotypic spectrum of COL4A1 mutations: porencephaly to schizencephaly. *Ann Neurol*. January 2013;73(1):48–57.
2. Verbeek E, Meuwissen ME, Verheijen FW, et al. COL4A2 mutation associated with familial porencephaly and small-vessel disease. *Eur J Hum Genet*. August 2012;20(8):844–851.

12.14 孔洞脑

病史

患儿,3 岁,表现为抽搐和语言发育迟缓,头围在第二个百分点。

诊断:孔洞脑

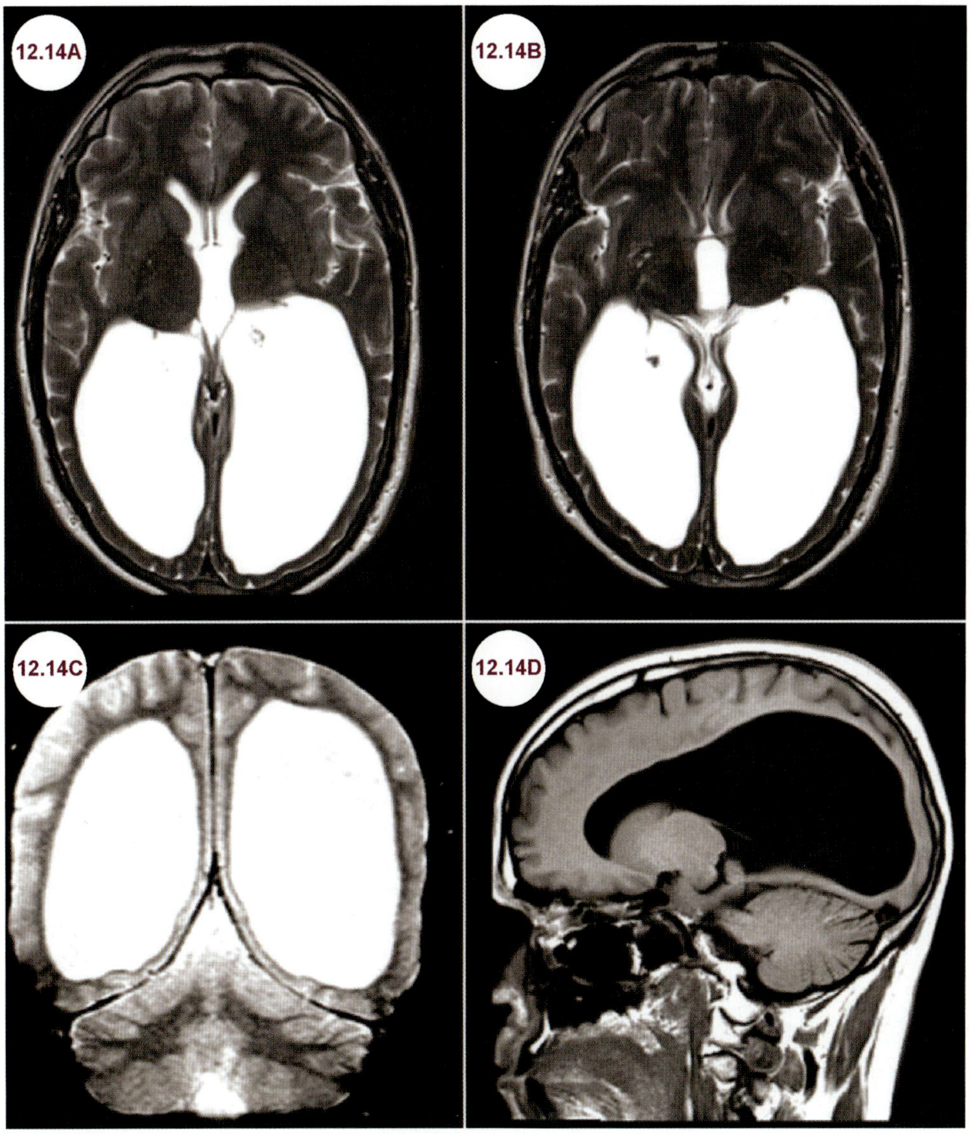

图 12.14A~D 轴位和冠状位 T2WI 和矢状位 T1WI 示枕角扩大而额角大小正常。

概述

孔洞脑是一种先天性病变,以侧脑室枕角扩大为主要表现,但是额角正常。这种扩大是由白质缺失导致的,而不是脑室内压力增高的结果。

主要见于以下两种情况:

- 主要的畸形是由层状皮层发育不良，皮层下异位，枕角内衬畸变的室管膜所致。
- 胼胝体压部缺如和白质发育不良致胼胝体发育不全与之相关。这一系列的发现常被作为 Aicardi 畸形的一部分出现。

继发于脑室周围白质软化者，伴脑室周围白质缺失，尤其在早产儿。后天性较常见，空洞脑与一些综合征和系统性疾病相关，例如 Zellweger（脑肝肾）综合征、半侧巨脑综合征和几种染色体疾病。

该病也可与胼胝体后部纤维发育不良相关，因此枕角扩大，可以是发育畸形的主要表现，也可以是宫内感染或脑室周围白质软化的结果。

临床表现

临床表现无特异性，出现不同程度的精神发育迟缓、抽搐、痉挛性双侧瘫痪以及视力丧失。可以出现眼距增宽，但并不意味着视力受损。小头畸形也很常见。

影像学表现和诊断

神经影像学显示枕角不成比例的扩大，而额角正常。

患有肌阵挛癫痫的患者，EEG 结果从正常到近似高度节律失常，常伴有双侧后枕部低压棘慢波。

治疗

主要是针对症状的一些支持治疗，与先天性脑积水不同，该病不需要外科干预。

参考文献

1. Noorani PA, Bodensteiner JB, Barnes PD. Colpocephaly: frequency and associated findings. *J Child Neurol*. April 1988;3(2):100–104.
2. Landman J, Weitz R, Dulitzki F, et al. Radiological colpocephaly: a congenital malformation or the result of intrauterine and perinatal brain damage. *Brain Dev*. 1989;11(5):313–316.

12.15 前脑无裂畸形

病史

患儿系新生儿，具有严重的面部畸形，出生后 1 周死亡。

诊断：前脑无裂畸形

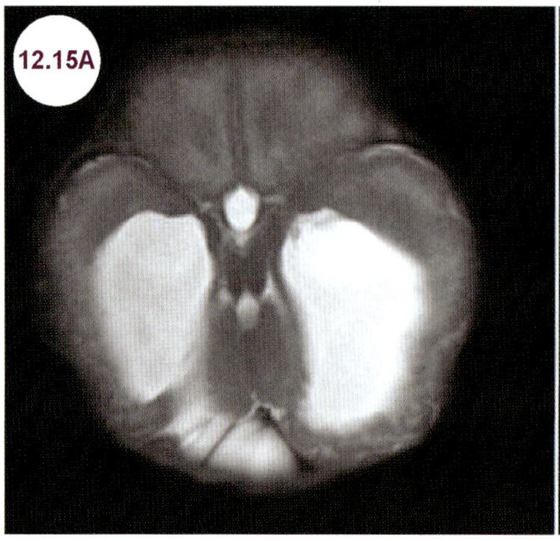

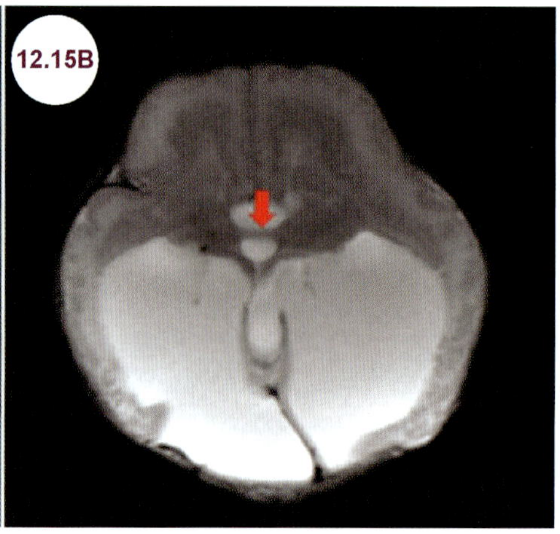

图 12.15A，B （A~D）轴位和矢状位 T2WI 示叶型前脑无裂畸形脑叶的特征性表现。丘脑融合（红色箭头）。（待续）

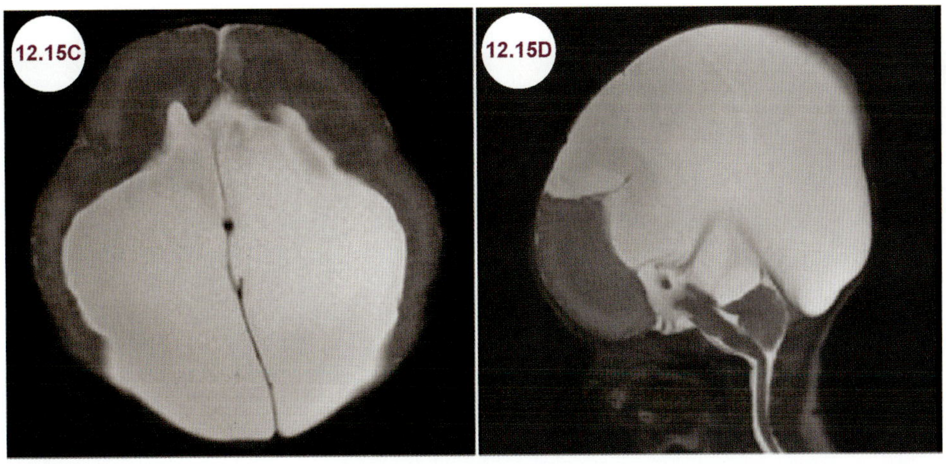

图 12.15(续)　C,D

概述

前脑无裂畸形是一种由胚胎期前脑分裂异常导致的双侧大脑半球不完全分离。在足月新生儿中发病率为 1/20 000~1/10 000。

根据裂隙的程度不同有 3 种形式：

- 无脑叶型：大脑半球纵裂完全消失所导致的小型脑，伴有中线区小囊泡。
- 半脑叶型：双侧大脑半球不完全分隔。
- 全脑叶型：有大量的证据说明脑的半球是分离的，脑接近正常。

大约 2/3 的患者属于无脑叶型，约 1/4 的患者为半脑叶型，其余则为全脑叶型。

约 50%的患者存在染色体异常，然而不到 25%的患者会伴有明确的综合征。在引起前脑无裂畸形的染色体异常中，第 13 对染色体异常占绝大多数。伴有骶骨发育不全的前脑无裂畸形是一种常染色体显性遗传，染色体基因位点位于 7p36.2。

临床表现

发育迟缓和运动障碍的程度与前脑无裂畸形的类型有关。大多数重症患儿(无脑叶型)为死胎，或者在新生儿早期即死亡。幸存者会有严重的认知、运动和情感方面的障碍。小头畸形、抽搐、肌张力减退、精神发育迟缓、痉挛状态、手足徐动症、内分泌功能障碍(包括尿崩症)，以及窒息都是常见的症状，尤其是患有染色体缺陷的前脑无裂畸形患者。

合并中线区颅面骨发育不良的前脑无裂畸形患者约占 80%。颅面骨异常包括独眼畸形、眼距过窄、扁平鼻、唇裂和腭裂。颅面骨异常的严重程度预示着大脑畸形的严重程度。

无神经系统异常的前脑无裂畸形患者伴发包括先天性心脏病、杵状指/趾、多指/趾畸形或并指/趾畸形、泌尿生殖系统发育不良、副脾或副肝、肠道转位异常。当婴儿有面部中线区的骨畸形时就应该怀疑前脑

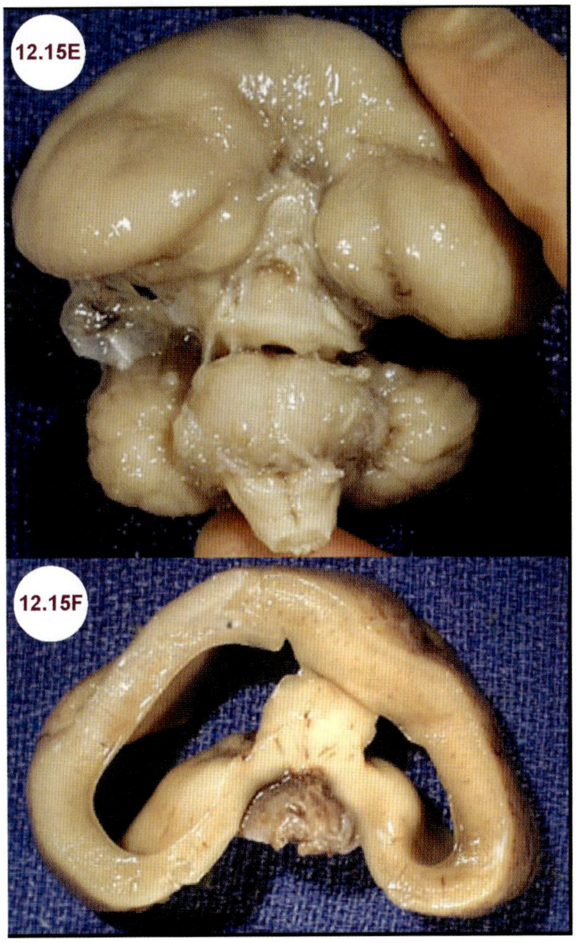

图 12.15E,F　空洞脑的大体病理标本。

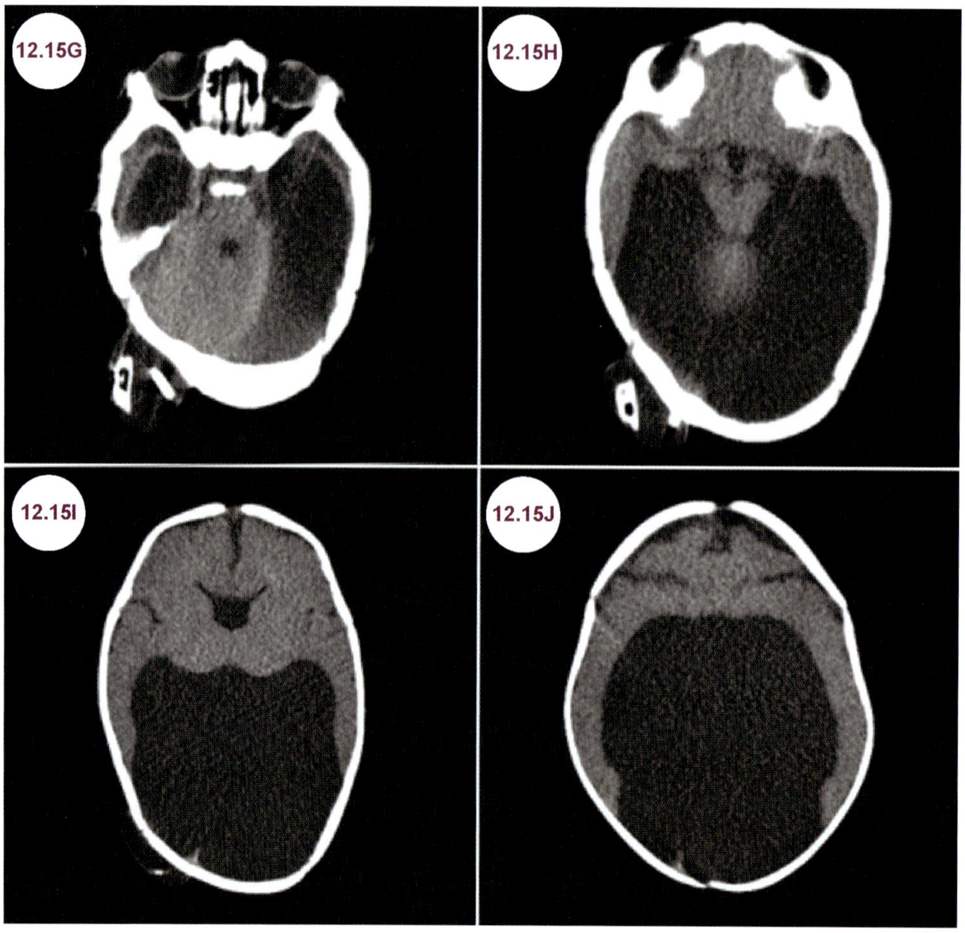

图 12.15G~J 轴位 CT 示半脑叶型前脑无裂畸形的典型表现。与丘脑一样，额叶的前部融合，形成单一扩张的脑室。

无裂畸形，尤其是其他器官也出现畸形的情况下。

畸形严重的患儿多是死胎，或者出生后仅能存活数小时到数天或数月不等，中度畸形的患儿可以存活至少年时期，无脑叶型会严重地影响微小运动和基本语言功能的发育，半脑叶型或全脑叶型前脑无裂畸形的患者可以有更长的生存期和更好的预后。

影像学表现和诊断

大脑半球的腹侧面不完全融合可以影响到深部结构，例如丘脑核、基底神经节区核、中脑核和下丘脑核。

- 无脑叶型前脑无裂畸形：如图 12.15A~D 所示，丘脑融合，后方可见单一的、较大的脑室。中线结构缺如，包括透明隔、嗅束和胼胝体。视神经可以融合，也可以正常或缺如。大脑中动脉、大脑前动脉常有变异，且与颈内动脉和大脑后动脉缠绕在一起。大脑前动脉常为走行于颅骨内板下的单侧不成对的血管。矢状窦也是变异的，或者被大的、异常的静脉网所取代。
- 半脑叶型前脑无裂畸形：大脑半球基本脑叶结构存在，但是脑叶融合常在前部和丘脑，伴有胼胝体的发育不全或发育不良。后部可见单一的、巨大的脑室。透明隔和嗅束缺如。
- 全脑叶型前脑无裂畸形：这是受影响最小的亚型。图像显示中线区一些更微小的结构发生异常，例如侧脑室额角的融合。丘脑也可以融合，即使并不完全。还可出现胼胝体体部的发育不全或完全缺如。脑叶是完全分块的，两侧大脑半球的纵裂和大脑镰是正常的。

可用遗传分子学进行测试。

EEG 可以显示多灶性峰，可进展至高度节律失常型。

治疗

目前尚无特异性治疗方法。如果存在脑积水，可以进行脑室腹腔分流术。存在基因异常的患者，只有 2% 可以存活至 1 岁，无基因缺陷的患者 30%~54% 可以存活到 1 岁以后。

参考文献

1. Kauvar EF Muenke M. Holoprosencephaly: recommendations for diagnosis and management. *Curr Opin Pediatr*. 2010;22(6):687–695.
2. Dubourg C, Bendavid C, Pasquier L, Henry C, Odent S, David V. Holoprosencephaly. *Orphanet J Rare Dis*. 2007;2:8.

12.16　无脑回畸形

病史

患儿，女，18 个月，表现为抽搐、发育滞后。头围在第一个百分点。

诊断：无脑回畸形

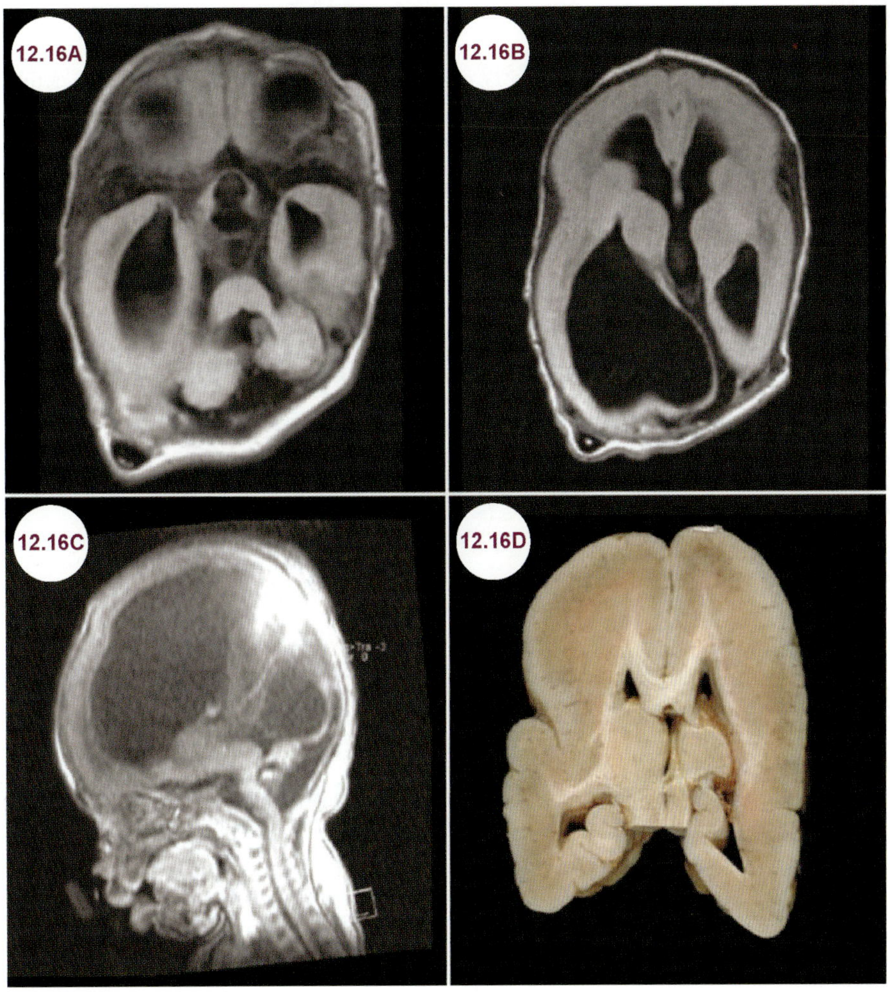

图 12.16A~D　(A~C)轴位和矢状位 T1WI 示无脑回畸形。(D)无脑回畸形大体病理标本。

概述

无脑回畸形也称平滑脑，是指在脑组织发育早期由于神经元移行过程中发生障碍，导致脑回消失，脑表面光滑的脑皮质病变。无脑回畸形是在妊娠期第12~16周，由于神经元移行障碍，导致神经元不能到达预定的位置。

大多数患者存在基因突变，是位于17p13.3号染色体上LIS1基因突变或者是双皮质素基因（X染色体上的DCX或者XLIS基因）突变。双皮质素基因突变导致前部功能紊乱重于后部，而LIS1基因的突变导致后部功能紊乱重于前部。

典型的无脑回畸形可能是由于LIS1基因突变，而伴有皮层下带状灰质异位的患者更多可能是由于DCX基因的突变。

临床表现

该病的临床表现多变，轻症患者可以出现轻度认知障碍和癫痫，而严重的患者可有明显的精神障碍、难治性癫痫和重度脑瘫。50%的患者会出现小头畸形。

影像学表现和诊断

在影像上，除了在顶部、额部或全脑有初步形成的脑沟外，皮层表面是光滑的。外侧裂扩大呈三角形，半球间裂增宽，在白质内会有巢状的灰质，脑室也可以扩大，胼胝体缺如。

存在以下分型：

- 经典型平滑脑：与LIS1基因突变有关。
- 鹅卵石样平滑脑：进行性脑积水、肌肉萎缩、眼前房异常、视网膜发育不良、脑膨出。
- Miller-Dieker综合征：小头畸形、小颌畸形、前额突、小鼻伴鼻孔前倾、耳朵低位、上唇薄。
- 无脑回畸形合并小脑发育不良：小头畸形。

常合并一些其他移行缺陷，如灰质异位、巨脑回畸形、PMG和脑裂畸形。

治疗

尽管标准的癫痫治疗有一定的疗效，但是这类患者的癫痫通常是难治性的。长期存活的患者也有过报道，但是典型者多在婴儿期死亡，尤其在Miller-Dieker综合征的患者，更容易出现严重的无脑回畸形。

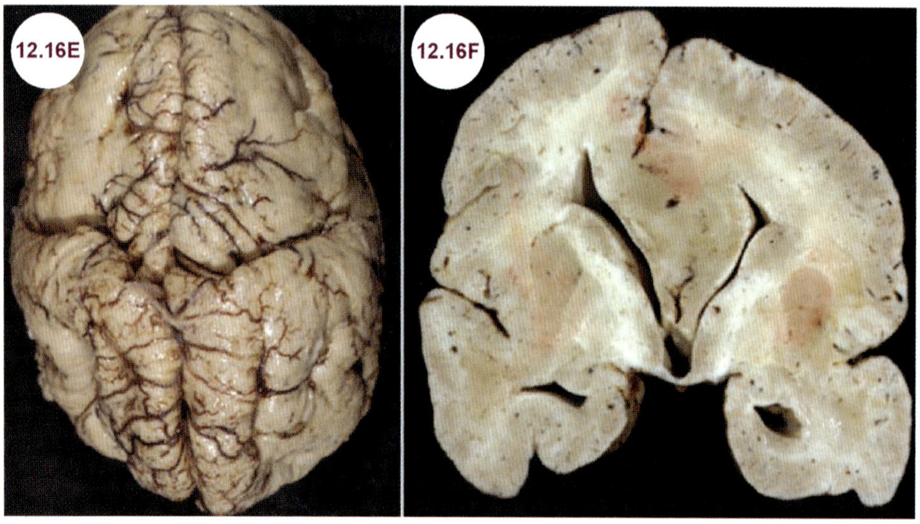

图 12.16E,F 鹅卵石样无脑回畸形的大体病理标本。

参考文献

1. Ghai S, Fong KW, Toi A, Chitayat D, Pantazi S, Blaser S. Prenatal US and MR imaging findings of lissencephaly: review of fetal cerebral sulcal development. *Radiographics*. March–April 2006;26(2):389–405.
2. Hsieh DT, Jennesson MM, Thiele EA, Caruso PA, Masiakos PT, Duhaime AC. Brain and spinal manifestations of Miller-Dieker syndrome. *Neurol Clin Pract*. February 2013;3(1):82–83.
3. Lo Nigro C, Chong CS, Smith AC, Dobyns WB, Carrozzo R, Ledbetter DH. Point mutations and an intragenic deletion in LIS1, the lissencephaly causative gene in isolated lissencephaly sequence and Miller-Dieker syndrome. *Hum Mol Genet*. February 1997;6(2):157–164.

12.17　积水性无脑畸形

病史

患儿,3 周,表现为癫痫和发育迟缓,体检发现患儿的头围位于第 99 个百分位。

诊断:积水性无脑畸形

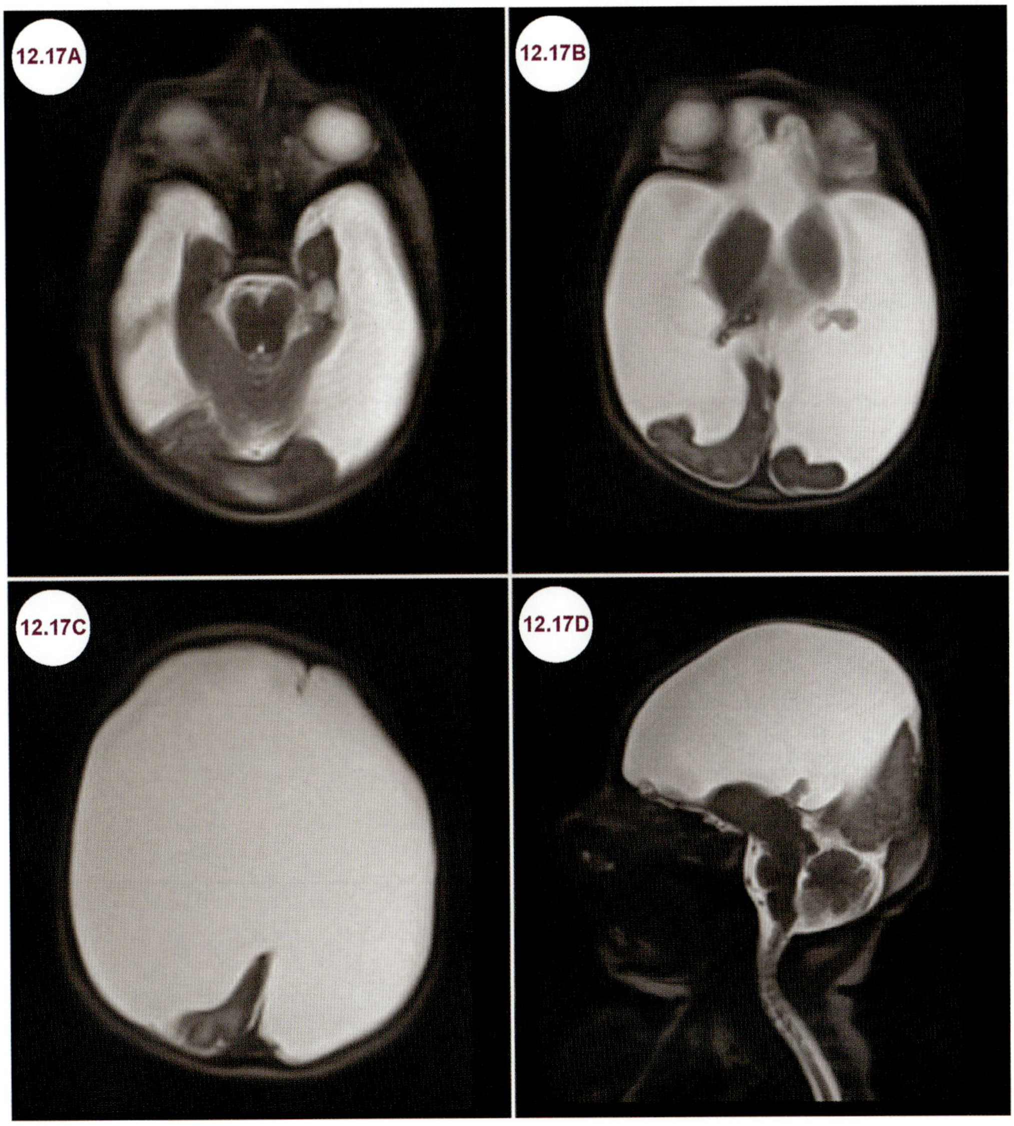

图 12.17A~D　一例积水性无脑畸形患儿,轴位和矢状位 T2WI 示内侧颞叶、枕极、小脑半球、丘脑和脑干存留。

概述

积水性无脑畸形是一种罕见的先天性疾病(发病率<1/10 000),其大脑半球和基底节的大部分区域被胶质组织和脑脊液所取代。丘脑、下丘脑和脑干不受累,原始的皮质脊髓束和皮质延髓束存在。

它既可以是正常大脑的发育障碍，也可以是宫内破坏性的过程。宫内损伤的潜在机制包括：宫内感染、双侧颈内动脉(ICA)梗死、胎儿缺氧以及胚胎形成缺陷导致的脑裂畸形和皮层发育不全。也有一些观点认为未治疗的、严重的、进展性的脑积水可因脑室压力破坏中线区结构和脑实质，从而引起积水性无脑畸形。

临床表现

患儿在出生时可有轻度的巨头畸形，但是表现正常，原始反射保留，例如吮吸、吞咽、啼哭和四肢运动。在出生后的第 2~3 周，头围迅速增大，神经系统症状出现并进展，包括：反射亢进、肌张力过高、四肢瘫痪、去脑状态、易怒、婴儿痉挛、惊厥、动眼障碍、生长发育迟缓、视力丧失、听力丧失、最终认知障碍。

在儿童期，脑干反射仍保持完整，但是高级的皮层功能停止发育。一旦上述情况进一步发展，加之出现一些紧急医疗事件，如惊厥、误吸和反流导致的肺部感染、自主神经功能紊乱等，会使患者状态更加不稳定。

影像学表现和诊断

任何影像手段都可以揭示诊断。丘脑和脑干是完整的，小脑半球可以正常、发育不全或发育异常。残存的枕极可能保留，但是无皮层组织。任何血管成像均显示颈内动脉无血流。

对于头颅扩大或头围发育异常的所有婴儿，都应行头部超声检查。透视法，简单的方法如使用明亮的光束照射头部，当光束通过时，可以显示前脑的缺如。

EEG 在初期可能正常，但是最终演化成异常模式，弥散性慢波或者等电位异常表现。视觉诱发电位缺失，但脑干的听觉诱发电位存在。

许多病例通过产前超声检查可以发现。

治疗

无特异性治疗方法。预后极差，仅有少数婴儿能存活超过 1 岁。

参考文献

1. Naidich TP, Griffiths PD, Rosenbloom L. Central nervous system injury in utero: selected entities. *Pediatr Radiol*. September 2015;45(Suppl. 3):454–462.
2. Cecchetto G, Milanese L, Giordano R, Viero A, Suma V, Manara R. Looking at the missing brain: hydranencephaly case series and literature review. *Pediatr Neurol*. February 2013;48(2):152–158.

12.18 中脑导水管狭窄

病史

患儿，女，6 个月，表现为头围增大，头围数值位于第 99 个百分位。

诊断：中脑导水管狭窄

见图 12.18A~D。

概述

中脑导水管连接第三脑室与第四脑室，被覆室管膜细胞。出生时，其长度和宽度差异显著，导致导水管易于受到一些潜在的损伤。

中脑导水管狭窄时，导水管变小、变细，但是组织学正常，无胶质增生。狭窄易于发生在两个地方：四叠体上丘中线以下和视丘间沟。

新生儿发病率为 1/2000~1/1000，在脑积水的患者中约占 20%。

根据病因大致分为遗传性和后天获得性两种。遗传性因素包括：前脑无裂畸形、Chiari Ⅱ 型、X-基因链锁的伴导水管狭窄的脑积水、巨脑回、常染色体隐性遗传性脑积水伴中脑导水管狭窄、在神经管的纵轴背侧基因的突变、室管膜以及脉络丛上皮细胞先天性缺损。

后天性原因包括：伴有导水管血栓的 IVH、先天性感染(CMV 或流行性腮腺炎)、室管膜炎/脑室炎伴

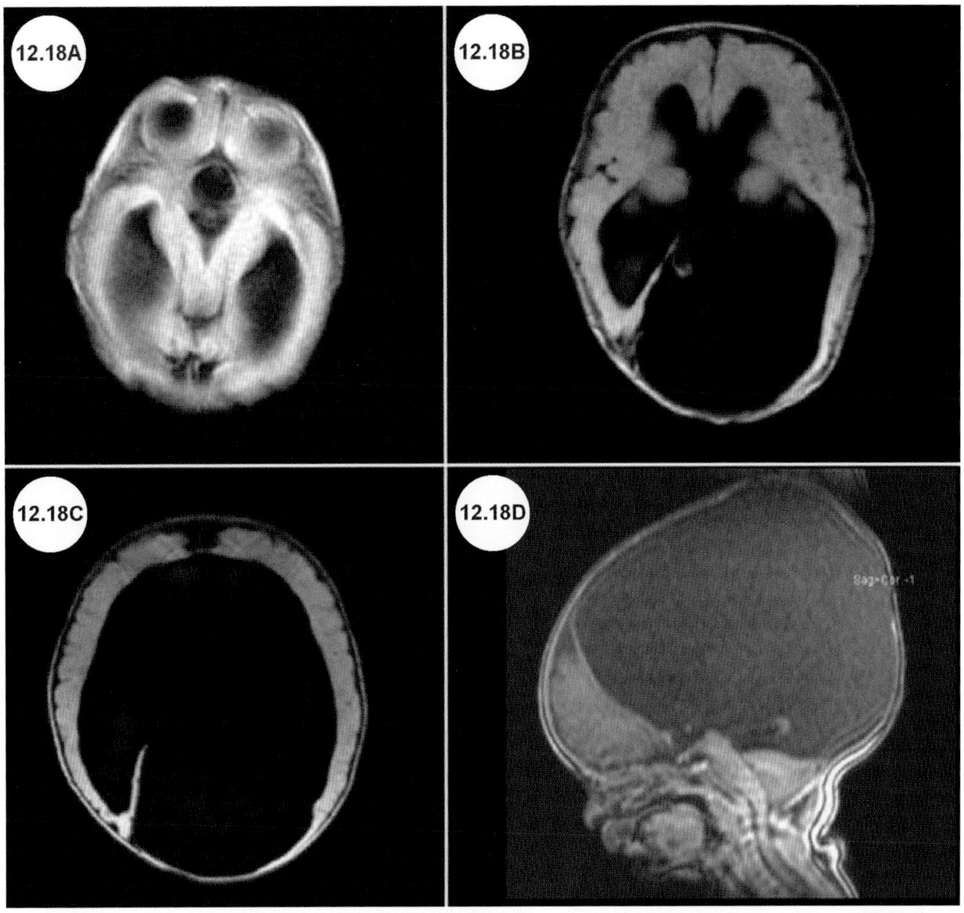

图 12.18A~D 1 例中脑导水管狭窄的患者，轴位和矢状位 T1WI 示侧脑室和第三脑室显著扩大。周围保护性神经组织变薄，在脑积水中不会出现这一征象。

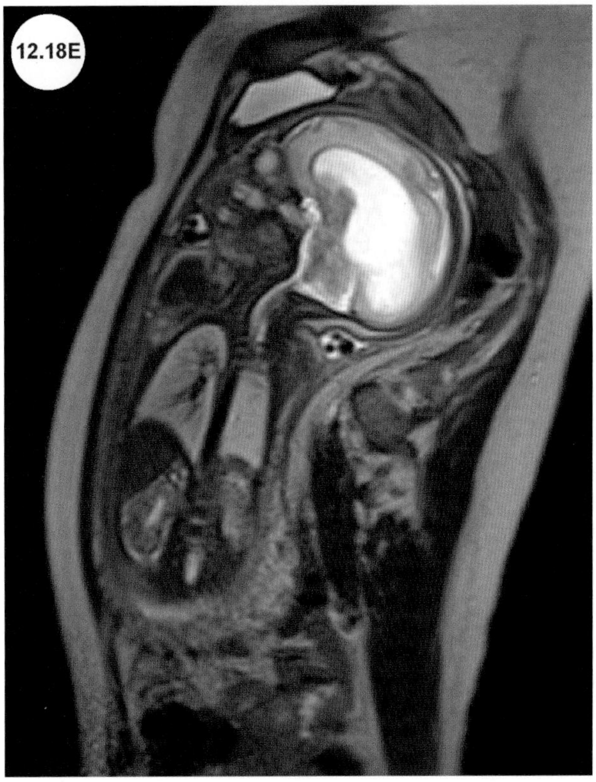

图 12.18E 矢状位 T2WI 示 1 例胎儿脑积水。

有导水管周围及内部胶质细胞增生、慢性蛛网膜炎、导水管膜横贯内腔、羊膜破裂、动脉血管瘤/静脉血管瘤/血管畸形、中脑血管周围 Virchow Robin 间隙囊性扩大、导水管肿瘤以及上方肿瘤压迫中脑顶盖。或者，感染后导水管胶质细胞增生，这是一种非炎性过程，常见于围生期感染或出血后，导水管逐渐被室管膜细胞簇所取代，纤细的胶质细胞增生，导致进行性闭塞。

临床表现

先天性导水管狭窄的患者，可表现为前额膨隆，头皮静脉扩张、颅缝扩大并拉紧和囟门增大。活动后由于颅内压力增高上述表现明显。

症状加剧是逐渐发生的，可于儿童期和成年的任何时候发生。患者会有双眼下偏引起上部巩膜外翻，呈"落日"征，以及展神经麻痹。

75%的患者患有其他中枢神经系统畸形，包括四叠体融合、动眼神经核融合、脊柱裂或隐性脊柱裂。

影像学表现和诊断

CT 和 MRI 显示侧脑室、第三脑室及中脑导水管上端显著扩大。中脑导水管下部及第四脑室不显示。如果看见呈薄层带状的残存皮质，有助于将导水管狭窄与更具破坏性的病变，如积水性无脑畸形相鉴别。

在产前诊断中，妊娠 20 周时脑室扩大很常见。当宫内超声显示巨头畸形时，甲胎蛋白水平可用以判断神经管畸形。产前超声和 MRI 可显示巨头畸形。

治疗

先天性导水管狭窄所致的脑积水是很严重的，唯一的选择就是行脑室腹腔分流术。

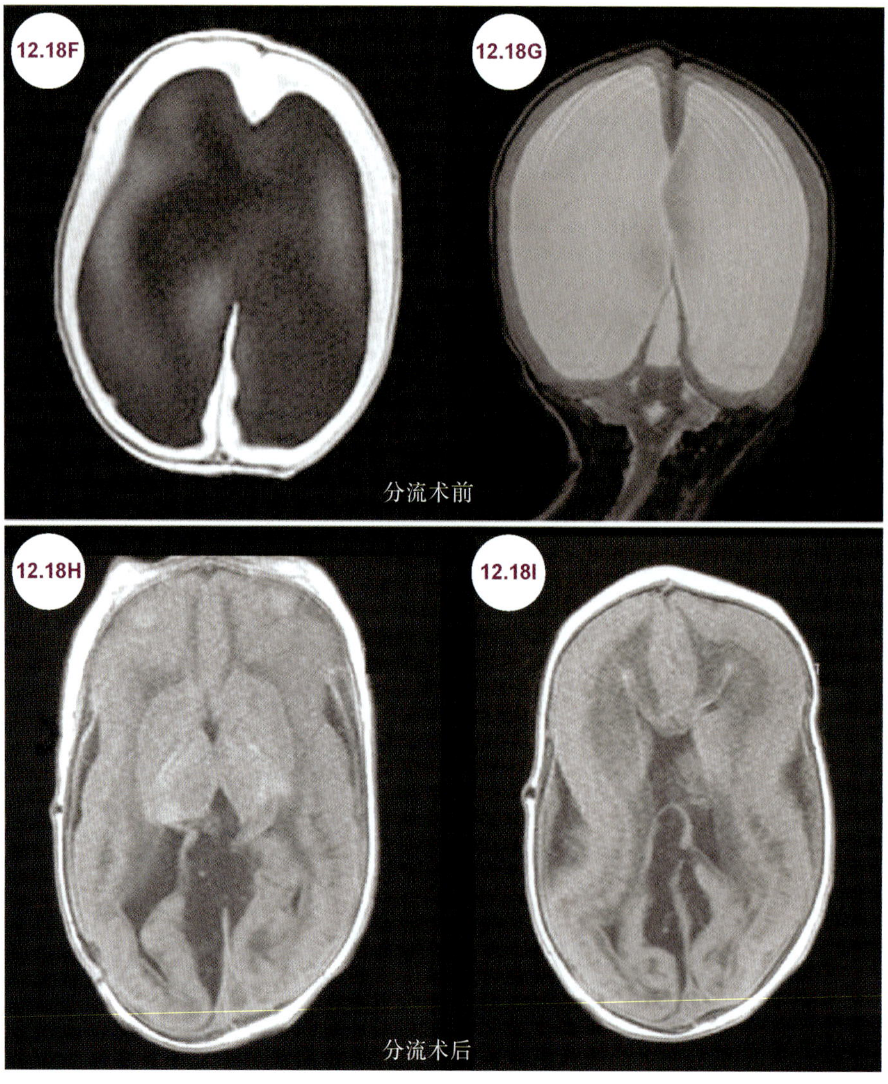

图 12.18F~I (F,G)轴位和冠状位 T2WI 示导水管狭窄。(H,I)轴位 FLAIR 示行脑室分流术后，皮层增厚。

随着脑积水的缓解，患儿还是有正常发育的可能性，患儿的语言表达能力比非语言能力更强。但是相关畸形还可引起其他神经系统后遗症，包括癫痫和运动障碍。通常，产前诊断明确的话，需要考虑终止妊娠。

参考文献

1. Kahle KT, Kulkarni AV, Limbrick DD Jr, Warf BC. Hydrocephalus in children. *Lancet*. 2015;387:788–799. pii: S0140-6736(15)60694-8.
2. Cinalli G, Spennato P, Nastro A, et al. Hydrocephalus in aqueductal stenosis. *Childs Nerv Syst*. 2011;27(10):1621–1642.
3. Geng J, Wu D, Chen X, Zhang M, Xu B, Yu X. Aqueduct stent placement: indications, technique, and clinical experience. *World Neurosurg*. 2015;84:1347–1353. pii: S1878–8750(15)00779-2.

12.19 肠源性囊肿

病史

患者，男，16 岁，表现为颈部疼痛、四肢无力及尿失禁。

诊断：肠源性囊肿

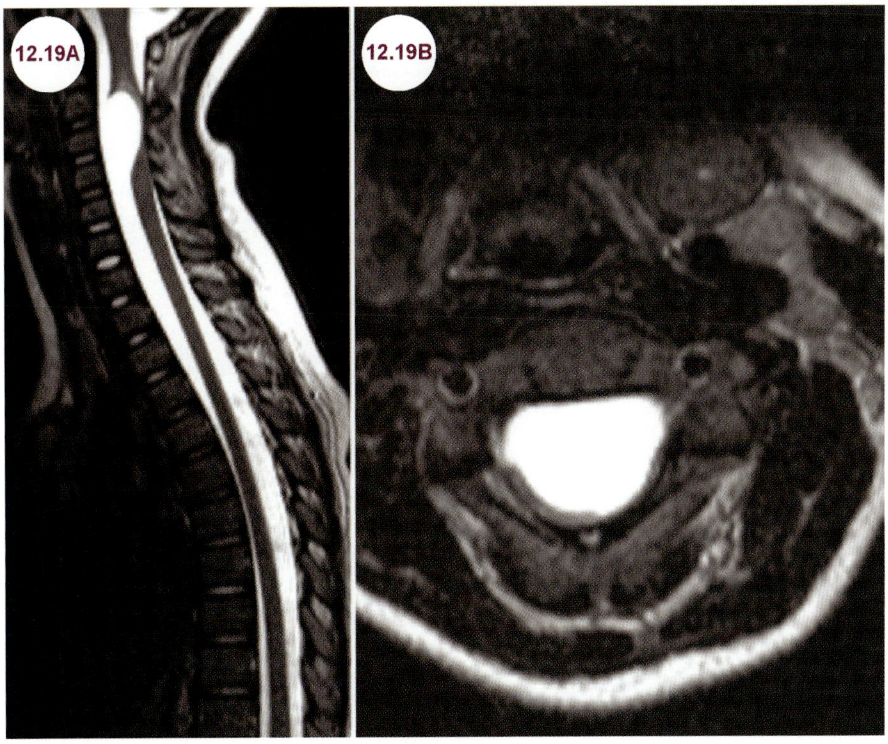

图 12.19A，B 矢状位和轴位 T2WI 示髓外较大囊性病灶，上段颈髓受压。

概述

肠源性囊肿是一种发生在椎管内不常见的、先天性病变，由异位的内胚层组织构成，被认为是由原始内胚层和外胚层之间的连接异常所致。在胚胎形成的第 3 周，神经原肠管横穿原始脊索板，连接卵黄囊和羊膜腔。神经原肠管的持续存在，阻止了内胚层和脊索的正常分离。这种异常的连接形式造成了椎管内罕见的先天性囊肿，囊肿由分泌黏液的消化道上皮包绕。

大约90%位于髓外硬膜下，其余10%分别位于硬膜外和髓内。最常见于颈髓腹侧，极少数情况下可位于颅内，多见于后颅窝。

该病少见，约占脊柱肿瘤的1%，典型者多发生在青少年以及壮年。

临床表现

患者多表现为脊柱病变水平的渐进性、局灶性疼痛、神经根痛和感觉异常、无力、大小便失禁。与其他脊柱病变相比，症状随着囊肿大小改变而有所变化，主要与血流动力学和渗透因素有关。

神经系统检查可发现痉挛性下肢轻瘫/四肢瘫，伴有痉挛性反射亢进，巴氏征阳性。常表现为病灶水平以下的感觉丧失。

影像学表现和诊断

在MRI上，囊肿的信号在T1WI和T2WI上均与脑脊液的信号是一致的，注射对比剂后无强化。CT更有利于检查出骨的畸形，如脊柱侧弯和脊柱裂，近50%的患者伴发骨骼畸形。

CT脊髓造影显示："新月"征阳性（造影剂部分梗阻的髓外/硬膜下囊肿，以及对比剂完全梗阻的髓内/硬膜下囊肿）。

治疗

主要是通过外科手术治疗达到完全切除的目的，部分切除可引起复发和蛛网膜炎。

参考文献

1. Savage JJ, Casey JN, McNeill IT, Sherman JH. Neurenteric cysts of the spine. *J Craniovertebr Junction Spine*. 2010;1(1):58–63.
2. Brooks BS, Duvall ER, el Gammal T, Garcia JH, Gupta KL, Kapila A. Neuroimaging features of neurenteric cysts: analysis of nine cases and review of the literature. *AJNR Am J Neuroradiol*. 1993;14(3):735–746.

12.20 脊髓纵裂

病史

患者，女，10岁，逐渐出现下腰部疼痛和行走困难，体格检查发现双下肢无力。

诊断：脊髓纵裂

见图12.20A，B。

概述

脊髓纵裂是一种罕见的先天性畸形，表现为局部脊髓的纵行分裂。常发生于上腰段和下胸段脊髓。女性患者多于男性患者。

分为两种亚型：

- 1型：双硬膜囊型，脊髓积水（脊髓中央管充满液体扩张）表现为中线骨骨刺或软骨骨刺。皮肤和椎体异常常见，例如脊柱裂、蝴蝶椎或半椎体。这一型常有临床症状。
- 2型：单硬膜囊型，脊髓裂不完全。通常不伴有脊髓积水和椎体畸形，患者少有临床症状。

临床表现

儿童患者多见，常有下腰部疼痛、尿失禁、下肢瘫、脊柱侧弯。皮肤表现包括局限性凹陷、皮毛窦、血管瘤、脊膜膨出以及患处的脂肪瘤，脂肪瘤可见于50%的患者。成人患者少见，表现为缓慢进展的下肢轻瘫、感觉丧失和大小便失禁。

影像学表现和诊断

MRI是最好的检查方法。在轴位图像上脊髓被分

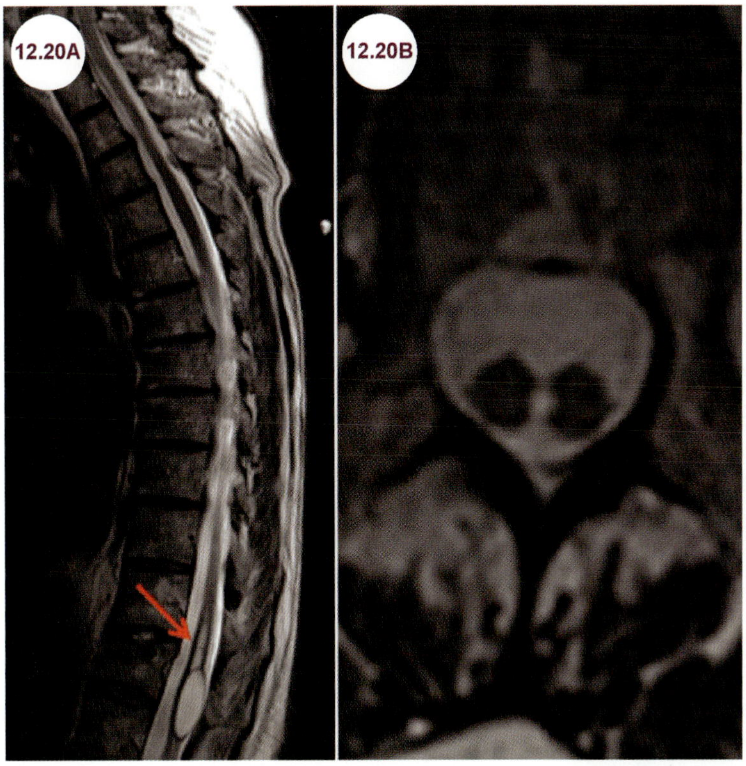

图 12.20A，B　矢状位和轴位 T2WI 示脊髓纵向分裂和局部脊髓积水（红色箭头）。

成两束。脊髓积水表现为脊髓内的囊性病变，在各个序列上信号均与脑脊液信号一致。CT 检查显示骨的异常更为敏感。产前超声常可以明确诊断。

治疗

有症状的患者可以通过行外科神经减压术去除骨刺或者纤维刺。同时也可以修复重复的硬脊膜囊。

参考文献

1. Cheng B, Li FT, Lin L. Diastematomyelia: a retrospective review of 138 patients. *J Bone Joint Surg Br*. 2012;94(3): 365–372.
2. Huang SL, He XJ, Xiang L, Yuan GL, Ning N, Lan BS. CT and MRI features of patients with diastematomyelia. *Spinal Cord*. 2014;52(9):689–692.

12.21　Chiari 畸形 Ⅰ 型

病史

患者，女，39 岁，在打喷嚏时剧烈头痛。自述近几个月发现双手无力，同时上背部、肩部、上臂的刺痛感觉减退。体格检查中双手有萎缩征象。

诊断：Chiari 畸形Ⅰ型

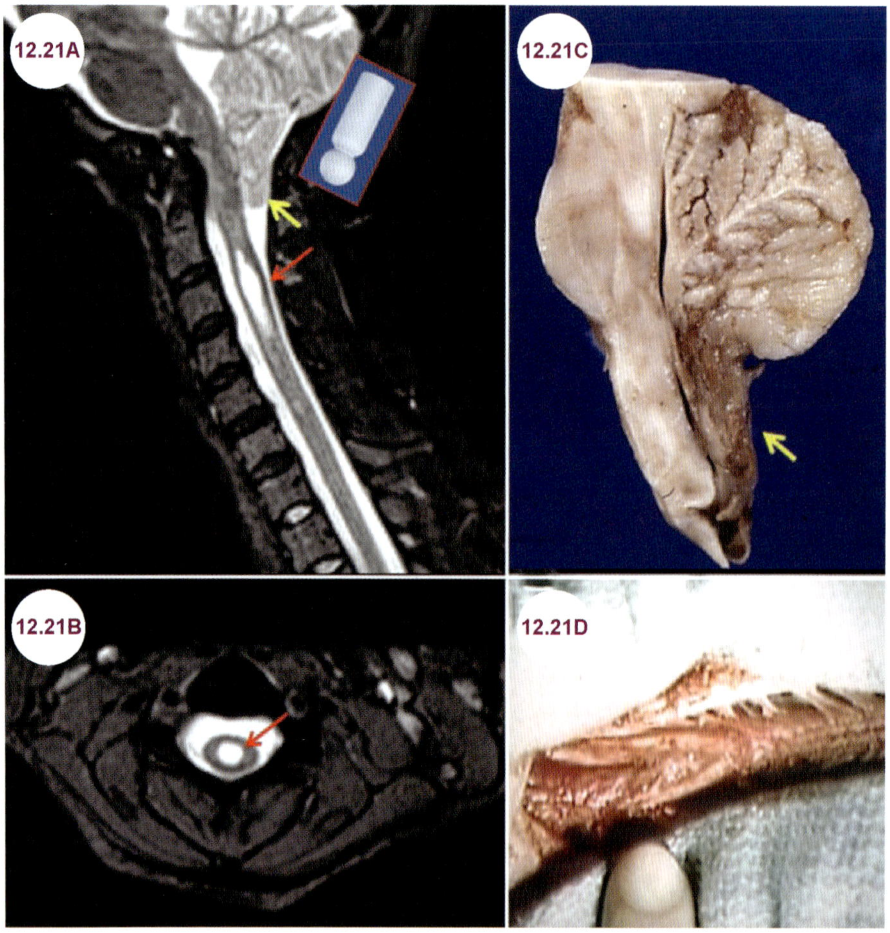

图 12.21A~D (A,B)矢状位和轴位 T2WI 示上颈段脊髓内空洞(红色箭头)和“楔状”扁桃体,扁桃体突入枕骨大孔水平(黄色箭头)。(C)1 例小脑扁桃体下疝的大体病理标本。(D)大体标本显示 1 个脊髓空洞。(Source:Image 12.21C and 12.21D,www.wikidoc.org.)

概述

Chiari 畸形Ⅰ型(CMⅠ)是指正常小脑扁桃体向下移位,超过枕骨大孔水平以下 5mm,进入颈椎椎管内。大多数病例是先天性的。CMⅠ型是在颅骨发育畸形、脑血流动力学和椎管内脑脊液压力降低的综合作用下产生的。脑脊液压力梯度或来自脑静脉高压的脑顺应性降低促使扁桃体向下挤入椎管内。

CMⅠ常合并脊髓空洞症,即“脊髓内的空洞形成”。脊髓空洞症被认为是由 CMⅠ向下移位的小脑扁桃体使得脑脊液的脉冲压力波动,在脊髓内积聚。这一压力将脑脊液引入脊髓内和扩张的血管周围间隙(Virchow - Robin 间隙),导致间质水肿、微囊形成和瘘管。脊髓空洞症也可以见于脊髓脊膜膨出、创伤、蛛网膜炎和脊髓内肿瘤等。延髓空洞症发生在脑干的囊腔,可以引起低位脑神经功能紊乱。

无症状的 CMⅠ发病率约占总人口的 1.1/1000。

临床表现

CMⅠ在儿童期大多没有症状,在青少年和成年后才开始出现症状。尽管有婴儿期就出现症状的报道,但发病年龄平均为 41 岁,女性稍多。症状是由小脑扁桃体受压和脊髓空洞症共同作用引起的。

小脑扁桃体受压可造成头痛(Valsalva 试验阳性)、颈部疼痛、难以抑制的哭泣、斜颈、先天发育障碍所致的吞咽困难、构音障碍、睡眠呼吸紊乱、垂直型的

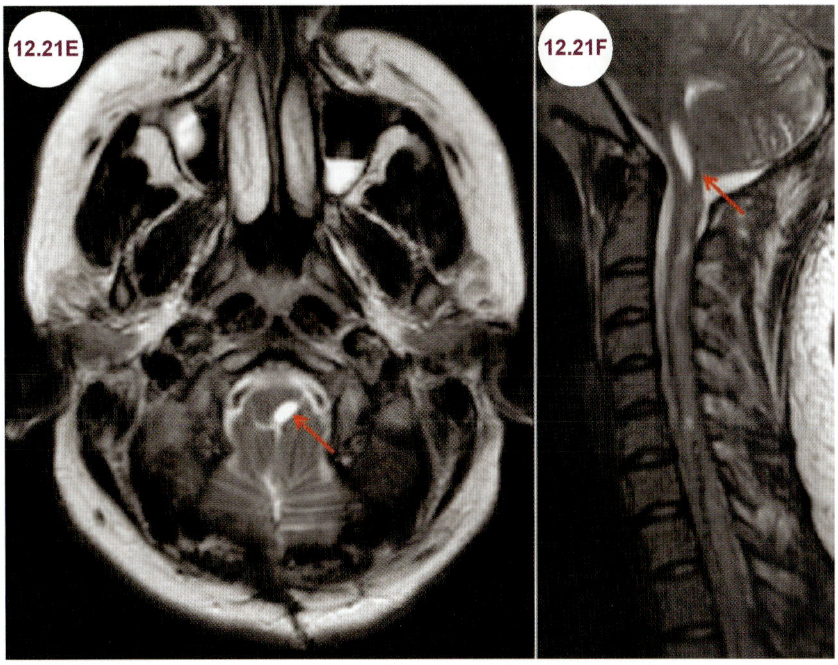

图 12.21E,F　轴位和矢状位 T2WI 示延髓空洞(红色箭头)。

眼球震颤、脊柱侧弯、步态紊乱、四肢运动障碍(尤其是上肢)、眩晕、共济失调、耳鸣和声音嘶哑。20%有症状的患者会出现低位脑神经功能障碍。

脊髓空洞症引起的症状包括颈部和背部疼痛、感觉异常、麻木、四肢和躯干疼痛、四肢无力和萎缩(尤其在手部)、步态异常、脊柱侧弯、尿失禁,以及性功能障碍。儿童比成人更容易出现脊柱侧弯。

体格检查中的征象包括共济失调、痉挛性四肢瘫痪、向下的眼球震颤、披肩样分布的感觉减退、手固有肌肉的萎缩。这种模式也被叫作中央脊髓综合征。手部无力和萎缩是由于前角细胞受累,其主要作用是支配上肢的运动神经元,而披肩样分布的感觉丧失是由于脊髓丘脑束在脊髓中央进行交叉时纤维受到破坏。

颅面部发育不全、骨骼发育不良、脑积水、假性脑肿瘤、自发性低颅压都可以与 CM Ⅰ 相关。

影像学表现和诊断

MRI 是该病诊断的金标准。它可以显示“钉状”小脑扁桃体,位于枕骨大孔水平以下 5mm 或更深。脊髓空洞症由液体填充,表现为脊髓中心的一个腔隙,在各个序列上信号均与脑脊液信号一致。如果病灶累及脑干(延髓空洞症),会出现舌肌萎缩和上腭无力。

小脑后部缺乏脑脊液流动,在诊断中也有帮助。

治疗

枕骨大孔后部减压术是针对药物不能缓解的头

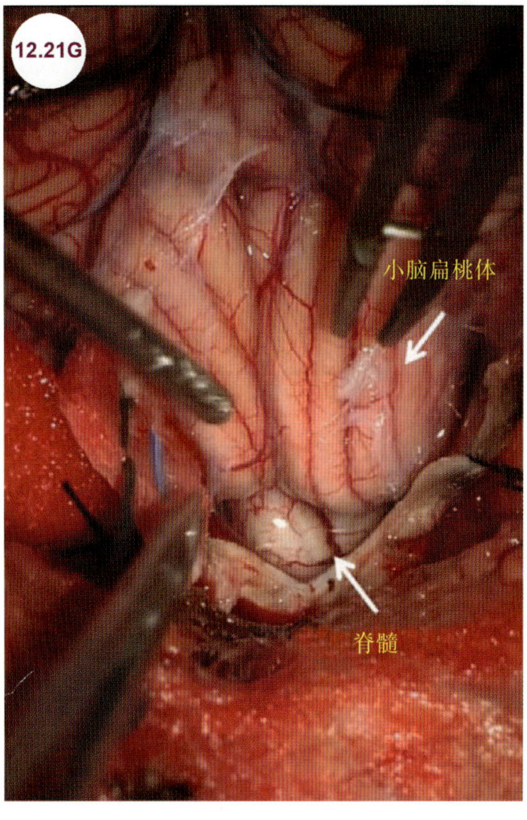

图 12.21G　手术中图片,示 Chiari 畸形行减压术。

痛的有效疗法，脊髓空洞症与神经性疼痛、脊柱侧弯、神经功能障碍有关。治疗目的在于缓解脑干和脊髓的压力，修复脑脊液在头颈交界处的波动。在80%的患者中，头颈的解压可以降低，或完全解决脊髓空洞症症状。急性和亚急性神经症状的缓解率达80%，但是慢性神经症状经过手术后只能趋于稳定，而无法改善。

对于无症状的脊髓空洞症患者的处理，目前尚无统一的共识。一些外科医生认为应该仅在有症状或者有空洞扩大的证据下给予干预。也有一些学者认为脊髓空洞症代表脊髓组织的损伤，必然会导致神经症状的出现，而且一旦出现就不会缓解，因此需要干预。

参考文献

1. Greitz D. Unraveling the riddle of syringomyelia. *Neurosurg Rev*. October 2006;29(4):251–263.
2. Koyanagi I, Houkin K. Pathogenesis of syringomyelia associated with Chiari type 1 malformation: review of evidences and proposal of a new hypothesis. *Neurosurg Rev*. 2010;33(3):271–284; discussion 284–285.
3. Strahle J, Smith BW, Martinez M, et al. The association between Chiari malformation Type I, spinal syrinx, and scoliosis. *J Neurosurg Pediatr*. 2015;15(6):607–611.

12.22 Chiari 畸形 Ⅱ 型

病史

患儿，女，2个月，发现头部发育滞后、喂养困难、眼球视物移动困难。

诊断：Chiari 畸形 Ⅱ 型

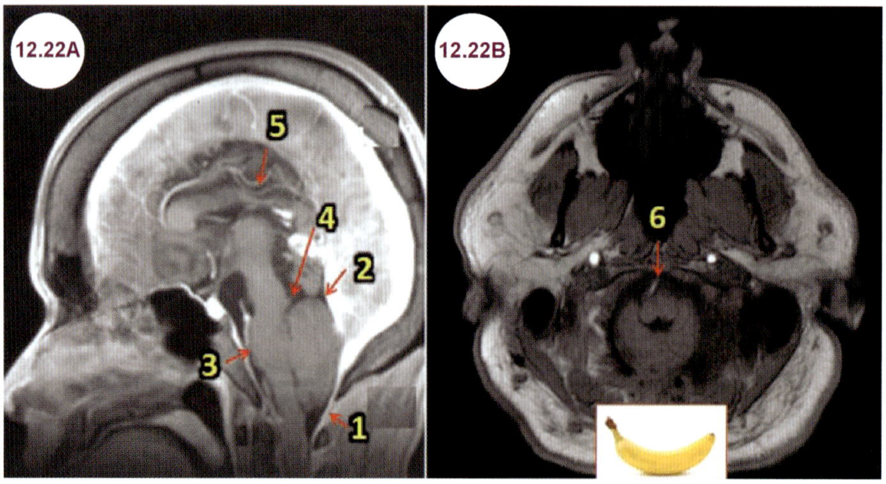

图 12.22A,B 增强后的矢状位和轴位 T1WI 示 Chiari 畸形 Ⅱ 型的特征点：①延髓、小脑蚓部、扁桃体向下疝入颈椎椎管内。②小脑半球通过小脑幕向上疝。③脑桥和第四脑室延长。④由于上下丘融合，中脑被盖呈“喙”状。⑤幕上的畸形，如胼胝体发育不良（胼胝体压部最为常见），灰质异位也较常见。⑥小脑半球包裹脑干形成“香蕉”征。

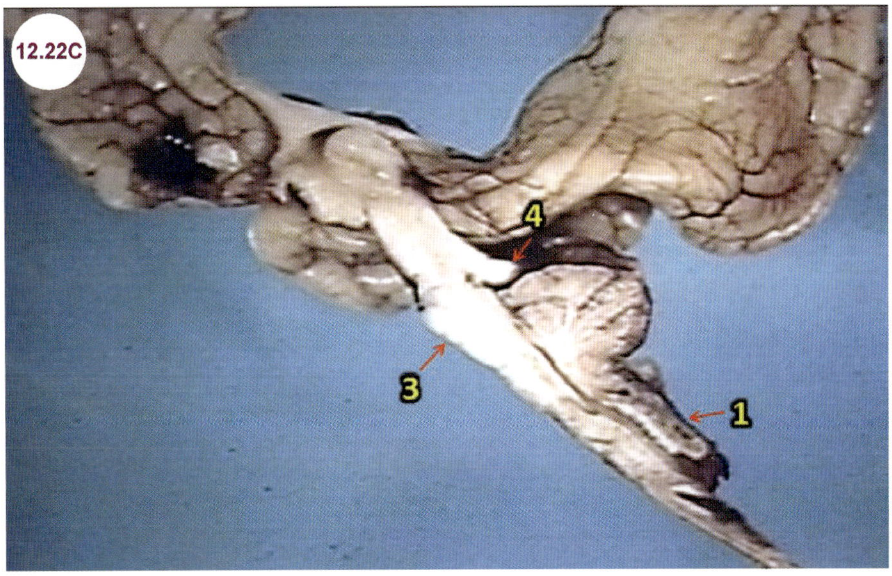

图 12.22C　大体病理标本显示 Chiari 畸形Ⅱ型的几个特征性表现(image credit www.wikidoc.org)。

概述

Chiari 畸形Ⅱ型(CMⅡ)是在 CMⅠ(小脑扁桃体向下移位,超过枕骨大孔水平以下 5mm 或更深,脊髓空洞症)基础上,同时伴有非交通性脑积水,腰骶部脊柱裂。

由于脑干向下异位,延髓和颈段脊髓扭结,小脑蚓部下疝,脑脊液循环在枕骨大孔水平阻塞,导致梗阻性脑积水。

随着梗阻性脑积水的发展,会出现大脑皮层神经元移行障碍。在胚胎形成时期,可能出现脑桥弯曲障碍导致第四脑室延长变形。也可出现脑干出血、缺血

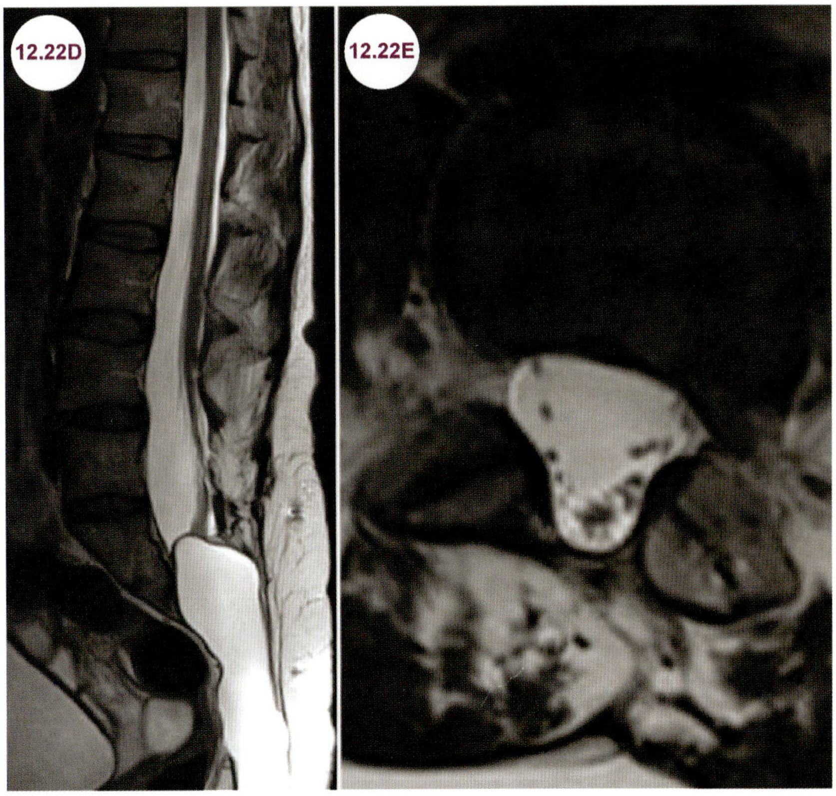

图 12.22D,E　腰段脊髓的矢状位和轴位 T2WI 示脊髓脊膜膨出。

以及神经发育不全。

临床表现

在出生后最初几周，婴儿逐渐出现的症状主要是由于低位脑神经麻痹和脑干功能受损（如声带麻痹、喘鸣、颈部后倾、呼吸暂停、喂养困难、分泌困难）、头部发育滞后，然后出现上肢痉挛性瘫痪和角弓反张。

症状主要包括吞咽困难(71%)、喘鸣(59%)、四肢无力(53%)、呼吸暂停(29%)、误吸(12%)。

CM Ⅱ 常合并脊髓脊膜膨出，即脊髓神经组织的暴露，80%的患者发生在腰骶部。

影像学表现和诊断

CM Ⅱ 的主要特征在矢状位 MRI 上显示最为清楚。包括：

- 延髓、小脑蚓部、小脑扁桃体向下疝入颈段椎管内。
- 小脑半球通过小脑幕向上突出疝。
- 脑桥、第四脑室拉长变形。
- 上下丘融合，导致中脑被盖呈“鸟嘴”状。
- 幕上发育畸形也很常见，如胼胝体部分发育不良(常见于压部)、灰质异位。
- 小脑扁桃体低位，小脑半球半包绕脑干形成所谓的“香蕉”征。

这种移位会导致脑桥和脑神经受压拉长，第四脑室中侧孔和基底池闭塞而造成脑积水。其他表现包括后颅窝发育不良、透明隔缺如、小脑小叶髓鞘形成不良、大脑镰发育不全、低位脑神经核退变、皮质畸形(包括 PMG、异位和皮层发育不良)。位于 L5 椎体水平的脊髓脊膜膨出也很常见。

治疗

对 CM Ⅱ 进行外科干预适用于有严重神经症状的患者，包括呼吸暂停、喘鸣、吞咽困难和呼吸紊乱。外科减压术和 C1 水平纤维环的分离松解可以改善症状。通常，对于脑积水患者，应首先行脊髓脊膜膨出修复和脑室-腹腔分流术。尽管外科干预有一定改善，但总体预后不佳，尤其是那些脑干和后颅窝畸形严重者。

参考文献

1. el Gammal T, Mark EK, Brooks BS. MR imaging of Chiari II malformation. *AJR Am J Roentgenol*. January 1988;150(1):163–170.
2. Wolpert SM, Anderson M, Scott RM, Kwan ES, Runge VM. Chiari II malformation: MR imaging evaluation. *AJR Am J Roentgenol*. November 1987;149(5):1033–1042.
3. Chiapparini L, Saletti V, Solero CL, Bruzzone MG, Valentini LG. Neuroradiological diagnosis of Chiari malformations. *Neurol Sci*. December 2011;32(Suppl. 3):S283–S286.

12.23 Dandy–Walker 综合征

病史

患儿，4 天，产前超声发现颅脑畸形进一步行 MRI 检查评估。患儿面部畸形，并腭裂。

诊断：Dandy–Walker 综合征

见图 12.23A~C。

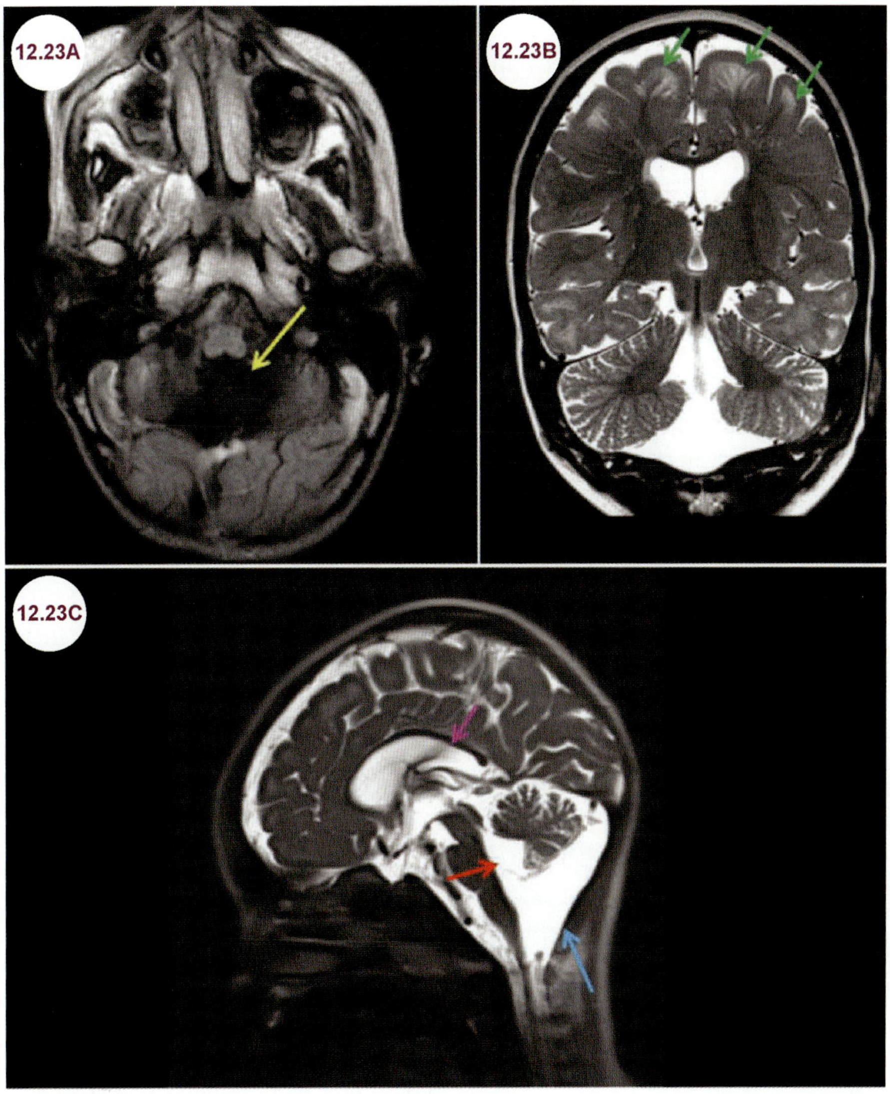

图 12.23A~C　轴位 FLAIR 和冠状位、矢状位 T1WI 示 Dandy–Walker 综合征典型的特点。第四脑室扩大(红色箭头),部分或完全的小脑蚓部发育不全(黄色箭头),枕大池扩大(蓝色箭头)。胼胝体可见(粉色箭头),多发灰质异位(绿色箭头)。

概述

Dandy–Walker 综合征(DWS)是一种小脑发育障碍性疾病,具有以下 3 个特征:

- 完全或部分小脑蚓部发育不良。
- 第四脑室囊性扩大。
- 后颅窝扩大。

DWS 的发病率在新生儿为 1/30 000~1/25 000,女性略多。

导致 DWS 的确切胚胎学因素目前尚不清楚,但认为是大约妊娠第 4 周时,由小脑水平的神经管闭合缺陷所致,导致第四脑室顶部不能正常形成。

DWS 是与 9 三体以及 X 染色体突变有关的发育异常谱系疾病,与很多临床综合征有关,包括 Klippel–Feil 综合征、Cornelia de Lange 综合征、Rubinstein–Taybi 综合征以及眼距过宽。

临床表现

巨头畸形伴枕部颅骨膨突是该病最常见的临床表现。伴发脑积水的概率在 3 个月大的婴儿中为 75%,在 1 岁为 80%。

挤压后颅窝结构导致反复发作的脸色苍白、共济失调、呼吸节律紊乱、头痛、呕吐、惊厥、呼吸暂停、躯干性共济失调和脑神经病变。伴有脑积水的较大婴儿有颅内压增高的症状,如头痛、恶心和呕吐。精神发育迟缓和痉挛性双瘫是常见的表现。

体格检查发现巨头畸形、肌张力减退、双眼下移(“落日”征)、痉挛、偏身轻瘫、后颅窝扩大、面神经麻痹、共济失调、眼球震颤和下肢反射亢进。面部畸形的特征包括腭裂和低位耳。多指/趾畸形(额外的手指、脚趾)和并指畸形(手指和脚趾的融合)也是常见的。可以出现心血管畸形和多囊肾改变。

20%的患者直到儿童和成年后才出现症状,主要表现为头痛、步态共济失调、肌肉痉挛、面瘫和认知障碍以及精神异常。

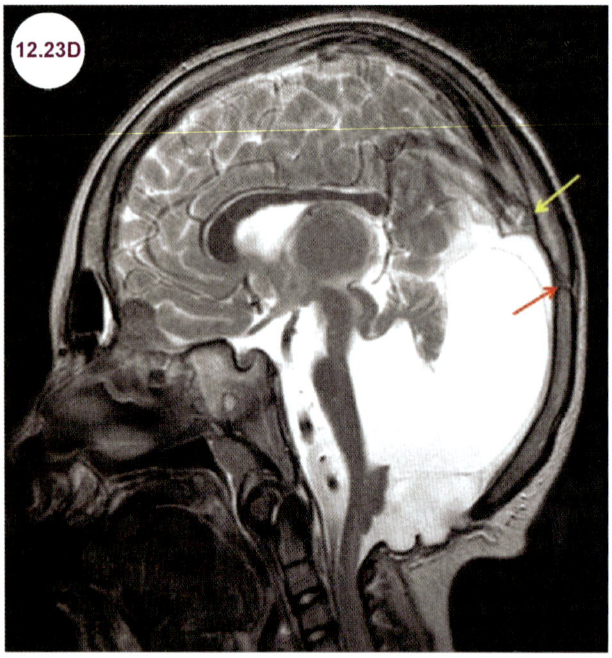

图 12.23D 矢状位 T2WI 示 DWS 的特征性表现,窦汇(黄色箭头)高于人字缝 (红色箭头)(image credit Hellerhoff; https://en.wikipedia.org/wiki/Dandy-Walker_malformation#/media/File:Dandy-Walker-Variante_-_MRT_T2_sagittal.jpg)。

影像学表现和诊断

MRI 是最佳的检查手段,因为它可以更好地识别同时存在的其他脑部畸形。

MRI 可以显示:

- 第四脑室扩大。
- 小脑蚓部部分或完全缺如,小脑半球保留,通过第四脑室顶部的一层薄膜相连。
- 枕大池扩大。随着时间的推移,第四脑室的囊肿逐渐扩大,推压窦汇向上移位超过人字缝水平。

绝大多数患儿在 3 个月后由于中脑导水管狭窄,会出现脑积水,2/3 的 DWS 儿童会伴发其他畸形,最常见为胼胝体发育不良, 其他包括一些皮层畸形,如灰质异位、脑回形成异常、神经管闭合不全、前脑无裂畸形、脑裂畸形、脊髓空洞症、先天性肿瘤、枕部脑膨出、PMG。

对于多数患者,产前超声即可做出明确诊断。

还有一种 Dandy-Walker 的变异型, 与 DWS 相似,但是后颅窝轻度扩大或正常。这种变异比典型的 DWS 更常见,占后颅窝畸形的 1/3,临床表现更轻微。

治疗

第四脑室囊肿减压术可以缓解症状,但是脑积水几乎都会复发,因此 2/3 的患儿需要行脑室腹腔分流术。对于那些 Dandy-Walker 囊肿与侧脑室未相通的患者来说,还是需要后颅窝分流。

即使经过成功的分流手术,一些患儿还是会出现

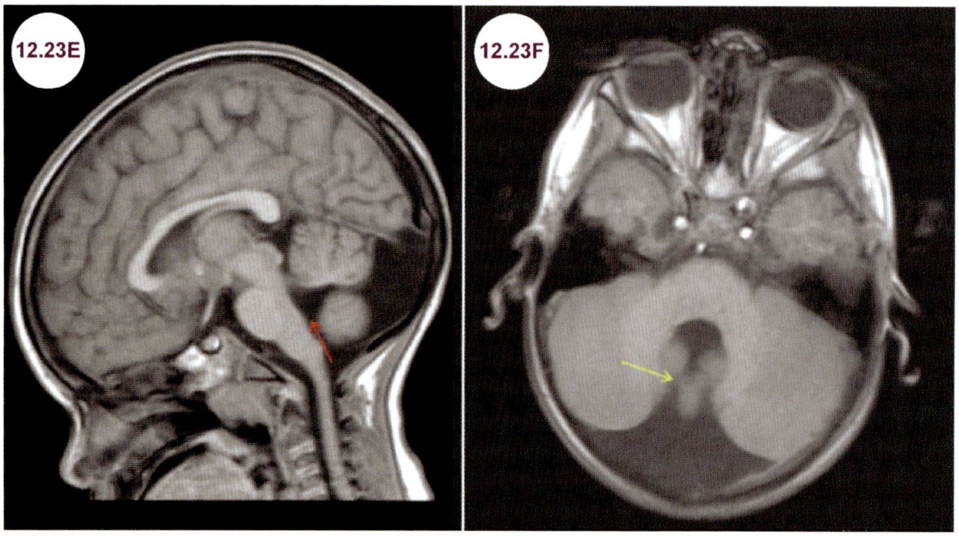

图 12.23E,F 轴位和矢状位 T1WI 示第四脑室扩大(红色箭头)和小脑蚓部部分发育不良(黄色箭头),枕大池轻度扩大。

短暂的、但可能致命的嗜睡、呼吸暂停以及性格改变和呕吐。具体机制不清，但与分流功能无关。

出生存活的患儿，约 70%会死亡，通常是由非神经系统的一些异常所致。

对于准备生育的夫妻来说，遗传学咨询非常重要。

参考文献

1. Phillips JJ, Mahony BS, Siebert JR, Lalani T, Fligner CL, Kapur RP. Dandy-Walker malformation complex: correlation between ultrasonographic diagnosis and postmortem neuropathology. *Obstet Gynecol*. March 2006;107(3):685–693.
2. Forzano F, Mansour S, Ierullo A, Homfray T, Thilaganathan B. Posterior fossa malformation in fetuses: a report of 56 further cases and a review of the literature. *Prenat Diagn*. June 2007;27(6):495–501.

12.24　脊髓栓系综合征

病史

儿童患者，表现为疼痛、无力、尿失禁，近几年逐渐加重。

诊断：脊髓栓系综合征

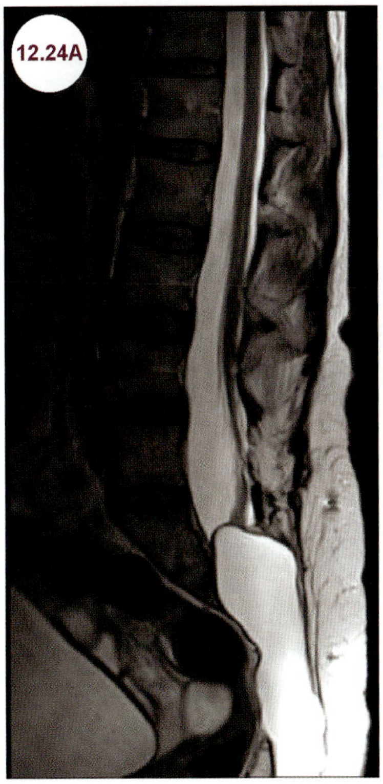

图 12.24A　腰椎矢状位 T2WI 示脊髓低位，伴骶部脊膜膨出。

概述

脊髓栓系综合征是由纤维结构附着于脊髓造成脊髓的异常牵拉。常继发于神经管畸形，发生在脊髓圆锥，它与脊柱裂密切相关，也可以出现在脊髓创伤后。

临床表现

该病常见于儿童，有进行性下背部疼痛、双下肢麻木无力以及大小便失禁。皮肤的异常表现包括皮毛窦、局部小凹陷、下背部皮下脂肪瘤。一些患者会出现脊髓空洞症。脊柱裂、脊柱侧弯、杵状足也很常见。轻型患者直到成年才出现症状，表现为疼痛、截瘫和大小便失禁。

影像学表现和诊断

MRI 是最佳的检查手段。它可以显示栓系的部位和脊髓圆锥是否低位，还可以检测出有无其他肿瘤或脂肪瘤存在。超声可用于较小婴儿的检查。

治疗

对于儿童患者，早期手术可以避免神经系统进一步恶化，几乎所有患者的疼痛都有所减轻，多数可改善神经系统的功能。对于多数成年患者，也可选择脊髓栓系松解术进行治疗。

参考文献

1. Lew SM, Kothbauer KF. Tethered cord syndrome: an updated review. *Pediatr Neurosurg*. 2007;43(3):236–248.

12.25 大脑大静脉畸形

病史

患儿，4 周，表现为喂养困难和发育迟缓。体格检查：头围位于第 96 百分位数以及心动过速。

诊断：大脑大静脉畸形

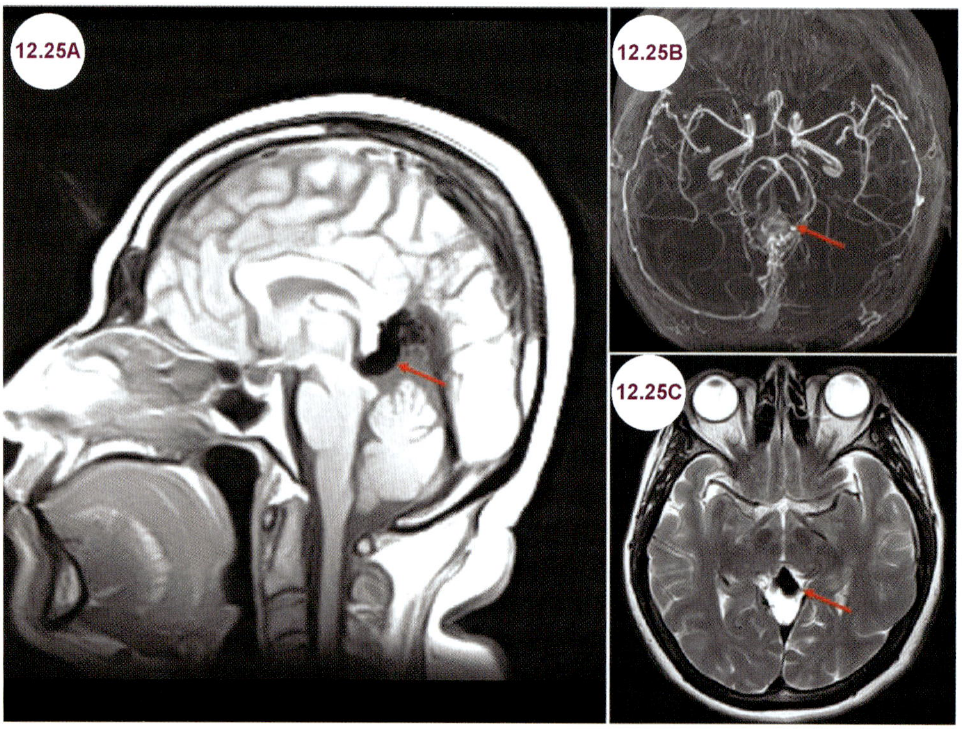

图 12.25A~C 矢状位 T1WI、MRA 和轴位 T2WI 示 1 例大脑大静脉畸形（红色箭头）。

概述

大脑大静脉位于大脑半球下部，主要引流大脑前部和中部区域的血流汇入大脑后部的窦汇。Markowski 静脉的前脑内侧静脉（MProsV）是妊娠第 6~11 周内主要的大脑引流静脉，直到室管膜下静脉引流系统完全成熟时，MProsV 静脉逐渐退化形成大脑大静脉。

大脑大静脉畸形（VGM）是在妊娠第 8 周左右，MProsV 与脉络膜动脉之间形成异常的连接，导致一个较高的流量压力和血流动力学压力，因此阻止了 MProsV 的退化，相反，形成了一个动脉瘤，流入大脑大静脉，使来自脉络丛动脉的动静脉分流流入持续扩大的 MProsV 静脉。

VGM 是新生儿中最常见的脑内动静脉畸形，其发病率为 1/25 000。

临床表现

临床表现随年龄的增长而有所变化。90%的患者在新生儿期出现症状，最常见为难治性高排血量心力衰竭。这是由右心回流的静脉血量增多所致，右心室扩大，长期高负荷，最终导致左心衰竭。其表现为心脏扩大、喂养困难、发育迟缓和心动过速。动静脉分流越大，心脏功能紊乱出现越早，可导致心源性休克。其他特征包括头围增大、高调颅内血管杂音和眼眶静脉扩张。

在婴幼儿期主要表现为脑积水、认知发育迟缓和惊厥，产生原因主要是由邻近脑组织结构压迫所致的脑积水和脑实质缺血的综合作用。大龄儿童患者和成人患者主要表现为头痛和蛛网膜下隙出血。

影像学表现和诊断

VGM 中有 30%的患者在妊娠中期就可以经过产前超声明确诊断，多数在妊娠晚期才发现。超声表现为在后部中线区的无回声囊性病灶，多普勒检查可见明确的血流信号。

产前 MRI 检查可以更好地观察畸形的范围、解剖以及引流静脉，扩大的 MProsV 在 T2WI 表现为流空信号影，脑实质内可见局灶性脑白质病变或弥漫性脑损伤。

血管造影是评价畸形的金标准，可以显示脉络丛动脉的逆流和充血的皮层静脉。动脉期显示向畸形处持续的血流供应。静脉期可以显示乙状窦渐进的血栓形成和向室管膜下静脉的反流。也可向海绵窦反流。

治疗

针对症状的内科保守治疗是早期主要的治疗方法。对于有严重心脏衰竭或脑积水的新生儿患者，早在出生后 2 周左右行部分栓塞可以作为一种姑息性疗法。

一旦海绵窦受累，在患儿出生后 5~6 个月，可以选用介入治疗方式，包括经动脉栓塞术、静脉栓塞术治疗以及供血动脉主要从 PCA 和 MCA 动脉瘤皱褶处进行的外科结扎术。平均每例患者需要经过 2.5 次治疗才能修复畸形。脑室-腹腔分流术也可用于栓塞术后脑积水的治疗。

对于大龄儿童患者和成人患者，脑积水和出血的治疗是最主要的。脑积水可行脑室-腹腔分流术和第三脑室造瘘术。

如不治疗，由心脏衰竭和脑功能障碍引起的死亡率非常高。新生儿和伴有脑实质改变的患者，例如脑软化、萎缩和钙化，预后更差。总死亡率(包括经过栓塞治疗的)为 15%。在经过栓塞治疗的患者中，50%~75%会有轻度或无发育迟缓或者可能终身残疾。

参考文献

1. Yan J, Wen J, Gopaul R, Zhang CY, Xiao SW. Outcome and complications of endovascular embolization for vein of Galen malformations: a systematic review and meta-analysis. *J Neurosurg*. July 2015:1–19.
2. Chow ML, Cooke DL, Fullerton HJ, et al. Radiological and clinical features of vein of Galen malformations. *J Neurointerv Surg*. June 2015;7(6):443–448.

(姜艳丽 张静 译)

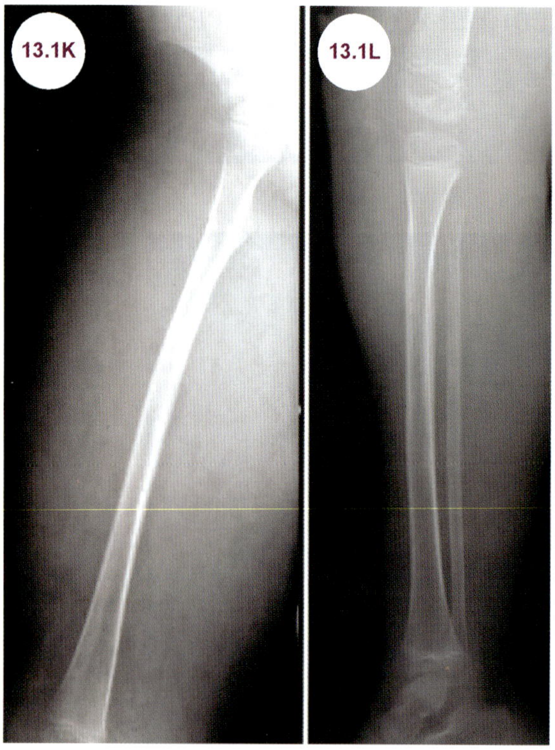

图 13.1K,L 股骨 X 线侧位片示 NF1 型患者长骨皮质变薄。

临床表现

NF1 型患者会出现多种临床表现，包括皮肤改变、良性神经纤维瘤、视通路胶质瘤引起的视力障碍、骨骼系统异常。患儿通常在 5 岁前出现症状。

其他表现包括:学习障碍(约为 50%)、脊柱侧弯、行为失调、高血压、嗜铬细胞瘤、低血糖、虹膜纤维瘤性青光眼、癫痫(10%)、脑和脑干胶质瘤以及血管球瘤。部分患者出生时就会出现明显的先天性假关节和胫骨弯曲。

影像学表现和诊断

患者具备以下 7 条诊断标准中的至少 2 条方可诊断为 NF1 型。

- ≥6 个牛奶咖啡斑或色素过度沉着斑,最大直径青春期前≥5mm,青春期后≥15mm。
- 腋下或腹股沟雀斑(>2 个)。
- ≥2 个典型的神经纤维瘤或 1 个丛状神经纤维瘤。
- 视神经胶质瘤。
- ≥2 个虹膜错构瘤(Lisch 结节),通常使用裂隙灯检查确定。
- 蝶骨发育不良或典型的长骨异常,如假关节。
- 一级亲属(父母、兄弟姐妹)患有 NF1。

视通路胶质瘤起自视神经,但可以沿着视觉通路生长,包括视交叉和视束。增强扫描呈均匀强化,占位效应明显。T2WI 表现为高信号。

皮肤及眼部表现参见图 13.1E~G。

丛状神经纤维瘤表现为周围神经的较大肿块。

X 线片可显示长骨皮质变薄。

另一个常见表现为基底节、小脑和脑干 T2WI 多

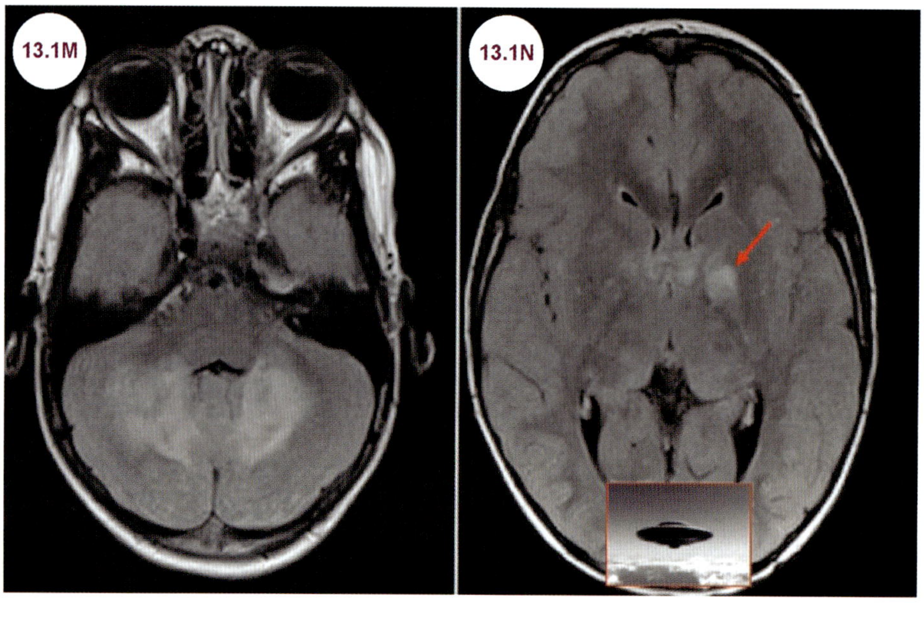

图 13.1M,N 轴位 FLAIR 示 NF1 型患者基底节和小脑半球存在异常高信号。

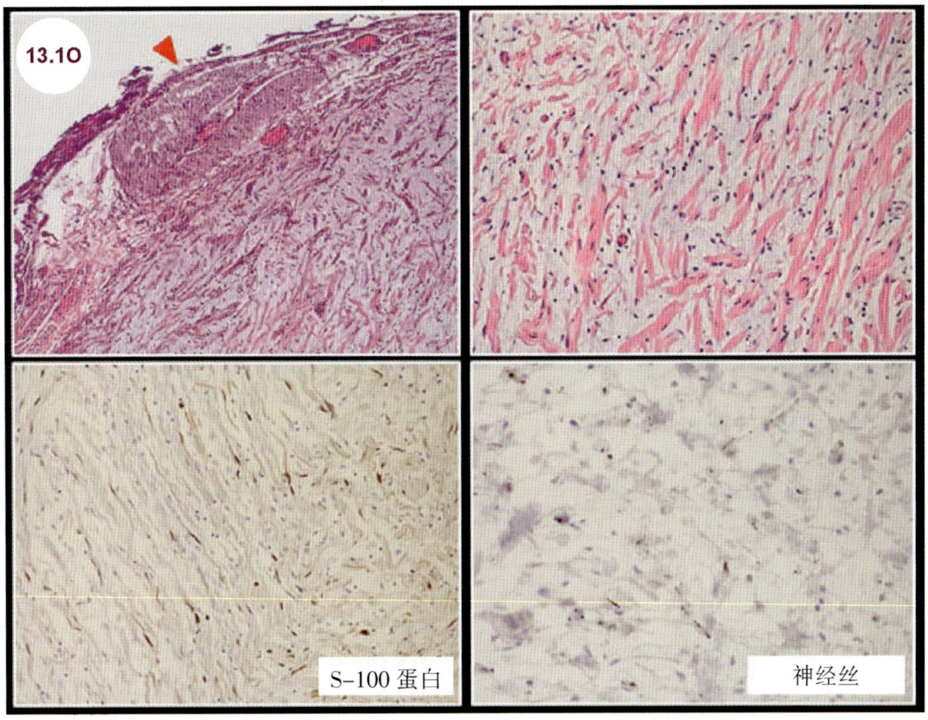

图 13.10　左上：低倍镜显示肿瘤边界清晰，与周围神经相连（红色箭头）。右上：肿瘤间见散在胶原纤维束，背景黏液变。左下：S-100 的 Patchy 免疫反应。右下：肿瘤内的神经丝阳性轴突（Image courtesy of Dr. Seema Shroff，Fellow，Neuropathology，MYULMC.）。

发异常高信号结节。这些病灶被称为"不明物体"或"UBO"，可能代表胶质细胞增生，它们可以自发地消退，但可能标志着认知功能的损害。

神经纤维瘤的病理学表现如图 13.10。

治疗

有症状的皮肤神经纤维可采取单纯切除、二氧化碳激光消融和电灼术等。丛状神经纤维瘤可尝试部分手术切除，完全切除通常不可能。视神经胶质瘤如果只累及一侧，可尝试手术切除，但患侧将永久丧失视力。

矫形手术可用于矫正肢体的过度生长。

参考文献

1. Hirbe AC, Gutmann DH. Neurofibromatosis type 1: a multidisciplinary approach to care. *Lancet Neurol*. August 2014;13(8):834–843.
2. Rosenbaum T, Wimmer K. Neurofibromatosis type 1 (NF1) and associated tumors. *Klin Padiatr*. November 2014;226(6–7):309–315.
3. Ferner RE, Gutmann DH. Neurofibromatosis type 1 (NF1): diagnosis and management. *Handb Clin Neurol*. 2013;115:939–955.

13.2　神经纤维瘤病 2 型

病史

患者，女，23 岁，出现听力丧失和耳鸣。检查发现双侧感音神经性听力丧失、双下肢轻度无力以及反射亢进。

诊断：神经纤维瘤病 2 型

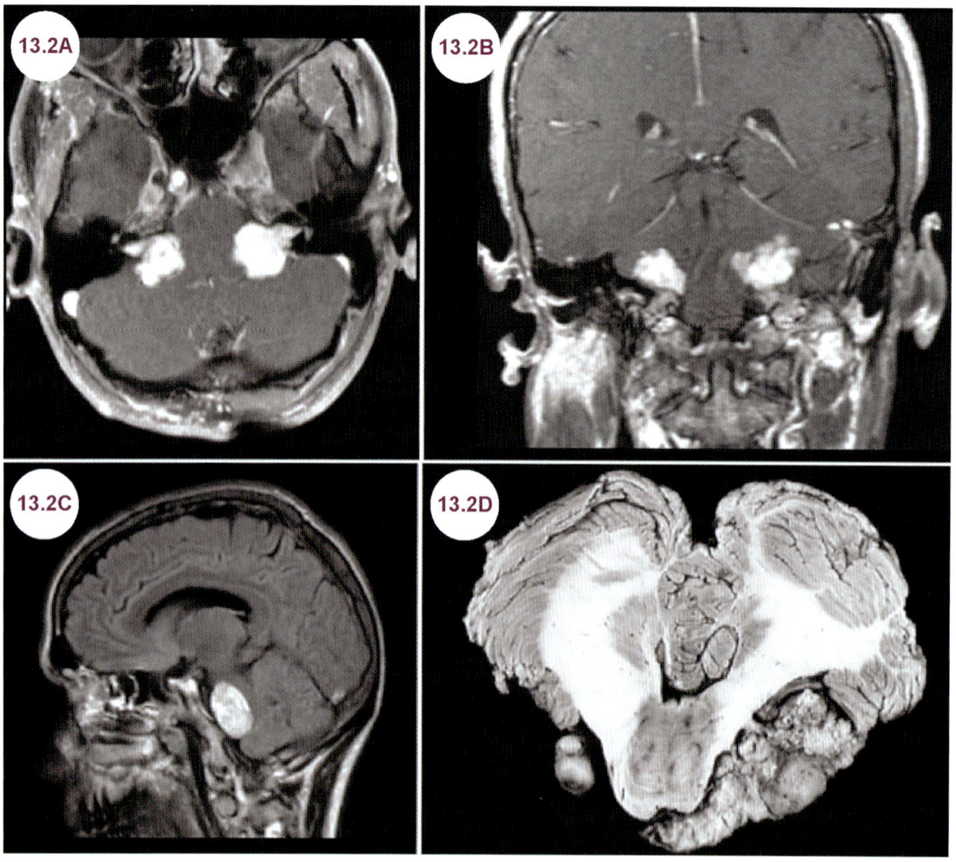

图 13.2A~D (A~C)轴位和冠状位增强 T1WI 和轴位 FLAIR 示 NF2 型患者双侧前庭神经鞘瘤。(D)双侧前庭神经鞘瘤大体病理 (image credit The Armed Forces Institute of Pathology)。

概述

神经纤维瘤病 2 型(NF2)以颅内多发性非恶性肿瘤为特征。它是由 22 号染色体缺失所致，该基因位点负责产生 merlin 或神经膜蛋白，它们是细胞骨膜连接蛋白 ezrin-radixin-moesin (ERM) 家族的成员。NF2 突变约占 98%。

发病率约为 1/60 000，50% 为散发病例，50% 为常染色体显性遗传。

临床表现

双侧前庭神经鞘瘤是该病特异性表现，见于 90% 以上的患者。最常见的临床表现是大龄儿童患者和青年患者缓慢、逐渐加重的双侧听力丧失，几乎所有患者在 30 岁前出现症状。

其他脑神经的神经鞘瘤最常见于三叉神经。多发脑膜瘤也具有特异性，可表现为癫痫、头痛或脑脊髓受压引起的局灶性神经系统症状。

近 50%的患者有脊髓病变，表现为逐渐进展的脊

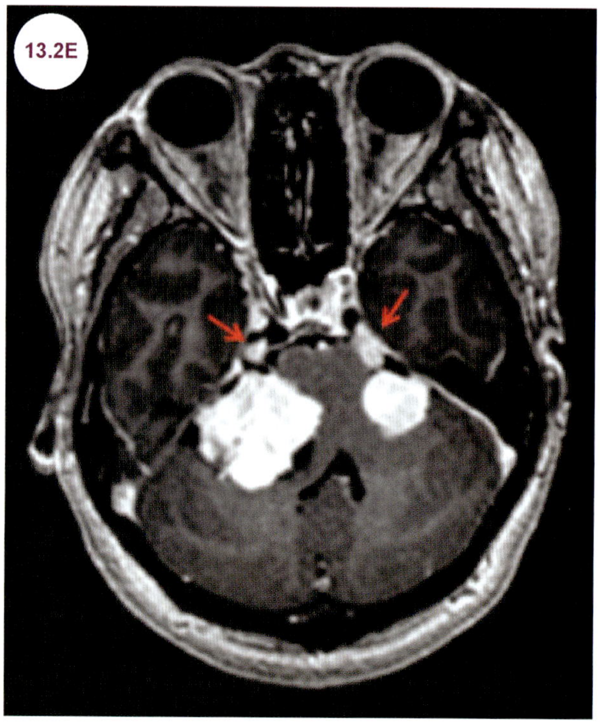

图 13.2E NF2 患者轴位增强 T1WI 图像，除双侧前庭神经鞘瘤外还可见双侧三叉神经鞘瘤(红色箭头)。

髓病。

90%以上的患者可有晶状体浑浊,称为青少年囊下性白内障。

与 NF1 相反,皮肤改变不常见。

NF2 的诊断标准需要以下临床表现之一:

- 双侧前庭神经鞘瘤。
- 单侧前庭神经鞘瘤合并任意以下两种:脑膜瘤、神经鞘瘤、胶质瘤、神经纤维瘤、后囊下性晶状体混浊。
- 一级亲属患有 NF2 合并单侧前庭神经鞘瘤或以下任何两种:脑膜瘤、神经鞘瘤、胶质瘤、神经纤维瘤、后囊下性晶状体混浊。
- 多发脑膜瘤合并单侧前庭神经鞘瘤或任意以下两种:神经鞘瘤、胶质瘤、神经纤维瘤、白内障。

影像学表现和诊断

影像学常显示双侧前庭神经鞘瘤。表现为脑外明显强化的肿块,起源于内耳道,突入脑桥小脑角区,对小脑和脑干有明显的占位效应。神经鞘瘤也可见于其他脑神经,最常见于三叉神经。

MRI 和 CT 可显示直径为几毫米的肿瘤,有助于早期治疗。

脑膜瘤表现为脑外、均匀强化的肿块,常可见硬膜尾症,以及对脑和脊髓的外在性压迫。

椎管内病变包括髓外病变(脊膜瘤和神经鞘瘤)和髓内病变(星形细胞瘤或室管膜瘤)。

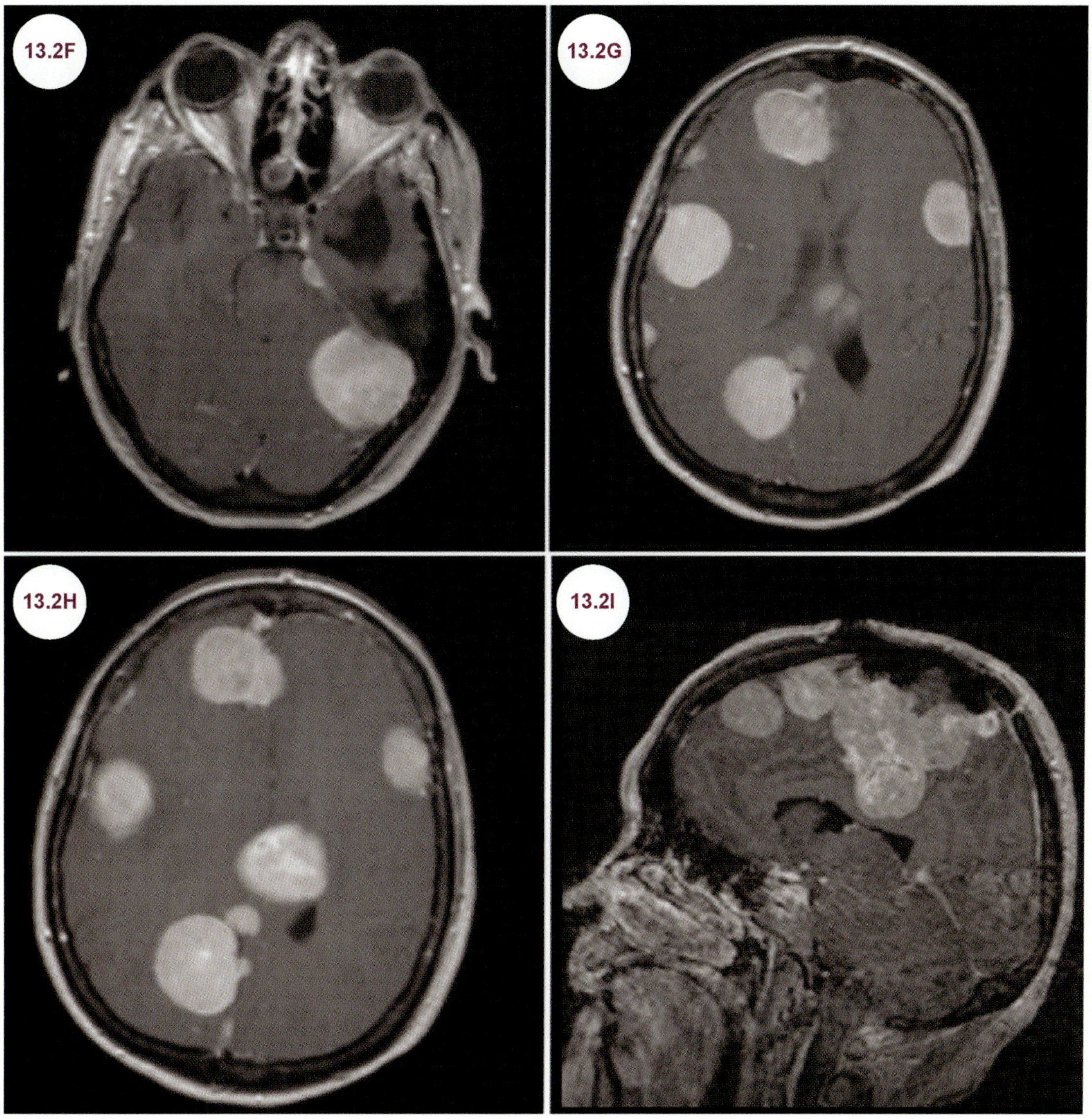

图 13.2F~I 轴位和矢状增强 T1WI 示 NF2 型患者多发脑膜瘤。

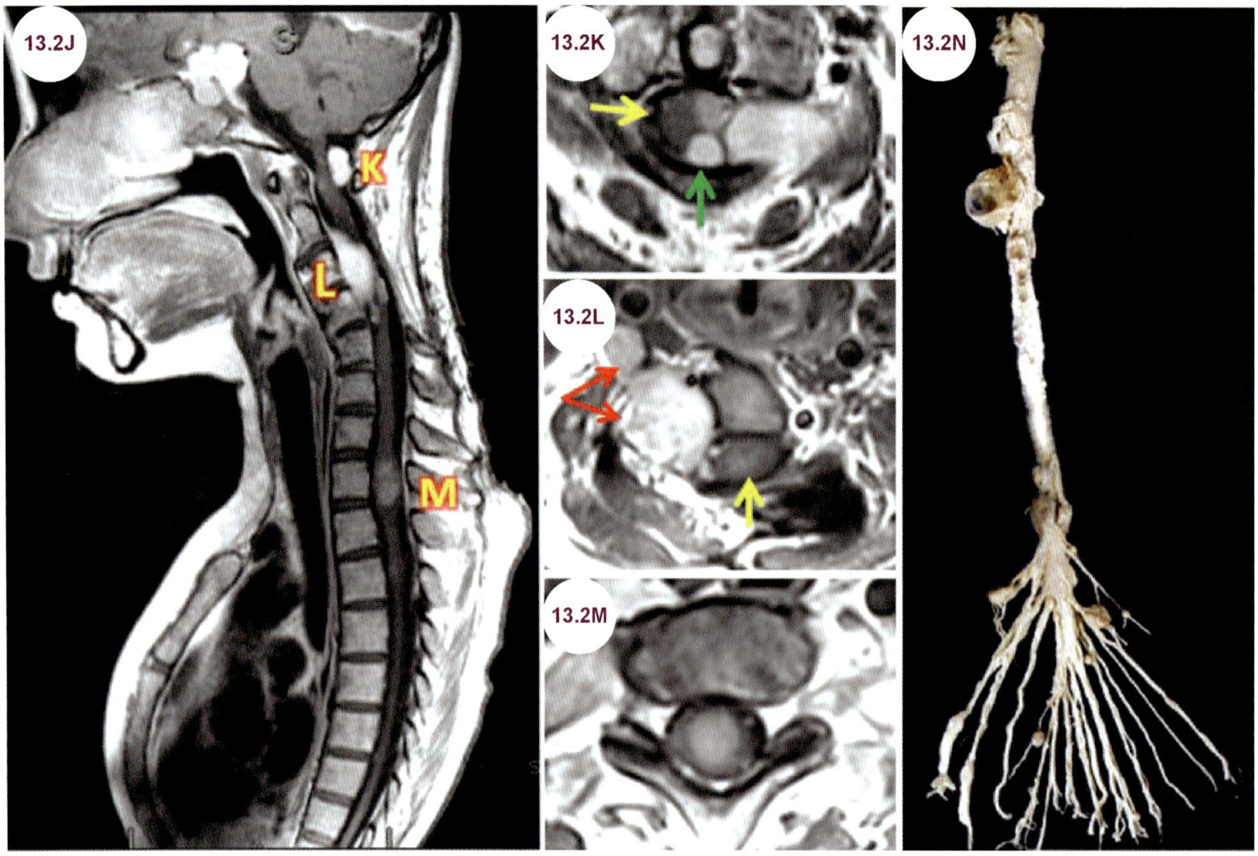

图 13.2J~N (J~M)颈椎矢状位和轴位增强 T1WI 示硬膜外脊膜瘤(图 13.2K 中绿色箭头),哑铃状的外周神经鞘瘤(图 13.2L 中红色箭头)、髓内室管膜瘤(图 13.2J)。黄色箭头指示脊髓。(N)中脊髓大体病理示多发神经鞘瘤。

治疗

目前治疗的主要目的是控制症状。

手术切除是有症状肿瘤的主要治疗手段。但由于位置特殊,许多肿瘤只能行部分切除。且手术可能导致听力丧失。

放射性治疗。

密切观察——如果肿瘤未快速进展或患者伴有其他严重的疾病。

遗传咨询也至关重要。

参考文献

1. Evans DG. Neurofibromatosis type 2 (NF2): a clinical and molecular review. *Orphanet J Rare Dis*. June 2009;4:16.
2. Lloyd SK, Evans DG. Neurofibromatosis type 2 (NF2): diagnosis and management. *Handb Clin Neurol*. 2013;115: 957–967.

13.3 Sturge-Weber 综合征

病史

患者,男,8 岁,婴儿期开始出现精神发育迟滞和惊厥,右上面部有一个较大的"葡萄酒色痣"。

诊断：Sturge-Weber 综合征

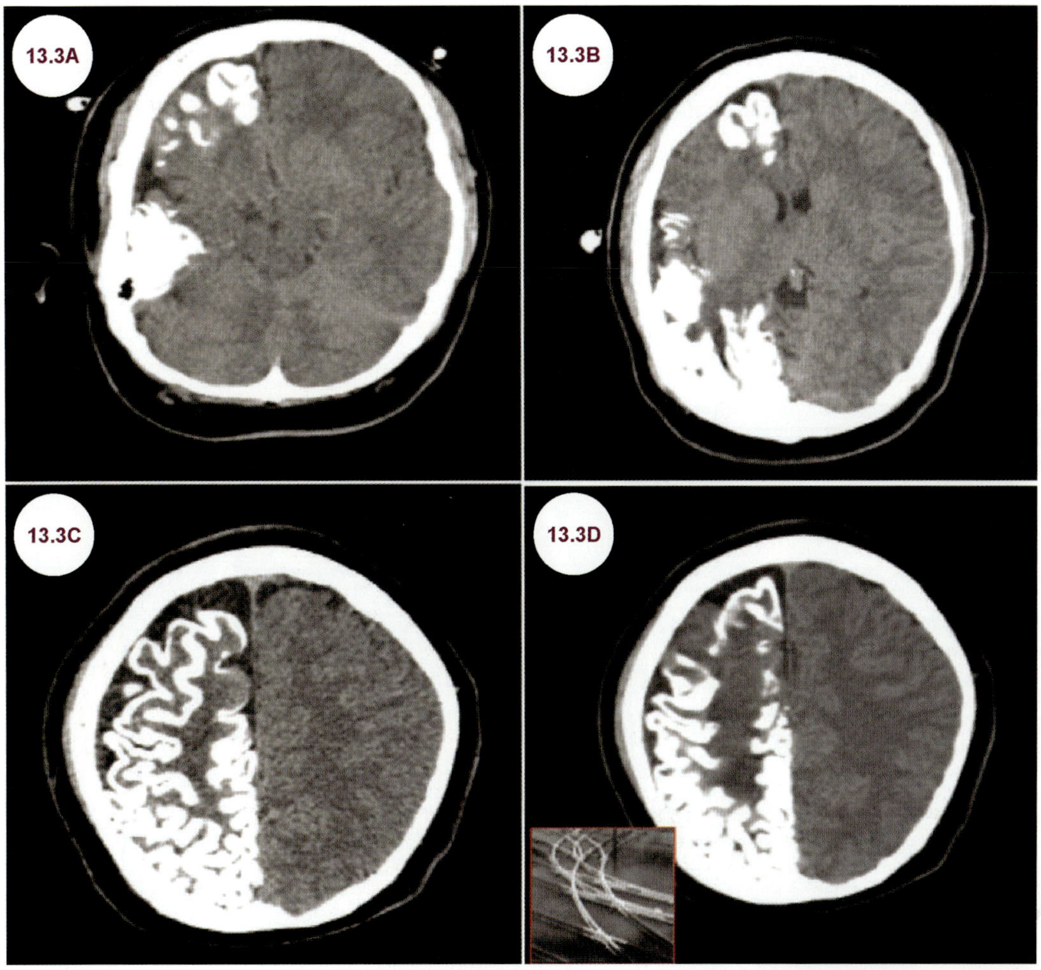

图 13.3A~D 轴位 CT 图像显示 Sturge-Weber 综合征的“电车轨道状”钙化。

概述

Sturge-Weber 综合征以脑膜、眼、面和脑部多发血管瘤为特征，是神经皮肤综合征中唯一散发，且无遗传特性的综合征。

临床表现

患者通常在婴儿期开始有癫痫发作，伴有“葡萄酒色痣”胎记，这是由毛细血管过度增生引起，常分布于眼神经支配区。软脑膜血管畸形导致静脉引流不畅，继而导致与面部血管痣同侧的大脑皮层的神经元丢失和钙化。大多数患者病灶为单侧。常见症状有卒中样发作、偏瘫、视野缺失、头痛和认知功能障碍。

眼部异常：青光眼、先天性青光眼（俗称“牛眼”）、番茄酱样眼底改变、虹膜异色、视网膜血管迂曲、近视、斜视、弱视、视野缺失、结膜血管瘤或脉络膜血管瘤。

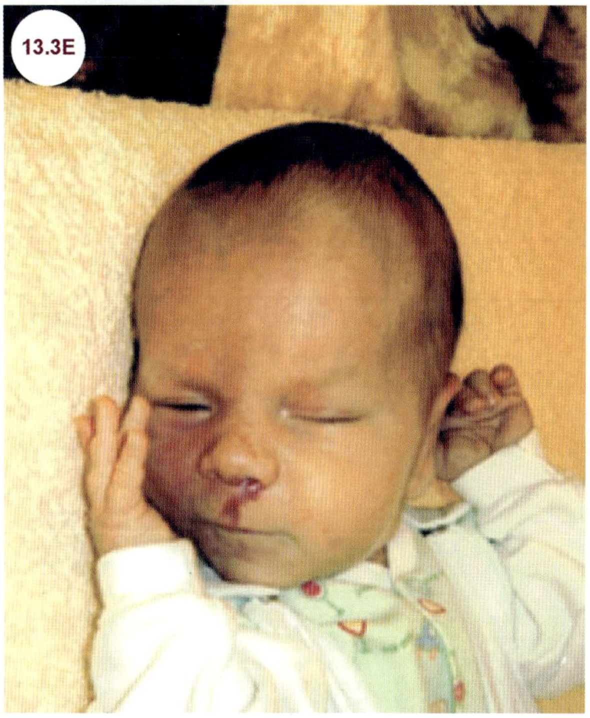

图 13.3E “葡萄酒色痣”在三叉神经的分布。

影像学表现和诊断

头部 X 线片显示经典的沿脑回分布的双线样钙化，称为“双轨样”或“轨道样”钙化。

头部 CT 和 MRI 的典型表现为顶枕叶脑回分布区钙化。常累及大脑后部，额叶很少受累。但是在严重病例，所有四个脑叶均可累及。伴有皮质萎缩、静脉引流异常，以及异常增大且明显强化的脉络丛。

CT 或 MRI 显示一侧大脑半球的萎缩，同时伴同侧颅骨板障间隙扩大，这与 Dyke-Davidoff-Masson 综合征(DDMS)的表现相似。

行增强检查通常能观察到柔脑膜强化和脉络丛增大。

血管造影显示皮质浅静脉缺乏，深部引流静脉扩大且异常。

治疗

癫痫：采用抗癫痫药物、局灶性皮层切除术、胼胝

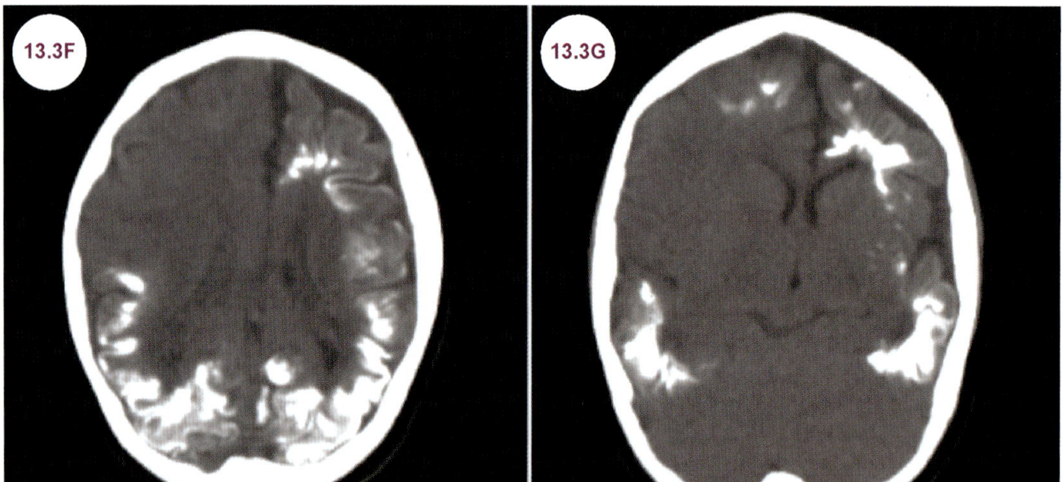

图 13.3F~I (F,G)轴位 CT 图像示 Sturge-Weber 综合征患者明显的“双轨状”钙化。(H,I)轴位增强 T1WI 示双侧枕叶柔脑膜强化(红色箭头)，该症状符合血管瘤病。同时还合并有双侧脉络丛扩大并强化(黄色箭头)。

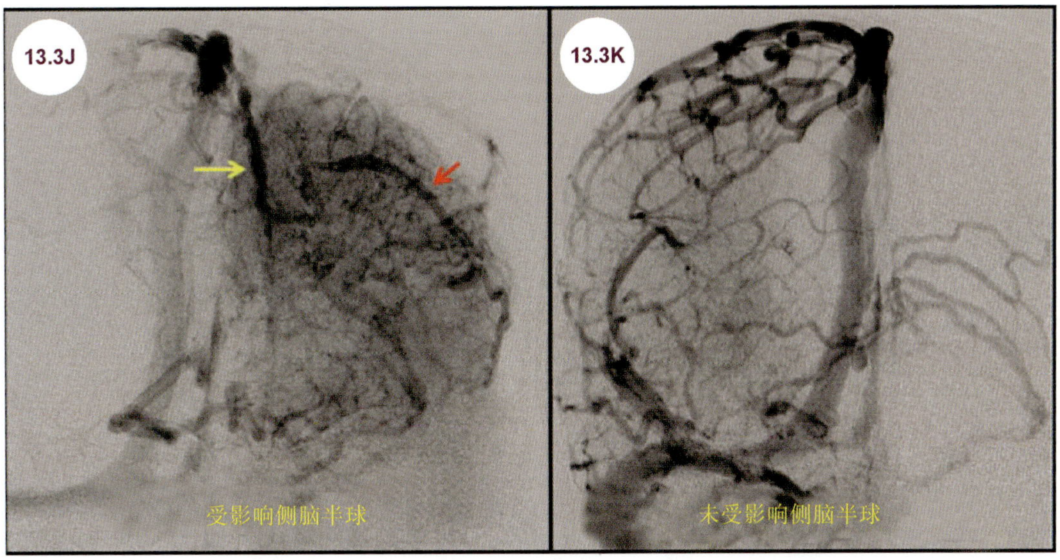

图 13.3J,K 静脉期血管造影前后位示一条额中部凸面静脉(红色箭头)引流入上矢状窦(黄色箭头),其余内侧表浅静脉和外侧凸面静脉均缺失,这是 Sturge-Weber 综合征的特异性表现,而对侧正常。

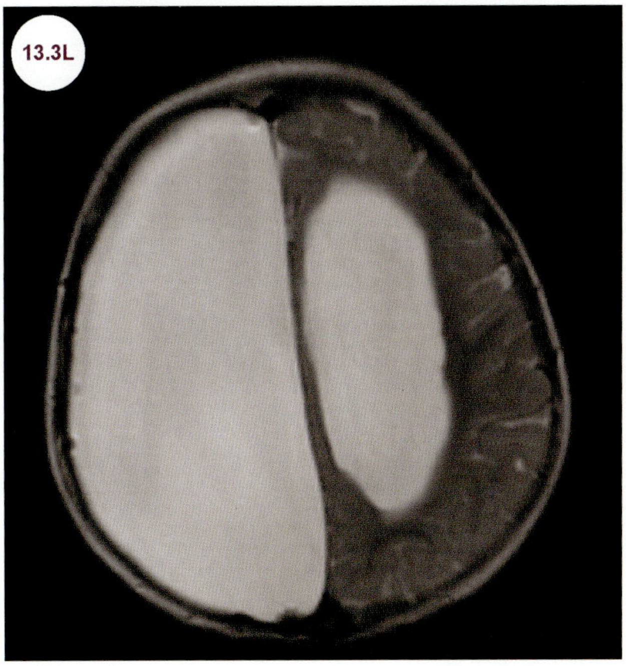

图 13.3L 轴位 T2WI 示右侧大脑半球切除术后改变,该患者为控制癫痫接受手术治疗。

体离断术或迷走神经刺激术(VNS)多种治疗方式。当癫痫发作难以控制或出现进行性皮质损伤的证据时,推荐行大脑半球切除术(解剖半球切除术、功能性半球切除术、偏侧大脑皮层切除术)。VNS 适用于不宜手术的患者。

皮肤:染料激光抗凝。

眼部:青光眼手术、脉络膜血管瘤放疗。

参考文献

1. Sudarsanam A, Ardern-Holmes SL. Sturge-Weber syndrome: from the past to the present. *Eur J Paediatr Neurol*. May 2014;18(3):257–266.
2. Comi AM. Sturge-Weber syndrome and epilepsy: an argument for aggressive seizure management in these patients. *Expert Rev Neurother*. August 2007;7(8):951–956.

13.4 von Hippel-Lindau 综合征

病史

患者,男,13 岁,出现头晕、共济失调。

诊断:von Hippel-Lindau 综合征

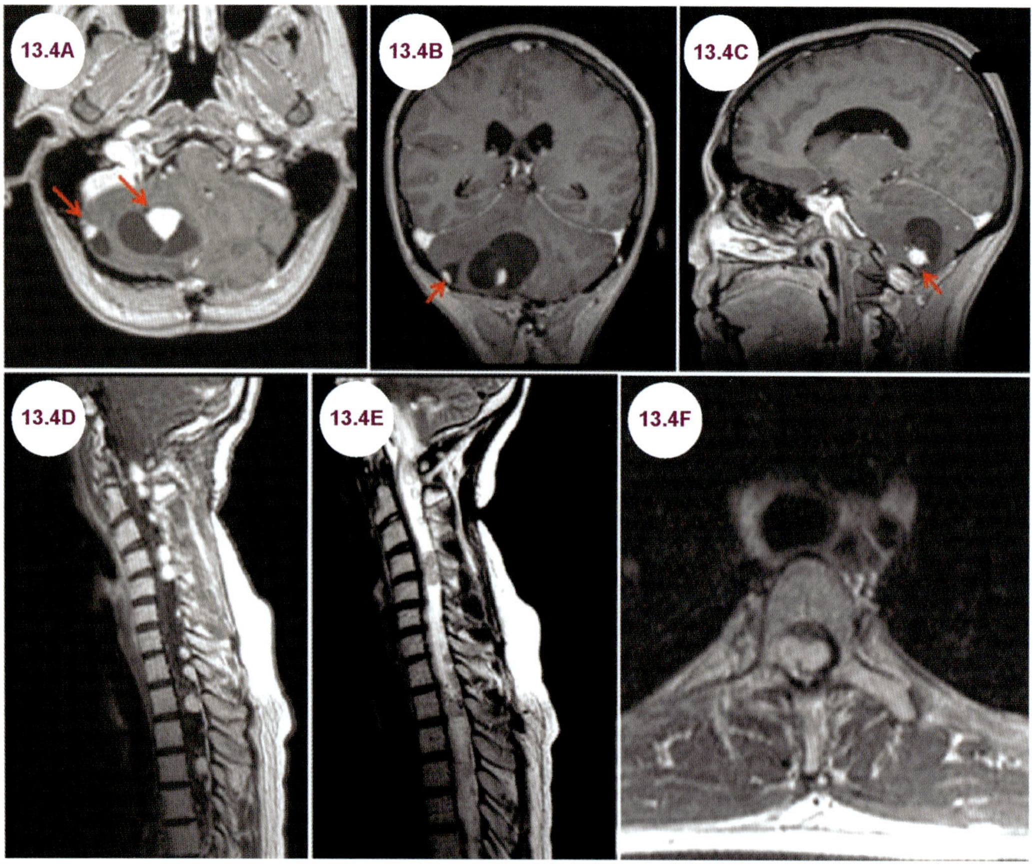

图 13.4A~F (A~C)轴位、冠状和矢状位增强 T1WI 示 von Hippel-Lindau 综合征患者右侧小脑半球两个血管母细胞瘤。病灶边缘可见强化结节(红色箭头)。(D~F)矢状位增强 T1WI 和 T2WI、轴位增强 T1WI 示多发椎管内血管母细胞瘤。

概述

von Hippel-Lindau(VHL)综合征是由 VHL 抑癌基因突变引起的常染色体显性遗传性疾病。该病以眼部和中枢神经系统(CNS)多发血管瘤为特征。血管母细胞瘤是由毛细血管过度生长形成的非浸润性肿块,是成人幕下最常见的原发肿瘤。约 20%的血管母细胞瘤是 VHL 综合征的一部分。

发病率为 1/50 000~1/35 000。

临床表现

患者常表现为颅内压(ICP)增高和小脑功能障碍的症状,包括头痛、共济失调、恶心、呕吐和眩晕等。肿瘤出血时,患者可突然出现严重的神经系统症状。脊髓血管母细胞瘤会出现进展性的脊髓病变，这是VHL 高度特异性的表现。

视网膜血管瘤是该疾病的核心特征，会引起视力丧失。

组织学上，血管瘤是富含血管的肿瘤。

其他特征包括胰腺、肾脏、肝脏和生殖器官的囊肿，肾透明细胞癌，胰腺神经内分泌肿瘤，嗜铬细胞瘤的发生概率也增高。这些肿瘤是 VHL 患者死亡的常见原因。

约 10%的患者会发生内淋巴囊肿瘤，可导致突发且严重的听力损失。

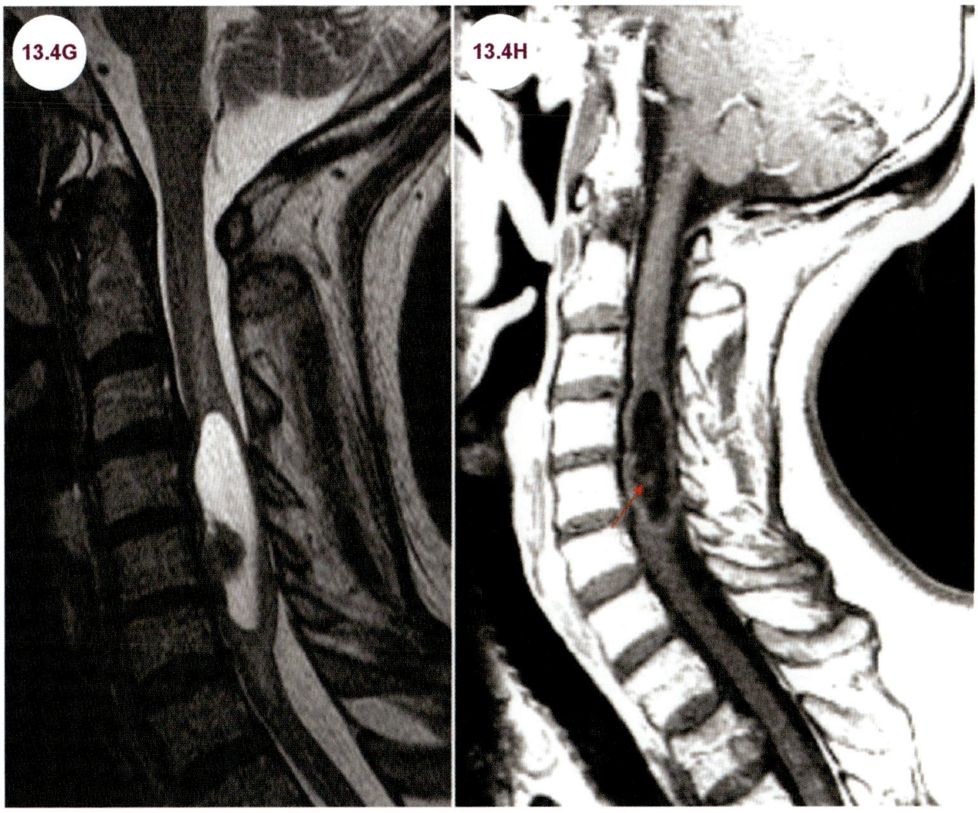

图 13.4G,H　颈椎矢状位 T2WI 和增强 T1WI 示颈髓血管母细胞瘤，表现为囊性病灶伴明显强化实性结节(红色箭头)。

影像学表现和诊断

血管母细胞瘤 50%表现为囊性肿块，伴病灶边缘强化结节，囊性部分在所有序列上均与脑脊液信号一致。50%表现为实性强化肿块。

75%的病变发生在小脑，最常见于蚓部，其余发生在脊髓或延髓。幕上血管母细胞瘤非常少见。

治疗

对于 VHL 患者，筛查视网膜血管瘤、血管母细胞瘤、肾癌和嗜铬细胞瘤是十分重要的。血管母细胞瘤属于良性病变，如果肿瘤能够完全切除，手术是有效的；如果切除不完全，则肿瘤易复发。视网膜血管瘤和

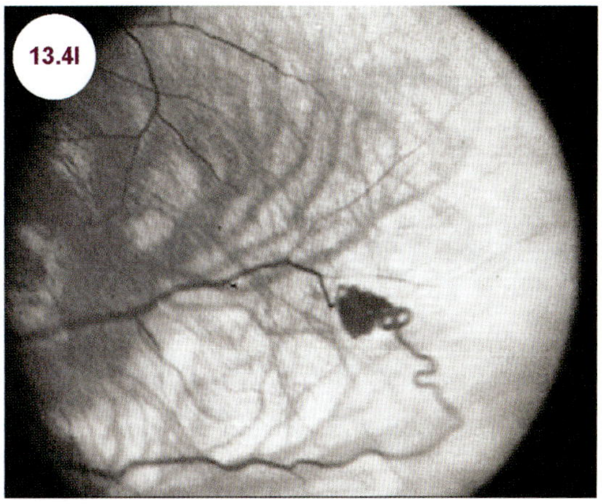

图 13.4I　视网膜血管造影示眼部血管瘤（image credit Dr. Stephen C. Pollack）。

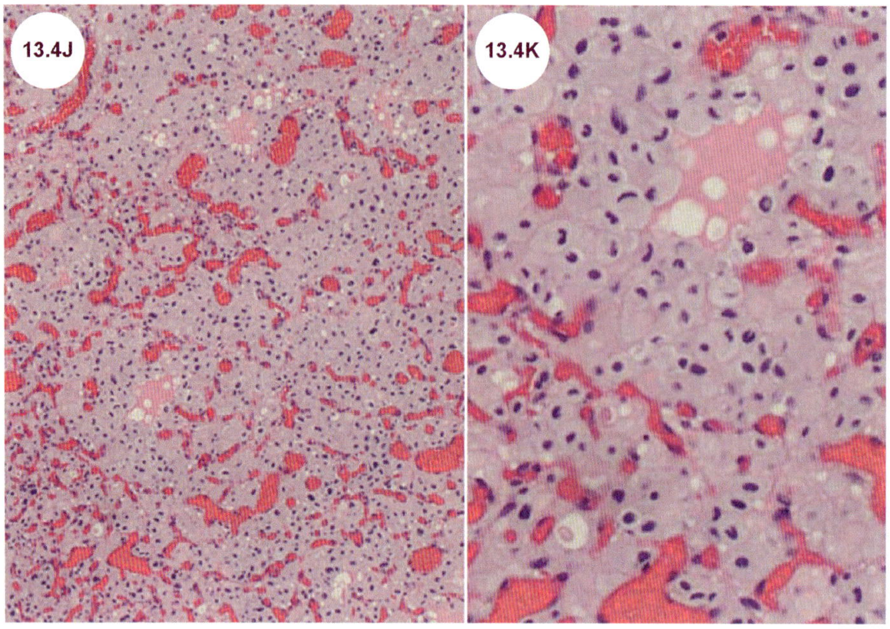

图 13.4J,K 低倍镜和高倍镜下观察血管母细胞瘤的血管分布(image credit Dr. Seema Shroff, Fellow, Neuropathology, NYULMC)。

肾癌的治疗可以降低致残率并延长生存期。

参考文献

1. Friedrich CA. Von Hippel-Lindau syndrome. A pleomorphic condition. *Cancer*. December 1999;86: 2478–2482.
2. Maher ER, Neumann HP, Richard S. von Hippel-Lindau disease: a clinical and scientific review. *Eur J Hum Genet*. June 2011;19(6):617–623.
3. Chou A Toon C, Pickett J, Gill AJ. von Hippel-Lindau syndrome. *Front Horm Res*. 2013;41:30–49.

13.5 结节性硬化

病史

患者,8 岁,以难治性癫痫和智力减退就诊。检查发现趾甲下纤维瘤、皮脂腺瘤以及鲨鱼皮斑。患者具有自闭症特征和语言发育迟缓,无局灶性运动或感觉异常。

诊断:结节性硬化症

见图 13.5A~D。

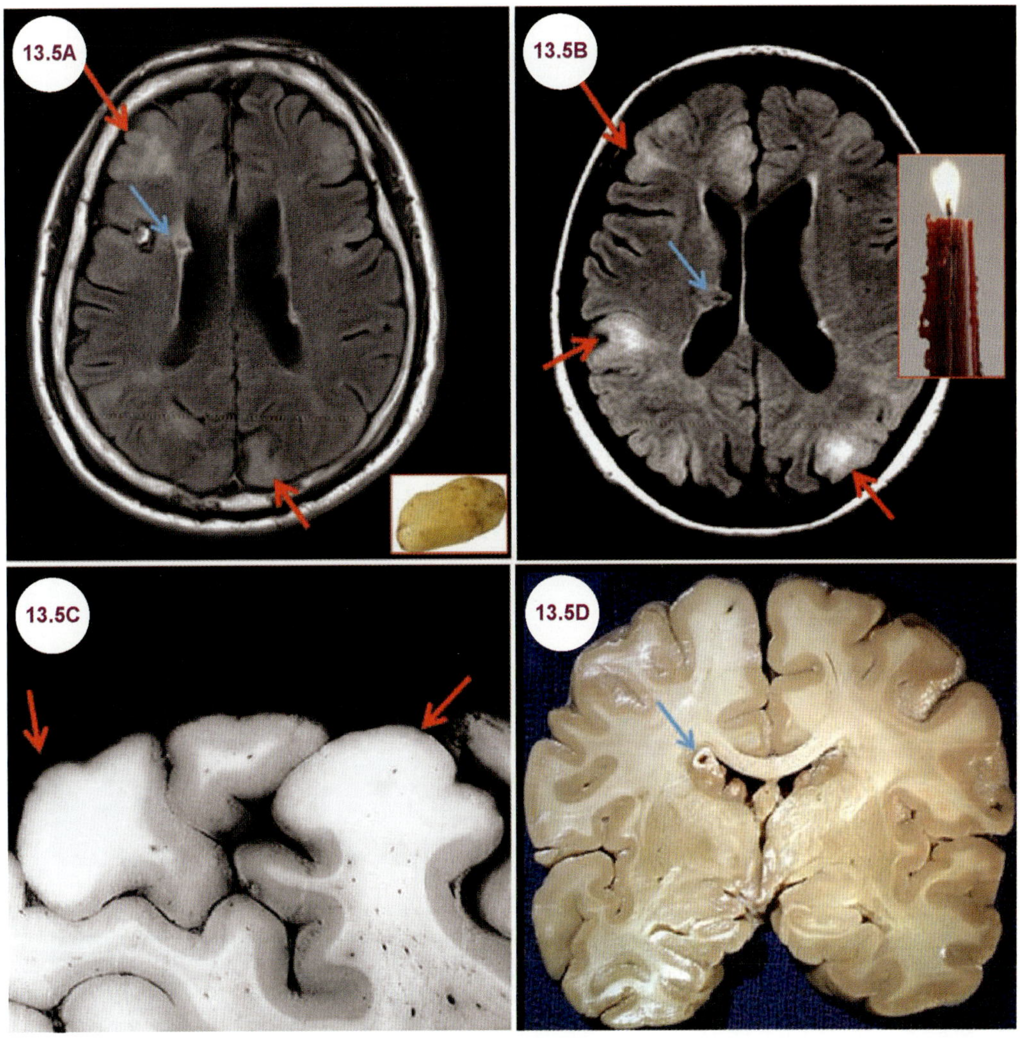

图 13.5A~D　(A,B)轴位 FLAIR 图像显示多发皮质结节(红色箭头)和室管膜下结节(蓝色箭头),称为“燃烧的蜡烛”征。(C,D)皮质结节(红色箭头)和室管膜下结节(蓝色箭头)的大体病理,可见皮质增厚。

概述

结节性硬化症(TSC)是以脑、皮肤、心脏、肺、肝和肾多系统错构瘤为特征的神经皮肤综合征。

TSC 是一种常染色体显性遗传性疾病,见于儿童和成人;该病由 TSC1(错构瘤蛋白的编码)或 TSC2(结节蛋白的编码)基因突变引起。

结节性硬化症的主要特征

- 面部血管纤维瘤或前额斑。
- 非创伤性指(趾)或甲周纤维瘤。
- 色素减退斑(> 3 个)。
- 鲨鱼皮样斑(结缔组织痣)。
- 多发视网膜结节样错构瘤。
- 皮质结节:当小脑皮质发育不良和脑白质移行带同时存在时,它们应该被看作是结节性硬化症(TS)的一项特征,而非两项。
- 室管膜下结节(SEN)。
- 室管膜下巨细胞型星形细胞瘤(SEGA)。
- 心脏横纹肌瘤(单发或多发)。
- 淋巴管平滑肌瘤病:如患者同时存在淋巴管平滑肌瘤病(LAM)和肾血管平滑肌脂肪瘤(AML),还需要具备 TS 的其他特征,方能确诊 TS。散发型 LAM 的女性患者(不是 TSC)60%可能患有肾脏或其他系统的 AML。
- 肾脏血管平滑肌脂肪瘤:当同时存在 LAM 和肾脏 AML 时,确诊仍需伴有 TS 的其他特征(参见前面的注释)。

结节性硬化症的次要特征

- 多发散在牙釉质斑。

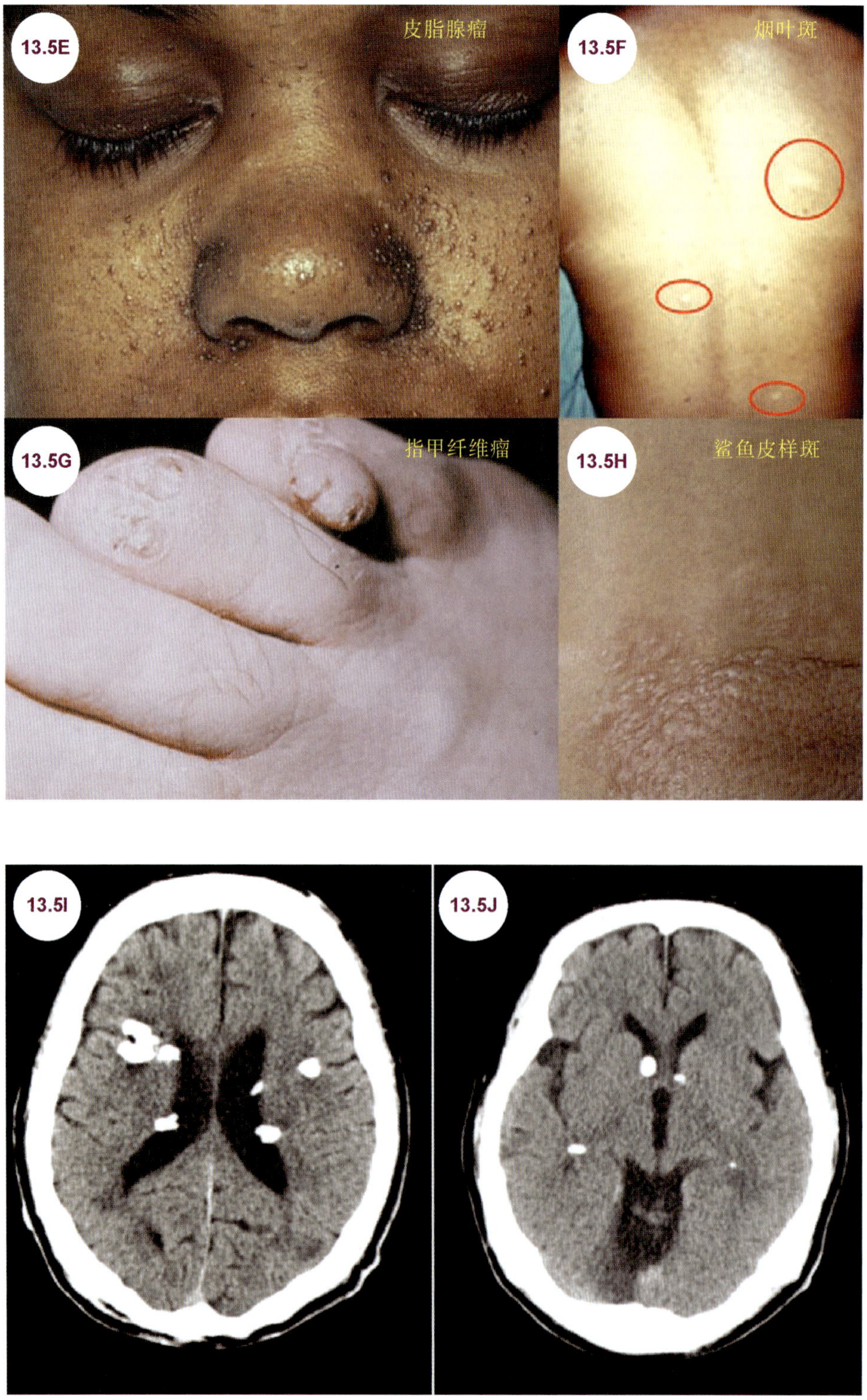

图 13.5E~J (E)皮脂腺瘤(image credit Herbert L. Fred, MD, and Hendrik A.van Dijk)。(F)烟叶斑(image credit Herbert L. Fred, MD, and Hendrik A.van Dijk)。(G)指甲纤维瘤(image credit Dr. David G.Cogan)。(H)鲨鱼皮样斑。(I,J)轴位 CT 示室管膜下及脑实质内多发钙化结节。

- 直肠错构瘤性息肉:需要病理证实。
- 骨囊肿:需影像检查证实。
- 大脑白质放射状迁移线:需影像检查证实。一位专家组成员强烈认为,3 条或更多的放射状移行线(径向迁移线)应作为主要特征。
- 牙龈纤维瘤。

- 非肾性错构瘤:病理证实。
- 视网膜色素缺乏斑。
- "Confetti"皮肤病变
- 多发肾囊肿。

TSC 诊断标准

- 确诊 TSC:2 个主要特征,或 1 个主要特征加≥2 个次要特征。
- 可疑 TSC:1 个主要特征,或≥2 个次要特征。

临床表现

TSC 的典型特征是临床表现多样,包括智力低下、自闭症、癫痫发作和多种皮肤异常。

肾脏、心脏、眼睛、肺均可发生错构瘤。

- 肾脏:常染色体显性遗传病-多囊肾、孤立的肾囊肿、AML 及肾癌,AML 常见于女性,可能在成年后继续发展。
- 心脏:横纹肌瘤,可导致心力衰竭。
- 肺:多灶性小结节性肺细胞增生(MMPH)、肺囊肿和 LAM;LAM 会出现不可逆转的进展,女性中更常见。
- 眼:视网膜星形细胞瘤,视网膜、虹膜、睫毛的色素减退。
- 肝:囊肿,通常无症状,也不会进展。

影像学表现和诊断

TS 的影像学特征为:

- 皮质结节:通常认为是由髓鞘形成不良或白质发育不良所致。CT 可见结节钙化。在 T2WI 图像上,表现为皮层和皮层下白质高信号。结节的病理特征

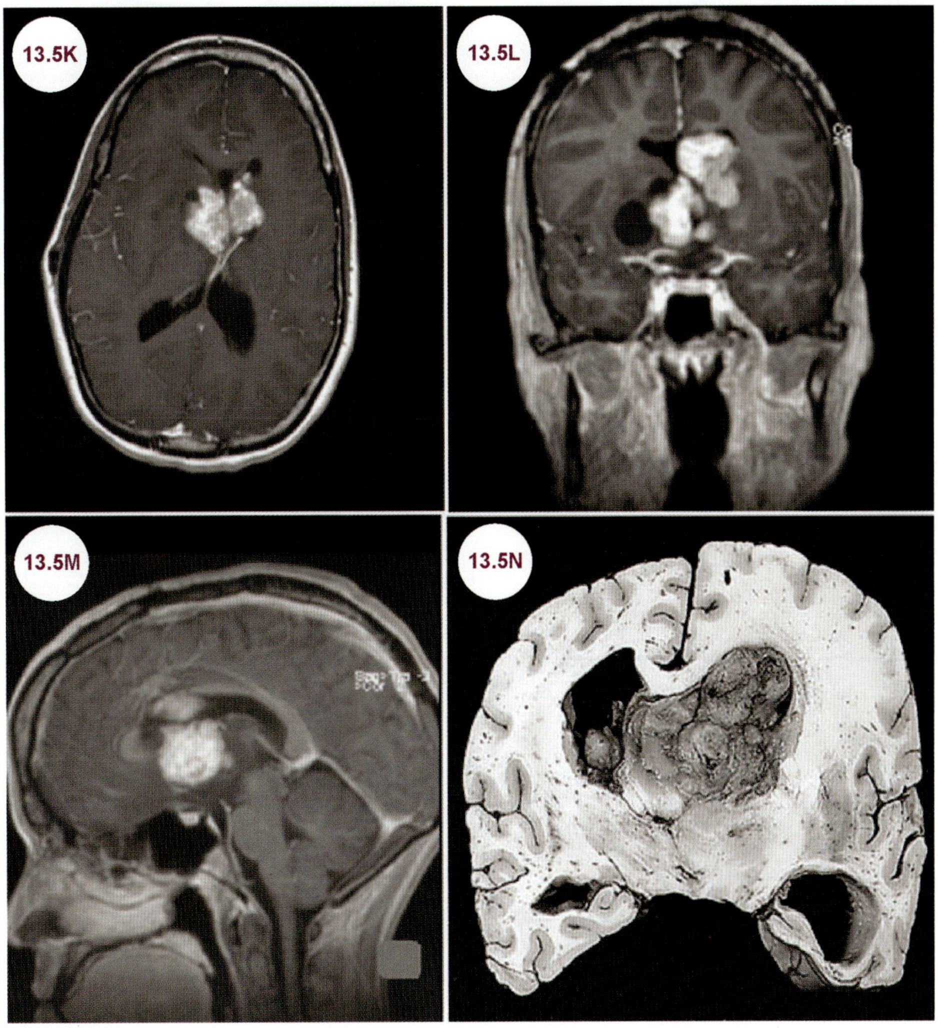

图 13.5K~N (K~M)轴位、冠状位和矢状位增强 T1WI 示左侧额角和第三脑室较大室管膜下巨细胞星形细胞瘤,囊性部分突向右侧基底节区。(N)室管膜下巨细胞星形细胞瘤大体病理标本(image credit The Armed Forces Institute of Pathology)。

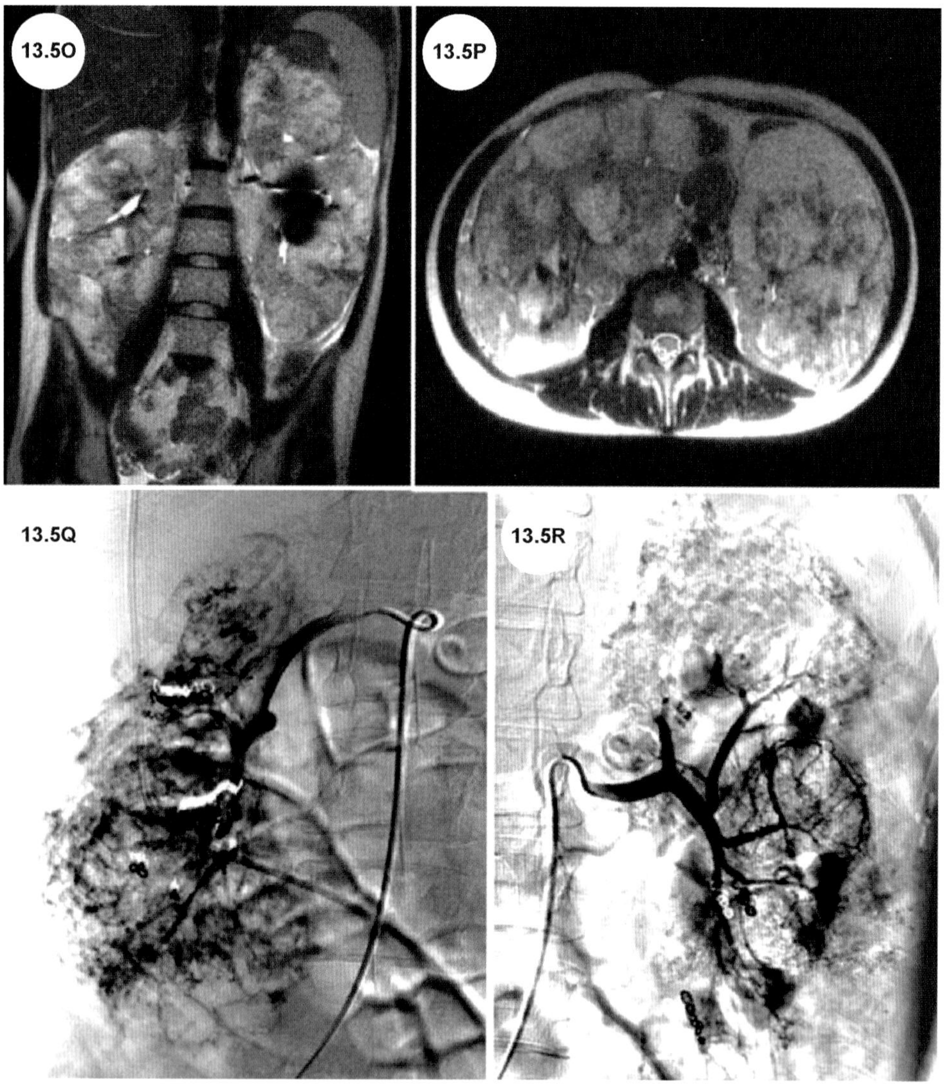

图 13.5O~R (O,P)冠状位和轴位 T1WI 示腹部和骨盆内巨大肾占位,病灶由无数的血管平滑肌脂肪瘤融合而成。(Q,R)左、右肾造影显示与血管平滑肌脂肪瘤相关的血管异常。

是胶质和神经元的发育不良以及皮质层状结构紊乱。

- 室管膜下结节(SEN):突向侧脑室壁的结节,表现类似“燃烧的蜡烛”。如图 13.5A,B。
- 室管膜下巨细胞型星形细胞瘤(SEGA):有 5%~10%的良性 SEN 可发展为 SEGA。SEGA 是起自室管膜下的良性肿瘤,突入侧脑室,与透明隔毗邻。其在 CT 和 MRI 上密度和信号表现多样,具体取决于钙化的程度。通常无明显临床症状,但如果肿瘤体积增大,会导致梗阻性脑积水和颅内压增加。
- 脑动脉瘤:脑内动脉瘤已有报道,同时主动脉瘤和腋动脉瘤也有发生。

TS 的神经系统以外的表现包括 AML,该病表现为由血管、平滑肌和脂肪组成的肾脏良性肿瘤。

LAM 是一种累及肺和肺血管生长的平滑肌异常

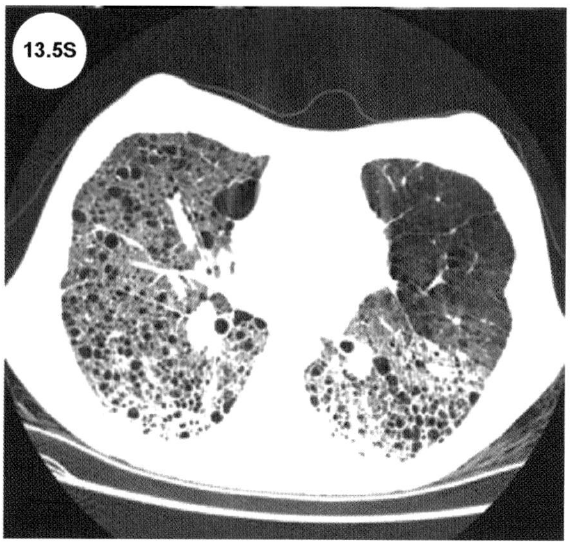

图 13.5S 胸部 CT 示严重肺囊性疾病,符合淋巴管平滑肌瘤病特点。

增殖性疾病。

治疗

癫痫：抗癫痫药物治疗，通常认为氨己烯酸是治疗婴儿痉挛症的一线用药；生酮饮食。

m-TOR 蛋白信号通路抑制剂：西罗莫司（雷帕霉素）或依维莫司被用于治疗各种错构瘤或 SEGA。

手术：如有症状，可针对各器官行肿瘤切除术，如局灶性皮质切除术、胼胝体切开术、迷走神经刺激、SEGA 切除、梗阻性脑积水分流术。

面部血管纤维瘤：激光治疗，局部使用西罗莫司。

参考文献

1. Grajkowska W, Kotulska K, Jurkiewicz E, Matyja E. Brain lesions in tuberous sclerosis complex. Review. *Folia Neuropathol.* 2010;48(3):139–149.
2. Borkowska J, Schwartz RA, Kotulska K, Jozwiak S. Tuberous sclerosis complex: tumors and tumorigenesis. *Int J Dermatol.* January 2011;50(1):13–20.
3. Fallah A, Rodgers SD, Weil AG, et al. Resective epilepsy surgery for tuberous sclerosis in children: determining predictors of seizure outcomes in a multicenter retrospective cohort Study. *Neurosurgery.* October 2015;77(4):517–524.

（李丽 张静 译）

第 14 章 创伤

14.1 硬膜外血肿

病史

患者 1,女,35 岁,打斗中被击中头部,患者最初意识丧失,但很快恢复,可以正常说话和行动,回家 3 小时后,因头痛被送往当地医院,因病情紧急由救护车转诊至上级医院,在受伤 7 小时后收住入院。患者于次日死亡。

患者 2:男,55 岁,车祸后意识丧失。

患者 3:男,23 岁,被钝物击中头部后意识丧失。

诊断:硬膜外血肿

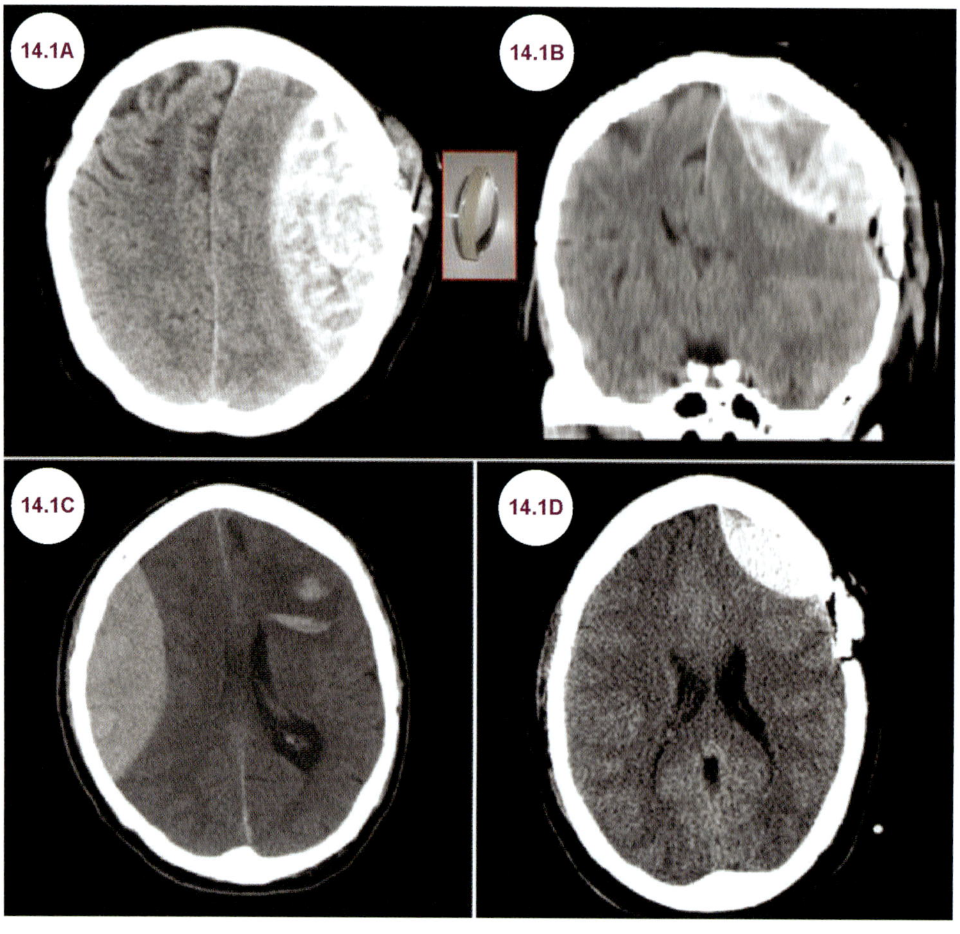

图 14.1A~D　(A,B)轴位和冠状 CT 示左侧大面积"凸透镜状"硬膜外血肿,伴中线移位及大脑镰下疝(冠状位)。(C)轴位 CT 示右侧大面积硬膜外血肿,伴中线移位和左侧额叶脑挫裂伤。(D)轴位 CT 示左侧硬膜外血肿伴有头骨骨折。

概述

脑膜中动脉受损时会出现硬膜外血肿，它是颈外动脉的分支，走行在硬膜外间隙。

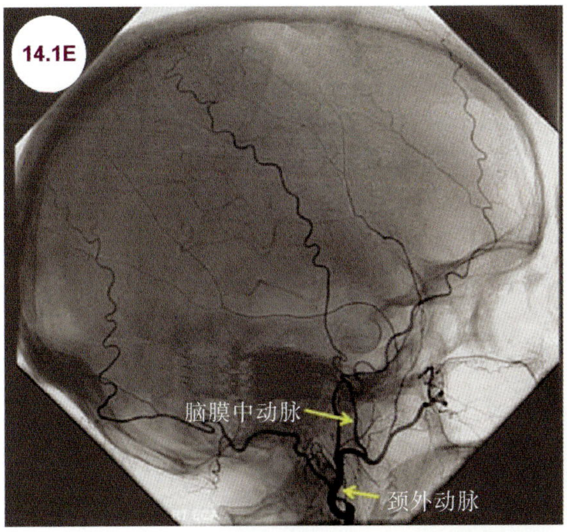

图 14.1E 血管造影显示脑膜中动脉的位置。

临床表现

患者的症状多发生在头部创伤或神经外科手术后。造成硬膜外血肿的外伤会导致严重的脑震荡，患者先会意识丧失，之后患者苏醒，经历数小时的清醒期，此后由血肿扩张导致神经系统症状迅速加重。

同低压静脉系统产生的硬膜下血肿相比，源自动脉系统的硬膜外血肿的扩大引起的意识下降更加迅速。此外，硬脑膜在颅缝处与颅骨紧密相连。当血肿扩大时，它不能跨过颅缝，引起邻近脑组织明显受压。

影像学表现和诊断

头部外伤患者首选 CT 检查。硬膜外血肿呈凸透镜状表现。根据血肿的大小和位置，可有占位效应和脑疝。

治疗

对于不断扩大的硬膜外血肿，应立即采取手术清除，如不及时治疗，大量出血会导致患者在数小时内死亡。

参考文献

1. Araujo JL, Aguiar Udo P, Todeschini AB, Saade N, Veiga JC. Epidemiological analysis of 210 cases of surgically treated traumatic extradural hematoma. *Rev Col Bras Cir*. July–August 2012;39(4):268–271.
2. Zink BJ. Traumatic brain injury outcome: concepts for emergency care. *Ann Emerg Med*. March 2001;37(3):318–332.
3. Graham DI, Gennareli TA. Pathology of brain damage after head injury. In: Cooper P, Golfinos G, eds. *Head Injury*. 4th ed. New York, NY: Morgan Hill; 2000:133–154.

14.2 硬膜下血肿

病史

患者，男，80 岁。在家中突然晕倒后被送到医院，出院 21 天后因意识不清和头痛再次入院就诊。

诊断：硬膜下血肿

见图 14.2A~D。

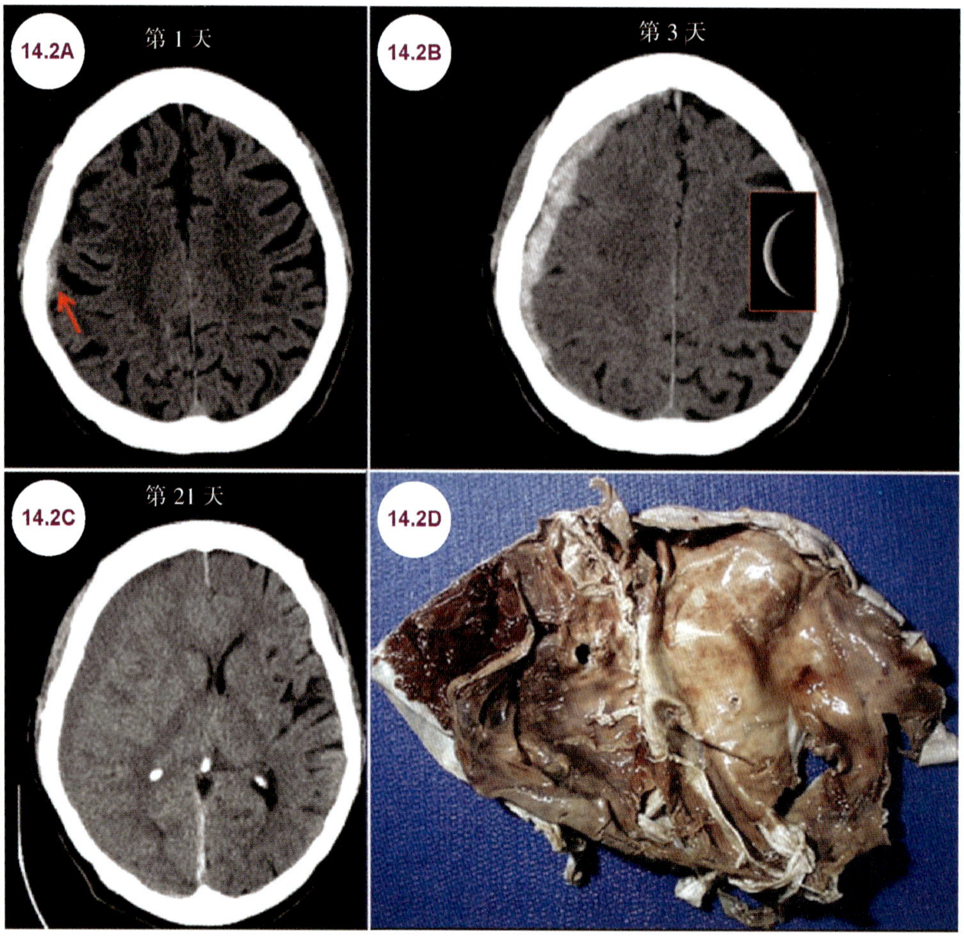

图 14.2A~D （A）轴位 CT 示微小的右侧硬膜下血肿（红色箭头）。（B）3 天后复查，轴位 CT 示血肿范围明显增大，呈新月形。（C）21 天后复查，轴位 CT 示血肿的演变，此时非急性期，血肿表现为等密度。（D）硬膜下血肿的大体病理标本。

概述

硬膜下血肿（SDH）由桥静脉撕裂所引起，桥静脉走行穿过硬脑膜，引流脑组织入硬脑膜窦。颅内脑组织的移位可导致桥静脉撕裂，使出血进入硬脑膜和蛛网膜之间的潜在腔隙。

临床表现

SDH 表现为头痛、认知功能障碍或进行性局限性神经功能缺失。由于出血源自压力较低的静脉系统，所以血肿形成非常缓慢，扩张至一定程度患者才会出现症状。

老年患者和酗酒者特别容易出现 SDH，因为脑萎缩会导致桥静脉松弛。在这类人群中，SDH 有时偶然被发现，较大的 SDH 可有轻微的外伤史，甚至没有明确的外伤史。

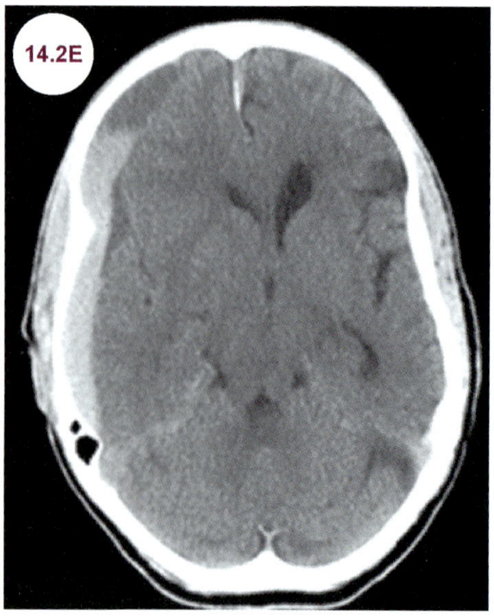

图 14.2E 轴位 CT 示右侧较大范围的硬膜下血肿，混杂有急性与慢性期出血产物。占位效应明显且有中线移位。

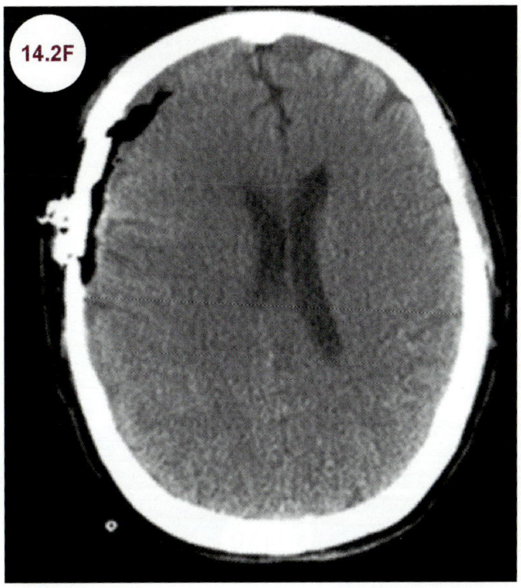

图 14.2F 轴位 CT，手术清除后复查，显示占位效应明显减轻，并颅内积气。

影像学表现和诊断

CT 是 SDH 的首选影像学检查方法。急性 SDH 表现为新月形高密度影。占位效应及对邻近脑组织的压迫取决于血肿大小。经过数周至数月，血肿逐渐被脑脊液和与脑脊液密度类似的液性物质所代替。若患者再次出血，表现为慢性和急性出血的混杂密度影。

治疗

较小的硬膜下血肿可以通过临床和影像学检查监测其变化。大范围的、有症状的 SDH 需要手术清除。

参考文献

1. Iliescu IA. Current diagnosis and treatment of chronic subdural haematomas. *J Med Life*. July–September 2015;8(3):278–284.
2. Iliescu IA, Constantinescu AI. Clinical evolutional aspects of chronic subdural haematomas—literature review. *J Med Life*. 2015;8:26–33.
3. Adhiyaman V, Asghar M, Ganeshram KN, Bhowmick BK. Chronic subdural haematoma in the elderly. *Postgrad Med J*. February 2002;78(916):71–75.

14.3 出血性脑挫伤

病史

患者，男，43 岁，车祸后意识丧失。

诊断：出血性脑挫伤

见图 14.3A~D。

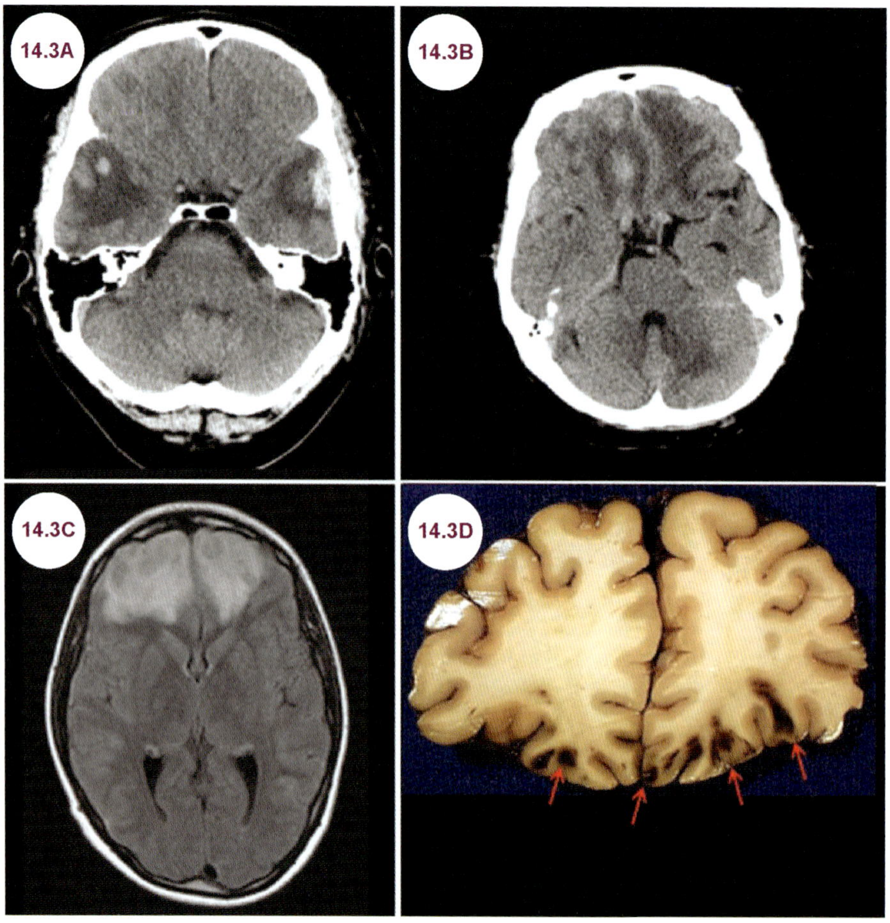

图 14.3A~D (A,B)轴位 CT 示双侧颞叶和额叶出血性挫伤。(C)轴位 FLAIR 图像显示双侧额叶出血性挫伤。(D)大体病理,可见双侧额叶出血性挫伤(红色箭头)。

概述

创伤是造成脑实质出血和脑挫伤的首要原因。在加速至减速过程中脑组织撞向脑颅底，被脑颅骨撕裂,以眶额皮层和颞前叶最易受损。脑表面受累最为显著。

直接发生在撞击位置的挫伤被称为冲击伤,而发生在颅骨对侧的挫伤被称为对冲伤。撞击首先造成颅骨的加速运动（紧邻撞击点的脑组织可能会受损伤,即所谓的冲击伤),然后脑组织与颅骨相背离,当颅骨停止运动,大脑碰撞在颅骨内表面,造成脑损伤,被称为对冲伤。通常,对冲伤的损伤要大于冲击伤。

临床表现

外伤造成严重出血性挫伤的患者常有意识丧失。眶额叶皮层受损伤的患者常表现为去抑制状态,且执行功能差。颞叶损伤的患者表现为记忆巩固困难和癫痫发作。左侧颞叶损伤常表现为失语。

影像学表现和诊断

对头外伤患者，首选 CT 扫描来观察出血情况。CT 对出血性挫伤检出的敏感性达 100%。但要注意,在严重贫血的患者,出血可能表现为等密度。MRI 不常用于外伤患者的检查,但对挫伤的检出更为敏感。

治疗

治疗以对症支持治疗为主。有证据表明,预防性抗癫痫药在短期内可降低癫痫发生率,但长期使用效果不显著。

参考文献

1. Torbic H, Forni AA, Anger KE, Degrado JR, Greenwood BC. Use of antiepileptics for seizure prophylaxis after traumatic brain injury. *Am J Health Syst Pharm*. May 2013;70(9): 759–766.

14.4　弥漫性轴索损伤

病史

患者，女，35 岁，车祸后出现明显的认知障碍。

诊断：弥漫性轴索损伤

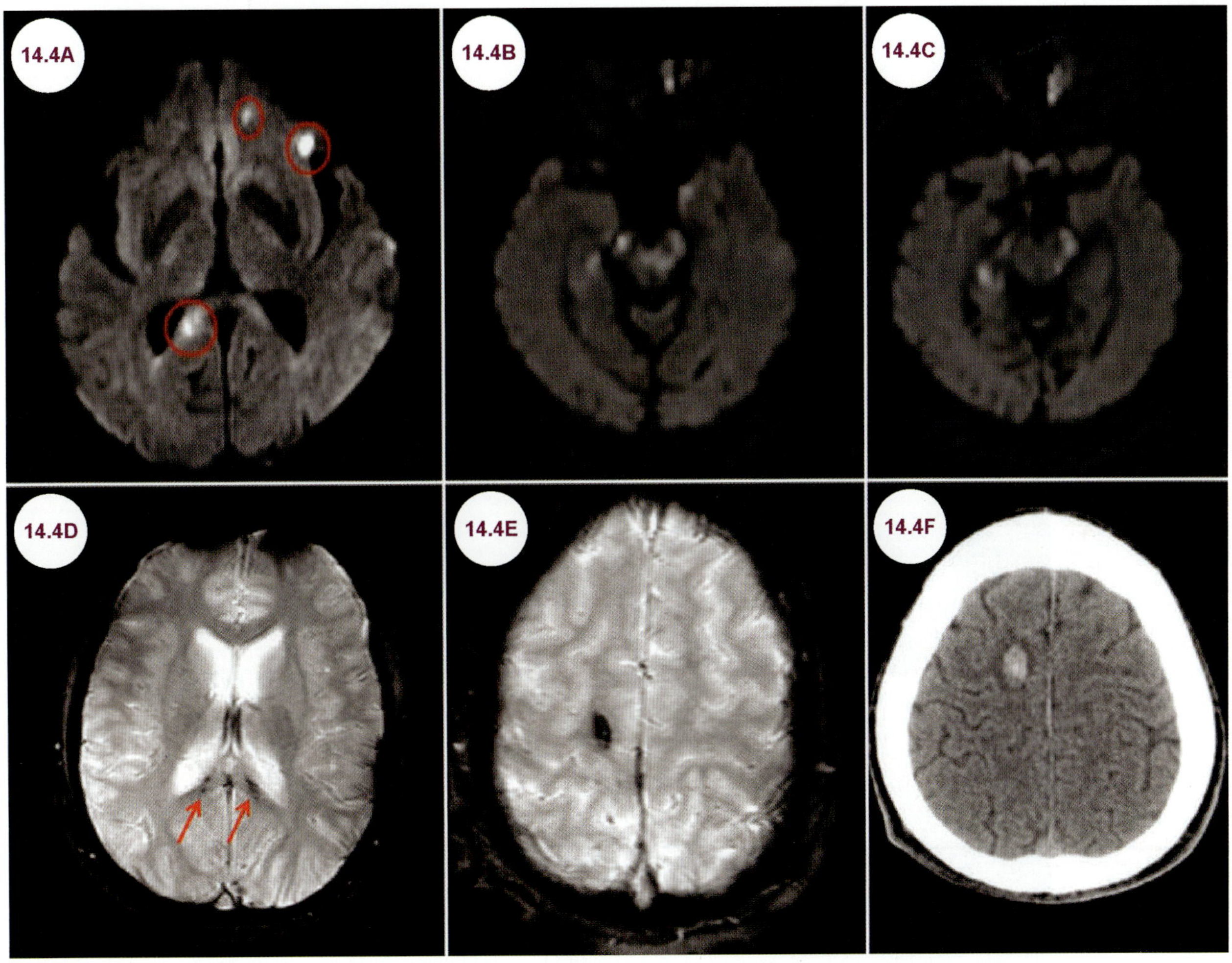

图 14.4A~F　(A~C)轴位 DWI 示弥漫性轴索损伤患者，胼胝体、灰白质交界区及中脑多发弥散受限区域。(D,E)轴位 GRE 示由继发微出血产生的多灶性磁敏感效应。红色箭头指向胼胝体的微出血灶，是弥漫性轴索损伤出血的典型位置。(F)轴位 CT 示右侧额叶脑实质内出血。

概述

弥漫性轴索损伤(DAI)是头部受到旋转或加减速作用所致的脑内剪切伤，最常见于车祸。

在这类外伤中，大脑半球围绕脑干上部转动，而小脑幕和大脑镰起着防止小脑和大脑半球任意运动的作用,结果轴突虽然没有撕裂,却被牵拉。

临床表现

DAI 患者均表现为伤后立即丧失意识,许多患者陷入持续昏迷或植物人状态，直到患者未能如期好转,才会令人意识到损伤的严重性。即使意识恢复,患者也会留下严重的认知障碍。

除了对症支持治疗外无其他治疗方法。

影像学表现和诊断

病变通常为类圆形，最常位于灰白质交界处,也可发生于胼胝体,病情严重者可累及脑干。

非增强 CT 为外伤患者首选影像检查方法。但是大多数 DAI 病灶太小,使用 CT 很难发现,只有出血范围较大才可观察到。磁共振成像更为敏感,梯度回波序列(GRE)可观察到多发微出血灶,DWI 对 DAI 也非常敏感。

DAI 分级标准如下:

- 1 级:累及灰白质交界区,最常见于额叶和颞叶。
- 2 级:累及胼胝体,最常见于压部和体后部。
- 3 级:累及脑干或小脑。

治疗

治疗方法为支持性治疗。

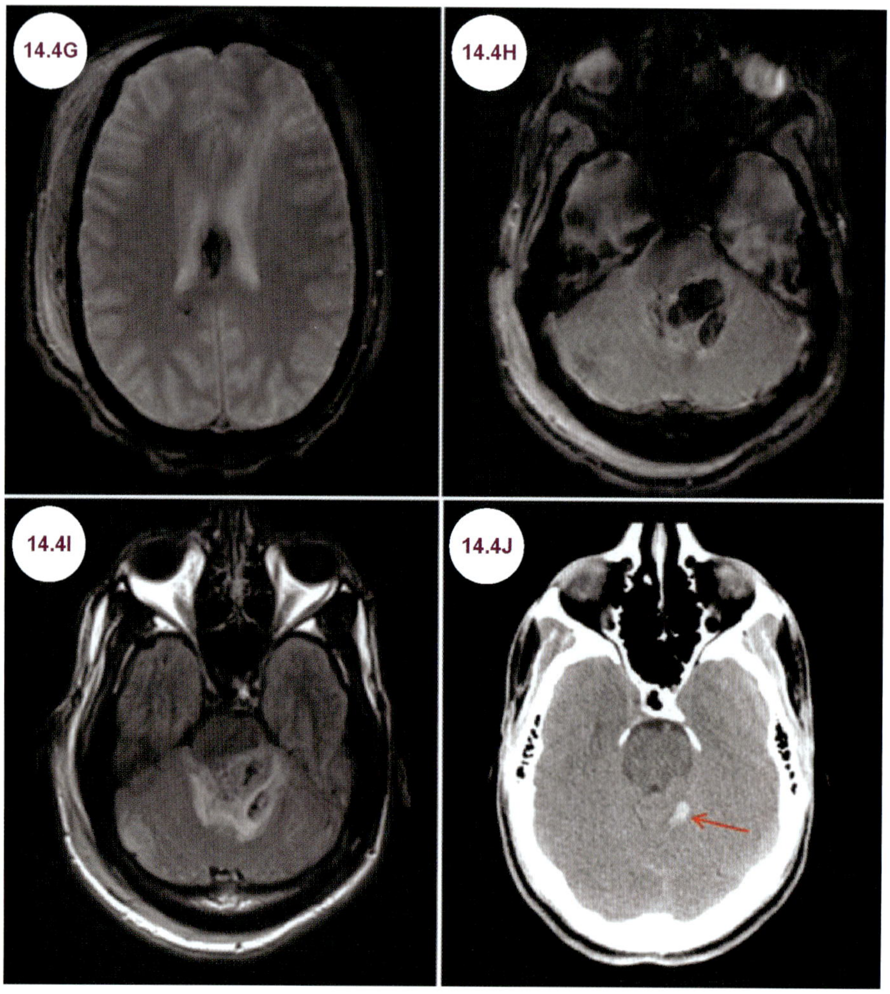

图 14.4G~J (G,H)轴位 GRE 示严重头部外伤患者胼胝体、脑干和小脑多发微出血灶。右侧头皮软组织明显肿胀。(I,J)轴位 FLAIR 和 CT 示小脑急性出血(红色箭头)以及小脑和脑桥弥漫性水肿。

14.5 枪弹伤

病史

患者 1,女,45 岁,头部中枪后发生人格变化。
患者 2,女,25 岁,背部中枪后发生截瘫。

诊断:枪弹伤

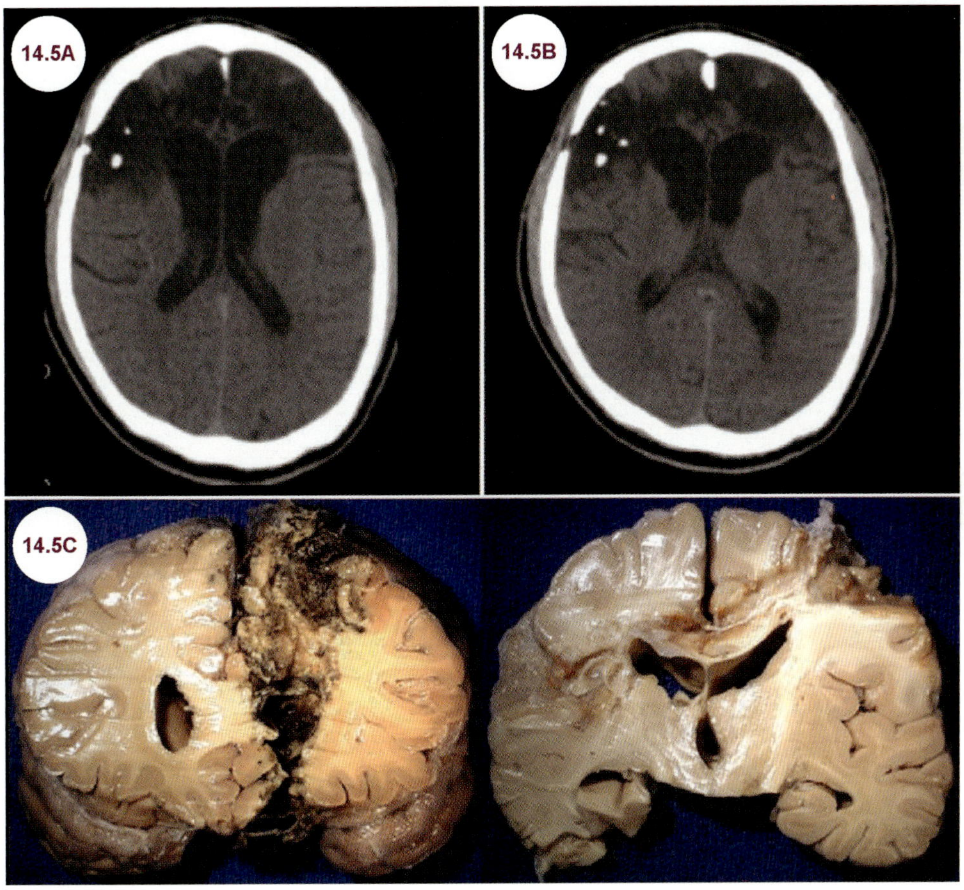

图 14.5A~C (A,B)枪弹伤患者,轴位 CT 示双侧额叶脑软化灶并右侧额叶残留的骨碎片。(C)两例不同患者的枪弹伤的大体病理标本(image credit Roberta J. Seidman,MD)。

概述

外伤是造成青年患者神经功能障碍的首要原因。

临床表现

患者的损伤状态取决于所使用武器和子弹的类型以及受伤的部位。大脑和脊髓特别容易受到枪伤。从步枪射出的子弹速度最快,并且围绕其短轴发生旋转或在冲击时变形,导致更多的局部组织损伤。许多头部枪击伤都是迅速致命。

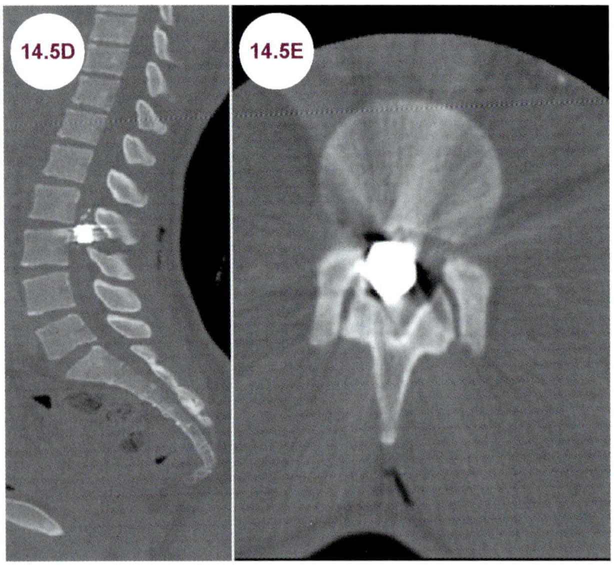

图 14.5D,E 腰椎的矢状和轴位 CT 显示在上腰椎、脊髓圆锥水平的子弹。

影像学表现和诊断

尽管对大多数子弹行 MRI 扫描是安全的,但 CT 仍然是枪弹伤患者的首选检查方法。

影像学检查在枪伤中有助于确定子弹的运动轨迹以及评估出血和气体。由于身体内部结构改变了子弹的运动轨迹,致子弹最终的位置可能远离入口。如果未发现子弹,则一定要定位子弹射出口。

治疗

在 Moraes 和 VècseiV 等人的研究中,格拉斯哥昏迷量表(GCS)评分较低、单侧瞳孔扩大或中等固定瞳孔、子弹经一侧脑室或双侧脑半球、脑室内出血以及两个或多个脑叶发生损伤,是预测致残率和死亡率的重要因素。上述在血肿出现明显占位效应的情况下才行手术治疗的患者预后不佳。相比之下,对 GCS 评分>8 分、瞳孔正常或单个脑叶损伤的患者行外科手术治疗意义更大。

参考文献

1. Martins RS, Siqueira MG, Santos MT, Zanon-Collange N, Moraes OJ. Prognostic factors and treatment of penetrating gunshot wounds to the head. *Surg Neurol*. August 2003;60(2):98–104.
2. Hofbauer M, Kdolsky R, Figl M, et al. Predictive factors influencing the outcome after gunshot injuries to the head-a retrospective cohort study. *J Trauma*. October 2010;69(4):770–775.
3. Kim TW, Lee JK, Moon KS, et al. Penetrating gunshot injuries to the brain. *J Trauma*. June 2007;62(6):1446–1451.

(李丽 张静 译)

第 15 章 其他病变

15.1 白塞病

病史

患者,男,42 岁,来自约旦,出现严重的构音障碍、平衡失调和复视。

诊断:白塞病

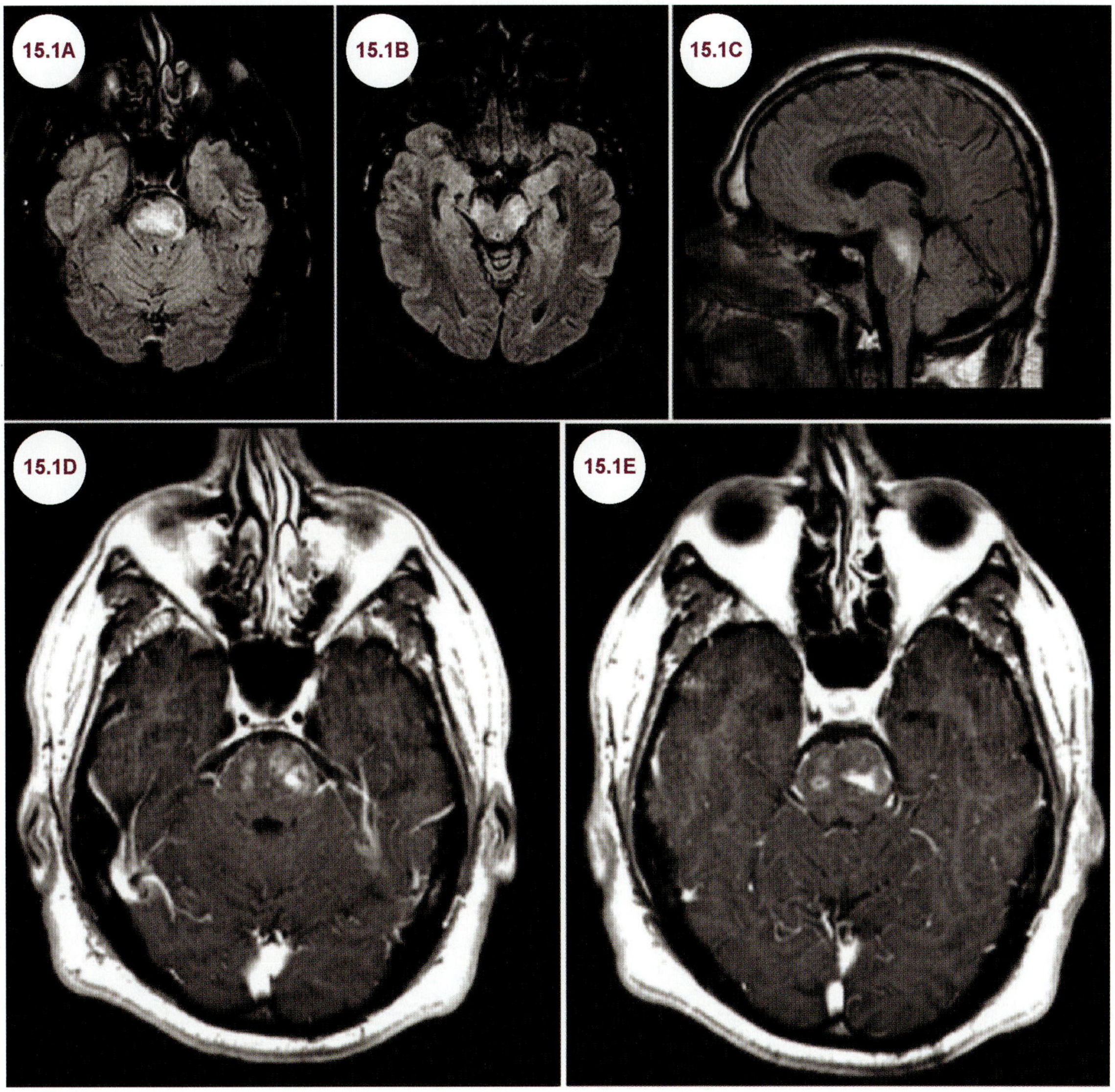

图 15.1A~E (A~C)轴位和矢状位 FLAIR 示脑桥背盖、中脑、脑桥呈高信号。(D,E)轴位增强 T1WI 示脑桥病灶呈片状强化。

概述

白塞病是一种系统性、坏死性血管炎，常见于中东和中亚地区。

临床表现

患者出现口腔、生殖器溃疡和眼部症状(葡萄膜炎和视网膜血管炎)。多器官系统受累，包括胃肠道、肺、肌肉骨骼、心血管和神经系统。

白塞病的诊断标准：1 年内出现口腔溃疡≥3 次，除此之外以下 4 个症状中有≥2 个：

- 肛门或生殖器溃疡（包括男性睾丸炎或附睾炎）。
- 皮肤病变，如结节性红斑、毛囊炎、痤疮。

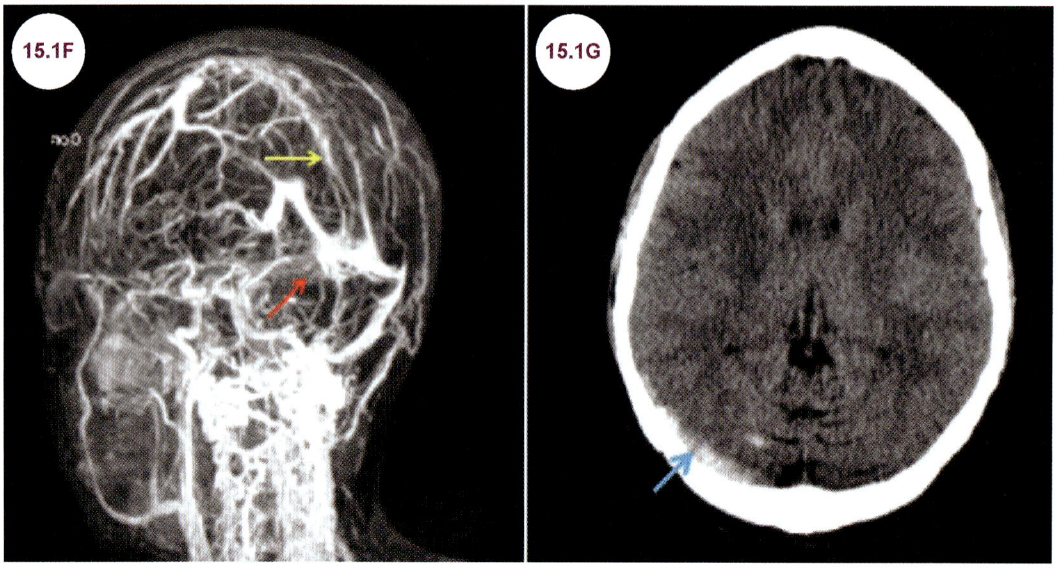

图 15.1F，G (F)MRV 显示右侧横窦(红色箭头)和上矢状窦(黄色箭头)血栓形成。(G)轴位 CT 显示右侧横窦高密度，表明血栓形成(蓝色箭头)。

- 眼部炎症包括葡萄膜炎、虹膜炎、视网膜血管炎。
- 针刺反应阳性，定义为针刺后 24~48 小时，丘疹直径>2mm。

30%~40%的患者累及中枢神经系统，较少有病例出现神经系统症状，且症状不具有特异性，包括头痛、嗜睡、脑神经病变、共济失调、无力、感觉障碍。脑膜炎和静脉窦血栓是其他可能出现的症状。

影像学表现和诊断

常见的累及部位是基底节、脑干和皮层下白质。病变 T2WI 呈高信号，有占位效应和水肿，强化方式不一。在本病中，脑桥和延髓交界处是脑干病变的常见位置。对于不伴有系统性症状的白塞病患者，这些病变可能与肿瘤较难鉴别，病变也可见于基底节、丘脑、视神经，脊髓受累罕见。

静脉窦血栓显示为静脉系统血凝块。

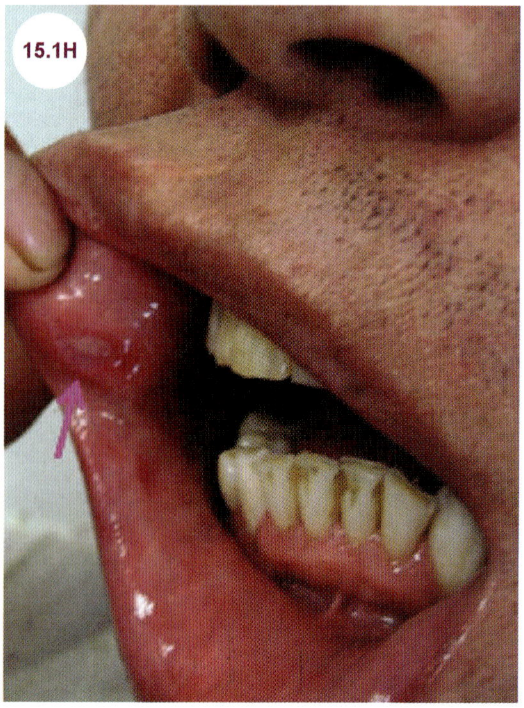

图 15.1H 白塞病患者口腔溃疡（粉色箭头）(image credit Drs. Ahmet Altiner and Rajni Mandal)。

基因学检查：该病与 HLA-B51 相关，应作为常规检测。

体格检查：显示口腔及生殖器溃疡。

治疗

治疗使用免疫抑制法或肿瘤坏死因子 TNF-α 抑制剂治疗，如依那西普或英夫利昔单抗。

参考文献

1. Peño IC, De las Heras Revilla V, Carbonell BP, et al. Neurobehçet: clinical and demographic characteristics. *Eur J Neurol*. September 2012;19(9):1224–1227.
2. Houman MH, Bellakhal S, Ben Salem T, et al. Characteristics of neurological manifestations of Behçet's: a retrospective monocentric study in Tunisia. *Clin Neurol Neurosurg*. October 2013;115(10):2015–2018.
3. Aguiar de Sousa D, Mestre T, Ferro JM. Cerebral venous thrombosis in Behçet's disease: a systematic review. *J Neurol*. May 2011;258(5):719–727.

15.2 神经结节病

病史

患者，男，45 岁，癫痫发作伴认知功能障碍。

诊断：神经结节病

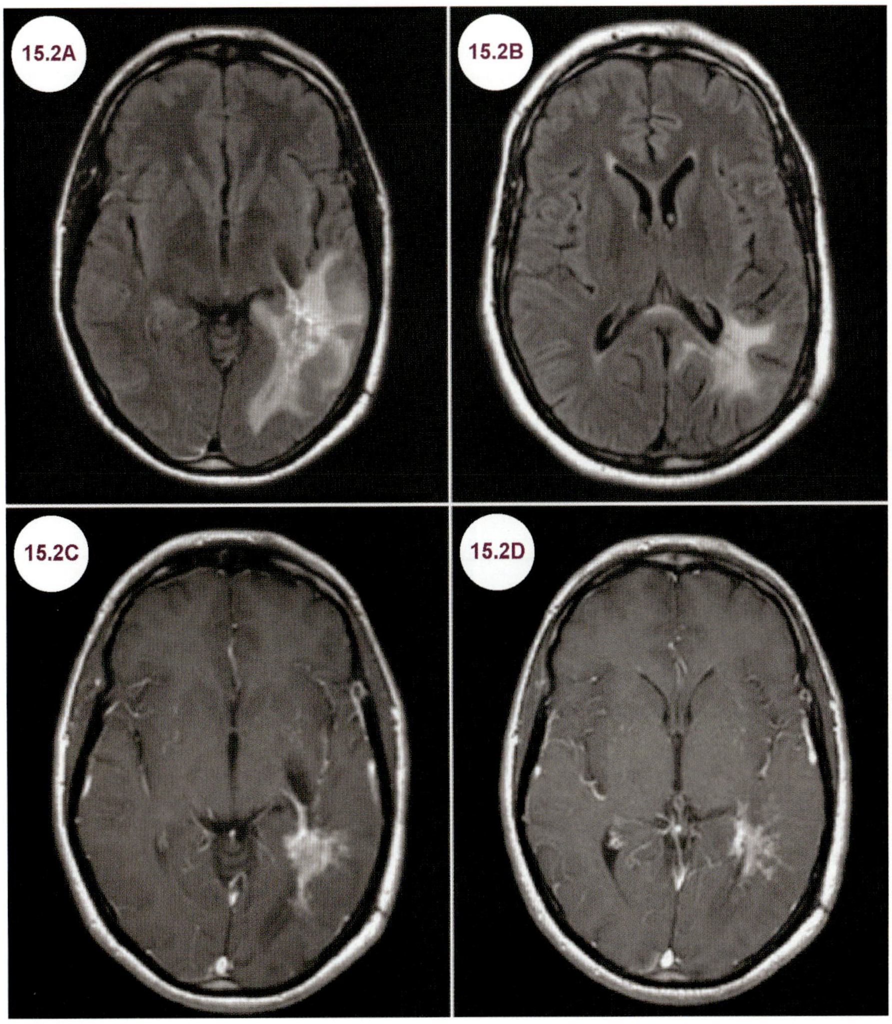

图 15.2A~D 轴位 FLAIR 和增强 T1WI 示左侧顶叶及颞叶占位，边缘有毛刺，明显强化，周围有水肿。

概述

结节病是一种原发于肺的、以非坏死性肉芽肿为特征的特发性疾病。约10%的患者累及中枢神经系统,但单独累及中枢神经系统者少见,通常女性多于男性,发病年龄为30~40岁。

临床表现

神经结节病临床表现多样,无系统性症状的患者诊断较困难。中枢神经系统受累最常见的形式是基底部脑膜炎,表现为脑积水和脑神经病变。任何脑神经均可受累,以视神经和面部神经最为常见,面部神经可累及双侧,导致复视、吞咽困难、听力丧失、眩晕、舌肌无力。约50%的患者柔脑膜受累,可导致脑积水。

垂体受累可导致尿崩症和其他内分泌病变,下丘脑受累可引起食欲改变和体温调节障碍。

脑实质受累可引起癫痫发作、认知障碍、精神障碍和局灶性神经功能的缺失。

脊髓和脊神经根受累可引起严重的痛性脊髓病。周围及自主神经系统也可受累。

影像学表现和诊断

神经结节病的影像学表现多样,反映着临床的多样性。影像表现无特异性,与肿瘤或脱髓鞘病变相似。中枢神经系统病变有几种形式:脑实质病变,柔脑膜病变,垂体腺/柄、下丘脑和脑神经病变,脊髓也可以受累。

脑实质病变

神经结节病发生在脑实质中有几种不同的表现。

强化肿块:如图15.2A~D,神经结节病表现为T2WI高信号肿块,呈结节状、实性强化。

白质病变:白质病变伴血管周围强化与多发性硬化难以鉴别。如图15.2E~J。

柔脑膜病变

柔脑膜强化很常见,特别是基底池周围。增强呈线状或结节状。引起血管炎可导致脑梗死,严重者可

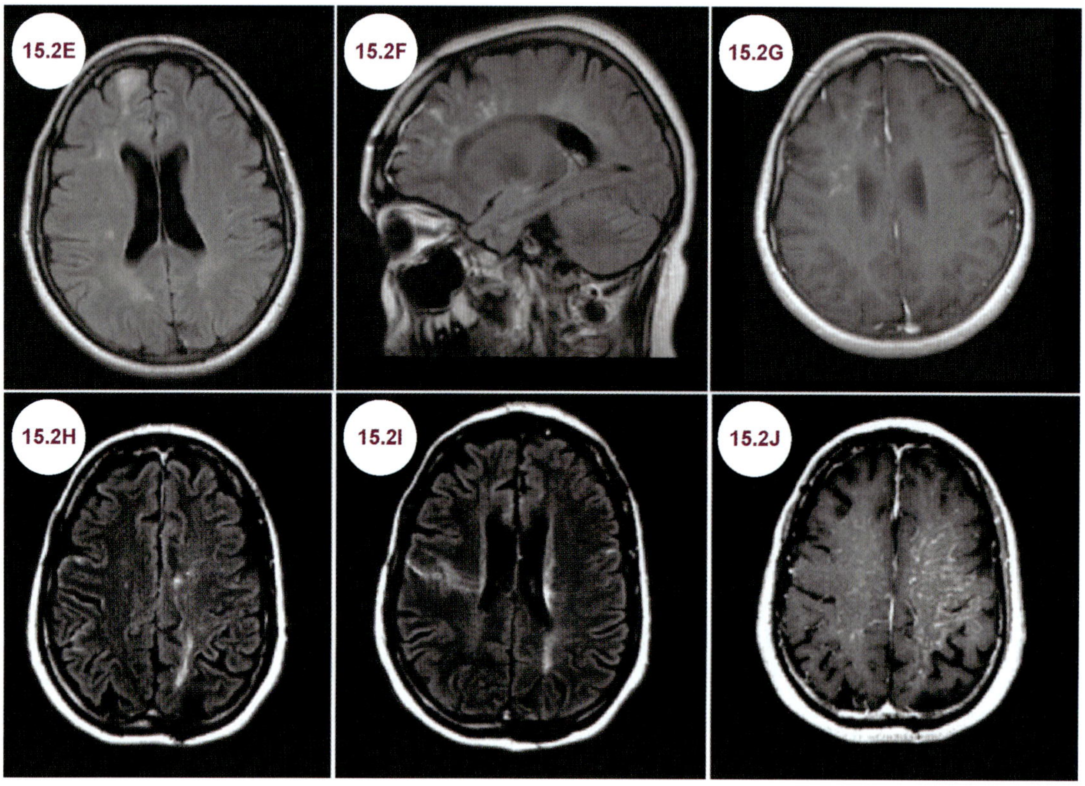

图15.2E~J (E~G)轴位和矢状位FLAIR和增强T1WI示右侧额叶多发白质病变及皮层病变,多数病灶强化。(H~J)另一患者轴位FLAIR和增强T1WI显示左侧额叶灰白质区广泛的高信号影,呈线条状强化。

致脑积水。

垂体腺/柄、下丘脑和脑神经病变

40%的病例可发生垂体腺/下丘脑病变或脑神经病变，虽然任何脑神经均可受累，但以面部神经和视神经最常见。脑神经病变、垂体腺病变和下丘脑病变常伴有基底部脑膜广泛受累，但也可孤立存在。如图 15.2O~T。

脊髓

结节病脊髓病变导致脊髓肿胀、髓内强化和脊膜强化。颈髓受累最常见。此型患者预后最差。

脑脊液分析通常显示淋巴细胞中度增多、蛋白升高。脑脊液含糖量降低高度提示该诊断。约 30%的病例出现寡克隆区带。血清血管紧张素转换酶在 50%的患者中升高。

无全身症状的病例诊断困难，对可疑病例，应行胸部 CT 或 PET 扫描，以检出隐匿的肺部病变或淋巴结，最终确诊需要活检。

治疗

使用类固醇激素和免疫抑制剂联合治疗；在难治性病例中使用英夫利昔单抗(TNF 拮抗剂)。

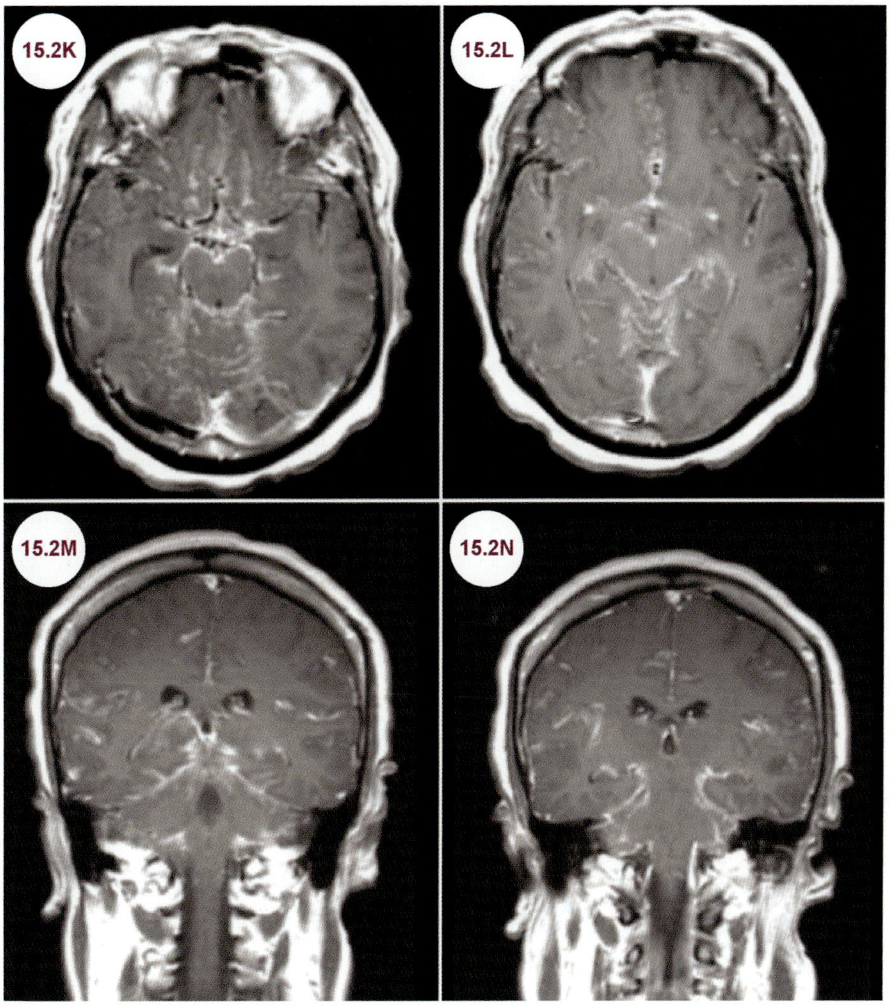

图 15.2K~N　轴位和冠状位增强 T1WI 示主要发生在基底池的广泛软脑膜强化。

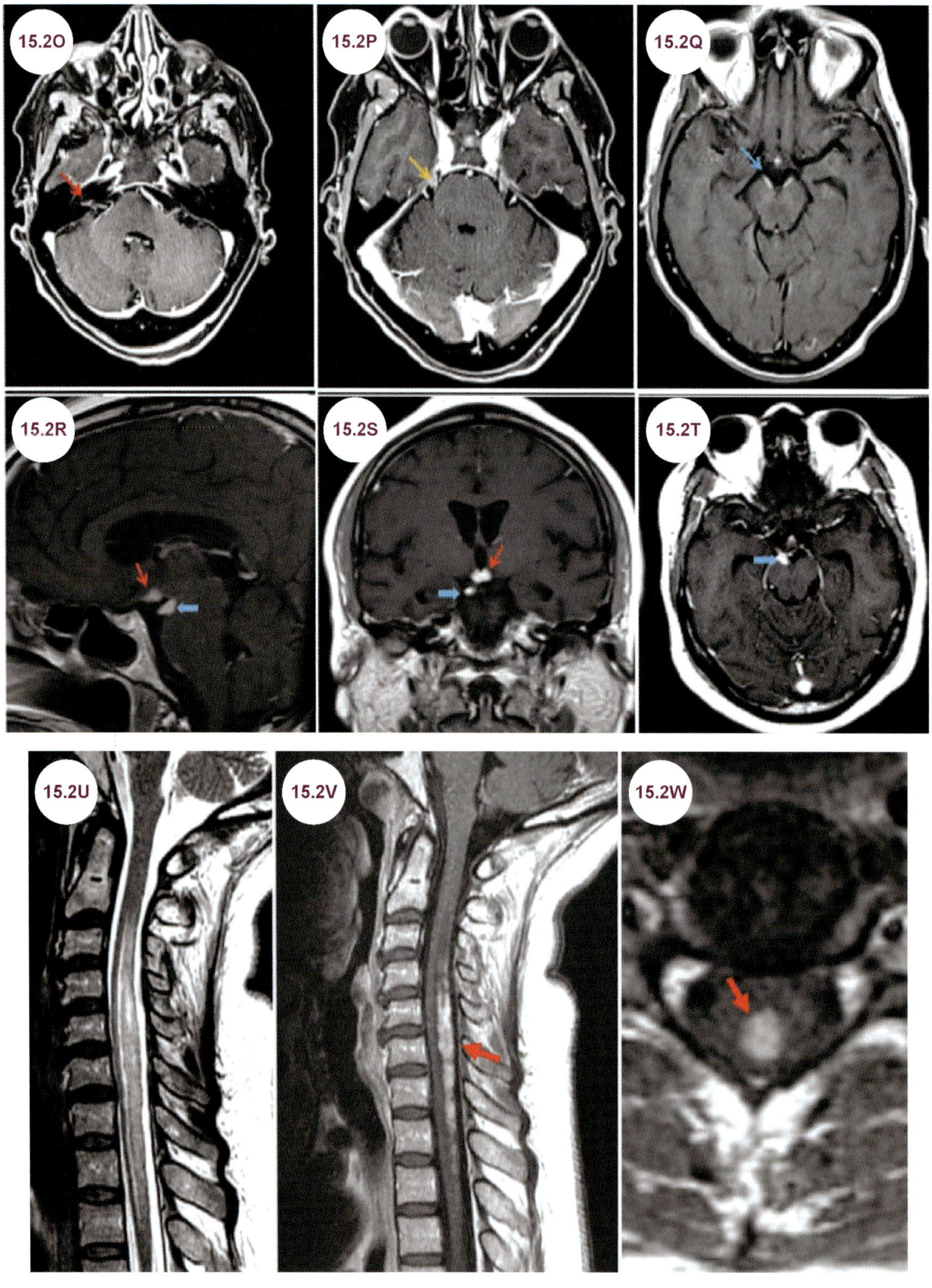

图 15.2O~W (O~Q)结节病患者，轴位增强 T1WI 示双侧面部神经强化(红色箭头)、三叉神经强化(橙色箭头)、动眼神经强化(蓝色箭头)。(R~T)矢状位、冠状位、轴位增强 T1WI 示下丘脑强化(红色箭头)、动眼神经强化(蓝色箭头)。(U~W)矢状 T2WI 及矢状位及轴位增强 T1WI 示结节病患者背侧脊神经的脊髓广泛肿胀、强化(红色箭头)。

参考文献

1. Tavee JO, Stern BJ. Neurosarcoidosis. *Continuum (Minneap Minn)*. June 2014;20(3 Neurology of Systemic Disease):545–559.
2. Schwendimann RN, Harris MK, Elliott DG, et al. Neurosarcoidosis: clinical features, diagnosis, and management. *Am J Ther*. May–June 2013;20(3):292–299.
3. Vargas DL, Stern BJ. Neurosarcoidosis: diagnosis and management. *Semin Respir Crit Care Med*. August 2010;31(4): 419–427.
4. Stjepanović MI, Vucinić VM, Jovanović D, Mijajlović M, Trifunović VS, Stjepanović MM. Treatment of neurosarcoidosis: innovations and challenges. *Med Pregl*. May–June 2014; 67:161–166.

15.3 朗格罕斯细胞组织增生症

病史

患者,女,17 岁,出现骨痛,听力丧失,尿量增多。

诊断:朗格罕斯细胞组织增生症

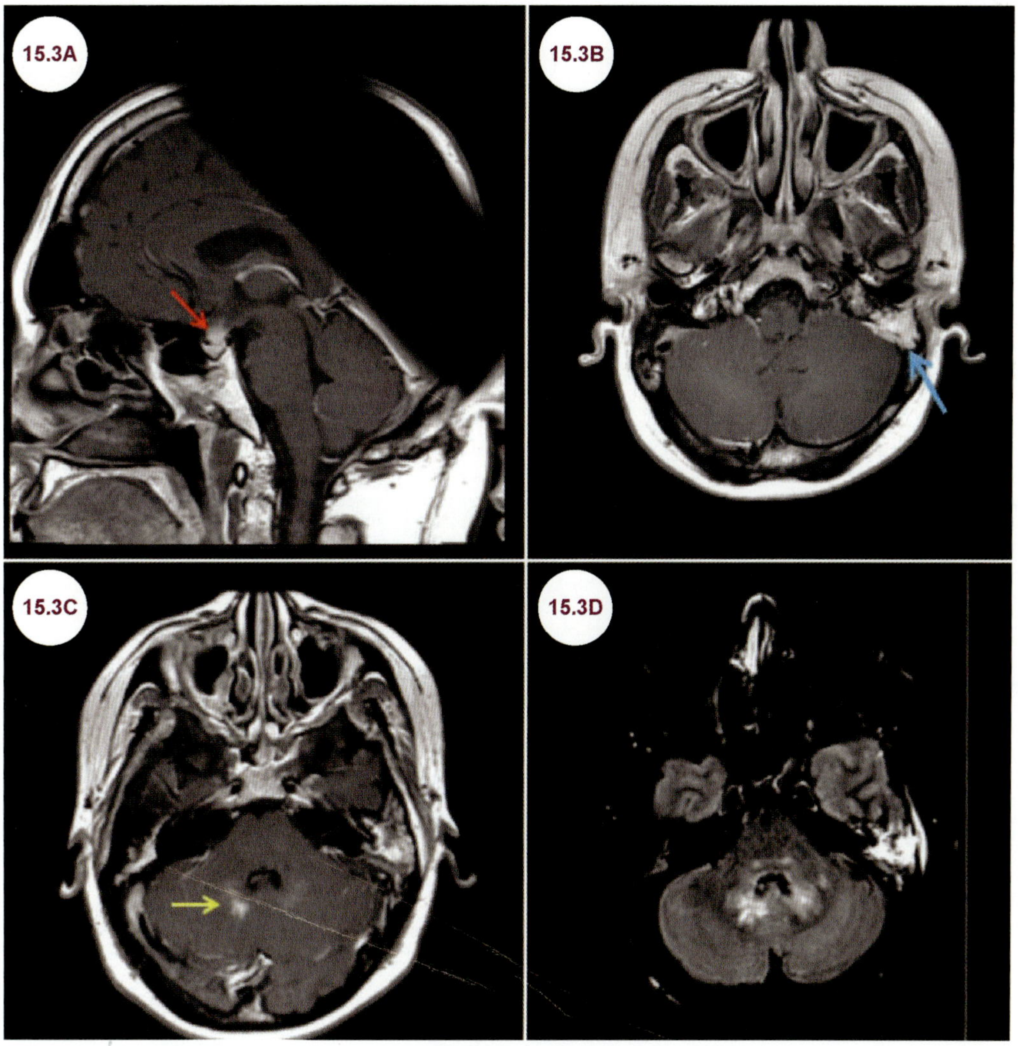

图 15.3A~D (A~C)矢状位及轴位增强 T1WI 示漏斗部与下丘脑强化(红色箭头)、颞骨强化肿块(蓝色箭头)、齿状核强化(黄色箭头)。(D)轴位 FLAIR 示齿状核和脑桥内侧丘系对称性高信号。

概述

朗格罕斯细胞组织增生症是一种常见于儿童的多器官疾病。过多不成熟的朗格罕斯细胞形成肉芽肿。

该病是一种少见疾病，发病率仅为 1/10 万~2/10 万。

临床表现

该病最常累及骨骼，导致疼痛、肿胀、骨折。中枢神经系统受累的患者表现为退行性改变，严重程度和进展速度各异。中枢神经系统病变由于下丘脑-垂体轴受累，通常表现为尿崩症。头面部受累引起头骨和眼眶骨质破坏也很常见。

影像学表现和诊断

最常见的影像学表现是头骨或头面部骨质病变。硬脑膜肿块、松果体囊性病变、漏斗部增粗、脉络丛病变、明显扩大的血管周围间隙、脑桥和小脑齿状核 T2WI 高信号，另外脑萎缩也很常见。

该病确诊需要组织学证实。

治疗

全身性疾病需要类固醇激素治疗和化疗。即使积极治疗，死亡率仍可达 10%。

参考文献

1. Gabbay LB, Leite Cda C, Andriola RS, Pinho Pda C, Lucato LT. Histiocytosis: a review focusing on neuroimaging findings. *Arq Neuropsiquiatr*. July 2014 Jul;72(7):548–558.
2. Prayer D, Grois N, Prosch H, Gadner H, Barkovich AJ. MR imaging presentation of intracranial disease associated with Langerhans cell histiocytosis. *AJNR Am J Neuroradiol*. May 2004;25(5):880–891.
3. Gabbay LB, Leite Cda C, Andriola RS, Pinho Pda C, Lucato LT. Histiocytosis: a review focusing on neuroimaging findings. *Arq Neuropsiquiatr*. July 2014;72(7):548–558.
4. Prayer D, Grois N, Prosch H, Gadner H, Barkovich AJ. MR imaging presentation of intracranial disease associated with Langerhans cell histiocytosis. *AJNR Am J Neuroradiol*. May 2004;25(5):880–891.

15.4 痛性眼肌麻痹

病史

患者，男，35 岁，出现面部剧烈疼痛、复视。

诊断：痛性眼肌麻痹（Tolosa-Hunt 综合征）

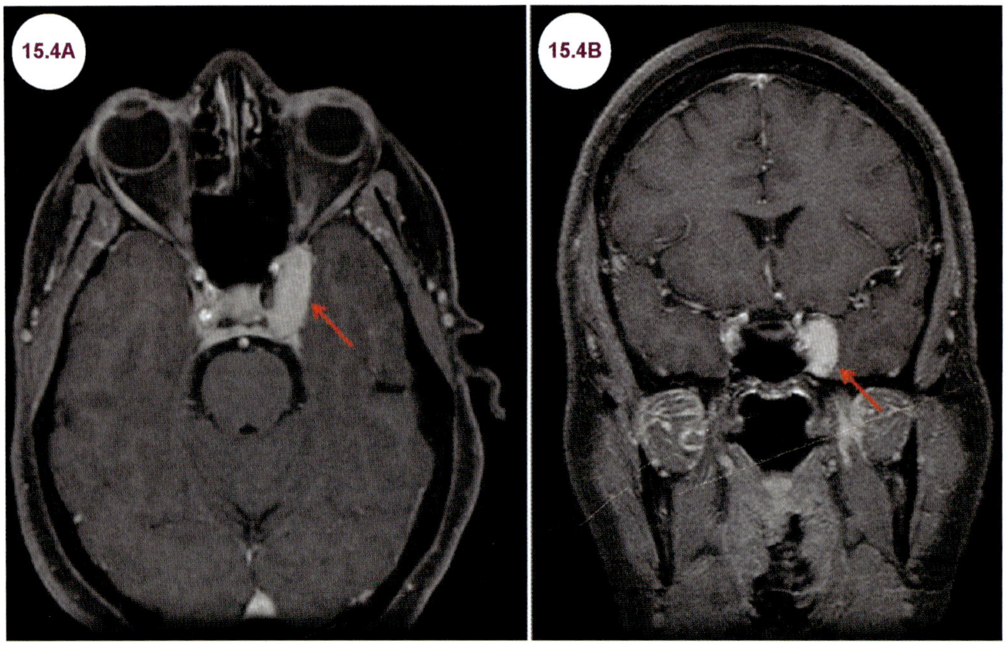

图 15.4A,B 轴位、冠状位脂肪抑制增强 T1WI 示左侧海绵窦强化病灶（红色箭头）。

概述

痛性眼肌麻痹是一种发生在海绵窦及眶尖的特发性肉芽肿性疾病。

临床表现

患者表现为疼痛性单侧眼肌麻痹。25%的患者累及视神经,三叉神经第 1 和第 2 支分布区的感觉缺失也很常见。典型的症状持续数天至数周。

国际头痛学会诊断痛性眼肌麻痹的标准是:

- 一次或多次单侧眼眶部疼痛发作,未经治疗持续数周。
- 第Ⅲ对、第Ⅳ对和(或)第Ⅵ对脑神经之一或多支麻痹,和(或)MRI 或病理活检发现肉芽肿。
- 麻痹与疼痛同时发作或在其后 2 周内出现。
- 适当的皮质类固醇治疗后,疼痛和麻痹在 72 小时内缓解。
- 经检查排除其他原因。

影像学表现和诊断

MRI 的典型表现为海绵窦和眶尖强化的炎性病灶,T2WI 高信号。影像表现无特异性,属于排除性诊断。在一些有类似临床表现的患者中,需要进行活检,以排除肿瘤(淋巴瘤或脑膜瘤)。

治疗

该病对皮质类固醇高度敏感,治疗后无论是在临床还是影像学表现上,均改善明显。如果未改善,诊断应该重新考虑。难治性病例可能需要使用免疫抑制剂治疗。近 50%的患者可在治疗后数月到数年复发。

参考文献

1. Jain R, Sawhney S, Koul RL, Chand P. Tolosa-Hunt syndrome: MRI appearances. *J Med Imaging Radiat Oncol*. October 2008;52(5):447–451.
2. Kline LB, Hoyt WF. The Tolosa-Hunt syndrome. *J Neurol Neurosurg Psychiatry*. November 2001;71(5):577–582.
3. Sánchez Vallejo R, Lopez-Rueda A, Olarte AM, San Roman L. MRI findings in Tolosa-Hunt syndrome (THS). *BMJ Case Rep*. November 2014;2014.

15.5 眼眶炎性假瘤

病史

患者,女,23 岁,出现复视、右侧眼球突出和疼痛。

诊断:眼眶炎性假瘤

见图 15.5A,B。

概述

眼眶特发性炎症性疾病或眼眶炎性假瘤是一种眼眶特发性的炎症。最常累及眼外肌,但也可累及巩膜、葡萄膜、泪腺及球后软组织。

临床表现

患者出现疼痛性突眼、眼球红肿、复视。大多数患者为单侧发病,且症状进展快。通常与其他自身免疫性、炎症性或风湿性疾病有关。

依据眼眶最主要受累的部位进行分型:

- 肌炎型。
- 泪腺炎型。
- 眶隔前炎型:累及眼球和球后。
- 弥漫型:多灶性肌锥内受累伴/不伴肌锥外受累。
- 眶尖型:眶尖伴颅内受累。

影像学表现和诊断

影像学表现与眼眶受累的部位有关,肌炎型的表现,如上图所示:一条或多条眼外肌增粗,呈 T1WI 稍低、T2WI 稍高信号,增强后明显强化。与格雷夫斯眼病所不同的是,该病肌腱同时受累。

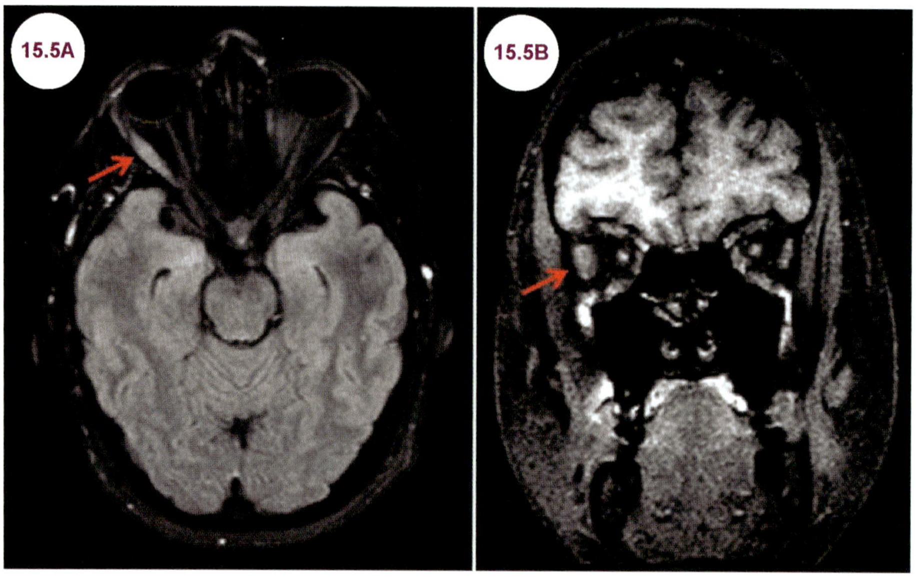

图 15.5A,B　轴位 FLAIR 和冠状位 T1WI 示右眼外直肌增粗、呈高信号(红色箭头)。

炎性假瘤的诊断为排他性诊断,必须在其他原因被排除后方可确诊。

治疗

类固醇激素治疗效果非常明显,如果无效,应考虑重新诊断。

参考文献

1. Montagnese F, Wenninger S, Schoser B. "Orbiting around" the orbital myositis: clinical features, differential diagnosis and therapy. *J Neurol*. 2016;263(4):631–640.
2. Costa RM, Dumitrascu OM, Gordon LK. Orbital myositis: diagnosis and management. *Curr Allergy Asthma Rep*. July 2009;9(4):316–323.

15.6　眼眶海绵状静脉畸形

病史

患者,女,40 岁,出现复视、突眼。

诊断:眼眶海绵状静脉畸形

见图 15.6A~D。

概述

眼眶海绵状静脉畸形又名海绵状血管瘤,属于生长缓慢、良性的眼眶血管性病变,是成人眼眶最多发的血管性病变,但总体而言仍比较少见。

临床表现

常见于中年女性,伴有突眼和复视,约 1/3 的患者由视神经功能障碍导致视力丧失。部分患者也可因其他原因行影像学检查时被偶然发现。

影像学表现和诊断

MRI 是最好的检查手段。病灶通常位于肌锥内间隙的外侧,边界清晰,呈圆形或卵圆形,T1WI 等强、T2WI 高信号,有明显强化。

治疗

手术切除可以治愈。偶然发现的病灶亦可通过临

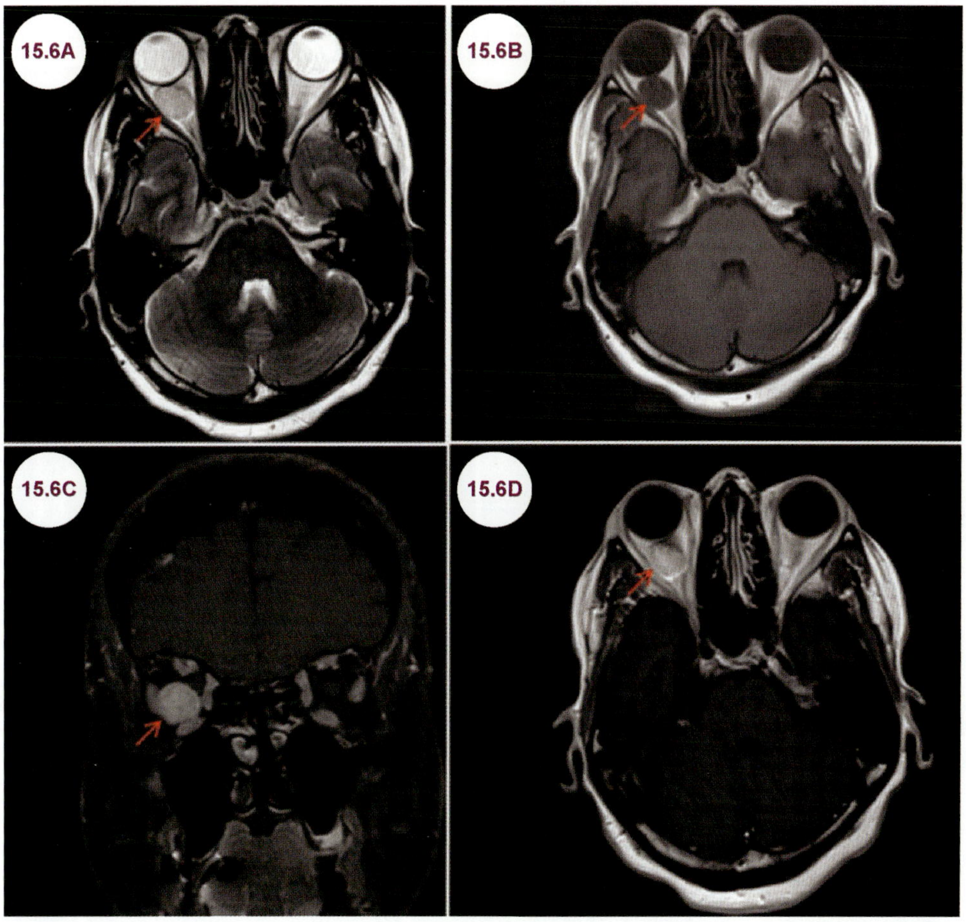

图 15.6A~D 轴位 T2WI、T1WI 和冠状位、轴位增强 T1WI 示右侧眼眶外下侧壁肌锥内间隙卵圆形显著强化肿块，与视神经分界清楚，推压视神经向内上方移位。

床和影像学随诊观察。

参考文献

1. Rootman DB, Heran MK, Rootman J, White VA, Luemsamran P, Yucel YH. Cavernous venous malformations of the orbit (so-called cavernous haemangioma): a comprehensive evaluation of their clinical, imaging and histologic nature. *Br J Ophthalmol*. July 2014;98(7):880–888.
2. Khan SN, Sepahdari AR. Orbital masses: CT and MRI of common vascular lesions, benign tumors, and malignancies. *Saudi J Ophthalmol*. October 2012;26(4):373–383.

15.7 血管周围间隙扩大

病史

患者，男，90 岁，出现轻度认知障碍。

诊断：血管周围间隙扩大（筛网状）

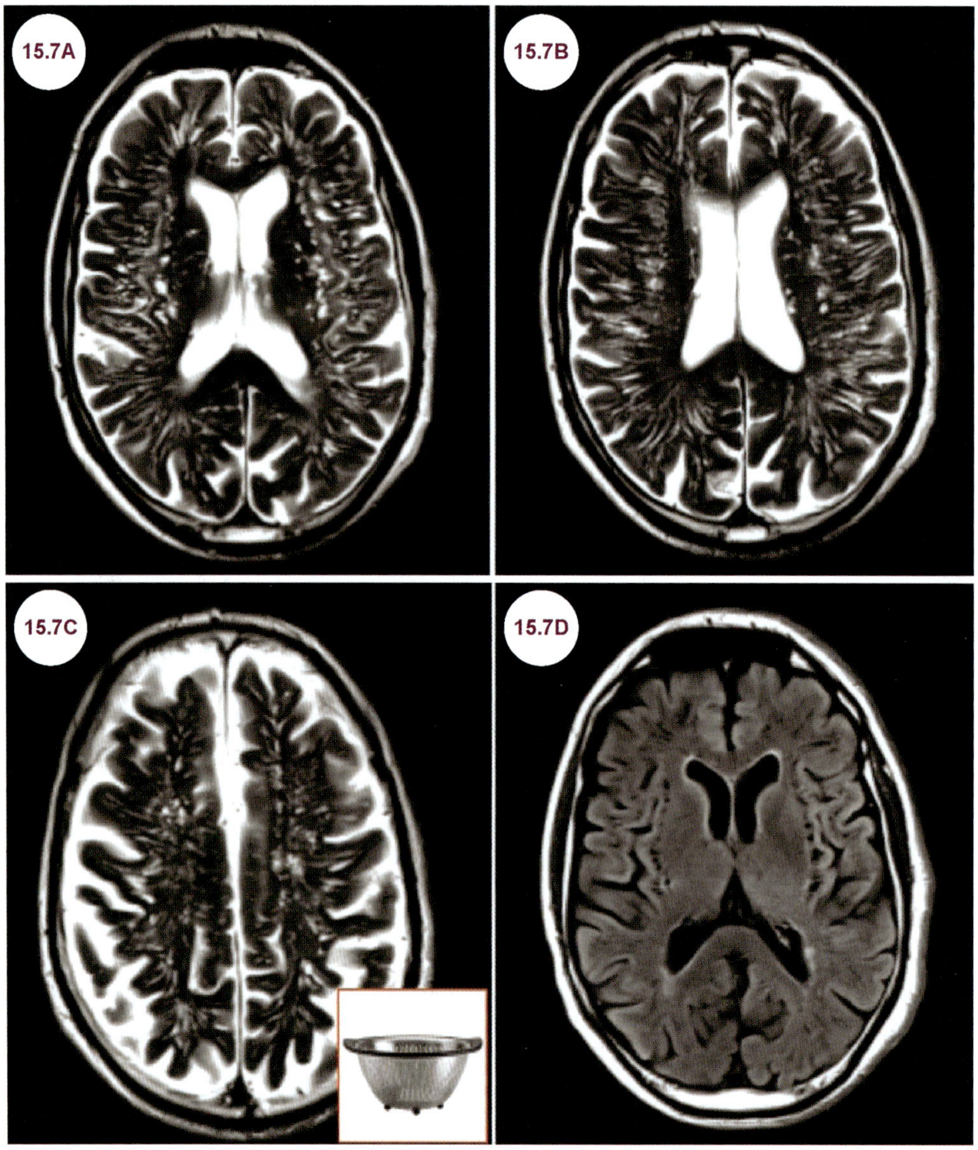

图 15.7A~D　轴位 T2WI 和 FLAIR 图像示筛网状改变的多发血管周围间隙扩大和轻度脑白质病变。

概述

血管周围间隙也称 Virchow-Robin（VR）间隙，由软脑膜随着穿通动脉和流出静脉进出脑实质的延续而成，伸入脑皮质及基底节区。血管周围间隙在血脑屏障的维持和脑脊液循环的调控中起着重要作用。

临床表现

血管周围间隙扩大很常见，尤其是有高血压病史的老年患者。通常直径达 5mm 被认为是扩大，多无临床症状，偶尔可导致脑积水。

血管周围间隙扩大也可见于黏多糖病患者，是该病的一个特征表现。

影像学表现和诊断

在磁共振图像上，常见血管周围间隙扩大呈双侧对称分布的卵圆形囊腔，在所有序列上和脑脊液信号一致，无占位效应、水肿、钙化或强化。VR 间隙被分为

3 种类型：

- 1 型：好发于沿豆纹动脉走行的基底节区。
- 2 型：好发于沿髓动脉走行的皮质区。
- 3 型：好发于中脑。

血管周围间隙扩大与腔隙性脑梗死鉴别困难。然而，腔隙性脑梗死常位于壳核上部，血管周围间隙扩大常位于壳核下部。

在某些病例，无数扩大的血管周围间隙呈“筛网状”改变。

治疗

除了控制高血压和其他血管病危险因素外，尚无直接的治疗方案。

参考文献

1. Akiguchi I, Shirakashi Y, Budka H, et al. Disproportionate subarachnoid space hydrocephalus—outcome and perivascular space. *Ann Clin Transl Neurol*. August 2014;1(8): 562–569.
2. Román GC. On the history of lacunes, etat criblé, and the white matter lesions of vascular dementia. *Cerebrovasc Dis*. 2002;13(Suppl. 2):1–6.

15.8　颅骨骨纤维异常增殖症

病史

患者，女，20 岁，出现缓慢进展的视力下降。

诊断：颅骨骨纤维异常增殖症

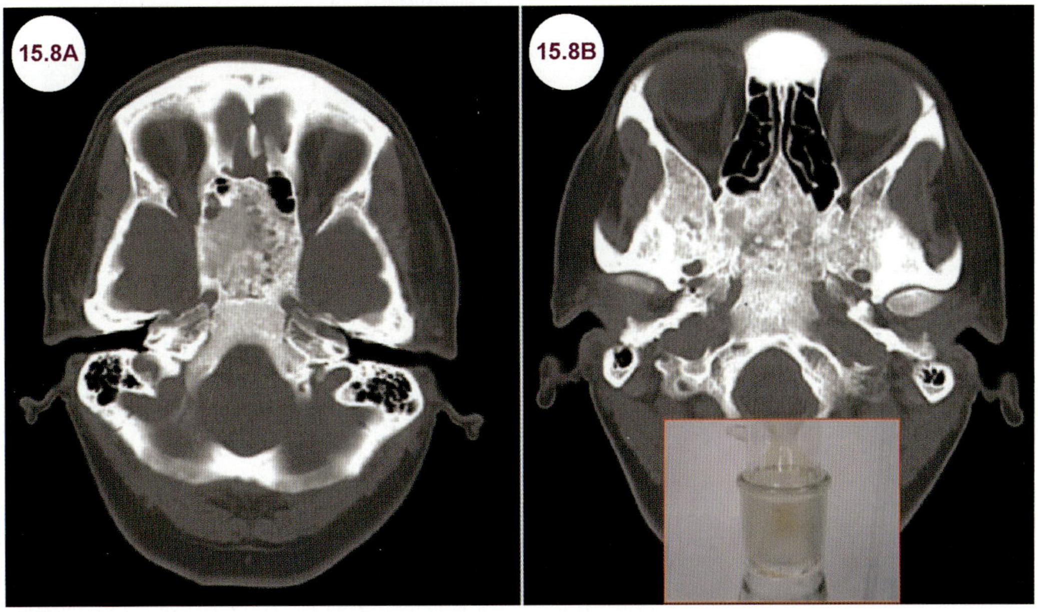

图 15.8A,B　轴位 CT 示脑颅底侵袭性、膨胀性改变，伴毛玻璃样基质钙化，符合骨纤维异常增殖症。

概述

颅骨骨纤维异常增殖症是一种先天性、特发性骨疾病，以成骨细胞未能正常的发育和成熟为特征。它可见于颅骨的任何部位，但以前部的颅面骨最常受累，其中筛骨最常见，其次是蝶骨、额骨、上颌骨和颞骨。

临床表现

该病好发于少年和青年，患者出现头痛和面部疼

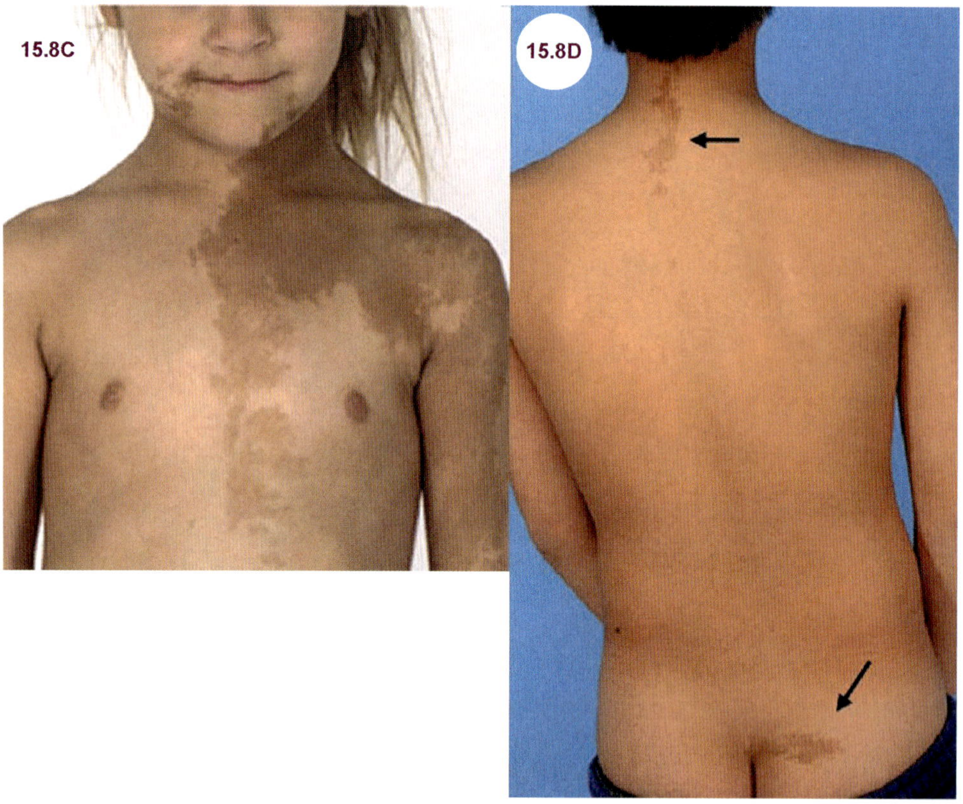

图 15.8C，D McCune-Albright 综合征患者，伴有锯齿状边缘的皮肤牛奶咖啡斑（Source：Dumitrescu CE，Collins MT. McCune-Albright syndrome. *Orphanet J Rare Dis*. 2008；3：12.）。

痛。颅面部畸形和鼻塞也是常见的症状。

当累及上颌骨、蝶骨、筛骨、额骨时，出现突眼，由视神经受累造成视力下降。其他脑神经亦常受累。患者发生恶性骨肿瘤的可能性较高。

McCune-Albright 综合征（多骨纤维发育不良综合征）是三联征，包括骨纤维异常增殖、伴有锯齿状边缘的牛奶皮肤斑和内分泌异常，其中内分泌异常常导致性早熟。

影像学表现和诊断

CT 表现为受累骨质膨胀，呈磨玻璃样密度，但骨皮质完整。

治疗

有症状的患者可行手术治疗，但是很难做到完全切除。

参考文献

1. Bowers CA, Taussky P, Couldwell WT. Surgical treatment of craniofacial fibrous dysplasia in adults. *Neurosurg Rev*. January 2014;37(1):47–53.
2. Salenave S, Boyce AM, Collins MT, Chanson P. Acromegaly and McCune-Albright syndrome. *J Clin Endocrinol Metab*. June 2014;99(6):1955–1969.
3. Frisch CD, Carlson ML, Kahue CN, et al. Fibrous dysplasia of the temporal bone: a review of 66 cases. *Laryngoscope*. June 2015;125(6):1438–1443.
4. Dumitrescu CE, Collins MT. McCune-Albright syndrome. *Orphanet J Rare Dis*. 2008;3:12.

15.9 额骨内板增生症

病史

患者,女,46 岁,癫痫发作。患者体型肥胖,多年前曾被诊断为抑郁症和糖尿病。

诊断:额骨内板增生症(Morgagni-Stewart-Morel 综合征)

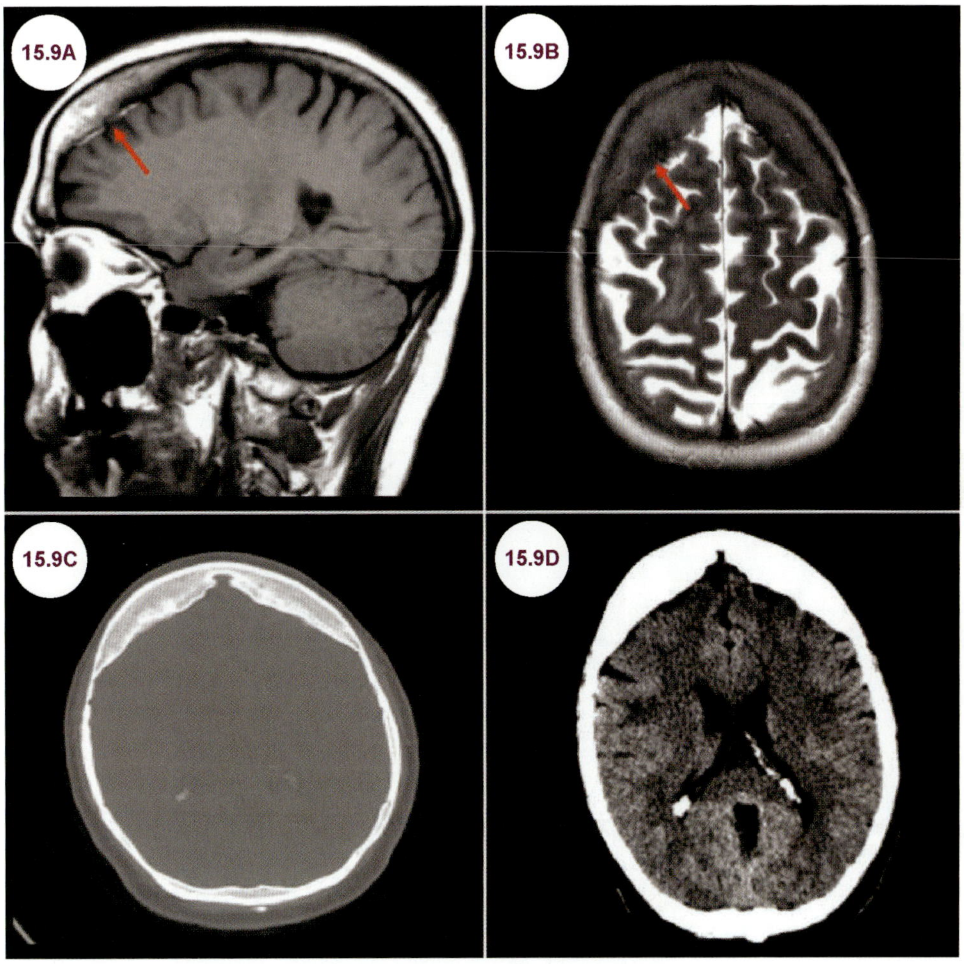

图 15.9A~D 矢状位 T1WI 和轴位 T2WI 及 CT 骨窗和头窗显示额骨骨质增生(红色箭头)符合额骨内板增生症。

概述

额骨内板增生症是额骨内板的良性过度生长。该病并不少见,主要出现在绝经期后的女性。

临床表现

通常无症状,多为被偶然发现,然而,它被认为是 Morgagni-Stewart-Morel 综合征的一部分。这种罕见的综合征还包括多种内分泌疾病(糖尿病、尿崩症、甲状旁腺功能亢进、多毛症、月经紊乱、溢乳)以及头痛、短暂性偏瘫、肥胖、眩晕、抑郁、癫痫发作。

影像学表现和诊断

影像表现为双侧额骨过度增厚、双侧额叶受压。

治疗

Morgagni-Stewart-Morel 综合征伴发内分泌功能紊乱时需要治疗,偶然发现者无须处理。

参考文献

1. Raikos A, Paraskevas GK, Yusuf F, et al. Etiopathogenesis of hyperostosis frontalis interna: a mystery still. *Ann Anat*. October 2011;193(5):453–458.
2. She R, Szakacs J. Hyperostosis frontalis interna: case report and review of literature. *Ann Clin Lab Sci*. Spring 2004;34(2):206–208.

15.10 特发性颅内压增高症

病史

患者,女,30 岁,肥胖,出现严重头痛和视力丧失。查体发现盲点扩大,视盘水肿。

诊断:特发性颅内压增高症

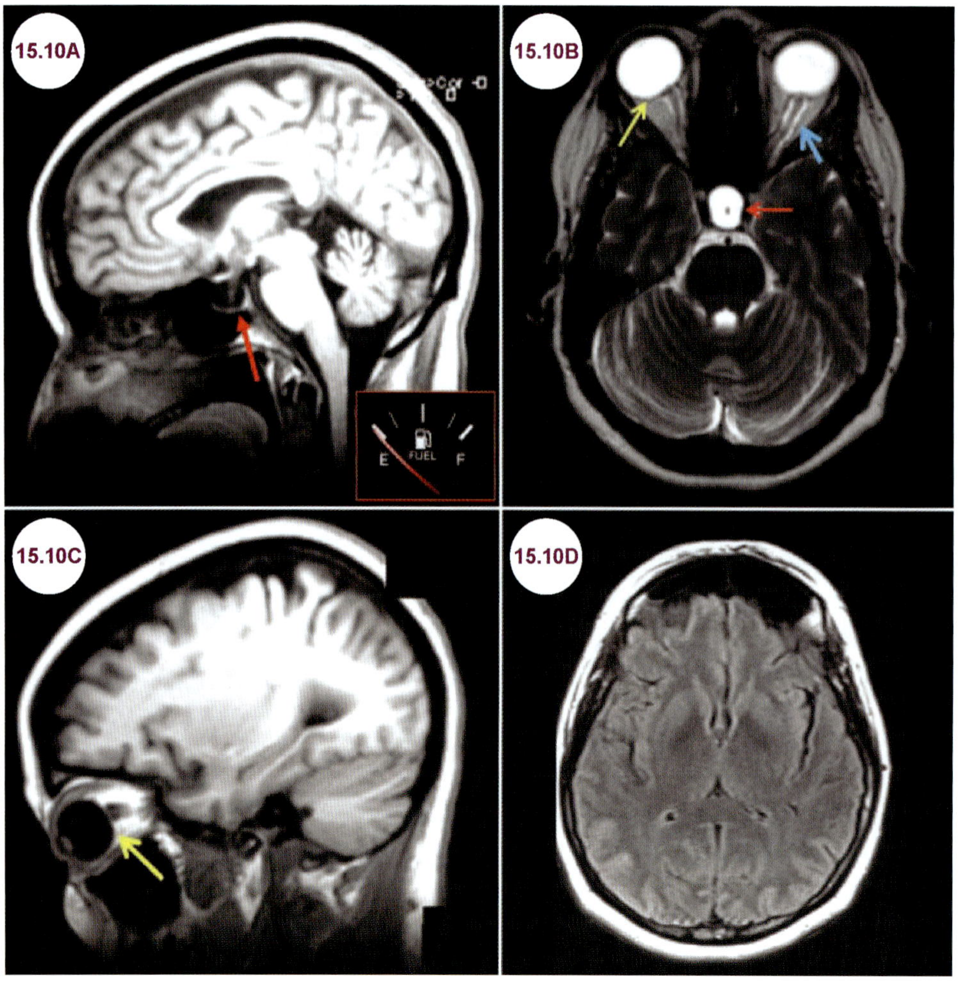

图 15.10A~D (A~C)矢状位 T1WI、轴位 T2WI 示空泡蝶鞍(红色箭头),视盘水肿伴眼球后方变平(黄色箭头),视神经鞘的蛛网膜下隙增宽(蓝色箭头)以及视神经扭曲,符合特发性颅内压增高症。(D)轴位 FLAIR 示 1 例特发性颅内高压的患者裂隙状侧脑室和基底池消失。

概述

脑脊液总量约为 150mL，它形成于蛛网膜颗粒，每日产生 600~700mL，流经第四脑室正中孔和侧孔进入蛛网膜下隙，再由蛛网膜绒毛重吸收进入静脉系统。正常颅内压为 5~15mmHg。

特发性颅内压增高症(IIH)是由于脑脊液吸收障碍或产生过多引起的。发病率为 1/10 万~4/10 万。

常发生于年轻、超重的女性。各种内分泌疾病、多囊卵巢综合征、过量服用维生素 A 和停用激素都是危险因素。亦可见于儿童和成人，诊断的平均年龄是 30 岁。

临床表现

患者表现为全脑搏动性头痛，晨起明显，其他症状包括复视、恶心、呕吐和搏动性耳鸣。由于一过性颅内压增高，可出现短暂的视力丧失。可以在提重物、大笑、打喷嚏或咳嗽时诱发上述症状。视力丧失是最严重的并发症，可表现为盲点扩大或视野缩小。

IIH 的临床表现与占位性病变引起的颅内压升高相似，故也被称为假性脑瘤。

诊断采用改良版的 Dandy 标准：

- 颅内高压的症状(头痛、恶心、呕吐、短暂性的视物模糊或视盘水肿)。
- 除展神经麻痹外，无定位体征。
- 患者意识清晰。
- 无血栓形成的影像学证据。
- 腰椎穿刺脑脊液初压>25cm H_2O 和脑脊液成分正常。
- 颅内压增高无其他原因可解释。

影像学表现和诊断

IIH 典型的影像学表现为侧脑室体积缩小，呈“裂隙状”，但也可正常；另一表现为“空泡蝶鞍”，是由慢性颅内压增高造成脑垂体变得扁平。其他表现包括视神经鞘蛛网膜下隙增宽、视神经扭曲、眼球后部平直。MRV 显示横窦外侧狭窄。

眼底检查对于头痛患者非常重要。IIH 患者，检查可发现视盘水肿，这是由颅内压增高引起的视盘肿胀。展神经麻痹也很常见。

腰穿提示颅内压增高可明确诊断。

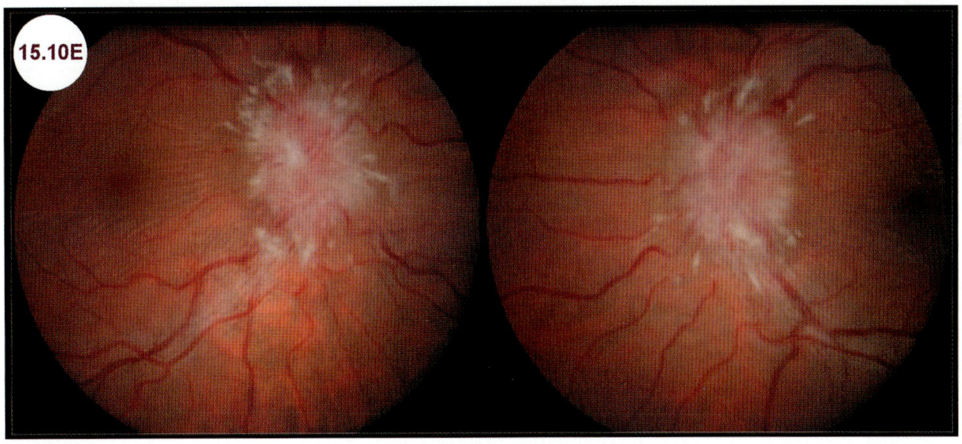

图 15.10E　严重的视盘水肿(Source：Garcia T，Bonnay G，Tourbah A，Arndt C. Optical coherence tomography in neuroophthalmology. In：Kawasaki M，ed. Optical Coherence Tomography.)。

治疗

药物治疗包括乙酰唑胺，是一种碳酸酐酶抑制剂，用于减少脑脊液的产生，也可以联合使用呋塞米等袢利尿剂。外科干预用于难治性病例的治疗，包括视神经鞘减压术解除对视神经的压力和脑室系统分流术。减重，包括肥胖外科手术可能也是需要的。静脉系统支架置入术在某些病例中已取得成功，但尚未成为标准治疗方法。

参考文献

1. Kosmorsky GS. Idiopathic intracranial hypertension: pseudotumor cerebri. *Headache*. February 2014;54(2):389–393.
2. Wall M. Idiopathic intracranial hypertension. *Neurol Clin*. August 2010;28(3):593–617.
3. Thurtell MJ, Wall M. Idiopathic intracranial hypertension (pseudotumor cerebri): recognition, treatment, and ongoing management. *Curr Treat Options Neurol*. February 2013;15(1):1–12.

15.11 低颅压综合征

病史

患者,女,45 岁,腰椎穿刺后出现严重头痛。

诊断:低颅压综合征

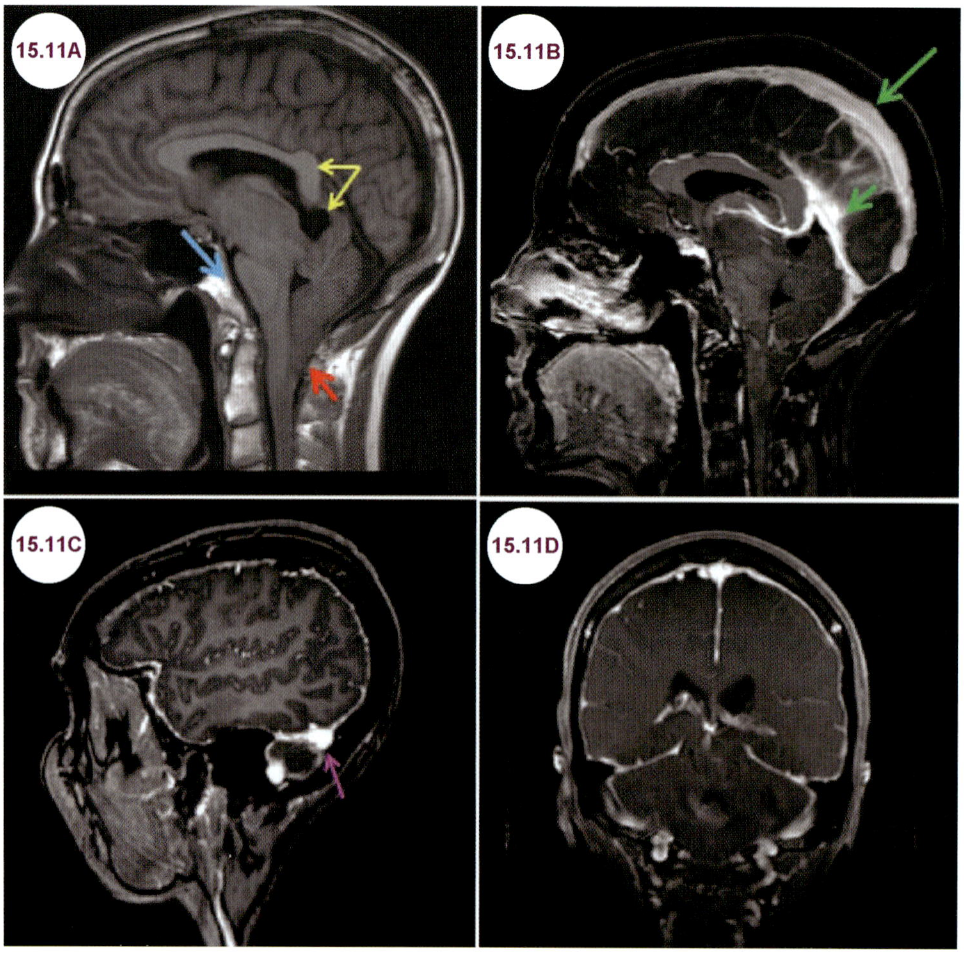

图 15.11A~D (A)矢状位 T1WI 显示"脑下垂"包括小脑扁桃体下陷,疝入枕骨大孔(红色箭头);脑桥腹侧变平(蓝色箭头);第三脑室下移和胼胝体压部下垂(黄色箭头),以及基底池几乎完全消失。(B,C)矢状位增强 T1WI 示静脉窦显著增宽、强化(绿色箭头);横窦呈圆形,下缘凸起(粉色箭头),呈静脉扩张征象。(D)冠状位增强 T1WI 示脑膜弥漫性强化。

概述

低颅压可发生在腰椎穿刺、外伤、神经外科手术之后或者由蛛网膜下隙脑脊液漏引起。

临床表现

特征性临床表现为剧烈头痛,在平躺时减轻,站立时加重。其他症状包括水平复视、眩晕、听力丧失、恶心/呕吐、视力丧失或畏光及颈部/肩胛间疼痛。

影像学表现和诊断

长期低颅压患者表现为“脑下垂”征，即小脑扁桃体疝入枕骨大孔，脑桥腹侧变平，胼胝体压部下垂，基底池消失。增强后静脉系统充血，横窦外缘隆起呈圆形，这一改变被称为“静脉扩张”征，在诊断低颅压时具有较高的敏感性和特异性。这些征象在 MRI 矢状位显示良好。此外尚可见脑水肿、垂体饱满。在一些严重病例，可见硬膜下积液。

对于低颅压无明确病因的病例，腰椎穿刺可以记录低颅压（<70mmH_2O）。脊髓脑池造影可以用来定位脑脊液漏的部位。

治疗

许多病例可自行缓解。硬膜外血液贴片对缓解大多数患者的头痛非常有效。对于有明确脑脊液漏的难治性病例，需要手术修补。

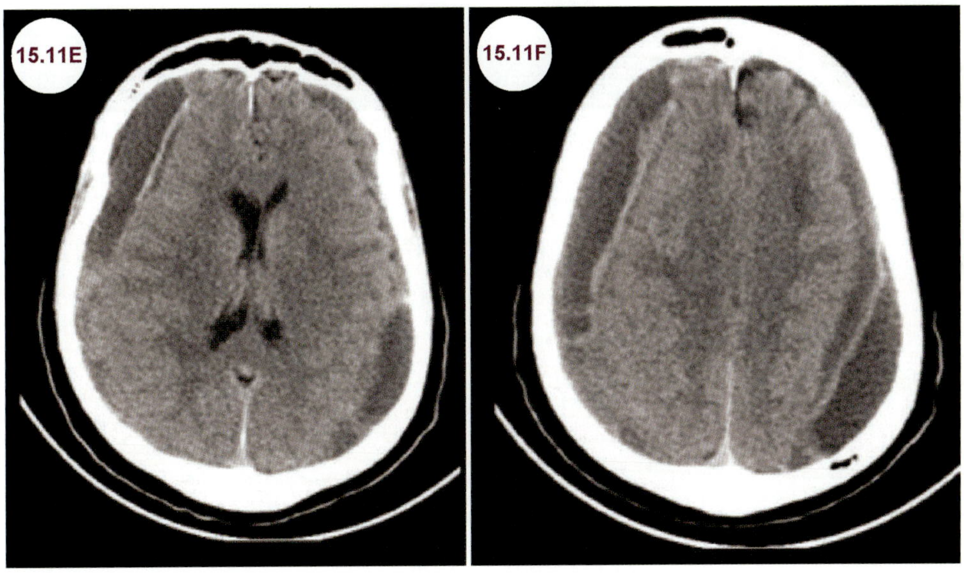

图 15.11E，F 轴位 CT 显示长期低颅压患者双侧慢性硬膜下积液伴占位效应。

参考文献

1. Urbach H. Intracranial hypotension: clinical presentation, imaging findings, and imaging-guided therapy. *Curr Opin Neurol*. August 2014;27(4):414–424.
2. Spears RC. Low-pressure/spinal fluid leak headache. *Curr Pain Headache Rep*. June 2014;18(6):425.
3. Mokri B. Spontaneous intracranial hypotension. *Curr Neurol Neurosci Rep*. March 2001;1(2):109–117.
4. Schievink WI, Maya MM, Moser FG, Tourje J. Spectrum of subdural fluid collections in spontaneous intracranial hypotension. *J Neurosurg*. October 2005;103(4):608–613.

15.12 狭颅症

病史

患者，12 岁，出现严重的头痛和视力丧失。眼底检查发现视盘水肿，腰椎穿刺提示颅内压增高。

诊断：狭颅症

见图 15.12A，B。

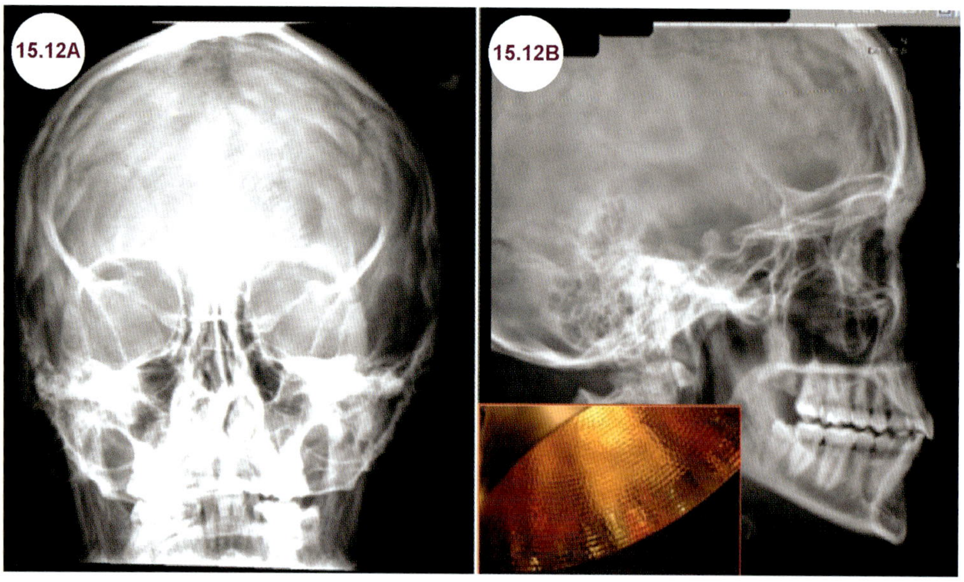

图 15.12A,B 头部 X 线片示“敲打铜颅”征颅骨。

概述

任何病理原因导致颅内压增高都可以在颅骨内板形成脑回压迹,形似手工加工后的金属,被称为“敲打铜颅”征。

临床表现

临床表现与以下病因有关,包括梗阻性脑积水、颅缝早闭或占位性病变。

通常见于儿童,当病变局限于颅骨后部,也可表现正常。

影像学表现和诊断

正常情况下颅骨内板是平滑的,长期严重高颅压患者,颅骨呈斑驳样改变,反映的是脑回压迹,被称为“敲打铜颅”征。

治疗

针对病因进行治疗。

参考文献

1. Tuite GF, Evanson J, Chong WK, et al. The beaten copper cranium: a correlation between intracranial pressure, cranial radiographs, and computed tomographic scans in children with craniosynostosis. *Neurosurgery*. October 1996;39(4): 691–699.
2. Agrawal D, Steinbok P, Cochrane DD. Significance of beaten copper appearance on skull radiographs in children with isolated sagittal synostosis. *Childs Nerv Syst*. December 2007;23(12):1467–1470.

15.13 张力性气颅

病史

患者,男,65 岁,神经外科手术后出现严重头痛伴意识水平下降。

诊断:张力性气颅,“富士山”征

见图 15.13A,B。

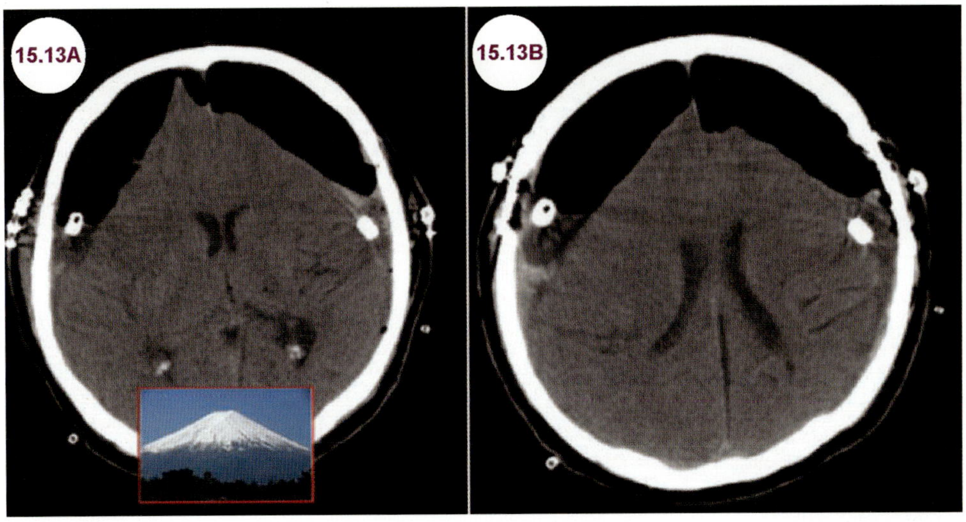

图 15.13A,B　轴位 CT 示颅内积气伴双侧额叶脑组织严重受压,出现“富士山”征。

概述

颅内积气是指气体(最常见的是空气)聚集于颅内，最常见的原因是外伤导致颅骨骨折和硬脑膜撕裂。也可发生在外科手术之后,特别是累及鼻旁窦。如果颅内压低于颅外压力,则空气进入颅内,目前认为由于球阀机制,空气只能进入。

临床表现

颅内积气和其他颅内占位一样,表现为颅内压增高(头痛、恶心、呕吐)和脑组织受压所致的局部神经系统症状。

影像学表现和诊断

CT 扫描对于极少量的气体都非常敏感,表现为极低密度（黑色)。在软组织窗脂肪具有相同的表现,但用骨窗或测量 CT 值可鉴别。气体可以位于脑外、脑内或脑室内。累及额叶的颅内积气是一种特殊类型,由于该征象与富士山相似,故称之为“富士山”征。

治疗

张力性气颅属于神经外科急症,治疗包括气体引流及颅骨缺损修补。但在神经外科术后也会出现少量颅内积气。

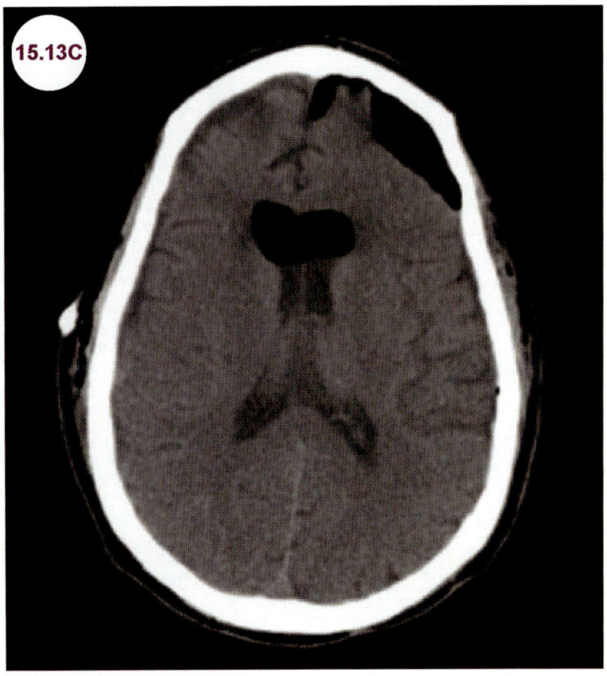

图 15.13C　轴位 CT 示双侧侧脑室额角低密度及左侧额部硬膜下积气。

参考文献

1. Pulickal GG, Sitoh YY, Ng WH. Tension pneumocephalus. *Singapore Med J*. March 2014;55(3):e46–e48.
2. Naraghi M, Ghazizadeh M. Tension pneumocephalus: a life-threatening complication of septoplasty and septorhinoplasty. *B-ENT*. 2012;8(3):203–205.
3. Haran RP, Chandy MJ. Symptomatic pneumocephalus after transsphenoidal surgery. *Surg Neurol*. December 1997;48(6):575–578.

15.14 脊髓型颈椎病

病史

患者,男,66岁,近几个月摔倒多次。自述近年来出现双下肢无力,行走速度和耐力明显下降。体格检查发现双下肢及双手轻度无力,"剪刀"步态,双下肢腱反射亢进,双侧巴氏征阳性。

诊断:脊髓型颈椎病

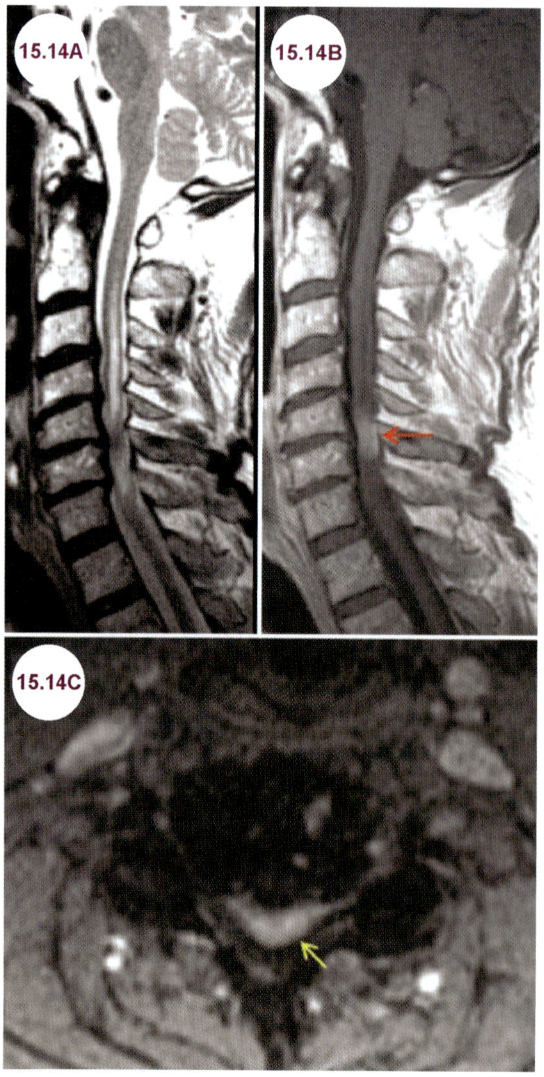

图 15.14A~C 矢状位T2WI、增强T1WI和轴位T1WI示严重的颈椎病,T2WI脊髓内高信号并增强后强化(红色箭头)。在轴位图像脊髓受压,周围的脑脊液消失(黄色箭头)。

概述

脊髓型颈椎病(CSM)是老年患者最常见的脊髓疾病。颈椎病是指脊柱发生的退行性改变,由椎管狭窄导致的脊髓病称为脊髓型颈椎病。

临床表现

患者出现渐进性双下肢无力、僵硬伴行走困难,也常出现颈部僵硬,无明显诱因的颈部、肩胛下区和肩部疼痛,常向上肢和手部放射。在严重的慢性病例中,可出现尿急,尿频和(或)尿潴留,以及上肢无力。

神经系统检查显示腿部无力和痉挛,进展期可出现手和手臂无力、萎缩。患者病理反射亢进(踝阵挛、Babinski 征、Hoffman 征)。呈痉挛步态,或称“剪刀”步态。感觉异常多变且不对称,有相应皮肤分布区的感觉缺失,部分患者存在感觉平面。

影像学表现和诊断

MRI 是首选的检查方式。可显示椎管变窄伴脊髓周围正常脑脊液信号的缺失, 脊髓本身受压变形。T2WI 脊髓内常见高信号。值得注意的是,CSM 可出现脊髓强化,常见于 C5~C6 水平。

治疗

一旦出现明显的脊髓病变,必须手术减压。

内科治疗包括:颈椎固定(颈圈或颈托)、颈椎牵引、颅骨牵引和物理治疗。

15.15　椎间盘突出症

病史

患者,女,46 岁,出现左臂疼痛和伸肘无力。

诊断:椎间盘突出症

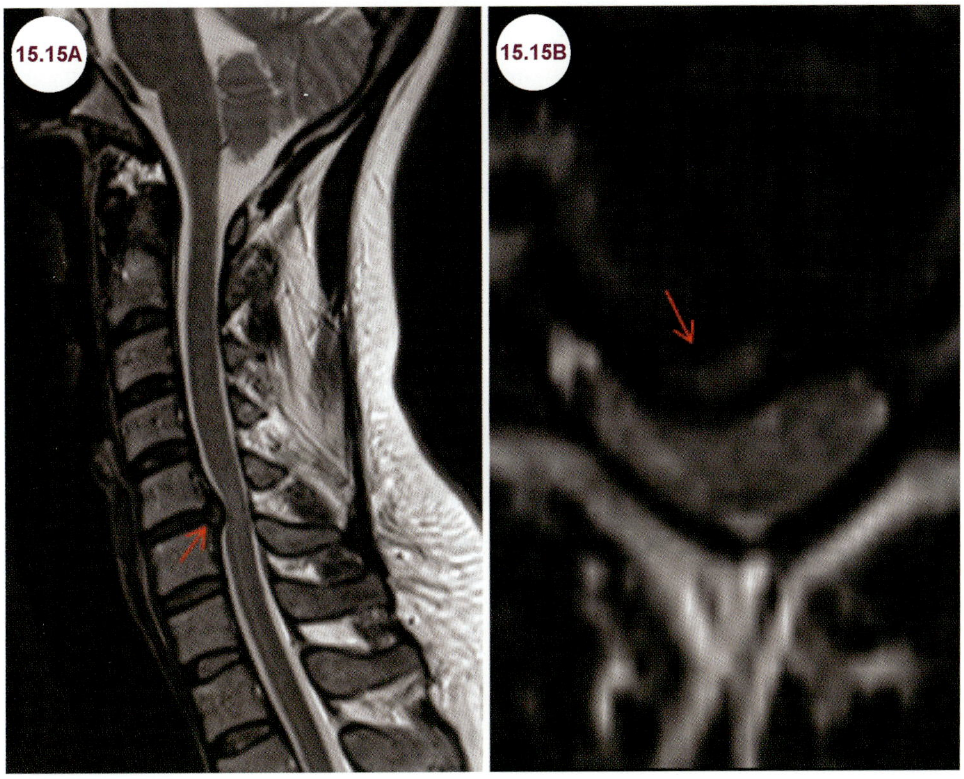

图 15.15A,B　轴位和矢状位 T2WI 颈椎图像示 C5~C6 椎间盘突出(右后方型),伴硬膜囊和脊髓受压,值得注意的是脊髓内呈高信号表明脊髓水肿或软化。

概述

当椎间盘的内容物移位时则发生椎间盘突出，尤其是髓核，脊髓或脊神经根进入椎间孔，造成脊髓或脊神经根受压。椎间盘中央部分可以从受损纤维环疝出，呈泪滴状。包含型突出发生在椎间盘外环和后纵韧带完整的情况下。相反，未包含性椎间盘突出，有纤维环及后纵韧带撕裂（如图 15.15C）。

另外，软骨、碎骨和纤维环也可能疝出。

疝出部分<25%椎间盘周长称为局限型突出，而疝出部分相当于椎间盘周长 25%~50%的称为“广基型椎间盘突出”（如图 15.15D）。

椎间盘突出有 4 种类型（如图 15.15E）：

- 中央型：后纵韧带较厚，阻止该区疝出。
- 旁正中型：由于后纵韧带较薄，此型为最常见的椎间盘突出类型。

15.15C

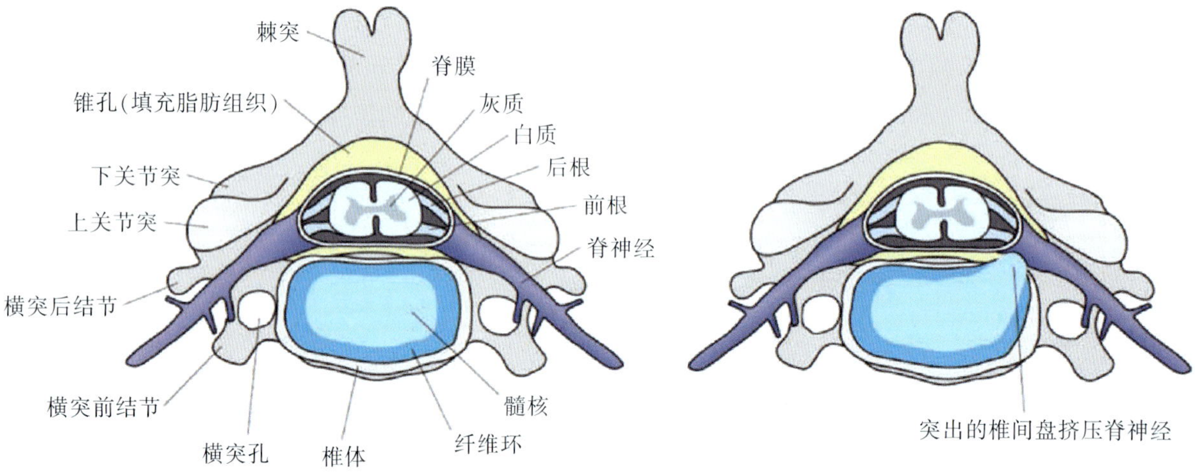

图 15.15C　正常脊柱解剖和椎间盘突出（image credit debivort; https://commons.wikimedia.org/wiki/File:ACDF_coronal_english.png）。

15.15D

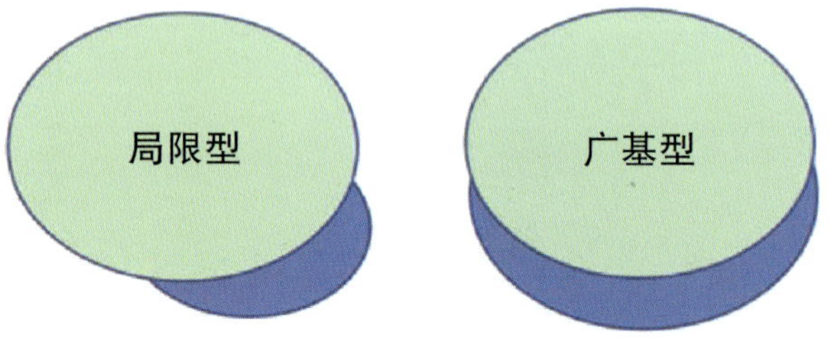

图 15.15D　局限型和广基型椎间盘突出。

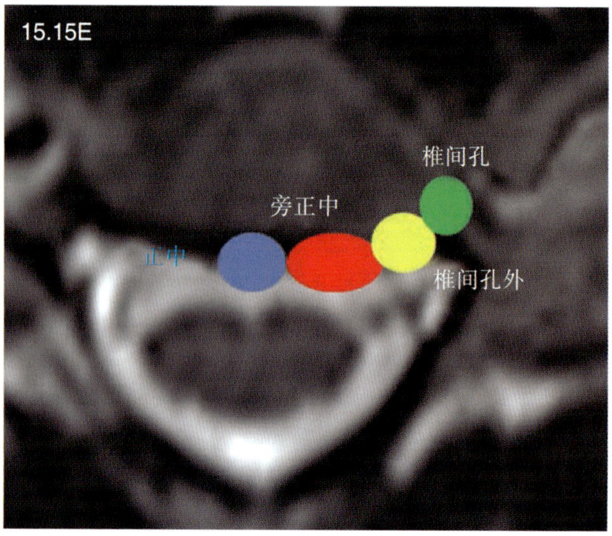

图 15.15E　突出的椎间盘在轴位平面定位。

- 椎间孔内型：该型占椎间盘突出的不到 10%，但症状明显。
- 椎间孔外型：椎间孔外型的椎间盘突出比较少见。

当神经根出脊髓时受压或受刺激被称为神经根型颈椎病。由于颈部和腰部的活动性，这种情况最常见于脊柱的颈椎和腰椎。颈椎间盘突出症最常发生于 C5~C6 或 C6~C7 椎间隙。在腰椎，椎间盘突出症最常发生在 L4~L5 或 L5~S1 椎间隙。

相对于突出，椎间盘膨出累及整个椎间盘周长超过 25%。其进展缓慢，于老年患者常见。

临床表现

突出的症状取决于具体哪个神经根受累，但最常见的主要是疼痛(局限或根性)、无力、麻木和沿着神经走行区刺痛。神经系统检查也会因不同神经受累而有所不同,主要为神经根分布区的感觉丧失,更严重的情况下由于压迫神经,导致受支配的肌肉的无力和萎缩。反射也会减弱或消失,颈神经根型颈椎病的临床表现如下。

- C5:肩和上臂疼痛无力。
- C6:沿前臂外侧和拇指的疼痛,肱二头肌、腕、拇指和示指无力。
- C7:从颈部到手中部疼痛和肱三头肌无力。
- C8:从颈部到前臂和手的侧面疼痛,握拳无力。

在腰段,坐骨神经是最常见的受累神经,导致单侧背部疼痛放射到一侧大腿。

在成人脊髓终止于脊柱的下部。马尾有 10 个神经纤维对(5 对腰纤维、5 对骶纤维和 1 根尾神经)。通常由 L4~L5 或 L5~S1 椎间盘突出导致这些神经受压而引起一系列症状被称为马尾神经综合征。

主要症状为:

- 局部腰痛伴或不伴单侧或双侧坐骨神经痛(根性痛)。个别患者可能完全没有疼痛。
- 由于骶神经根受压,导致阴部、臀部和肛门麻木,这种模式常被称为鞍状麻木。
- 下肢无力往往不对称。
- 膝或踝反射消失或减弱,球海绵体肌反射减弱。
- 肛门括约肌收缩无力。
- 肠道和膀胱功能障碍(通常开始表现为尿潴留,随后为尿失禁);便秘。

影像学表现和诊断

MRI 是首选的成像方式。它能显示椎间盘突出和脊髓受压、神经根受压或马尾神经受压。

治疗

颈神经根病最初的治疗是使用非甾体抗炎药、肌肉松弛剂和物理治疗。对于严重的疼痛,注射类固醇可以使病情得到更大程度的缓解。手术切除椎间盘(椎间盘切除术)是难治性患者的一种选择。

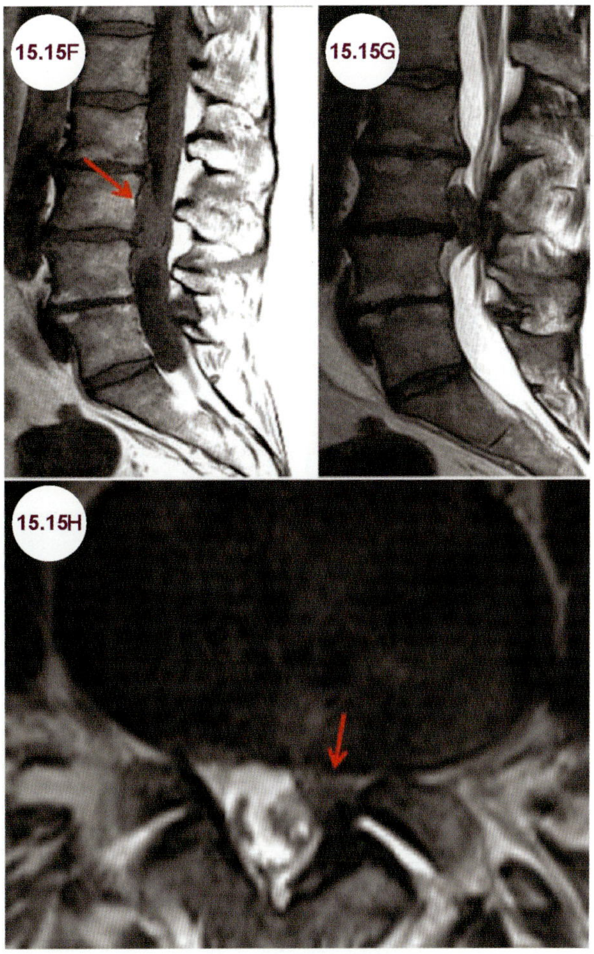

图 15.15F~H　腰椎矢状位 T1WI 和矢状位、轴位 T2WI 示椎间盘突出(红色箭头)向上下延伸。硬膜囊和下段马尾受压。

对比之下,马尾神经综合征是神经外科的急症。紧急外科手术减压可最快速地治疗椎间盘突出。

参考文献

1. Schmid SL, Wechsler C, Farshad M, et al. Surgery for lumbar disc herniation: analysis of 500 consecutive patients treated in an interdisciplinary spine centre. *J Clin Neurosci*. January 2016;27:40–43.
2. Wong JJ, Côté P, Quesnele JJ, Stern PJ, Mior SA. The course and prognostic factors of symptomatic cervical disc herniation with radiculopathy: a systematic review of the literature. *Spine J*. August 2014;14(8):1781–1789.
3. Bhagawati D, Gwilym S. Neck pain with radiculopathy. *BMJ Clin Evid*. December 23, 2015;2015. pii: 1103.

15.16　强直性脊柱炎

病史

患者,男,23 岁,出现背部僵硬和疼痛,清晨尤为显著。

诊断:强直性脊柱炎

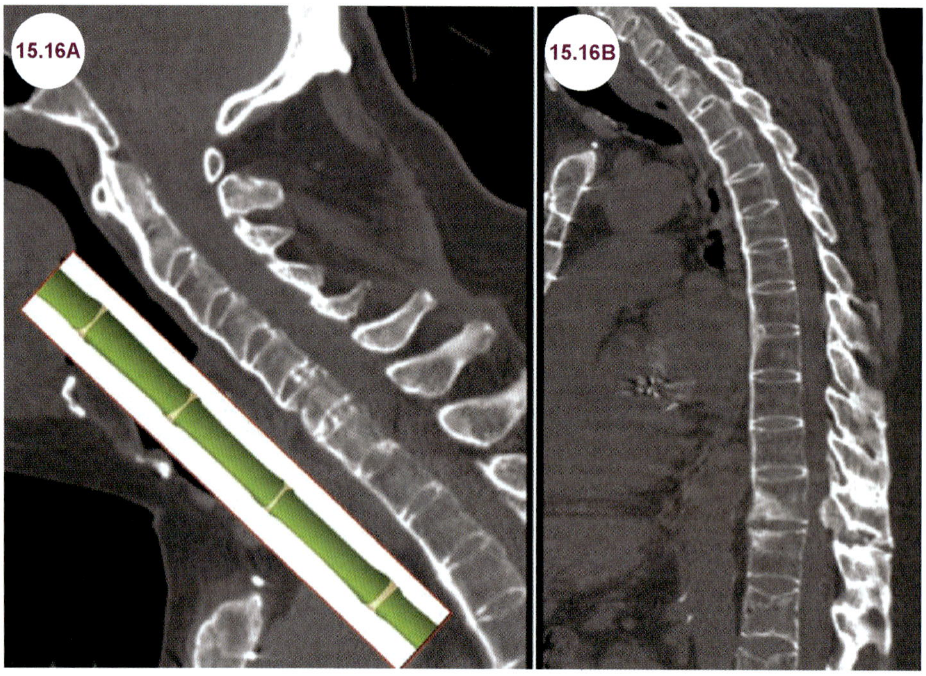

图 15.16A,B　颈胸椎矢状位 CT 显示脊柱变直,呈现"竹节椎"样表现的强直性脊柱炎。

概述

强直性脊柱炎(AS),是一种慢性多系统受累的炎症性脊柱关节病,主要累及骶髂关节和中轴骨。HLA-B27 阳性与其有显著的相关性,约 90%的患者 HLA-B27 阳性。通常患者年龄<40 岁,症状>3 个月。男性比女性更多见。

临床表现

患者起病隐袭,出现腰背部疼痛和僵硬。症状在清晨或静止状态时加重,活动后有所改善。严重者若持续屈曲姿势,可能会导致呼吸困难。患者因心血管疾病死亡的风险增加。

影像学表现和诊断

AS 患者椎间盘的纤维环外缘骨化,导致边缘韧带的骨赘(韧带内骨质增生)与椎体融合,从而形成特征性的"竹节椎"样改变。

在 X 线片中骶髂关节受累最常见,是强直性脊柱炎诊断的重要依据。骶髂关节、脊柱和外周关节成像,可发现早期骶髂关节炎、骨质侵蚀和肌腱附着点炎的证据。

治疗

TNF-α 抑制剂表现出一定的潜在价值,但目前仍无明确改善症状的治疗方法。对症治疗包括疼痛控制、运动和物理治疗。外科手术干预对于稳定骨折和防止神经损伤是必要的。

参考文献

1. Elalouf O, Elkayam O. Long-term safety and efficacy of infliximab for the treatment of ankylosing spondylitis. *Ther Clin Risk Manag*. November 2015;11:1719–1726.
2. Braun J, Sieper J. Ankylosing spondylitis. *Lancet*. April 2007;369(9570):1379–1390.

15.17 脑疝综合征

病史

患者,男,16 岁,头痛并意识丧失。

诊断:小脑扁桃体疝

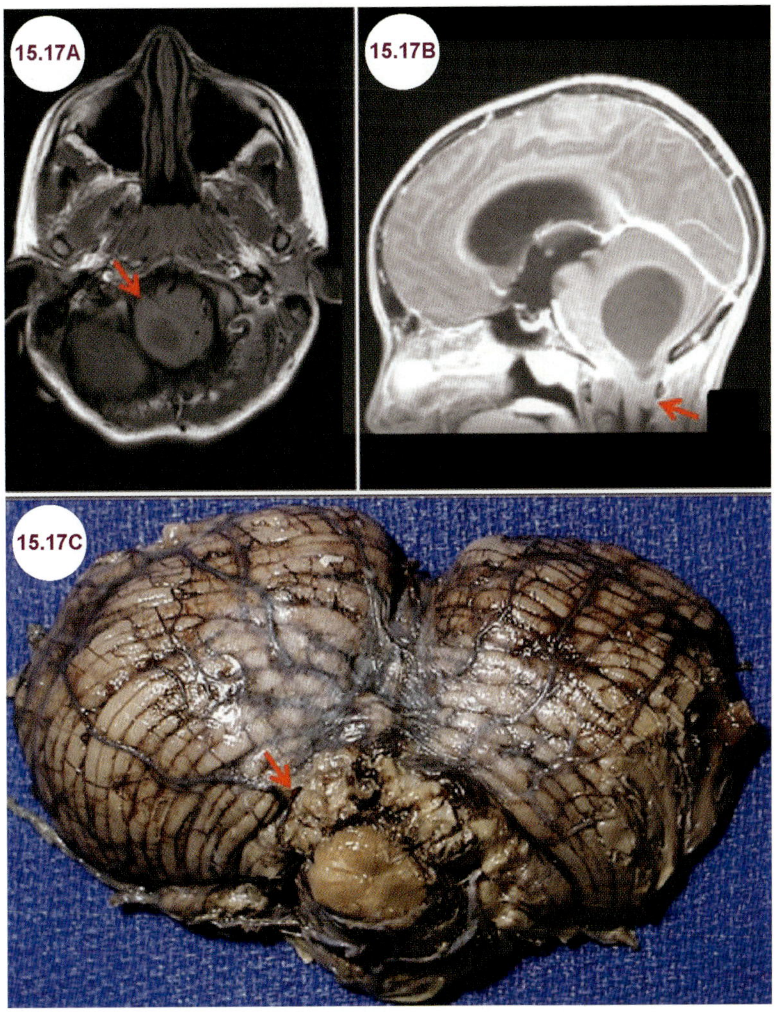

图 15.17A~C (A,B)轴位 T1WI 和矢状位增强 T1WI 显示小脑扁桃体疝(红色箭头);患者小脑半球较大囊性灶将脑桥压向斜坡变扁平。小脑亦向上移位形成小脑疝。(C)大体标本示小脑扁桃体疝(红色箭头)。

概述

脑疝是指由颅内压增高引起的脑组织从一部位移向另一部位。幕上及幕下可发生几种类型的脑疝。包括钩回疝(经天幕疝)、中心疝、镰下疝、颅外疝、小脑上疝和小脑扁桃体下疝(如图 15.17D)

影像学表现和临床表现

沟回疝(经天幕疝)

由幕上肿块或大面积脑梗死或缺氧性脑损伤后脑水肿所致。大脑内侧结构通过小脑幕切迹向下移位。颞叶最内侧的结构——海马钩回,经小脑幕疝出。

向下移位的结构压迫脑干及上部的脑神经。皮质脊髓束经大脑脚走行,受压时会引起对侧肢体无力。但在某些病例中,对侧大脑脚受压可导致同侧肢体无力。这是一个错误的定位征象,被称为"Kernohan 切迹"现象。动眼神经由脑干发出所以经常受压,由于这是一种压迫性麻痹,患者先出现瞳孔扩大,继而发生眼肌麻痹。患者常出现严重的神经功能损伤,而"瞳孔散大"通常是神经系统功能减退的征兆。同侧大脑后动脉(PCA)也可受压并造成梗死。

继发于脑幕切迹的海马钩回疝的脑干向下移位造成中脑和脑桥小范围出血,称之为 Duret 出血。

中心疝

由幕上占位导致脑干和间脑向下移位,引起潮式呼吸、瞳孔无反应、针尖样改变。

大脑镰下疝(扣带回疝)

大脑镰下疝(扣带回疝)是扣带回经大脑镰下方向对侧移位。此型疝最常见,常由额、顶、枕叶肿块引起。大脑前动脉分支受压造成继发脑梗死和对侧肢体无力。如果发生室间孔阻塞,可能会导致对侧脑积水。

脑外疝

脑外疝是指脑组织通过颅骨缺损疝出脑外,通常由外伤或神经外科手术引起。在某些情况下,如脑叶出血、蛛网膜下隙出血或大脑中动脉梗死,脑外疝可以救命,因为它可以防止其他致命脑疝综合征。同样,大面积小脑梗死患者可能阻塞第四脑室引起致命的梗阻性脑积水,对于这些患者,去骨瓣减压术可能是此类患者的救命手术。

15.17D

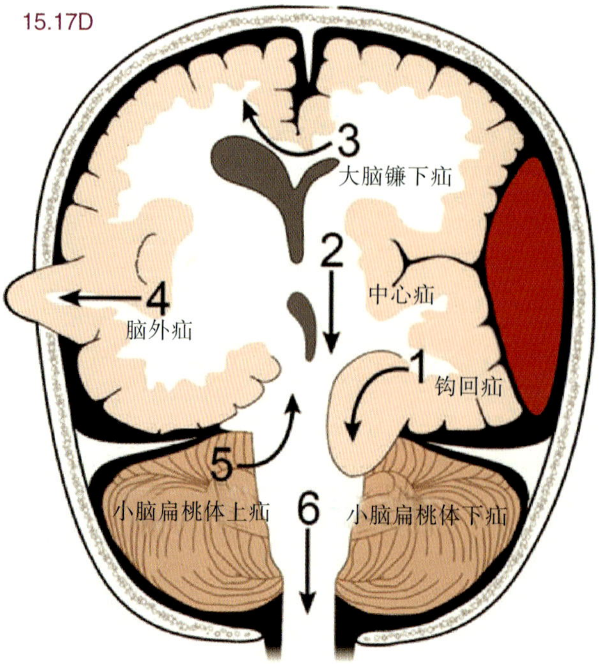

图 15.17D 脑疝示意图(image credit Rupert Millard)。

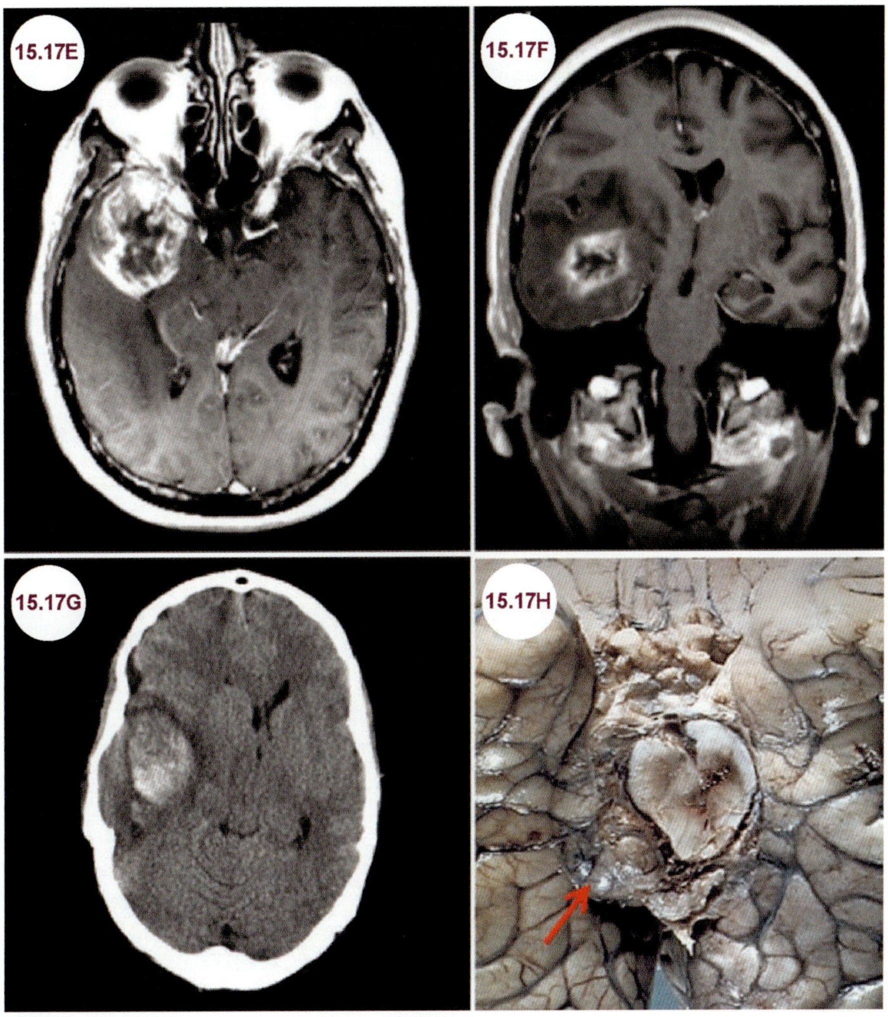

图 15.17E~H (E,F)轴位及冠位增强 T1WI 示右侧颞叶胶质瘤患者发生钩回疝。(G)CT 示右侧颞叶脑出血患者发生钩回疝。(H)大体病理示中脑受压(红色箭头)(image 15.17G credit Dimitri Agamanolis, MD)。

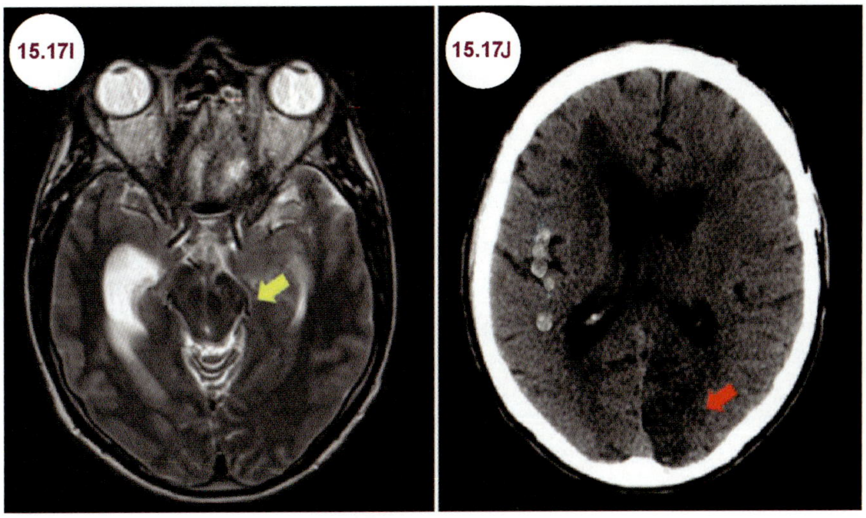

图 15.17I,J 轴位 T2WI 示钩回疝,左侧大脑后动脉受压(黄色箭头)。两周后随访 CT 显示左侧大脑后动脉供血区梗死(红色箭头)。

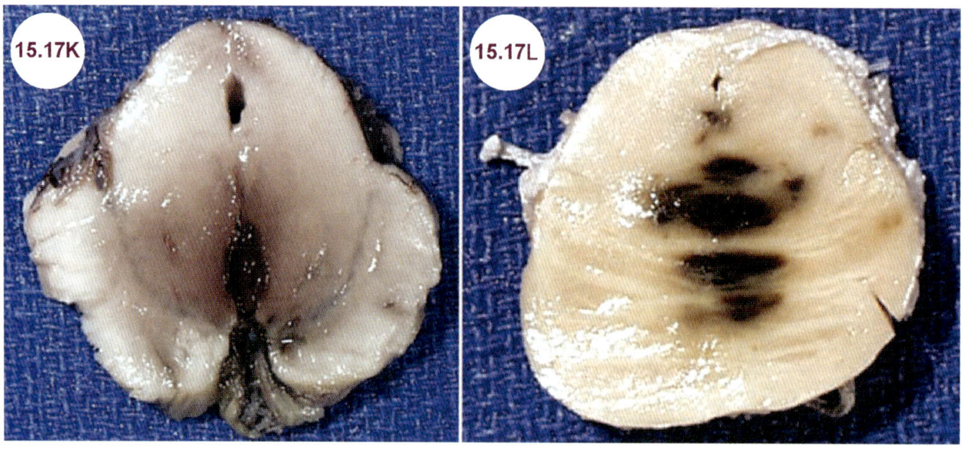

图 15.17K,L 大体标本显示中脑和脑桥 Duret 出血。

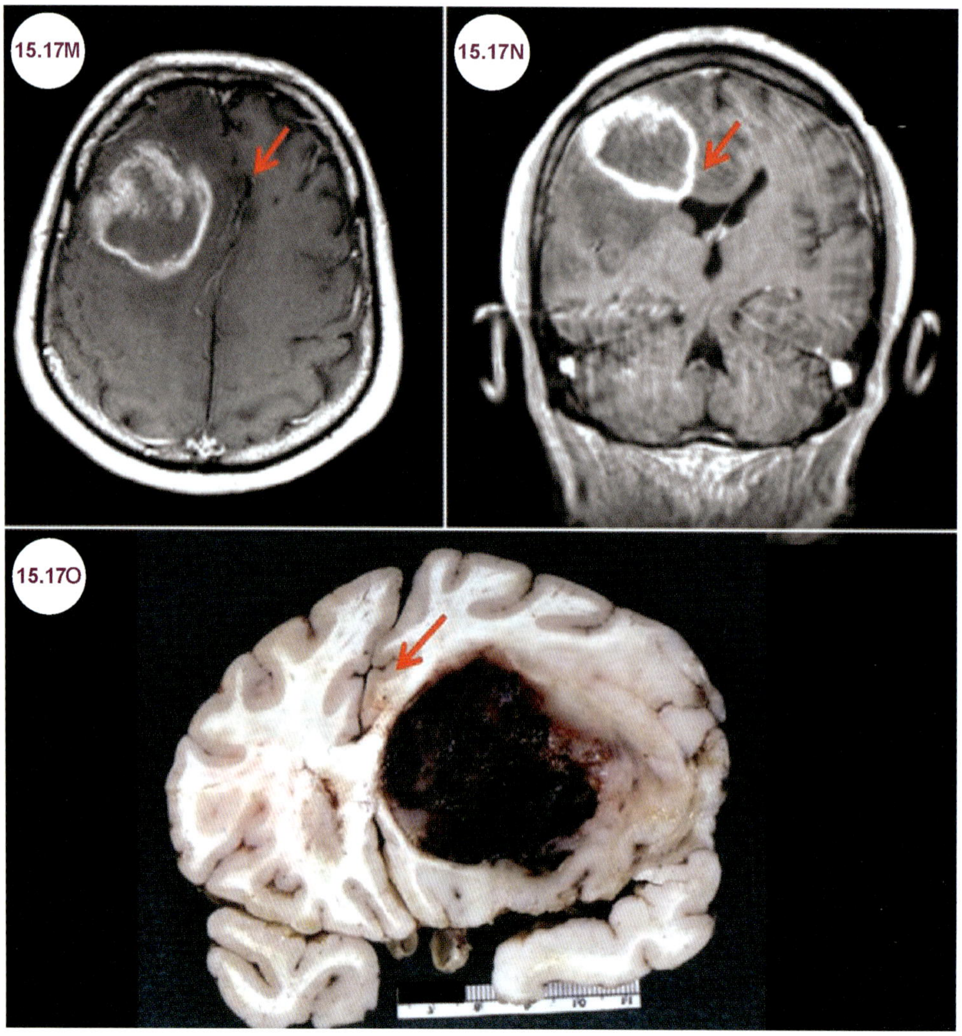

图 15.17M~O (M,N)轴位和冠状位增强 T1WI 示右侧额叶胶质瘤患者发生大脑镰下疝(扣带回疝)(红色箭头)。(O)大体病理显示由出血性肿瘤引起的大脑镰下疝 (扣带回疝)(红色箭头)(image credit www.wikidoc.org via Professor Peter Anderson, DVM, PhD, and published with permission © PEIR, University of Alabama at Birmingham, Department of Pathology)。

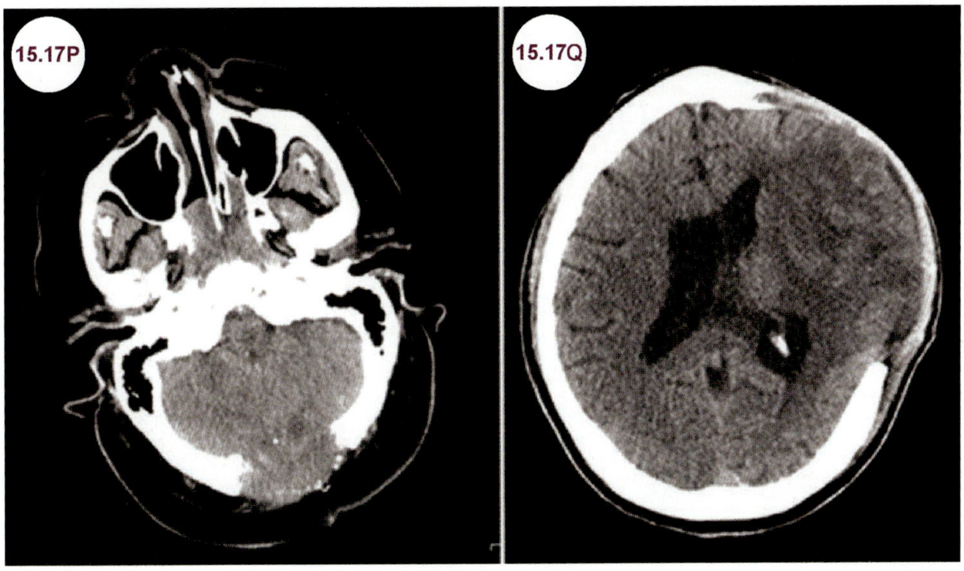

图 15.17P，Q　(P)轴位 CT 示外科手术后颅骨缺损引起小脑外疝。(Q)轴位 CT 图像示大脑中动脉大面积梗死患者行左侧大脑半球减压术后形成脑疝。

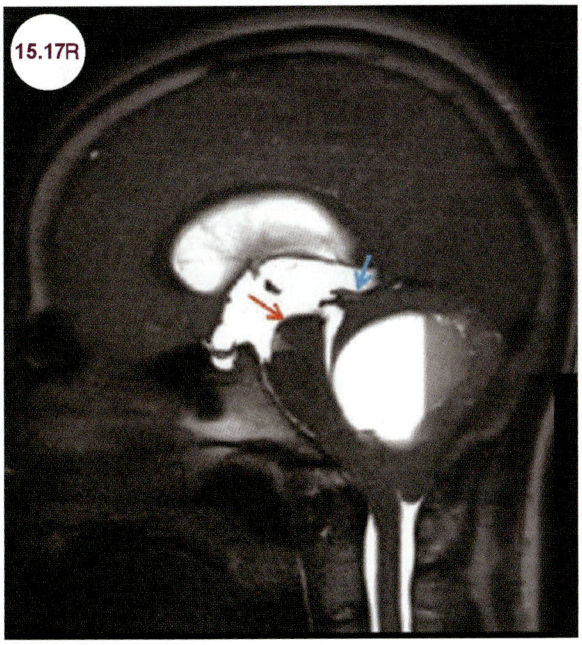

图 15.17R　矢状位 T2WI 示小脑占位患者，中脑上疝(红色箭头)和小脑上疝(蓝色箭头)。

小脑上疝

后颅窝肿块造成小脑和中脑通过小脑幕切迹向上移位。

小脑扁桃体下疝

指由后颅窝压力增高使小脑扁桃体通过枕骨大孔疝出。如图 15.17A~C，患者出现头痛和颈部僵硬。生命中枢脑干受压可能导致心脏停止或呼吸停止。另外血压不稳定常见。

参考文献

1. Crudele A, Shah SO, Bar B. Decompressive Hemicraniectomy in Acute Neurological Diseases. *J Intensive Care Med*. August 2015.

15.18 脑死亡

病史

患者，女，85岁，在家中被发现时意识丧失，体查无反应，脑干反射消失。

诊断：脑死亡

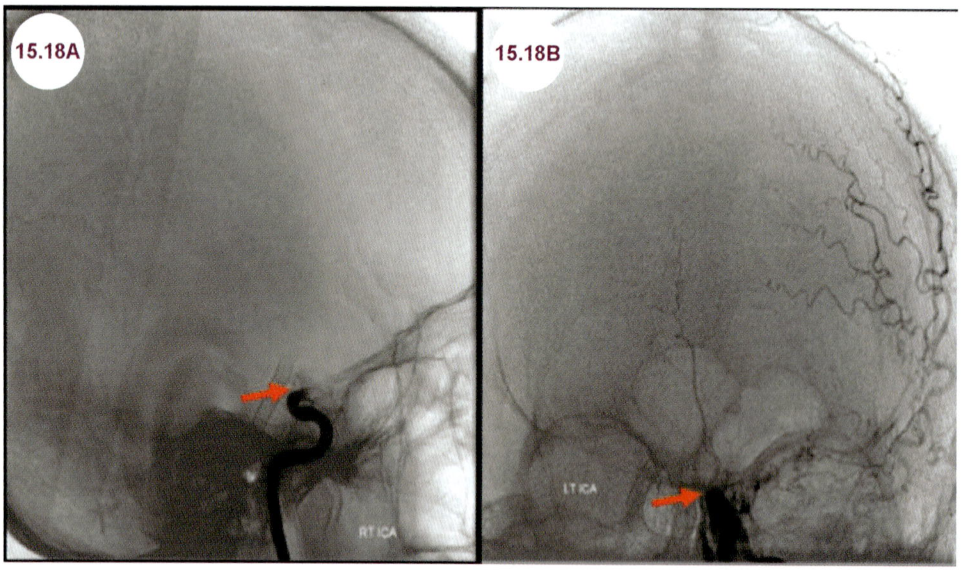

图 15.18A，B 患者重度缺氧，血管造影显示经任何一侧颈内动脉造影均显示脑内无血流（红色箭头），颈外动脉及其分支可见血流，提示脑死亡。

概述

脑死亡被定义为脑和脑干完全的、不可逆的功能丧失。脑死亡患者是临床意义上的死亡，尽管其他器官仅在机械支持下可维持其功能。

临床表现

美国神经病学学会指南对脑死亡的定义总结如下：

通过病史、身体检查和神经影像学确立昏迷的不可逆和直接原因。必须排除抑制中枢神经系统药物的使用，无严重的电解质紊乱、酸碱失衡或内分泌紊乱。

中心体温必须正常。

收缩压正常。

进行神经系统检查证实：

1. 患者昏迷

- 患者对有害刺激无反应，脊髓反射可以保留。

2. 脑干反射消失

- 双侧瞳孔对光的反射消失。
- 用睁眼测试和眼前庭反射无眼球运动。
- 角膜反射消失。
- 对有害刺激的面部运动消失。
- 咽反射及气管反射消失。

3. 呼吸停止

- 呼吸停止试验：无自主呼吸。若呼吸运动停止且动脉血 $PaCO_2 \geq 60mmHg$ 或超过基线水平 20mmHg，则结果支持脑死亡。
- 虽然相应的专家具有更多的经验，而且在不同的国家或不同的医院，要求也可能有所不同，但任何医生都可以宣布脑死亡。在大多数情况下，单一的一项检查就足够诊断脑死亡，但一些国家和机构要求必须同时由两个不同的医生、不同的检查确定诊断脑死亡。

影像学表现

虽然脑死亡是临床诊断，多种检查可用于证实，包括脑电图、99m 锝扫描、经头部多普勒超声、脑血管造影。由于存在伪影，常规不推荐脑电图。这些检查不是必需的，而且不能取代神经系统检查。

在脑血管造影中，使用高压将对比剂注射入前、后循环，脑死亡患者脑内无血流，而对比剂可以通过颈外动脉显影。

参考文献

1. Scott JB, Gentile MA, Bennett SN, Couture M, MacIntyre NR. Apnea testing during brain death assessment: a review of clinical practice and published literature. *Respir Care*. March 2013;58(3):532–538.
2. Wijdicks EF, Varelas PN, Gronseth GS, Greer DM. American Academy of Neurology. Evidence-based guideline update: determining brain death in adults: report of the Quality Standards Subcommittee of the American Academy of Neurology. *Neurology*. June 2010;74(23):1911–1918.
3. Teitelbaum J, Shemi SD. Neurologic determination of death. *Neurol Clin*. November 2011;29(4):787–799.
4. Webb A, Samuels O. Brain death dilemmas and the use of ancillary testing. *Continuum (Minneap Minn)*. June 2012;18(3): 659–668.

（甘铁军 张静 译）

索 引